# Kompendium der Sportmedizin

Manfred Wonisch · Peter Hofmann · Holger Förster
Eveline Ledl-Kurkowski · Rochus Pokan
*Hrsg.*

# Kompendium der Sportmedizin

Physiologie, Innere Medizin und Pädiatrie

3. Auflage

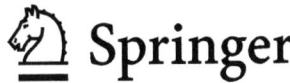

*Hrsg.*
Manfred Wonisch
Graz, Österreich

Holger Förster
Ordination für Kinder- und
Jugendheilkunde und Sportmedizin
Salzburg, Österreich

Rochus Pokan
Institut für Sportwissenschaft
Universität Wien
Wien, Österreich

Peter Hofmann
Institut für Sportwissenschaften
Universität Graz
Graz, Österreich

Eveline Ledl-Kurkowski
Institut für Sportmedizin
Landesklinikum Salzburg
Salzburg, Österreich

ISBN 978-3-662-68882-3        ISBN 978-3-662-68883-0    (eBook)
https://doi.org/10.1007/978-3-662-68883-0

Die Deutsche Nationalbibliothek verzeichnet diese Publikation in der Deutschen Nationalbibliografie;
detaillierte bibliografische Daten sind im Internet über https://portal.dnb.de abrufbar.

© Der/die Herausgeber bzw. der/die Autor(en), exklusiv lizenziert an Springer-Verlag GmbH, DE, ein Teil
von Springer Nature 2004, 2017, 2025

Einbandabbildung: © scusi / stock.adobe.com

Planung/Lektorat: Renate Eichhorn
Springer ist ein Imprint der eingetragenen Gesellschaft Springer-Verlag GmbH, DE und ist ein Teil von
Springer Nature.
Die Anschrift der Gesellschaft ist: Heidelberger Platz 3, 14197 Berlin, Germany

Wenn Sie dieses Produkt entsorgen, geben Sie das Papier bitte zum Recycling.

# Geleitwort zur 3. Auflage

Die „Arbeitsgemeinschaft für theoretische und klinische Leistungsmedizin der Universitätslehrer Österreichs (ATKL)" war eine Initiative von Mittelbauangehörigen an mit Sport- und Leistungsmedizin befassten Instituten österreichischer Universitäten mit der Hauptzielsetzung, die wissenschaftliche Forschung auf diesem Gebiet in Österreich zu intensivieren und die Kooperation der Mitglieder untereinander zu fördern. Dabei waren und sind nichtmedizinische bzw. nichtärztliche Fachkolleginnen und Fachkollegen im Sinne einer interdisziplinären Arbeitsgemeinschaft nicht ausgeschlossen, sondern willkommen. Anlässlich eines internationalen Symposiums über „Neue Aspekte der Leistungsmedizin" im Februar 1980 bei uns an der Vorklinik in Graz habe ich vorgeschlagen, nach dem damaligen Vorbild in der Bundesrepublik Deutschland eine Arbeitsgemeinschaft aller auf dem Gebiet der Leistungsmedizin in Österreich tätigen Kolleginnen und Kollegen zu gründen. Diese Idee wurde positiv aufgenommen; noch im November 1980 kam es im Rahmen der Generalversammlung des Verbandes Österreichischer Sportärzte in Bad Tatzmannsdorf (Burgenland) zur Gründung der ATKL, die bald auch vereinsrechtlich organisiert wurde. Erster Vorsitzender war Alfred Aigner aus Salzburg. Auf ihn folgten weitere Vertreter der physiologisch-internistisch-pädiatrischen Richtung der österreichischen Sportmedizin: Norbert Bachl (Wien), Peter Baumgartl (St. Johann in Tirol), Peter Schmid (Bad Schallerbach), Günther Schwaberger (Graz), Helmut Hörtnagl (Innsbruck), Werner Benzer (Feldkirch), Rochus Pokan (Wien), Holger Förster (Salzburg), Manfred Wonisch (Graz), Rochus Pokan (Wien) und zuletzt wieder Manfred Wonisch.

Sehr bald wurde die ATKL in den wissenschaftlichen Beirat des Verbandes Österreichischer Sportärzte (Österreichische Gesellschaft für Sportmedizin und Prävention) aufgenommen, mit der Aufgabe, die Gesellschaft fachlich-wissenschaftlich auf dem Gebiet der physiologisch-internistisch-pädiatrischen Sport- und Leistungsmedizin zu beraten und für die Gesellschaft fachliche Leistungen zu erbringen. Dazu gehörte von Anfang an die Aus- und Weiterbildung der österreichischen Sportärzte auf diesen Gebieten der Sportmedizin. In diesem Zusammenhang leistete die ATKL Pionierarbeit bei der Erarbeitung entsprechender fachlicher Inhalte für das ehemalige österreichische Sportarztdiplom.

Das nunmehr bereits in der *3. Auflage* vorliegende Kompendium der Sportmedizin ist hervorragend dazu geeignet, als Grundlage einer landesspezifischen postpromotionellen Ausbildung auf dem Gebiet der physiologisch-internistisch-pädiatrischen Sportmedizin für das von der Österreichischen Ärztekammer verliehene *Sportarztdiplom* zu dienen. Es kann sowohl den Vortragenden im Sinne einer Vereinheitlichung der Lehrinhalte als auch den auf dem Gebiet der Sportmedizin auszubildenden Kolleginnen und Kollegen als Lernunterlage bestens empfohlen werden. Auch für die Facharztprüfungen der Österreichischen Ärztekammer in den entsprechenden sportmedizinischen Sonderfächern kann das Kompendium als Informationsgrundlage mit Gewinn herangezogen werden.

Darüber hinaus eignet sich das *„Kompendium der Sportmedizin – Physiologie, Innere Medizin und Pädiatrie"* als Fach- und Sachinformation über diese Teile der Sportmedizin auch für andere einschlägige Fachrichtungen wie z. B. Sport- und Trainingswissenschaft, für Angehörige von weiteren Gesundheitsberufen sowie für alle an der Sportmedizin interessierten Laien. Den Initiatoren und Autoren dieses Kompendiums gebührt Dank und Anerkennung, dem Kompendium selbst ist weitere hohe Akzeptanz und Verbreitung zu wünschen.

*Günther Schwaberger*

Gründungsmitglied der ATKL

vorm. Leiter des Instituts für Physiologie der Medizinischen Universität Graz

# Vorwort der Herausgeber

Sportmedizin gewinnt in unserer zivilisierten Gesellschaft immer mehr an Bedeutung. Vor allem die Zunahme der durch Bewegungsmangel bedingten Erkrankungen erfordert ein Gegensteuern mit dem Ziel der Prävention und Behandlung metabolischer und kardiovaskulärer Probleme. Diese zunehmende Bedeutung für die Gesundheitsversorgung erfordert auch eine entsprechende sportmedizinische Qualifikation – zusätzlich zur ärztlichen Grundausbildung.

Dieses Buch wird diesem Trend gerecht und orientiert sich in seinem Aufbau thematisch an den Schwerpunkten internistischer, physiologischer und pädiatrischer Ausbildungsgrundlagen der Sportmedizin. Inhaltlich wird ein Bogen gespannt, der mit den epidemiologischen Grundlagen und der Bedeutung körperlichen Trainings für die Primär- und Sekundärprävention beginnt und bis zu den möglichen Risiken der Sportausübung reicht.

Die praxisrelevanten Darstellungen des internistischen Untersuchungsgangs in der Sportmedizin bei Erwachsenen und bei Kindern und Jugendlichen werden dargestellt.

Ein Schwerpunkt sind die leistungsphysiologischen Hintergründe mit der praxisbezogenen Umsetzung für präventives, rehabilitatives und leistungssportliches Training. Besonderes Augenmerk gilt dabei der Durchführung und Interpretation sportmedizinischer Untersuchungstechniken wie der Spiroergometrie und der Laktat- und Herzfrequenz-Leistungsdiagnostik. Abgerundet wird das Buch mit Kapiteln aus der täglichen Arbeit von Sportmedizinern, wie Fragen der Sporternährung, Überlastung, Immunologie, sowie über Sport unter speziellen Umgebungsbedingungen wie Hitze, Kälte, Höhe oder Wasser.

Die Neuauflage wurde gründlich überarbeitet und ergänzt sowie an den aktuellen Erkenntnisstand angepasst und aktualisiert. Zahlreiche Abbildungen und Prüfungsfragen am Ende vieler Beiträge machen es besonders benutzerfreundlich.

Es soll somit weiterhin ein unverzichtbarer Leitfaden für alle angehenden und in Praxis oder Klinik tätigen Sportärzte, aber auch für alle an Sport- und Bewegung interessierten Personen sein.

Manfred Wonisch
Peter Hofmann
Holger Förster
Helmut Hörtnagl
Eveline Ledl-Kurkowski
Rochus Pokan

# Inhaltsverzeichnis

## III   Leistungsdiagnostik

## IV    Grundlagen der Trainingslehre

# V Ernährung

# VI Immunsystem

# VII    Spezielle Bereiche der Sportmedizin

# VIII   Training als Therapie / Sport bei Erkrankungen

# Autorenverzeichnis

**Christian Almer**  SPORT-med-GRAZ, Zentrum für sportmedizinische Leistungsdiagnostik und sportwissenschaftliche Trainingsberatung, Graz, Österreich

**Werner Benzer**  Reha+, Abteilung Kardiologie, AKS Gesundheit GmbH, Bregenz, Austria
AKS Gesundheit GmbH; Reha+, Abteilung Kardiologie, Bregenz, Austria

**Philipp Birnbaumer**  Institut für Bewegungswissenschaften, Sport & Gesundheit; Exercise Physiology, Training & Training Therapy Research Group, Universität Graz, Graz, Austria

**Holger Förster**  Ordination für Kinder- und Jugendheilkunde und Sportmedizin, Salzburg, Österreich

**Harald Gabriel**  Klinische Abteilung für Kardiologie, Universitätsklinik für Innere Medizin II, Wien, Österreich

**Holger Gabriel**  Institut für Sportwissenschaft, Friedrich Schiller University Jena, Jena, Deutschland

**Simon Haunhorst**  Lehrstuhl für Sportmedizin und Gesundheitsförderung, Friedrich Schiller University Jena, Jena, Deutschland

**Stefan Heber**  Abteilung Sportphysiologie, Institut für Sportwissenschaft Universität Wien, Wien, Österreich
Institut für Physiologie, Zentrum für Physiologie und Pharmakologie, Wien, Österreich

**Peter Hofmann**  Institut für Bewegungswissenschaften, Sport & Gesundheit; Exercise Physiology, Training & Training Therapy Research Group, Universität Graz, Graz, Austria
Institut für Bewegungswissenschaften, Sport & Gesundheit; Forschungsgruppe Leistungsphysiologie, Training & Trainings Therapie, Universität Graz, Graz, Österreich
Institut für Bewegungswissenschaften, Sport & Gesundheit, Universität Graz, Graz, Österreich

**Helmut Hörtnagl**  Institut für Sport- und Kreislaufmedizin, Innsbruck, Österreich

**David Kiesl**  Kepler Universitätsklinikum Linz, Abteilung für Hämatologie und Internistische Onkologie, Linz, Österreich

**Manfred Lamprecht**  Green Beat, Institut für Nährstoff-Forschung und Sporternährung, Graz, Österreich

**Eveline Ledl-Kurkowski**  Institut für Sportmedizin, Landeskliniken Salzburg, Salzburg, Österreich
Landeskliniken Salzburg, Institut für Sportmedizin, Salzburg, Österreich

**Lisa Meixner-Götz**   Green Beat, Institut für Nährstoff-Forschung und Sporternährung, Graz, Österreich

**Othmar Moser**   Abteilung für Exercise Physiology & Metabolism (Sportmedizin), Institut für Sportwissenschaft, Universität Bayreuth, Bayreuth, Deutschland

Schwerpunktambulanz für Diabetes, Physische Aktivität und Sport, Klinische Abteilung für Endokrinologie und Diabetologie, Universitätsklinik für Innere Medizin, Medizinische Universität Graz, Graz, Österreich

**Bettina Mössenböck**   Innsbruck, Österreich

**Alexander Müller**   Klinische Abteilung für Endokrinologie und Diabetologie, Medizinische Universität Graz, Graz, Österreich

**Günther Neumayr**   Facharzt für Innere Medizin, Kardiologie und Sportmedizin, Lienz, Österreich

**Helmuth Ocenasek**   Cardiomed, Ambulante Kardiologische Rehabilitation, Linz, Österreich

**Andrea Podolsky**   Klinisches Institut für Präventiv- und Angewandte Sportmedizin, Universitätsklinikum Krems Karl Landsteiner Privatuniversität für Gesundheitswissenschaften, Krems, Österreich

Karl Landsteiner Privatuniversität für Gesundheitswissenschaften, Klinisches Institut für Präventiv- und Angewandte Sportmedizin, Universitätsklinikum Krems, Krems, Österreich

**Rochus Pokan**   Institut für Sportwissenschaft, Wien, Österreich

**Christian Puta**   Lehrstuhl für Sportmedizin und Gesundheitsförderung, Friedrich Schiller University Jena, Jena, Deutschland

**Günther Samitz**   Neulengbach, Österreich

**Beatrix Schobersberger**   FÄ Innere Medizin, Österreichische Gesellschaft für Alpin- und Höhenmedizin (ÖGAHM), Patsch, Österreich

**Wolfgang Schobersberger**   Institut für Sport-, Alpinmedizin und Gesundheitstourismus (ISAG), Tirol Kliniken GmbH Innsbruck und UMIT Tirol, Hall/Tirol, UMIT TIROL – Private Universität für Gesundheitswissenschaften und –technologie, Innsbruck, Österreich

**Gerhard Smekal**   Abteilung Sportphysiologie, Institut für Sportwissenschaft Universität Wien, Wien, Österreich

**Gerhard Tschakert**   Institut für Bewegungswissenschaften, Sport & Gesundheit; Exercise Physiology, Training & Training Therapy Research Group, Universität Graz, Graz, Austria

Institut für Bewegungswissenschaften, Sport & Gesundheit; Exercise Physiology, Training & Training Therapy Research Group, Universität Graz, Graz, Österreich

**Karin Vonbank**   MedClinic Innere Stadt, Wien, Österreich

**Manfred Wonisch**   Facharzt für Innere Medizin und Kardiologie, Sportwissenschafter
Franziskusspital, Wien, Österreich

Facharzt für Innere Medizin und Kardiologie, Sportwissenschafter, Graz, Österreich

SPORT-med-GRAZ, Zentrum für sportmedizinische Leistungsdiagnostik und sportwissenschaftliche Trainingsberatung, Graz, Österreich

Institut für Nährstoff-Forschung und Sporternährung, Green Beat, Graz, Österreich

**Tobias Ziegler**   Green Beat, Institut für Nährstoff-Forschung und Sporternährung, Graz,
Österreich

# Bedeutung von körperlicher Aktivität und Sport für die Primär- und Sekundärprävention

Inhaltsverzeichnis

# Einführung

*Günther Samitz*

## Inhaltsverzeichnis

© Der/die Autor(en), exklusiv lizenziert an Springer-Verlag GmbH, DE, ein Teil von Springer Nature 2025
M. Wonisch et al. (Hrsg.), *Kompendium der Sportmedizin*, https://doi.org/10.1007/978-3-662-68883-0_1

**1**

Die Hypothese, dass adäquate körperliche Betätigung zu positiven Gesundheitsergebnissen führt, ist nicht neu. Körperliche Aktivität und körperliches Training zur Prävention und Therapie verschiedener Krankheitsbilder werden seit langem propagiert. Schon im dritten vorchristlichen Jahrtausend finden sich bei Hua Tó Anweisungen für ein strukturiertes Bewegungstraining zur Gesunderhaltung. Auch Hippokrates (460–370 v. Chr.) und Galen (ca. 200–129 v. Chr.) glaubten an die Bedeutung regelmäßiger körperlicher Betätigung zur Gesundheitsvorsorge. Vom antiken Erklärungsansatz, der sich auf die biologische Plausibilität stützt, sollte es aber bis zur Mitte des 20. Jahrhunderts dauern, bis der Grundstein für die formale wissenschaftliche Bestätigung dieses Zusammenhangs gelegt wurde.

1953 veröffentlichte der schottische Arzt und Epidemiologe Jeremy Noah Morris (1910–2009) eine wegweisende Studie, durchgeführt an Mitarbeitern der Londoner Verkehrsbetriebe (London Busmen Study). Hier konnte er aufzeigen, dass die durch ischämische Herzkrankheit bedingte Sterberate bei den in den Doppeldeckerbussen treppauf und treppab steigenden Fahrkartenkontrolleuren nur etwa halb so hoch war wie bei den Busfahrern (Morris et al. 1953). Morris war einer der ersten Forscher, die Daten zu kardiovaskulären Erkrankungen und körperlicher Aktivität systematisch untersuchten und damit ein neues Forschungsgebiet initiierten. In den Folgejahrzehnten wurde in weiteren epidemiologischen Studien auch der Zusammenhang zwischen der körperlichen Aktivität und verschiedenen anderen Endpunkten der Morbidität und Mortalität untersucht (Lee 2009).

Ziel dieser einführenden, epidemiologisch ausgerichteten Kapitel ist es, grundlegende Konzepte der körperlichen Aktivität und körperlichen Fitness zu definieren und zu beschreiben und die aktuelle epidemiologische und klinische Evidenz zum Nutzen regelmäßiger körperlicher Aktivität und strukturiertem Training/Sport in der Primär- und Sekundärprävention nicht übertragbarer chronischer Erkrankungen zusammenzufassen. Zum besseren Verständnis von Ergebnissen aus bewegungsbezogenen epidemiologischen und klinischen Studien sowie von Empfehlungen und Leitlinien zur körperlichen Aktivität werden eingangs wichtige Basisbegriffe und Konzepte definiert und kurz erläutert.

## 1.1 Begriffsbestimmungen

■ **Körperliche Aktivität (physical activity)**

Körperliche Aktivität (physical activity) umfasst jede Art motorischer Aktivität, die durch aktive Muskelarbeit hervorgerufen wird und den Energieumsatz über den Ruheumsatz anhebt (Caspersen et al. 1985). Körperliche Aktivität ist ein sehr komplexes Phänomen, das sowohl qualitative Komponenten (z. B. Alltagsbewegung, Freizeitsport, Ausdauertraining, Krafttraining etc.) als auch quantitative Faktoren (z. B. Intensität, Dauer, Häufigkeit, Energieverbrauch) beinhaltet. Dementsprechend schwierig ist ihre valide Erfassung.

■ **Domänen körperlicher Aktivität**

Die Weltgesundheitsorganisation (WHO) hat eine Einteilung nach vier Domänen getroffen: Beruf/Ausbildung, Freizeit, Haushalt/Garten, Transport (Bull et al. 2004; ◘ Abb. 1.1).

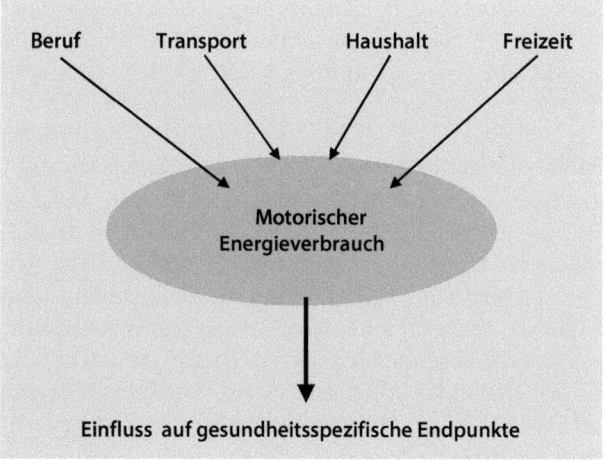

**◘ Abb. 1.1**    Domänen körperlicher Aktivität in der epidemiologischen Forschung

Der relative Anteil der einzelnen Domänen am motorischen Gesamtenergieverbrauch hängt von verschiedenen Einflussfaktoren wie Lebensalter und Geschlecht,
von der geografischen Lage sowie von den ökonomischen und soziokulturellen
Rahmenbedingungen ab. In Bezug auf gesundheitliche Auswirkungen müssen alle
Domänen körperlicher Aktivität berücksichtigt werden. In den Anfängen der epidemiologischen Aktivitätsforschung wurden fast ausschließlich die berufs- und freizeitbezogene Domäne der körperlichen Aktivität untersucht. Sport, sofern er nicht
berufsmäßig ausgeübt wird, ist eine Subkomponente der freizeitbezogenen körperlichen Aktivität. Mittlerweile werden ebenso Alltags- und transportbezogene Aktivitäten (z. B. moderate Haushaltsaktivitäten, mit dem Fahrrad zur Arbeit) in die Analysen einbezogen, da auch in diesen Domänen ein Präventionspotenzial gesehen
wird. Zeit, die mit „Sitzen" verbracht wird, wird seit einigen Jahren auch gesondert
untersucht.

Die Erfassung von quantitativen Faktoren wie Belastungsintensität, -dauer
und -häufigkeit ist notwendig, um die Gesamtdosis und den Energieverbrauch in den
einzelnen Domänen körperlicher Aktivität abzuschätzen. Bei strukturiertem Training ist die Erfassung dieser Faktoren einfacher als bei kurzen Bewegungsimpulsen
im Alltag. In epidemiologischen Studien hat das Konzept der „metabolischen Äqui-
valente" zur Quantifizierung der Intensität und des Energieverbrauchs durch körperliche Aktivität große Verbreitung gefunden (Byrne et al. 2005).

■ **Metabolisches Äquivalent (MET)**
1 MET entspricht dem Sauerstoffverbrauch in Ruhe, der für den durchschnittlichen
Erwachsenen bei etwa 3,5 ml Sauerstoff pro kg Körpergewicht pro Minute liegt oder
einem Kalorienverbrauch von 1 kcal je kg Körpergewicht pro Stunde entspricht. Die
„absolute" Intensität jeder beliebigen körperlichen Aktivität kann so als Vielfaches
des Ruheumsatzes angegeben werden. MET-Werte für unterschiedliche körperliche
Aktivitäten reichen von 0,9 für das Schlafen bis hin zu 20 für das Laufen mit 20 km/h
(3 min/km). Das „Compendium of Physical Activities" listet mehr als 600 Aktivitäten aus allen Domänen der körperlichen Aktivität mit den zugehörigen MET-

**1**

Angaben auf (Ainsworth et al. 2000). Inzwischen ist auch ein speziell für Kinder und Jugendliche entwickeltes Kompendium („Youth Compendium") verfügbar, das 196 Aktivitäten in 16 Aktivitätskategorien für vier verschiedene Altersgruppen von 6–18 Jahren erfasst (Butte et al. 2018).

■ **Niedrige, mittlere, höhere Intensität**

Körperliche Aktivitäten von < 3 METs werden als niedrig intensiv (low-intensity physical activity) bzw. als „leichte Aktivitäten" eingestuft. In diese Kategorie fallen viele Basisaktivitäten des täglichen Lebens, wie z. B. Körperpflege, Essenszubereitung und andere leichte Haushaltstätigkeiten. Unter der Bezeichnung „Sedentary Behaviour" wurde am unteren Ende dieses Intensitätsspektrums zusätzlich ein neuer Subbereich festgelegt, der alle liegenden und sitzenden Tätigkeiten mit einem MET-Wert von ≤ 1,5 einschließt. Hierunter fallen z. B. Fernsehen/Video, Computerspiele, Internetsurfen oder Musik hören, ein Auto lenken und zahlreiche andere sitzende Tätigkeiten (Tremblay et al. 2017).

Körperliche Aktivitäten von 3–5,9 METs werden als mäßig intensiv (moderate-intensity physical activity) bzw. als „moderate Aktivitäten" und solche mit ≥ 6 METs als höher intensiv (vigorous-intensity physical activity) bzw. als „schwere Aktivitäten" bezeichnet. Guidelines zur körperlichen Aktivität differenzieren zwischen Aktivitäten mittlerer und höherer Intensität (WHO 2020).
(■ Abb. 1.2; ■ Tab. 1.1).

■ **Aktivitätsdosis und Energieverbrauch**

Die Interaktion zwischen Belastungsintensität, -dauer und -häufigkeit der im Tages- und Wochenverlauf kumulierten Bewegungsimpulse bestimmt die Gesamtdosis und damit die Höhe des motorischen Energieverbrauchs. Die Gesamtdosis körperlicher Aktivität wird aktuell in Form von MET-Minuten, MET-Stunden oder kcal pro Tag bzw. Woche angegeben (z. B. moderat intensive Aktivität mit 4 METs, 30 min, 5 × pro Woche, → 4 METs × 30 min × 5 = 600 MET-Minuten = 10 MET-Std.; bei 70 kg Körpergewicht: 10 MET-Std. × 70 = 700 kcal/Woche).

■ **Abb. 1.2** Kategorisierung der Intensität körperlicher Aktivitäten auf Basis des MET-Konzeptes bzw. Energieverbrauchs

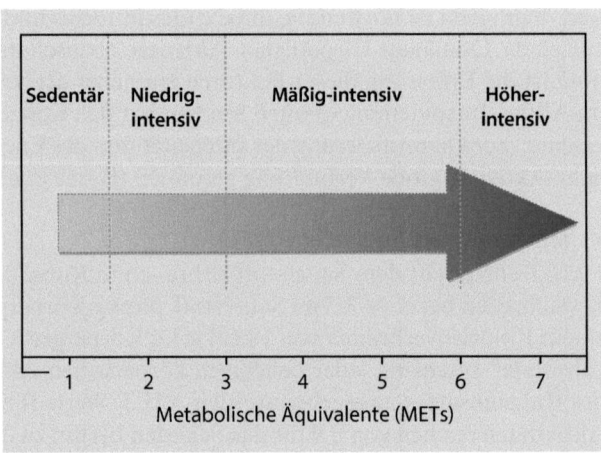

■ **Tab. 1.1** Beispiele von körperlichen Aktivitäten in den verschiedenen Domänen, geordnet nach Intensitätskategorien bzw. dem Energieverbrauch. (Mod. nach Ainsworth et al. 2000)

| Sedentary Behaviour < 1,5 METs | Niedrige Intensität (leicht) 1,5–2,9 METs | Mittlere Intensität (moderat) 3,0–5,9 METs | Hohe Intensität (intensiv) ≥ 6 METs |
|---|---|---|---|
| **Arbeit/Beruf** PC-Arbeit | Bürotätigkeit (sitzend/stehend) Berufskraftfahrer | Stehende und gehende Tätigkeit Leichte Ladetätigkeiten Landwirtschaft | Schwere manuelle Tätigkeiten/Baugewerbe/ Konstruktionsarbeiten/Ladetätigkeiten/Schwer- industrie/Forstarbeit |
| **Transport** Auto/Bus/Bahn fahren Fahrzeug lenken | Schlendern | Gehen zur Haltestelle Mit dem Microscooter fortbewegen Einkäufe zu Fuß erledigen | Mit dem Fahrrad zur Arbeit/zum Einkauf/ Treppensteigen |
| **Haushalt/Familie** | Duschen/Anziehen/Körperpflege Bettmachen/Aufräumen Essen vorbereiten Geschirr her- bzw. wegräumen Wäsche waschen/Bügeln Blumen gießen Kinderpflege Haustiere versorgen | Staubsaugen Müll entsorgen Reparaturarbeiten/Ausmalen Im Garten arbeiten Rasenmähen/Hecken schneiden Schnee schaufeln Kinderwagen schieben/Kind tragen Mit dem Hund ausgehen | Schneeschaufeln Kartons tragen Möbel packen/tragen Umzug Treppensteigen |
| **Freizeit** Rasten/Liegen Fernsehen/Kinofilm ansehen/ Lesen Musik hören Internet/Videospiele Telefonieren/SMS schreiben Spiele am Tisch Lesen | Musikinstrument spielen Bastelarbeiten Spazieren/Schlendern Museumsbesuch/Zoobesuch Fischen Stretching TaiChi/QiGong/Joga Darts/Billard Ergometertraining 25 W | Radfahren < 15 km/h Ergometertraining 50–100 W Aktives Spiel mit den Kindern Golf Tischtennis Gymnastik Krafttraining Volkstanz/Lateinamerikanische Tänze Wandern/Skiwandern Walking Schwimmen langsam Segeln/Schnorcheln/Tauchen | Radfahren > 15 km/h Ergometertraining > 100 W Mountainbiken Inlineskaten Laufen/Bergwandern Tennis/Badminton/Volleyball/Beachvolleyball Fußball/Basketball/Eislaufen/Eishockey Alpiner Skilauf/Snowboarden Skilanglauf/Skitouren gehen Klettern Judo/Karate Kanu/Rudern/Kajak Längen schwimmen zügig |

1

■ **Dosis-Wirkungs-Beziehung**

Die Dosis-Wirkungs-Beziehung beschreibt die Beziehung zwischen der habituellen bzw. der zu präventiven oder therapeutischen Zwecken eingesetzten Aktivitätsdosis und dem damit assoziierten Gesundheitsnutzen. Diese Beziehung hängt maßgeblich von Faktoren wie dem Ausgangsniveau der körperlichen Aktivität, dem Gesundheitsstatus, dem Geschlecht, der Medikation und dem untersuchten Outcome (z. B. kardiovaskuläre Endpunkte, krebsbezogene Endpunkte) ab. Das Lebensalter hat nur einen geringfügigen Einfluss auf diese Beziehung (Kesaniemi et al. 2001). Möglichst genaue Kenntnisse über den Dosis-Wirkungs-Zusammenhang haben sowohl Bedeutung für die Entwicklung bevölkerungsbezogener Bewegungsempfehlungen als auch auf individueller Ebene, wenn körperliches Training wie ein Medikament verordnet werden soll (ebd.).

■ **Körperliche Inaktivität (physical inactivity)**

Eine exakte quantitative Beschreibung dieses Begriffs ist schwierig, zumal körperliche Aktivität eine Exposition darstellt, die sich unter normalen Bedingungen innerhalb einer bestimmten Bandbreite bewegt, aber keinen absoluten „Nullwert" hat. Schon mit Basisaktivitäten (z. B. Körperpflege, Kochen, Haushalt, Einkaufen etc.) werden > 60 min leicht intensive Aktivität pro Tag kumuliert. Die WHO definiert „körperlich inaktiv" als Aktivitätsniveau, das kaum über die Basisaktivitäten hinausgeht und unterhalb der WHO-Mindestempfehlung von 150 min mäßig intensiver körperlicher Aktivität pro Woche liegt (WHO 2020). Im deutschen Sprachraum wird dafür häufig der Begriff „Bewegungsmangel" verwendet. Der „International Physical Activity Questionnaire" klassifiziert als „inaktiv" (low) ein Gesamtaktivitätsniveau (alle Domänen) von < 600 MET-Minuten pro Woche (entspricht < 700 kcal für eine 70 kg schwere Person) (International Physical Activity Questionnaire 2022). Dieser Wert liegt niedriger als die WHO-Mindestempfehlung und wurde in verschiedenen Prävalenzstudien als Cut-point für „körperlich inaktiv" verwendet (Sjöström et al. 2006; Lim et al. 2012).

Körperliche Inaktivität gilt als eigenständiger Risikofaktor, der das Risiko für viele nicht übertragbare Krankheiten erhöht und die Lebenserwartung verkürzt (Lee et al. 2012). Körperliche Inaktivität verursacht etwa 6 % (95 %-Konfidenzintervall [CI]: 3–8) der globalen Krankheitslast von koronarer Herzkrankheit, 7 % (95 %-CI 4–10) von Typ-2-Diabetes, 10 % (95 %-CI 6–14) von Brustkrebs und 10 % (95 %-CI 6–14) von Darmkrebs. Körperliche Inaktivität ist für mehr als 9 % (95 %-CI 5–12) der vorzeitigen Sterblichkeit verantwortlich, das sind etwa 5,3 Mio. Todesfälle pro Jahr (ebd.). Nach den Ergebnissen der Global Burden of Disease Study 2010 nimmt körperliche Inaktivität, bezogen auf die globale Krankheitslast, unter 67 Risikofaktoren weltweit Rang 10 ein, in Europa Rang 6, in Nordamerika sogar Rang 5 (Lim et al. 2012).

■ **Körperliche Fitness (physical fitness)**

Körperliche Fitness beschreibt die allgemeine körperliche Leistungsfähigkeit und resultiert aus dem Zusammenspiel regelmäßigen Trainings (v. a. mit Ausdauer- und Kraftanteil) und genetischen Faktoren (Caspersen et al. 1985; Bouchard und Rankinen 2001). Bei vielen Personen, vor allem solchen mit einem niedrigen Aktivitätsniveau, führt eine Steigerung des körperlichen Aktivitätsniveaus zu einer Steigerung der körperlichen Fitness. Das Ausmaß der Verbesserung kann aber in Abhängigkeit des genetischen Ausgangsprofils individuell stark variieren (Bouchard und Rankinen 2001; Church et al. 2007). Gesundheitsbezogene körperliche Fitness lässt sich am besten über muskuläre, metabolische, motorische und kardiorespiratorische Merkmale definieren, deren Entwicklung einen günstigen Einfluss auf den Gesundheitsstatus ausüben. In epidemiologischen Studien bezieht sich der Begriff der körperlichen Fitness meistens auf die maximale aerobe Kapazität, die mit einer Belastungsuntersuchung quantifiziert werden kann. Leistungsbezogene körperliche Fitness bezieht sich hingegen auf solche Komponenten, die für eine optimale sportliche Leistungsfähigkeit Voraussetzung sind, und zeigt nur eine beschränkte Beziehung zu Gesundheitsfaktoren.

## Literatur

Ainsworth BE, Haskell WL, Whitt MC, Irwin ML, Swartz AM, Strath SJ et al (2000) Compendium of physical activities: an update of activity codes and MET intensities. Med Sci Sports Exerc 32:S498–S504

Bouchard C, Rankinen T (2001) Individual differences in response to regular physical activity. Med Sci Sports Exerc 33:S446–S451

Bull F et al (2004) Physical inactivity. In: Ezzati M et al (Hrsg) Comparative quantifications of health risks. World Health Organization, Genf, S 729–881

Butte NF, Watson KB, Ridley K, Zakeri IF, McMurray RG, Pfeiffer KA et al (2018) A youth compendium of physical activities: activity codes and metabolic intensities. Med Sci Sports Exerc 50:246–256

Byrne NM, Hils AP, Hunter GR, Weinsier RL, Schutz Y (2005) Metabolic equivalent: one size does not fit all. J Appl Physiol 99:1054–1060

Caspersen CJ, Powell KE, Christenson GM (1985) Physical activity, exercise, and physical fitness: definitions and distinctions for health-related research. Public Health Rep 100:126–131

Church TS, Earnest CP, Skinner JS, Blair SN (2007) Effects of different doses of physical activity on cardiorespiratory fitness among sedentary, overweight or obese postmenopausale women with elevated blood pressure: a randomized controlled trial. JAMA 297:2081–2091

Kesaniemi YA, Danforth EJ, Jensen MD et al (2001) Dose-response issues concerning physical activity and health: an evidence-based symposium. Med Sci Sports Exercise 33:S351–S358

Lee I-M (Hrsg) (2009) Epidemiologic methods in physical activity studies. Oxford University Press, New York

Lee I-M, Shiroma EJ, Lobelo F, Ruska P, Blair SN, Katzmarzyk T (2012) Effect of physical inactivity on major non-communicable diseases worldwide: an analysis of burden of disease and life expectancy. Lancet 380(9838):219–229

Lim S, Vos T, Flaxman AD, Danaei G, Shibuya K, Adair-Rohani H et al (2012) A comparative risk assessment of burden of disease and injury attributable to 67 risk factors and risk factor clusters in 21 regions, 1990–2010: a systematic analysis for the Global Burden of Disease Study 2010. Lancet 380:2224–2260

Morris JN, Heady JA, Raffle PAB, Roberts CG, Parks JW (1953) Coronary heart disease and physical activity of work. Lancet 2:1053–1057

Sjöström M, Oja P, Hagströmer M, Smith BJ, Bauman A (2006) Health-enhancing physical activity across European Union countries: the Eurobarometer Study. J Public Health 14:291–300

Tremblay MS, Aubert S, Barnes JD, Saunders TJ, Carson V, Latimer-Cheung AE et al (2017) Sedentary Behavior Research Network (SBRN) – Terminology Consensus Project process and outcome. Int J Behav Nutr Phys Act 14:75

**1**

### Internetadressen

International Physical Activity Questionnaire (IPAQ). https://sites.google.com/site/theipaq/. (Zuletzt gesehen: September 2022)

World Health Organisation (2020) WHO guidelines on physical activity and sedentary behaviour. Geneva: World Health Organisation; 2020. Licence: CC BY-NC-SA 3.0 IGO. https://www.who.int/publications/i/item/9789240015128. (Zuletzt gesehen: September 2022)

# Primärpräventiver Nutzen körperlicher Aktivität und strukturierten Trainings

*Günther Samitz*

## Inhaltsverzeichnis

Die Evidenz zum primärpräventiven Nutzen regelmäßiger körperlicher Aktivität auf nicht übertragbare chronische Erkrankungen beruht überwiegend auf epidemiologischen Studien. Randomisierte kontrollierte Studien (RCTs) sind in der Minderzahl und beschränken sich zumeist auf die Untersuchung intermediärer Endpunkte und Surrogatparameter (z. B. kardiovaskuläre Risikofaktoren, $VO_{2max}$, $HbA_{1c,}$ Knochendichte). Aufgrund der inzwischen enormen Anzahl originaler Studienberichte wird in diesem Abschnitt die Evidenz zu den wichtigsten Endpunkten der Mortalität und Morbidität vorwiegend auf Basis von Sekundäranalysen wie Umbrella-Reviews, Cochrane-Reviews und sonstigen systematischen Reviews und Metaanalysen zusammengefasst.

## 2.1　Gesamtsterblichkeit

Für die aktuelle Einschätzung des Zusammenhangs zwischen der körperlichen Aktivität bzw. körperlichen Fitness und der Sterblichkeit aller Ursachen (Gesamtmortalität) stehen eine Umbrella-Review (Kraus et al. 2019), zahlreiche systematische Rewiews mit oder ohne Metaanalyse (Nocon et al. 2008; Hamer & Chida 2008; Kodama et al. 2009; Lollgen et al. 2009; Warburton et al. 2010; Samitz et al. 2011; Woodcock et al. 2011; Milton et al. 2014; Kelly et al. 2014; Hupin et al. 2015; Ekelund et al. 2016) sowie mehrere große gepoolte Kohortenanalysen mit individuellen Probandendaten (Moore et al. 2012; Arem et al. 2015; O'Donovan et al. 2017; Liu et al. 2018b) zur Verfügung.

### 2.1.1　Körperliche Aktivität und Gesamtmortalität

In der Umbrella-Review (eine systematische Review einzelner systematischer Reviews und Metaanalysen) des „2018 Physical Activity Guidelines Advisory Committee" (Kraus et al. 2019) wurde der Zusammenhang zwischen Freizeitaktivitäten mittlerer bis höherer Intensität und der Gesamtsterblichkeit sowie weiterer Mortalitäts- und Morbiditätsendpunkte untersucht. 13 systematische Reviews, Metaanalysen und sonstige gepoolte Analysen prospektiver Kohortenstudien erfüllten die Einschlusskriterien und wurden analysiert (Hamer & Chida 2008; Lollgen et al. 2009; Warburton et al. 2010; Samitz et al. 2011; Woodcock et al. 2011; Moore et al. 2012; Milton et al. 2014; Kelly et al. 2014; Hupin et al. 2015; Arem et al. 2015; Ekelund et al. 2016; O'Donovan et al. 2017; Liu et al. 2018b). Diese inkludierten zwischen 9 und 80 Studien, repräsentierten eine Gesamtstudienpopulation von bis zu 3,9 Mio. Teilnehmern, bei einer durchschnittlichen Follow-up-Dauer von 3,8–20 Jahren. Eine Metaanalyse untersuchte sämtliche Domänen körperlicher Aktivität (Samitz et al. 2011), die meisten nur die Freizeitaktivität, zwei Metaanalysen nur speziell Gehen und/oder Radfahren (Hamer und Chida 2008; Kelly et al. 2014).

Alle in diese Analyse inkludierten Sekundärstudien zeigten für aufsteigende Aktivitätskategorien und Gesamtsterblichkeit eine konsistente inverse Dosis-Wirkungs-Beziehung. Die Dosis-Wirkungs-Kurve aus diesen Analysen lässt folgende Aussagen zu: (1) Es besteht keine untere „Mindestschwelle" für einen Gesundheitsnutzen körperlicher Aktivität. Eine signifikante Mortalitätsreduktion ist bereits bei

**2**

ca. 1/3 der aktuellen WHO-Mindestempfehlung (WHO 2020b) von 150 min moderat intensiver oder 75 min höher intensiver körperlicher Freizeitaktivität pro Woche (entspricht ca. 8,5 METs-Std./Wo) gegeben. (2) Der Abfall der Dosis-Wirkungs-Kurve ist am steilsten am Weg vom Übergang von körperlicher Inaktivität zu einer moderaten körperlichen Aktivitätsstufe, wobei bei Erreichen der WHO-Empfehlung bereits etwa 70 % des möglichen Präventionseffekts in Bezug auf die Gesamtsterblichkeit erzielt sind. (3) Eine weitere Steigerung der Aktivitätsdosis ist mit einer noch größeren Reduktion der Mortalität verbunden, jedoch nicht mehr in diesem Ausmaß. (4) Umgekehrt besteht keine Evidenz für einen exzessiven Mortalitätsanstieg nach Erreichen des in diesen Analysen maximal beobachteten Mortalitätsbenefits, der bei etwa der 3–5-fachen Dosis der WHO-Mindestempfehlung lag (◘ Abb. 2.1).

In unserer eigenen Metaanalyse von 80 prospektiven Kohortenstudien mit ca. 1,3 Mio. Studienteilnehmern (Samitz et al. 2011), in der wir den Zusammenhang zwischen der Gesamt- und domänenspezifischen körperlichen Aktivität und Mortalität untersuchten, war die WHO-Mindestempfehlung von 150 min mäßig-intensiver körperlicher Aktivität pro Woche mit einer Risikominderung von 10 % assoziiert (relatives Risiko [RR] 0,90, 95 %-CI 0,84–0,96). Der Mortalitätsbenefit pro Anstieg in der Aktivitätsdosis um eine Stunde pro Woche wurde dabei maßgeblich von der Intensität der domänenspezifischen körperlichen Aktivität beeinflusst (◘ Abb. 2.2). Im Vergleich mit nahezu keiner Bewegung war eine Steigerung des Bewegungsumfangs von mäßig-intensiven Aktivitäten des täglichen Lebens (z. B. Gehen,

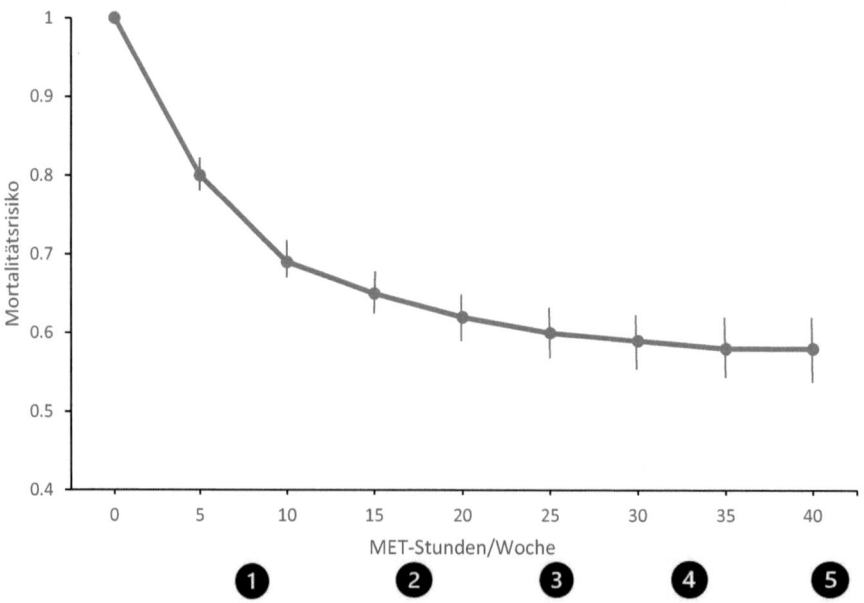

◘ **Abb. 2.1**   Dosis-Wirkungs-Beziehung zwischen körperlicher Freizeitaktivität (als MET-Std./Woche) und Gesamtmortalität (Risk Ratio) auf Basis der Ergebnisse aus Metaanalysen prospektiver Kohortenstudien. Die vertikalen Linien in den Datenpunkten zeigen die 95 %-Konfidenzintervalle der jeweiligen Risikoschätzungen an. Die beschrifteten schwarzen Punkte zeigen die Vielfachen der WHO-Mindestempfehlung von ca. 8,5 MET-Std./Woche bzw. 150 min mäßig intensiver Aktivität oder 75 min höher intensiver Aktivität pro Woche

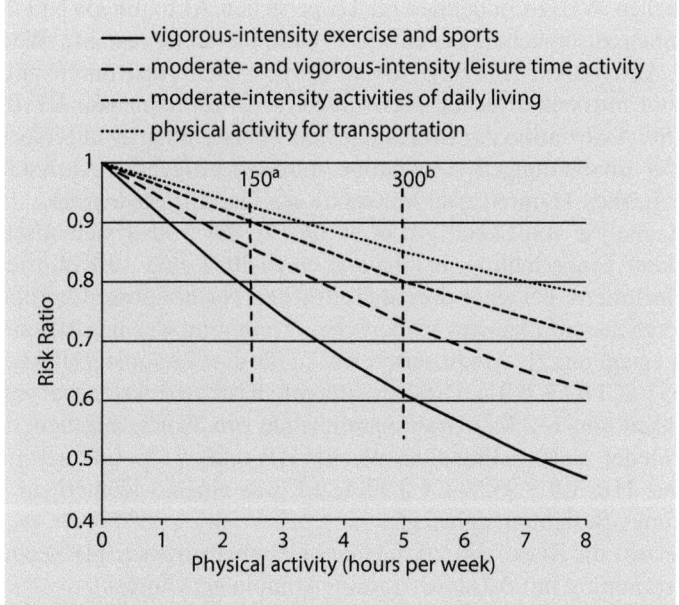

**□ Abb. 2.2**  Meta-Regressionsanalyse der Dosis-Wirkungs-Beziehung zwischen verschiedenen Domänen/Intensitäten körperlicher Aktivität und der Gesamtsterblichkeit (Samitz et al. 2011). **a**, **b**: WHO-Dosisempfehlungen. **a** Für einen Mindestgesundheitsnutzen empfiehlt die WHO mindestens 150 min/Woche moderat-intensive körperliche Aktivität oder 75 min/Woche höher-intensive körperliche Aktivität; **b** für einen höheren Gesundheitsnutzen empfiehlt die WHO, die Aktivitätsdosis auf 300 min/Woche (moderat-intensive Aktivität) oder 150 min/Woche (höher intensive körperlicher Aktivität) zu erhöhen (WHO 2020b)

Gartenarbeit, moderate Hausarbeiten etc.) um eine Stunde pro Woche mit einer Reduktion der Gesamtsterblichkeit um 4 % (RR 0,96, 95 %-CI 0,93–0,98) assoziiert. Bei mäßig-intensiven bis höher-intensiven Freizeitaktivitäten (z. B. Gymnastik, Krafttraining, Wandern, Radfahren, Schwimmen, Spiele, Tanzen) betrug die Risikominderung pro Dosissteigerung um eine Stunde pro Woche 6 % (RR 0,94; 95 %-CI 0,92–0,97) und bei höher-intensivem Ausdauertraining und sonstigem intensiven Sport 9 % (RR 0,91, 95 %-CI 0,87–0,94). Die größere Risikominderung für höher-intensive Aktivität ist damit zu erklären, dass diese pro Zeiteinheit einen größeren motorischen Energieverbrauch und somit eine insgesamt höhere Aktivitätsdosis bewirkt, aber auch die Intensität selbst dürfte von sich aus einen zusätzlichen positiven Einfluss ausüben (Wen et al. 2011; Shiroma et al. 2014; Lahti et al. 2014).

Wen et al. (2011) konnten bei >400.000 Kohortenteilnehmern aus Taiwan – der Aktivitätsstatus der Erwachsenenbevölkerung in Taiwan liegt deutlich niedriger als der in Europa – zeigen, dass bereits 15 min mäßig- bis höher intensives körperliches Training pro Tag mit einer Reduktion der Gesamtsterblichkeit um 14 % (RR 0,86; 95 %-CI 0,81–0,91) assoziiert war. In dieser großen prospektiven Kohortenstudie war die Risikominderung bei gleichem Aktivitätsumfang für höher-intensive Aktivitäten größer als für mäßig-intensive Aktivitäten. Auch in der Kohortenstudie von Lahti et al. (2014) war höhere Intensität bei gleichzeitiger Kontrolle für den Aktivitätsumfang mit einer größeren Reduktion der Gesamtsterblichkeit assoziiert als mittlere Intensität (Harzard Rate [HR] 0,54; 95 %-CI 0,34–0,86 versus 0,73; 95 %-CI 0,49–1,11).

**2**

Die aktuellen WHO-Guidelines zur körperlichen Aktivität (WHO 2020b) empfehlen für einen zusätzlichen Benefit auch zumindest zweimal pro Woche muskelkräftigende Aktivitäten. Im Vergleich zu körperlichen Aktivitäten mit Ausdauercharakter sind muskelkäftigende Aktivitäten, z. B. in Form von Krafttraining, in Bezug auf Ihre Assoziation zur Mortalität weit weniger intensiv untersucht. Zur Einschätzung der unabhängigen Assoziation muskelkräftigender Aktivitäten auf die Gesamtsterblichkeit konnten fünf zwei Metaanalysen identifiziert werden.

Die Metaanalyse von Saeidifard et al. (2019), die erste systematische Untersuchung zu dieser Fragestellung, beinhaltete einen RCT und 10 Kohortestudien mit 370.256 Teilnehmern, bei einer durchschnittlichen Nachbeobachtungsdauer von ca. 9 Jahren. Verglichen mit keinem körperlichen Trainining war Krafttraining in dieser Analyse mit einem um 21 % reduzierten Risiko für die Gesamtsterblichkeit assoziiert (HR 0,79; 95 %-CI 0,69–0,91). Diese signifikante Risikoreduktion war jedoch nur bei einer Häufigkeit von 1–2 Krafttrainingseinheiten pro Woche gegeben, danach stieg das Risiko wieder an (2–5 Einheiten/Woche: HR 0,86; 95 %-CI 0,69–1,06; ≥5 Einheiten/Woche: HR 1,07; 95 %-CI 0,90–1,26), was einen J-förmigen Verlauf der Dosis-Wirkungs-Beziehung nahelegt.

Hingegen war die Risikoreduktion beinahe doppelt so hoch (HR 0,60; 0,49–0,72), wenn Krafttrainining mit Ausdauertraining kombiniert wurde.

Die zweite Analyse von Momma et al. (2022) inkludierte 16 prospektive Kohortestudien, wobei für den Endpunkt Gesamtsterblichkeit 7 Studien (263.058 Teilnehmer, 42.133 Ereignisse) kombiniert werden konnten. Muskelkräftigende Aktivitäten waren in dieser Analyse mit einem um 15 % reduzierten Risiko der Gesamtsterblichkeit assoziiert (RR 0,85; 95 %-CI 0,79–0,93). In dieser Analyse wurde auch die Dosis-Wirkungs-Beziehung für muskelkräftigende Aktivitäten pro 10-Minuten Anstieg/Woche mittels Meta-Regressionsanalyse untersucht, wobei eine ebenfalls nichtlineare Beziehung mit J-förmigen Verlauf gefunden wurde. Die größte Risikoreduktion (RR 0,83; 95 %-CI 0,79–0,86) wurde bei 40 min Krafttraining pro Woche gefunden und das RR war bis zu ca. 140 min/Woche Krafttraining <1,00. In drei Studien (581.194 Studienteilnehmer, 68.637 Ereignisse) konnte auch der kombinierte Nutzen von muskelkräftigenden Übungen und Ausdauertraining geprüft werden, wobei hier wie in der Metaanalyse von Saeidifard et al. (2019) die Risikoreduktion für die Gesamtsterblichkeit 40 % betrug (RR 0,60; 95 %-CI 0,54–0,67).

Die Ergebnisse dieser beiden Sekundäranalysen legen nahe, dass für muskelkräftigende Übungen eine „ideale" Dosis (1–2 Einheiten/Woche) hinsichtlich der Reduktion des Mortalitätsrisikos existieren könnte. Der Einfluss von noch höheren Frequenzen bzw. Dosen auf die Mortalität ist angesichts des beobachteten j-förmigen Dosis-Wirkungs-Verlauf unklar. Eine Kombination von Ausdauertraining und Krafttrainining kann aber einen additiven Mortalilitätsbenefit bewirken.

### 2.1.2  Körperliche Fitness und Gesamtmortalität

Für den Zusammenhang zwischen der körperlichen Fitness – gemessen als kardiorespiratorische Fitness – und der Gesamtmortalität stehen ebenfalls deutlich weniger Sekundäranalysen zur Verfügung. Die Metaanalyse von Kodama et al. (2009) war die erste, die die Dosis-Wirkungs-Beziehung zwischen zwischen der im Belastungstest objektiv ermittelten kardiorespiratorischen Leistungsfähigkeit und der Gesamtsterblichkeit quantifizierte. Die Analyse inkludierte 33 prospektive Kohortenstudien mit >100.000 Studienteilnehmern. Auf Basis der Metaregressionsanalyse war jeder Anstieg der maximalen ergometrischen Leistungsfähigkeit um 1 MET (3,5 ml $O_2$/min/kg KG) mit einer Reduktion des Mortalitätsrisikos um 13 % (RR 0,87; 95 %-CI 0,84–0,90) verbunden. In dieser Analyse betrugen die minimalen Fitness-Stufen, die mit einer signifikant niedrigeren Gesamtsterblichkeit assoziiert waren, bei 40-jährigen Männern und Frauen 9 METs bzw. 7 METs, bei einem Lebensalter von 50 Jahren 8 METs bzw. 6 METs und im Alter von 60 Jahren 7 METs bzw. 5 METs.

Eine kürzlich publizierte aktualisierte Metaanalyse von Laukkanen et al. (2022), die nun 37 Kohorten mit insgesamt ca. 2,26 Mio. Studienteilnehmern repräsentiert, kommt zu einem ähnlichen Ergebnis. Jeder 1-MET-Anstieg der kardiorespiratorischen Leistungsfähigkeit ist in dieser Analyse mit einem um 11 % reduzierten Risiko der Gesamtmortalität assoziiert (RR 0,89; 95 %-CI 0,86–0,92). Vergleicht man auf Basis der MET-Kategorien das obere mit dem unteren Drittel, so ergibt sich für die obere Tertille ein um 45 % erniedrigtes Mortalitätsrisiko (RR 0,55, 95-CI 0,50–0,61). Die Stärke dieser Assoziation unterschied sich nicht zwischen Männern und Frauen, verschiedenen Altersbereichen, der Dauer der Nachbeobachtung und der verwendeten Testmethode.

Auch zwischen der muskulären Fitness – gemessen als Kraftstatus – und der Gesamtmortalität besteht ein inverser Zusammenhang. In einer Metaanalyse von 38 Kohortenstudien mit 1,9 Mio. gesunden Studienteilnehmern waren eine höhere Oberkörper- bzw. Unterkörperkraft mit einer reduzierten Gesamtmortalität (HR 0,69; 95 %-CI 0,64–0,74) bzw. (HR 0,86; 95 %-CI 0,80–0,93) assoziiert (García-Hermoso et al. 2018). Die aktuellen WHO-Guidelines empfehlen ein zusätzlich zweimal wöchentliches Krafttraining aller großer Muskelgruppen (WHO 2020b).

### 2.1.3 Körperliche Aktivität oder körperliche Fitness als prognostischer Faktor?

Die Frage, ob die körperliche Aktivität oder die körperliche Fitness der bessere prognostische Faktor der Mortalität ist, lässt sich insofern beantworten, dass beide Konzepte für die Anwendung in der Praxis Vor- und Nachteile haben. Beide Parameter hängen zusammen, beruhen aber auf unterschiedlichen Erhebungs- und Messmethoden. In Studien zur körperlichen Aktivität, vor allem in solchen mit großen Kohorten, erfolgte die Einschätzung des Aktivitätsstatus überwiegend mit subjektiven Methoden wie Fragebögen oder Interviews, die aufgrund ihrer größeren Fehleranfälligkeit und der Gefahr für Missklassifikationen die tatsächliche Assoziation zwischen der körperlichen Aktivität und Mortalität tendenziell unterschätzen. Die Assoziation zwischen der körperlichen Fitness und Mortalität ist im Vergleich zur körperlichen Aktivität stärker (Talbot et al. 2002; Nocon et al. 2008). Die körperliche Fitness in Form der maximalen Belastungskapazität kann objektiv mittels symptomlimitierter Ergometrie erhoben werden und ist daher trotz der Unsicherheit ihres genetischen Anteils für eine prognostische Aussage künftiger Ereignisse prinzipiell zuverlässiger als die körperliche Aktivität. Für Sportmediziner, Internisten oder Kardiologen, die in der Regel über einen Ergometriemessplatz verfügen, hat die Belastungskapazität für die Abschätzung der funktionellen Beeinträchtigung und zur

**2**

Risikobewertung sowie für die nachfolgende individuelle Trainingsvorschreibung einen höheren Stellenwert als die körperliche Aktivität. Für Public-Health-Experten, die bevölkerungsbezogene Bewegungsempfehlungen formulieren und auf einer breiten Basis umzusetzen versuchen, ist die körperliche Aktivität die praktikablere Zielgröße.

## 2.2  Herz-Kreislauf-Erkrankungen (CVD)

Herz-Kreislauf-Erkrankungen (CVD) sind mit 37 % aller globalen Todesfälle die führende Todesursache (WHO 2014). Für die Beurteilung des Zusammenhangs zwischen der körperlichen Aktivität bzw. körperlichen Fitness und der kardiovaskulären Morbidität und Mortalität – hier werden neben der ischämischen Herzkrankheit (CHD) auch zerebrovaskuläre Erkrankungen eingerechnet – stehen ein Umbrella-Review (Kraus et al. 2019) sowie mehrere systematische Reviews und Metaanalysen von Kohortenstudien (Williams 2001; Sofi et al. 2008; Nocon et al. 2008; Kodama et al. 2009; Sattelmair et al. 2011; Li & Siegrist 2012; Kyu et al. 2016; Wahid et al. 2016) zur Verfügung. Die einzelnen Sekundäranalysen präsentieren bis zu 3,4 Mio. Studienteilnehmer.

In der Umbrella-Review von Kraus et al. (2019) konnten für die Analyse dieses Endpunktes eine systematische Übersicht (Milton et al. 2014), drei Metaanalysen (Ekelund et al. 2016; Hamer und Chida 2008; Wahid et al. 2016) sowie zwei gepoolte Analysen (Merom et al. 2016; O'Donovan et al. 2017) einbezogen werden. Die meisten der inkludierten Studien untersuchten die selbstberichtete mäßig bis höher intensive Freizeitaktivität und spezifizierten die Aktivitätsdosis in Form von MET-Minuten oder MET-Stunden pro Woche. Wie schon für die Gesamtsterblichkeit verweisen auch hier alle Sekundäranalysen auf eine inverse Beziehung zwischen ansteigenden Aktivitätskategorien und der CVD-Mortalität bzw. CVD-Inzidenz. Die Dosis-Wirkung-Beziehung für moderat bis höher intensive Freizeitaktivität und CVD-Mortalität ist nahezu identisch mit jener, wie sie für den Endpunkt Gesamtsterblichkeit beschrieben wurde.

### 2.2.1  Koronare Herzkrankheit (CHD)

In den verfügbaren Metaanalysen mit Studienteilnehmern vorwiegend mittleren Lebensalters, die initial keine kardiovaskuläre Erkrankung aufwiesen und bis zu 25 Jahre nachbeobachtet wurden, ist das kombinierte CHD-Risiko der körperlich aktivsten im Vergleich zu den inaktivsten Subgruppen um 25–35 % reduziert (Williams 2001; Sofi et al. 2008; Nocon et al. 2008; Sattelmair et al. 2011; Li & Siegrist 2012; Kyu et al. 2016; Wahid et al. 2016). In drei dieser Sekundäranalysen wurde die Dosis-Wirkungs-Beziehung formal mit Metaregressionsmodellen untersucht (Sattelmair et al. 2011; Wahid et al. 2016; Kyu et al. 2016).

Die Metaanalyse von Sattelmair et al. (2011) zeigt zwischen der körperlichen Freizeitaktivität und tödlichen und nichttödlichen CHD-Ereignissen eine kurvilineare Beziehung, mit der größten Risikoreduktion von den untersten zu den mittleren Aktivitätsstufen und einer weiteren, aber im Ausmaß geringeren Risikoabnahme auf höheren Aktivitätsstufen. Die WHO-Mindestempfehlung von 150 min moderat-intensiver körperlicher Aktivität pro Woche war im Vergleich zu keiner Aktivität mit einem um 14 % (RR 0,86; 95 %-CI 0,77–0,96) reduziertem CHD-Risiko und die für einen gesteigerten Gesundheitsnutzen empfohlene Dosis von 300 min pro Woche mit einem um 20 % (RR 0,80; 95 %-CI 0,74–0,88) reduziertem KHK-Risiko assoziiert (ebd.). Auch unterhalb der WHO-Mindestempfehlung war das Risiko noch signifikant reduziert. Die mit 150 bzw. 300 min/Woche assoziierte Risikoreduktion fällt für Frauen deutlich höher aus als für Männer (20 % vs. 9 % bzw. 28 % vs. 18 %). Diesen geschlechtsspezifischen Unterschied im Ergebnis hatten auch wir in unserer Metaanalyse zur Gesamtmortalität gefunden und aufgezeigt (Samitz et al. 2011).

In der Metaanalyse von Wahid et al. (2016), die ebenfalls auf mäßig bis höher intensive Freizeitaktivität abzielte, war die Steigerung von körperlich inaktiv auf 675 MET-Minuten/Woche (etwas höher als die WHO-Mindestempfehlung) mit einer Risikoreduktion für die CHD-Inzidenz und CHD-Mortalität von jeweils 20 % assoziiert (RR 0,80 95- % CI0,58–1,09 bzw. RR 0,80 95 %-CI 0,75–0,86). Die Risikoreduktion in dieser Analyse war etwas höher als in der Analyse von Sattelmeyer et. al. (ebd.). Allerdings war auch das Inkrement der Aktivitätsdosis, das der Berechnung zugrunde lag, etwas höher angesetzt als in der Analyse von Sattelmair et al. (675 MET-Minuten/Woche vs. 600 MET-Minuten/Woche) und die verwendeten Regressionsmodelle nicht dieselben.

Die Metaanalyse von Kyu et al. (2016) untersuchte als einzige dieser Sekundäranalysen die körperliche Gesamtaktivität (Freizeit, Haushalt, Transport, Arbeit), die ein valideres Bild der körperlichen Aktivität abgibt als eine Domäne allein. Sie beinhaltete für diesen Endpunkt 43 Kohortenstudien mit 16.583.824 Personenjahren. Alle Dosisangaben zur körperlichen Aktivität wurden in Form von MET-Minuten pro Woche quantifiziert. Ein Gesamtaktivitätslevel von 600 MET-Minuten/Woche (entspricht etwa der WHO-Mindestempfehlung von 150 min moderate Aktivität) ist in dieser Analyse mit einem um 9 % reduziertem KHK-Risiko assoziiert. Eine Steigerung von 600 auf 3600 MET-Minuten/Woche reduzierte das Risiko um weitere 15 % (RR 0,76; 95 %-CI 0,69–0,82). Der überwiegende Teil des beobachteten maximalen Mortalitätsbenefits war bei etwa 3000–4000 MET-Minuten pro Woche erreicht. Die im Vergleich zu Sattelmair et al. und Wahid et al. geringere Risikoreduktion für 600 MET-Minuten pro Woche in dieser Analyse kann z. T. damit erklärt werden, dass in die Gesamtaktivität ein größerer Anteil an leicht intensiven und nicht ausdauerorientierten Aktivitäten einfließt. Auf die Bedeutung der Intensität als eigenständigen Faktor für einen Gesundheitseffekt wurde hingewiesen. Das Ergebnis dieser Analyse spricht dafür, dass der Gesamtaktivitätslevel für eine bedeutende Risikoreduktion ein paar Mal höher sein muss als der von der WHO empfohlene Mindestlevel von 600 MET-Minuten/Woche, der primär auf mäßig- und höher intensive Ausdaueraktivitäten abzielt.

Zur Beurteilung des Zusammenhangs zwischen der körperlichen Fitness (maximale aerobe Kapazität) und dem Endpunkt CHD bzw. CVD sind ebenfalls mehrere Metaanalysen von prospektiven Kohortenstudien verfügbar, die zeigen, dass eine höhere ergometrische Leistungsfähigkeit mit einem niedrigeren Risiko für CHD/CVD assoziiert ist (Williams 2001; Sofi et al. 2008; Kodama et al. 2009). Nur die Metaanalyse von Kodama et al. (2009), die 33 prospektive Kohortenstudien mit ca. 103.000 Studienteilnehmern einschloss, beinhaltet auch eine formale Dosis-Wirkungs-Analyse. Demnach ist jede Steigerung der maximalen ergometrischen Leistungsfähigkeit um 1 MET (3,5 ml O/kgKG/min) mit einer Reduktion des CHD/CVD-Risikos um 15 % (RR 0,85; 95 %-CI 0,82–0,88) assoziiert.

**2**

## 2.2.2 Körperliche Aktivität und Schlaganfallrisiko

Schlaganfälle sind für etwa ein Fünftel der kardiovaskulären Erkrankungen verantwortlich und die bedeutsamste Ursache für eine bleibende Behinderung (Goldstein et al. 2006). Mehrere Metaanalysen von Kohorten- und Fall-Kontroll-Studien haben für die verschiedenen Schlaganfallmodalitäten (ischämisch, hämorrhagisch, nicht differenziert) den primärpräventiven Nutzen der körperlichen Aktivität untersucht (Lee et al. 2003; Wendel-Vos et al. 2004; Reimers et al. 2009; Diep et al. 2010; Wahid et al. 2016; Kyu et al. 2016). In diesen Metaanalysen war das kombinierte Risiko für den Schlaganfall (alle Modalitäten) für die in der Freizeit körperlich aktivsten im Vergleich zu den inaktiven Gruppen um 19–29 % reduziert, das Risiko für den ischämischen Schlaganfall um 21–26 % und das Risiko für Gehirnblutungen um 26–34 %. In der Analyse von Wendel-Vos, die zwischen freizeitbezogener und beruflicher körperlicher Aktivität unterschied, war auch die berufsbezogene körperliche Aktivität mit einer vergleichbaren Reduktion des Schlaganfallrisikos assoziiert (Wendel-Vos et al. 2004).

Nur in zwei dieser Sekundäranalysen wurde die Dosis-Wirkungs-Beziehung mit Metaregressionsmodellen quantifiziert (Wahid et al. 2016; Kyu et al. 2016). Die Metaanalyse von Wahid beinhaltete für den Endpunkt Schlaganfall-Inzidenz 9 Kohortenstudien mit 13.599 Events und untersuchte die Freizeitaktivität. Die Steigerung von einem inaktiven Aktivitätsstatus auf 675 MET-Minuten pro Woche (etwas mehr als die WHO-Mindestempfehlung) war im Zeitverlauf mit einer Reduktion des Schlaganfallrisikos um 18 % verbunden (RR 0,82 95 %-CI 0,77–0,87).

Die Metaanalyse von Kyu et al. (2016) beinhaltet für den Endpunkt ischämischer Schlaganfall 26 Kohortenstudien, die 13.670.573 Personenjahre repräsentieren, und untersuchte die körperliche Gesamtaktivität. Sie berücksichtigte zusätzlich zur Freizeitaktivität auch alle berufs-, alltags- und transportbezogenen Aktivitäten. Im Vergleich zu einem Aktivitätsstatus, der unterhalb der WHO-Mindestempfehlung liegt (<600 MET-Minuten/Woche) war das Risiko für den ischämischen Schlaganfall im Bereich von 600–3999 MET-Minuten/Woche um 16 % (RR 0,84 95 %-CI 0,78–0,92) und in der Aktivitätsbandbreite von 4000–7999 MET-Min/Woche um 19 % (RR 0,81 95 %-CI 0,69–0,94) vermindert.

Der in einigen älteren Kohortestudien (Hu et al. 2000; Myint et al. 2006) beobachtete U-förmige Dosis-Wirkungsverlauf zwischen körperlicher Aktivität und Schlaganfall kann auf Basis dieser Sekundäranalysen nicht bestätigt werden. Wie für die koronare Herzkrankheit zeigt sich auch für den ischämischen Schlaganfall dieselbe typische kurvilineare Dosis-Wirkung-Beziehung, wobei der größte Teil des möglichen Mortalitätsbenefits bereits bei ca. 3000–4000 MET-Minuten pro Woche erreicht ist.

## 2.2.3 Körperliche Aktivität und Risiko für Bluthochdruck

Von den 67 in der Global Burden of Disease Study 2010 untersuchten „schwerwiegenden" Risikofaktoren steht Bluthochdruck an erster Stelle der globalen Krankheitslast (Lim et al. 2012). Für das Jahr 2025 wurde prognostiziert, dass weltweit 1,56 Mrd. Menschen von einer arteriellen Hypertonie betroffen sein werden (Kearney et al. 2005). In der Europäischen Union beträgt die Prävalenz der arteriellen Hypertonie laut eurostat 22 % (Range: 12 %–37 %) (eurostat 2021). Etwa 54 % der Schlaganfälle und 47 % der ischämischen Herzerkrankungen sind direkte Folge eines Bluthochdrucks, auch das Risiko für Nierenerkrankungen und periphere arterielle Verschlusskrankheit sind erhöht (Lawes et al. 2008).

Es wird angenommen, dass Bluthochdruck durch genetische und lebensstil-bezogene Faktoren verursacht wird. Zu den diskutierten Lebensstilfaktoren gehören Übergewicht, chronischer Stress, Alkoholabusus, eine erhöhte Salzaufnahme sowie körperliche Inaktivität. Körperliche Aktivität wird seit langem als protektiver Faktor angesehen, um die Entwicklung von Bluthochdruck zu vermeiden. Eine systematische Bewertung des Zusammenhangs und eine Analyse der Dosis-Wirkungs-Beziehung durch Metaanalysen erfolgte aber erst im letzten Jahrzehnt (Huai et al. 2013; Liu et al. 2017).

Die erste dieser Metaanalysen untersuchte die Assoziation zwischen der körperlichen Freizeitaktivität sowie arbeitsbezogenen Aktivität und der Bluthochdruckinzidenz in 13 prospektiven Kohortenstudien mit 136.846 initial normotensiven Personen, von denen im Laufe des Follow-up (median 9,8 Jahre) 15.607 Personen Bluthochdruck entwickelten (Huai et al. 2013). Die Dosis körperlicher Freizeit- bzw. arbeitsbezogener Aktivität wurden in drei Stufen kategorisiert (niedrig, mittel, hoch). Im Highest-Lowest-Vergleich war körperliche Freizeitaktivität mit einem um 19 % reduzierten Risiko für Hypertonie assoziiert (RR 0,81; 95 %-CI 0,76–0,85). Für die mittlere Stufe betrug die Risikoreduktion 11 % (RR 0,89; 95 %-CI 0,85–0,94). Zwischen hohen bzw. mittleren Stufen arbeitsbezogener körperlicher Aktivität und dem Risiko für Hypertonie war die Assoziation statistisch nicht signifikant (RR 0,93; 95 %-CI 0,81–1,08 bzw. RR 0,96; 95 %-CI 0,87–1,06). Die Ergebnisse dieser ersten systematischen Analyse von Kohortenstudien zeigten eine klare inverse Dosis-Wirkungs-Beziehung zwischen der körperlichen Freizeitaktivität und Hypertonieinzidenz.

Die aktuellere und größere Metaanalyse (Liu et al. 2017) beinhaltete 29 Kohorten mit 330.222 normotensiven Studienteilnehmern, von denen im Laufe des Follow-up (2–20 Jahre) 67.222 Personen Hypertonie entwickelten. Diese Studie untersuchte den Zusammenhang zwischen der Freizeit- bzw. Gesamtaktivität und der Inzidenz für Hypertonie und beinhaltete neben dem üblichen Highest-Lowest-Vergleich auch eine formale Metaregressionsanalyse zur Quantifizierung der Dosis-Wirkungs-Beziehung. Alle Dosisangaben der inkludierten Studien wurden daher harmonisiert und in MET-Stunden pro Woche umgerechnet.

Im Highest-Lowest-Vergleich war die oberste Stufe körperlicher Freizeitaktivität mit einem um 16 % (RR 0,84; 95 %-CI 0,78–0,90) und die oberste Stufe körperlicher Gesamtaktivität mit einem um 29 % (RR 0,71; 95 %-CI 0,58–0,87) reduzierten Risiko für Hypertonie assoziiert. Es fand sich kein Hinweis für einen nichtlinearen Dosis-Wirkungs-Zusammenhang, wie er z. B. in den Metaanalysen zu anderen kardiovaskulären Endpunkten (z. B. CHD, Schlaganfall) gefunden wurde. In der für den Body-Mass-Index bereinigten linearen Metaregressionsanalyse war ausgehend von der niedrigsten Aktivitätskategorie jeder Anstieg der Freizeitaktivität um 10 MET-Stunden/Woche (entspricht etwa der WHO-Mindestempfehlung von 150 min Aktivität/Woche mit mittlerer Intensität) mit einer Reduktion des Hypertonierisikos um 6 % assoziiert (RR 0,94; 95 %-CI 0,92–0,96). Für eine Steigerung der Dosis auf 20 MET-Stunden/Woche (das Doppelte der WHO-Mindestempfehlung) beträgt die Risikoreduktion 12 % (RR 0,88; 95 %-CI 0,83–0,92) und bei einer weiteren Steige-

**2**

rung auf z. B. 60 MET-Std./Woche (das Sechsfache der WHO-Mindestempfehlung) 33 % (RR 0,67; 95 %-CI 0,58–0,78).

Für die Meta-Regressionsanalyse der Gesamtaktivität konnten nur 5 Kohorten einbezogen werden. Hier war jeder Anstieg der Gesamtaktivität um 50 MET-Stunden/Woche mit einem um 7 % reduzierten Risiko für Hypertonie assoziiert (RR 0,93; 95 %-CI 0,88–0,98).

Die positive Wirkung körperlicher Aktivität auf den Blutdruck dürfte unabhängig von einem bestehenden Übergewicht sein, denn die für den BMI adjustierten Risiko-schätzungen waren im Highest-Lowest-Vergleich nur um 3–4 % schwächer als die ohne BMI-Adjustierung und auch in den Subgruppenanalysen zeigten sich zwischen normalgewichtigen und übergewichtigen Personen keine signifikanten Unterschiede im Ergebnis.

Inzwischen liegt auch ein Umbrella-Review vor (Pescatello et al. 2019), der neben diesen beiden Metaanalysen auch acht Metaanalysen von randomisierten kontrollierten Studien ausgewertet hat, in denen die Blutdruckantwort einer gezielten Trainingsintervention bei Personen mit normalem Blutdruck bzw. Borderlinehochdruck analysiert wurde. Von den sieben Metaanalysen, die Daten zu Erwachsenen mit normalen Blutdruckwerten beinhalteten (Fagard & Cornelisen 2007; Cornelissen et al. 2011; Cornelisen & Smart 2013; Carlson et al. 2014; Casonatto et al. 2016; Corso et al. 2016; MacDonald et al. 2016) berichteten drei von einer signifikanten Reduktion des systolischen Blutdrucks und sechs von einer signifikanten Reduktion des diastolischen Blutdrucks. Die Größenordnung der Blutdrucksenkung lag im Bereich von 2–5 mmHg für den systolischen und 1–4 mmHg für den diastolischen Blutdruck. Auf die unterschiedlichen Trainingsmodalitäten (aerobes Training, dynamisches Krafttraining, isometrisches Krafttraining, Tai Chi u. a.) und deren Effekte wird im Rahmen des sekundärpräventiven Kapitels näher eingegangen.

## 2.3  Diabetes mellitus Typ 2 (DM2)

Die Prävalenz des Diabetes mellitus Typ 2 (DM2) ist weltweit stark im Ansteigen begriffen und hat sich in den letzten 20 Jahren verdoppelt. Die International Diabetes Federation prognostiziert für 2040 eine globale Prävalenz von 10,4 % (95 %-CI 8,5–13,5), das entspricht 642 Mio. Menschen mit Typ-2-Diabetes (IDF 2015). DM2 resultiert aus einer Interaktion zwischen genetischen Faktoren und Umweltfaktoren. Ein Umbrella Review fand 142 statistisch signifikante Assoziationen zu solchen Faktoren, davon elf mit überzeugender Evidenz (Bellou et al. 2018). „Increased sedentary time" ist einer dieser Faktoren.

Zur Einschätzung der primärpräventiven Wirksamkeit körperlicher Aktivität auf das Diabetesrisiko stehen sowohl Metaanalysen prospektiver Kohortenstudien (Jeon et al. 2007; Aune et al. 2015; Smith et al. 2016; Wahid et al. 2016; Kyu et al. 2016) als auch eine Cochrane-Analyse randomisierter kontrollierter Studien (Hemmingsen et al. 2017) zur Verfügung.

In allen Sekundäranalysen prospektiver Kohortenstudien zeigt sich zwischen der körperlichen Aktivität und der Diabetesinzidenz eine inverse Dosis-Wirkungs-Beziehung mit Risikoreduktionen beim Vergleich der aktivsten mit den inaktivsten Kategorien in der Bandbreite von 17 % (Jeon et al. 2007) bis 53 % (Smith et al. 2016).

Diese Heterogenität im Ergebnis ist zum Teil auf Unterschiede in den untersuchten Domänen körperlicher Aktivität, den Erhebungsmethoden, der Definition der Aktivitätskategorien und den jeweils verwendeten Pooling- und Regressionsmodellen zurückzuführen.

Jeon et al. (2007) untersuchten in Ihrer Metaanalyse nur körperliche Aktivität moderater Intensität (3–6 METs). Die Analyse umfasste zehn Kohorten mit 301.210 Studienteilnehmern, bei einer Follow-up-Dauer von 9,9 Jahren. Das kombinierte und für den Body-Mass-Index bereinigte relative Risiko für DM2 betrug für die aktivste im Vergleich zur am wenigsten aktiven Kategorie 0,83 (95 %-CI 0,76–0,90). In fünf Kohorten wurde die spezifische Rolle von Walking (3,8 METs) untersucht. Hier betrug die Risikoreduktion in der aktivsten Kategorie ebenfalls 17 % (RR 0,83; 95 %-CI 0,75–0,91), wobei die Aktivitätsdosis in der höchsten Kategorie nur ca. 600 MET-min/Woche (entspricht ca. 2,5 h zügiges Walking pro Woche) entsprach.

Im Gegensatz dazu untersuchten Aune et al. (2015) die körperliche Gesamtaktivität und Freizeitaktivität über alle Intensitätsbereiche. Diese Analyse beinhaltete insgesamt 81 Kohortenstudien. Im Highest-Lowest-Vergleich betrug das kombinierte Risiko für die Diabetesinzidenz 0,74 (95 %-CI 0,70–0,79) für die Gesamtaktivität (55 Studien), 0,61 (95 %-CI 0,61–0,74) für die Freizeitaktivität (8 Studien) und 0,85 (95 % CI 0,79–0,91) speziell für Walking. Auch zur kardiorespiratorischen Fitness, zu Krafttraining und zur arbeitsbezogenen körperlichen Aktivität fanden sich inverse Assoziationen. Eine Reduktion des Diabetesrisikos wurde in dieser Analyse für bis zu 5–7 h moderater bis intensiver körperlicher Aktivität pro Woche beobachtet, wobei alle Subtypen körperlicher Aktivität geeignet erschienen, positive Effekte hervorzurufen.

Smith et al. (2016) untersuchten in Ihrer Metaanalyse, die 28 prospektive Kohortenstudien mit 1.261.991 Studienteilnehmer inkludierte, die freizeitbezogene körperliche Aktivität (28 Kohorten) und Gesamtaktivität (4 Kohorten) in Bezug zur Diabetesinzidenz, wobei sie im Gegensatz zu den vorangegangenen Analysen die Dosis-Wirkungs-Beziehung formal mit linearen und nichtlinearen Regressionsmodellen untersuchten. Im linearen Modell war die Risikoreduktion für die freizeitbezogene Aktivität deutlich ausgeprägter als für die Gesamtaktivität. Jedes Inkrement von 10 MET-Std/Woche der freizeitbezogenen körperlichen Aktivität reduzierte das Diabetesrisiko um 17 % (RR 0,83; 95 %-CI 0,79–0,87) verglichen mit 5 % (RR 0,95; 95 %-CI 0,93–0,98) für die Gesamtaktivität. Die nichtlinearen Modelle ergaben für die körperliche Aktivität und Diabetesinzidenz eine inverse kurvilineare Beziehung, wobei 11,25 MET-Std./Woche (entspricht etwa der WHO-Mindestempfehlung von 150 min/Woche mäßig intensiver körperlicher Aktivität) mit einer Risikoreduktion für DM2 von 26 % (RR 0,74; 95 %-CI 0,69–0,80) und das Doppelte dieser Dosis mit einer Risikoreduktion von 36 % (RR 0,64; 95 %-CI 0,54–0,73) assoziiert war, mit einer weiteren Risikominderung bei noch höheren Dosen (53 % bei 60 MET-Std./Woche).

Wahid et al. (2016) analysierten in ihrer Metaanalyse die Dosis-Wirkungs-Beziehung zwischen der körperlichen Aktivität (zumindest zwei Domänen) und CVD/CHD bzw. der Diabetesinzidenz, wobei sie eine kontinuierliche Metrik für die Aktivitätsdosis verwendeten. Die Analyse der Outcome-Variable DM2 enthielt nur drei prospektive Kohortenstudien mit 261.618 Teilnehmern bei einer durchschnittlichen Follow-up-Dauer von 7,5 Jahren. Eine Steigerung der Bewegungsdosis von körperlicher Inaktivität auf die WHO-Mindestempfehlung von 150 min mäßig-

**2**

intensiver aerober Aktivität war nach Adjustierung für das Körpergewicht mit einer Reduktion des Diabetesrisikos um 26 % (RR 0,74; 95 %-CI 0,72–0,77) verbunden. Das berechnete Ergebnis war nahezu identisch mit dem Ergebnis in der umfassenderen Analyse von Smith et al. (ebd.)

Kyu et al. (2016) untersuchten in Ihrer Analyse die Assoziation zwischen der körperlichen Gesamtaktivität (Freizeit, Beruf, Haushalt, Transport) und Krebs, CVD und DM2, wobei sie eine Bayessche Metaanalyse durchführten. Für die Analyse des Endpunktes DM2 konnten 55 Kohorten inkludiert werden. Obwohl höhere Level der Gesamtaktivität signifikant mit einem niedrigeren Risiko für alle untersuchten Outcomes assoziiert waren, ergab sich der größte Anteil des Benefits auf unteren Stufen bis ca. 3000–4000 MET-min/Woche (ca. 50–65 MET-Std./Woche). Individuen mit einem totalen Aktivitätslevel von 600 MET-min/Woche (10 MET-Std./Woche) hatten in dieser Analyse nur ein um 2 % vermindertes Risiko für Diabetes im Vergleich zu keiner Aktivität. Eine Steigerung von 600 auf 3600 MET-min/Woche reduzierte das Risiko um zusätzliche 19 %. Dasselbe Ausmaß der Steigerung auf hohen Stufen (von 9000 auf 12.000 MET-min/Woche) reduzierte das DM2-Risiko nur noch um weitere 0,6 %. Wie schon in der Analyse von Smith et al. ergibt sich auch in dieser Metaanalyse bei Vergleich mit der WHO-Mindestempfehlung eine deutlich niedrigere Risikoreduktion für Typ-2-Diabetes und andere Endpunkte, wenn als Grundlage die körperliche Gesamtaktivität herangezogen wird. Dieses Ergebnis lässt sich zum Teil damit erklären, dass die Gesamtaktivität einen deutlich größeren Anteil von leichten (1,5–3 METs) und nicht ausdauerorientierten Aktivitäten beinhaltet. Auf die Bedeutung der Intensität wurde bereits hingewiesen.

Für Personen mit einem erhöhten Risiko für die Entwicklung von Typ-2-Diabetes können auch auf Basis einer Cochrane Review randomisierter kontrollierter Studien (RCT) Rückschlüsse zum primärpräventiven Wert körperlicher Aktivität gezogen werden (Hemmingsen et al. 2017). Diese systematische Review untersuchte die Effekte von Diät, körperlicher Aktivität oder Diät plus körperlicher Aktivität zur Prävention oder Hinauszögerung von Typ-2-Diabetes. Die Analyse beinhaltete zwölf RCTs, in denen 5.238 Personen randomisiert wurden. Die Dauer der Interventionen reichte von zwei bis zu sechs Jahren. Die überwiegende Mehrzahl der Studien wählte einen Ansatz, der Diät plus Bewegung beinhaltete, doch zwei RCTs mit insgesamt 397 Personen verglichen die alleinige Intervention mittels Bewegung mit einer Standardbehandlung. In der ersten dieser Studien entwickelten 58 von 141 der Sportteilnehmer (41,1 %) DM2 verglichen mit 90 von 133 aus der Kontrollgruppe (67,7 %), in der zweiten Studie 10 von 84 Sportteilnehmern (11,9 %) und 7 von 39 Personen in der Kontrollgruppe (18 %). Die Studien wiesen aber Mängel auf. Die Studienautoren schlussfolgerten daher, dass keine überzeugende Evidenz besteht, dass körperliche Aktivität allein im Vergleich mit Standardbehandlung das Risiko für DM2 nennenswert beeinflussen kann.

## 2.4 Übergewicht und Adipositas

Die Prävalenz von Übergewicht (BMI $\geq 25$ kg/m²) und Adipositas (BMI $\geq 30$ kg/m²) ist in den letzten Jahrzehnten weltweit stark gestiegen, in den meisten europäischen Ländern haben sich die Trends inzwischen etwas stabilisiert, mit beträchtlichen Differenzen zwischen einzelnen Regionen. Für Kinder (2–13 Jahre) beträgt die Prävalenz von Übergewicht und Adipositas in Europa 21,3 %, mit einem deutlich niedrigeren Wert in Zentraleuropa (15,3 %) und höheren Werten in der mediteranen (25,0 %) und iberischen Region (25,6 %) (Garrido-Miguel et al. 2019). Für Adoleszente liegt die Prävalenz bei 25 % (Inchley et al. 2020), für Erwachsene bei 59 % (WHO 2022).

Die sehr hohe Rate von Übergewicht und Adipositas vor allem in der Erwachsenenbevölkerung wird verständlich, wenn man z. B. die Ergebnisse der CARDIA-Studie heranzieht (Dutton et al. 2016). In dieser prospektiven Kohortenstudie betrug die durchschnittliche Gewichtzunahme im Verlauf von 25 Jahren (am Weg von der Jugend bis ins mittlere Lebensalter) 0,5–0,8 kg pro Jahr. Die Ursachen für den starken Anstieg von Übergewicht und Adipositas in allen Altersbereichen sind vielschichtig und werden in der Veränderung der Lebensumwelt und des Lebensstils gesehen.

Übergewicht und Adipositas haben weitreichende negative Auswirkungen auf die Gesundheit und sind mit einem erhöhten Risiko für kardiovaskuläre Erkrankungen, Typ-2-Diabetes, einigen Formen von Krebs, muskuloskeletären Problemen, vorzeitiger Behinderung und einem erhöhten Risiko für intensivmedizinische Betreuung und Tod in Verbindung mit einer COVID-19-Infektion assoziiert (Jensen et al. 2014; Popkin et al. 2020). Aus diesem Grund hat die Vorbeugung einer Gewichtszunahme in allen Altersbereichen Bedeutung, besonders aber im Kindes- und Jugendalter. Körperliche Aktivität ist neben Diät und Verhaltensmodifikation eine Schlüsselkomponente dieser Präventionsstrategie.

### 2.4.1 Körperliche Aktivität zur Prävention der Gewichtszunahme bei Kindern und Jugendlichen

Für die Einschätzung der Effektivität von körperlicher Aktivität und Sport zur Primärprävention von Übergewicht und Adipositas bei Kindern und Jugendlichen steht eine aktualisierte Cochrane-Review (Brown et al. 2019) zur Verfügung. Drei weitere systematische Übersichten untersuchten das ideale Umfeld bzw. Setting, in dem solche Programme erfolgversprechend sind (Waters et al. 2011; Wang et al. 2015; Bleich et al. 2018).

Die Cochrane Review von Brown et al. (2019) inkludierte 153 RCTs mit Ernährungs- oder Bewegungsintervention allein oder einer Kombination aus beiden, bei einer Mindestinterventionsdauer von 12 Wochen. Metaanalysen wurde für drei Altersbereiche (0–5 Jahre, 6–12 Jahre, 13–18 Jahre) gesondert durchgeführt. In der jüngsten Altersgruppe (16 RCTs, n = 6261) konnte in den Studien Bewegung- oder Ernährungsintervention allein den Body-Mass-Index (BMI) nicht günstig beeinflussen, sondern nur eine Kombination aus Diät plus Bewegung (Mittlere Differenz [MD] −0,07 kg/m$^2$; 95 %-CI −0,14 bis −0,01). Im Gegensatz dazu konnte in den Altersgruppen 6–12 Jahre (14 RCTs, n = 16.410) und 13–18 Jahre (4 RCTs, n = 720) Bewegungsintervention allein den BMI signifikant senken (MD −0,10 kg/m$^2$, 95 %-CI −0,14 bis −0,05 bzw. MD −1,53 kg/m$^2$; 95 %-CI −2,67 bis −0,39). In diesen beiden Altersgruppen war Ernährungsintervention allein nicht effektiv und die Kombination aus Ernährungs- und Bewegungsintervention nur teilweise.

**2**

Die drei systematischen Reviews mit bis zu 139 RCTs und quasi-experimentellen Studien, in denen das ideale Umfeld bzw. Setting eines Bewegungs- und/oder Diätansatzes auf verschiedene Parameter wie BMI, Körperfettanteil, Prävalenz von Übergewicht u. a. untersucht wurde, kamen zum Schluss, dass schulbasierte Programme mit alleiniger Bewegungsintervention plus einer Heimkomponente und schulbasierte Programme mit kombinierter Intervention aus Ernährung und Bewegung mit Heim- und communitybezogenen Komponenten am effektivsten erscheinen, um dem globalen Anstieg von Übergewicht und Adipositas im Kindesalter vorzubeugen (Waters et al. 2011; Wang et al. 2015; Bleich et al. 2018).

### 2.4.2 Körperliche Aktivität zur Prävention der Gewichtszunahme bei Erwachsenen

Für die Beantwortung dieser Frage konnte eine systematische Review mit 40 Originalstudien (RCTs und prospektive Kohortenstudien) identifiziert werden (Jakicic et al. 2019). Die meisten der Studien, die eine Assoziation zwischen der körperlichen Aktivität und einer verminderten Gewichtszunahme fanden, waren prospektive Kohortenstudien (n = 29). In diesen wurden Ergebnisse für unterschiedliche Domänen (Freizeitaktivität, Arbeit, Haushalt, Transport) und unterschiedliche Intensitäten (leichte Aktivitäten, mäßig-intensive Aktivitäten, intensive Aktivitäten) berichtet.

Demnach besteht zwar eine starke Assoziation zwischen erhöhter körperlicher Aktivität und verminderter Gewichtszunahme und eine Dosis-Wirkungs-Beziehung, eine präzise und sichere Aussage zur Mindestdosis, die notwendig erscheint, um einer Gewichtszunahme vorzubeugen, lässt sich aber nicht treffen. Nur zwölf Studien berichteten die Aktivitätsdosis, bei der ein Präventionseffekt in Bezug auf die Gewichtszunahme beobachtet werden konnte. Auf Basis dieser eingeschränkten Evidenz scheint der die Gewichtszunahme bremsende Effekt am stärksten ausgeprägt zu sein, wenn die Begegungsdosis 150 min mäßig- bis höher intensive Aktivität pro Woche übersteigt.

So berichteten z. B. Gebel et al. (2014) von einer 10 %igen Reduktion des Risikos einer Gewichtszunahme von mehr als 2 kg bei 300 min mäßig- bis höher intensiver körperlicher Aktivität pro Woche im Vergleich zu <150 min pro Woche. Rosenberg et al. (2013) untersuchten die Dosis-Wirkungs-Beziehung für höher-intensive Aktivität (>6 METs) und zügiges Walking und der Wahrscheinlichkeit, Adipositas zu entwickeln bei 20.259 normalgewichtigen und übergewichtigen Frauen. Sie berechneten das Inzidenzratenverhältnis (IRR) für das Neuauftreten von Adipositas in Abhängigkeit des Bewegungsumfangs pro Woche im Vergleich zu wenig oder keiner Aktivität (<1 h/Woche). Die IRR für Adipositas war bei Frauen mit normalem Gewicht und Übergewicht in einer graduellen Weise in Abhängigkeit der Aktivitätsdosis für intensive Aktivität reduziert und betrug für 1–2 h/Woche 0,87 (95 %-CI 0,81–0,93), für 3–4 h/Woche 0,82 (95 %-CI 0,75–0,77), für >7 h/Woche 0,77 (95 %-CI 0,69–0,85) (◘ Abb. 2.3). Die IRRs für zügiges Walking waren zwar für die meisten Stufen <1,0, aber ohne klaren Trend eines verminderten Risikos mit zunehmender Walkingzeit. Das Zeitvolumen, das notwendig ist, um einer Gewichtszunahme vorzubeugen, dürfte also auch maßgeblich von der Intensität der körperlichen Aktivität abhängen. Nur wenige in diese systematische Übersicht inkludierten Studien lieferten auch

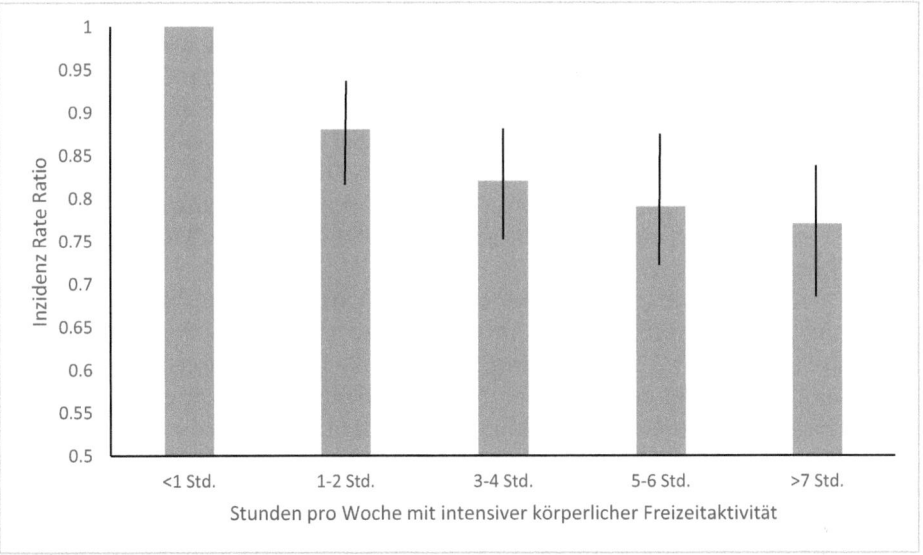

◘ **Abb. 2.3** Assoziation zwischen Stunden intensiver körperlicher Aktivität pro Woche und dem Risiko Adipositas zu entwickeln. Die Gruppe mit <1 h pro Woche diente als Referenzkategorie. Die Balken zeigen die Höhe des Risikos an, die vertikalen Linien in den Balken die 95 % Konfidenzintervalle der Risikoschätzungen; Daten in Anlehnung an Rosenberg et al. (2013)

Daten zu leicht intensiver körperlicher Aktivität (<3 METs). Diese war nicht mit einer Prävention der Gewichtszunahme assoziiert. Der Einfluss unterschiedlicher Trainingsmodalitäten (z. B. Ausdauertraining versus Krafttraining) wurde in den Präventionsstudien nicht gezielt untersucht. Auf Basis dieser Analyse gibt es auch einen Anhaltspunkt dafür (limitierte Evidenz), dass das Lebensalter die Beziehung zwischen gesteigerter körperlicher Aktivität und verminderter Gewichtszunahme dahingehend beeinflusst, dass dieser Effekt mit zunehmendem Lebensalter geschmälert wird.

## 2.5   Körperliche Aktivität und Krebserkrankungen

Krebserkrankungen sind in der Europäischen Union nach den Herz-Kreislauf-Erkrankungen die zweithäufigste Todesursache und für 20 % aller Todesfälle verantwortlich (ECIS 2022). Brustkrebs war 2020 in der EU-27 der am häufigsten diagnostizierte Krebstyp (13,3 % aller Krebsdiagnosen), gefolgt von kolorektalem Krebs (12,7 %), Prostatakrebs (12,5 %) und Lungenkrebs (11,9 %) (ESMO 2020).

Die meisten Krebserkrankungen entstehen aus einem komplexen Zusammenspiel von genetischen, Umwelt- und Lebensstilfaktoren und ihren Interaktionen (Cogliano et al. 2011). Epidemiologische Studien zum Zusammenhang zwischen körperlicher Aktivität und Krebserkrankungen wurden ab den 1980er-Jahren durchgeführt und haben gezeigt, dass ein aktiver Lebenstil bei einigen Formen von Krebs wie Kolon- und Brustkrebs protektiv wirkt. Im letzten Jahrzehnt wurden in zahlreichen prospektiven und retrospektiven Studien auch die Assoziationen zu anderen Krebstypen untersucht.

Zur Einschätzung der Assoziation zwischen der körperlichen Aktivität und Krebsinzidenz bzw. -mortalität insgesamt sowie den verschiedenen Krebslokalisationen im Speziellen stehen eine Umbrella-Review (Rezende et al. 2018), zahlreiche systematische Übersichten und Metaanalysen (Behrens et al. 2014; Keimling et al. 2014; Singh et al. 2014a, 2014b; Schmid et al. 2015; Liu et al. 2016; Kyu et al. 2016; Pizot et al. 2016; Brenner et al. 2016; Psaltopoulou et al. 2016; Liu et al. 2018; PAGAC 2018; McTiernan et al. 2019; Chen et al. 2019; Rana et al. 2020; Xie et al. 2021 und weitere) und eine große gepoolte Kohortenanalyse (Moore et al. 2016) zur Verfügung.

Die Umbrella Review von Rezende et al. (2018) inkludierte 19 systematische Reviews und Metaanalysen von 541 Originalstudien (55 % Kohorten-, 45 % Fall-Kontroll-Studien) mit 725.074 Krebsfällen und 42.428 Krebstoten in 22 Krebslokalisationen. Die Autoren führten 26 Metaanalysevergleiche (highest versus lowest) durch, um die Breite und Validität der Assoziationen und die Robustheit der Evidenz zu überprüfen. Diese erfolgt in Umbrella-Reviews mit einer Abfolge von statistischen Tests und Sensitivitätsanalysen, um Hinweise auf Unsicherheiten und Bias in den inkludierten Studien zu erhalten. Für die Primäranalyse wurden nur Kohortenstudien einbezogen. Körperliche Aktivität war in der Primäranalyse mit einem niedrigeren Risiko für sieben Krebslokalisationen assoziiert: Kolon, Brust, Endometrium, Lunge, Ösophagus, Pankreas, Meningiom, jedoch nur für Kolonkrebs (protektive Assoziation mit Freizeitaktivität; RR 0,81; 95 %-CI 0,75–0,88) und Brustkrebs (protektive Assoziation mit Gesamtaktivität; RR 0,87; 95 %-CI 0,84–0,90) besteht überzeugende Evidenz. Die Evidenz für die restlichen Krebsformen ist weniger konsinstent und mit Unsicherheiten und Bias behaftet.

Gemäß dem „2018 Physical Activity Guidelines Advisory Committee Scientific Report" (PAGAC 2018) und der darauf aufbauenden systematischen Review von McTiernan et al. (2019) besteht starke Evidenz für ein reduziertes Risiko für Brustkrebs, Kolonkrebs, Blasenkrebs, Endometriumkrebs, für das esophageale Adenokarzinom sowie für renale und gastrische Krebsformen mit relativen Risikoreduktionen im Ausmaß von ca. 10–20 %. Diese Schlussfolgerung basiert jedoch nur auf einer qualitativen Auswertung von Metaanalysen und Originalstudien.

In der bisher größten Originalstudie zu körperlicher Aktivität und Krebs wurden die Daten von 12 prospektiven US-amerikanischen und europäischen Kohorten mit 1,44 Mio. Studienteilnehmern gepoolt und die Assoziationen zu 26 Typen von Krebs im Highest-Lowest-Vergleich untersucht (Moore et al. 2016). Bei sieben (esophageales Adenokarzinom, Leberkrebs, Lungenkrebs, Nierenkrebs, gastrisches Kardiokarzinom und Endometriumkarzinom) zeigten sich stark inverse Assoziationen mit einer Risikoreduktion von über 20 %. Moderate inverse Beziehungen (Risikoreduktionen von 10–20 %) wurden beobachtet für Multiples Myelom, Kolonkrebs, Kopf- und Nackenkrebs, rektalem Krebs, Blasenkrebs und Brustkrebs.

◘ Tab. 2.1 zeigt eine Übersicht der Robustheit der Assoziationen zwischen körperlicher Aktivität und Krebsinzidenz/-mortalität gesamt sowie für verschiedene Krebsformen auf Basis der Ergebnisse der Umbrella-Review von Rezende et al. (2018), wobei die Zahlenangaben zum Ausmaß der Assoziationen (Risikosenkung bzw. Risikoerhöhung) auf Grundlage der Ergebnisse aus den anderen zur Verfügung stehenden Sekundäranalysen ergänzt wurden.

◻ **Tab. 2.1** Übersicht der Robustheit der Assoziationen zwischen körperlicher Aktivität und Krebsinzidenz/-mortalität gesamt sowie für verschiedene Krebsformen. (Erstellt auf Basis der Ergebnisse aus der Umbrella-Review von Rezende et al. (2018), PAGAC (2018), McTiernan et al. (2019))

| Krebslokalisation | Anzahl der Sekundär-analysen | Relative Risikoreduktion bzw. -erhöhung in Prozent | Robustheit der Evidenz |
|---|---|---|---|
| Alle Krebsformen | 3 | −7 bis −21 | ••• |
| Kolon | 11 | −13 bis −24 | •••• |
| Brust | 8 | −7 bis −22 | ••• |
| Haut (malignes Melanom) | 2 | +28 | ••• |
| Lunge | 8 | −21 bis −27 | •• |
| Endometrium | 5 | −17 bis −21 | •• |
| Renal | 2 | −12 bis −16 | •• |
| Ösophagus | 5 | −21 bis −38 | • |
| Pankreas | 4 | −7 bis −15 | • |
| Meningiom | 3 | −29 | • |
| Prostata | 3 | −10 bis +4 | o |
| Magen | 6 | −19 bis −21 | o |
| Blase | 4 | −9 bis −15 | o |
| Ovar | 2 | −3 bis +3 | o |
| Thyroid | 1 | −5 bis +28 | o |
| Kopf-Nacken | 1 | −15 | o |
| Hämatologisch | 2 | −7 bis +4 | o |
| Rektal | 2 | −12 bis 0 | o |

Umbrella-Reviews, systematische Reviews, Metaanalysen, gepoolte Analysen
Evidenzgradeinteilung für Metaanalysen von Kohortenstudien auf Basis des Umbrella-Review-Ansatzes: •••• = strong, ••• = highly suggestive, •• = suggestive, • = weak, o = associations not statistically significant (Assoziationen für diese Krebsentitäten waren in einzelnen Metaanalysen signifikant, jedoch nicht nach Analyse mit den Umbrella-Review-Prüfkriterien von Rezende et al. (2018)

## 2.5.1 Alle Krebsformen kombiniert

In der Umbrella-Review von Rezende et al. (2018), einer Metaanalyse von Liu et al. (2016) und der bisher größten Originalstudie (Moore et al. 2016) wurde für die Krebsinzidenz bzw. -mortalität insgesamt die Assoziation zur körperlichen Aktivität berechnet. In der Umbrella-Review betrug die Risikoreduktion für die 22 aggregier-

**2**

ten Krebsformen 21 % (RR 0,79; 95 %-CI 0,75–0,85), in der Studie von Moore et al. (2016) für alle 26 untersuchten Krebstypen 7 % (Hazard Rate [HR] 0,93; 95%-CI 0,90–0,95) und in der Metaanalyse von Liu et al. (2016) 10 %. Die beiden letztgenannten Studien erfassten nur mäßig- und höher intensive freizeitbezogene körperliche Aktivität. Die Analyse von Liu et al. (2016) beinhaltete auch eine formale Dosis-Wirkungs-Analyse, wobei die aktuelle WHO-Empfehlung von 600 METs-Minuten pro Woche (150 min/Woche moderat-intensive körperliche Aktivität) mit einer Risikoreduktion von 7 % (95 %-CI 5–9) assoziiert war. Ein Sättigungseffekt trat bereits bei ca. 1200 METs-Minuten pro Woche ein, mit einer Risikoreduktion von 9 % (RR 0,91; 95 %-CI 0,88–0,93).

## 2.5.2 Kolonkrebs

In den inkludierten elf Sekundäranalysen betrug die kombinierte relative Risikoreduktion 13–24 %. In einer Metaanalyse mit 52 Studien (18 prospektive Kohortenstudien, 24 Fall-Kontroll-Studien) war das kombinierte Risiko für Darmkrebs beim Vergleich der höchsten Aktivitätskategorie mit der niedrigsten um 24 % reduziert (RR 0,76; 95 %-CI 0,72–0,81) (Wolin et al. 2009). Die höchste Aktivitätskategorie entsprach >1200 MET-min/Woche. Das Ausmaß der Risikoreduktion war in den Fall-Kontroll-Studien größer als in den Kohortenstudien (31 % vs. 17 %). Fall-Kontroll-Studien unterliegen einem höheren Risiko für systematische Verzerrungen. Sowohl die freizeitbezogene als auch die berufsbezogene körperliche Aktivität waren mit einer signifikanten Risikoreduktion für Darmkrebs assoziiert (RR 0,77, 95 %-CI 0,72–0,82 bzw. RR 0,78, 95 %-CI 0,73–0,83).

Boyle et al. (2012) verglichen in ihrer Metaanalyse mit 21 Studien, ob sich die Assoziationen zwischen dem proximalen und distalen Kolonkrebs und der körperlichen Aktivität unterscheiden. Das Risiko für den proximalen Kolonkrebs war in der höchsten Aktivitätskategorie im Vergleich zur niedrigsten um 27 % niedriger (RR 0,73; 95 %-CI 0,66–0,81). Das Ergebnis für den distalen Kolonkrebs fiel nahezu identisch aus (RR 0,74; 95 %-CI 0,68–0,80).

In der Metaanalyse von Liu et al. (2016), die 126 Primärstudien beinhaltete, betrug die Risikoreduktion für Kolonkrebs für die höchste Aktivitätskategorie im Vergleich zur niedrigsten 19 % (RR 0,81; 95 %-CI 0,83–0,93).

In der Meta-Regressionsanalyse von Kyu et al. (2016), in der für die Berechnung der Assoziation zwischen der Gesamtaktivität und dem Risiko für Kolonkrebs 19 Kohortenstudien die Einschlusskriterien erfüllten, betrug im Vergleich zur untersten Aktivitätskategorie (<600 MET-min/Woche) die Risikoreduktion in der nächsthöheren Kategorie (600–3999 MET-min/Woche) 10 % (RR 0,903; 95 %-CI 0,851–0,952), in der Kategorie mit 4000–7999 MET-min/Woche 17 % (RR 0,833; 95 %-CI 0,771–0,896) und in der höchsten Aktivitätskategorie (>8000 MET-min/Woche) 21 % (RR 0,789; 95 %-CI 0,735–0,850) ◨ Abb. 2.4 zeigt die kontinuierliche Risikokurve.

Zwei weitere Metaanalysen, die etwa je zur Hälfte Kohortenstudien und Fall-Kontroll-Studien beinhalteten, zeigten im Vergleich zu den Analysen mit nur Kohortenstudien im Highest-Lowest-Vergleich etwas ausgeprägtere Risikoreduktionen (Mahmood et al. 2017; Shaw et al. 2018). In der größten Primärstudie zur körperlichen Aktivität und Krebs (Moore et al. 2016) betrug die Risikoreduktion für Kolon-

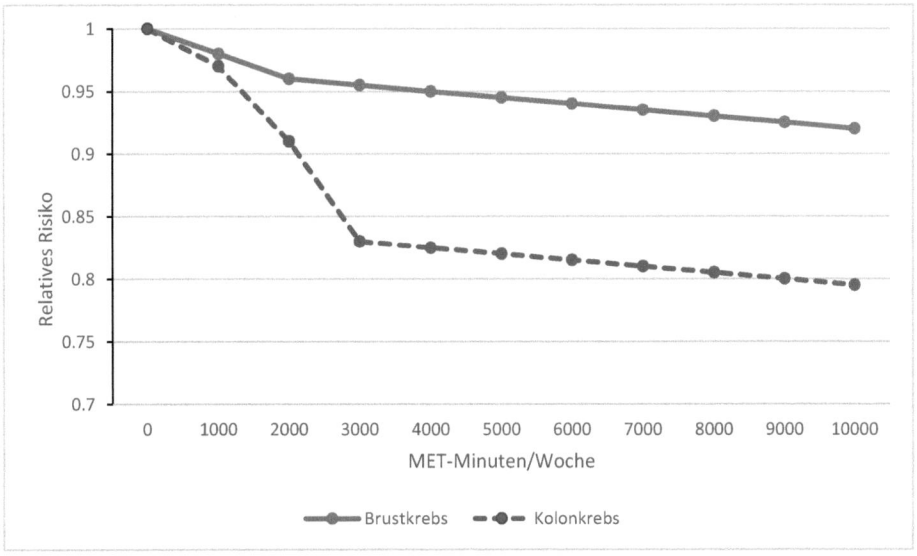

**◘ Abb. 2.4** Dosis-Wirkungs-Beziehungen zwischen der körperlichen Gesamtaktivität (in MET-Minuten/Woche) und der Inzidenz für Kolonkrebs (19 Studien) und Brustkrebs bei Frauen (35 Studien), modifiziert nach Daten von Kyu et al. (2016) auf Basis der kontinuierlichen Auswertung

krebs in der höchsten Aktivitätskategorie im Vergleich zur niedrigsten 13 % (RR 0,87; 95 %-CI 0,80–0,94).

### 2.5.3  Brustkrebs

Die hierfür berücksichtigten acht Sekundäranalysen zeigten im Highest-Lowest-Vergleich Risikoreduktionen im Bereich von 7–22 %. Die Metaanalyse von Pizot et al. (2016) z. B. beinhaltete 38 prospektive Kohortenstudien und zielte auf freizeit-bezogene und berufsbezogene Aktivitäten. Die höchste Aktivitätsstufe war mit einer Risikoreduktion von 12 % assoziiert (RR 0,88; 95 %-CI 0,85–0,90), wobei das Aus-maß der Risikoreduktion vom Typ der Aktivität, dem menopausalen Status und dem Vorliegen von Adipositas nicht beeinflusst wurde. Für Frauen mit Hormonersatz-therapie (HRT) in der Vergangenheit zeigte sich aber im Gegensatz zu Frauen, die niemals HRT angewendet hatten, keine signifikante Risikoreduktion (RR 0,97; 95 %-CI 0,88–1,07 versus RR 0,78; 95 %-CI 0,70–0,87). Die HRT scheint den protekti-ven Effekt von Bewegung zu eliminieren.

Die Metaanalyse von Hardefeldt et al. (2018) schloss 139 prospektive und retro-spektive Studien in die Analyse ein. In dieser Analyse war die höchste Aktivitätsstufe mit einer Risikoreduktion um 22 % assoziiert (Odds Ratio [OR ] 0,78; 95 %-CI 0,76–0,81), wobei höher-intensive Aktivität etwas protektiver war als mäßig-intensive Aktivität (OR 0,73; 95 %-CI 0,65–0,81 versus OR 0,79; 95 %-CI 0,72–0,86). Der menopausale Status hatte auf das Ausmaß der Risikoreduktion keinen Einfluss, aber Gewichtsreduktion reduzierte das Brustkrebsrisiko ebenfalls (OR 0,82; 95 %-CI 0,67–0,97).

Die Metaanalyse von Kyu et al. (2016) untersuchte die Assoziation zwischen der Gesamtaktivität und verschiedenen Endpunkten, für den Endpunkt Brustkrebs konnten 35 prospektive Kohortenstudien eingeschlossen werden. Die Analyse der Dosis-Wirkungs-Beziehung erfolgte kategoriell und kontinuierlich. In der kategoriellen Auswertung war die höchste Aktivitätskategorie (>8000 MET-min/Woche) im Vergleich zur niedrigsten Kategorie (<600 MET-min/Woche) mit einer Risikoreduktion von 14 % assoziiert (RR 0,863; 95 %-CI 0,829–0,900), die darunterliegende Kategorie (4000–7999 MET-min/Woche) mit einer Risikoreduktion von 6 % (RR 0,941; 95 %-CI 0,904–0,981) und die nächstfolgende (600–3600 MET-min/Woche) mit einer Risikoreduktion von 3 % (RR 0,967; 95 %-CI 0,937–0,998). In der kontinuierlichen Auswertung betrug die Risikoreduktion für eine Steigerung der Gesamtaktivität von 0 auf 600 MET-min/Woche 1 % (nicht signifikant), weitere 4 % bei einer Steigerung von 600 auf 3600 MET-min/Woche (siehe ◘ Abb. 2.4)

Chen et al. (2019) analysierten 38 Kohortenstudien mit 68.416 Brustkrebsfällen. Das kombinierte RR für die körperlich aktivste Gruppe betrug hier 0,87; 95 %-CI 0,84–0,90). Die inverse Assoziation war über alle Subgruppenanalysen hinweg konsistent. Die Risikoreduktion betrug für premenopausale Frauen 17 % (RR 0,83; 95 %-CI 0,79–0,87), für postmenopausale Frauen 9 % (RR 0,91; 95 %-CI 0,85–0,97). In der Subgruppenanalyse nach der Art der körperlichen Aktivität betrugen die RRs für die Gesamtaktivität 0,87 (95 %-CI 0,81–0,93), für Freizeitaktivität 0,88 (95 %-CI 0,85–0,91) und für arbeitsbezogene Aktivität 0,91 (95 %-CI 0,84–0,99). Für die Gesamt- und freizeitbezogene Aktivität fanden die Autoren eine lineare Dosis-Wirkungs-Beziehung, bei der für jede Steigerung der Aktivitätsdosis um 600 MET-min/Woche das Brustkrebsrisiko für die Gesamtaktivität um 2 % (95 %-CI 0,97–0,99) und für die Freizeitaktivität um 3 % (95 %-CI 0,95–0,99) reduziert war.

### 2.5.4 Malignes Melanom

Eine Krebsentität, die im Zusammenhang mit körperlicher Aktivät bisher kaum beachtet und untersucht wurde, ist das maligne Melanom. Erst die gepoolte Kohortenanalyse von Moore et al. (2016), in der die Assoziation zwischen körperlicher Freizeitaktivität und dem Risiko für 26 Typen von Krebs bei 1,44 Mio. Studienteilnehmern in 12 US-amerikanischen und europäischen Kohorten untersucht wurde, hat diesen Zusammenhang aufgezeigt. In dieser Studie war das Risiko für das maligne Melanom (12.438 Fälle) in der höchsten Aktivitätskategorie im Vergleich zur niedrigsten um 27 % erhöht (HR 1,27; 95 %-CI 1,16–1,40). Dieses Ergebnis ist deshalb bemerkenswert, da die Assoziation zuvor nur in einer einzigen kleinen Fall-Kontroll-Studie untersucht worden war (Shors et al. 2001). Diese Studie fand, dass Frauen und Männer, die 5–7-mal pro Woche Sport treiben, ein um 30 % niedrigeres Melanomrisiko aufwiesen (OR 0,70; 95 %-CI 0,50–1,00) – ein Ergebnis, das die Studie von Moore et al. widerlegt hat. Von den zwölf analysierten Kohorten war in acht Kohorten das Melanomrisiko der aktivsten Gruppen um 20 % oder mehr erhöht. Die Studie von Moore et al. fand auch, dass die Assoziation zwischen der Freizeitaktivität und dem Melanomrisiko in Gebieten mit höherer UV-Belastung stärker war, was impliziert, dass die Sonnenexposition ein wichtiger Faktor ist, der dieser Assoziation zugrunde liegt. Die wahrscheinlichste Ursache für das erhöhte Melanomrisiko bei gesteigerter körperlicher Aktivität ist die größere Sonnenexposition in Verbindung mit Outdooraktivitäten

(Holman et al. 2014). Körperlich aktive Menschen sind daher eine vulnerable Population für Melanome und dem adäquaten Sonnenschutz muss in dieser Gruppe besondere Aufmerksamkeit geschenkt werden. Der Bedeutung dieser Studie wurde auch von den Autoren der Umbrella-Review Rechnung getragen, obwohl sie als Originalstudie nicht Teil der Umbrella-Review war. Sie wendeten ihre Prüfkriterien auf diese Studie an und attestierten, dass sich die Assoziation zwischen körperlicher Freizeitaktivität und dem Melanomrisiko auf starke Evidenz stützt (Rezende et al. 2018).

## 2.5.5 Lungenkrebs

Lungenkrebs ist in den Mitgliedsstaaten der EU die häufigste Krebsart mit Todesfolge (ESMO 2020). Die einbezogenen Sekundäranalysen fanden eine signifikante inverse Assoziation zwischen körperlicher Freizeitaktivität und dem Risiko für Lungenkrebs im Ausmaß von 21–27 % für die aktivsten im Vergleich mit den inaktivsten Gruppen (PAGAC 2018; McTiernan et al. 2019; Rezende et al. 2018; Sun et al. 2012; Brenner et al. 2016).

Im systematischen Review von Sun et al. 2012 mit 14 prospektiven Kohortenstudien und 1.644.305 Studienteilnehmern war sowohl eine hohe als auch eine mittlere Aktivitätsdosis bei Männern und Frauen mit einem verminderten Risiko für Lungenkrebs assoziiert (RR 0,77; 95 %-CI 0,73–0,81 bzw. RR 0,87; 95 %-CI 0,83–0,90). Diese Effekte waren unabhängig von anderen Risikofaktoren für Lungenkrebs. In dieser Analyse wurde nicht zwischen freizeitbezogener und berufsbezogener Aktivität unterschieden.

In der Metaanalyse von Brenner et al. (2016) mit 28 Studien war die höchste freizeitbezogene Aktivitätskategorie im Vergleich zu niedrigsten mit einem um 24 % verminderten Lungenkrebsrisiko verbunden (RR 0,76; 95%-CI 0,69–0,85). Ähnliche inverse Beziehungen fanden sich für alle untersuchten histologischen Subtypen wie dem Adenokarzinom (RR 0,80; 95-CI 0,72–0,88), dem Plattenepithelkarzinom (0,80; 95%-CI 0,71–0,90) sowie dem kleinzelligen Lungenkarzinom (RR 0,79; 95 %-CI 0,66–0,94). Wurden die Effekte in Abhängigkeit des Raucherstatus geprüft, waren inverse Assoziationen nur für gegenwärtige Raucher (RR 0,77; 95%-CI 0,72–0,83) und vergangene Raucher (RR 0,77; 95 %-CI 0,69–0,85) evident, jedoch nicht für Nie-Raucher (RR 0,96; 95 %-CI 0,79–1,18). Auch in der gepoolten Analyse von Moore, in der in der Primäranalyse die höchste Aktivitätskategorie mit einem um 27 % verminderten Risiko für Lungenkrebs assoziiert war (RR 0,73, 95 %-CI 0,70–0,76), fand sich in der nach dem Raucherstatus stratifizierten Analyse für Nie-Raucher keine signifikante Assoziation mehr (Moore at al. 2016).

In der aktuellsten dieser Metaanalysen, die vier Kohorten- und vier Fall-Kontrollstudien mit 532.282 Teilnehmern einschloss, wurde die Assoziation zwischen der berufsbezogenen körperlichen Aktivität und dem Risiko für Lungenkrebs untersucht (Rana et al. 2020). In der für Lebensalter und Raucherstatus adjustierten Metaanalyse hatten die Männer in der höchsten Aktivitätskategorie berufsbezogener Aktivität im Vergleich zur niedrigsten ein um 15 % höheres Risiko für Lungenkrebs (OR 1,15; 95 %-CI 1,04–1,28). Bei den Frauen bestand (basierend auf 2 Kohorten- und einer Fall-Kontroll-Studie) hingegen keine Assoziation (OR 1,01; 95 %-CI 0,77–1,34). Hier müssen noch andere berufsbezogene Expositionen näher geklärt werden, die das Ergebnis möglicherweise beeinflusst haben können.

**2**

### 2.5.6  Endometrium Krebs

In allen identifizierten Sekundäranalysen wurde eine Assoziation zwischen der körperlichen Aktivität und dem Risiko für endometrialen Krebs gefunden, mit Risikoreduktionen von 17–21 % im Highest-Lowest-Vergleich (PAGAC 2018; McTiernan et al. 2019; Rezende et al. 2018). Der inverse Zusammenhang wurde zuvor bereits in einer Metaanalyse, die 33 Primärstudien mit 19.558 Endometrium-krebsfällen beinhaltete, aufgezeigt (Schmid et al. 2015). In dieser Analyse war das Risiko für endometrialen Krebs in der höchsten im Vergleich zur niedrigsten Aktivitäts-kategorie um 20 % reduziert (RR 0,80: 95 %-CI 0,75–0,85). Freizeitbezogene, berufs-bezogene und transportbezogene körperliche Aktivität war mit einem verminderten Risiko für Endometriumkrebs assoziiert, eine inverse Beziehung zur körperlichen Aktivität jedoch nur bei Frauen mit Übergewicht oder Adipositas gegeben (RR 0,69; 95 %-CI 0,52–0,91) und nicht bei normalgewichtigen Frauen (RR 0,97; 95 %-CI 0,82–1,13). Endometrialer Krebs ist eine adipositasbezogene Krebsform und der Body-Mass-Index kann die Beziehung zwischen der körperlichen Aktivität und Endometriumkrebs beeinflussen. In der Umbrella-Review von Rezende et al. (2018) wurde dem Zusammenhang daher eine nicht gänzlich abgesicherte Evidenz attestiert. In der größten Originalstudie von Moore et al. (2016) war die Freizeitaktivität ebenfalls nur bei Frauen mit einem hohen BMI mit einer Risikoreduktion für Endometriumskrebs assoziiert.

### 2.5.7  Gastroösophagealer Krebs

In den einbezogenen Sekundäranalysen findet sich eine signifikante Beziehung zwischen körperlicher freizeit- und/oder berufsbezogener Aktivität und dem Risiko für gastroösophagealen Krebs, insbesondere dem ösophagealem Adenokarzinom (Singh et al. 2014b; Behrens et al. 2014; PAGAC 2018; McTiernan et al. 2019; Rezende et al. 2018). Die Risikoreduktion für die aktivsten versus inaktivsten Gruppen liegt im Bereich von 15–29 %. Körperliche Aktivität dürfte das gastroösophageale Krebsrisiko durch eine Reduktion von oxidativem Stress und eine verminderte chronische Inflammation senken.

Die Metaanalyse von Singh et al. (2014b) inkludierte neun Studien (vier Kohorten-, fünf Fall-Kontroll-Studien) mit 1.871 Fällen von Ösophaguskrebs bei 1.381.844 Studienteilnehmern. Im Highest-Lowest-Vergleich war das Risiko für Ösophaguskrebs gesamt in der höchsten Aktivitätskategorie um 29 % vermindert (OR 0,71; 95 %-CI 0,57–0,89), in der histologiespezifischen Analyse für das ösophageale Adenokarzinom um 32 % (OR 0,68; 95 %-CI 0,55–0,85). Für das squamöse Ösophaguskarzinom standen nur Daten aus drei Studien zur Verfügung, mit widersprüchlichen Ergebnissen, und die Metaanalyse zeigte eine Null-Assoziation (OR 1,10; 95 %-CI 0,21–5,64).

Die umfassendere Metaanalyse von Behrens et al. (2014) basierte auf 24 Studien mit 15.745 Fällen von Ösaphaguskrebs. Die Auswertung erfolgte nach anatomischer Lage und Tumorhistologie. Risikoreduktionen wurden für das ösophageale Adenokarzinom (RR 0,79; 95 %-CI 0,66–0,94), für das gastrische Kardiokarzinom (RR 0,83; 95 %-CI 0,69–0,99) und für das gastrische Nicht-Kardiokarzinom (RR 0,72; 95

%-CI 0,62–0,84) gefunden, nicht aber für das squamöse Ösophaguskarzinom (RR 0,94; 95 %-CI 0,41–2,16). Die Risikoreduktion für gaströsophagealen Krebs gesamt betrug 18 % (RR 0,82 (95 %-CI 0,74–0,90). Die größte Risikoreduktion war bei den Personen zu beobachten, die 5-mal pro Woche mäßig- bis höher intensive Aktivitäten betrieben (RR 0,67; 95 %-CI 0,58–0,79).

In der gepoolten Studie von Moore et al. (2016) war das ösophageale Adenokarzinom von allen 26 untersuchten Krebsentitäten im Highest-versus-Lowest-Vergleich körperlicher Freizeitaktivität sogar das mit der größten Risikoreduktion (RR 0,62; 95 %-CI 0,40–0,97).

## 2.5.8 Pankreaskrebs

Regelmäßige körperliche Aktivität düfte hinsichtlich des Pankreaskarzinoms protektiv wirken, indem sie das Körpergewicht reguliert, die Insulinresistenz senkt und DNA-Schäden sowie chronische Inflammation vermindert. Für die Einschätzung der Assoziation stehen mehrere Metaanalysen zur Verfügung (Behrens et al. 2015; Farris et al. 2015; Xie et al. 2021). Die Robustheit der Assoziation wurde auch in der Umbrella-Review von Rezende geprüft (Rezende et al. 2018). In den verfügbaren Sekundäranalysen findet sich in den Highest-Lowest-Vergleichen eine zwar schwache, aber signifikante Assoziation mit einer Risikosenkung im Bereich von 7–15 %.

Die Metaanalyse von Behrens et al. (2015) beinhaltete 30 Originalstudien mit 10.501 Fällen von Pankreaskrebs. In dieser Analyse war die höchste Aktivitätskategorie mit einem um 7 % reduzierten Risiko für Pankreaskrebs assoziiert (RR 0,93; 95 %-CI 0,88–0,98). Die Risikoschätzungen waren ausgeprägter in den Fall-Kontroll-Studien (RR 0,78) unterschieden sich aber nicht in Abhängigkeit vom Raucherstatus oder dem Body-Mass-Index.

Die Metaanalyse von Farris et al. (2015) untersuchte die Assoziation zwischen der Freizeitaktivität und dem Risiko für Pankreaskrebs und schloss 26 Originalstudien mit 6.664 Fällen von Pankreaskrebs in die Analyse ein. Die kombinierte relative Risikoreduktion betrug in dieser Analyse für die aktivste Gruppe 11 % (RR 0,89; 95 %-CI 0,82–0,96), wobei auch hier erwartungsgemäß die Risikoreduktion in den Fall-Kontroll-Studien höher ausfiel als in den Kohortenstudien (RRs 0,69 vs. 0,96). Das Lebensalter war eine Quelle für die Heterogenität, mit einer stärkeren Risikoreduktion für jüngere (<50 Jahre) Populationen.

In der Metaanalyse von Xie et al. (2021) wurde die Assoziation zwischen der körperlichen Aktivität und den unterschiedlichen Krebsformen des Verdauungstraktes untersucht. Von den insgesamt einbezogenen 47 Studien mit 5.797.768 Teilnehmern und 55.162 Fällen konnten für die Auswertung des Endpunktes Pankreaskrebs 33 Studien berücksichtigt werden. Für alle Krebsformen des Verdauungstrakts zusammengenommen betrug für die höchste Aktivitätskategorie (>3000 METs-min/Woche) im Vergleich zur niedrigsten (<600 MET-min/Woche) die Risikoreduktion 18 % (RR 0,82; 95 %-CI 0,78–0,91), mit einer erwartungsgemäß ausgeprägteren Risikominderung in den Fall-Kontroll-Studien im Vergleich zu den prospektiven Kohortenstudien (27 % versus 18 %). Pankreaskrebs allein war mit einer Risikominderung von 15 % assoziiert (RR 0,85; 95 %-CI 0,78–0,91).

**2**

Auch in der Umbrella-Review von Rezende et al. (2018) findet sich für die körperliche Aktivität und die Inzidenz für Pankreaskrebs in der Primäranalyse (nur prospektive Kohortenstudien) eine statistisch signifikante Assoziation (RR 0,93; 95 %-CI 0,87–0,99), wobei die Robustheit der Evidenz für die Assoziation aber als schwach eingestuft wurde.

### 2.5.9  Magenkrebs

Für Magenkrebs fallen die Bewertungen der Evidenz der Assoziation zur körperlichen Aktivität in den verfügbaren Sekundäranalysen unterschiedlich aus. Während der qualitative PAGAC Report (2018) und die systematische Review von McTiernan et al. (2019) sowie mehrere Metaanalysen (Singh et al. 2014b; Abioye et al. 2015; Psaltopoulou et al. 2016) inverse Assoziationen mit statistisch signifikanten Risikoreduktionen in der Größenordnung von 19–21 % fanden, war in der Umbrella-Review von Rezende (2018) die Assoziation statistisch nicht signifikant (RR 0,83; 95 %-CI 0,53–1,28).

In der größten der drei Metaanalysen mit zehn Kohortenstudien (7551 Inzidenzfälle) und zwölf Fall-Kontrollstudien (5803 Fälle) (Psaltopoulou et al. 2016) war jedwede Form körperlicher Aktivität (Gesamtaktivität, Freizeitaktivität, arbeitsbezogene Aktivität) beim Vergleich der höchsten mit der niedrigsten Aktivitätskategorie mit einem um 19 % niedrigeren Risiko für Magenkrebs assoziiert (RR 0,81; 95 %-CI 0,73–0,89). Die beiden Metaanalysen von Singh et al. (2014b) und Abioye et al. (2015) mit weniger Studien kamen zu ähnlichen Ergebnissen mit Risikoreduktionen von 19 % (RR 0,81; 95 %-CI 0,69–0,96) bzw. 21 % (OR 0,79; 95 %-CI 0,71–0,87). In den drei Analysen war die Assoziation für Non-Kardiakrebs aber stärker ausgeprägt als für Kardiakrebs. Die gepoolte Studie von Moore et al. (2016) zeigte hingegen nur für Kardiakrebs eine signifikante Assoziation zur Freizeitaktivität (RR 0,78; 95 %-CI 0,64–0,95).

### 2.5.10  Blasenkrebs

Für den Zusammenhang von körperlicher Aktivität und Blasenkrebs ergeben sich ebenfalls unterschiedliche Bewertungen der Evidenz. Während eine Metaanalyse von Keimling et al. (2014) sowie die gepoolte Studie von Moore (Moore et al. 2016) signifikante inverse Assoziationen fanden, erwies sich die Beziehung in der Umbrella Review von Rezende et al. (2018) als nicht robust (RR 0,91; 95 %-CI 0,79–1,05).

Die Metaanalyse von Keimling (Keimling et al. 2014) beinhaltete 15 Studien mit 5.402.369 Individuen und 27.784 Fällen von Blasenkrebs. Die höchste Aktivitätskategorie im Vergleich zur niedrigsten war in dieser Analyse mit einer Reduktion des Blasenkrebsrisikos um 15 % (RR 0,85; 95 %-CI 0,74–0,98) assoziiert, die Heterogenität zwischen den einzelnen Studien aber groß. Das Ergebnis war für Frauen und Männer (RRs 0,83 und 0,92) sowie für freizeit- und arbeitsbezogene Aktivität ähnlich (RRs 0,81 und 0,90) und weitgehend konsistent für höher-intensive und mäßigintensive Aktivitäten (RRs 0,80 und 0,85). In der Studie von Moore et al. (2016) mit 1,4 Mio. Kohortenteilnehmern war die höchste Aktivitätskategorie von Freizeitaktivität ebenfalls mit einer signifikanten inversen Beziehung zu Blasenkrebs assoziiert

(RR 0,88 (95 %-CI 0,83–0,94). In der Umbrella-Review von Rezende et al. (2018) erwies sich unter Einbeziehung von 25.174 Blasenkrebsfällen die Beziehung aber als nicht robust (RR 0,91; 95 %-CI 0,79–1,05).

## 2.5.11 Prostatakrebs

Prostatakrebs ist von Bedeutung, da er in der Europäischen Union nach Brustkrebs und Kolonkrebs die dritthäufigste Krebserkrankung ist und die häufigste Krebsform bei Männern (ESMO 2020). Einige ältere epidemiologische Studien, vor allem Fall-Kontroll-Studien, legten nahe, dass körperliche Aktivität in Bezug auf Prostatakrebs protektiv wirken dürfte. So fand eine aggregierte Metaanalyse aus 19 Kohorten- und 24 Fall-Kontrollstudien eine inverse Assoziation (RR 0,90; 95 %-CI 0,84–0,95) (Liu et al. 2011). Die inverse Beziehung war aber für Freizeitaktivität nicht signifikant und die gepoolten Ergebnisse der Fall-Kontroll-Studien und Kohortenstudien widersprüchlich. Neuere Daten zur Einschätzung der Assoziation zwischen der körperlichen Aktivität und dem Risiko für Prostatakrebs finden sich in der gepoolten Kohortenanalyse von Moore et al. (2016) sowie in einer weiteren Metaanalyse von Liu et al. (2018).

In der Analyse von Moore et al. (2016) mit 1,44 Mio. Kohortenteilnehmern und 46.890 Prostatakrebsfällen war körperliche Freizeitaktivität im Highest-Lowest-Vergleich mit einem um 5 % erhöhten Risiko für Prostatakrebs assoziiert (HR 1,05; 95 %-CI 1,03–1,08). In der Subgruppenanalyse fand sich keine Assoziation zum fortgeschrittenen Prostatakrebs. Es gibt keine bekannte biologische Begründung, um diese Assoziation zu erklären. Für die positive Assoziation könnte laut Autoren Screening-Bias die Ursache sein. Körperlich aktive Männer sind gesundheitsbewusster und unterziehen sich eher einer digitalen rektalen Vorsorgeuntersuchung oder einem prostataspezifischen Antigenscreening, womit die Wahrscheinlichkeit für die Diagnose von indolenten Prostatakarzinomen steigt.

Auch in der Metaregressionsanalyse von Liu et al. (2018a) mit 21 Studien (ausschließlich prospektiven Kohortenstudien, 802.872 Personen und 8.707 Krebsfälle), in der der Dosis-Wirkungs-Zusammenhang zwischen der freizeitbezogenen Aktivität und dem Risiko für Prostatakrebs untersucht wurde, fand sich keine Evidenz für eine Assoziation und Dosis-Wirkungs-Beziehung. Die RRs für jedes Inkrement der Aktivitätsdosis um 500 MET-min/Woche waren 1,00 (95 %-CI 0,99–1,01) für Prostatakrebs gesamt, 1,00 (95 %-CI 0,98–1,01) für lokalen Prostatakrebs und 1,00 (95 %-CI 0,98–1,02) für das fortgeschrittene Prostatakarzinom.

## 2.5.12 Assoziationen zu anderen Krebsformen

Für andere Krebsentitäten, wie Ovarialkrebs, Kopf-Nacken-Tumore, Rektumkrebs sowie verschiedene hämatologische Krebsformen (z. B. akute myeloische Leukämie, multiples Myelom), fanden sich in der gepoolten Analyse von Moore et al. (2016) und einzelnen Metaanalysen und Primärstudien zwar ebenfalls schwache Assoziationen oder Hinweise auf solche, in der Umbrella-Review von Rezende (2018) waren diese aber nicht signifikant.

## 2.6   Körperliche Aktivität und psychische Erkrankungen

**2**

Psychische Erkrankungen gehören weltweit zu den wichtigsten Ursachen für den vorzeitigen Tod (Rehm & Shield 2019). Eine Metaanalyse mit 148 Studien berechnete ein mehr als zweifach erhöhtes Mortalitätsrisiko (RR 2,22; 95 %-CI 2,12.–2,33), wenn eine psychische Störung vorliegt und schätzte, dass psychischen Erkrankungen 14,3 % der weltweiten Todesfälle zuschreibbar sind (Walker et al. 2015). In Europa sind 12 % der Bevölkerung von einer psychischen Erkrankung betroffen (GBD 2015 Disease and Injury Incidence and Prevalence Collaborators 2016). Die häufigsten Erkrankungsformen sind depressive Störungen und Angststörungen, mit Prävalenzen von 5,1 % und 4,3 %, wobei die Raten bei Frauen um 50 % höher liegen als bei Männern. Menschen mit psychischen Erkrankungen sterben verglichen mit der Normalbevölkerung um 10–20 Jahre früher, da diese häufig mit einer Reihe somatischer Komorbiditäten einhergehen. Risikofaktoren für Begleiterkrankungen sind die genetische Vulnerabilität, Nebenwirkungen der medikamentösen Therapie und ein ungünstiger Lebensstil mit ungesunden Essgewohnheiten, Substanzmissbrauch, ungenügendem Schlaf, einem reduzierten Status körperlicher Aktivität bzw. langen Perioden körperlicher Inaktivität (Schuch & Vancampfort 2021). Psychische Erkrankungen haben eine multifaktorielle Genese und sind mit zahlreichen nicht modifizierbaren und modifizierbaren Risiko- sowie protektiven Faktoren verknüpft (Radua et al. 2018). Körperliche Aktivität ist einer der modifizierbaren Schutzfaktoren, dem für die Primärprävention und Therapie bestimmter psychischer Erkrankungen zunehmende Bedeutung beigemessen wird (Schuch & Vancampfort 2021).

Zur Einschätzung der Wirksamkeit körperlicher Aktivät für die Vorbeugung der häufigsten psychischen Störungen sind zwei ältere qualitative systematische Reviews sowie fünf aktuellere Metaanalysen verfügbar. (Teychenne et al. 2008; Mammen & Faulkner 2013; Schuch et al. 2018; 2019; Brokmeier et al. 2020; Dishman et al. 2021; Pearce et al. 2022).

### 2.6.1   Depressive Störungen

Schon die beiden älteren qualitativen Analysen kamen zum Ergebnis, dass zwischen der körperlichen Aktivität in unterschiedlichen Domänen und Intensitäten und der Inzidenz für depressive Störungen eine inverse Beziehung besteht und dass bereits relativ niedrige Aktivitätsdosen (z. B. <150 min/Woche Walking) protektiv gegen Depressionen wirken können (Teychenne et al. 2008; Mammen & Faulkner 2013).

Schuch et al. (2018) untersuchten in ihrer Metaanalyse, die 49 prospektive Kohortenstudien mit 266.939 Studienteilnehmern (53 % Frauen) ohne Diagnose einer psychischen Störung zu Studienbeginn einschloss, die Assoziation zwischen der körperlichen Aktivität und der Inzidenz für Depression. Die durchschnittliche Follow-up-Dauer betrug 7,4 Jahre. Das Neuauftreten einer depressiven Störung in der höchsten Aktivitätskategorie (definiert als die Gruppe mit der größten Frequenz oder Intensität bzw. dem höchsten Aktivitätsvolumen oder Energieverbrauch) wurde mit jener in der niedrigsten Aktivitätsstufe verglichen und nach Studien mit OR- bzw. RR-Angaben gesondert analysiert. Die Teilnehmer mit dem höchsten Aktivitätslevel hatten im Vergleich zu den Personen mit dem niedrigsten Aktivitätslevel eine um 17 % reduzierte Odds für das Auftreten einer Depression (adjustierte OR 0,83; 95 %-CI 0,79–0,88; N = 36 Studien) bzw. ein um 17 % vermindertes Risiko (adjustierte RR 0,83; 95 %-CI 0,76–0,90; N = 18 Studien). Körperliche Aktivität war protektiv hinsichtlich der Diagnose einer Major-Depression (OR 0,86; 95 %-CI 0,76–0,98; N = 10 Studien) und ein Aktivitätsvolumen von 150 min/Woche mit mäßig bis hoher Intensität war protektiv hinsichtlich einer künftigen Depression (OR 0,78; 95 %-CI 0,62–0,99; N = 4 Studien). Das Ergebnis war unabhängig von Geschlecht, Lebensalter und geografischer Region. Der protektive Effekt war bei Jugendlichen (adjustierte OR 0,90; 95 %-CI 0,83–0,98), Erwachsenen (adjustierte OR 0,78; 95 %-CI 0,70–0,87) und älteren Menschen (adjustierte OR 0,79; 95 %-CI 0,72–0,86) gegeben. Die Studienqualität der eingeschlossenen Studien war mäßig bis hoch.

Die deutlich größere Metaanalyse von Dishman et al. (2021) inkludierte 111 prospektive Kohortenstudien mit mehr als 3 Mio. Studienteilnehmern aus 11 Nationen und 5 Kontinenten. Die Metaanalyse quantifizierte die kumulative Assoziation zwischen der gewohnheitsmäßigen körperlichen Aktivität und der Inzidenz für Depression sowie dem Auftreten von subklinischen depressiven Symptomen im Zeitverlauf. Inkludiert wurden Kohortentudien, in denen entweder die Freizeitaktivität oder die Gesamtaktivität einmalig oder mehrmalig erhoben worden waren. Als Referenzkategorie diente die niedrigste Aktivitätskategorie (z. B. die Gruppe mit der niedrigsten MET-Stundenanzahl/Woche, min/Woche, Frequenz oder Zeitdauer/Woche). Die Odds für das Neuauftreten einer Depression oder einer Zunahme subklinischer Symptome war für die körperlich aktiven Gruppen in der adjustierten Analyse um 21 % reduziert (OR 0,79; 95%-CI 0,75–0,82; N = 91 Studien). Die Metaregression zeigte, dass die adjustierte Odds für Depression mit der Aktivitätsdosis in einer negativen Beziehung stand. Die Odds für Depression war niedriger, wenn (1) die Expositionsdosis entweder mäßig oder hoch war (OR 0,73; 95 %-CI 0,68–0,78) bzw. die WHO-Mindestempfehlung für körperliche Aktivität erfüllt war (OR 0,77; 95 %-CI 0,73–0,81), oder (2) die Teilnehmer im Zeitverlauf die Aktivitätsdosis gesteigert hatten (OR 0,69; 95 %-CI 0,61–0,79).

Die erste quantitative Einschätzung der Dosis-Wirkungs-Beziehung zwischen körperlicher Aktivität und dem Risiko für Depression liefert die aktuellste dieser Analysen (Pearce et al. 2022). In diese Metaregressionsanalyse wurden nur prospektive Kohortenstudien aufgenommen, die mindestens drei oder mehr Expositionsstufen körperlicher Aktivität enthielten (Voraussetzung für die Durchführbarkeit einer Dosis-Wirkungs-Analyse), bei einer minimalen Teilnehmerzahl von 3.000 Personen (um „small study Effekte" zu minimieren) und einem Mindest-Follow-up von 3 Jahren (um das Biasrisiko für undiagnostizierte Depressionen zu minimieren). Als primäre Endpunkte wurden das Neuauftreten einer Major Depression sowie die Zunahme von depressiven Symptomen definiert. Aufgenommen wurden Studien, in denen entweder die Freizeitaktivität allein oder in Kombination mit anderen Domänen untersucht worden war. 15 Kohortenstudien mit 191.130 Teilnehmern (ca. 64 % Frauen) und mehr als 2 Mio. Personenjahren erfüllten die Einschlusskriterien. Die in den Primärstudien verwendeten unterschiedlichen Expositionsangaben wurden harmonisiert und die Aktivitätsdosis in Form von MET-Stunden pro Woche (MET-h/Wo) angegeben.

Das Ergebnis der Metaregression zeigte eine inverse nichtlineare Dosis-Wirkungs-Beziehung zwischen körperlicher Aktivität und Depression, mit einem relativ größeren Nutzen in den unteren Dosisregionen. Erwachsene, die im Vergleich zu körper-

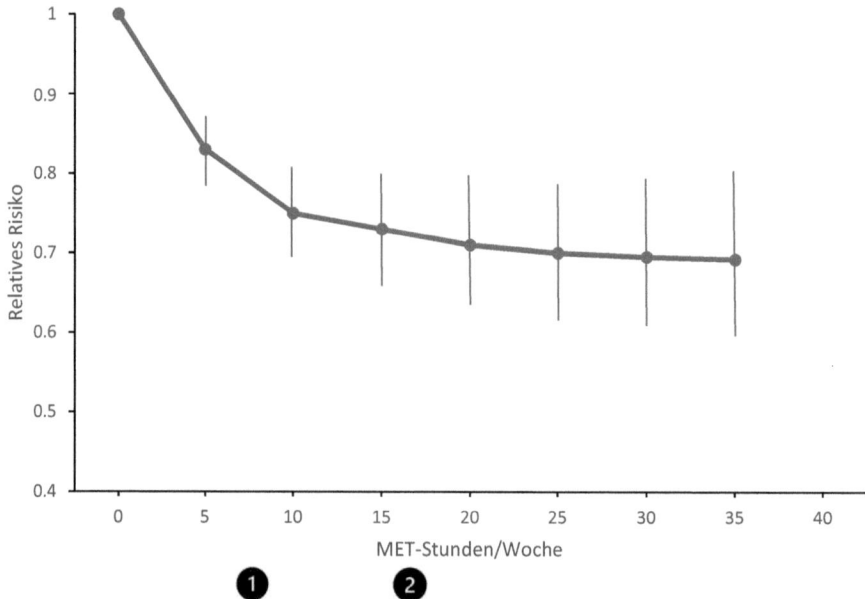

**▣ Abb. 2.5** Dosis-Wirkungs-Beziehung zwischen körperlicher Freizeitaktivität oder Freizeitaktivität kombiniert mit anderen Domänen (als MET-Std./Woche) und Inzidenz für Depression (Risk Ratio) in Anlehnung an die Ergebnisse der Metaanalyse von Pearce et al. (2022). Die vertikalen Linien in den Datenpunkten zeigen die 95 %-Konfidenzintervalle der jeweiligen Risikoschätzungen an. Die beiden beschrifteten schwarzen Punkte zeigen die WHO-Mindestempfehlung von ca. 8,5 MET-Std./Woche bzw. 150 min mäßig intensiver Aktivität oder 75 min höher intensiver Aktivität pro Woche (1) und das Doppelte der WHO-Mindestempfehlung (2)

lich inaktiven Personen die Hälfte der WHO-Mindestempfehlung zur körperlichen Aktivität erfüllten (4,4 MET-h/Wo) hatten ein um 18 % vermindertes Risiko für Depression (RR 0,82; 95 %-CI 0,77–0,87). Das Erreichen der WHO-Mindestempfehlung von 8,8 MET-h/Wo (entspricht einem Energievolumen von ca. 2,5 h zügigem Gehen pro Woche) war mit einer Risikoreduktion von 25 % assoziiert (RR 0,75; 95 %-CI 0,68–0,82), die doppelte Dosis dieser Empfehlung (17,5 MET-h/Wo) mit einer Risikoreduktion von 27 % (RR 0,73; 95 %-CI 0,64–0,81) (▣ Abb. 2.5). Die Dosis-Wirkungs-Kurven für die Endpunkte Major Depression und Zunahme depressiver Symptome zeigten einen ähnlichen Verlauf. Die Studienautoren berechneten auf dieser Grundlage auch den populationsbezogenen potenziellen Wirkungsanteil (potential impact fraction [PIF]). Auf Basis der PIF-Analyse wären 11,5 % (95 %-CI 7,7–15,4 %) aller neu auftretenden Depressionen vermeidbar, wenn die Erwachsenenbevölkerung die WHO-Mindesempfehlung von 8,8 MET-h/Wo erreichen würde. Dieses Ergebnis sollte von allen Ärzten, die körperlich inaktive Menschen hinsichtlich Lebensstilveränderungen beraten und für die das Erreichen der aktuellen WHO-Mindestempfehlung unrealistisch ist, berücksichtigt werden. Der anteilsmäßig größte Effekt hinsichtlich der Vorbeugung von depressiven Störungen ist bereits unterhalb dieser Mindestempfehlung gegeben, mit einer weiteren Steigerung, wenn die Mindestempfehlung erreicht wird, aber keinem nennenswerten zusätzlichen Nutzen bei Überschreiten dieser Aktivitätsdosis.

## 2.6.2  Angststörungen

In einer weiteren kleineren Metaanalyse untersuchten Schuch et al. (2019) auch den Zusammenhang zwischen der Inzidenz von Angststörungen und körperlicher Aktivität. Für diese erstmals durchgeführte Sekundäranalyse dieses Endpunktes schlossen sie 14 prospektive Kohorten mit 75.831 Studienteilnehmern (49,9 % Frauen) ein. In dieser Analyse hatten die Teilnehmer in der höchsten Aktivitätsgruppe eine um 26 % reduzierte Odds, eine Angststörung zu entwickeln (adjustierte OR 0,74; 95 %-CI 0,62–0,88). Ein hoher Level an körperlicher Aktivität war protektiv hinsichtlich des Auftretens von Agoraphobie (adjustierte OR 0,42; 95 %-CI 0,18–0,98) und der posttraumatischen Belastungsstörung (adjustierte OR 0,57; 95 %-CI 0,39–0,85). Ein protektiver Effekt wurde für Kinder/Jugendliche (OR 0,52; 95 %-CI 0,29–0,90) und Erwachsene (OR 0,81; 95 %-CI 0,69–0,95) beobachtet und war unabhängig von der geografischen Region.

## 2.6.3  Psychose und Schizophrenie

Nachdem die Evidenz aus Querschnittstudien für eine inverse Assoziation zwischen körperlicher Aktivität und der Präsenz psychotischer Symptome spricht (Stubbs et al. 2017), liegt inzwischen auch eine kleine Metaanalyse mit prospektiven Kohortenstudien vor (Brokmeier et al. 2020) vor. Ziel dieser Analyse mit vier Kohortenstudien und 30.025 Teilnehmern war es, die Beziehung zwischen körperlicher Aktivität und der Inzidenz für Psychose/Schizophrenie im Highest versus Lowest Vergleich zu untersuchen. Die Kohorten beinhalteten Kinder, Jugendliche und junge Erwachsene (50 % weiblich) mit einem Alter von 9–18 Jahren, die 4–32 Jahre nachbeobachtet wurden. In der unadjustierten Analyse hatten die Teilnehmer der obersten Aktivitätskategorie (die Gruppe mit der höchsten Frequenz, Belastungsintensität, dem höchsten Volumen oder Energieverbrauch) im Vergleich mit denen der untersten Kategorie eine um 27 % niedrigere Odds (OR 0,73; 95 %-CI 0,53–0,99), eine Psychose/Schizophrenie zu entwickeln (4 Kohorten, N = 30.025). In der für Kovariablen wie Lebensalter, Geschlecht, psychische Erkrankungen bei den Eltern und Body-Mass-Index adjustierten Analyse, für die nur 2 Kohorten (N = 10.583) zur Verfügung standen, war das Ergebnis nicht mehr signifikant (OR 0,59; 95 %-CI 0,25–1,38). Die Daten aus der unadjustierten Analyse sprechen zwar für eine mögliche inverse Beziehung zwischen der körperlichen Aktivität und psychotischen Symptomen, aber für eine verlässliche Aussage sind weitere prospektive Studien mit entsprechender Stichprobengröße notwendig.

Die Frage, auf welche Weise körperliche Aktivität einen bestimmten Schutz gegen psychische Erkrankungen bieten kann, lässt sich nicht einfach beantworten. Vermutlich sind dafür eine Reihe von biochemischen und psychosozialen Faktoren verantwortlich, einschließlich biologischer Mechanismen, durch welche körperliche Aktivität die Neurogenese erhöht, inflammatorische und oxidative Marker reduziert und das endocannabinoide System aktiviert (Schuch et al. 2016; Brellenthin et al. 2017).

## 2.7   Körperliche Aktivität und COVID-19

COVID-19, von der WHO im März 2020 zur Pandemie erklärt, hatte schwerwiegende humanitäre und ökonomische Folgen. Anfang September 2022 waren laut WHO-Statistik weltweit annähernd 600 Mio. bestätigte Fälle einer COVID-19-Infektion sowie 6,5 Mio. Todesfälle infolge einer COVID-19-Erkrankung registriert (WHO 2022). Eine Reihe von Faktoren, die die Schwere der Erkrankung erhöhen, wurde seit Ausbruch der Pandemie identifiziert. Sie beinhalten persönliche Charakteristika wie Lebensalter, Geschlecht und ethnische Herkunft sowie Risikofaktoren wie Diabetes, Übergewicht, Hypertonie und respiratorische Erkrankungen (Richardson et al. 2020). Für die positive Wirkung körperlicher Aktivität auf letztgenannte Risikofaktoren besteht gute epidemiologische Evidenz. Frühere Studien inklusive einer systematischen Review haben ebenso einen protektiven Effekt ausreichender physischer Aktivität auf die Infektiosität und Schwere respiratorischer Infektionen gezeigt (Hamer et al. 2019; Nieman und Wentz 2019; Chastin et al. 2021).

Der Versuch einer systematischen Einschätzung des Zusammenhangs zwischen körperlicher Aktivität und verschiedenen COVID-19-Endpunkten war bis dato nicht erfolgt, eine Reihe von Studien hatte aber darauf hingewiesen, dass körperliche Aktivität den Krankheitsverlauf möglicherweise modulieren und die Entwicklung von negativen Konsequenzen bei bestätigter COVID-19-Erkrankung bremsen kann (Sallis et al. 2021; Depres 2021; Lee et al. 2021).

Im August 2022 ist die erste Metaanalyse erschienen, in der die Assoziationen zwischen körperlicher Aktivität und dem Risiko für eine COVID-19-Infektion, CO-VID-19-assoziierte Krankenhauseinweisung, schwere COVID-19-Erkrankung bzw. dem Tod also Folge von COVID-19 systematisch untersucht wurden (Ezzatvar et al. 2022).

16 Studien (6 prospektive und 2 retrospektive Kohortenstudien, 3 Fallkontroll-studien und 5 Querschnittstudien), die in Summe 1.835.610 Teilnehmer (53 % Frauen) mit einem durchschnittlichen Lebensalter von 53,2 Jahren präsentierten, er-füllten die Einschlusskriterien und wurden analysiert.

Die Schätzungen der Gesamtereignisse beinhalteten 134.639 positive Fälle, 20.984 Hospitalisationen aufgrund einer COVID-19-Infektion, 7.007 Fälle einer schweren COVID-19-Erkrankung (einschließlich intensivmedizinischer Behandlung und/oder künstlicher Beatmung) und 2.878 COVID-19-bezogene Todesfälle.

In den meisten der inkludierten Studien war die selbstberichtete körperliche Frei-zeitaktivität erhoben und die Teilnehmer auf der Grundlage von MET-min/Woche, der Bewegungszeit pro Woche oder der Intensität und Frequenz den verschiedenen Aktivitätskategorien zugeordnet worden. In einigen der Studien wurde die physische Aktivität mittel Accelerometrie oder mithilfe von Smart-Devices objektiv erhoben. Die Auswertung beinhaltete auch eine formale Metaregressionsanalyse zur Einschät-zung der Dosis-Wirkungs-Beziehung.

Erwachsene, die körperlich regelmäßig aktiv waren, hatten im Vergleich zu den inaktiven Peers ein um 11 % vermindertes Risiko für eine SARS-CoV-2 Infektion (RR 0,89; 95 %-CI 0,84–0,95) und ein um 36 % geringeres Risiko für eine COVID-19-bedingte Krankenhauseinweisung (RR 0,64; 95 %-CI 0,54–0,76). Das Risiko für einen schweren COVID-19-Verlauf war bei den regelmäßig aktiven Personen um 34

% (RR 0,66; 95 %-CI 0,58–0,77) und das Risiko für den Tod infolge von COVID-19 um 43 % vermindert (RR 0,57; 95 %-CI 0,46–0,71).

Die Metaregressionsanalyse zeigte eine nichtlineare Dosis-Wirkungs-Beziehung zwischen der körperlichen Aktivität – dargestellt in Form von MET-min/Woche – und einem schweren COVID-19 Verlauf bzw. dem COVID-19 bezogenen Tod (p für Nichtlinearität <0,001), nicht aber für die COVID-19-Infektion (p = 0,344) und Hospitalisation in Folge von COVID-19 (p = 0,122), mit einer deutlichen Abflachung der Kurve bei ca. 500 MET-min/Woche, was etwa 150 min/Woche physischer Aktivität mit mittlerer Intensität oder 75 min/Woche physischer Aktivität mit hoher Intensität entspricht.

Diese systematische Analyse zeigte erstmals auf, dass Menschen, die regelmäßig körperlich aktiv sind, ein geringeres Risiko für eine SARS-CoV-2 Infektion, COVID-19 bedingte Hospitalisation, einen schweren Krankheitsverlauf sowie den COVID-19 bezogenen Tod haben, wobei der größte Nutzen bereits bei Erreichen von ca. 500 MET-min/Woche gegeben ist.

Einschränkend muss erwähnt werden, dass in den meisten Studien nur die freizeitbezogene physische Aktivität erfasst wurde, jedoch nicht haushaltsbezogene und berufsbezogene Aktivitäten, was sich auf die Größe der Assoziation auswirken kann. Auch hat keine der inkludierten Studien Faktoren wie soziale Distanzierung, das Tragen eines Mund-Nasen-Schutzes oder Handhygiene berücksichtigt und nur eine Studie hat Personen, die gegen COVID-19 entweder teilweise oder vollständig geimpft waren, ausgeschlossen. In den restlichen Studien wurde darüber nicht berichtet, zum Zeitpunkt der Datenerhebung waren die COVID-19-Impfungen noch nicht breitflächig verfügbar. Die meisten der in den 16 Studien inkludierten Studienteilnehmer waren hauptsächlich den infektiösen Beta- und Delta-Varianten ausgesetzt, bevor die Omikron-Variante weltweit dominant wurde. Es wären daher Studien mit diesen neuen Varianten notwendig, um die Ergebnisse zu bestätigen sowie Studien, in denen der Einfluss der COVID-19-Impfung und neuen Behandlungsoptionen analysiert wird.

## Literatur

Abioye AI, Odesanya MO, Abioye AI, Ibrahim NA (2015) Physical activity and risk of gastric cancer: a meta-analysis of observational studies. Br J Sports Med 49:224–229

Arem H, Moore SC, Patel A, Hartge P, Berrington de Gonzalez A, Visvanathan K et al (2015) Leisure time physical activity and mortality: a detailed pooled analysis of the dose-response relationship. JAMA Intern Med 175:959–967

Aune D, Norat T, Leitzmann M, Tonstad S, Vatten LJ (2015) Physical activity and the risk of type 2 diabetes: a systematic review and dose-response meta-analysis. Eur J Epidemiol 30:529–542

Behrens G, Jochem C, Keimling M, Ricci C, Schmid D, Leitzmann MF (2014) The association between physical activity and gastroesophageal cancer: systematic review and meta-analysis. Eur J Epidemiol 29:151–170

Behrens G, Jochem C, Schmid D, Keimling M, Ricci C, Leitzmann MF (2015) Physical activity and risk of pancreatic cancer: a systematic review and meta-analysis. Eur J Epidemiol 30:279–298

Bellou V, Belbasis L, Tzoulaki I, Evangelou E (2018) Risk factors for type 2 diabetes mellitus: an exposure-wide umbrella review of metaanalyses. PLoS ONE 13(3):e0194127

Bleich SN, Vercammen KA, Zatz LY, Frelier JM, Ebbeling CB, Peeters A (2018) Interventions to prevent global childhood overweight and obesity: a systematic review. Lancet Diabetes Endocrinol 6:332–346

Boyle T, Keegel T, Bull F, Heyworth J, Fritschi L (2012) Physical activity and risks of proximal and distal colon cancers: a systematic review and meta-analysis. J Natl Cancer Inst 104:1548–1561

Brellenthin AG, Crombie KM, Hillard CJ, Koltyn KF (2017) Endocannabinoid and mood responses to exercise in adults with varying activity levels. Med Sci Sports Exerc 49:1688–1696

Brenner DR, Yannitsos DH, Farris MS, Johansson M, Friedenreich CM (2016) Leisure-time physical activity and lung cancer risk: a systematic review and meta-analysis. Lung Cancer 95:17–27

Brokmeier LL, Firth J, Vancampfort D, Smith L, Deenik J, Rosenbaum S et al (2020) Does physical activity reduce the risk of psychosis? A systematic review and meta-analysis of prospective studies. Psychiatry Res 284:112675

Brown T, Moore TH, Hooper L, Gao Y, Zayegh A, Ijaz S et al (2019) Interventions for preventing obesity in children. Cochrane Database Syst Rev 7:CD001871

Carlson DJ, Dieberg G, Hess NC, Millar PJ, Smart NA (2014) Isometric exercise training for blood pressure management: a systematic review and meta-analysis. Mayo Clin Proc 89:327–334

Casonatto J, Goessler KF, Cornelissen VA, Cardoso JR, Polito MD (2016) The blood pressure-lowering effect of a single bout of resistance exercise: a systematic review and meta-analysis of randomised controlled trials. Eur J Prev Cardiol 23:1700–1714

Chastin SFM, Abaraogu U, Bourgois JG, Dall PM, Darnborough J, Duncan E et al (2021) Effects of regular physical activity on the immune system, vaccination and risk of community-acquired infectious disease in the general population: systematic review and meta-analysis. Sports Med 51:1673–1686

Chen X, Wang Q, Zhang Y, Xie Q, Tan X (2019) Physical activity and risk of breast cancer: a meta-analysis of 38 cohort studies in 45 study reports. Value Health 22:104–128

Cogliano VJ, Baan R, Straif K, Grosse Y, Lauby-Secretan B, El Ghissassi F (2011) Preventable exposures associated with human cancers. J Natl Cancer Inst 103:1827–1839

Cornelissen VA, Smart NA (2013) Exercise training for blood pressure: a systematic review and meta-analysis. J Am Heart Assoc 2:e004473

Cornelissen VA, Fagard RH, Coeckelberghs E, Vanhees L (2011) Impact of resistance training on blood pressure and other cardiovascular risk factors: a meta-analysis of randomized, controlled trials. Hypertension 58:950–958

Corso LM, Macdonald HV, Johnson BT, Farinatti P, Livingston J, Zaleski AL et al (2016) Is concurrent training efficacious antihypertensive therapy? A meta-analysis. Med Sci Sports Exerc 48:2398–2406

Després JP (2021) Severe COVID-19 outcomes – the role of physical activity. Nat Rev Endocrinol 17:451–452

Diep L, Kwagyan J, Kurantsin-Mills J, Weir R, Jayam-Trouth A (2010) Association of physical activity level and stroke outcomes in men and women: a meta-analysis. J Womens Health (Larchmt). 19:1815–1822

Dishman RK, McDowell CP, Herring MP (2021) Customary physical activity and odds of depression: a systematic review and meta-analysis of 111 prospective cohort studies. Br J Sports Med 55:926–934

Dutton GR, Kim Y, Jacobs DR Jr, Li X, Loria CM, Reis JP et al (2016) 25-year weight gain in a racially balanced sample of U.S. adults: the CARDIA study. Obesity (Silver Spring) 24:1962–1968

Ekelund U, Steene-Johannessen J, Brown WJ, Fagerland MW, Owen N, Powell KE et al (2016) Does physical activity attenuate, or even eliminate, the detrimental association of sitting time with mortality? A harmonised meta-analysis of data from more than 1 million men and women. Lancet 388:1302–1310

Ezzatvar Y, Ramírez-Vélez R, Izquierdo M, Garcia-Hermoso A (2022) Physical activity and risk of infection, severity and mortality of COVID-19: a systematic review and non-linear dose-response meta-analysis of data from 1 853 610 adults. Br J Sports Med:bjsports-2022-105733. https://doi.org/10.1136/bjsports-2022-105733. Epub ahead of print

Fagard RH, Cornelissen VA (2007) Effect of exercise on blood pressure control in hypertensive patients. Eur J Cardiovasc Prev Rehabil 14:12–17

Farris MS, Mosli MH, McFadden AA, Friedenreich CM, Brenner DR (2015) The association between leisure time physical activity and pancreatic cancer risk in adults: a systematic review and meta-analysis. Cancer Epidemiol Biomarkers Prev 24:1462–1473

García-Hermoso A, Cavero-Redondo I, Ramírez-Vélez R, Ruiz JR, Ortega FB, Lee DC et al (2018) Muscular strength as a predictor of all-cause mortality in an apparently healthy population: a systematic review and meta-analysis of data from approximately 2 million men and women. Arch Phys Med Rehabil 99:2100–2113.e5

Garrido-Miguel M, Cavero-Redondo I, Álvarez-Bueno C, Rodríguez-Artalejo F, Moreno LA, Ruiz JR et al (2019) Prevalence and trends of overweight and obesity in European children from 1999 to 2016: a systematic review and meta-analysis. JAMA Pediatr 173:e192430

GBD 2015 Disease and Injury Incidence and Prevalence Collaborators (2016) Global, regional, and national incidence, prevalence, and years lived with disability for 310 diseases and injuries, 1990-2015: a systematic analysis for the Global Burden of Disease Study 2015. Lancet 388:1545–1602

Gebel K, Ding D, Bauman AE (2014) Volume and intensity of physical activity in a large population-based cohort of middle-aged and older Australians: prospective relationships with weight gain, and physical function. Prev Med. 60:131–133

Goldstein LB, Adams R, Alberts MJ et al (2006) Primary prevention of ischemic stroke: a guideline from the American Heart Association/American Stroke Association Council: Cosponsered by the Artherosclerotic Peripheral Vascular Disease Interdisciplinary Working Group; Cardiovascular Nursing Council; Clinical Cardiology Council; Nutrition, Physical Activity, and Metabolism Council; and the Quality of Care and Outcomes Research Interdisciplinary Working Group. Stroke 37:1583–1633

Hamer M, Chida Y (2008) Walking and primary prevention: a meta-analysis of prospective cohort studies. Br J Sports Med 42:238–243

Hamer M, O'Donovan G, Stamatakis E (2019) Lifestyle risk factors, obesity and infectious disease mortality in the general population: linkage study of 97,844 adults from England and Scotland. Prev Med 123:65–70

Hardefeldt PJ, Penninkilampi R, Edirimanne S, Eslick GD (2018) physical activity and weight loss reduce the risk of breast cancer: a meta-analysis of 139 prospective and retrospective studies. Clin Breast Cancer 18:e601–e612

Hemmingsen B, Gimenez-Perez G, Mauricio D, Roqué i Figuls M, Metzendorf MI, Richter B (2017) Diet, physical activity or both for prevention or delay of type 2 diabetes mellitus and its associated complications in people at increased risk of developing type 2 diabetes mellitus. Cochrane Database Syst Rev 12(12):Art. No.: CD003054

Holman DM, Berkowitz Z, Guy GP Jr, Hartman AM, Perna FM (2014) The association between demographic and behavioral characteristics and sunburn among U.S. adults – National Health Interview Survey, 2010. Prev Med 63:6–12

Hu FB, Stampfer MJ, Colditz GA, Ascherio A, Rexrode KM, Willett WC, Manson JE (2000) Physical activity and risk of stroke in women. JAMA 283:2961–2967

Huai P, Xun H, Reilly KH, Wang Y, Ma W, Xi B (2013) Physical activity and risk of hypertension: a meta-analysis of prospective cohort studies. Hypertension 62:1021–1026

Hupin D, Roche F, Gremeaux V, Chatard JC, Oriol M, Gaspoz JM et al (2015) Even a low-dose of moderate-to-vigorous physical activity reduces mortality by 22% in adults aged >/=60 years: a systematic review and meta-analysis. Br J Sports Med 49:1262–1267

International Diabetes Federation (2015) IDF diabetes atlas, 7. Aufl. International Diabetes Federation, Brussels

Jakicic JM, Powell KE, Campbell WW, Dipietro L, Pate RR, Pescatello LS, Collins KA, Bloodgood B, Piercy KL; 2018 PHYSICAL ACTIVITY GUIDELINES ADVISORY COMMITTEE* (2019) Physical Activity and the Prevention of Weight Gain in Adults: A Systematic Review. Med Sci Sports Exerc 51:1262–1269

Jensen MD, Ryan DH, Apovian CM, Ard JD, Comuzzie AG, Donato KA et al (2014) AHA/ACC/TOS guideline for the management of overweight and obesity in adults: a report of the American College of Cardiology/American Heart Association Task Force on Practice Guidelines and The Obesity Society. J Am Coll Cardiol 63:2985–3023

Jeon CY, Lokken RP, Hu FB, von Dom RM (2007) Physical activity of moderate intensity and risk of type 2 diabetes: a systematic review. Diabetes Care 30:744–752

Kearney PM, Whelton M, Reynolds K, Muntner P, Whelton PK, He J (2005) Global burden of hypertension: analysis of worldwide data. Lancet 65:217–2123

Keimling M, Behrens G, Schmid D, Jochem C, Leitzmann MF (2014) The association between physical activity and bladder cancer: systematic review and meta-analysis. Br J Cancer 110:1862–1870

Kelly P, Kahlmeier S, Gotschi T, Orsini N, Richards J, Roberts N et al (2014) Systematic review and meta-analysis of reduction in all-cause mortality from walking and cycling and shape of dose response relationship. Int J Behav Nutr Phys Act 11:132

Kodama S, Saito K, Tanaka S, Maki M, Yachi Y, Asumi M, Sugawara A, Totsuka K, Shimano H, Ohashi Y, Yamada N, Sone H (2009) Cardiorespiratory fitness as a quantitative predictor of all-cause mortality and cardiovascular events in healthy men and women: a meta-analysis. JAMA 301:2024–2035.

Kraus WE, Powell KE, Haskell WL, Janz KF, Campbell WW, Jakicic JM, Troiano RP, Sprow K, Torres A, Piercy KL; 2018 PHYSICAL ACTIVITY GUIDELINES ADVISORY COMMITTEE* (2019) Physical Activity, All-Cause and Cardiovascular Mortality, and Cardiovascular Disease. Med Sci Sports Exerc 51:1270–1281.

Kyu HH, Bachman VF, Alexander LT, Mumford JE, Afshin A, Estep K, Veerman JL, Delwiche K, Iannarone ML, Moyer ML, Cercy K, Vos T, Murray CJ, Forouzanfar MH (2016) Physical activity and risk of breast cancer, colon cancer, diabetes, ischemic heart disease, and ischemic stroke events: systematic review and dose-response meta-analysis for the Global Burden of Disease Study 2013. BMJ 354:i3857

Kyu HH, Bachman VF, Alexander LT, Mumford JE, Afshin A, Estep K et al (2016) Physical activity and risk of breast cancer, colon cancer, diabetes, ischemic heart disease, and ischemic stroke events: systematic review and dose-response meta-analysis for the Global Burden of Disease Study 2013. BMJ. 35:i3857

Lahti J, Holstila A, Lahelma E, Rahkonen O (2014) Leisure-time physical activity and all-cause mortality. PLoS ONE 9:e101548

Laukkanen JA, Isiozor NM, Kunutsor SK (2022) Objectively assessed cardiorespiratory fitness and all-cause mortality risk: an updated meta-analysis of 37 cohort studies involving 2,258,029 participants. Mayo Clin Proc 97:1054–1073

Lawes CM, Vander Hoorn S, Rodgers A, International Society of Hypertension (2008) Global burden of blood-pressure-related disease, 2001. Lancet 371:1513–1518

Lee CD, Folsom AR, Blair SN (2003) Physical activity and stroke risk. A meta-analysis. Stroke 34:2475–2482

Lee SW, Lee J, Moon SY, Jin HY, Yang JM, Ogino S et al (2021) Physical activity and the risk of SARS-CoV-2 infection, severe COVID-19 illness and COVID-19 related mortality in South Korea: a nationwide cohort study. Br J Sports Med 56:901–912

Li J, Siegrist J (2012) Physical activity and risk of cardiovascular disease-a meta-analysis of prospective cohort studies. Int J Environ Res Public Health 9:391–407

Lim S, Vos T, Flaxman AD, Danaei G, Shibuya K, Adair-Rohani H et al (2012) A comparative risk assessment of burden of disease and injury attributable to 67 risk factors and risk factor clusters in 21 regions, 1990–2010: a systematic analysis for the Global Burden of Disease Study 2010. Lancet 380:2224–2260

Liu L, Shi Y, Li T, Qin Q, Yin J, Pang S et al (2016) Leisure time physical activity and cancer risk: evaluation of the WHO's recommendation based on 126 high-quality epidemiological studies. Br J Sports Med 50:372–378

Liu X, Zhang D, Liu Y et al (2017) Dose–response association between physical activity and incident hypertension: a systematic review and meta-analysis of cohort studies. Hypertension 69:813–820

Liu F, Wang J, Wu HL, Wang H, Wang JX, Zhou R et al (2018a) Leisure time physical activity and risk of prostate cancer: a dose-response meta-analysis. Minerva Urol Nefrol 70:152–161

Liu Y, Shu XO, Wen W, Saito E, Rahman MS, Tsugane S et al (2018b) Association of leisure-time physical activity with total and cause-specific mortality: a pooled analysis of nearly a half million adults in the Asia Cohort Consortium. Int J Epidemiol 47:771–779

Liu Y, Hu F, Li D, Wang F, Zhu L, Chen W, Ge J, An R, Zhao Y (2011) Does physical activity reduce the risk of prostate cancer? A systematic review and meta-analysis. Eur Urol 60:1029–1044.

Lollgen H, Bockenhoff A, Knapp G (2009) Physical activity and all-cause mortality: an updated meta-analysis with different intensity categories. Int J Sports Med 30:213–224

MacDonald HV, Johnson BT, Huedo-Medina TB, Livingston J, Forsyth KC, Kraemer WJ et al (2016) Dynamic resistance training as stand-alone antihypertensive lifestyle therapy: a meta-analysis. J Am Heart Assoc 28:e003231

Mahmood S, MacInnis RJ, English DR, Karahalios A, Lynch BM (2017) Domain-specific physical activity and sedentary behaviour in relation to colon and rectal cancer risk: a systematic review and meta-analysis. Int J Epidemiol 46:1797–1813

Mammen G, Faulkner G (2013) Physical activity and the prevention of depression: a systematic review of prospective studies. Am J Prev Med 45:649–657

McTiernan A, Friedenreich CM, Katzmarzyk PT, Powell KE, Macko R, Buchner D, Pescatello LS, Bloodgood B, Tennant B, Vaux-Bjerke A, George SM, Troiano RP, Piercy KL; 2018 PHYSICAL ACTIVITY GUIDELINES ADVISORY COMMITTEE* (2019) Physical Activity in Cancer Prevention and Survival: A Systematic Review. Med Sci Sports Exerc 51:1252–1261

Merom D, Ding D, Stamatakis E (2016) Dancing participation and cardiovascular disease mortality: a pooled analysis of 11 population-based British cohorts. Am J Prev Med 50:756–760

Milton K, Macniven R, Bauman A (2014) Review of the epidemiological evidence for physical activity and health from low- and middle-income countries. Glob Public Health 9:369–381

Momma H, Kawakami R, Honda T, Sawada SS (2022) Muscle-strengthening activities are associated with lower risk and mortality in major non-communicable diseases: a systematic review and meta-analysis of cohort studies. Br J Sports Med 56:755–763

Moore SC, Patel AV, Matthews CE, Berrington de Gonzalez A, Park Y, Katki HA et al (2012) Leisure time physical activity of moderate to vigorous intensity and mortality: a large pooled cohort analysis. PLoS Med 9:e1001335

Moore SC, Lee IM, Weiderpass E, Campbell PT, Sampson JN, Kitahara CM, Keadle SK, Arem H, Berrington de Gonzalez A, Hartge P, Adami HO, Blair CK, Borch KB, Boyd E, Check DP, Fournier A, Freedman ND, Gunter M, Johannson M, Khaw KT, Linet MS, Orsini N, Park Y, Riboli E, Robien K, Schairer C, Sesso H, Spriggs M, Van Dusen R, Wolk A, Matthews CE, Patel AV (2016) Association of Leisure-Time Physical Activity With Risk of 26 Types of Cancer in 1.44 Million Adults. JAMA Intern Med 176:816–825

Myint PK, Luben RN, Wareham NJ, Welch AA, Bingham SA, Day NE, Khaw KT (2006) Combined work and leisure physical activity and risk of stroke in men and women in the European prospective investigation into Cancer-Norfolk Prospective Population Study. Neuroepidemiology 27:122–129

Nieman DC, Wentz LM (2019) The compelling link between physical activity and the body's defense system. J Sport Health Sci 8:201–217

Nocon M, Hieman T, Muller-Riemenschneider F, Thalau F et al (2008) Association of physical activity with all-cause and cardiovascular mortality: a systematic review and meta-analysis. Eur J Cardiovasc Prev Rehabil 15:239–246

O'Donovan G, Lee IM, Hamer M, Stamatakis E (2017) Association of "weekend warrior" and other leisure time physical activity patterns with risks for all-cause, cardiovascular disease, and cancer mortality. JAMA Intern Med 177:335–342

PAGAC (2018) 2018 Physical Activity Guidelines Advisory Committee Scientific Report. U.S. Department of Health and Human Services, Washington, DC

Pearce M, Garcia L, Abbas A, Strain T, Schuch FB, Golubic R et al (2022) Association between physical activity and risk of depression: a systematic review and meta-analysis. JAMA Psychiatry 79:550–559

Pescatello LS, Buchner DM, Jakicic JM, Powell KE, Kraus WE, Bloodgood B, 2018 Physical Activity Guidelines Advisory CommitteE* et al (2019) Physical activity to prevent and treat hypertension: a systematic review. Med Sci Sports Exerc 51:1314–1323

Pizot C, Boniol M, Mullie P, Koechlin A, Boniol M, Boyle P et al (2016) Physical activity, hormone replacement therapy and breast cancer risk: a meta-analysis of prospective studies. Eur J Cancer 52;138–154

Popkin BM, Du S, Green WD, Beck MA, Algaith T, Herbst CH et al (2020) Individuals with obesity and COVID-19: a global perspective on the epidemiology and biological relationships. Obes Rev. 21:e13128

Psaltopoulou T, Ntanasis-Stathopoulos I, Tzanninis IG, Kantzanou M, Georgiadou D, Sergentanis TN (2016) Physical activity and gastric cancer risk: a systematic review and meta-analysis. Clin J Sport Med 26:445–464

Radua J, Ramella-Cravaro V, Ioannidis JPA, Reichenberg A, Phiphopthatsanee N, Amir T et al (2018) What causes psychosis? An umbrella review of risk and protective factors. World Psychiatry 17:49–66

Rana B, Hu L, Harper A, Cao C, Peters C, Brenner D et al (2020) Occupational physical activity and lung cancer risk: a systematic review and meta-analysis. Sports Med 50:1637–1651

Rehm J, Shield KD (2019) Global burden of disease and the impact of mental and addictive disorders. Curr Psychiatry Rep 21:10

Reimers CD, Knapp G, Reimers AK (2009) Exercise as stroke prophylaxix. Dtsch Arztbl Int 106:715–721

Rezende LFM, Sá TH, Markozannes G, Rey-López JP, Lee IM, Tsilidis KK et al (2018) Physical activity and cancer: an umbrella review of the literature including 22 major anatomical sites and 770 000 cancer cases. Br J Sports Med 52:826–833

Richardson S, Hirsch JS, Narasimhan M, Crawford JM, McGinn T, Davidson KW et al (2020) Presenting characteristics, comorbidities, and outcomes among 5700 patients hospitalized with COVID-19 in the New York City area. JAMA 323:2052–2059

Rosenberg L, Kipping-Ruane KL, Boggs DA, Palmer JR (2013) Physical activity and the incidence of obesity in young African-American women. Am J Prev Med 45:262–268

Saeidifard F, Medina-Inojosa JR, West CP, Olson TP, Somers VK, Bonikowske AR, Prokop LJ, Vinciguerra M, Lopez-Jimenez F (2019) The association of resistance training with mortality: a systematic review and meta-analysis. Eur J Prev Cardiol. 26(15):1647–1665

Sallis R, Young DR, Tartof SY, Sallis JF, Sall J, Li Q et al (2021) Physical inactivity is associated with a higher risk for severe COVID-19 outcomes: a study in 48 440 adult patients. Br J Sports Med 55:1099–1105

Samitz G, Egger M, Zwahlen M (2011) Domains of physical activity and all-cause mortality: systematic review and dose-response meta-analysis of cohort studies. Int J Epidemiol 40:1382–1400

Sattelmair J, Pertman J, Ding EL, Kohl HW III, Haskell W, Lee I-M (2011) Dose response between physical activity and coronary heart disease: a meta-analysis. Circulation 124:789–795

Schmid D, Behrens G, Keimling M, Jochem C, Ricci C, Leitzmann M (2015) A systematic review and meta-analysis of physical activity and endometrial cancer risk. Eur J Epidemiol 30:397–412

Schuch FB, Vancampfort D (2021) Physical activity, exercise, and mental disorders: it is time to move on. Trends Psychiatry Psychother 43:177–184

Schuch FB, Deslandes AC, Stubbs B, Gosmann NP, Silva CT, Fleck MP (2016) Neurobiological effects of exercise on major depressive disorder: a systematic review. Neurosci Biobehav Rev 61:1–11

Schuch FB, Vancampfort D, Firth J, Rosenbaum S, Ward PB, Silva ES et al (2018) Physical activity and incident depression: a meta-analysis of prospective cohort studies. Am J Psychiatry 175:631–648

Schuch FB, Stubbs B, Meyer J, Heissel A, Zech P, Vancampfort D et al (2019) Physical activity protects from incident anxiety: a meta-analysis of prospective cohort studies. Depress Anxiety 36:846–858

Shaw E, Farris MS, Stone CR, Derksen JWG, Johnson R, Hilsden RJ et al (2018) Effects of physical activity on colorectal cancer risk among family history and body mass index subgroups: a systematic review and meta-analysis. BMC Cancer 18:71

Shiroma EJ, Sesso HD, Moorthy MV, Buring JE, Lee I-M (2014) Do moderate-intensity and vigorous-intensity physical activities reduce mortality rates to the same extent? J Am Heart Assoc 3:e000802

Shors AR, Solomon C, McTiernan A, White E (2001) Melanoma risk in relation to height, weight, and exercise (United States). Cancer Causes Control 12:599–606

Singh S, Devanna S, Edakkanambeth Varayil J, Murad MH, Iyer PG (2014a) Physical activity is associated with reduced risk of esophageal cancer, particularly esophageal adenocarcinoma: a systematic review and meta-analysis. BMC Gastroenterol 14:101

Singh S, Edakkanambeth Varayil J, Devanna S, Murad MH, Iyer PG (2014b) Physical activity is associated with reduced risk of gastric cancer: a systematic review and meta-analysis. Cancer Prev Res (Phila) 7:12–22

Smith AD, Crippa A, Woodcock J, Brage S (2016) Physical activity and incident type 2 diabetes mellitus: a systematic review and dose-response meta-analysis of prospective cohort studies. Diabetologia 59:2527–2545

Sofi F, Capalbo A, Cesari F et al (2008) Physical activity during leisure time and primary prevention of coronary heart disease: an updated meta-analysis of cohort studies. Eur J Cardiovasc Prev Rehabil 15:247–257

Stubbs B, Koyanagi A, Schuch F, Firth J, Rosenbaum S, Gaughran F et al (2017) Physical activity levels and psychosis: a mediation analysis of factors influencing physical activity target achievement among 204 186 people across 46 low- and middle-income countries. Schizophr Bull 43:536–545

Sun J-Y, Shi L, Gao X-D, Xu S-F (2012) Physical activity and risk of lung cancer: a meta-analysis of prospective cohort studies. Asian Pac J Cancer Prev 13:3143–3147

Talbot LA, Morell CH, Metter EJ, Flegl JL (2002) Comparison of cardiorespiratory fitness vs leisure time physical activity as predictors of coronary events in men aged <or=65 years and >65 years. Am J Cardiol 89:1187–1192

Teychenne M, Ball K, Salmon J (2008) Physical activity and likelihood of depression in adults: a review. Prev Med 46:397–411

Wahid A, Manek N, Nichols M, Kelly P, Foster C, Webster P et al (2016) Quantifying the association between physical activity and cardiovascular disease and diabetes: a systematic review and meta-analysis. J Am Heart Assoc 5:e002495. Epub 2016/09/16

Walker ER, McGee RE, Druss BG (2015) Mortality in mental disorders and global disease burden implications: a systematic review and meta-analysis. JAMA Psychiatry 72:334–341

Wang Y, Cai L, Wu Y, Wilson RF, Weston C, Fawole O et al (2015) What childhood obesity prevention programmes work? A systematic review and meta-analysis. Obes Rev 16:547–565

Warburton DE, Charlesworth S, Ivey A, Nettlefold L, Bredin SS (2010) A systematic review of the evidence for Canada's Physical Activity Guidelines for Adults. Int J Behav Nutr Phys Act 7:39 Ep

Waters E, de Silva-Sanigorski A, Hall BJ, Brown T, Campbell KJ, Gao Y et al (2011) Interventions for preventing obesity in children. Cochrane Database Syst Rev 12:CD001871

Wen CP, Wai JP, Tsai MK, Yang YC, Cheng TYT, Lee M-C et al (2011) Minimum amount of physical activity for reduced mortality and extended life expectancy: a prospective cohort study. Lancet 378:1244–1253

Wendel-Vos GCW, Schuit AJ, Feskens EJM, Boshuizen HC, Verschuren WMM, Saris WHM, Kromhut D (2004) Physical activity and stroke. A meta-analysis of observational data. Int J Epidemiol 33:787–798

Williams PT (2001) Physical fitness and activity as separate heart disease risk factors: a meta-analysis. Med Sci Sports Exerc 33:754–761

Wolin KY, Yan Y, Colditz GA, Lee IM (2009) Physical activity and colon cancer prevention: a meta-analysis. Br J Cancer 100:611–616

Woodcock J, Franco OH, Orsini N, Roberts I (2011) Non-vigorous physical activity and all-cause mortality: systematic review and meta-analysis of cohort studies. Int J Epidemiol 40:121–138

Xie F, You Y, Huang J, Guan C, Chen Z, Fang M et al (2021) Association between physical activity and digestive-system cancer: an updated systematic review and meta-analysis. J Sport Health Sci 10:4–13

## Internetadressen

ECIS – European Cancer Information System. http://www.ecis.jrc.ec.europa.eu. Zugegriffen im September 2022

ESMO (2020) Cancer incidence and mortality in EU-27 countries (2020). https://www.esmo.org/oncology-news/2020-cancer-incidence-and-mortality-in-eu-27-countries. Zugegriffen im September 2022

Eurostat (2021) 22% of people in the EU have high blood pressure. https://ec.europa.eu/eurostat/web/products-eurostat-news/-/edn-20210929-1#. Zugegriffen im September 2022

Inchley J, Currie D, Budisavljevic S, Torsheim T, Jastad A, Cosma A et al (2020) Spotlight on adolescent health and well-being: findings from the 2017/2018 Health Behaviour in School-aged Children (HBSC) survey in Europe and Canada. International report, Vol 1. Key findings. WHO Regional Office for Europe, Copenhagen. https://apps.who.int/iris/handle/10665/332091. Zugegriffen im September 2022

World Health Organisation (2014) Global status report on noncommunicable diseases 2014. World Health Organisation, Geneva. https://www.who.int/publications/i/item/9789241564854. Zugegriffen im September 2022

World Health Organisation (2020a) WHO 2020 www.who.int/health-topics/coronavirus/coronavirus#tab=tab_1. Zugegriffen im September 2022

World Health Organisation (2020b) WHO guidelines on physical activity and sedentary behaviour. World Health Organisation, Geneva. Licence: CC BY-NC-SA 3.0 IGO. https://www.who.int/publications/i/item/9789240015128. Zugegriffen im September 2022

World Health Organisation (2022) Noncommunicable diseases: risk factors. In: Global Health Observatory [website]. World Health Organization, Geneva. https://www.who.int/data/gho/data/themes/topics/noncommunicable-diseases-risk-factors. Zugegriffen im September 2022

# Sekundärpräventiver Nutzen körperlicher Aktivität und strukturierten Trainings

*Günther Samitz*

## Inhaltsverzeichnis

Im Gegensatz zur Evidenz zum primärpräventiven Nutzen körperlicher Aktivität, die zu einem großen Teil auf observationellen Studien beruht, stehen zur Beurteilung der sekundärpräventiven Wirksamkeit körperlicher Aktivität und strukturierten körperlichen Trainings für die verschiedenen Endpunkte der Morbidität und Mortalität deutlich mehr randomisierte kontrollierte Studien (RCTs) zur Verfügung.

## 3.1   Herz-Kreislauf-Erkrankungen

### 3.1.1   Arterielle Hypertonie

Die „2020 Practice Guidelines" der International Society of Hypertension (Unger et al. 2020) empfehlen Lebensstilmodifikation einschließlich regelmäßiger körperlicher Aktivität als antihypertensive Erstlinientherapie, konkret Ausdauertraining über 30 min an 5–7 Tagen pro Woche mit mittlerer Intensität oder in Form von HIIT (high intensity interval training) sowie Krafttraining an 2–3 Tagen pro Woche.

Für die Überprüfung dieser Empfehlung auf Basis der besten verfügbaren Evidenz stehen aktuell eine 2019 publizierte qualitative Umbrella-Review (Pescatello et al. 2019) sowie mehrere nach diesem Zeitraum publizierte Metaanalysen zur Verfügung (Naci et al. 2019; Smart et al. 2019; Loaiza-Betancur & Chulvi-Medrano 2020; Leal et al. 2020; Hansford et al. 2021; Lee et al. 2021; Dassanayake et al. 2022; Baffour-Awuah et al. 2022).

In den von der Umbrella-Review ausgewerteten 15 Metaanalysen von RCTs, die den Blutdruckresponse einer Trainingsintervention (Ausdauertraining, dynamisches Krafttraining, isometrisches Krafttraining, Ausdauertraining plus Krafttraining, Tai Chi, Qigong, Yoga) untersuchten, betrug die Größenordnung der Blutdruckreduktion in den Interventionsgruppen im Vergleich zu den Kontrollen 5–17 mmHg systolisch und 2–10 mmHg diastolisch. In den sechs Metaanalysen, die hypertensive, prähypertensive und normotensive Personen untersuchten, fand sich die größte Blutdruckreduktion für den systolischen Ruheblutdruck in den hypertensiven Stichproben (5–8 mmHg), gefolgt von den prähypertensiven (2–4 mmHg) und normotensiven Stichproben (1–2 mmHg) (◘ Abb. 3.1).

Von den analysierten Metaanalysen wurde in fünf der Blutdruckresponse von Ausdauerprogrammen (Fagard & Cornelissen 2007; Cornelissen & Smart 2013; Murtagh et al. 2015; Conceição et al. 2016; Wen und Wang 2017), in drei der Effekt von dynamischem Krafttraining (Cornelissen et al. 2011; Casonatto et al. 2016; MacDonald et al. 2016), in einer der Effekt von isometrischem Krafttraining (Carlson et al. 2014) und in einer weiteren der kombinierte Effekt von Ausdauertraining plus dynamischem Krafttraining (Corso et al. 2016) evaluiert. Vier Metaanalysen, allesamt aus Asien, untersuchten komplementäre Bewegungsformen wie Tai Chi (Wang et al. 2013), Qigong (Xiong et al. 2015b), Baduanjin (Xiong et al. 2015a) sowie Meditation und Joga (Park und Han 2017).

Die Autoren der Umbrella-Review kamen auf Basis einer qualitativen Beurteilung der Ergebnisse dieser Metaanalysen zur Schlussfolgerung, dass Ausdauertraining, dynamisches Krafttraining oder die Kombination aus beiden in punkto Blutdrucksenkung bei Personen mit Hypertonie und Borderline-Hypertonie zu ähnlich günsti-

**3**

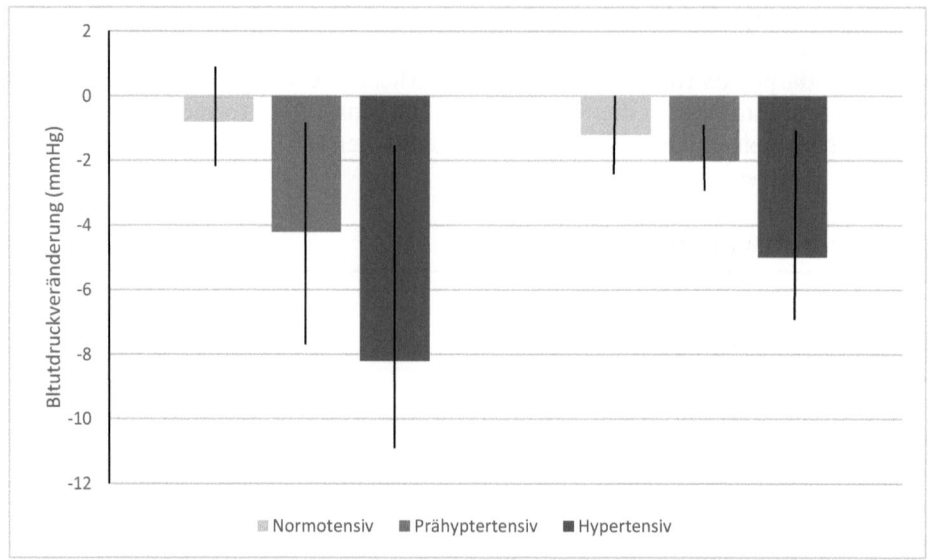

◨ **Abb. 3.1**    Kombinierte Effekte einer mehrmonatigen Trainingstherapie auf den systolischen und diastolischen Ruheblutdruck bei normotensiven, prähypertensiven und hypertensiven Personen. Daten auf Basis von Metaanalysen, in denen die Auswirkungen von Ausdauertraining, Krafttraining, Ausdauertraining plus Krafttraining untersucht wurden; Die Balken zeigen den Blutdruckresponse infolge einer mehrmonatigen Trainingsintervention. Die vertikalen Striche in den Balken repräsentieren die 95 %-Konfidenzintervalle der Punktschätzungen; in Anlehnung an Pescatello et al. (2019)

gen Ergebnissen führen, hingegen die Effektivität von isometrischem Krafttraining aufgrund der wenigen zur Verfügung stehenden RCTs und geringen Teilnehmerzahlen noch nicht sicher beurteilt werden kann. Die in den Metaanalysen zu den komplementären Aktivitätsformen Tai-Chi, Qigong, Baduanjin sowie Meditation und Joga gefundenen günstigen Ergebnisse – im Vergleich zu den konventionellen Trainingsformen wurde in diesen Metaanalysen von größeren Reduktionen des systolischen (11,4–17,4 mmHg) und diastolischen (2,4–10,6 mm) Blutdrucks berichtet, sollten aufgrund der niedrigen Studienqualität und den z. T. lückenhaften Informationen in den Primärstudien mit Vorsicht interpretiert werden.

Inzwischen liegen zur Effektivität von isometrischem Krafttraining als antihypertensive Therapie neue Metaanalysen vor (Loaiza-Betancur und Chulvi-Medrano 2020; Smart et al. 2019; Hansford et al. 2021), die in der Umbrella-Review noch nicht berücksichtigt werden konnten.

Die Metaanalyse von Smart et al. (2019) mit individuellen Patientendaten beinhaltet 12 RCTs mit 326 Teilnehmern (52,7 % erhielten ein Antihypertensivum). Die Intensität für das isometrische Faustschlusstraining betrug 8–30 % der Maximalkraft, die Trainingsdauer 3–12 Wochen. Im Vergleich zu den Kontrollen betrug in den Interventionsgruppen die Reduktion des systolischen bzw. diastolischen Blutdrucks – 6,2 mmHg bzw. – 2,8 mmHg. Der mittlere arterielle Blutdruck verbesserte sich um – 4,1 mm Hg. Die Number needed to treat (NNT), um eine 5 mmHg Reduktion des systolischen Blutdrucks zu erzielen, betrug 4 Personen, die NNT, um eine 3 mmHg Reduktion des diastolischen Blutdrucks zu erreichen, 5 Personen. Ein isometrisches Faustschlusstraining von nur 8 min (4 isometrische Kontraktionen, die für 2 min gehalten werden, mit 1–3 min Pause dazwischen), 3x pro Woche durchgeführt, war in der Lage, den systolischen Blutdruck um 6–7 mmHg zu senken, was einer 13 %igen Reduktion des Risikos für Myokardinfarkt und einer 22 %igen Reduktion des Schlaganfallrisikos gleichkommt.

Die aktuellste und größte dieser Metaanalysen beinhaltet 24 RCTs mit 1.143 prä- und hypertensiven Personen und analysierte neben Effektivitätsdaten auch Sicherheitsdaten (Hansford et al. 2021). Das isometrische Faustschlusstraining resultierte in einer klinisch bedeutsamen Reduktion des peripheren systolischen (− 6,97 mmHg) und diastolischen (− 3,86 mmHg) und des zentralen systolischen (− 7,48 mmHg) und diastolischen (− 3,75 mmHg) Blutdrucks. Isometrisches Krafttraining war nicht mit einem erhöhten Sicherheitsrisiko verbunden (RR 1,12; 95 %-CI 0,47–2,68). Pro 38.444 Einheiten von isometrischem Krafttraining trat ein unerwünschtes Ereignis auf.

Auf Basis dieser neuen Analysen mit größeren Stichproben scheint isometrisches Krafttraining daher ebenfalls eine effektive, zeitsparende und sichere Trainingsform zu sein, die zu klinisch relevanten Blutdruckreduktionen führt und in künftigen Richtlinien berücksichtigt werden sollte.

Erwähnenswert ist aber vor allem eine neue Netzwerk-Metaanalyse, in der erstmals die Effektivität der Trainingstherapie in Bezug auf den systolischen Blutdruck mit jener der medikamentösen Intervention verglichen wurde (Naci et al. 2019). In die Studie eingeschlossen wurden insgesamt 391 RCTs, wovon 197 RCTs (10.461 Teilnehmer) Bewegungsinterventionen (Ausdauertraining [135 RCTs], dynamischen Krafttraining [48 RCTs], isometrisches Krafttraining [12 RCTs], Kombinationen aus Ausdauer- und Krafttraining [31 RCTs]) und 194 RCTs (29.281 Teilnehmer) Arzneimittelinterventionen mit Antihypertensiva (ACE-Hemmer, Angiotensin-II-Rezeptorblocker, Betablocker, Kalziumantagonisten und Diuretika) untersuchten. Nur 56 Bewegungsstudien inkludierten hypertensive Teilnehmer (SBD ≥ 140 mmHg) und in keinem RCT wurden die Trainings- und medikamentöse Intervention direkt miteinander verglichen.

Über alle Populationen gerechnet, waren die medikamentöse und trainingstherapeutische Intervention effektiv und führten zu einer Senkung des systolischen Blutdrucks um − 8,8 mmHg (95 %-CI − 9,6 bis − 8,0) bzw. − 4,8 mmHg (95 %-CI − 5,5 bis − 4,1). Insgesamt schnitt damit die Arzneimittelintervention im Vergleich zur Bewegungsintervention zwar etwas besser ab (mittlere Differenz [MD] −3,96 mmHg, 95 %-CI − 5,02 bis −2,91 mmHg), in den hypertensiven Populationen war dieser Vorteil aber nicht mehr feststellbar. Für diese Gruppen betrug für die unterschiedlichen Formen der Bewegungsintervention die Senkung des systolischen Blutdrucks − 8,7 mmHg (95 %-CI − 10,1 bis − 7,2) für Ausdauertraining, − 7,2 mmHg (95 %-CI − 10,6 bis − 3,9) für dynamisches Krafttraining, − 13,5 mmHg (95 %-CI − 16,6 bis 10,5) für die Kombination aus beiden und − 4,9 mmHg (95 %-CI − 10,2 bis 0,4) für isometrisches Krafttraining. Zwischen der Belastungsintensität und dem Ausmaß der Blutdruckreduktion konnte keine Dosis-Wirkungs-Beziehung beobachtet werden. Dieses war in Programmen mit niedriger (− 4,6 mmHg), mittlerer (− 5,4 mmHg) und hoher Belastungsintensität (− 3,9 mmHg) ähnlich.

Zwischenzeitlich sind auch zu Ausdauerprogrammen neue Metaanalysen erschienen, wobei eine Cochrane-Analyse den antihypertensiven Effekt des Walkings (Lee et al. 2021) und zwei andere den Blutdruckresponse von „High Intensity Intervall Training" (HIIT) untersucht haben (Costa et al. 2018; Leal et al. 2020).

**3**

Die Cochrane-Review von Lee et al. (2021) inkludierte 73 RCTs mit 5763 Teilnehmern. Die meisten der Walking-Programme wurden zuhause oder gemeindebezogen durchgeführt und waren supervidiert. Die Einheiten von meist mittlerer Intensität und 20–40 min Dauer wurden 3–5x pro Woche durchgeführt, wobei die durchschnittliche Gehzeit 153 min pro Woche betrug, die durchschnittlichen Interventionsdauer 15 Wochen. Walking reduzierte im Vergleich zur Kontrolltherapie den systolischen und diastolischen Blutdruck um − 4,1 mmHg und − 1,8 mmHg. Das Ausmaß der Blutdrucksenkung fiel für Männer und Frauen sowie für die verschiedenen Altersbereiche ähnlich aus. Da Walking ein sehr kostengünstiger, von vielen Menschen machbarer und fast überall durchführbarer Aktivitätstyp ist, ist dieser Interventionsansatz wegen seiner breiten Umsetzbarkeit attraktiv.

Die beiden anderen Metaanalysen verglichen die Effekte von kontinuierlich durchgeführtem Ausdauertraining mittlerer Intensität (MICT) mit hoch-intensivem Intervalltraining (HIIT) bei prä- bzw. hypertensiven Personen und kamen zum Ergebnis, dass sich das Ausmaß der Blutdrucksenkung zwischen MICT und HIIT kaum unterscheidet, HIIT aber mit einer größeren Verbesserung der maximalen Sauerstoffaufnahme ($VO_{2max}$) assoziiert ist (Costa et al. 2018; Leal et al. 2020). In der aktuelleren der beiden Analysen betrug die Reduktion des systolischen Blutdrucks für MICT− 3,7 mmHg, jene für HIIT − 5,6 mmHg, die Reduktion des diastolischen Blutdrucks − 2,4 mmHg bzw. − 4,8 mmHg. Beide Interventionen verbesserten die $VO_{2max}$, wobei das Ausmaß der Verbesserung für HIIT aber signifikant größer ausfiel (+ 4,9 ml/kg/min) als für MICT (+ 1,3 ml/kg/min) (Leal et al. 2020). Die Inzidenz von unerwünschten Ereignissen in Verbindung mit MICT bzw. HIIT konnte aufgrund nur vereinzelt vorliegender Daten nicht verglichen werden.

Die integrierten Ergebnisse dieser bisherigen Analysen lassen folgende Schlussfolgerung zu: (1) Regelmäßige körperliche Aktivität senkt den Blutdruck bei prähypertensiven und hypertensiven Personen vergleichbar mit einer medikamentösen Therapie. (2) Das Ausmaß der bewegungsinduzierten Blutdrucksenkung hängt maßgeblich vom Ausgangswert des Blutdrucks ab und ist bei hypertensiven Personen am größten. (3) Die konventionellen Trainingsformen (Ausdauertraining, dynamisches Krafttraining, statisches Krafttraining) führen zu Blutdrucksenkungen ähnlichen Ausmaßes, mit einem leichten Vorteil, wenn Ausdauer- und Krafttraining miteinander kombiniert werden. (4) Zwischen der Belastungsintensität eines Ausdauer- und /oder Kraftprogrammes und dem Ausmaß der Blutdrucksenkung besteht keine Dosis-Wirkungs-Assoziation. Hoch intensives Intervall-Training (HIIT) führt aber zu einer größeren Steigerung des kardiorespiratorischen Leistungsvermögens. (5) Auch die Einbeziehung komplementärer Bewegungsformen wie Tai-Chi, Qigong, Meditation und Yoga kann erwogen werden, die Evidenz für ihre antihypertensive Wirksamkeit ist aber nicht so robust wie für konventionellen Trainingsformen.

### 3.1.2  Koronare Herzkrankheit (KHK)

Im Rahmen der Sekundärprävention von Herzkreislauf-Erkrankungen sind die Effekte des körperlichen Trainings bei KHK am besten untersucht. Zahlreiche observationelle und randomisierte Studien sowie Metaanalysen haben den Nutzen körperlicher Aktivität und strukturierten Trainings bei Personen mit bestehender KHK evaluiert (Myers et al. 2002; Kavanagh et al. 2002; Taylor et al. 2004; Lawler et al.

2011; Heran et al. 2011; Martin et al. 2013; Hung et al. 2014; Anderson et al. 2016; Powell et al. 2018; Dibben et al. 2021; Ezzatvar et al. 2021).

Die prospektive Kohortenstudie von Myers et al. war eine der ersten wegweisenden Arbeiten, in der die prognostische Bedeutung der maximalen aeroben Kapazität bei Koronarpatienten aufgezeigt wurde (Myers et al. 2002). In der Subkohorte von 3679 Männern mit kardiovaskulärer Erkrankung, die einer Belastungsergometrie zugewiesen und durchschnittlich 6,2 Jahre nachbeobachtet wurden, war die maximale Belastungskapazität (gemessen in METs) der stärkste Prädiktor der Mortalität. Jeder Anstieg der maximalen Ausdauerleistungsfähigkeit um 1 MET (entspricht 3,5 ml $O_2$/kgKG/min) war mit einem um 9 % verbesserten Überleben assoziiert (HR 0,91; 95 %-CI 0,88–0,94). Auch in einer weiteren prospektiven Kohortenstudie mit 12.169 männlichen Patienten mit KHK, die eine maximale symptomlimitierte Ergometrie absolvierten und median 7,9 Jahre nachbeobachtet wurden, war die maximale Belastungskapazität ein wesentlicher Prädiktor der Lanzeitprognose (Kavanagh et al. 2002). Eine maximale Sauerstoffaufnahme von 15–22 ml/kg/min und > 22 ml/kg/min im Vergleich zu < 15 ml/kg/min war mit einer Hazard Ratio (HR) von 0,62 (95 %-CI 0,54–0,71) und 0,39 (95 %-CI 0,33–0,47) für die kardiovaskuläre Mortalität sowie 0,66 (95 %-CI 0,59–0,73) und 0,48 (95 %-CI 0,42–0,55) für die Gesamtsterblichkeit assoziiert.

Inzwischen liegt eine Meta-Analyse mit 21 prospektiven Kohortenstudien vor, in der die maximale Belastungskapazität als Prädiktor der Mortalität bei Patienten mit kardiovaskulärer Erkrankung systematisch untersucht worden ist (Ezzatvar et al. 2021). In die Analyse wurden Studien mit einer Follow-up-Dauer von ≥ 6 Monaten aufgenommen, in denen die maximale Sauerstoffaufnahme entweder direkt mittels Spiroergometrie oder indirekt durch einen symptomlimitierten Belastungstest am Fahrradergometer oder Laufband ermittelt worden war. 21 Kohorten mit 156.371 Patienten (38,1 % Frauen, Durchschnittsalter 61,4 Jahre) und einer Nachbeobachtungszeit von 1–14 Jahren erfüllten die Einschlusskriterien. Die meisten Studien untersuchten Patienten mit KHK (10 Studien) und Herzinsuffizienz (5 Studien).

Für die KHK-Patienten in der höchsten im Vergleich zur niedrigsten Fitnesskategorie war das Risiko für die Gesamtsterblichkeit um 68 % (HR 0,32; 95 %-CI 0,26–0,41) vermindert. Auf Basis der Dosis-Wirkungs-Analyse war für diese Patienten jeder Anstieg der maximalen Belastungskapazität um 1 MET mit einem um 17 % reduzierten Risiko für die Gesamtmortalität assoziiert (HR 0,83; 95 %-CI 0,76–0,91), für die kardiovaskuläre Mortalität war die Risikoreduktion nicht statistisch signifikant (HR 0,75; 95 %-CI 0,48–1,18).

Anerkannte Fachgesellschaften wie die American Heart Association haben daher empfohlen, bei Patienten mit kardiovaskulärer Erkrankung neben den traditionellen kardiovaskulären Risikofaktoren auch die kardiorespiratorische Fitness wegen Ihres guten prognostischen Wertes routinemäßig zu bestimmen (Virani et al. 2020).

Das wahrscheinlich beste Beispiel für den sekundärpräventiven Nutzen körperlichen Trainings bei Patienten mit bestehender KHK ist aber die Trainingstherapie im Rahmen der stationären und/oder ambulanten kardiologischen Rehabilitation (ExCR). Ihre Wirksamkeit wurde in den letzten beiden Jahrzehnten in mehreren systematischen Cochrane-Reviews und Meta-Analysen von RCTs evaluiert (Taylor et al. 2004; Lawler et al. 2011; Heran et al. 2011; Anderson et al. 2016; Powell et al. 2018; Dibben et al. 2021).

**3**

Die aktuellste und gleichzeitig umfangreichste dieser Analysen ist eine aktualisierte systematische Review der Cochrane Heart Group (Dibben et al. 2021). Diese inkludiert 85 RCTs (davon 22 neue Studien seit der letzten Version von Anderson et al. 2016) mit insgesamt 23.430 Patienten mit Myokardinfarkt (MI), koronarem Bypass (CABG), perkutaner Koronarintervention (PCI), Angina pectoris oder sonstiger koronarer Erkrankung. Das mittlere Lebensalter der Patienten reichte von 47–77 Jahren.

Kurzfristig (6–12 Monate) resultierte die ExCR im Vergleich zu einer Standardbehandlung in einer 28%igen Reduktion des Risikos für MI (RR 0,72; 95%-CI 0,55–0,93; 21 Studien) und einer 42%igen Risikoreduktion für die Hospitalisation aller Ursachen (RR 0,58; 95%-CI 0,43–0,77; 14 Studien). Die Risikoreduktionen für die Gesamtmortalität (RR 0,87; 95%-CI 0,73–1,04; 25 Studien) und kardiovaskuläre Mortalität (RR 0,88; 95%-CI 0,68–1,14; 15 Studien) waren statistisch nicht signifikant. Die ExCR konnte kurzfristig auch die gesundheitsbezogene Lebensqualität leicht verbessern.

Mittelfristig (1–3 Jahre) wurde eine bedeutende Reduktion der kardiovaskulären Mortalität gefunden (RR 0,77; 95%-CI 0,63–0,93; 5 Studien), die Risiken für die Gesamtmortalität (RR 0,90; 95%-CI 0,80–1,02; 15 Studien), für Myokardinfarkt (RR 1,07; 95%-CI 0,91–1,27; 12 Studien), CABG (RR 0,97; 95%-CI 0,77–1,23; 9 Studien) und PCI (RR 0,96; 95%-CI 0,69–1,35; 6 Studien) blieben durch die Trainingsintervention aber unbeeinflusst.

Langfristig (> 3 Jahre) führte die ExCR zu einer beträchtlichen Reduktion der kardiovaskulären Mortalität (RR 0,58; 95%-CI 0,43–0,78; 8 Studien) und des Risikos für MI (RR 0,67; 95%-CI 0,50–0,90; 10 Studien), die Risiken für die Gesamtmortalität (0,91; 95%-CI 0,75–1,10), CABG (RR 0,66; 95%-CI 0,34–1,27; 4 Studien) und PCI (RR 0,76; 95%-CI 0,48–1,20, 3 Studien) waren nicht signifikant reduziert.

Trotz Einbeziehung neuer Studien mit mehr Frauen ist die untersuchte Patientenpopulation aber nach wie vor vorwiegend männlich, mittleren Lebensalters und weist ein niedriges Risiko sowie wenige Begleiterkrankungen auf, was die Aussagekraft der Ergebnisse für Frauen, ältere Patienten mit KHK und solche mit hohem Risiko einschränkt. Was die unterschiedlichen Möglichkeiten der ExCR (stationär, ambulant, heimbasiert, tele-basiert), betrifft, kommt eine Netzwerk-Metaanalyse zum Ergebnis, dass bisher nur die stationäre und/oder ambulante ExCR im Vergleich zur Standardbehandlung die Gesamtmortalität signifikant senken konnten (RR 0,76; 95%-CI 0,64–0,90), nicht aber die beiden anderen Formen (Xia et al. 2018).

Als Gründe für die verminderte Morbidität und Mortalität durch körperliches Training bei KHK werden u. a. die Verbesserung der Endothelfunktion, die Anregung des Kollateralwachstums, die Reduktion der mechanischen Herzarbeit, die Verringerung der atherosklerotischen Progression sowie die Reduktion thrombotischer Ereignisse genannt (Leon et al. 2005; Lavie et al. 2009; Vanhees et al. 2012). In einigen RCTs konnte durch körperliches Training eine verlangsamte Progression und vereinzelt sogar eine Regression der Koronarsklerose, eine Normalisierung der endothelialen Dysfunktion und die Induktion der Vaskulogenese belegt werden (Hambrecht et al. 2000).

### 3.1.3 Chronische Herzinsuffizienz

Chronische Herzinsuffizienz (HI) ist ein wachsendes globales Gesundheitsproblem, mit einer zunehmenden Prävalenz und daraus resultierenden hohen jährlichen Gesundheitskosten (Braunwald 2015; Ziaeian & Fonarow 2016). Patienten mit symptomatischer HI haben eine stark eingeschränkte Belastungstoleranz mit sehr ungünstigen Auswirkungen auf die Aktivitäten des täglichen Lebens und die Lebensqualität und ein erhöhtes Risiko für Hospitalisierung und Tod (Braunwald 2015).

Die trainingsbasierte kardiale Rehabilitation (ExCR) wird als integraler Bestandteil der umfassenden Behandlung von HI-Patienten erachtet (Bjarnason-Wehrens et al. 2010). Mehrere Cochrane-Reviews und Metaanalysen von RCTs haben ihre Wirksamkeit bei Patienten mit Herzinsuffizienz evaluiert (Piepoli et al. 2004; Rees et al. 2004; Taylor et al. 2014; Taylor et al. 2018; Long et al. 2019; Taylor et al. 2019).

Die aktuellsten Analysen sind eine Metaanalyse mit individuellen Patientendaten der ExTraMATCH II Collaboration (Taylor et al. 2018; Taylor et al. 2019) sowie eine aktualisierte systematische Review der Cochrane Heart Group (Long et al. 2019).

ExTraMATCH II verglich die Wirksamkeit der ExCR hinsichtlich Mortalität und Hospitalisation (alle Ursachen und HI-spezifisch) mit Kontrollen ohne Trainingstherapie (Taylor et al. 2018). Es konnten individuelle Patientendaten von 18 RCTs mit 3912 HI-Patienten gewonnen werden, mit einem medianen Follow-up von 19 Monaten für die Mortalitäts- und 11 Monaten für die Hospitalisations-Endpunkte. Die Mehrheit der Patienten waren Männer (75 %), das durchschnittliche Lebensalter der Patienten betrug 61 Jahre, die durchschnittliche linksventrikuläre Ejektionsfraktion 26,7 %.

Im Vergleich zu den Kontrollen hatte die ExCR keinen signifikanten Effekt auf die Mortalität und Hospitalisation. Die gepoolten Hazard Raten lagen zwar alle unterhalb des Referenzwertes von 1, aber mit sehr weiten Konfidenzintervallen (Mortalität aller Ursachen: HR 0,83; 95 %-CI 0,67–1,04; HI-spezifische Mortalität HR 0,84; 95 %-CI 0,49–1,46; Hospitalisierung aller Ursachen: HR 0,90, 95 %-CI 0,76–1,06; HI-spezifische Hospitalisation; HR 0,98; 95 %-CI 0,72–1,35). Die ExCR verbesserte aber im Vergleich zu den Kontrollen die Belastungskapazität und gesundheitsbezogene Lebensqualität der HI-Patienten signifikant; Verbesserungen im 6 min-Gehtest (MD + 21,0 m; 95 %-CI 1,57–40,4) und im „Minnesota Living with Heart Failure Questionnaire score" (mittlere Differenz – 5,94 Punkte; 95 %-CI – 1,0 bis – 10,9; ein niedrigerer Score bedeutet eine verbesserte Lebensqualität) (Taylor et al. 2019).

Die aktualisierte Cochrane-Analyse (Long et al. 2019) inkludierte 44 RCTs (5783 HI-Patienten mit eingeschränkter (< 45 %) oder erhaltener linksventrikulärer Ejektionsfraktion (≥ 45 %), in denen die ExCR mit einer Behandlung ohne Trainingstherapie verglichen wurde. Im Vergleich zum vorausgegangenen Cochrane-Review (Taylor et al. 2014) wurden 11 neue RCTs (N = 1040) in die Analyse aufgenommen. Obwohl die überwiegende Mehrzahl der Primärstudien vorwiegend Patienten mit eingeschränkter Ejektionsfraktion und NYHA-Stadium II und III im stationären oder ambulanten Rehabilitationssetting untersuchten, enthielt die aktuelle Analyse auch mehr Studien von Patienten mit erhaltener Ejektionsfraktion und solchen im heimbasierten Setting. Die Trainingstherapie beinhaltete Ausdauertraining

3

(kontinuierlich oder als Intervalltraining) und in einigen Studien auch dosiertes Krafttraining.

Kurzfristig (< 1 Jahr) konnte die ExCR im Vergleich zu einer Standardbehandlung die Gesamtmortalität nicht positiv beeinflussen (5,1 % vs. 5,8 % [RR 0,89; 95 %-CI 0,66–1,21]), jedoch die Hospitalisierungsrate aller Ursachen (16,5 % vs. 23,7 % [RR 0,70; 95 %-CI 0,60–0,83]) und HI-bezogene Hospitalisierungsrate (7,1 % vs. 11,1 % [RR 0,59; 95 %-CI 0,42–0,84]) signifikant senken. Zusätzlich führte die Trainings-intervention zu einer klinisch bedeutsamen Verbesserung der krankheitsspezischen gesundheitsbezogenen Lebensqualität; „Minnesota Living with Heart Failure Questionnaire score" (MD -7,11 Punkte; 95 %-CI -10,49 bis -3,73).

Längerfristig gesehen (> 1 Jahr) zeichnete sich auch für die Gesamtmortalität ein Trend für einen positiven Nutzen der ExCR ab (17,2 % vs. 19,6 %; RR 0,88; 95 %-CI 0,75–1,02), der aber nicht signifikant war.

Auf Basis der momentanen Evidenzlage kann ExCR kurzfristig die Gesamtsterb-lichkeit von HI-Patienten nicht günstig beeinflussen, die Hospitalisierungsrate aller sowie HI-spezifischer Ursachen aber reduzieren und die aerobe Kapazität und gesundheitsbezogene Lebensqualität verbessern. Langfristig zeichnet sich ein mög-licher positiver Nutzen hinsichtlich der Gesamtmortalität ab. Aufgrund der Hetero-genität der Ergebnisse und Unsicherheit in Bezug auf die ermittelten Effekt-schätzungen können keine endgültigen Schlussfolgerungen gezogen werden.

- **Hoch intensives Intervalltraining (HIIT) oder mäßig-intensives kontinuierliches Training (MICT) bei Patienten mit Herzinsuffizienz oder KHK?**

Da sich das kardiorespiratorische Leistungsvermögen – gemessen in Form der maxi-malen Sauerstoffaufnahme ($VO_{2max}$) – bei Personen mit kardiovaskulärer Erkrankung umgekehrt proportional zur Mortalität verhält (Ezzatvar et al. 2021), ist seine Anhe-bung im Rahmen der trainingsbasierten kardialen Rehabilitation von Patienten mit KHK oder HI ein wichtiges Therapieziel. Dies erfolgt traditionell mit mäßig-intensivem (60–80 % der $VO_{2max}$) kontinuierlichen Ausdauertraining (MICT). Im letzten Jahrzehnt konnte aber in einer Reihe von RCTs gezeigt werden, dass hoch in-tensives Intervalltraining (HIIT) die $VO_{2max}$ von Patienten mit HI oder KHK effekti-ver anheben kann, als das mit MICT der Fall ist. Bei HIIT wechseln intensive Be-lastungsphasen (85–100 % $VO_{2max}$) von ca. 1–4 min Dauer mit kurzen aktiven oder passiven Erholungsphasen ab. Inzwischen sind bereits mehrere Metaanalysen ver-fügbar, in denen die Wirksamkeit und Sicherheit von HIIT versus MICT bei Patien-ten mit KHK oder HI systematisch untersucht wurde (Hannan et al. 2018, Pattyn et al. 2018; Ballesta García et al. 2019; Wang et al. 2022; Yue et al. 2022).

Die vorliegenden Metaanalysen inkludierten zwischen 15–24 RCTs mit 664–1080 Patienten mit KHK oder HI. Alle kamen zum Ergebnis, dass HIIT hinsichtlich der Verbesserung der $VO_{2max}$ effektiver ist als MICT, wobei die gepoolte mittlere Diffe-renz (MD) zugunsten HIIT in den Sekundäranalysen zwischen 0,34 ml/kg/min (Han-nan et al. 2018) und 2,98 ml/kg/min (Ballesta García et al. 2019) lag. In den Metaana-lysen mit getrennten Auswertungen für KHK- und HI-Patienten (Pattyn et al. 2018; Ballesta García et al. 2019; Wang et al. 2022; Yue et al. 2022) betrug die MD zu-gunsten HIIT für KHK-Patienten 1,25–3,98 ml/kg/min, jene für HI-Patienten 1,46–2,55 ml/kg/min.

Welches Trainingsprotokoll von HIIT für die Anhebung der kardiovaskulären Fitness am effektivsten ist, lässt sich aufgrund der heterogenen Ergebnisse in den Sekundäranalysen nicht sicher beantworten. Protokolle mit kurzen, mittleren und langen Intervallen, die mindestens 2–3x pro Woche über mindestens 6–12 Wochen durchgeführt wurden, führten bei KHK- und HI-Patienten zu einer klinisch bedeutsamen Anhebung des kardiorespiratorischen Leistungsvermögens.

In den Metaanalysen, in denen zusätzlich auch die Sicherheit von HIIT versus MICT untersucht worden war (Hannan et al. 2018; Yue et al. 2022), ergab sich für HIIT im Vergleich zu MICT kein Hinweis auf ein erhöhtes Sicherheitsrisiko. Hannan et al. (2018) berichteten in Ihrer Analyse von insgesamt neun nichtkardialen Minor-Ereignissen in den HIIT-Gruppen versus 14 in den MICT-Gruppen, Yue et al. (2022) von einem kardialen Minor-Ereignis und 4 nichtkardialen Ereignissen in den HIIT- bzw. 6 nichtkardialen Ereignissen in den MICT-Gruppen.

### 3.1.4 Schlaganfall

Schlaganfall ist in der Europäischen Union (EU) die zweithäufigste Todesursache und die häufigste Ursache für Behinderung im Erwachsenenalter (Wafa et al. 2020). Er betrifft etwa 1,1 Mio. Personen pro Jahr und bis zum Jahre 2047 wurde für die EU eine Zunahme der Menschen, die mit Schlaganfall leben werden, von 27 % berechnet (Wafa et al. 2020), hauptsächlich aufgrund der Überalterung der Bevölkerung und der verbesserten Überlebensraten nach einem solchen Ereignis. 80 % der Schlaganfälle ereignen sich bei Personen > 65 Jahren und etwa 75 % der Schlaganfallpatienten haben gleichzeitig auch eine kardiale Erkrankung (Miller et al. 2010). Mehr als ein Drittel der Schlaganfallüberlebenden sind langfristig bei den Aktivitäten des täglichen Lebens wie Essen, Körperpflege und Mobilität auf Hilfe angewiesen.

Die Rehabilitationsstrategien nach Schlaganfall zielen darauf ab, die reduzierte motorische Kontrolle der betroffenen Seite wiederherzustellen und die notwendigen Fertigkeiten für die Aktivitäten des täglichen Lebens sowie die Mobilität wieder zurückzugewinnen. Die Physiotherapie hat dabei eine tragende Rolle (Langhorne et al. 2011). Die Effekte unterschiedlicher physiotherapeutischer Interventionen bei Patienten nach Schlaganfall wurden in einer umfassenden systematischen Übersicht von 467 RCTs (N = 25.373) zusammengefasst (Veerbeek et al. 2014).

Schlaganfallpatienten haben aber zusätzlich zu ihrer neurologischen Beeinträchtigung in der Regel ein stark reduziertes kardiorespiratorisches Leistungsvermögen, das weit unterhalb der alters- und geschlechtsspezifischen Normwerte liegt und häufig die für eine unabhängige Lebensführung notwendige $VO_{2max}$ von 15–18 ml/kg/min nicht erreicht (Billinger et al. 2012). Bereits eine geringfügige Steigerung der $VO_{2max}$ kann daher den Unterschied zwischen Abhängigkeit und Unabhängigkeit ausmachen. Die Hemiparese und Immobilität reduzieren auch die Muskelkraft entscheidend. Muskelschwäche ist die prominenteste Beeinträchtigung nach Schlaganfall und direkt assoziiert mit einem reduzierten Gehvermögen.

Aus diesem Grunde wird, sofern keine schwerwiegenden motorischen Beeinträchtigungen dagegensprechen, der möglichst frühzeitige Einbezug von Ausdauer- und Krafttraining in das Rehabilitationsregime von Schlaganfallpatienten empfohlen (Billinger et al. 2014; Hebert et al. 2016; Kim et al. 2019).

Für die Einschätzung der Effektivität dieser Trainingsintervention (Ausdauertraining, Krafttraining, kombiniertes Training) nach Schlaganfall stehen eine große aktualisierte Cochrane-Review (Saunders et al. 2020) sowie mehrere Metaanalysen zur Verfügung (Veldema & Jansen 2020a, b; Lee & Stone 2020; Nindorera et al. 2022), in denen jeweils Teilaspekte untersucht wurden.

Die aktualisierte Cochrane-Review von Saunders et al. (2020) inkludierte 75 RCTs – um 17 mehr als in der vorausgegangenen Version (Saunders et al. 2016) – mit insgesamt 3017 meist motorisch leicht bis mäßig eingeschränkten Schlaganfallpatienten (mittleres Lebensalter ca. 62 Jahre), in denen die Intervention mit Ausdauertraining (32 Studien, N = 1631), Krafttraining (20 Studien, N = 779) oder Ausdauertraining plus Krafttraining (23 Studien, N = 1207) mit Standardbehandlung, keiner Intervention oder einer nicht bewegungstherapeutischen Intervention verglichen wurde. Die Trainingsintervention begann in den meisten Studien 1–6 Monate nach dem Ereignis und hatte in fast allen Studien eine Dauer von < 12 Wochen.

Die primäre Fragestellung war, ob die Trainingsintervention bei Patienten nach Schlaganfall das Mortalitätsrisiko bzw. den Grad der Behinderung senken kann. Sekundäres Studienziel war die Quantifizierung der Effekte der Interventionen in Bezug auf die körperliche Fitness, Mobilität, physische Funktion, auf Risikofaktoren, gesundheitsbezogene Lebensqualität (HrQoL) und kognitive Funktion sowie hinsichtlich unerwünschter Ereignisse.

Die Mortalität blieb von den Trainingsinterventionen unbeeinflusst (Risikodifferenz 0,00 (95 %-CI −0,01 bis 0,01)), insgesamt gab es aber nur sehr wenige Todesfälle (19/3017). Die „Disability-Scores" waren am Ende der Intervention in den Ausdauertrainings- und Ausdauer- + Krafttrainingsgruppen verbessert (standardisierte mittlere Differenz [SMD] 0,52 (95 %-CI 0,19–0,84, p = 0,002) bzw. 0,23 (95 %-CI 0,03–0,42; p = 0,02)). In Ermangelung von Daten in den Krafttrainingsgruppen konnte dieser Endpunkt nicht beurteilt werden.

Bei den sekundären Endpunkten zeigten die Trainingsinterventionen multiple positive Effekte hinsichtlich der körperlichen Fitness (VO$_{2max}$, Kraft), Mobilität (Gehgeschwindigkeit, Gehausdauer) und physischen Funktion (Balance). Das Ausmaß der Verbesserungen war interventionsspezifisch. Die Verbesserung der VO$_{2max}$ fiel in den Ausdauertrainingsgruppen im Vergleich zur Kontrolltherapie um 3,40 ml/kg/min höher aus (95 %-CI 2,98–3,83; 9 Studien, N=438), was einem reduzierten Risiko für Schlaganfall-Hospitalisation um 7 % entspricht (Pandey et al. 2016). Die maximale Gehgeschwindigkeit lag nach Intervention für die Ausdauergruppen im Vergleich zu den Kontrollen um 4,47 m/min höher (95 %-CI 2,07–6,87; 12 Studien, N = 588) und die Gehstrecke im 6-Minuten-Gehtest um 33,41 m (95 %-CI 19,04–47,78; 16 Studien, N = 882). Die Daten zu Risikofaktoren waren limitiert, die Trainingsintervention hatte aber keinen Einfluss auf kardiovaskuläre Risikofaktoren.

In den inkludierten Studien gab es keinen Hinweis auf ernsthafte trainingsinduzierte adverse Ereignisse (kardiovaskuläre oder muskuloskelettale). Hinsichtlich der Auswirkungen der Trainingsinterventionen auf die Lebensqualität, Stimmungslage und Kognition konnten aufgrund ungenügender Daten keine Schlussfolgerungen gezogen werden.

Die beiden Metaanalysen von Veldema & Jansen zu Ergometertraining (28 RCTs, N = 1115) (Veldema und Jansen 2020a) und Krafttraining (30 RCTs, N = 1051) (Veldema und Jansen 2020b) kamen zu ähnlichen Ergebnissen, für das Ausmaß der Verbesserungen liegen jedoch nur Effektgrößen vor. Ergometertraining führte bei Patienten nach Schlaganfall zu signifikanten Verbesserungen der kardiorespiratorischen Fitness, Gehleistung, motorischen Funktion, muskulären Kraft der unteren Extremitäten, Balance, Haltungskontrolle und Spastik, war aber in Bezug auf die Verbesserung der Gehfähigkeit weniger effektiv als andere Therapien. Krafttraining war den anderen Therapien überlegen hinsichtlich der Verbesserung der Muskelkraft und motorischen Funktion der unteren und oberen Extremitäten, der HrQoL und Unabhängigkeit. Hinsichtlich Gehvermögen, Mobilität, Balance, Haltungskontrolle und Spastik unterschied es sich nicht von den anderen Therapien. In punkto kardiorespiratorischer Fitness war es dem Ergometertraining unterlegen. Die Art des Krafttrainingsprotokolls hatte maßgeblichen Einfluss auf das Ausmaß der Verbesserungen. Exzentrisches oder exzentrisches plus konzentrisches Krafttraining war konzentrischem oder statischem Training überlegen.

Lee und Stone untersuchten die Effekte von kombinierten Ausdauer- und Krafttrainingsprogrammen auf die kardiorespiratorische Fitness, Muskelkraft und die Gehleistung nach Schlaganfall (Lee & Stone 2020). Ihre Analyse beinhaltete 18 RCTs mit 602 Teilnehmern, wobei die Trainingsintervention im Vergleich mit den Kontrolltherapien alle drei Endpunkte signifikant verbesserte.

Nindorera et al. analysierten die Wirksamkeit von Gehtraining auf die Balance, motorische Funktion und HrQoL bei Patienten nach Schlaganfall in 15 RCTs (Nindorera et al. 2022). Gehbandtraining war im Vergleich mit den Kontrolltherapien effektiver hinsichtlich Balance (SMD 0,70; 95 %-CI 0,02–1.37) und motorischen Funktionen (SMD 0,56; 95 %-CI 0,15–0,96), während normales Gehtraining die Gehzeit (SMD 0,38; 95 %-CI 0,16–0,59), Gehgeschwindigkeit (MD 0,12; 95 %-CI 0,05–0,18) und HrQoL (SMD 0,46; 95 %-CI 0,12–0,80) signifikant verbesserte. Die Metaregressionsanalyse zeigte aber keinen signifikanten Einfluss der totalen Trainingszeit auf die Effektgrößen. Die Trainingsprotokolle beinhalteten $\geq$ 30 min Einheiten an zumindest 3 Tagen pro Woche über einen Zeitraum von ca. 8 Wochen.

Auf Basis dieser Sekundäranalysen besteht ausreichende Evidenz, um Ausdauertraining (mäßige bis hohe Evidenz), Kraft- oder gemischtes Training (niedrige bis mäßige Evidenz) einschließlich Gehen in das Rehabilitationsprogramm nach Schlaganfall zu integrieren, um die kardiorespiratorische Leistungsfähigkeit, Muskelkraft, Balance sowie die Gehleistung und Gehgeschwindigkeit zu verbessern. Trainingstherapie scheint dabei eine sichere Intervention zu sein. Zum gegenwärtigen Zeitpunkt lässt sich aber keine Aussage treffen, ob die Trainingstherapie auch die Mortalität bzw. den Grad der Abhängigkeit bei Patienten nach Schlaganfall reduzieren kann.

## 3.2 Krebserkrankungen

Im Jahr 2020 betrug in der Europäischen Union (EU-27) die geschätzte Zahl an Krebsneuerkrankungen 2,6 Mio. (Männer: 1,4 Mio., Frauen: 1,2 Mio.), mit über 710.000 Krebstoten bei Männern und 560.000 bei Frauen. Brustkrebs bei Frauen war der am häufigsten diagnostizierte Krebstyp (355.000;13,3 %), gefolgt von kolorektalem Krebs (341.000; 12,7 %), Prostatakrebs (336.000; 12,5 %) und Lungenkrebs (318.000; 11,9 %) (ESMO 2020).

Die Behandlung der Erkrankung mittels Chemo-, Radio- sowie anderer Krebstherapien, die sich über Monate, manchmal sogar Jahre erstrecken kann, ist mit zahlreichen unerwünschten Nebenwirkungen verbunden (Stark et al. 2012). Zu den häufigsten adversen Begleiterscheinungen der Therapie zählen Schmerz, Fatigue, Muskelschwäche und kardiorespiratorische Dekonditionierung, gastrointestinale Probleme, Immunveränderungen, Angstzustände und Depressionen, die in Summe zu einer beträchtlichen Einschränkung der Lebensqualität von Krebspatienten führen (Schmitz et al. 2010; Charalambous & Kouta 2016; Pitman et al. 2018).

Körperliches Training hat neben seiner primärpräventiven Bedeutung zur Vorbeugung von Krebs (siehe ▶ Abschn. 2.5) in den letzten Jahren auch zunehmenden Stellenwert im Rahmen der Akutbehandlung und Langzeitbetreuung von Patienten mit Krebs erlangt, da randomisierte Studien gezeigt hatten, dass es den negativen physischen und psychischen Begleiterscheinungen der Therapie entgegenwirken und die Langzeitprognose verbessern kann (Cormie et al. 2017, 2018; Morishita et al. 2017; Segal et al. 2017; Christensen et al. 2018).

## 3.2.1  Effekte körperlichen Trainings während und nach der aktiven Krebsbehandlung

■ **Effekte auf das therapiebedingte Fatigue-Syndrom**

Die Effekte körperlichen Trainings auf das therapiebedingte Erschöpfungs-Syndrom bei Patienten mit Krebs wurden in einer Cochrane Review (Cramp & Byron-Daniel 2012) sowie in mehreren Metaanalysen randomisierter kontrollierter Studien (Tomlinson et al. 2014; Zou et al. 2014; Lin et al. 2021) systematisch untersucht. Die Cochrane Review inkludierte 56 RCTs mit 4068 Krebspatienten, wobei die Mehrzahl der inkludierten Studien (n = 28) Patientinnen mit Brustkrebs betrafen (Cramp & Byron-Daniel 2012). Die Trainingsinterventionen während der akuten und in der postadjuvanten Behandlung waren hinsichtlich der Fatigue signifikant wirksamer als die Kontrollinterventionen (Standardisierte mittlere Differenz [SMD] −0,27, 95 %-CI −0,37 bis −0,17). In der Metaanalyse von Tomlinson et al., die 72 RCTs einschloss, fand sich ebenfalls ein moderater positiver Effekt der Trainingsintervention auf die Fatigue (Tomlinson et al. 2014). Das körperliche Training führte auch zu einer Verbesserung von Depressionen und Schlafstörungen. Eine Metaanalyse mit 12 RCTs (1014 Brustkrebspatientinnen unter Chemotherapie) hat den Effekt von Ausdauertraining auf das Fatigue-Syndrom untersucht (Zou et al. 2014). Auch in dieser Analyse lagen die Fatigue Scores in den Trainingsgruppen signifikant niedriger als in den Gruppen ohne Training (SMD −0,82; 95 %-CI −1,04 bis −0,60). Aktuell zeigte auch eine kleinere Metaanalyse mit 9 RCTs (581 Brustkrebspatientinnen) für die Gruppen mit einem moderaten trainingstherapeutischen Programm im Vergleich zu den Kontrollgruppen signifikant reduzierte Fatigue-Scores (Lin et al. 2021).

Nakano et al. (2018) untersuchten mit Ihrer Metaanalyse, ob ein während der Krebsbehandlung durchgeführtes Ausdauer- und/oder Krafttrainingsprogramm einen günstigen Einfluss auf die behandlungsassoziierten Symptome hat. Schmerzen, Dyspnoe, Insomnie und Fatigue waren nach der Intervention in den Trainingsgruppen signifikant niedriger als in den Kontrollgruppen. Nausea/Erbrechen, Appetitverlust, Konstipation und Diarrhö blieben hingegen von der Trainingstherapie weitgehend unbeeinflusst.

- **Effekte auf kardiorespiratorische und muskuläre Fitness und Funktion**

Die Krebsbehandlung geht auch häufig mit einer Dekonditionierung des kardiopulmonalen und muskulären Systems einher. Die adaptive Kapazität dieser beiden Systeme scheint aber auch während Chemo- oder Radiotherapie intakt zu bleiben. Eine kleinere Metaanalyse mit 6 RCTs (n = 571) hat die Effekte eines angeleiteten Ausdauertrainings bei Krebspatienten auf die $VO_{2max}$ im Vergleich zur Standardbehandlung quantifiziert (Jones et al. 2011). Das Ausdauertraining war mit einem signifikanten Anstieg der $VO_{2max}$ (gewichtete mittlere Differenz [WMD] 2,90 ml/kg/min; 95 %-CI 1,16–4,64), die Standardbehandlung mit einer signifikanten Abnahme derselben (WMD −1,02 ml/kg/min; 95 %-CI −1,46 bis −0,58) assoziiert.

In zwei Metaanalysen wurden die Effekte von Krafttraining bei Krebspatienten geprüft. Die gepoolten Daten von 11 RCTs (Strasser et al. 2013b) zeigten einen starken positiven Effekt des Krafttrainings auf die Kraft der Bein- und Armmuskulatur (WMD +14,57 kg bzw. +6,90 kg) sowie moderate Effekte auf die fettfreie Körpermasse (WMD +1,07 kg) und den relativen Anteil an Körperfett (WMD −2,08 %). In der aktuellen Analyse von McGovern et al.(2022), die 22 RCTs mit 1910 Patienten (76,5 % weiblich) enthielt, wurden die Effekte eines während der adjuvanten Chemo- und Radiotherapie durchgeführten Krafttrainings (>6 Wochen) quantifiziert. Das überwachte Krafttraining war im Vergleich mit den Kontrolltherapien mit einer signifikanten Zunahme der Oberkörper- (SMD 0,57; 95 %-CI 0,36–0,79) und Unterkörperkraft (SMD 0,58; 95 %-CI 0,18–0,98) sowie fettfreien Körpermasse (SMD 0,23; 95 %-CI 0,03–0,042) assoziiert.

Sweegers et al. (2019) führten eine Metaanalyse mit 28 RCTs auf Basis individueller Patientendaten durch, um trainingsbezogene Moderatoren der Bewegungsintervention auf die muskuläre und kardiorespiratorische Fitness von Patienten mit Krebs zu untersuchen. Die Trainingstherapie hatte signifikante Effekte auf die Oberkörperkraft (UBMS), die Unterkörperkraft (LBMS) und -muskelfunktion (LBMF) sowie auf das kardiorespiratorische Leistungsvermögen. Trainingstyp, Frequenz und Dauer der trainingstherapeutischen Einheiten moderierten erwartungsgemäß die Effekte auf die UBMS, LBMS und das aerobe Leistungsvermögen.

- **Effekte auf die gesundheitsbezogene Lebensqualität (HrQoL)**

Der Nutzen der Bewegungsintervention auf die gesundheitsbezogene Lebensqualität (HrQoL) während oder nach der aktiven Krebsbehandlung wurde in drei Cochrane Reviews (Mishra et al. 2012; Cramer et al. 2017; Lahart et al. 2018) sowie in einer weiteren Metaanalyse (Gerritsen & Vincent 2016) bewertet.

Die Cochrane-Analyse von Mishra et al. (2012) inkludierte 40 randomisierte bzw. kontrollierte Studien mit 3694 Krebspatienten. Die Krebsdiagnosen umfassten Brust-, Kolorektal-, Kopf-/Nackenkrebs, Lymphome sowie andere Entitäten. 30 Studien wurden bei Teilnehmern durchgeführt, die die aktive Behandlung für ihre primäre oder rekurrente Erkrankung abgeschlossen hatten, 10 Studien bei Teilnehmern während und nach der aktiven Krebsbehandlung. Die Trainingsinterventionen beinhalteten Trainingsformen wie Gehen, Radfahren, Krafttraining, Yoga, Qigong oder Tai-Chi und führten nach einem Follow-up von 12 Wochen bzw. 6 Monaten zu einer signifikanten Verbesserung der globalen HrQoL (SMD 0,48, 95 %-CI 0,16–0,81 bzw. 0,46, 95 %-CI 0,09–0,84). Körperbild, Selbstwertgefühl, emotionales Wohlbefinden, Sexualität, Schlafstörungen, Angstzustände, Schmerzen und Fatigue waren infolge des Trainings ebenfalls verbessert.

In der Cochrane-Review von Lahart et al. (2018) wurden 5761 Frauen mit Brustkrebs nach adjuvanter Therapie (z. B. Chemo- und/oder Strahlentherapie aber nicht Hormontherapie) in 63 randomisierten und quasirandomisierten Studien hinsichtlich des Einflusses von körperlichem Training auf die HrQol untersucht. Die Dauer der Intervention betrug in den meisten Studien 8–12 Wochen und beinhaltete Ausdauertraining (28 Studien), Ausdauertraining plus Krafttraining (21 Studien) oder nur Krafttraining (7 Studien). Die durchschnittliche Compliance betrug 77 %. Die Trainingstherapie führte im Vergleich zu den nicht bewegungsbasierten Kontrolltherapien zu signifikanten kleinen bis moderaten Verbesserungen der HrQoL (SMD 0,78; 95 %-CI 0,39–1,17), der emotionalen und subjektiv empfundenen körperlichen Funktion, von Angstzuständen sowie der kardiorespiratorischen Fitness.

In der dritten zu dieser Fragestellung verfügbaren Cochrane-Analyse (Cramer et al. 2017) wurde Yoga als komplementäre Interventionsmethode bei 2166 Frauen mit Brustkrebs während der aktiven Behandlung oder nach Abschluss in 24 RCTs untersucht. Joga verbesserte, verglichen mit keiner Therapie, die HrQol (SMD 0,22; 95 %-CI 0,04–0,40) geringfügig, verbesserte die Fatigue und reduzierte die Schlafstörungen.

Schließlich kamen Gerritsen & Vincent (2016) in ihrer Metaanalyse von 13 RCTs mit Krebspatienten, die während und/oder nach der aktiven Behandlung verschiedene Bewegungsinterventionen erhielten, ebenfalls zum Ergebnis, dass die Bewegungsintervention die HrQoL (MD 5,55 Punkte; 95 % CI 3,19–7,90;) sowie die Fatigue und körperliche Funktion verbessert.

- **Effekte bei fortgeschrittener Erkrankung**

In einer aktuellen Metaanalyse wurden ausschließlich Patienten in fortgeschrittenen Krebsstadien untersucht (Toohey et al. 2022). Diese Analyse inkludierte 22 RCTs (n = 1840) und evaluierte die Durchführbarkeit, Sicherheit und Effektivität von körperlichem Training in der palliativen Situation. Die Bewegungsinterventionen beinhalteten Ausdauertraining, Krafttraining oder Ausdauer- plus Krafttraining über einen Zeitraum von 2–8 Monaten. Die Analyse zeigte einen Vorteil zugunsten des Trainings hinsichtlich HrQoL, Fatigue, aerober Fitness und Unterkörperkraft (SMD Bandbreite 0,27–0,48, alle p < 0,05). In Bezug auf unerwünschte Ereignisse Grad 2–4 fanden sich keine Unterschiede zwischen den Trainingsgruppen und der Standardbehandlung. Die durchschnittlichen Rekrutierungs-, Retentions- und Adheränzraten waren 56 %, 80 % und 69 %. Die Studienautoren folgerten, dass körperliche Aktivitätsprogramme auch in der palliativen Situation bei Patienten mit fortgeschrittener Krebserkrankung durchführbar, vorteilhaft und sicher sind.

- **Effekte bei Kindern und Jugendlichen mit Krebs**

Zur Einschätzung der Wirksamkeit körperlichen Trainings bei Kindern und Jugendlichen mit Krebs konnte nur eine aktualisierte Cochrane Review mit 6 RCTs (171 Teilnehmer) identifiziert werden, in denen Kinder (alle mit akuter lymphoblastischer Leukämie) bereits während der Chemotherapie eine Bewegungsintervention erhalten hatten (Braam et al. 2016). Alle Studien wiesen methodische Einschränkungen auf, wie die geringe Zahl an Studienteilnehmern oder unklare Randomisierungsmethoden. Der kombinierte 9 min-Lauf-Gehtest zeigte zwischen Interventions- und Kontrollgruppen einen signifikanten Unterschied zugunsten der Bewegungsgruppen

(SMD 0,69; 95 %-CI 0,02–1,35). Drei Studien untersuchten die Muskelkraft (Knie, Fußgelenk, Rücken, Bein, inspiratorische Muskelkraft) Nur die Rücken- und Beinkraft zeigten zwischen den Interventions- und Kontrollgruppen einen signifikanten Unterschied (SMD 1,41; 95 %-CI 0,71–2,11) zugunsten der Bewegungstherapie. Für andere untersuchte Endpunkte wie HrQoL, Fatigue, Ausmaß der täglichen Aktivität und unerwünschte Wirkungen bestanden keine Unterschiede. Die Ergebnisse zeigen zwar einen Trend in Richtung einer verbesserten körperlichen Fitness in den Interventionsgruppen im Vergleich zur herkömmlichen Behandlung, aufgrund der geringen Zahl an Studienteilnehmern und der unzureichenden Studienmethodologie sind die Effekte bislang aber nicht überzeugend.

### 3.2.2 Effekte körperlichen Trainings auf die Mortalität und das Rezidivrisiko

Obwohl bereits Empfehlungen zur körperlichen Aktivität für Krebsüberlebende existieren (McTiernan et al. 2019; Cormie et al. 2018), ist die Evidenzlage nach wie vor in Bewegung. Aktuell sind dazu eine kleinere Metaanalyse randomisierter kontrollierter Studien (Morishita et al. 2020) und eine umfassende Metaanalyse mit 133 Kohortenstudien und drei RCTs (Friedenreich et al. 2019) verfügbar sowie weitere Metaanalysen, in denen die Assoziationen zwischen körperlicher Aktivität und Mortalität bzw. dem Rezidivrisiko bei Frauen mit Brustkrebs (Ibrahim & Al-Homaidh 2011; Zhong et al. 2014; Schmid & Leitzmann 2014; Lahart et al. 2015; Lee 2019; Spei et al. 2019; Zagalaz-Anula et al. 2022), bei Patienten mit kolorektalem Krebs (Schmid & Leitzmann 2014; Wu et al. 2016; Qiu et al. 2020), und bei Patienten mit fortgeschrittener Krebserkrankung (Takemura et al. 2021; Toohey et al. 2022) analysiert wurden.

Die Sekundäranalyse von Morishita et al. (2020) ist die erste Metaanalyse randomisierter kontrollierter Studien, in der die Effekte der Trainingstherapie auf die Mortalität und das Rezidiv bei Patienten mit Brust- und Lungenkrebs, hämatologischen sowie weiteren Krebsformen systematisch untersucht wurde. Die Analyse inkludierte 8 RCTs mit 1235 Patienten. Die Intervention beinhaltete klinikbasierte Kurzzeit-Rehabilitationsprogramme von ca. 2 Wochen sowie ambulante bzw. heimbasierte Anschlussprogramme mit einer Dauer von 2–8 Monaten. Alle Programme beinhalteten Ausdauertraining und/oder Krafttraining. In der Analyse der Trainingsgruppen versus Kontrollgruppen zeigte sich eine für die Trainingsgruppen um 24 % reduzierte Mortalität (RR 0,76; 95 %-CI 0,40–0,93; 8 Studien, n = 1235). Die absolute Risikoreduktion (ARR) betrug 7,4 %. Für den Endpunkt Krebsrezidiv waren nur zwei Studien mit drei Trainingsgruppen verfügbar. Auch hier zeigte die Auswertung ein signifikant reduziertes Risiko für die Krebsüberlebenden mit Trainingstherapie im Vergleich zur Kontrolltherapie (RR 0,52; 95 %-CI 0,29–0,92; 2 Studien, n = 661), (ARR 7,5 %). Obwohl die Anzahl der Studien nicht ausreichte, um eine in die Tiefe gehende Analyse mit Stratifizierung nach Krebstyp, Behandlungszeitrahmen und Art des Trainings vornehmen zu können, zeigte diese Metaanalyse, dass die Trainingstherapie einen günstigen kurzfristigen (2–8 Monate) Effekt auf die Mortalität und das Rezidivrisiko bei Krebsüberlebenden hatte.

**3**

Die bisher kompletteste Metaanalyse zur Assoziation zwischen körperlicher Aktivität bei Krebspatienten vor bzw. nach der Diagnose und dem Überleben stammt von Friedenreich et al. (2019). Diese Analyse inkludierte 133 Kohortenstudien sowie drei RCTs. Neun Studien berichteten Ergebnisse zu multiplen Krebslokalisationen, 38 zu allen Krebsformen kombiniert, 39 zu Brustkrebs, 19 zu kolorektalem Krebs, neun zu Prostatakrebs, je vier zu Ovarial- und Pankreaskrebs, je drei zu endometrialen und hämatologischen Krebsformen, zwei zu Lungenkrebs und je eine zu Blasenkrebs, Zervixkarzinom, kindlichem Krebs, Nierenkrebs, bösartigem Gliom und Melanom.

In der Primäranalyse wurde die höchste Stufe körperlicher Aktivität (Gesamt- oder Freizeitaktivität) vor bzw. nach der Krebsdiagnose mit der niedrigsten Stufe verglichen und die Hazard Ratios (HR) für die krebsspezifische Mortalität sowie Mortalität aller Ursachen berechnet. Hier zeigte sich für die höchste Stufe körperlicher Aktivität vor bzw. nach Krebsdiagnose ein signifikanter Überlebensvorteil, sowohl für alle Krebsformen kombiniert (krebsspezifische Mortalität: HR 0,82, 95 %-CI 0,79–0,86 bzw. Gesamtmortalität: HR 0,63; 95 %-CI 0,53–0,75) als auch für elf spezifische Krebsformen. Höhere körperliche Aktivität nach der Krebsdiagnose war in Bezug auf die krebsspezifische sowie Gesamtmortalität vor allem protektiv gegenüber Brustkrebs, kolorektalem Krebs und Prostatakrebs, jedoch ebenfalls gegenüber gynäkologischen Krebsformen, kindlichem Krebs, Glioma, Nieren-, Lungen- und Magenkrebs, mit Risikoreduktionen von > 30 % (Bandbreite HR 0,58–0,76) für die Gesamtmortalität.

Ein Überlebensvorteil durch körperliche Aktivität konnte auch in den meisten Subgruppen (nach Geschlecht, Body-Mass-Index, menopausalem Status (für Brustkrebs), kolorektalem Subtyp, Domäne der körperlichen Aktivität) beobachtet werden. Umgekehrt gab es keinen Hinweis für einen Schaden bei höheren Aktivitätsstufen selbst bei Krebsformen mit schlechter Prognose, z. B. Lungenkrebs.

Die Analyse des Dosis-Wirkungs-Zusammenhanges wurde auf die Studien mit Brustkrebs beschränkt, da nur wenige Studien zu anderen Krebstypen diesen Zusammenhang untersucht hatten. In der Meta-Regressionsanalyse zeigte sich zwischen der körperlichen Aktivität vor bzw. nach der Diagnose und der krebsspezifischen Mortalität sowie Gesamtmortalität ein nichtlinearer Zusammenhang. Die Dosis-Wirkungs-Kurve für körperliche Aktivität nach Krebsdiagnose und Gesamtsterblichkeit zeigte die größte Reduktion (◘ Abb. 3.2). Verglichen mit keiner Aktivität reduzierten 5, 10, 20 und 30 MET-Stunden körperlicher Freizeitaktivität pro Woche die Gesamtsterblichkeit um 22 %, 43 %, 59 % und 69 %, wobei der steile Abfall der Kurve ab einer Aktivitätsdosis von 10–15 MET-Std./Woche abflacht. 10–15 MET-Std./Woche liegen innerhalb der WHO-Aktivitätsempfehlung für gesunde Erwachsene von 150–300 min mäßig intensiver Aktivität pro Woche oder 75–150 min höher intensiver Aktivität pro Woche und diese Dosis wird ebenso von internationalen onkologischen Gesellschaften und klinischen Arbeitsgruppen für Patienten mit Krebs empfohlen wird (WHO 2020; Cormie et al. 2018; Christensen et al. 2018; McTiernan et al. 2019).

Offene Fragen bleiben allerdings hinsichtlich der optimalen Dosis und den optimalen Domänen körperlicher Aktivität, dem Timing der Aktivität sowie den Dosis-Wirkungs-Beziehungen bei anderen Krebsformen und bestimmten Patientensubgruppen. Die Ergebnisse dieser komprehensiven Metaanalyse zeigen aber, dass

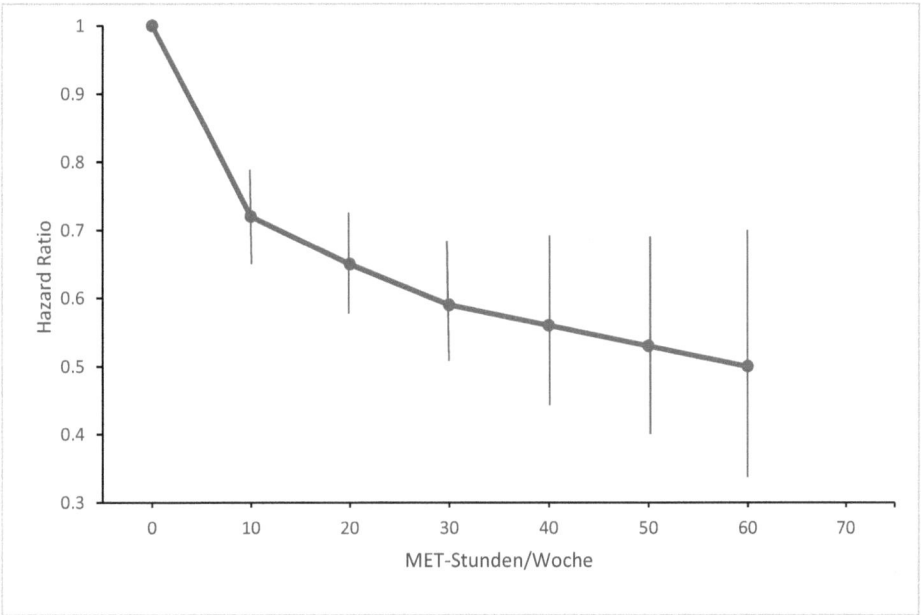

■ **Abb. 3.2** Dosis-Wirkungs-Beziehung für Freizeitaktivität (nach der Brustkrebsdiagnose) und Gesamtsterblichkeit auf Basis der kombinierten Ergebnisse von 7 Kohortenstudien; in Anlehnung an Friedenreich et al. (2019)

körperliche Aktivität nach Krebsdiagnose ein wichtiger unabhängiger prognostischer Faktor ist, der sich von körperlicher Aktivität vor Krebsdiagnose unterscheidet.

Auf die Metaanalysen, in denen spezifische Krebslokalisationen untersucht wurden, wird hier nicht näher eingegangen, da die meisten in diesen Metaanalysen inkludierten Studien in der umfassenden Analyse von Friedenreich et al. Berücksichtigung fanden.

Eine aktuelle Metaanalyse findet sich zu den Effekten der körperlichen Aktivität (nach Krebsdiagnose) auf die Mortalität bei Patienten in fortgeschrittenen Krebsstadien (Takemura et al. 2021). Vier randomisierte (n = 573) und sieben nicht randomisierte Studien (n = 2438) wurden eingeschlossen. In der Gesamtauswertung waren höhere Stufen körperlicher Aktivität im Vergleich mit den Referenzgruppen nicht mit einem besseren Überleben assoziiert (InHR -0,18; 95 %-CI -0,36–0,01), wobei das Ergebnis für nicht randomisierte und randomisierte Studien gegensätzlich ausfiel. In den nicht randomisierten Studien (Follow-up 8–74 Monate) waren höhere Stufen körperlicher Aktivität im Vergleich mit den Referenzgruppen mit einem signifikant besseren Überleben assoziiert (InHR -0,25, 95 %-CI −0,44 bis −0,06), in den randomisierten Studien (Follow-up 12–35 Monate) die Trainingstherapie im Vergleich zu den Kontrollgruppen hingegen nicht (InHR 0,08; 95 %-CI −0,17–0,32) Obwohl gesteigerte körperliche Aktivität nach der Diagnose bei Patienten mit fortgeschrittener Krebserkrankung offensichtlich keinen positiven Effekt auf das Gesamtüberleben hat, kann in Anbetracht ihrer sonstigen günstigen Wirkung auf die gesundheitsbezogene Lebensqualität, Fatigue und den körperlichen Funktionsstatus körperliche Aktivität auch noch in diesem Stadium empfohlen werden.

**3**

## 3.3 Chronisch obstruktive Lungenkrankheit (COPD)

Chronisch obstruktive Lungenkrankheit (COPD) ist inzwischen die dritthäufigste Todesursache weltweit, mit 3,23 Mio. Todesfällen im Jahre 2019 (WHO 2022) und einer nach GOLD-Kriterien globalen Prävalenz von 391,9 Mio. Personen (10,3 %; 95 %-CI 8,2–12,8)(Adeloye et al. 2022). Die Erkrankung führt zu einer starken Abnahme der körperlichen Leistungsfähigkeit und gravierenden Einschränkung der Lebensqualität der betroffenen Patienten. Tabakkonsum (OR 3,2; 95 %-CI 2,5–4,0), männliches Geschlecht (OR 2,1, 95 %-CI 1,8–2,3), ein BMI von < 18,5 kg/m$^2$ (OR 2,2; 95 %-CI 1,7–2,7), Indoor-Luftverschmutzung durch Biomassenverbrennung (OR 1,4; 95 %-CI 1,2–1,7) und berufliche Exposition gegenüber Staub, Rauch und Chemikalien (OR 1,3; 95 %-CI 1,3–1,6) sind substanzielle Risikofaktoren für die Entstehung von COPD (Adeloye et al. 2022).

Körperliches Training wird seit langem in der nichtpharmakologischen Behandlung und Rehabilitation von Patienten mit COPD eingesetzt, um die Dyspnoe zu reduzieren und die körperliche Leistungsfähigkeit und Lebensqualität zu verbessern. Zur umfassenden Einschätzung der Wirksamkeit der pneumologischen Rehabilitation (PR) von Patienten mit COPD, bei der körperliches Training eine zentrale Rolle einnimmt, wurden drei systematische Reviews identifiziert (McCarthy et al. 2015; Puhan et al. 2016; Zhang et al. 2022b), zwei davon sind aktualisierte Cochrane-Analysen (McCarthy et al. 2015; Puhan et al. 2016). Die Effektivität einzelner Komponenten der Trainingstherapie wurde in zahlreichen weiteren Metaanalysen geprüft (Beauchamp et al. 2010; Zainuldin et al. 2011; Strasser et al. 2013a; Liao et al. 2015; McKeough et al. 2016; Ngai et al. 2016; Gendron et al. 2018; Wu et al. 2018; Liu et al. 2018; Wang et al. 2018; Tong et al. 2019; Li et al. 2019; Adolfo et al. 2019; Cramer et al. 2019; Kruapanich et al. 2019; Ward et al. 2020; Cao et al. 2020; Xiao et al. 2020; Li et al. 2020; Chen et al. 2021; Alexiou et al. 2021; Yu et al. 2021; Gao et al. 2021; Liu et al. 2021; Zhang et al. 2021; Ferté et al. 2022; Hashmi et al. 2022; Li et al. 2022b; Gao et al. 2022; Xu et al. 2022).

### 3.3.1 Effekte der pulmologischen Rehabilitation (PR) bei COPD

Die aktualisierte Cochrane-Analyse von McCarthy et al. verglich die Effekte der PR auf die gesundheitsbezogene Lebensqualität (HrQoL), funktionelle und maximale Belastungskapazität mit jener der Standardbehandlung bei Personen mit COPD (McCarthy et al. 2015). PR wurde als körperliches Training über mindestens vier Wochen mit oder ohne begleitende Patientenschulung und/oder psychologische Unterstützung definiert. 65 RCTs mit 3822 Teilnehmern erfüllten die Einschlusskriterien für die Meta-Analyse (31 Studien mehr als in der Vorgängerversion von 2006). Die forcierte expiratorische Einsekundenkapazität (FEV$_1$) der Patienten betrug 37,8 % der Norm, das durchschnittliche Lebensalter 62,5 Jahre, ca. 2/3 der Teilnehmer waren Männer. 41 PR-Programme wurden stationär oder ambulant durchgeführt, 23 Programme waren gemeindebasierte Programme. Die meisten Programme hatten eine Dauer von 12 oder 8 Wochen (Range 4–52 Wochen).

Die PR führte im Vergleich zur Standardtherapie zu einer statistisch signifikanten Verbesserung aller inkludierten Endpunkte. In den vier wichtigen Domänen der

Lebensqualität (Dyspnoe, Fatigue, emotionale Funktion und Kontrolle) waren die Effekte überall größer als die minimale klinisch bedeutsame Differenz von 0,5 Einheiten (MD 0,56–0,79).

Ebenso zeigten die funktionelle Belastung sowie maximale Belastungskapazität signifikante Verbesserungen als Folge der PR. Die maximale Wattleistung der COPD-Patienten mit PR stieg im Vergleich zur Standardtherapie um 6,77 W (MD 6,77; 95 %-CI 1,89–11,65) und überschritt die Schwelle für klinische Signifikanz von 4 W. Auch die funktionelle Belastungskapazität in Form der 6-Minuten-Gehdistanz lag oberhalb der Schwelle von 30 m (MD 43,93; 95 %-CI 32,64–55,21).

Die kleinere, aber aktuellere Metaanalyse von Zhang et al. inkludierte 39 RCTs mit insgesamt 2397 COPD-Patienten Zhang et al. (2022b). Es wurden Studien aufgenommen, in denen die Teilnehmer ein PR-Programm basierend auf Yoga, Tai-Chi oder konventioneller Trainingstherapie wie Gehen, Laufen, Schwimmen oder Radfahren absolvierten.

Für die Beurteilung der gesundheitsbezogenen Lebensqualität (HrQoL) wurden die Ergebnisse des „St. George Respiratory Questionnaire" (SGRQ; 100 Pkte-Skala) herangezogen, zu dem Daten in 25 Studien berichtet wurden. Die PR zeigte auf Basis des SGRQ-Gesamtscores eine signifikant verbesserte HrQoL (WMD 6,66; 95 %-CI 8,38–4,94; p < 0,001), wobei die geforderte Schwelle für eine klinisch bedeutsame Wirkung (4 Punkte) überschritten wurde.

Die PR zeigte auch eine signifikante Verbesserung der Dyspnoe (WMD 0,59; 95 %-CI 0,81–0,37; p < 0,001), die in 11 Studien auf Basis des modifizierten „British MRC Questionnaire" gemessen wurde, während sich hinsichtlich des modifizierten Borg-Scores keine Unterschiede ergaben.

Die $FEV_1$ sowie die $FEV_1$ % wurden in 18 Studien berichtet. Die PR zeigte eine signifikante Verbesserung der $FEV_1$ % (WMD 0,20; 95 %-CI 0,03–0,36; p < 0,001). Die FVC % und $FEV_1$/FVC % blieben aber von der PR unbeeinflusst.

Was die funktionelle Kapazität betrifft, führte die PR im Vergleich mit der Standardbehandlung zu einer statistisch signifikanten Verbesserung im 6-Minuten-Gehtest (WMD 36,34 m; 95 %- CI 26,51–46,17; p < 0,001; $I^2$=91,6 %), bei sehr hoher Heterogenität zwischen den einzelnen Studien. Die Verbesserung der 6-Minuten-Gehleistung war für die konventionelle Trainingstherapie (WMD 32,27 m; 95 %-CI 20,07–44,47; p < 0,001), Tai Chi (WMD 55,15 m; 95 %-CI 29,13–81,16; p < 0,001) und Yoga (WMD 19,63 m; 95 %-CI 3,82–35,44; p < 0,001) signifikant, überschritt bei Yoga aber nicht die Schwelle von 30 m für einen bedeutsamen klinischen Effekt.

In der aktualisierten Cochrane-Analyse von Puhan et al. wurde die Wirksamkeit der bewegungsbasierten PR bei Patienten mit instabiler COPD nach Exazerbation im Vergleich mit konventioneller Behandlung hinsichtlich Rehospitalisierung (primärer Endpunkt) sowie anderer patientenrelevanter Endpunkte (Mortalität, HrQoL, maximale Belastungskapazität) untersucht (Puhan et al. 2016). Das PR-Programm hatte zumindest körperliches Training (Ausdauer- oder Krafttraining oder beides) zu beinhalten.

Die Analyse inkludierte 20 RCTs mit 1477 Studienteilnehmern (um 11 Studien mehr als in der Vorgängerversion aus 2011). Die PR-Programme zeigten eine große Diversität hinsichtlich des Trainings (Zahl der absolvierten Trainingseinheiten, Typ, Intensität, Supervision), Patientenschulung (von keinem bis extensivem Selbstmanagementprogramm) und der Organisation (ein Setting bis hin zu mehreren Settings, z. B. Klinik, Ambulanz, Heimtraining).

3

Acht Studien (n = 810) lieferten Daten zu Rehospitalisierungen. Die PR reduzierte die Odds für Rehospitalisierung um 66 % (OR 0,44; 95 %-CI 0,21–0,91), die Ergebnisse waren aber heterogen ($I^2$= 77 %). Sechs Studien (n = 670) berichteten Daten zur Mortalität. Die Metaanalyse zeigte im Gegensatz zur Vorläuferversion keinen statistisch signifikanten Effekt der PR auf die Mortalität (OR 0,68; 95 %-CI 0,28–1,67), auch hier waren die Ergebnisse heterogen ($I^2$ = 59 %). Die neu inkludierten Studien mit Daten zu Rehospitalisierung und Mortalität zeigten im Schnitt kleinere Effekte als die Studien in der Vorläuferversion dieser Analyse.

Die Analyse von acht Studien, in denen die HrQoL auf Basis des „St. George`s Respiratory Questionnaires" (SGRQ) eingeschätzt wurde, ergab einen statistisch signifikanten Effekt hinsichtlich des SGRQ-Gesamtscores, der über der minimalen Differenz von 4 Punkten lag (MD −7,80; 95 %-CI −12,12 bis −3,47). Die Ergebnisse waren aber nicht signifikant für die SGRQ-Symptom-Domänen.

Die 6-Minuten-Gehdistanz verbesserte sich nach PR im Vergleich mit Standardbehandlung um durchschnittlich 62 m (MD 62; 95 %-CI 38–86; $I^2$ =87 %) und lag somit deutlich oberhalb der für einen klinisch bedeutsamen Effekt geforderten Schwelle von 30 m. Für die gesundheitsbezogene Lebensqualität und die funktionelle Belastungskapazität zeigten die neu inkludierten Studien geringere Effekte, aber das Gesamtergebnis dieser Analyse hat sich im Vergleich zur Vorgängerversion nicht maßgeblich geändert.

### 3.3.2  Effekte einzelner Komponenten der Trainingstherapie bei COPD

Ausdauer-, Kraft- und Atemmuskeltraining gehören zum multimodalen Standardregime der Trainingstherapie bei Patienten mit COPD. In jüngerer Zeit haben hoch intensives Intervalltraining (HIIT) und „Mind-Body-Exercise", z. B. Tai-Chi, Chigong, Yoga, an Stellenwert gewonnen und das PR-Programm ergänzt.

- **Ausdauertraining**

Die Effektivität des Ausdauertrainings als Eckpfeiler der Trainingstherapie bei Patienten mit COPD wurde in drei aktuellen Metaanalysen bestätigt (Ward et al. 2020; Chen et al. 2021; Li et al. 2022b). Die Metaanalyse von Li et al. beinhaltete 14 RCTs mit 816 Teilnehmern und fand für konventionelles Audauertraining (v. a. Fahrradergometertraining, Laufbandtraining, Gehtraining) im Vergleich zur Kontrolltherapie eine signifikant verbesserte 6-Minuten-Gehleistung (MD 47,20 m; 95 %-CI 28,6–65,79). Auch die Dyspnoe („modified Medical Research Council Dyspnea Scale" [mMRC]) war durch das Ausdauertraining signifikant verbessert, mMRC-Score (MD −0,72; 95 %-CI −1,09 bis −0,34) (Li et al. 2022b).

Die Metaanalyse von Ward et al. untersuchte den Effekt von Ausdauertraining auf die $VO_{2max}$ bei Patienten mit COPD in 112 kontrollierten und nicht kontrollierten Studien (3484 Teilnehmer) und fand für die Ausdauertrainingsgruppen eine leicht verbesserte $VO_{2max}$ (SMD: 0,52 ml/min/kg; 95 %-CI 0,34–0,69). Ein größerer Trainingsumfang und eine längere Programmdauer waren mit einer größeren Verbesserung der $VO_{2max}$ assoziiert (Ward et al. 2020).

Chen et al. (2021) verglichen in Ihrer Metaanalyse von 18 RCTs und quasi-randomisierten Studien mit 1311 Teilnehmern die Auswirkungen von Ausdauertraining im Wasser (WET) versus Ausdauertraining am Land (LET) auf die Lungenfunktion, Dyspnoe und Belastungskapazität bei Patienten mit mäßiger bis schwerer COPD. Die Trainingsinterventionen hatten eine Dauer von 6–12 Wochen bei 2–5 Einheiten pro Woche. Im Vergleich zur Kontrolltherapie konnte die Trainingstherapie im Wasser oder an Land die Lungenfunktion ($FEV_1$/FVC %) nicht signifikant beeinflussen (MD 0,17; 95%-CI -2,76 bis 3,09). Die Dyspnoe (auf Basis der Borgskala) verbesserte sich aber als Folge der Trainingstherapie in der Gesamtauswertung für WET und LET signifikant (MD −0,70; 95 %-CI −1,12 bis −0,27). Ebenso führten beide Trainingsmodalitäten im Vergleich zur Kontrolltherapie zu einer signifikanten Steigerung der Belastungskapazität in Form des 6-Minuten-Gehtests (MD 56,37 m; 95 %-CI 32,61–80,13; p < 0,001) sowie des „Endurance Shuttle Walk Test" (ESWT) (MD 254,81 m; 95 %-CI 166,41–343,22; p < 0,001), wobei Ausdauertraining im Wasser dem Training an Land in Bezug auf den ESWT überlegen war (MD 270,18 m; 95 %-CI 74,61–465,75; p = 0,009). Die periphere Muskelkraft konnte durch WET oder LET nicht günstig beeinflusst werden. WET war ähnlich sicher durchführbar wie LET, es traten keine unerwünschten Ereignisse auf. Verglichen mit Ausdauertraining an Land hatte Ausdauertraining im Wasser einen signifikanten Zusatznutzen hinsichtlich der Verbesserung der Ausdauerleistungsfähigkeit und kann vor allem für COPD-Patienten mit muskuloskelettalen Problemen vorteilhaft sein.

- **Hoch intensives Intervalltraining (HIIT) versus kontinuierliches Ausdauertraining bei COPD**

In fünf Metaanalysen von randomisierten Studien mit Ausdauerprogrammen wurden die Effekte von hoch intensivem Intervalltraining (HIIT) versus kontinuierlichem Ausdauertraining bei Patienten mit COPD verglichen (Beauchamp et al. 2010; Zainuldin et al. 2011; Adolfo et al. 2019; Alexiou et al. 2021; Gao et al. 2022). Die Metaanalyse von Beauchamp et al. (2010) (8 RCTs, 388 Patienten) sowie die Cochrane-Analyse von Zainuldin et al. (2011) (8 RCTs, 367 Patienten) fanden für die maximale Wattleistung, die $VO_{2max}$, den 6-Minuten-Gehtest sowie für die Dyspnoe und gesundheitsbezogene Lebensqualität (HrQoL) keine signifikanten Unterschiede zwischen den beiden Trainingsmodi. Auch die aktuellere Metaanalyse von Adolfo et al. (2019) (6 RCTs, 295 Patienten) zeigte für die $VO_{2max}$ keinen Unterschied zwischen HIIT und kontinuierlichem Training (WMD 0,03 ml/kg/min; 95 %-CI -3,05–3,10). In der Metaanalyse von Alexiou et al. (2021) mit 13 RCTs und 530 Patienten (davon 11 Studien mit 446 COPD-Patienten) resultierte HIIT zwar in einer geringfügigen Verbesserung der maximalen Wattleistung (2,4 W; 95%-CI 0,83–3,97) und einer niedrigeren belastungsinduzierten Dyspnoe (−0,47; 95%-CI −0,86–0,09), die Verbesserungen lagen aber unterhalb der klinisch bedeutsamen Schwellen von 4 W bzw. einem Punkt auf der Borg-Skala. Keine Unterschiede bestanden hinsichtlich der $VO2_{max}$ und der $VE_{max}$. Die aktuellste Metaanalyse von Gao et al. (2022) inkludierte 12 RCTs mit 689 COPD-Patienten. In dieser Auswertung zeigte sich hinsichtlich der Belastungskapazität (maximale Wattleistung, 6-Minuten-Gehdistanz), Lungenfunktion (FEV1 %, $VE_{max}$), Dyspnoe und gesundheitsbezogene Lebensqualität ein Vorteil zugunsten von HIIT. Das positive Ergebnis für Dyspnoe kehrte sich aber in der Sensitivitätsanalyse um. HIIT konnte sicher durchgeführt werden.

In den Metaanalysen jüngeren Datums mit mehr Studien zeichnet sich zwar ein leichter Vorteil zugunsten HIIT ab, doch aufgrund der mangelnden Studienqualität und sehr hohen Heterogenität der Ergebnisse basiert diese Einschätzung auf niedrigem Evidenzniveau, sodass HIIT nicht generell für COPD-Patienten empfohlen werden kann. HIIT kann aber für Personen mit fortgeschrittener COPD, die aufgrund von Dyspnoe, Fatigue oder anderen Symptomen die Zieldauer einer kontinuierlichen Trainingseinheit nicht erreichen können, eine mögliche Alternative darstellen und ist sicher durchführbar.

■ **Krafttraining**

Die skelettale Muskeldysfunktion ist eine häufige extrapulmonale Manifestation bei COPD, die zu Belastungseinschränkung führt und ein unabhängiger Prädiktor für Morbidität und Mortalität ist (Kim et al. 2008). Progressives Krafttraining kann diesem Umstand entgegensteuern und gehört daher zum Standardregime der Trainingstherapie von Patienten mit COPD.

Die Effekte der trainingstherapeutischen Intervention mittels Krafttraining auf relevante Endpunkte wie Gehleistung, funktionelle Belastungsfähigkeit, pulmologische Parameter, Dyspnoe und gesundheitsbezogene Lebensqualität wurden in mehreren Metaanalysen evaluiert (Strasser et al. 2013a; Liao et al. 2015; Li et al. 2020; Yu et al. 2021; Ferté et al. 2022; Hashmi et al. 2022).

Strasser et al. untersuchten die Effekte von Krafttraining auf die respiratorische Funktion bei Patienten mit COPD und kombinierten die Ergebnisse von 14 RCTs mit 503 Patienten (Strasser et al. 2013a). Der primäre Endpunkt $FEV_1$ verbesserte sich unter Krafttraining (2- bis 3-mal pro Woche über 4–12 Wochen) im Vergleich zur Kontrollintervention nicht signifikant (WMD 0,08 L, 95 % CI −0,03 bis 0,19). Auch bei der maximalen Minutenventilation (WMD 3,77 L/min; 95 %-CI −0,51 bis 8,04) bestanden keine Unterschiede. Im Vergleich mit den Kontrollen führte Krafttraining aber zu einer verbesserten forcierten Vitalkapazität (FVC) (WMD 0,37 L, 95 %-CI 0,26–0,49).

Li et al. (2020) quantifizierten die Effekte von Krafttraining auf das funktionelle Belastungsvermögen und kombinierten die Ergebnisse von 11 RCTs (405 COPD-Patienten). Im Vergleich zu den Kontrollen verbesserte das Krafttraining signifikant die 6-Minuten-Gehdistanz (WMD 54,52 m; 95 %-CI 25,47–83,56) sowie die Toleranzzeit für den „unsupported upper-limb exercise test" (UULEX). Hinsichtlich des „constant workrate test" (CWR), einem submaximalen Ausdauertest sowie der $VO_{2max}$ ergaben sich keine Unterschiede.

Ferté et al. (2022) analysierten die Verbesserung der funktionellen Belastungskapazität sowie die Quadrizeps-Muskelkraft nach Intervention mit Krafttraining in 23 RCTs mit 690 COPD-Patienten. Die 6-Minuten-Gehleistung verbesserte sich im Vorher-Nachher-Vergleich für die Interventionsgruppen um 37,3 m (95 %-CI 9,8–64,8; p=0,008), im Vergleich mit den Kontrollgruppen aber nur um 15,5 m (95 %-CI −7,7–38,6; p = 0,19) Dieser Unterschied war nicht signifikant und lag auch unterhalb der klinisch bedeutsamen Schwelle von 40 Metern. Der Unterschied hinsichtlich der Quadrizeps Muskelkraft fiel hingegen signifikant aus (SMD 2,9 kg; 95 %-CI 1,1–4,7, p = 0,002).

Auch Yu et al. (2021) untersuchten in Ihrer Metaanalyse von 13 RCTs mit 1286 Studienteilnehmern die Effekte von Krafttraining auf das funktionelle Leistungsvermögen auf Basis der 6-Minuten-Gehleistung, des CWR-Tests und UULEX. In dieser Analyse fiel der Unterschied für die 6-Minuten-Gehleistung zwischen Interventions- und Kontrollgruppen höher aus (MD 60,4 m; 95 %-CI 39,97–80,85, p < 0,001) und erreichte auch klinische Signifikanz. Die Intervention mit Krafttraining verbesserte aber nicht den CWR-Test sowie UULEX und die gesundheitsbezogene Lebensqualität.

Eine kleine aktuelle Metaanalyse mit 5 RCTs und 180 Patienten fand für die funktionelle Belastungskapazität eine große gepoolte Effektgröße (0,88; 95-% CI 0,40–1,37) und für $FEV_1$ einen kleinen positiven Effekt (SMD 0,16; 95 %-CI −0,84–0,52) (Hashmi et al. 2022).

Die vom Untersuchungsansatz kompletteste Metaanalyse liegt schon einige Jahre zurück (Liao et al. 2015). In dieser wurden die Effekte von Krafttraining versus kein Training oder Krafttraining plus Ausdauertraining versus Ausdauertraining allein auf die Lebensqualität, Dyspnoe, funktionelle und maximale Leistungskapazität, Muskelfunktion, Lungenfunktion und auf unerwünschte Ereignisse analysiert. 18 RCTs mit 750 Patienten mit fortgeschrittener COPD erfüllten die Einschlusskriterien. 13 Studien verglichen Krafttraining mit keinem Training und 4 Studien Kraft- plus Ausdauertraining mit nur Ausdauertraining, wobei die Trainingsintervention mindestens ≥ 4 Wochen betragen musste. Krafttraining allein führte im Vergleich zu keinem Training zu einer signifikanten Verbesserung der Dyspnoe auf Basis des „Chronic Respiratory Disease Questionnaire" (WMD 0,59; 95 %-CI 0,26–0,93; p < 0,001), der Muskelkraft (z. B. WMD für Beinpresse + 16,7 kg, WMD für Knieextension +7,8 kg) und $FEV_1$ % (WMD 6,88; 95 %-CI 0,41–13,35; p = 0,04). Die Verbesserung im Dyspnoe-Score lag oberhalb der klinisch bedeutsamen Schwelle von 0,5. Die Kombination aus Krafttraining plus Ausdauertraining im Vergleich zu Ausdauertraining allein verbesserte den „St. George Respiratory Questionnaire"-Gesamtscore (WMD −7,44; 95 %-CI −12,62 bis −2,25; p = 0,005), alle Domäne-Scores und die muskuläre Kraft. Trotz der positiven Effekte des Krafttrainings auf Muskelkraft und Dyspnoe-Scores führte das Krafttraining im Vergleich zu keinem Training sowie das Krafttraining zusätzlich zum Ausdauertraining zu keiner signifikanten Verbesserung der 6-Minuten-Gehleistung, maximalen Belastungskapazität oder $VO_{2max}$. In Verbindung mit dem Krafttraining gab es keine Berichte über unerwünschte Ereignisse, die während oder nach dem Training auftraten. Die Ergebnisse unterstützen die Empfehlung, Krafttraining gemeinsam mit Ausdauertraining durchzuführen, da das kombinierte Training bei Patienten mit COPD die muskuläre Kraft und gesundheitsbezogene Lebensqualität in einem stärkeren Ausmaß verbesserte als Ausdauertraining allein. Zuwächse an Skelettmuskelkraft und Lebensqualität konnten aber nicht in Verbesserungen der körperlichen Leistungsfähigkeit transformiert werden.

■ **Einbezug von Training der oberen Extremitäten**

Die Einbeziehung der oberen Extremitäten (UL) während Aktivitäten des täglichen Lebens führen bei Patienten mit COPD häufig viel früher zu Dyspnoe als Aktivitäten der unteren Gliedmaßen (LL). Diese Patienten meiden daher UL-Aktivitäten, weshalb die fehlende Adaptation an Oberkörperarbeit das Dyspnoebroblem noch verschärft (Panagiotou et al. 2013). Es wurde daher empfohlen, das Training der oberen Gliedmaßen (ULT) in das pneumologische Rehabilitationsprogramm zu integrieren.

Bereits in einigen länger zurückliegenden kleineren systematischen Übersichten konnte aufgezeigt werden, dass das Training der oberen Extremitäten (ULT) die Belastungskapazität der Arme erhöhen und die Dyspnoe geringfügig verbessern kann

**3**

(Costi, et al. 2009; Janaudis-Ferreira et al. 2009; Pan et al. 2012). Inzwischen sind weitere Meta-Analysen erschienen, darunter auch eine Cochrane-Analyse (McKeough et al. 2016; Kruapanich et al. 2019; Zhang et al. 2021).

Die Cochrane-Analyse (McKeough et al. 2016) quantifizierte die Effekte von ULT (Audauer- oder Krafttraining, oder beides) auf Dyspnoe-Symptome und die gesundheitsbezogene Lebensqualität (HrQoL) bei Patienten mit COPD. Sie inkludierte 15 RCTs mit 425 COPD-Patienten (12 Studien für die Metaanalyse), in denen ULT über mindestens 4 Wochen durchgeführt worden war und beinhaltete drei Vergleiche: a) ULT versus kein Training oder einer Scheinintervention, b) kombiniertes ULT und LLT (Training der unteren Extremitäten) versus LLT allein, und c) ULT versus eine andere Form von ULT. Für a) wurde weiters in Ausdauer- und Krafttraining klassifiziert, um den Einfluss der jeweiligen Trainingsmodalität zu bestimmen. Im Vergleich mit keinem Training oder einer Scheinintervention führte ULT zu einer kleinen signifikanten Verbesserung von Symptomen der Dyspnoe (MD 0,37 Punkte; 95 %-CI 0,02–0,72). Diese Verbesserung war aber nicht mehr signifikant, wenn die Studien mit Ausdauer- bzw. Krafttraining allein kombiniert wurden. Der Vergleich der Kombination aus ULT und LLT versus LLT allein ergab keinen signifikanten Unterschied in der Dyspnoe Symptomatik zugunsten ULT plus LLT (MD 0,36; 95 %-CI −0,04 bis 0,76). Für den Vergleich c) lagen keine Studien vor. Was die gesundheitsbezogene Lebensqualität (HrQoL) betrifft, so ergaben sich im Vergleich ULT mit keinem Training oder Scheintherapie (SMD 0,05; 95 %-CI −0,31 bis 0,40) und ULT plus LLT versus LLT (SMD 0,01; 95 %-CI -0,40 bis 0,43) keine signifikanten Verbesserungen. ULT führte im Vergleich zu keinem Training oder Scheinintervention aber zu einer signifikanten Verbesserung im „Unsupported Upper Limb Exercise" (UULEX)-Test (SMD 0,66; 95 %-CI 0,19–1,13), der die maximal mögliche Belastungskapazität der Arme misst und Armbewegungen des täglichen Lebens reflektiert. Diese verblieb auch signifikant, wenn nur die Studien mit Ausdauertraining allein analysiert wurden (SMD 0,99; 95 %-CI 0,32–1,66), nicht jedoch, wenn nur Studien mit Krafttraining ausgewertet wurden (SMD 0,23; 95 %-CI -0,31 bis 0,76). Auch die Kombination aus ULT plus LLT im Vergleich zu nur LLT führte zu einer großen signifikanten Verbesserung der UULEX-Kapazität (SMD 0,90; 95 %-CI 0,12–1,68). Die Ergebnisse aus dieser Analyse legen nahe, dass ein Training der oberen Extremitäten die Dyspnoe, nicht aber die gesundheitsbezogene Lebensqualität verbessern kann.

Eine 2019 erschienene Metaanalyse (Kruapanich et al. 2019), die 15 RCTs mit 514 COPD-Patienten inkludierte, hat die Effekte von verschiedenen ULT-Modalitäten auf die Dyspnoe Symptomatik und gesundheitsbezogene Lebensqualität (HrQoL) bei COPD-Patienten noch etwas differenzierter analysiert, mit fünf neuen RCTs, die in der Cochrane-Analyse noch nicht enthalten waren.

Im Vergleich zur Kontrolltherapie führte sowohl Ausdauertraining für die oberen Extremitäten (ULE) (SMD −0,56; 95 %-CI −0,95 bis −0,16; p = 0,006) als auch Krafttraining für die oberen Extremitäten (ULS) (SMD −0,36; 95 %-CI −0,61 bis −0,11; p = 0,004) zu einer signifikanten Verbesserung der Dyspnoe Symptomatik. Das Oberkörpertraining war hinsichtlich der Reduktion von Dyspnoe bei Patienten mit schwerer COPD effektiver (SMD −0,54; 95 %-CI −0,82 bis −0,25; p < 0,001) als bei solchen mit leichtem oder mittlerem Schweregrad der Erkrankung (SMD −0,33; 95 %-CI −0,70 bis 0,03; p = 0,07). Wie schon in der Cochrane-Analyse hatten weder ULE noch ULS einen positiven Effekt auf die HrQoL. ULE führte im Gegensatz zu

ULS jedoch auch zu einer signifikanten Verbesserung der oberkörperbezogenen Fatigue (SMD -0,41 Einheiten; 95%-CI -0,83–0,00) sowie Funktion (SMD 1,01; 95%-CI 0,03–1,99), weshalb im Vergleich mit ULS ein gewisser klinischer Vorteil zugunsten von ULE gesehen wird. Die UL-bezogene Belastungstoleranz war aber sowohl bei ULE (SMD 0,78 Einheiten; 95%-CI 0,16–1,4) als auch ULS signifikant verbessert (SMD 0,55 Einheiten; 95 %-CI 0,23–0,86). Die Ergebnisse dieser systematischen Analyse zeigten, dass die Art des Trainings der oberen Extremitäten das klinische Ergebnis signifikant und auf unterschiedliche Art beeinflussen kann, wobei Ausdauertraining im Vergleich mit Krafttraining mehr klinisch relevante Endpunkte günstig beeinflussen konnte und die größte Wirkung bei Patienten mit schwerer COPD erzielt wurde.

Die noch aktuellere Metaanalyse von Zhang et al. (2021) mit 14 RCTs (18 Interventionen, 860 COPD-Patienten) prüfte ebenfalls die Effekte unterschiedlicher Formen von Muskeltraining auf die Dyspnoesymptomatik bei körperlicher Belastung und Alltagsaktivitäten und schloss neben ULT-Studien (10 Datensätze) und LLT-Studien (2 Datensätze) auch Studien mit respiratorischem Muskeltraining (RMT) (10 Datensätze) in die Analyse ein. In 17 Datensätzen wurde zur Einschätzung der Dyspnoe bei intensiverer körperlicher Belastung die Borg-Skala verwendet. In der Subgruppenanalyse zeigte sich, dass im Vergleich zur Kontrolltherapie ULT (MD $-0,53$; 95 %-CI $-0,91$ bis $-0,15$; p = 0,007) und RMT (MD $-0,72$; 95 %-CI $-1,13$ bis -0,31; p = 0,0005) die Dyspnoe signifikant vermindern konnten, nicht aber LTT (MD $-0,36$; 95 %-CI $-1,05$ bis 0,33; p = 0,31). In Datensätzen, in denen die „Medical Research Council Scale" (MRCS) bzw. modifizierte MRCS zur Einschätzung der Dyspnoe bei Aktivitäten des täglichen Lebens verwendet wurde, ergab die Subgruppenanalyse ebenfalls, dass ULT (MD 0,51; 95 %-CI 0,80–0,22; p = 0,0007) und RMT (MD 0,38; 95 %-CI 0,67–0,09; p = 0,01) die Dyspnoe Symptomatik verbessern konnten. Für LTT war hier kein Datensatz verfügbar. Die wichtigste Erkenntnis aus dieser Analyse war, dass ein Training der oberen Extremitäten bzw. respiratorisches Muskeltraining die durch körperliche Belastung oder Aktivitäten des täglichen Lebens induzierte Dyspnoe verbessern können, während ein Training der unteren Extremitäten die Dyspnoesymptomatik nicht verbessern kann.

- **„Mind-Body Exercise" (Tai-Chi, Qigong, Yoga)**

„Mind-Body Exercise" (MBEX) subsummiert eine Reihe unterschiedlicher Bewegungstechniken leichter bis mittlerer Intensität, z. B. Tai-Chi, Qigong, Yoga, in denen Bewegung, bewusste Konzentration und kontrollierte Atmung eingesetzt werden, um die Kraft, das Gleichgewichtsvermögen, die Beweglichkeit sowie die Gesundheit allgemein zu verbessern (National Cancer Institute 2022). Seit etwa einem Jahrzehnt wird MBEX als adjuvante Therapie auch zunehmend im Rahmen der pneumologischen Rehabilitation (PR) eingesetzt.

Für die Einschätzung der Wirksamkeit von MBEX im Rahmen der PR konnten eine Cochrane-Analyse (Gendron et al. 2018) sowie zwei Metaanalysen aus China (Wu et al. 2018; Li et al. 2019) identifiziert werden. Tai-Chi gesondert wurde in zwei Metaanalysen (Ngai et al. 2016; Liu et al. 2021), verschiedene Formen von Qigong in sieben Metaanalysen (Liu et al. 2018; Wang et al. 2018; Tong et al. 2019; Cao et al. 2020; Xiao et al. 2020; Gao et al. 2021; Xu et al. 2022) und Yoga in einer Metaanalyse (Cramer et al. 2019) untersucht. Die methodische Qualität der in diese Sekundäranalysen inkludierten RCTs war insgesamt gering bis mäßig, sodass die darin ge-

**3**

tätigten Schlussfolgerungen auf einem unsicheren Evidenzniveau basieren. Es werden daher nur die wichtigsten Ergebnisse zusammengefasst.

Die Cochrane-Analyse (Gendron et al. 2018) beinhaltete 10 RCTs (762 Patienten mit stabiler COPD) und untersuchte die Effekte von MBEX versus PR oder MBEX plus PR versus PR allein. Neun der RCTs stammten aus China und Hong Kong, eine aus Schweden. In neun Studien erfolgte die Intervention mit Tai-Chi und/oder Qigong, in einer Studie mit Yoga. Der Begriff PR wurde in den meisten Studien mit Gehtraining gleichgesetzt, was die Inhalte von PR aber nur unzureichend abbildet und die Vergleichbarkeit von MBEX und PR erschwert. Primäre Endpunkte dieser Analyse waren die gesundheitsbezogene Lebensqualität (HrQoL), Dyspnoe sowie schwerwiegende adverse Effekte. MBEX führte im Vergleich zu PR (meist unstrukturiertes Gehtraining) zu einer signifikanten Verbesserung der HrQoL in Form des „St George's Respiratory Questionnaire" (SGRQ) Gesamtscores (MD −5,83; 95 %-CI -8,75 bis −2,92). Der Effekt lag somit oberhalb der klinisch bedeutsamen Differenz von 4 Punkten. Hinsichtlich Dyspnoe gab es keine Unterschiede zwischen MBEX und PR. Unerwünschte Wirkungen wurden im Rahmen der Intervention mit MBEX nicht erhoben und konnten daher nicht eingeschätzt werden. Beim Vergleich MBEX plus PR versus PR allein ergab sich für die Lebensqualität (SGRQ-Gesamtscore) und Dyspnoe keine signifikante Verbesserung zugunsten von MBEX. Für die Cochrane-Autoren bleiben aufgrund der niedrigen Qualität der verfügbaren Evidenz die Effekte von MBEX versus PR oder MBEX plus PR unklar.

Die Metaanalyse von Wu et al. inkludierte 16 RCTs mit 1176 COPD-Patienten und untersuchte als primäre Endpunkte die 6-Minuten-Gehleistung, Lungenfunktion und die Dyspnoe Level (Wu et al. 2018). Im Vergleich mit der Kontrolltherapie war für MBEX nach drei bzw. sechs Monaten die 6 min-Gehleistung signifikant erhöht (MD 25,40 m, 95 %-CI 16,25–34,54 bzw. 35,75 m, 95 %-CI 22,23–49,27), diese Verbesserungen lagen unterhalb der klinisch bedeutsamen Schwelle von 40 m. MBEX führte auch zu einer verbesserten Lungenfunktion (FEV$_1$: MD 0,1 L; 95 %-CI 0,02–0,18 bzw. 0,18; 95 %-CI 0,1–0,26; FEV$_1$ %: MD 4,0; 95 %-CI 2,7–5,31 bzw. 4,8; 95 %-CI 2,56–7,07). Die Lebensqualität auf Basis des „Chronic Respiratory Disease Questionnaire"-Dyspnoe Scores wurde durch MBEX ebenfalls positiv beeinflusst (MD 0,90; 95 %-CI 0,51–1,29; MD Totalscore 1,92; 95 %-CI 0,54–3,31).

Die Metaanalyse von Li et al. (2019) untersuchte den Effekt von MBEX auf Angstzustände und Depression. Diese Analyse schloss 13 RCTs mit 906 COPD-Patienten ein (sieben Qigong-, drei Tai-Chi- und drei Yoga-Studien). Die Interventionsdauer betrug zwischen acht und 48 Wochen. In der Auswertung ergab sich für MBEX im Vergleich zur Kontrolltherapie ein signifikanter Nutzen hinsichtlich Angstzustände (SMD −0,76; 95 %-CI −0,91 bis −0,60, p = 0,04) und Depression (SMD −0,86; 95 %-CI −1,14 bis −0,58, p < 0,0001).

Von den beiden Metaanalysen, die speziell Tai-Chi untersuchten (Ngai et al. 2016; Liu et al. 2021), war die ältere eine Cochrane-Analyse, welche 12 RCTs mit 984 Teilnehmern einschloss und die Effekte der Intervention mit Tai-Chi auf die Dyspnoe und Belastungskapazität quantifizierte. Die Programme hatten eine Dauer von sechs Wochen bis zu einem Jahr. Im Vergleich zur Standardbehandlung führte die Intervention mit Tai-Chi zu einer längeren 6-Minuten-Gehdistanz (MD 29,64 m; 95 %-CI 10,52–48,77) und einer besseren pulmonalen Funktion (z. B. FEV$_1$: MD 0,11; 95 %-CI 0,02–0,20). Die Kombination aus Tai-Chi und Atemtraining oder Tai-Chi und Trainingstherapie im Vergleich mit nur Atemtraining oder Trainingstherapie zeigte in Bezug auf die Symptomverbesserung keine Überlegenheit bzw. keinen zusätzlichen Nutzen für Tai-Chi. Tai-Chi war aber von Patienten mit COPD sicher durchführbar, es wurden keine unerwünschten Ereignisse berichtet.

Die aktuellere Metaanalyse von Liu et al. (2021) enthielt 11 Studien mehr (23 RCTs mit 1663 COPD-Patienten). 20 Studien stammten aus China oder Hong Kong. Die Dauer der Intervention lag in den meisten Studien zwischen einem Monat und sechs Monaten. 4 Studien hatten ein geringes, 12 Studien ein mäßiges Risiko für Bias. Im Vergleich zur Standardtherapie lag in dieser Analyse für Tai-Chi die Verbesserung der 6-Minuten-Gehdistanz nach Ausschluss von zwei „Outlier"-Studien oberhalb der klinisch bedeutsamen Schwelle von 40 Metern (MD 40,83 m; 95 %-CI 32,47–49,19), ohne Ausschluss der Studien (MD 19,25 m; 95 %-CI 14,71–23,80). Auch die $FEV_1$% (MD 1,67, 95 %-CI 0,41–2,93), der „George's Respiratory Questionnaire" (SGRQ)-Score (MD −6,57; 95 %-CI −10,17 bis −2,98) und der „Chronic Respiratory Disease Questionnaire" (MD 1,60; 95 %-CI 0,89–2,30) verbesserten sich unter Tai-Chi signifikant. Im Vergleich mit Atemübungen ergab sich für Tai-Chi in punkto 6-Min-Gehleistung ein Vorteil von 14,5 m (MD 14,5 m; 95%-CI 3,76–24,53) und im Vergleich zu Atemübungen plus Gehtraining ein Vorteil von 7,68 m (MD 7,68 m; 95 %-CI 2,28–13,09) bzw. −6,31 Punkte (MD −6,31; 95 %-CI −9,13 bis −1,48) für den SGRQ-Score. Das Ergebnis dieser Metaanalyse legt auf niedriger bis mäßiger Evidenzstufe nahe, dass Tai-Chi das Potenzial haben dürfte, die Belastungskapazität, Dyspnoe und Lebensqualität von Patienten mit COPD zu verbessern.

Zu den Effekten von Qigong, einer in der traditionellen chinesischen Medizin häufig angewandten Technik, sind in den letzten Jahren die meisten Metaanalysen erschienen. Eine Metaanalyse untersuchte Qigong insgesamt (Tong et al. 2019), sechs Metaanalysen spezifische Qigong-Formen wie Baduanjin (Liu et al. 2018; Cao et al. 2020), Liuziuje (Xiao et al. 2020; Gao et al. 2021; Xu et al. 2022) und Wuqinxi (Wang et al. 2018).

Die Metaanalyse von Tong et al. (2019) inkludierte nur RCTs, in denen Qigong nicht mit anderen, ähnlichen Techniken wie Yoga oder Meditation kombiniert worden war und die Kontrollgruppen nur Gesundheitsberatung und/oder medikamentöse Therapie erhielten. Diese Analyse beinhaltete 10 RCTs mit 993 Patienten mit stabiler COPD (5 Studien zu Baduanjin, 2 Studien zu Liuziuje, 2 Studien zu Yijinjing). Die Therapiedichte in den verschiedenen Qigong-Programmen war hoch. Die Übungseinheiten wurden 1–2x täglich über 30–60 min, etwa viermal pro Woche über sechs Monate bis zu einem Jahr durchgeführt. Im Vergleich zur Kontrolltherapie verbesserten sich unter Qigong die Belastungskapazität (6-Minuten-Gehdistanz: MD 30,57 m; 95 %-CI 19,61–41,53), die Lungenfunktion ($FEV_1$: MD 0,32 L, 95 %-CI 0,09–0,56; $FEV_1$/FVC: MD 2,66 %; 95 %-CI 1,32–2,26; $FEV_1$ %: MD 6,04; 95 %-CI 2,58–9,5) sowie die gesundheitsbezogene Lebensqualität in Form des SF-36-General Health (MD 5,22; 95-% CI 3,65–6,80) signifikant. Baduanjin schnitt hinsichtlich der 6-Minuten Gehleistung am besten ab (MD 43,51 m; 95%-CI 37,88–49,13) und Baduanjin sowie Yijinjing hinsichtlich der Lungenfunktion besser als Liuziuje. Die Metaanalyse enthielt aber nur eine verwertbare Studie zu Liuziuje.

In den beiden Metaanalysen, die speziell die Effekte von Baduanjin-Qigong bei Patienten mit COPD untersuchten, wurden 20 RCTs mit 1975 Studienteilnehmern (Liu et al. 2018) bzw. 31 RCTs mit 3045 Patienten (Cao et al. 2020) kombiniert. Hier fielen die Ergebnisse ähnlich aus wie in der Gesamtanalyse zu Qigong von Tong et al. (Tong et al. 2019). In der aktuelleren und größeren Analyse von Cao et al. (2020) betrug die Verbesserung der 6-Minuten-Gehdistanz unter Baduanjin im Vergleich zur Kontrolltherapie (43,83 m; 95 %-CI 29,47–58,20, p < 0,00001) und auch die Verbesserung der pulmologischen Indices war signifikant. Die Lebensqualität in Form des „St. George respiratory questionnaire" (SGRQ) war ebenfalls signifikant verbessert (MD −7,71 Punkte, 95-%CI -10,54 bis −4,89).

Die drei Metaanalysen zu Liuzijue-Qigong inkludierten 14 RCTs mit 920 COPD-Patienten (Xiao et al. 2020), 16 RCTs mit 1039 Teilnehmern (Gao et al. 2021) sowie 40 RCTs mit 3137 COPD-Patienten (Xu et al. 2022). Auch in diesen Analysen lagen die gepoolten Ergebnisse für die meisten untersuchten Endpunkte ähnlich wie in der Gesamtanalyse von Tong et al. (2019). In der größten dieser Metaanalysen von Xu et al. (2022) mit ausschließlich chinesischen Studien hatte sich die 6-Minuten-Gehleistung der COPD-Patienten nach Liuzijue-Intervention im Vergleich zu den Kontrollen um 33,06 m verbessert (MD 33,06; 95 %-CI 23,73–42,83). Im Gegensatz zur Sekundäranalyse von Tong et al. (2019) mit nur einer Studie zu Liuzijue-Qigong, zeigte sich in dieser Analyse mit 40 Liuzijue-Studien auch eine signifikante Verbesserung der pulmologischen Größen. Die $FEV_1$ verbesserte sich um 0,17 L (95 %-CI 0,09–0,25), der $FEV_1$ Sollwert um 6,04 % (95 %-CI 3,43–8,65) und die $FEV_1$/FVC um 6,95 (95 %-CI 3,06–10,83). Der „Medical Research Council dyspnoa scale"-Score hatte sich um 0,37 Punkte (95 %-CI −0,57 bis −0,18) und die gesundheitsbezogene Lebensqualität in Form des SGRQ um 6,94 Punkte (95 %-CI −9,20 bis −4,67) verbessert. Auch der „Hamilton Anxiety Scale"-Score (−2,31; 95 %-CI −3,04 bis −1,59) sowie der „Hamilton Depression Scale"-Score (−2,08; 95 %-CI −2,45 bis −1,71) lagen für die Liuzijue-Gruppen im Vergleich zur Kontrolltherapie signifikant günstiger. Die Schlussfolgerung dieser großen Metaanalyse war, dass Liuzijue-Qigong bei Patienten mit stabiler COPD eine effektive adjuvante Therapieform zur Verbesserung von Lungenfunktion, Belastungsfähigkeit, mentalem Status und Lebensqualität sein kann. Von den 40 Studien hatten 23 eine hohe (Jadad Score > 3) und 17 eine niedrige Studienqualität (Jadad Score ≤3).

Die Effekte von Yoga auf die Lebensqualität, Dyspnoe, Belastungskapazität und Lungenfunktion bei Patienten mit COPD wurden in einer Metaanalyse mit 11 RCTs (586 Studienteilnehmer) quantifiziert (Cramer et al. 2019). Im Vergleich mit keiner Therapie führte die Intervention mit Yoga zu einer Verbesserung der 6-Minuten-Gehleistung von 25,53 m (95 %-CI 12,16–38,90) und pulmonalen Funktion in Form der FEV1 % (MD 3,95; 95 %-CI 2,74–5,17). Die Lebensqualität in Form des „COPD Assessment Test" verbesserte sich um 3,81 Punkte (95 %-CI 0,97–6,65). Nur die Effekte auf die Belastungskapazität und pulmonale Funktion hielten den Sensibilitätsanalysen stand und waren robust gegenüber methodischen Verzerrungen. Die Effekte waren auch nur präsent bei Interventionen mit auf die Atmung fokussierenden Yogatechniken, nicht aber bei auf bestimmte Körperpositionen ausgerichtete Techniken. Unerwünschte Effekte wurden im Rahmen der Intervention nur vereinzelt berichtet.

### 3.4   Diabetes mellitus Typ 2 (DM2)

Im Jahre 2021 lebten in Europa etwa 61 Mio. Erwachsene (20–79 Jahre) mit diagnostiziertem Diabetes mellitus (regionale Prävalenz 9,2 %). Hinzu kamen 54,8 Mio. bzw. 25,6 Mio. Erwachsene mit beeinträchtigter Glukosetoleranz bzw. Nüchternblutglukose (Prävalenzen 8,2 % und 3,8 %). Die Zahl der Todesfälle als Folge von Diabetes mellitus betrug 1,1 Mio. (International Diabetes Federation 2021). Charakterisiert durch Hyperglykämie, Insulinresistenz und pankreatischer B-Zell-Dysfunktion führt DM2 zu zahlreichen schweren Komplikationen, wie z. B. neuropathischen, nephrologischen, ophthalmologischen und vaskulären Störungen (Solomon et al. 2017). Kardiovaskuläre Ereignisse sind die führende Todesursache bei Patienten mit DM2 (Yun & Ko 2021).

Körperliche Inaktivität gilt neben Übergewicht und ungünstiger Ernährungsweise als wichtiger Risikofaktor für DM2 und seine Komplikationen (Sullivan et al. 2005). Nationale und internationale Diabetes-Richtlinien empfehlen daher körperliche Aktivität allgemein sowie gezieltes körperliches Training in Form von Ausdauertraining und Krafttraining als nichtpharmakologische therapeutische Strategie für das Management von DM2 (Rydén et al. 2013; Mendes et al. 2016; Colberg et al. 2016).

### 3.4.1 Effekte der Trainingstherapie auf intermediäre Endpunkte

Der in randomisierten Studien am häufigsten untersuchte Surrogatparameter zur Einschätzung der Effektivität der Trainingstherapie zur glykämischen Kontrolle ist das glykolisierte Hämoglobin $A_{1c}$ (HbA$_{1c}$). Weitere Zielwerte sind Nüchternblutzucker, Insulinresistenz, Lipide und Lipoproteine, arterieller Blutdruck, Körpergewicht bzw. Körperfett und die vaskuläre bzw. endotheliale Funktion.

Die Effekte der verschiedenen Trainingsformen auf die glykämische Kontrolle, auf kardiovaskuläre Risikofaktoren sowie auf die endotheliale und vaskuläre Funktion bei Patienten mit DM2 wurden im letzten Jahrzehnt in zahlreichen Metaanalysen untersucht (Umpierre et al. 2011, 2013; Hayashino et al. 2012; Schwingshackl et al. 2014; Qiu et al. 2017; Pan et al. 2018; Qiu et al. 2018; Lee et al. 2018; Liu et al. 2019; Jiahao et al. 2021; Mannucci et al. 2021; Guo et al. 2022; Jayedi et al. 2022).

- **Effekte von Ausdauertraining, Krafttraining und kombiniertem Training im Vergleich**

Bereits in einer länger zurückliegenden großen Metaanalyse von 47 RCTs mit 8538 DM2-Patienten wurde aufgezeigt, dass Ausdauertraining, Krafttraining oder die Kombination aus beiden das Potenzial haben, die glykämische Kontrolle bei Patienten mit DM2 zu verbessern, strukturiertes Training in Bezug auf die möglichen Verbesserungen aber besser abschneidet als unstrukturierte Bewegung (Umpierre et al. 2011). Am größten war in dieser Analyse der Effekt auf den HbA$_{1c}$-Wert für Ausdauertraining (WMD −0,73 %; 95 %-CI −1,06 bis −0,40; 18 RCTs), etwas geringer für Krafttraining (WMD −0,57 %; 95%-CI −1,14 bis −0,01; 4 RCTs) und der Kombination aus Ausdauer- und Krafttraining (WMD −0,51 %; 95%-CI −0,79 bis −0,23; 7 RCTs). Die Trainingsdosis war eine wichtige Determinante der glykämischen Kontrolle. Ein Trainingsumfang von > 150 min pro Woche war im Vergleich zu < 150 min pro Woche mit einer deutlich größeren Senkung des HbA$_{1c}$ assoziiert (− 0,89 % vs. − 0,36 %). Die Anleitung zu mehr körperlicher Aktivität als alleinige Interventionsmaßnahme (12 RCTs) war nicht mit einer signifikanten Reduktion des HbA$_{1c}$-Werts verbunden.

**3**

Eine aktuellere, aber kleinere Metaanalyse (Schwingshackl et al. 2014) sprach hingegen dafür, dass die günstigste Wirkung auf den $HbA_{1c}$-Wert und die Nüchternblutglukose durch die Kombination von Ausdauer- und Krafttraining gegeben ist. Diese Metaanalyse inkludierte 14 RCTs (915 Patienten). Ausdauertraining war auch hier im direkten Vergleich mit Krafttraining hinsichtlich der Verbesserung des $HbA_{1c}$ (MD – 0,20 %; 95 %-CI –0,32 bis –0,08) und der Nüchternglukose (MD –0,9 mmol/l; 95 %-CI –1,71 bis –0,09) etwas effektiver. Im Vergleich mit Ausdauertraining führte die Kombination von Ausdauer- und Krafttraining aber zu einer noch etwas größeren Senkung des $HbA_{1c}$.

Inzwischen wurden die Effekte der verschiedenen Trainingsmodalitäten auf glykämische Kontrolle, Körpergewicht- bzw. Körperfett sowie kardiovaskuläre Risikofaktoren in zwei großen Netzwerk-Meta-Analysen verglichen und quantifiziert (Pan et al. 2018; Mannucci et al. 2021). Die größere und komplettere der beiden Analysen (Pan et al. 2018) beinhaltete 37 RCTs mit 2208 DM2-Patienten. Die Interventionsdauer der meisten Studien lag unterhalb von sechs Monaten und in 14 Studien waren die DM2-Patienten initial körperlich inaktiv. 26 Studien (N = 1729) berichteten Ergebnisse zu $HbA_{1c}$ und Nüchternblutglukose (FBG). Im Vergleich mit keinem Training führten überwachtes Ausdauertraining und überwachtes Krafttraining zu einer signifikanten Verbesserung des $HbA_{1c}$ von jeweils 0,3 % (MD –0,30; 95 %-CI –0,60 bis –0,45) bzw. (MD –0,30; 95 %-CI –0,38 bis –0,15), die Kombination aus Ausdauer- und Krafttraining aber zu einer noch deutlicheren Senkung um 0,53 % (MD –0,53; 95 %-CI –0,68 bis –0,45). Überwachtes Ausdauer- und Krafttraining schnitten in puncto Verbesserungen des $HbA_{1c}$ besser ab als nicht überwachtes Training. Überwachtes Ausdauertraining verbesserte die Nüchternblutglukose um 9,38 ml/dl, das Gesamtcholesterin um 20,24 mg/dl (95 %-CI –27,60 bis –11,04), das LDL um 11,88 mg/dl (95 %-CI –21,60 bis –1,08) und die Triglyzeride um 19,34 mg/dl (95%-CI –29,76 bis –5,95). Überwachtes Krafttraining zeigte einen signifikanten Nutzen hinsichtlich der Verbesserung des Gesamtcholesterins (–22,08 mg/dl) sowie des systolischen Blutdrucks (–3,90 mmHg). In Bezug auf den Körpergewichtsverlust (17 Studien, N=662) bestanden keine signifikanten Unterschiede zwischen kombiniertem Training (–8,37 kg; 95 %-CI –13,39 bis –3,35) und überwachtem Ausdauer- (–5,02 kg; 95 %-CI –8,37 bis–1,67) bzw. Krafttraining (–5,02 kg; –9,21 bis –0,84). Im P-Score Ranking (dieser Score misst das Ausmaß der Sicherheit, dass eine Behandlung besser ist als eine andere, gemittelt über alle konkurrierenden Behandlungen) waren kombiniertes sowie überwachtes Ausdauer- und Krafttraining die erfolgversprechendsten Interventionsformen. Darüber hinaus schnitt die angeleitete Trainingstherapie in fast allen Gruppenvergleichen besser ab als nicht angeleitetes Training.

In der kleineren dieser beiden Analysen (Mannucci et al. 2021) mit 25 RCTs führte die Trainingstherapie insgesamt zu kleinen, aber signifikanten Verbesserungen von $HbA_{1c}$, (–0,3 %; 95 %-CI –0,4 bis –0,1), systolischem Blutdruck (–5,6 mmHg; 95 %-CI –9,5 bis –1,6) sowie Körperfett (–1,44 %; 95 %-CI –2,22 bis –0,66). Kombiniertes Training und überwachtes Ausdauer- und Krafttraining waren mit Verbesserungen des $HbA_{1c}$ von –0,4 %, –0,2 % bzw. –0,2 % assoziiert. Auch in dieser Analyse schien die Kombination von Ausdauer- und Krafttraining gegenüber Ausdauertraining allein einen Vorteil zu bieten, die Differenzen waren aber klein und klinisch kaum bedeutsam.

Eine aktuelle Metaanalyse mit 26 RCTs (1253 DM2-Patienten) hat den dosisabhängigen Effekt von überwachtem Ausdauertraining (SAT) allein auf die glykämische Kontrolle geprüft (Jayedi et al. 2022). Jede Steigerung der Dosis um 30 min SAT pro Woche reduzierte in der Regressionsanalyse das $HbA_{1c}$ um 0,22 % (MD −0,22; 95%-CI −0,29 bis −0,15) (Evidenzgrad: stark). Die Höhe des $HbA_{1c}$ nahm proportional mit dem Anstieg der Dauer des mäßig bis höher intensiven SAT bis in einen Bereich von 100 min/Woche ab (SD −0,96; 95 %-CI −1,25 bis −0,67), danach flachte die Kurve ab. SAT reduzierte auch die antidiabetische Medikation bei 13 von 100 Patienten (Risikodifferenz 0,13; 95 %-CI 0,02–0,23).

- ▪ **Hoch intensives Intervalltraining (HIIT) und hoch intensives Krafttraining**

In vier systematischen Reviews wurden die Effekte von hoch intensivem Intervalltraining (HIIT) mit jenen von kontinuierlichem Ausdauertraining (CON) auf den Glukosemetabolismus, kardiovaskuläre Risikofaktoren und/oder die maximale aerobe Kapazität bei Patienten mit Prädiabetes bzw. DM2 geprüft (Jelleyman et al. 2015; Qiu et al. 2017; De Nardi et al. 2018; Mateo-Gallego et al. 2022).

Die Metaanalyse von Jelleyman et al. (2015) quantifizierte die Effekte von HIIT auf Marker der Glukoseregulation und Insulinresistenz verglichen mit CON und keinem Training bei Patienten mit Prädiabetes oder bestehendem DM2. Die Analyse inkludierte 50 vorwiegend kleinere Studien. Die Intervention mit HIIT führte verglichen mit CON bzw. keinem Training zu einer signifikanten Reduktion der Insulinresistenz (SMD −0,49; 95 %-CI −0,87 bis −0,12 versus −0,35; 95 %-CI −0,68 bis −0,02). Im Vergleich mit CON sanken das $HbA_{1c}$ unter HIIT um 0,19% (95 %-CI −0,36 bis −0,03; p = 0,021), der Nüchternblutzucker um 0,92 mmol/L (95 %-CI −1,22 bis −0,62, p > 0,001) und das Körpergewicht um 1,3 kg (95 %-CI −1,9 bis −0,7, p < 0,001). Hinsichtlich der anderen untersuchten Marker bestanden keine signifikanten Unterschiede zwischen den drei Gruppen.

Die kleine Meta-Analyse von Qiu et al. (2017), in der die Ergebnisse aus 7 RCTs kombiniert wurden, verglich die Effekte von HIIT versus MICT (moderat-intensives kontinuierliches Training) auf die kardiosrespiratorische Fitness und auf kardiometabolische Parameter bei Patienten mit DM2. In dieser Analyse führte HIIT verglichen mit MICT zu einer signifikant verbesserten $VO_{2max}$ von 2,6 ml/kg/min (95%-CI 1,32–3,88; p < 0,001) und einem verminderten $HbA_{1c}$ von 0,26 % (95 %-CI −0,46 bis −0,07; p = 0,008). Der systolische Blutdruck war ebenfalls signifikant reduziert, hinsichtlich der anderen untersuchten kardiometabolischen Marker bestanden aber keine Unterschiede zwischen HIIT und MICT.

De Nardi et al. (2018) verglichen in ihrer Metaanalyse von 7 RCTs die Effekte von HIIT und MICT auf die maximale aerobe Kapazität und auf kardiometabolische Marker bei Prädiabetikern und DM2-Patienten. HIIT erhöhte zwar im Vergleich mit MICT die $VO_{2max}$ signifikant um 3,02 ml/kg/min (95 %-CI 1,42–4,61), für $HbA_{1c}$, systolischen und diastolischen Blutdruck, Gesamtcholesterin, HDL und LDL, Triglyzeride, Body-Mass-Index und „waist-to-hip-ratio" fanden sich keine signifikanten Unterschiede zwischen den beiden Gruppen.

**3**

In der aktuellen Metaanalyse von Mateo-Gallego et al. (2022) mit 19 RCTs wurden die Effekte von HIIT mit jenen von MICT oder keinem Training auf glykämische Parameter und die $VO_{2max}$ bei Patienten mit DM2 verglichen. Die Intervention mit HIIT führte im Vergleich zu keinem Training zu einer signifikanten Absenkung des Nüchternblutzuckers (MD −13,3 mg/dl, ~ 0,73 mmol/L, p < 0,001), $HbA_{1c}$ (−0,34 %, p < 0,001), Nüchterninsulin (−2,27 UI/L, p = 0,003) und HOMA-Index (−0,88, p = 0,005). Die Reduktionen waren aber nicht mehr signifikant, wenn HIIT mit MICT verglichen wurde (p = 0,140, p = 0,315; p = 0,520; p = 0,389). HIIT führte im Vergleich mit keinem Training bzw. MICT zu einer signifikanten Verbesserung der $VO_{2max}$ (2,94 ml/kg/min; p = < 0,001) bzw. (0,97 ml/kg/min; p = 0,045).

In einer systematischen Übersicht mit 11 RCTs wurden die Sicherheit von HIIT während und innerhalb von 24 h nach der HIIT-Einheit bei Patienten mit kardiometabolischen Erkrankungen evaluiert (Levinger et al. 2015). Insgesamt wurden 13 adverse Reaktionen berichtet (~8 % der Patienten). Die Rate adverser Effekte war bei HIIT etwas höher als die Rate, wie sie in früheren Publikationen für mäßig intensives Ausdauertraining berichtet wurde (Rognmo et al. 2012).

Die Ergebnisse dieser systematischen Analysen zeigen, dass HIIT bei Patienten mit Prädiabetes und DM2 hinsichtlich des Ausmaßes kardiometabolischer Verbesserungen dem kontinuierlichen Training zumindest ebenbürtig ist, jedoch eine größere Anhebung der $VO_{2max}$ induziert. HIIT kann daher als Alternative zum kontinuierlichen Ausdauertraining in Erwägung gezogen werden, die Risiken bei fortgeschrittener Erkrankung sind aber unklar. DM2-Patienten, die mit HIIT beginnen möchten, sollten daher klinisch stabil sein und zuvor bereits regelmäßiges moderat-intensives Ausdauertraining durchgeführt haben sowie während und nach der HIIT-Einheit adäquat überwacht werden (Levinger et al. 2015).

Ein metaanalytischer Vergleich liegt auch zu den Effekten von leicht- bis mäßig intensivem Krafttraining versus hoch intensivem Krafttraining auf $HbA_{1c}$, Insulin- und Blutglukosespiegel bei DM2-Patienten vor (Liu et al. 2019). 24 RCTs mit insgesamt 962 DM2-Patienten erfüllten die Einschlusskriterien für diese Analyse. In der Metaregressionsanalyse zeigte sich, dass die Verminderung des $HbA_{1c}$ (p = 0,006) und Insulin (p = 0,015) mit der Intensität des Krafttrainings assoziiert war. Auch die Subgruppenanalyse zeigte für hohe Intensität eine stärkere Senkung des $HbA_{1c}$ als für niedrige bis mittlere Intensität (−0,61 %; 95 %-CI −0,90 bis −0,33 versus −0,23 %; 95 %-CI −0,41 bis −0,05). Die Insulinspiegel waren nur in den Trainingsgruppen mit hoch intensivem Krafttraining signifikant reduziert (−4,6; 95 %-CI −7,53 bis −1,67) jedoch nicht bei leicht bis mäßig intensivem Krafttraining (0,07; 95 %-CI −3,28 bis 3,42). Die Unterschiede zwischen den beiden Gruppen waren sowohl für $HbA_{1c}$ (p = 0,03) als auch für Insulin (p = 0,04) signifikant und sind ein Hinweis auf den profunden Nutzen von hoch intensivem Krafttraining zur Senkung von $HbA_{1c}$ und Insulin.

■ **Effekte der Trainingstherapie auf die vaskuläre Funktion**

Drei Metaanalysen untersuchten die Effekte der Trainingstherapie bei DM2 auf die vaskuläre Funktion (Qiu et al. 2018; Lee et al. 2018; Guo et al. 2022). Die Analysen von Qiu et al. (2018) sowie Lee et al. (2018) prüften die Auswirkungen von Ausdauertraining, Krafttraining und kombiniertem Training bei DM2-Patienten im Vergleich zu Nichtdiabetikern bzw. bei ausschließlich DM2-Patienten auf die endotheliale Funktion in Form der Flussvermittelten Vasodilatation (FMD). Unter FMD versteht man die prozentuale Veränderung des Gefäßdurchmessers durch strömungsbedingte Scherkräfte. Ihre Bestimmung ermöglicht Rückschlüsse auf die Endothelfunktion. Die endotheliale Dysfunktion gilt nicht nur als anerkannter Prädiktor der Atherosklerose, sondern wird auch fast durchgehend bei Patienten mit DM2 beobachtet. Sie ist ein wichtiger Faktor in der Entwicklung und Progression von diabetesbezogenen mikro- und makrovaskulären Komplikationen (Meigs et al. 2004; Shi und Vanhoutte 2017). Die Analyse von Qiu et al. (2018) beinhaltete 16 RCTs mit 477 Studienteilnehmern. Das Durchschnittsalter der Patienten lag bei 54,2 Jahren, der durchschnittliche BMI bei 30,0 kg/m$^2$, die durchschnittliche Dauer des bestehenden DM2 bei 8,9 Jahren. Die Dauer der Trainingstherapie lag zwischen 8 und 26 Wochen, in den meisten der Studien bei 12 Wochen, bei einer Frequenz von 3–5-mal pro Woche. Die Interventionen mit Ausdauertraining (5 RCTs) bzw. der Kombination von Ausdauer- und Krafttraining (4 RCTs) verbesserten im Vergleich zu den Kontrollen die FMD um 1,21 % (95 %-CI 0,23–2,19) bzw. 2,49 % (95 %-CI 1,17–3,81). Bei Krafttraining allein (1 RCT) zeigte sich nur ein positiver Trend, der nicht signifikant war. Hoch intensives Intervalltraining (HIIT) schnitt hinsichtlich der Verbesserung der FMD nicht besser ab als mäßig intensives kontinuierliches Ausdauertraining (MICT). Die Verbesserung der FMD als Folge der Trainingstherapie war aber insgesamt bei DM2-Patienten kleiner als bei Nichtdiabetikern (WMD −0,72 %; 95 %-CI −1,36 bis −0,08).

Die Metaanalyse von Lee et al. (2018) inkludierte 13 Kohorten aus 8 RCTs (306 DM2-Patienten mit einem durchschnittlichen Lebensalter von 59 Jahren). In dieser Analyse führte die Trainingstherapie (5 Studien mit Ausdauertraining, 7 Studien mit Ausdauer- plus Krafttraining, 1 Studie mit Krafttraining) insgesamt zu einer signifikant gesteigerten FMD (Mittlere Effektgröße 0,41; 95 %-CI 0,21–0,62). Die absolute Verbesserung der FMD betrug 1,7 %. Die Verbesserung der FMD war in den Subgruppen mit Programmen niedriger bis mittlerer Intensität (p < 0,01) sowie in den Ausdauergruppen (p < 0,05) signifikant größer als in Programmen mit mittlerer bis höherer Intensität, kombiniertem Ausdauer- und Krafttraining sowie Krafttraining allein. Die Schlussfolgerung aus dieser Analyse war, dass bereits Trainingsprogramme mit leichter bis mäßiger Intensität einen physiologisch bedeutsamen Effekt auf die endotheliale Funktion bewirken können und notwendigerweise nicht weniger kardioprotektiv sind als höher intensives Training.

Guo et al. (2022) evaluierten in ihrer Metaanalyse die Effekte der Kombination aus Ausdauertraining und Krafttraining bei Patienten mit DM2 auf die Pulswellengeschwindigkeit (PWV). Die PWV ist ein Index für die Steifheit der arteriellen Gefäße. Sekundäre Endpunkte waren der systolische Blutdruck sowie das HbA$_{1c}$. Fünf RCTs mit 328 DM2-Patienten konnten in die Analyse einbezogen werden. Im Vergleich zu den Kontrollen zeigte das kombinierte Training keine signifikante Verbesserung der PWV (MD −0,54 m/s; 95 %-CI −1,69 bis 0,60; p = 0,35). Die Trainingstherapie war auch nicht in der Lage, den systolischen Blutdruck zu senken (MD −1,05 mmHg; 95 %-CI −3,71 bis 1,61; p = 0,44), führte aber zu einer signifikanten Reduktion des HbA$_{1c}$ (MD −55 %; 95 %-CI −0,88 bis −0,22; p = 0,001). Nach Einschätzung der Studienautoren war die Meta-Analyse zu klein, um einen Nutzen auf die vaskuläre Situation zu detektieren.

**3**

### 3.4.2 Langzeitnutzen körperlicher Aktivität bei Patienten mit DM2

Personen mit Diabetes haben ein 50–60% höheres Mortalitätsrisiko als solche ohne die Erkrankung. Für die Einschätzung des Langzeitnutzens körperlicher Aktivität bei Patienten mit Diabetes mellitus auf „harte" Endpunkte wie die kardiovaskuläre Mortalität oder Gesamtmortalität stehen nur Daten aus prospektiven Kohortenstudien zur Verfügung.

Eine Metaanalyse von zwölf Kohortenstudien mit DM2-Patienten ermittelte für die körperlich aktivsten im Vergleich zu den inaktivsten Gruppen ein vermindertes Risiko der Gesamtsterblichkeit und kardiovaskulären Sterblichkeit um 40 % (HR 0,60; 95 %-CI 0,49–0,73) bzw. 39% (HR 0,61; 95 %-CI 0,47–0,80) (Sluik et al. 2012). In einer größeren Metaanalyse mit 17 Kohortenstudien wurde neben dem Vergleich der höchsten mit der niedrigsten Aktivitätskategorie zusätzlich auch die Dosis-Wirkungs-Beziehung untersucht (Kodama et al. 2013). Das gepoolte RR der Gesamtsterblichkeit betrug für die körperlich aktivsten DM2-Patienten im Vergleich zu den inaktivsten Teilnehmern 0,61 (95 %-CI 0,52–0,70), jenes für die kardiovaskuläre Sterblichkeit 0,71 (95 %-CI 0,60–0,84). Zwischen der Aktivitätsdosis und der Mortalität bestand eine lineare Beziehung, wobei jede Steigerung der Bewegungsdosis um eine MET-Stunde pro Tag (entspricht ca. 20 min Gehen) in der Metaregressionsanalyse mit einem um 9,5 % (95 %-CI 5,0–13,8) bzw. einem um 7,9 % (95 %-CI 4,3–11,4) verminderten Risiko der Gesamt- bzw. kardiovaskulären Sterblichkeit assoziiert war. Jede körperliche Aktivität war besser als keine Aktivität, aber eine höhere Bewegungsdosis war mit einer größeren Reduktion der Mortalität verbunden.

### 3.5  Chronische Nierenerkrankung (CKD)

In Europa sind etwa 10 % der Erwachsenenbevölkerung von einer chronischen Nierenerkrankung (CKD) betroffen, wobei die Prävalenz zwischen einzelnen Regionen stark variiert (3,3 %–17,3 %) (Brück et al. 2016; GBD Chronic Kidney Disease Collaboration 2020; Sundström et al. 2022). Zirka die Hälfte der Betroffenen weist eine Nierenfunktion von unter 60 % auf, weniger als 1 % eine terminale Niereninsuffizienz mit Bedarf einer Nierenersatztherapie (Dialyse oder Nierentransplantation). Es wurde geschätzt, dass CKD im Jahre 2040 weltweit die fünfthäufigste Todesursache sein wird (Foreman et al. 2018).

Mit dem Abfall der Nierenfunktion steigt das Risiko für kardiovaskuläre Erkrankungen, Frailty und Mortalität (GBD Chronic Kidney Disease Collaboration 2020). Die körperliche und funktionelle Leistungsfähigkeit ist deutlich reduziert (Reese et al. 2013). Über viele Jahrzehnte wurde chronisch Nierenerkrankten empfohlen, sich zu schonen, um die Belastungen für das Organ möglichst gering zu halten. Eine bereits länger zurückliegende Cochrane-Analyse kam aber zum Ergebnis, dass Ausdauertraining und Krafttraining niedriger bis mäßiger Intensität die körperliche und funktionelle Leistungsfähigkeit, Muskelkraft, den arteriellen Blutdruck und die gesundheitsbezogene Lebensqualität bei nicht dialysepflichtigen und dialysepflichtigen Patienten signifikant verbessert (Heiwe und Jacobson 2011). Seitdem ist das Interesse an einer stärkeren Einbeziehung strukturierten körperlichen Trainings in das Management von CKD deutlich gestiegen und hat auch seinen Niederschlag in der Formulierung von Trainingsempfehlungen für Patienten mit CKD gefunden (Yamagata et al. 2019; The Renal Association 2021).

Allein in den letzten Jahren sind mehr als 20 systematische Reviews und Metaanalysen erschienen, in denen die Effekte verschiedener trainingstherapeutischer Interventionen auf die Nierenfunktion, körperliche und funktionelle Leistungsfähigkeit, auf kardiometabolische Risikofaktoren und die gesundheitsbezogene Lebensqualität in den unterschiedlichen Stadien der Erkrankung untersucht wurden. Eine der aktuellsten dieser Arbeiten ist eine Umbrella-Review (Zhang et al. 2022a), die die Ergebnisse von 31 systematischen Reviews und Metaanalysen zusammengefasst und bewertet hat. Nach den Ergebnissen dieser Umbrella-Review sind, was die körperliche Fitness betrifft, die Effektgrößen für die kardiorespiratorische Fitness ($VO_{2max}$, 6-min-Gehtest), Muskelkraft (Handgrip-Test, Kraft der unteren Extremitäten) und Körperzusammensetzung (Body-Mass-Index) moderat und für die Kraftausdauer (Sit to stand test, Timed up and go test, Walking capacity) klein. Die Effektgrößen für kardiovaskuläre Risikofaktoren (systolischer Blutdruck, diastolischer Blutdruck), für dialysebezogene Symptome (Restless-Legs-Syndrom, Fatique, Dialyseeffizienz [Kt/V]) und die gesundheitsbezogene Lebensqualität (Short-Form Health Survey-36, Kidney Disease Quality of Life) sind ebenfalls klein. Die Evidenzgrundlage für die meisten Ergebnisse ist von niedriger oder sehr niedriger Qualität. Die Inzidenz von trainingsbezogenen adversen Ereignissen war gering (ca. 0,3%), die in den Studien häufigsten Nebenwirkungen waren Hypotension und Muskelkrämpfe. Die Trainingstherapie ist für Patienten mit CKD sicher. Unabhängig dieser Umbrella-Review werden die Ergebnisse der wichtigsten systematischen Reviews und Metaanalysen der letzten Jahre zusammengefasst.

### 3.5.1 Effekte der Trainingstherapie bei nicht dialysepflichtiger CKD

■ **Gesamteffekte der Sporttherapie auf verschiedene Endpunkte**

Vier Metaanalysen haben die Gesamteffekte der Sporttherapie auf die renale Funktion, die maximale körperliche Leistungsfähigkeit und/oder den arteriellen Blutdruck geprüft (Thompson et al. 2019; Villanego et al. 2020; Nakamura et al. 2020; Ibrahim et al. 2022).

Die größte dieser Analysen (Villanego et al. 2020) inkludierte 21 RCTs mit 927 CKD-Patienten. Die trainingstherapeutische Intervention bestand hauptsächlich aus leicht bis mäßig intensivem (40–60% $VO_{2max}$) Ausdauertraining (14 Studien) sowie Ausdauer- und Krafttraining kombiniert (5 Studien). Die Dauer der trainingstherapeutischen Programme betrug durchschnittlich 28,2 Wochen (12–52 Wochen). Die Trainingstherapie führte im Vergleich zur Kontrolltherapie zu keiner Verschlechterung der glomulären Filtrationsrate (GFR) (SMD −0,1; 95 %-CI −2,3 bis 2,0; p = 0,81) und Proteinurie (SMD 26,6; 95 %-CI −198,4 bis 251,7; p = 0,82), jedoch zu einer signifikanten Verbesserung der $VO_{2max}$ (SMD 2,6; 95 %-CI 1,6–3,7; p < 0,001) und funktionellen Kapazität in Form des 6-Minuten-Gehtests (SMD 56,5; 95%-CI 28,8–84,3; p < 0,001), des Hämoglobins (SMD 0,3; 95 %-CI 0,1–0,5; p = 0,003), der Oberkörperkraft (SMD 6,7; 95 %-CI 4,9–8,6; p < 0,001) und der gesundheitsbezogenen Lebensqualität (HrQoL) (SMD 3,56; 95 %-CI 0,49–6,63; p = 0,02). Auch der Body-Mass-Index verbesserte sich unter Training signifikant (SMD −0,8; 95 %-CI −1,4 bis −0,3; p = 0,02), nicht jedoch der systolische (SMD −1,6; 95 %-CI −6,8 bis 3,4; p = 0,52) und diastolische Blutdruck (SMD −1,7; 95 %-CI −5,0 bis 1,5; p = 0,31). Die beiden Sekundäranalysen von Nakamura et al. (2020) und Ibrahim et al. (2022) kamen zu ähnlich positiven Teilergebnissen.

In der Metaanalyse von Thompson et al. (2019), die 12 RCTs mit 505 nicht dialysepflichtigen CKD-Patienten inkludierte, wurden die Effekte der Trainingstherapie auf den arteriellen Blutdruck untersucht. Die Trainingstherapie (8 Studien mit Ausdauertraining, 3 Studien mit Ausdauer- und Krafttraining, durchschnittliche Interventionsdauer 39 Wochen) zeigte im Vergleich mit der Kontrolltherapie nur nach 12–16 Wochen (MD −4,93 mmHg, 95 %-CI −8,83 bis −1,03) und 24–26 Wochen (MD −10,94 mmHg; 95 %-CI −15,83 bis −6,05) einen signifikanten Vorteil, nicht aber nach 48–52 Wochen (MD 1,07 mmHg; 95 %-CI −6,62–8,77). Auch beim ambulanten 24-Stunden-Blutdruck wurde nur ein positiver Effekt nach 24 Wochen (MD −18,00 mmHg; 95%-CI −29,92 bis −6,08), nicht aber nach 48–52 Wochen (MD −7,5 mmHg; 95 %-CI −20,21–5,21) gefunden. Die Trainingstherapie hatte keinen positiven Effekt auf die arterielle Steifheit oder endotheliale Funktion.

- **Effekte von Ausdauertraining und Ausdauer- plus Krafttraining**

Vier Metaanalysen untersuchten die Effekte von Ausdauertraining (Vanden Wyngaert et al. 2018; Pei et al. 2019; Yamamoto et al. 2021; Ma et al. 2022) und eine Metaanalyse (Wu et al. 2020) die Effekte von Ausdauer- plus Krafttraining auf die Nierenfunktion, maximale und funktionelle Leistungsfähigkeit, kardiometabolische Risikofaktoren oder gesundheitsbezogene Lebensqualität.

Die aktuellste dieser Analysen (Ma et al. 2022) mit 12 RCTs und 410 Patienten mit CKD untersuchte als primären Endpunkt die Nierenfunktion. Das Ausdauertraining verbesserte im Vergleich zur Kontrolltherapie die GFR (SMD 0,65; 95 %-CI 0,30–1,00), das Serumkreatinin (SMD −0,63; 95 %-CI −0,86 bis −0,40), das 24-Stunden Urin-Protein-Volumen (SMD −0,41; 95%-CI −0,70 bis −0,11) sowie Blutharnstoff-Stickstoff (SMD −0,66; 95 %-CI −1,20 bis −0,12) signifikant. Trainingseinheiten von >30 min Dauer hatten einen größeren Effekt auf die GFR (p < 0,01) und Gehen und Laufen waren hinsichtlich der Verbesserung von Serumkreatinin effektiver als Fahrradergometertraining (p < 0,05).

Auch Vanden Wyngaert et al. (2018) fanden in Ihrer Metaanalyse von 11 RCTs mit 362 CKD-Patienten (Stadien 3–4) als Folge eines durchschnittlich 35-wöchigen Ausdauertrainings im Vergleich mit der Kontrolltherapie eine verbesserte GFR von 2,16 ml/min per 1,73 m$^2$ (95 %-CI 0,18–4,13) und einen Anstieg der VO$_{2max}$ um 2,39 ml/kg/min (95%-CI 0,99–3,79), während der Blutdruck von der Trainingstherapie unbeeinflusst blieb.

In der Metaanalyse von Yamamoto et al. (2021) mit 15 RCTs und 622 CKD-Patienten hatte Ausdauertraining von 3–12 Monaten keinen positiven Effekt auf die GFR und Proteinurie, verbesserte aber signifikant die die VO$_{2max}$ (SMD 0,54; 95 %-CI 0,29–0,78), den Body-Mass-Index (SMD −0,19; 95%-CI −0,38 bis −0,00) und den systolischen Blutdruck (SMD −0,75; 95 %-CI −1,24 bis −0,26)

Pei et al. (2019) fanden in Ihrer Metaanalyse von 31 RCTs mit 1305 Patienten mit CKD im Vergleich zur Kontrolltherapie eine signifikante Verbesserung der VO$_{2max}$ (p < 0,0001) und Belastungsdauer (p < 0,0001), des HDL-C (p = 0,03) sowie der gesundheitsbezogenen Lebensqualität (p = 0,007). Keine Unterschiede bestanden für Serumkreatinin und den arteriellen Blutdruck. Die meisten der dabei verwendeten Ausdauerprogramme hatten mittlere Intensität, bei einer Belastungsdauer von 30 min, 3-mal pro Woche über drei Monate durchgeführt.

In der Metaanalyse von Wu et al. (2020), in welcher die Effekte von kombiniertem Ausdauer- und Krafttraining auf die renale Funktion quantifiziert wurden, resultierte die Trainingstherapie im Vergleich zur Standardbehandlung in einer signifikanten Verbesserung der GFR (MD 5,01; 95 %-CI 2,37–7,65) und des Serumkreatinin (MD −8,57; 95 %-CI −13,71 bis −3,43). Das kombinierte Training verbesserte zudem in der gruppeninternen Analyse auch den systolischen (MD −5,24 mmHg, 95 %-CI −7,93 bis −2,52) und diastolischen (MD 3,63 mmHg; 95 %-CI −5,35 bis −1,91) Blutdruck. Hinsichtlich Proteinurie, Lipidspiegel und Lebensqualität bestanden keine Unterschiede.

### 3.5.2 Effekte der Trainingstherapie bei dialysepflichtiger CKD

- **Effekte von Ausdauertraining und Ausdauer- plus Krafttraining bei Dialysepatienten**

Sieben Metaanalysen haben die Effekte von Ausdauertrainingsprogrammen oder die Kombination aus Ausdauer- und Kraftprogrammen auf das maximale und funktionelle Leistungsvermögen, den arteriellen Blutdruck, auf die Effizienz der Hämodialyse und auf hämodialyseassoziierte Symptome quantifiziert (Scapini et al. 2019; Huang et al. 2019; Clarkson et al. 2019; Hargrove et al. 2021; Cai et al. 2022; Araujo et al. 2022; Li et al. 2022a).

Hervorzuheben ist hier besonders die Netzwerk-Metaanalyse von Scapini et al. (2019) mit 31 RCTs (N = 1254), in der die Effekte von Ausdauertraining und der Kombination aus Ausdauer- und Krafttraining bei Patienten mit CKD im Endstadium auf die aerobe Kapazität, den arteriellen Blutdruck und die Hämodialyseeffizienz untersucht wurden. Im Vergleich zur Kontrollbehandlung resultierte kombiniertes Training sowie Ausdauertraining in einer signifikanten Verbesserung der aeroben Kapazität (MD 5,00 ml/kg/min, 95 %-CI 3,50–6,50 bzw. 3,35 ml/kg/min, 95 %-CI 1,79–4,91). Nur kombiniertes Training führte auch zu einer signifikanten Senkung des systolischen (MD -9 mmHg, 95%-CI −13 bis −4) und diastolischen (MD −5 mmHg, 95 %-CI −6 bis −3) Blutdrucks. Was die Hämodialyseeffizienz betrifft, war nur Ausdauertraining der Kontrolltherapie überlegen (Harnstoff-Clearance-Index 0,11; 95 %-CI 0,02–0,20). In der Netzwerk-Analyse wurde die Kombination aus Ausdauertraining und Krafttraining als die effektivste Behandlung zur Verbesserung der aeroben Kapazität sowie Senkung des arteriellen Blutdrucks gereiht.

Die Metaanalysen von Huang et al. (2019), Clarkson et al. (2019) und Li et al. (2022a) fanden ebenfalls signifikante Verbesserungen unter Trainingstherapie, die u. a. den Harnstoff-Clearance-Index (Kt/V), die aerobe Kapazität, die 6-Minuten-Gehleistung, die physische Funktion und die gesundheitsbezogene Lebensqualität betrafen.

Da die Dialyse mit einer hohen Symptomlast assoziiert ist, die den funktionellen Status und die Lebensqualität der Patienten mit terminaler Nierenerkrankung stark beeinträchtigt, wurden in einer Metaanalyse von 15 RCTs die Effekte von Ausdauertraining auf die hämodialysebezogenen Symptome untersucht (Hargrove et al. 2021). Die inkludierten Primärstudien hatten die Auswirkungen auf das Restless-Legs-Syndrom (2 Studien), auf Schlafstörungen (4 Studien), Angstzustände (4 Studien), Depression (9 Studien), Muskelkrämpfe (1 Studie) und Fatigue (1 Studie) untersucht. Die Trainingsinterventionen fanden während der Hämodialyse (10 Studien) oder außerhalb der Hämodialyse (5 Studien) statt. Das Ausdauertraining führte im Vergleich zur Standardbehandlung zu Symptomverbesserungen für das Restless-Legs-Syndrom, für Muskelkrämpfe und für Fatigue. Das kombinierte Ergebnis der depressiven Symptome zeigte eine signifikante Verbesserung im „Beck Depression Inventory Score" (MD −7,57; 95 % −8,25 bis −6,89).

### ▪ Effekte der Sporttherapie während der Dialyse und im Rahmen von heimbasierten Programmen

Die Sporttherapie während der Dialyse ermöglicht die Teilnahme an einem strukturierten Training auch für schwache, pflegebedürftige und bettlägerige Patienten und ermöglicht eine effektive Zeitnutzung während der Hämodialyse. Eine Metaanalyse hat die Effekte eines während der Dialyse durchgeführten Ausdauer- und/oder Krafttrainings quantifiziert (Araujo et al. 2022). 18 RCTs mit 1458 CKD-Patienten erfüllten die Einschlusskriterien und wurden analysiert. Im Vergleich zur Standardbehandlung resultierte das Training im Rahmen der Hämodialyse in einer signifikanten Verbesserung der 6-Minuten-Gehleistung (WMD 37,0 m, 95 %-CI 29,3–50,6), wobei die Verbesserung für kombiniertes Training (WMD 75,8 m, 95 %-CI 55,1–96,6) und Ausdauertraining (WMD 48,7 m, 95 %-CI 30,9–66,4) höher ausfiel als für Krafttraining (WMD 16,9 m, 95 %-CI 7,6–26,3). Eine Trainingsinterventionsdauer von <11 Wochen führte aber im Vergleich zu den Kontrollen zu keiner signifikanten Verbesserung der Gehleistung.

Heimbasierte Trainingsprogramme sind eine Alternative, um die logistischen und/oder personellen Herausforderungen, die mit dem Training während der Dialyse verbunden sind, zu umgehen. In zwei Metaanalysen (Pedroso et al. 2021; Junqué-Jiménez et al. 2022) wurden die Effekte von Heimtrainingsprogrammen auf die funktionelle Kapazität, Muskelkraft, gesundheitsbezogene Lebensqualität sowie auf Symptome von Depression geprüft.

Die Analyse von Junqué-Jiménez et al. 2022 inkludierte acht RCTs mit überwiegend Ausdauerprogrammen, drei Viertel dieser Programme dauerten 3–6 Monate, wobei die Trainingsadhärenz 60–87,5 % betrug. Das heimbasierte Training führte zu einer signifikanten Verbesserung der 6-Minuten-Gehleistung (MD 44,9 m, 95 %-CI 30,45–59,30; p ≤ 0,001), des „Sit to stand"-Tests (MD −0,45 sec, 95 %-CI −0,46 bis −0,26), des „Timed up to go test" (−0,76, 95 %-CI −1,38 bis −0,15; p ≤ 0,001) – ein Test zur Beurteilung der Mobilität und des Sturzrisikos – und des „Handgrip strength test" (MD 1,16 kg, 95 %-CI 2,88–5,20; p ≤ 0,001). Vier Studien erfassten die gesundheitsbezogene Lebensqualität und fanden signifikante Verbesserungen in mehreren Subskalen. Keine der inkludierten Studien berichtete in Verbindung mit dem Heimtraining adverse Effekte.

Die zweite Metaanalyse mit 14 inkludierten RCTS zeigte ebenfalls signifikante Effekte des heimbasierten Trainings auf die körperliche Fitness und gesundheitsbezogene Lebensqualität, mit einem nur geringen Einfluss auf die renale Funktion (Pedroso et al. 2021). Obwohl das Training zuhause machbar und auch sicher war, war die Adhärenz niedrig und die Drop-out-Rate hoch.

### 3.5.3　Effekte der Trainingstherapie bei nierentransplantierten Patienten

Die Evidenz zum Nutzen der Sporttherapie bei Patienten nach Nierentransplantation ist bisher nicht konklusiv, Zweifel bestehen auch hinsichtlich ihrer Sicherheit. Zwei systematische Reviews haben ihre Effektivität bzw. Sicherheit analysiert (Oguchi et al. 2019; Calella et al. 2019).

Die Metaanalyse von Oguchi et al. (2019) untersuchte als Endpunkte die Allograftfunktion (GFR), die Belastungskapazität ($VO_{2max}$) und die gesundheitsbezogene Lebensqualität (HrQoL) und kombinierte die Ergebnisse aus sechs RCTs. Die überwachte Sporttherapie konnte im Vergleich zur Kontrolltherapie die Allograftfunktion nicht günstig beeinflussen (MD 6,22; 95 %-CI –13,00 bis 25,44), die $VO_{2max}$ (MD 2,42 ml/kg/min, 95 %-CI 0,22–4,63) und HrQoL (MD 7,23; 95 %-CI 0,94–13,52) aber signifikant verbessern. Über unerwünschte Ereignisse, die mit der Trainingstherapie in Zusammenhang standen und Patientenüberlebensraten, wurde in den inkludierten Studien nicht berichtet.

Eine systematische Review ohne Metaanalyse evaluierte 24 RCTs mit 654 nierentransplantierten Patienten und 536 Kontrollen (Calella et al. 2019). Das mediane Lebensalter der Patienten lag bei 46 Jahren und der Zeitpunkt der Transplantation lag zwei Tage bis 10 Jahre zurück. Die Trainingsinterventionen erfolgten in Form von Ausdauertraining, Krafttraining oder der Kombination aus beiden. Die Programme bestanden aus Einheiten von 20–60 min Dauer, die 2–3-mal pro Woche über median 5,5 Monate durchgeführt worden waren. In den meisten der in diese Analyse inkludierten Studien verbesserten sich die $VO_{2max}$ sowie die maximale Herzfrequenz der Patienten, die gleichzeitig mit einem Anstieg der muskulären Leistungsfähigkeit und Kraft verbunden war. Das Körpergewicht veränderte sich unter der Sporttherapie nicht signifikant, aber bei übergewichtigen und adipösen Patienten war ein Trend einer Gewichtsabnahme zu beobachten. Der arterielle Blutdruck sank unter der Trainingstherapie bei Patienten mit initial erhöhten Werten leicht. Das Training hatte keinen klinisch relevanten Einfluss auf eine bestehende Anämie, erhöhte Blutglukose- oder Lipidspiegel. Im Gegensatz dazu verbesserten sich mehrere Aspekte der gesundheitsbezogenen Lebensqualität. Kurzfristig wurden keine adversen Effekte als Folge des körperlichen Trainings berichtet, aber Langzeitdaten waren nicht verfügbar.

### 3.5.4　Einfluss der körperlichen Aktivität und physischen Funktion auf die Mortalität bei CKD

Patienten mit nicht dialysepflichtiger CKD und solche mit terminaler Niereninsuffizienz haben eine beeinträchtige physische Funktion und deutlich reduzierte körperliche Aktivitätslevel. In zwei systematischen Reviews observationeller Studien wurde die Beziehung zwischen reduzierter physischer Funktion bzw. reduziertem Aktivitätslevel und adversen klinischen Ereignissen und der Mortalität untersucht (MacKinnon et al. 2018; Martins et al. 2021).

Die Analyse von MacKinnon et al. (2018) beinhaltete 29 Kohortenstudien zu Patienten mit nicht dialysepflichtiger CKD (19 Studien) sowie Patienten nach Nierentransplantation (8 Studien) mit einem medianen Follow-up von 7,0 Jahren (1,0–15,9

**3**

Jahre), von denen 17 Studien Daten zur körperlichen Aktivität und 12 Studien zur physischen Funktion berichteten. Obwohl aufgrund der unterschiedlichen Ergebnismaße die Daten für eine Metaanalyse nicht geeignet waren, zeigte sich für die Patienten mit nicht dialysepflichtiger CKD, dass niedrige Stufen körperlicher Aktivität bzw. eine reduzierte physische Funktion mit höheren Raten für die Gesamtmortalität und kardiovaskuläre Mortalität bzw. einer höheren Prävalenz von adversen klinischen Ergebnissen wie einer Abnahme der renalen Funktion, einem erhöhten Risiko oder der Notwendigkeit für eine Nierenersatztherapie und einem schlechteren Überleben der Spenderniere (nur nierentransplantierte Patienten) assoziiert waren. Die Hazard Raten für die einzelnen Endpunkte lagen zwischen 1,04 und 5,7. Bei nicht dialysepflichtiger CKD korrelierten die Überlebensraten mit höheren körperlichen Aktivitäts- und Funktionsstufen.

Die Analyse von Martins et al. (2021) untersuchte den Zusammenhang zwischen der körperlichen Aktivität und Mortalität bei Patienten mit terminaler Nierenerkrankung. Sie beinhaltete elf Kohortenstudien (sechs zu Hämodialysepatienten, drei zu nierentransplantierten Patienten und zwei zu Hämodialyse- und Peritonealdialysepatienten), die insgesamt 32.956 Patienten mit CKD repräsentieren. Das durchschnittliche Lebensalter der Patienten betrug in den Studien 48–65 Jahre, das Follow-up 1,5–8,4 Jahre. Die Gesamtsterblichkeit war in allen Studien, die kardiovaskuläre Mortalität in drei Studien erhoben worden. Neun Studien berichteten über eine signifikante Reduktion der Gesamtmortalität mit ansteigenden Stufen körperlicher Aktivität, wobei beim Vergleich der höchsten mit den niedrigsten Aktivitätsstufen die Hazard Raten zwischen 0,42 (95%-CI 0,22–0,82) und 0,70 (95%-CI 0,53–0,93) lagen. In Studien mit drei oder mehr Aktivitätskategorien konnte zwischen der körperlichen Aktivität und Gesamtmortalität eine Dosis-Wirkungs-Beziehung beobachtet werden. Für die kardiovaskuläre Mortalität wurde eine signifikante Reduktion in zwei der drei Studien beobachtet, mit einer ähnlichen Risikoreduktion wie für die Gesamtmortalität.

## Literatur

Adeloye D, Song P, Zhu Y, Campbell H, Sheikh A, Rudan I, NIHR RESPIRE Global Respiratory Health Unit (2022) Global, regional, and national prevalence of, and risk factors for, chronic obstructive pulmonary disease (COPD) in 2019: a systematic review and modelling analysis. Lancet Respir Med 10:447–458

Adolfo JR, Dhein W, Sbruzzi G (2019) Intensity of physical exercise and its effect on functional capacity in COPD: systematic review and meta-analysis. J Bras Pneumol 45:e20180011

Alexiou C, Ward L, Hume E, Armstrong M, Wilkinson M, Vogiatzis I (2021) Effect of interval compared to continuous exercise training on physiological responses in patients with chronic respiratory diseases: a systematic review and meta-analysis. Chron Respir Dis 18:14799731211041506

Anderson L, Thompson DR, Oldridge N, Zwisler AD, Rees K, Martin N, Taylor RS (2016) Exercise-based cardiac rehabilitation for coronary heart disease. Cochrane Database Syst Rev 5:CD001800

Araujo AM, Orcy RB, Feter N, Weymar MK, Cardoso RK, Bohlke M et al (2022) Effects of intradialytic exercise on functional capacity in patients with end-stage chronic kidney disease: a systematic review and meta-analysis. Res Sports Med 27:1–21. https://doi.org/10.1080/15438627.2022.207998 3. Epub ahead of print

Baffour-Awuah B, Pearson MJ, Smart NA, Dieberg G (2022) Safety, efficacy and delivery of isometric resistance training as an adjunct therapy for blood pressure control: a modified Delphi study. Hypertens Res 45:483–495

Ballesta García I, Rubio Arias JÁ, Ramos Campo DJ, Martínez González-Moro I, Carrasco Poyatos M (2019) High-intensity interval training dosage for heart failure and coronary artery disease cardiac rehabilitation. A systematic review and meta-analysis. Rev Esp Cardiol (Engl Ed) 72:233–243

Beauchamp MK, Nonoyama M, Goldstein RS, Hill K, Dolmage TE, Mathur S, Brooks D (2010) Interval versus continuous training in individuals with chronic obstructive pulmonary disease – a systematic review. Thorax 65:157–164

Billinger SA, Coughenour E, Mackay-Lyons MJ, Ivey FM (2012) Reduced cardiorespiratory fitness after stroke: biological consequences and exercise induced adaptations. Stroke Res Treat 2012:959120

Billinger SA, Arena R, Bernhardt J, Eng JJ, Franklin BA, Johnson CM et al (2014) Physical activity and exercise recommendations for stroke survivors: a statement for healthcare professionals from the American Heart Association/American Stroke Association. Stroke 45:2532–2553

Bjarnason-Wehrens B, McGee H, Zwisler AD, Piepoli MF, Benzer W, Schmid JP et al (2010) Cardiac Rehabilitation Section European Association of Cardiovascular Prevention and Rehabilitation. Cardiac rehabilitation in Europe: results from the European Cardiac Rehabilitation Inventory Survey. Eur J Cardiovasc Prev Rehabil 17:410–418

Braam KI, van der Torre P, Takken T, Veening MA, van Dulmen-den Broeder E, Kaspers GJ (2016) Physical exercise training interventions for children and young adults during and after treatment for childhood cancer. Cochrane Database Syst Rev 3(3):CD008796

Braunwald E (2015) The war against heart failure: the Lancet lecture. Lancet 385:812–824

Brück K, Stel VS, Gambaro G, Hallan S, Völzke H, Ärnlöv J et al (2016) European CKD burden consortium. CKD prevalence varies across the European general population. J Am Soc Nephrol 27:2135–2147

Cai X, Zeng D, Deng J (2022) A systematic review and meta-analysis of the efficacy of aerobic exercise combined with resistance training on maintenance hemodialysis patients. Ann Palliat Med 11:1360–1368

Calella P, Hernández-Sánchez S, Garofalo C, Ruiz JR, Carrero JJ, Bellizzi V (2019) Exercise training in kidney transplant recipients: a systematic review. J Nephrol 32:567–579

Cao A, Feng F, Zhang L, Zhou X (2020) Baduanjin exercise for chronic obstructive pulmonary disease: an updated systematic review and meta-analysis. Clin Rehabil 34:1004–1013

Carlson DJ, Dieberg G, Hess NC, Millar PJ, Smart NA (2014) Isometric exercise training for blood pressure management: a systematic review and meta-analysis. Mayo Clin Proc 89:327–334

Casonatto J, Goessler KF, Cornelissen VA, Cardoso JR, Polito MD (2016) The blood pressure-lowering effect of a single bout of resistance exercise: a systematic review and meta-analysis of randomised controlled trials. Eur J Prev Cardiol 23:1700–1714

Charalambous A, Kouta C (2016) Cancer related fatigue and quality of life in patients with advanced prostate cancer undergoing chemotherapy. Biomed Res Int 2016:3989286

Chen H, Li P, Li N, Wang Z, Wu W, Wang J (2021) Rehabilitation effects of land and water-based aerobic exercise on lung function, dyspnea, and exercise capacity in patients with chronic obstructive pulmonary disease: A systematic review and meta-analysis. Medicine (Baltimore) 100:e26976

Christensen JF, Simonsen C, Hojman P (2018) Exercise training in cancer control and treatment. Compr Physiol 9:165–205

Clarkson MJ, Bennett PN, Fraser SF, Warmington SA (2019) Exercise interventions for improving objective physical function in patients with end-stage kidney disease on dialysis: a systematic review and meta-analysis. Am J Physiol Renal Physiol 316:F856–F872

Colberg SR, Sigal RJ, Yardley JE, Riddell MC, Dunstan DW, Dempsey PC et al (2016) Physical activity/Exercise and diabetes: a position statement of the American Diabetes Association. Diabetes Care 39:2065–2079

Conceição LS, Neto MG, do Amaral MA, Martins-Filho PR, Oliveira Carvalho V (2016) Effect of dance therapy on blood pressure and exercise capacity of individuals with hypertension: a systematic review and meta-analysis. Int J Cardiol 220:553–557

Cormie P, Zopf EM, Zhang X, Schmitz KH (2017) The impact of exercise on cancer mortality, recurrence, and treatment-related adverse effects. Epidemiol Rev 39:71–92

Cormie P, Atkinson M, Bucci L, Cust A, Eakin E, Hayes S et al (2018) Clinical Oncology Society of Australia position statement on exercise in cancer care. Med J Aust 209:184–187

Cornelissen VA, Smart NA (2013) Exercise training for blood pressure: a systematic review and meta-analysis. J Am Heart Assoc 2:e004473

Cornelissen VA, Fagard RH, Coeckelberghs E, Vanhees L (2011) Impact of resistance training on blood pressure and other cardiovascular risk factors: a meta-analysis of randomized, controlled trials. Hypertension 58:950–958

Corso LM, Macdonald HV, Johnson BT, Farinatti P, Livingston J, Zaleski AL et al (2016) Is concurrent training efficacious antihypertensive therapy? A meta-analysis. Med Sci Sports Exerc 48:2398–2406

Costa EC, Hay JL, Kehler DS, Boreskie KF, Arora RC, Umpierre D et al (2018) Effects of high-intensity interval training versus moderate-intensity continuous training on blood pressure in adults with pre- to established hypertension: a systematic review and meta-analysis of randomized trials. Sports Med 48:2127–2142

Costi S, Di Bari M, Pillastrini P, D'Amico R, Crisafulli E, Arletti C et al (2009) Short-term efficacy of upper-extremity exercise training in patients with chronic airway obstruction: a systematic review. Phys Ther 89:443–455

Cramer H, Lauche R, Klose P, Lange S, Langhorst J, Dobos GJ (2017) Yoga for improving health-related quality of life, mental health and cancer-related symptoms in women diagnosed with breast cancer. Cochrane Database Syst Rev 1:CD010802

Cramer H, Haller H, Klose P, Ward L, Chung VC, Lauche R (2019) The risks and benefits of yoga for patients with chronic obstructive pulmonary disease: a systematic review and meta-analysis. Clin Rehabil 33:1847–1862

Cramp F, Byron-Daniel J (2012) Exercise for the management of cancer-related fatigue in adults. Cochrane Database Systemat Rev (11). Art. No.: CD006145

Dassanayake S, Sole G, Wilkins G, Gray E, Skinner M (2022) Effectiveness of physical activity and exercise on ambulatory blood pressure in adults with resistant hypertension: a systematic review and meta-analysis. High Blood Press Cardiovasc Prev 29:275–286

De Nardi AT, Tolves T, Lenzi TL, Signori LU, Silva AMVD (2018) High-intensity interval training versus continuous training on physiological and metabolic variables in prediabetes and type 2 diabetes: a meta-analysis. Diabetes Res Clin Pract 137:149–159

Dibben G, Faulkner J, Oldridge N, Rees K, Thompson DR, Zwisler AD, Taylor RS (2021) Exercise-based cardiac rehabilitation for coronary heart disease. Cochrane Database Syst Rev. 11(11):CD001800

Ezzatvar Y, Izquierdo M, Núñez J, Calatayud J, Ramírez-Vélez R, García-Hermoso A (2021) Cardiorespiratory fitness measured with cardiopulmonary exercise testing and mortality in patients with cardiovascular disease: a systematic review and meta-analysis. J Sport Health Sci 10:609–619

Fagard RH, Cornelissen VA (2007) Effect of exercise on blood pressure control in hypertensive patients. Eur J Cardiovasc Prev Rehabil 14:12–17

Ferté JB, Boyer FC, Taiar R, Pineau C, Barbe C, Rapin A (2022) Impact of resistance training on the 6-minute walk test in individuals with chronic obstructive pulmonary disease: a systematic review and meta-analysis. Ann Phys Rehabil Med 65:101582

Foreman KJ, Marquez N, Dolgert A et al (2018) Forecasting life expectancy, years of life lost, and all-cause and cause-specific mortality for 250 causes of death: reference and alternative scenarios for 2016–40 for 195 countries and territories. The Lancet 392:2052–2090

Friedenreich CM, Stone CR, Cheung WY, Hayes SC (2019) Physical activity and mortality in cancer survivors: a systematic review and meta-analysis. JNCI Cancer Spectr 17(4):pkz080

Gao M, Huang Y, Wang Q, Liu K, Sun G (2022) Effects of high-intensity interval training on pulmonary function and exercise capacity in individuals with chronic obstructive pulmonary disease: a meta-analysis and systematic review. Adv Ther 39:94–116

Gao P, Tang F, Liu W, He K, Mo Y (2021) Effect of liuzijue qigong on patients with stable chronic obstructive pulmonary disease: a systematic review and meta-analysis. Medicine (Baltimore) 100:e27344

GBD Chronic Kidney Disease Collaboration (2020) Global, regional, and national burden of chronic kidney disease, 1990-2017: a systematic analysis for the Global Burden of Disease Study 2017. Lancet 395:709–733

Gendron LM, Nyberg A, Saey D, Maltais F, Lacasse Y (2018) Active mind-body movement therapies as an adjunct to or in comparison with pulmonary rehabilitation for people with chronic obstructive pulmonary disease. Cochrane Database Syst Rev 10:CD012290

Gerritsen JK, Vincent AJ (2016) Exercise improves quality of life in patients with cancer: a systematic review and meta-analysis of randomised controlled trials. Br J Sports Med 50:796–803

Guo X, Guo S, Zhang H, Li Z (2022) Does aerobic plus machine-assisted resistance training improve vascular function in type 2 diabetes? A systematic review and meta-analysis of randomized controlled trials with trial sequential analysis. J Clin Med 11:4257

Hambrecht R, Wolff A, Gielen S, Linke A, Hofer J, Erbs S et al (2000) Effect of exercise on coronary endothelial function in patients with coronary artery disease. N Engl J Med 342:454–460

Hannan AL, Hing W, Simas V, Climstein M, Coombes JS, Jayasinghe R et al (2018) High-intensity interval training versus moderate-intensity continuous training within cardiac rehabilitation: a systematic review and meta-analysis. Open Access J Sports Med 26(9):1–17

Hansford HJ, Parmenter BJ, McLeod KA, Wewege MA, Smart NA, Schutte AE et al (2021) The effectiveness and safety of isometric resistance training for adults with high blood pressure: a systematic review and meta-analysis. Hypertens Res 44:1373–1384

Hargrove N, El Tobgy N, Zhou O, Pinder M, Plant B, Askin N et al (2021) Effect of aerobic exercise on dialysis-related symptoms in individuals undergoing maintenance hemodialysis: a systematic review and meta-analysis of clinical trials. Clin J Am Soc Nephrol 16:560–574

Hashmi MA, Kazmi SAM, Ali S (2022) Impact of resistance training on FEV1 and functional exercise capacity among COPD patients: a meta-analysis. J Coll Physicians Surg Pak 32:68–74

Hayashino Y, Jackson JL, Fukumori N, Nakamura F, Fukuhara S (2012) Effects of supervised exercise on lipid profiles and blood pressure control in people with type 2 diabetes mellitus: a meta-analysis of randomized controlled trials. Diabetes Res Clin Pract 98:349–360

Hebert D, Lindsay MP, McIntyre A, Kirton A, Rumney PG, Bagg S et al (2016) Canadian stroke best practice recommendations: stroke rehabilitation practice guidelines, update 2015. Int J Stroke 11:459–484

Heiwe S, Jacobson SH (2011) Exercise training for adults with chronic kidney disease. Cochrane Database Systemat Rev (10). Art. No.: CD003236

Heran BS, Chen JMH, Ebrahim S, Moxham T, Oldridge N, Rees K, Thompson DR, Taylor RS (2011) Exercise-based cardiac rehabilitation for coronary heart disease. Cochrane Database of Systematic Reviews (7) Art. Nr. CD001800

Huang M, Lv A, Wang J, Xu N, Ma G, Zhai Z et al (2019) Exercise training and outcomes in hemodialysis patients: systematic review and meta-analysis. Am J Nephrol 50:240–254

Hung RK, Al-Mallah MH, McEvoy JW, Whelton SP, Blumenthal RS, Nasir K et al (2014) Prognostic value of exercise capacity in patients with coronary artery disease: the FIT (Henry Ford ExercIse Testing) project. Mayo Clin Proc 89:1644–1654

Ibrahim AA, Althomali OW, Atyia MR, Hussein HM, Abdelbasset WK, Eldesoky MTM et al (2022) A systematic review of trials investigating the efficacy of exercise training for functional capacity and quality of life in chronic kidney disease patients. Int Urol Nephrol 54:289–298

Ibrahim EM, Al-Homaidh A (2011) Physical activity and survival after breast cancer diagnosis: meta-analysis of published studies. Med Oncol 28:753–765

Janaudis-Ferreira T, Hill K, Goldstein R, Wadell K, Brooks D (2009) Arm exercise training in patients with chronic obstructive pulmonary disease: a systematic review. J Cardiopulm Rehabil Prev 29:277–283

Jayedi A, Emadi A, Shab-Bidar S (2022) Dose-dependent effect of supervised aerobic exercise on HbA$_{1c}$ in patients with type 2 diabetes: a meta-analysis of randomized controlled trials. Sports Med 52:1919–1938

Jelleyman C, Yates T, O'Donovan G, Gray LJ, King JA, Khunti K et al (2015) The effects of high-intensity interval training on glucose regulation and insulin resistance: a meta-analysis. Obes Rev 16:942–961

Jiahao L, Jiajin L, Yifan L (2021) Effects of resistance training on insulin sensitivity in the elderly: a meta-analysis of randomized controlled trials. J Exerc Sci Fit 19:241–251

Jones LW, Liang Y, Pituskin EN, Battaglini CL, Scott JM, Hornsby WE, Haykowsky M (2011) Effect of exercise training on peak oxygen consumption in patients with cancer: a meta-analysis. Oncologist 16:112–120

Junqué-Jiménez A, Morera-Mas A, Pérez-Ventana-Ortiz C, Andreu-Periz L, Segura-Ortí E (2022) Home-based exercise programs in patients with chronic kidney disease: a systematic review and META-analysis. Worldviews Evid Based Nurs 19:322–337

Kavanagh T, Mertens DJ, Hamm LF, Beyene J, Kennedy J, Corey P, Shephard RJ (2002) Prediction of long-term prognosis in 12169 men referred for cardiac rehabilitation. Circulation 106:666–671

Kim HC, Mofarrahi M, Hussain SN (2008) Skeletal muscle dysfunction in patients with chronic obstructive pulmonary disease. Int J Chron Obstruct Pulmon Dis 3:637–658

Kim Y, Lai B, Mehta T, Thirumalai M, Padalabalanarayanan S, Rimmer JH et al (2019) Exercise training guidelines for multiple sclerosis, stroke, and Parkinson disease: rapid review and synthesis. Am J Phys Med Rehabil 98:613–621

Kodama S, Tanaka S, Heianza Y, Fujihara K, Horikawa C, Shimano H, Saito K, Yamada N, Ohashi Y, Sone H (2013) Association between physical activity and risk of all-cause mortality and cardiovascular disease in patients with diabetes: a meta-analysis. Diabetes Care 36:471–479

Kruapanich C, Tantisuwat A, Thaveeratitham P, Lertmaharit S, Ubolnuar N, Mathiyakom W (2019) Effects of different modes of upper limb training in individuals with chronic obstructive pulmonary disease: a systematic review and meta-analysis. Ann Rehabil Med 43:592–614

Lahart IM, Metsios GS, Nevill AM, Carmichael AR (2015) Physical activity, risk of death and recurrence in breast cancer survivors: a systematic review and meta-analysis of epidemiological studies. Acta Oncol 54:635–654

Lahart IM, Metsios GS, Nevill AM, Carmichael AR (2018) Physical activity for women with breast cancer after adjuvant therapy. Cochrane Database Syst Rev 1:CD011292

Langhorne P, Bernhardt J, Kwakkel G (2011) Stroke rehabilitation. Lancet 377:1693–1702

Lavie CJ, Thomas RJ, Squires RW, Allison TG, Milani RV (2009) Exercise training and cardiac rehabilitation in primary and secondary prevention of coronary heart disease. Mayo Clin Proc 84:373–383

Lawler PR, Filion KB, Eisenberg MJ (2011) Efficacy of exercise-based cardiac rehabilitation post-myocardial infarction: a systematic review and meta-analysis of randomized controlled trials. Am Heart J 162:571–584

Leal JM, Galliano LM, Del Vecchio FB (2020) Effectiveness of high-intensity interval training versus moderate-intensity continuous training in hypertensive patients: a systematic review and meta-analysis. Curr Hypertens Rep 22:26

Lee J (2019) A meta-analysis of the association between physical activity and breast cancer mortality. Cancer Nurs 42:271–285

Lee J, Stone AJ (2020) Combined aerobic and resistance training for cardiorespiratory fitness, muscle strength, and walking capacity after stroke: a systematic review and meta-analysis. J Stroke Cerebrovasc Dis 29:104498

Lee JH, Lee R, Hwang MH, Hamilton MT, Park Y (2018) The effects of exercise on vascular endothelial function in type 2 diabetes: a systematic review and meta-analysis. Diabetol Metab Syndr 10:15

Lee LL, Mulvaney CA, Wong YKY, Chan ES, Watson MC, Lin HH (2021) Walking for hypertension. Cochrane Database Syst Rev. 2(2):CD008823

Leon AS, Franklin BA, Costa F, Balady GJ, Berra KA, Stewart KJ, Thompson PD, Williams MA, Launer MS (2005) AHA scientific statement. Cardiac rehabilitation and secondary prevention of coronary heart disease. Circulation 111:369–376

Levinger I, Shaw CS, Stepto NK, Cassar S, McAinch AJ, Cheetham C et al (2015) What doesn't kill you makes you fitter: a systematic review of high-intensity interval exercise for patients with cardiovascular and metabolic diseases. Clin Med Insights Cardiol 9:53–63

Li N, Li P, Lu Y, Wang Z, Li J, Liu X, Wu W (2020) Effects of resistance training on exercise capacity in elderly patients with chronic obstructive pulmonary disease: a meta-analysis and systematic review. Aging Clin Exp Res 32:1911–1922

Li Y, Wang X, Pei Z (2022a) Advances in exercise therapy in hemodialysis: a systematic review. Mini Rev Med Chem. https://doi.org/10.2174/1389557523666221019155920. Epub ahead of print

Li Y, Wu W, Wang X, Chen L (2022b) Effect of endurance training in COPD patients undergoing pulmonary rehabilitation: a meta-analysis. Comput Math Methods Med 2022:4671419

Li Z, Liu S, Wang L, Smith L (2019) Mind-body exercise for anxiety and depression in COPD patients: a systematic review and meta-analysis. Int J Environ Res Public Health 17:22

Liao WH, Chen JW, Chen X, Lin L, Yan HY, Zhou YQ et al (2015) Impact of resistance training in subjects with COPD: a systematic review and meta-analysis. Respir Care 60:1130–1145

Lin HP, Kuo YH, Tai WY, Liu HE (2021) Exercise effects on fatigue in breast cancer survivors after treatments: a systematic review and meta-analysis. Int J Nurs Pract 28:e12989

Liu SJ, Ren Z, Wang L, Wei GX, Zou L (2018) Mind-Body (Baduanjin) exercise prescription for chronic obstructive pulmonary disease: a systematic review with meta-analysis. Int J Environ Res Public Health 15:1830

Liu X, Fu C, Hu W, Hao S, Xie L, Wu X et al (2021) The effect of Tai Chi on the pulmonary rehabilitation of chronic obstructive pulmonary disease: a systematic review and meta-analysis. Ann Palliat Med 10:3763–3782

Liu Y, Ye W, Chen Q, Zhang Y, Kuo CH, Korivi M (2019) Resistance exercise intensity is correlated with attenuation of HbA1c and insulin in patients with type 2 diabetes: a systematic review and meta-analysis. Int J Environ Res Public Health 16:140

Loaiza-Betancur AF, Chulvi-Medrano I (2020) Is low-intensity isometric handgrip exercise an efficient alternative in lifestyle blood pressure management? A systematic review. Sports Health 12:470–477

Long L, Mordi IR, Bridges C, Sagar VA, Davies EJ, Coats AJ et al (2019) Exercise-based cardiac rehabilitation for adults with heart failure. Cochrane Database Syst Rev 1:CD003331

Ma Q, Gao Y, Lu J, Liu X, Wang R, Shi Y et al (2022) The effect of regular aerobic exercise on renal function in patients with CKD: a systematic review and meta-analysis. Front Physiol 13:901164

MacDonald HV, Johnson BT, Huedo-Medina TB, Livingston J, Forsyth KC, Kraemer WJ et al (2016) Dynamic resistance training as stand-alone antihypertensive lifestyle therapy: a meta-analysis. J Am Heart Assoc 28:e003231

MacKinnon HJ, Wilkinson TJ, Clarke AL, Gould DW, O'Sullivan TF, Xenophontos S et al (2018) The association of physical function and physical activity with all-cause mortality and adverse clinical outcomes in nondialysis chronic kidney disease: a systematic review. Ther Adv Chronic Dis 9:209–226

Mannucci E, Bonifazi A, Monami M (2021) Comparison between different types of exercise training in patients with type 2 diabetes mellitus: a systematic review and network metanalysis of randomized controlled trials. Nutr Metab Cardiovasc Dis 31:1985–1992

Martin BJ, Arena R, Haykowsky M, Hauer T, Austford LD, Knudtson M et al (2013) Cardiovascular fitness and mortality after contemporary cardiac rehabilitation. Mayo Clin Proc 88:455–463

Martins P, Marques EA, Leal DV, Ferreira A, Wilund KR, Viana JL (2021) Association between physical activity and mortality in end-stage kidney disease: a systematic review of observational studies. BMC Nephrol 22:227

Mateo-Gallego R, Madinaveitia-Nisarre L, Giné-Gonzalez J, María Bea A, Guerra-Torrecilla L, Baila-Rueda L et al (2022) The effects of high-intensity interval training on glucose metabolism, cardiorespiratory fitness and weight control in subjects with diabetes: Systematic review a meta-analysis. Diabetes Res Clin Pract 190:109979

McCarthy B, Casey D, Devane D, Murphy K, Murphy E, Lacasse Y (2015) Pulmonary rehabilitation for chronic obstructive pulmonary disease. Cochrane Database Syst Rev 2:CD003793

McGovern A, Mahony N, Mockler D, Fleming N (2022) Efficacy of resistance training during adjuvant chemotherapy and radiation therapy in cancer care: a systematic review and meta-analysis. Support Care Cancer 30:3701–3719

McKeough ZJ, Velloso M, Lima VP (2016) Alison JA (2016) Upper limb exercise training for COPD. Cochrane Database Syst Rev 11:CD011434

McTiernan A, Friedenreich CM, Katzmarzyk PT, Powell KE, Macko R, Buchner D et al (2019) Physical activity in cancer prevention and survival: a systematic review. Med Sci Sports Exerc 51:1252–1261

Meigs JB, Hu FB, Rifai N, Manson JE (2004) Biomarkers of endothelial dysfunction and risk of type 2 diabetes mellitus. JAMA 291:1978–1986

Mendes R, Sousa N, Almeida A, Subtil P, Guedes-Marques F, Reis VM et al (2016) Exercise prescription for patients with type 2 diabetes-a synthesis of international recommendations: narrative review. Br J Sports Med 50:1379–1381

Miller E, Murray L, Richards L, Zorowitz R, Bakas T et al (2010) Comprehensive overview of nursing and interdisciplinary rehabilitation care of the stroke patient: a scientific statement from the American Heart Association. Stroke 41:2402–2448

Mishra SI, Scherer RW, Geigle PM, Berlanstein DR, Topaloglu O, Gotay CG, Snyder C (2012) Exercise interventions on health-related quality of life for cancer survivors. Cochrane Database Systemat Rev (8). Art. No.: CD007566

Morishita S, Tsubaki A, Fu JB (2017) Does physical activity improve survival and mortality among patients with different types of cancer? Future Oncol 13:1053–1055

Morishita S, Hamaue Y, Fukushima T, Tanaka T, Fu JB, Nakano J (2020) Effect of exercise on mortality and recurrence in patients with cancer: a systematic review and meta-analysis. Integr Cancer Ther 19:1534735420917462

Murtagh EM, Nichols L, Mohammed MA, Holder R, Nevill AM, Murphy MH (2015) The effect of walking on risk factors for cardiovascular disease: an updated systematic review and meta-analysis of randomised control trials. Prev Med 72:34–43

Myers J, Prakash M, Froelicher V, Do D, Partington S, Atwood JE (2002) Exercise capacity and mortality among men referred for exercise testing. N Engl J Med 346:793–801

Naci H, Salcher-Konrad M, Dias S, Blum MR, Sahoo SA, Nunan D et al (2019) How does exercise treatment compare with antihypertensive medications? A network meta-analysis of 391 randomised controlled trials assessing exercise and medication effects on systolic blood pressure. Br J Sports Med 53:859–869

Nakamura K, Sasaki T, Yamamoto S, Hayashi H, Ako S, Tanaka Y (2020) Effects of exercise on kidney and physical function in patients with non-dialysis chronic kidney disease: a systematic review and meta-analysis. Sci Rep 10:18195

Nakano J, Hashizume K, Fukushima T, Ueno K, Matsuura E, Ikio Y et al (2018) Effects of aerobic and resistance exercises on physical symptoms in cancer patients: a meta-analysis. Integr Cancer Ther 17:1048–1058

Ngai SP, Jones AY, Tam WW (2016) Tai Chi for chronic obstructive pulmonary disease (COPD). Cochrane Database Syst Rev:CD009953

Nindorera F, Nduwimana I, Thonnard JL, Kossi O (2022) Effectiveness of walking training on balance, motor functions, activity, participation and quality of life in people with chronic stroke: a systematic review with meta-analysis and meta-regression of recent randomized controlled trials. Disabil Rehabil 44:3760–3771

Oguchi H, Tsujita M, Yazawa M, Kawaguchi T, Hoshino J, Kohzuki M et al (2019) The efficacy of exercise training in kidney transplant recipients: a meta-analysis and systematic review. Clin Exp Nephrol 23:275–284

Pan B, Ge L, Xun YQ, Chen YJ, Gao CY, Han X et al (2018) Exercise training modalities in patients with type 2 diabetes mellitus: a systematic review and network meta-analysis. Int J Behav Nutr Phys Act 15:72

Pan L, Guo YZ, Yan JH, Zhang WX, Sun J, Li BW (2012) Does upper extremity exercise improve dyspnea in patients with COPD? A meta-analysis. Respir Med 106:1517–1525

Panagiotou M, Kastanakis E, Vogiatzis I (2013) Exercise limitation in COPD. Pneumon 26:245–256

Pandey A, Patel MR, Willis B, Gao A, Leonard D, Das SR et al (2016) Association between midlife cardiorespiratory fitness and risk of stroke: the Cooper Center Longitudinal Study. Stroke 47:1720–1726

Park SH, Han KS (2017) Blood pressure response to meditation and yoga: a systematic review and meta-analysis. J Altern Complement Med 23:685–695

Pattyn N, Beulque R, Cornelissen V (2018) Aerobic interval vs. Continuous training in patients with coronary artery disease or heart failure: an updated systematic review and meta-analysis with a focus on secondary outcomes. Sports Med 48:1189–1205

Pedroso RV, Sanchez-Lastra MA, Comesaña LI, Ayán C (2021) Home-based exercise for people with chronic kidney disease: a systematic review and meta-analysis. J Phys Act Health 18:1143–1154

Pei G, Tang Y, Tan L, Tan J, Ge L, Qin W (2019) Aerobic exercise in adults with chronic kidney disease (CKD): a meta-analysis. Int Urol Nephrol 51:1787–1795

Pescatello LS, Buchner DM, Jakicic JM, Powell KE, Kraus WE, Bloodgood B, 2018 PHYSICAL ACTIVITY GUIDELINES ADVISORY COMMITTEE* et al (2019) Physical activity to prevent and treat hypertension: a systematic review. Med Sci Sports Exerc 51:1314–1323

Piepoli MF, Davos C, Francis DP, ExTraMATCH Collaborative et al (2004) Exercise training meta-analysis of trials in patients with chronic heart failure (ExTraMATCH). BMJ 328:189–193

Pitman A, Suleman S, Hyde N, Hodgkiss A (2018) Depression and anxiety in patients with cancer. BMJ 361:k1415

Powell R, McGregor G, Ennis S, Kimani PK, Underwood M (2018) Is exercise-based cardiac rehabilitation effective? A systematic review and meta-analysis to re-examine the evidence. BMJ Open 8:e019656

Puhan MA, Gimeno-Santos E, Cates CJ, Troosters T (2016) Pulmonary rehabilitation following exacerbations of chronic obstructive pulmonary disease. Cochrane Database Syst Rev 12:CD005305

Qiu S, Cai X, Sun Z, Zügel M, Steinacker JM, Schumann U (2017) Aerobic interval training and cardiometabolic health in patients with type 2 diabetes: a meta-analysis. Front Physiol 8:957

Qiu S, Cai X, Yin H, Sun Z, Zügel M, Steinacker JM et al (2018) Exercise training and endothelial function in patients with type 2 diabetes: a meta-analysis. Cardiovasc Diabetol 17:64

**3**

Qiu S, Jiang C, Zhou L (2020) Physical activity and mortality in patients with colorectal cancer: a meta-analysis of prospective cohort studies. Eur J Cancer Prev 29:15–26

Rees K, Taylor S, Singh S et al (2004) Exercise based rehabilitation for heart failure. Cochrane Database Systemat Rev (3). Art. No.: CD003331

Reese PP, Cappola AR, Shults J, Townsend RR, Gadegbeku CA, Anderson C et al (2013) Physical performance and frailty in chronic kidney disease. Am J Nephrol 38:307–315

Rognmo Ø, Moholdt T, Bakken H, Hole T, Mølstad P, Myhr NE et al (2012) Cardiovascular risk of high- versus moderate-intensity aerobic exercise in coronary heart disease patients. Circulation 126:1436–1440

Rydén L, Grant PJ, Anker SD, Berne C, Cosentino F, Danchin N et al (2013) ESC Guidelines on diabetes, pre-diabetes, and cardiovascular diseases developed in collaboration with the EASD: the Task Force on diabetes, pre-diabetes, and cardiovascular diseases of the European Society of Cardiology (ESC) and developed in collaboration with the European Association for the Study of Diabetes (EASD). Eur Heart J 34:3035–3087

Saunders DH, Sanderson M, Hayes S, Kilrane M, Greig CA, Brazzelli M et al (2016) Physical fitness training for stroke patients. Cochrane Database Syst Rev 3:CD003316

Saunders DH, Sanderson M, Hayes S, Johnson L, Kramer S, Carter DD et al (2020) Physical fitness training for stroke patients. Cochrane Database Syst Rev 3:CD003316

Scapini KB, Bohlke M, Moraes OA, Rodrigues CG, Inácio JF, Sbruzzi G et al (2019) Combined training is the most effective training modality to improve aerobic capacity and blood pressure control in people requiring haemodialysis for end-stage renal disease: systematic review and network meta-analysis. J Physiother 65:4–15

Schmid D, Leitzmann MF (2014) Association between physical activity and mortality among breast cancer and colorectal cancer survivors: a systematic review and meta-analysis. Ann Oncol 25:1293–1311

Schmitz KH, Courneya KS, Matthews C, Demark-Wahnefried W, Galvao DA, Pinto PM et al (2010) American College of Sports Medicine roundtable on exercise guidelines for cancer survivors. Med Sci Sports Exerc 42:1409–1426

Schwingshackl L, Missbach B, Dias S, König J, Hoffmann G (2014) Impact of different training modalities on glycaemic control and blood lipids in patients with type 2 diabetes: a systematic review and network meta-analysis. Diabetologia 57:1789–1797

Segal R, Zwaal C, Green E, Tomasone JR, Loblaw A, Petrella T (2017) Exercise for people with Cancer Guideline Development Group. Exercise for people with cancer: a systematic review. Curr Oncol 24:e290–e315

Shi Y, Vanhoutte PM (2017) Macro- and microvascular endothelial dysfunction in diabetes. J Diabetes 9:434–449

Sluik D, Buijsse B, Muckelbauer R, Kaaks R, Teucher B, Johnsen NF et al (2012) Physical activity and mortality in individuals with diabetes mellitus: a prospective study and meta-analysis. Arch Intern Med 172:1285–1295

Smart NA, Way D, Carlson D, Millar P, McGowan C, Swaine I et al (2019) Effects of isometric resistance training on resting blood pressure: individual participant data meta-analysis. J Hypertens 37:1927–1938

Solomon SD, Chew E, Duh EJ, Sobrin L, Sun JK, VanderBeek BL et al (2017) Diabetic retinopathy: a position statement by the American Diabetes Association. Diabetes Care 40:412–418

Spei ME, Samoli E, Bravi F, La Vecchia C, Bamia C, Benetou V (2019) Physical activity in breast cancer survivors: a systematic review and meta-analysis on overall and breast cancer survival. Breast 44:144–152

Stark L, Tofthagen C, Visovsky C, McMillan SC (2012) The symptom experience of patients with cancer. J Hosp Palliat Nurs 14:61–70

Strasser B, Siebert U, Schobersberger W (2013a) Effects of resistance training on respiratory function in patients with chronic obstructive pulmonary disease: a systematic review and meta-analysis. Sleep Breath 17:217–226

Strasser B, Steindorf K, Wiskemann J, Ulrich CM (2013b) Impact of resistance training in cancer survivors: a meta-analysis. Med Sci Sports Exerc 45:2080–2090

Sullivan PW, Morrato EH, Ghushchyan V, Wyatt HR, Hill JO (2005) Obesity, inactivity, and the prevalence of diabetes and diabetes-related cardiovascular comorbidities in the U.S., 2000–2002. Diabetes Care 28:1599–1603

Sundström J, Bodegard J, Bollmann A, Vervloet MG, Mark PB, Karasik A et al (2022) Prevalence, outcomes, and cost of chronic kidney disease in a contemporary population of 2·4 million patients from 11 countries: The CaReMe CKD study. Lancet Reg Health Eur 20:100438

Sweegers MG, Altenburg TM, Brug J, May AM, van Vulpen JK, Aaronson NK et al (2019) Effects and moderators of exercise on muscle strength, muscle function and aerobic fitness in patients with cancer: a meta-analysis of individual patient data. Br J Sports Med 53:812

Takemura N, Chan SL, Smith R, Cheung DST, Lin CC (2021) The effects of physical activity on overall survival among advanced cancer patients: a systematic review and meta-analysis. BMC Cancer 21:242

Taylor RS, Brown A, Ebrahim S, Jolliffe J, Noorani H, Rees K, Skidmore B, Stone JA, Thompson DR, Oldridge N (2004) Exercise-based rehabilitation for patients with coronary heart disease: systematic review and meta-analysis of randomized controlled trials. Am J Med 116:682–692

Taylor RS, Sagar VA, Davies EJ, Briscoe S, Coats AJS, Dalal H, Lough F, Rees K, Singh S (2014) Exercise-based rehabilitation for heart failure. Cochrane Database Systemat Rev (4). Art. No.: CD003331

Taylor RS, Walker S, Smart NA, Piepoli MF, Warren FC, Ciani O, ExTraMATCH II Collaboration et al (2018) Impact of exercise-based cardiac rehabilitation in patients with heart failure (ExTraMATCH II) on mortality and hospitalisation: an individual patient data meta-analysis of randomised trials. Eur J Heart Fail 20:1735–1743

Taylor RS, Walker S, Ciani O, Warren F, Smart NA, Piepoli M, Davos CH (2019) Exercise-based cardiac rehabilitation for chronic heart failure: the EXTRAMATCH II individual participant data meta-analysis. Health Technol Assess 23:1–98

Thompson S, Wiebe N, Padwal RS, Gyenes G, Headley SAE, Radhakrishnan J et al (2019) The effect of exercise on blood pressure in chronic kidney disease: A systematic review and meta-analysis of randomized controlled trials. PLoS One 14:e0211032

Tomlinson D, Diorio C, Beyene J, Sung L (2014) Effect of exercise on cancer-related fatigue: a meta-analysis. Am J Phys Med Rehabil 93:675–686

Tong H, Liu Y, Zhu Y, Zhang B, Hu J (2019) The therapeutic effects of qigong in patients with chronic obstructive pulmonary disease in the stable stage: a meta-analysis. BMC Complement Altern Med 19:239

Toohey K, Chapman M, Rushby AM, Urban K, Ingham G, Singh B (2022) The effects of physical exercise in the palliative care phase for people with advanced cancer: a systematic review with meta-analysis. J Cancer Surviv. https://doi.org/10.1007/s11764-021-01153-0. Epub ahead of print

Umpierre D, Ribeiro PA, Kramer CK, Leitão CB, Zucatti AT, Azevedo MJ, Gross JL, Ribeiro JP, Schaan BD (2011) Physical activity advice only or structured exercise training and association with HbA1c levels in type 2 diabetes: a systematic review and meta-analysis. JAMA 305:1790–1799

Umpierre D, Ribeiro PA, Schaan BD, Ribeiro JP (2013) Volume of supervised exercise training impacts glycaemic control in patients with type 2 diabetes: a systematic review with meta-regression analysis. Diabetologia 56:242–251

Unger T, Borghi C, Charchar F, Khan NA, Poulter NR, Prabhakaran D et al (2020) 2020 International Society of Hypertension Global Hypertension Practice Guidelines. Hypertension 75:1334–1357

Vanden Wyngaert K, Van Craenenbroeck AH, Van Biesen W, Dhondt A, Tanghe A, Van Ginckel A et al (2018) The effects of aerobic exercise on eGFR, blood pressure and VO2peak in patients with chronic kidney disease stages 3-4: a systematic review and meta-analysis. PLoS One 13:e0203662

Vanhees L, Geladas N, Hansen D, Kouidi E, Niebauer J, Reiner Z et al (2012) Importance of characteristics and modalities of physical activity and exercise in the management of cardiovascular health in individuals with cardiovascular risk factors: recommendations from the EACPR, Part II. Eur J Prev Cardiol 19:1005–1033

Veerbeek JM, van Wegen E, van Peppen R, van der Wees PJ, Hendriks E et al (2014) What is the evidence for physical therapy poststroke? A systematic review and meta-analysis. PLoS One 9:e87987

Veldema J, Jansen P (2020a) Ergometer training in stroke rehabilitation: systematic review and meta-analysis. Arch Phys Med Rehabil 101:674–689

Veldema J, Jansen P (2020b) Resistance training in stroke rehabilitation: systematic review and meta-analysis. Clin Rehabil 34:1173–1197

Villanego F, Naranjo J, Vigara LA, Cazorla JM, Montero ME, García T et al (2020) Impact of physical exercise in patients with chronic kidney disease: Systematic review and meta-analysis. Nefrologia (Engl Ed) 40:237–252

Virani SS, Alonso A, Benjamin EJ, Bittencourt MS, Callaway CW, Carson AP et al (2020) American Heart Association Council on Epidemiology and Prevention Statistics Committee and Stroke Statistics Subcommittee. Heart disease and stroke statistics-2020 update: a report from the American Heart Association. Circulation 141:e139–e596

Wafa HA, Wolfe CDA, Emmett E, Roth GA, Johnson CO, Wang Y (2020) Burden of stroke in Europe: thirty-year projections of incidence, prevalence, deaths, and disability-adjusted life years. Stroke 51:2418–2427

Wang C, Xing J, Zhao B, Wang Y, Zhang L, Wang Y et al (2022) The effects of high-intensity interval training on exercise capacity and prognosis in heart failure and coronary artery disease: a systematic review and meta-analysis. Cardiovasc Ther 2022:4273809

Wang J, Feng B, Yang X, Liu W, Teng F, Li S, Xiong X (2013) Tai chi for essential hypertension. Evid Based Complement Alternat Med 2013:215254

Wang K, Liu S, Kong Z, Zhang Y, Liu J (2018) Mind-body exercise (Wuqinxi) for patients with chronic obstructive pulmonary disease: a systematic review and meta-analysis of randomized controlled trials. Int J Environ Res Public Health 16:72

Ward TJC, Plumptre CD, Dolmage TE, Jones AV, Trethewey R, Divall P et al (2020) Change in $V\dot{\,}O_{2peak}$ in response to aerobic exercise training and the relationship with exercise prescription in people with COPD: a systematic review and meta-analysis. Chest 158:131–144

Wen H, Wang L (2017) Reducing effect of aerobic exercise on blood pressure of essential hypertensive patients: a meta-analysis. Medicine (Baltimore) 96:e6150

Wu LL, Lin ZK, Weng HD, Qi QF, Lu J, Liu KX (2018) Effectiveness of meditative movement on COPD: a systematic review and meta-analysis. Int J Chron Obstruct Pulmon Dis 13:1239–1250

Wu W, Guo F, Ye J, Li Y, Shi D, Fang D, Guo J, Li L (2016) Pre- and post-diagnosis physical activity is associated with survival benefits of colorectal cancer patients: a systematic review and meta-analysis. Oncotarget 7:52095–52103

Wu X, Yang L, Wang Y, Wang C, Hu R, Wu Y (2020) Effects of combined aerobic and resistance exercise on renal function in adult patients with chronic kidney disease: a systematic review and meta-analysis. Clin Rehabil 34:851–865

Xia TL, Huang FY, Peng Y, Huang BT, Pu XB, Yang Y et al (2018) Efficacy of different types of exercise-based cardiac rehabilitation on coronary heart disease: a network meta-analysis. J Gen Intern Med 33:2201–2209

Xiao L, Duan H, Li P, Wu W, Shan C, Liu X (2020) A systematic review and meta-analysis of Liuzijue in stable patients with chronic obstructive pulmonary disease. BMC Complement Med Ther 20:308

Xiong X, Wang P, Li S, Zhang Y, Li X (2015a) Effect of Baduanjin exercise for hypertension: a systematic review and meta-analysis of randomized controlled trials. Maturitas 80:370–378

Xiong X, Wang P, Li X, Zhang Y (2015b) Qigong for hypertension: a systematic review. Medicine (Baltimore) 94:e352

Xu S, Zhang D, He Q, Ma C, Ye S, Ge L et al (2022) Efficacy of Liuzijue Qigong in patients with chronic obstructive pulmonary disease: a systematic review and meta-analysis. Complement Ther Med 65:102809

Yamagata K, Hoshino J, Sugiyama H, Hanfusa N, Shibagaki Y, Komatsu Y et al (2019) (2019) Clinical practice guideline for renal rehabilitation: systematic reviews and recommendations of exercise therapies in patients with kidney diseases. Renal Replacement Therapy 5:28

Yamamoto R, Ito T, Nagasawa Y, Matsui K, Egawa M, Nanami M et al (2021) Efficacy of aerobic exercise on the cardiometabolic and renal outcomes in patients with chronic kidney disease: a systematic review of randomized controlled trials. J Nephrol 34:155–164

Yu B, Tong S, Wu Y, Abdelrahim MEA, Cao M (2021) Effects of resistance training on exercise ability in chronic obstructive pulmonary disease subjects: a systematic review and meta-analysis. Int J Clin Pract 75:e14373

Yue T, Wang Y, Liu H, Kong Z, Qi F (2022) Effects of high-intensity interval vs. moderate-intensity continuous training on cardiac rehabilitation in patients with cardiovascular disease: a systematic review and meta-analysis. Front Cardiovasc Med 9:845225

Yun JS, Ko SH (2021) Current trends in epidemiology of cardiovascular disease and cardiovascular risk management in type 2 diabetes. Metabolism 123:154838

Zagalaz-Anula N, Mora-Rubio MJ, Obrero-Gaitán E, Del-Pino-Casado R (2022) Recreational physical activity reduces breast cancer recurrence in female survivors of breast cancer: a meta-analysis. Eur J Oncol Nurs 59:102162

Zainuldin R, Mackey MG, Alison JA (2011) Optimal intensity and type of leg exercise training for people with chronic obstructive pulmonary disease. Cochrane Database Systemat Rev (11). Art. No.: CD008008

Zhang F, Zhong Y, Qin Z, Li X, Wang W (2021) Effect of muscle training on dyspnea in patients with chronic obstructive pulmonary disease: a meta-analysis of randomized controlled trials. Medicine (Baltimore) 100:e24930

Zhang F, Bai Y, Zhao X, Huang L, Wang W, Zhou W et al (2022a) Therapeutic effects of exercise interventions for patients with chronic kidney disease: an umbrella review of systematic reviews and meta-analyses. BMJ Open 12:e054887

Zhang H, Hu D, Xu Y, Wu L, Lou L (2022b) Effect of pulmonary rehabilitation in patients with chronic obstructive pulmonary disease: a systematic review and meta-analysis of randomized controlled trials. Ann Med 54:262–273

Zhong S, Jiang T, Ma T (2014) Association between physical activity and mortality in breast cancer: a meta-analysis of cohort studies. Eur J Epidemiol 29:391–404

Ziaeian B, Fonarow GC (2016) Epidemiology and aetiology of heart failure. Nat Rev Cardiol 13:368–378

Zou LY, Yang L, He XL, Sun M, Xu JJ (2014) Effects of aerobic exercise on cancer-related fatigue in breast cancer patients receiving chemotherapy: a meta-analysis. Tumor Biol 35:5659–5667

**Internetadressen**

ESMO 2020 Cancer Incidence and Mortality in EU-27 Countries (2020). https://www.esmo.org/oncology-news/2020-cancer-incidence-and-mortality-in-eu-27-countries (Zuletzt gesehen: November 2022)

International Diabetes Federation (2021) Diabetes in Europe – 2021. https://www.mepinterestgroupdiabetes.eu/wp-content/uploads/2021/11/IDF-Atlas-Factsheet-2021_EUR.pdf (Zuletzt gesehen: Dezember 2022)

National Cancer Institut (2022) Dictionary of cancer-terms. https://www.cancer.gov/publications/dictionaries/cancer-terms/def/mind-body-exercise Zuletzt zugegriffen (Zuletzt gesehen: Dezember 2022)

The Renal Association (2021) Clinical Practice Guideline. Exercise and lifestyle in chronic kidney disease. https://renal.org/sites/renal.org/files/Exercise%20and%20Lifestyle%20in%20CKD%20clinical%20practice%20guideline33_v4_FINAL_0.pdf (Zuletzt gesehen: Dezember 2022)

WHO (2022) Chronic obstructive pulmonary disease (COPD). https://www.who.int/news-room/fact-sheets/detail/chronic-obstructive-pulmonary-disease-(copd) (Zuletzt gesehen: November 2022)

World Health Organisation (2020) WHO guidelines on physical activity and sedentary behaviour. World Health Organisation, Geneva. https://www.who.int/publications/i/item/9789240015128. Zugegriffen im September 2022

# Sportmedizinische Untersuchung

## Inhaltsverzeichnis

# Empfehlungen für den internistischen Untersuchungsgang in der Sportmedizin

*Rochus Pokan, Harald Gabriel, Helmut Hörtnagl, Andrea Podolsky, Karin Vonbank und Manfred Wonisch*

## Inhaltsverzeichnis

Neu gedruckt mit freundlicher Genehmigung des Verlags Krause & Pachernegg.

## 4.1 Einleitung

Der positive Effekt regelmäßig durchgeführter körperlicher Aktivität auf die Gesundheit ist unbestritten und mit hoher wissenschaftlicher Evidenz belegt (De Backer et al. 2003; Fletcher et al. 1996; Gohlke et al. 2005; Diabetes Prevention Program Research Group 2002). Regelmäßige körperliche Aktivität bzw. körperliches Training verringert sowohl in der Primär- als auch in der Sekundärprävention Morbidität und Mortalität und verbessert die Lebensqualität (Benzer 2008; Samitz et al. 2009; Gohlke et al. 2009; O'Connor et al. 2009).

Das Risiko körperlicher Aktivität mit moderater, aber auch höherer Intensität ist im Allgemeinen bei gesunden Menschen sehr gering. Bei Menschen mit latenten oder manifesten Herzerkrankungen ist das kardiovaskuläre Morbiditäts- und Mortalitätsrisiko allerdings zumindest während und unmittelbar nach der Belastung erhöht. Während bei jüngeren Personen angeborene Herzerkrankungen als Ursache an erster Stelle stehen (Corrado et al. 2008; Thiene et al. 2010), so sind es bei Personen > 35 Jahre vor allem degenerative Herzerkrankungen, die im Zusammenhang mit körperlicher Aktivität zum Tod führen können (Mittleman et al. 1993; Siscovick et al. 1984; Pollock et al. 2000; Priori et al. 2001; Mont et al. 2009). Corrado et al. (2005, 2003) konnten zeigen, dass die Inzidenz des plötzlichen nichttraumatischen Todes im Zusammenhang mit körperlicher Aktivität bei einer jungen (<35 Jahre) Wettkampfsport treibenden Population um das 2,35-Fache gegenüber der Normalbevölkerung erhöht ist, die sportmedizinische Untersuchung aber durch Selektion von Personen mit Risikokonstellationen dieses erhöhte Risiko wieder reduzieren kann (Corrado et al. 2006, 2008; Thiene et al. 2010).

Aus diesem Grund wird eine internistisch fundierte sportmedizinische Untersuchung in regelmäßigen Abständen und vor allem vor Beginn einer körperlichen Trainingsphase empfohlen.

## 4.2 Anamnese

Athleten, Hobbysportler, Gesundheitssportler und Patienten haben unterschiedliche Beweggründe, eine sportmedizinische Untersuchung in Anspruch zu nehmen. Anders als bei üblichen ärztlichen Untersuchungen nimmt bei der sportärztlichen Untersuchung die Beratung einen größeren Stellenwert ein. Sporttreibende und Patienten kommen oft nicht wegen konkreter Beschwerden zum Arzt, sondern erwarten sich Information über den eigenen körperlichen Zustand, die am besten geeignete Bewegung und darüber, ob und wie Wohlbefinden, Gesundheitszustand oder Leistungsfähigkeit verbessert werden können.

Daher sollten in einer sportmedizinischen Anamnese folgende Punkte erfragt werden (Thompson et al. 2009; Marti et al. 1998):

**▪▪ Grund der Untersuchung**
Da eine sportmedizinische Untersuchung aus unterschiedlichen Beweggründen durchgeführt wird, sollten diese erfragt werden, um die der Untersuchung folgenden Maßnahmen darauf abstimmen zu können.

### ▪▪ Aktuelle und frühere gesundheitliche Probleme

Gefragt werden sollte nach Operationen, Unfällen, Verletzungen, bekannten Allergien, deren Verlauf und Behandlung und deren aktuellem Stand. Ebenso sollten bekannte Risikofaktoren für kardiovaskuläre Erkrankungen erfragt werden, wie Fettstoffwechselstörungen, Diabetes mellitus, arterielle Hypertonie.

### ▪▪ Beschwerden bei oder in Zusammenhang mit körperlicher Belastung

Solche könnten auf diverse Erkrankungen oder Überlastungserscheinungen hinweisen. Insbesondere sollte auf Symptome geachtet werden, die auf das Vorliegen kardialer Erkrankungen hinweisen könnten. Das sind:

### ▪ Dyspnoe

Tritt eine ungewöhnliche Dyspnoe bei geringen Belastungen oder im Zusammenhang mit Belastung, aber auch Dyspnoe nach Belastung auf? Obwohl diese keinen pathologischen Hintergrund haben müssen, könnten erstere auf kardiozirkulatorische, pulmonale oder konditionelle Probleme hinweisen, während letztere an ein belastungsinduziertes Asthma bronchiale denken lassen sollten. In diesem Zusammenhang sollte auch erfragt werden, ob die Dyspnoe eher inspiratorisch oder exspiratorisch auftritt.

### ▪ Schwindel, Benommenheit, Palpitationen oder Herzrasen

Treten diese Symptome während oder im Zusammenhang mit Belastung auf, könnten sie auf Rhythmusstörungen, Herzinsuffizienz aber auch Hypertonie oder zerebrovaskuläre Insuffizienz hinweisen. Sie treten auch als Symptome einer arrhythmogenen rechtsventrikulären Dysplasie (ARVD) oder hypertrophen Kardiomyopathie (HCM) auf, die häufige Gründe von plötzlichem Herztod bei jungen Athleten sind (Corrado et al. 1998).

### ▪ Synkopen im Zusammenhang mit Belastung

Dies können ebenfalls Schlüsselsymptome einiger angeborener Herzerkrankungen (ARVD, HCM, Aortenstenose) sein (Grubb 2005). Bei Synkopen sollten vor allem Zeitpunkt und Umstände ihres Auftretens erfragt werden. Während Synkopen, die unmittelbar nach Belastung auftreten, manchmal auch im Zusammenhang mit großer Hitze bzw. Flüssigkeitsverlust eher auf vasovagale Mechanismen hinweisen, sind Synkopen, die während der Belastung auftreten, möglicherweise ein Symptom einer ernsthaften kardialen oder zerebralen Erkrankung und bedürfen einer genaueren Abklärung.

### ▪ Thoraxschmerzen

Treten Thoraxschmerzen während der Belastung auf, könnten sie im Sinne von Stenocardien auf eine Herzgefäßerkrankung oder eine Klappenerkrankung hinweisen. Je nach Lokalisation und Atemabhängigkeit könnten auch knöcherner Thorax, Wirbelsäule oder Pleura für belastungsinduzierte Thoraxschmerzen verantwortlich sein. Andererseits können Beschwerden stenocardiformer Ausprägung auch in anderen Regionen auftreten, wie Oberbauch, Armen, Hals, Nacken und Unterkiefer.

#### ▪▪ Bewegungsapparat

Beschwerden des Bewegungsapparates, die bei der Ausübung von sportlichen oder körperlichen Aktivitäten hinderlich sein könnten oder auf Systemerkrankungen hinweisen (rheumatischer Formenkreis).

#### ▪▪ Risikofaktoren

Frage, ob nahe Verwandte an plötzlichem Herztod verstorben sind und allgemein nach dem Vorkommen von kardiovaskulären, metabolischen Erkrankungen oder deren Risikofaktoren in der engeren Familie.

Frage nach Konsum von Nikotin, Alkohol, Nahrungsergänzungsmitteln und Medikamenten.

Frage nach der Ernährung und den Trinkgewohnheiten generell und in Zusammenhang mit körperlicher Belastung. In diesem Zusammenhang auch Frage nach dem Gewichtsverlauf im Erwachsenenalter und dessen Schwankungen, die auf Essverhaltensstörungen hinweisen könnten.

Bei Frauen Frage nach Menarche, Menstruation, vergangener Schwangerschaften und möglicher aktueller Schwangerschaft, Menopause, Einnahme von Ovulationshemmern oder anderer Hormonpräparate.

#### ▪▪ Trainingsanamnese

Um den Leistungszustand einschätzen zu können, ist die Erhebung der bisherigen körperlichen Aktivität in Sport, Beruf und Alltag besonders wichtig. Die körperliche Aktivität sollte nach Art, Häufigkeit, Umfang, Intensität und Dauer beschrieben werden. Wichtig ist auch, zu erheben, seit wann sie durchgeführt wird und mit welchem Ziel. Häufige Ziele sind neben sportlichen Leistungen Gewichtabnahme, Aussehen, Gesundheit, Wohlbefinden und Wiedererreichen der Leistungsfähigkeit nach Krankheit.

## 4.3   Klinische Untersuchung

Obligat: Größe, Gewicht, Berechnung des Body-Mass-Index (BMI); optional: Messung des Bauchumfangs und gegebenenfalls des Körperfettanteils mittels geeigneter Messmethoden.

Erfassung eventuell vorliegender Hör- oder Sehstörungen, Begutachtung von Kopf und Hals, Gebiss, Tonsillen, Mundschleimhaut und Skleren. Palpation der Schilddrüse und Halslymphknoten.

Sorgfältige Auskultation von Herz und Lunge unterer besonderer Beachtung von abweichenden Herztönen oder dem Vorhandensein von Herzgeräuschen mit oder ohne Fortleitung in die Umgebung. Ebenso Beurteilung des Atemgeräusches über allen Abschnitten der Lunge und eventueller Nebengeräusche oder Abschwächung des Atemgeräusches.

Palpitation und Auskultation von Carotiden, Bauchaorta, und Femoralarterien.

Palpitation des Abdomens in Hinblick auf Organvergrößerungen, Resistenzen, Schmerzen, Darmgeräuschen.

Begutachtung der Beine auf Ödeme, Varizen, Hautveränderungen.

Suche nach Hinweisen auf Bindegewebsschwäche (Marfan-Syndrom, Ehlers-Danlos-Syndrom).

Auch im Rahmen einer internistischen Begutachtung ist die grobe Inspektion des Bewegungsapparates notwendig, um eventuell vorliegende Einschränkungen bei der Ausübung der gewünschten Aktivität zu erkennen (Kendall et al. 1993; Banzer et al. 2004). Im Liegen: Hüftflexion, Hüft-Innen- und -Außenrotation. Im Stehen: Begutachtung von vorne, hinten und der Seite auf Symmetrie und Haltung, Begutachtung der Beinachsen und der Fußstellung im Normal- und im Zehenstand. Schürzen und Nackengriff zur Beurteilung der Schultergürtelbeweglichkeit. Begutachtung in tiefer Hocke zur groben Beurteilung der Funktion der großen Gelenke und Motorik. Begutachtung des Rückens in Vorbeugung zur groben Beurteilung der Beweglichkeit (Finger-Bodenabstand) und möglichen Identifikation einer Skoliose.

## 4.3.1 Blutdruck

Der Blutdruckmessung kommt im internistischen Untersuchungsgang besondere Bedeutung zu, da ein erhöhter Blutdruck einerseits lange symptomlos bleibt und erst nach mehrjährigem Krankheitsverlauf meist uncharakteristische Beschwerden auftreten, andererseits aber 20 % der Gesamtbevölkerung davon betroffen sind (Wonisch 2009). Aus diesem Grund wird die Blutdruckmessung obligatorisch empfohlen (◘ Tab. 4.1).

Die Blutdruckmessung erfolgt in Ruhe im Sitzen, bei entsprechenden Verdachtsmomenten (z. B. Aortenisthmusstenose, pAVK) oder hypertonen Werten auch an beiden Armen und Beinen.

◘ **Tab. 4.1** Definition und Klassifikation von Blutdruckbereichen und Blutdruckmanagement. (Mancia et al. 2007; Thompson et al. 2009; Wonisch 2009)

| Klassifikation | Systolisch mm/Hg | Diastolisch mm/Hg | Lebensstilmodifikation | Initial Pharmakotherapie |
|---|---|---|---|---|
| Optimal | <120 | <80 | Bei Bedarf | Nein |
| Normal | 120–129 | 80–84 | Bei Bedarf | Nein |
| Hochnormal | 130–139 | 85–89 | Ja | Nein* (vorerst BD-Kontrolle) |
| Schweregrad 1 | 140–159 | 90–99 | Ja* | BD-Kontrolle über Monate |
| Schweregrad 2 | 160–179 | 100–109 | Ja* | BD-Kontrolle über Wochen |
| Schweregrad 3 | >180 | >110 | Ja** | Ja |

\* Bei hohem kardiovaskulären Risiko: Bewegungstherapie erst nach erfolgreicher pharmakologischer Einstellung. Bei mäßigem Risiko: vorerst BD-Kontrolle
\*\* Bewegungstherapie erst nach erfolgreicher pharmakologischer Einstellung

## 4.3.2  Ruhe-Elektrokardiogramm

Das Ruhe-EKG mit zwölf Ableitungen zählt im Rahmen der sportärztlichen Vorsorgeuntersuchung zur Basisuntersuchung und wird von Seiten der Europäischen Gesellschaft für Kardiologie (ESC) (Corrado et al. 2005, 2008) sowie dem Internationalen Olympischen Komitee (IOC) (Bille et al. 2006) im Gegensatz zu den Empfehlungen der ACC/AHA (Maron und Zipes 2005; Maron et al. 1996, 1993, 2007) obligat empfohlen.

Da vermehrte sportliche Aktivität oftmals zu physiologischen Veränderungen am Herzen führt und diese ihren Ausdruck am EKG finden, ist zur Beurteilung des EKG beim Sportler die Kenntnis dieser oftmals typischen Veränderungen notwendig. Auf der anderen Seite sind gerade Sportler mit vorbestehenden, oft unerkannten kardiovaskulären Erkrankungen durch die hohe physische Belastung einem erhöhten Risiko ausgesetzt, sodass auch hier ein vermehrtes Augenmerk auf diese Erkrankungen im Rahmen eines Athleten-Screenings gesetzt werden müssen.

### Normvarianten des EKG bei Sportlern (mod. nach Kindermann 2003; Pokan et al. 2004)

Rhythmus: Sinusbradykardie, Sinusarrhythmie, (unter Belastung normaler Frequenzanstieg)

Sinusarrest (2–<3 s), wandernder Schrittmacher, AV-Dissoziation (selten)

Junktionaler Ersatzrhythmus, ventrikulärer Ersatzrhythmus (selten)

Parasystolie (selten), supra- und ventrikuläre Extrasystolen in Ruhe (selten)

AV-Block 1.Grades, AV-Block II. Grades Typ Wenckebach (selten), Typ Mobitz (selten)

Erregungsausbreitung: Inkompletter Rechtsschenkelblock (häufig)

Erhöhte Amplituden für R- und S-Zacken (häufig)

Erregungsrückbildung: ST-Hebung mit spitzen, hohen T-Wellen, ST-Senkung mit/ohne T-Wellen-Veränderungen (selten)

Biphasische oder terminal negative T-Wellen mit/ohne ST-Streckenveränderung (selten)

### Hinweise auf mögliche pathologische EKG-Veränderungen bei Sportlern (mod. nach Corrado et al. 2005)

- **P-Welle**

Vergrößerung des linken Vorhofs: negativer Anteil der P-Welle in Abl. V1 > 0,1 mV tief und >0,04 s lang

Belastung des rechten Vorhofs: Betonte P-Wellen in Abl. II, III oder Amplitude in V1 > 0,25 mV

- **QRS-Komplex**

Vektor in der Frontalebene: Achsenabweichung nach rechts (> + 120°) oder nach links – 30–90°

Vergrößerte Spannungspotenziale: Amplitude in R oder S in den Extremitätenableitungen > 2 mV, S in V1 oder V 2 > 3 mV, oder R in V5 oder V6 > 3 mV

- **Abnorme Q-Zacke**

Dauer über 0,04 s oder >25 % der Höhe der nachfolgenden R–Zacke oder QS-Zacken in zwei oder mehr Ableitungen

Rechts- oder Linksschenkelblock mit einer QRS-Dauer über 0,12 s

R oder R'-Zacke in Abl. V1 > 0,5 mV und R/S-Beziehung >1

- **ST-Strecke, T-Welle, QT-Dauer**

ST-Senkung oder T-Abflachung oder T-Inversion in zwei oder mehr Ableitungen, Verlängerung der frequenzkorrigierten QT-Dauer auf >0,44 s (Männer) und >0,46 s bei Frauen

- **Rhythmus- und Überleitungs-Anormalitäten**

Komplexe ventrikuläre Arrhythmien (Salven, Couplets, ventrikuläre Tachykardien gelten als pathologisch)

Häufige ventrikuläre Extrasystolen (>30/h oder >1000/24 h) stellen eine Grauzone zum Pathologischen dar.

Supraventrikuläre Tachykardien, Vorhofflattern oder Vorhofflimmern, Verkürztes PQ-Intervall (AV-Zeit) (< 0,12) mit oder ohne Delta-Welle, Sinusbradykardie mit einer Ruhe-Herzfrequenz unter 40/min (bei Leistungssportlern auch noch normal).

AV-Block 1 (keine Verkürzung bei Hyperventilation oder kurzer Belastung)

AV-Block 2. oder 3. Grades (bei Leistungssportlern auch noch normal)

## Differenzialdiagnosen gegenüber dem Sportherz-EKG (mod. nach Corrado et al. 2008)

- ■ **Hypertrophe Kardiomyopathie (HCM)**

Rhythmus: VH-Flimmern, VES, evtl. VT

P-Welle: links-atrial vergrößert, QRS-Komplex: anterolateral erhöhte Amplitude, inferior und/oder lateral abnorme Q-Zacke, (LAH, LSB; Δ- Welle)

ST-Strecke: deszendierend (evtl. ansteigend)

T-Welle: anterosept. neg., bei apikaler Beteiligung tief neg.

- ■ **Arrhythmogene rechtsventrikuläre Dysplasie (ARVD)**

Rhythmus: VES (VT) mit LSB-Bild

QRS-Komplex: rechtspräkord. Abl > 110 ms, Epsilon-Welle, frontale Abl. < 0,5 mV, RSB

ST-Strecke: rechtspräkord. Abl. ansteigend

T-Welle: rechtspräkord. Abl. neg.

- ■ **Dilatative Kardiomyopathie (DCM)**

Rhythmus: VES (VT)

QRS-Komplex: LSB

ST-Strecke: deszendierend, evtl. aszendierend

T-Welle: inferiore Abl. neg.

#### ▪▪ Langes QT-Syndrom

Rhythmus: VES (torsade de points)
  QTc-Zeit: >440 ms/M., >460 ms Fr.
  T-Welle: in allen Abl. biphasisch

#### ▪▪ Brugada-Syndrom

Rhythmus: Polymorphe VT (FA, Sinusbradykardie)
  PQ-Dauer: >0,21 s
  QRS-Komplex: S1S2S3 Muster, RSB, LAH
  ST-Strecke: rechtspräkord. Abl. ansteigend
  T-Welle: rechtspräkord. Abl. neg. (◘ Tab. 4.2)

#### ▪▪ Lenègre-Syndrom

Rhythmus: AV-Block II oder III
  PQ-Dauer: > 0,21 s
  T-Welle: sekundäre Veränderungen

#### ▪▪ Kurzes QT-Syndrom

Rhythmus: FA (polymorphe VT)
  QTc-Zeit: > 300 ms

#### ▪▪ Präexzitationssyndrom (WPW-Syndrom)

Rhythmus: supraventrikuläre Tc. (intermitt. FA)
  PQ-Dauer: > 0,21 s
  QRS-Komplex: Delta-Welle
  ST-Strecke: sekundäre Veränderungen
  T-Welle: sekundäre Veränderungen

◘ **Tab. 4.2**  Brugada-Syndrom: Unterschiede zwischen 139 Athleten mit vorzeitiger Repolarisation und 23 Patienten mit dem Brugada-Syndrom. (Mod. nach Bianco et al. 2001)

|  | Athleten mit vorzeitiger Repolarisation | Patienten mit Brugada-Syndrom |
|---|---|---|
| Probanden | 139 | 23 |
| Herzfrequenz (BPM) | 50,8 ± 6,9 | 76,9 ± 19,3* |
| Sokolov Index (mm) | 46,5 ± 11,6 | 23,3 ± 8,2* |
| QRS Dauer (s) | 0,095 ± 0,011 | 0,116 ± 0,019* |
| ST Hebung (mm) | 2,3 ± 0,6 | 4,4 ± 1,9* |
| QT (s) | 0,427 ± 0,038 | 0,378 ± 0,043* |
| QTc (s) | 0,39 ± 0,031 | 0,424 ± 0,049* |

* $P \leq 0,001$

**■ ■ Koronare Herzkrankheit (KHK)**

Rhythmus: VES (VT)

QT-Zeit: (ev. verlängert)

QRS-Komplex: ev. pathol. Q-Zacke (bei St. p. Myokardinfarkt)

ST-Strecke: (ev. deszendierend oder aszendierend)

T-Welle: neg. in weniger als zwei Ableitungen

### 4.3.3 Weiterführende Diagnostik

Empfehlungen für den Internistischen Untersuchungsgang in der Sportmedizin können dem in der Abbildungen zu sehenden Flussdiagramm entnommen werden (❏ Abb. 4.1).

## Belastungs-EKG und Blutdruckmessung

In Anlehnung an die „ACSM's Guidelines for Exercise Testing and Prescription" (Thompson et al. 2009) und nach Gibbons et al. (2002), Rodgers et al. (2000) und Lahav et al. (2009), American Diabetes Association (1997) wird ein Belastungs-EKG bei asymptomatischen Personen unter 35 Jahren nicht obligatorisch empfohlen.

Jedoch wird ein Belastungstest empfohlen bei

- Personen mit Symptomen und/oder bekannter Herz-, Lungen- oder metabolischer Erkrankung,
- Personen über 65 Jahren auch ohne Symptome oder ohne eine bekannte Erkrankung,
- Neuanfängern oder Wiedereinsteigern >35 Jahren und/oder vor ungewohnt intensiven oder umfangreichen Belastungen.

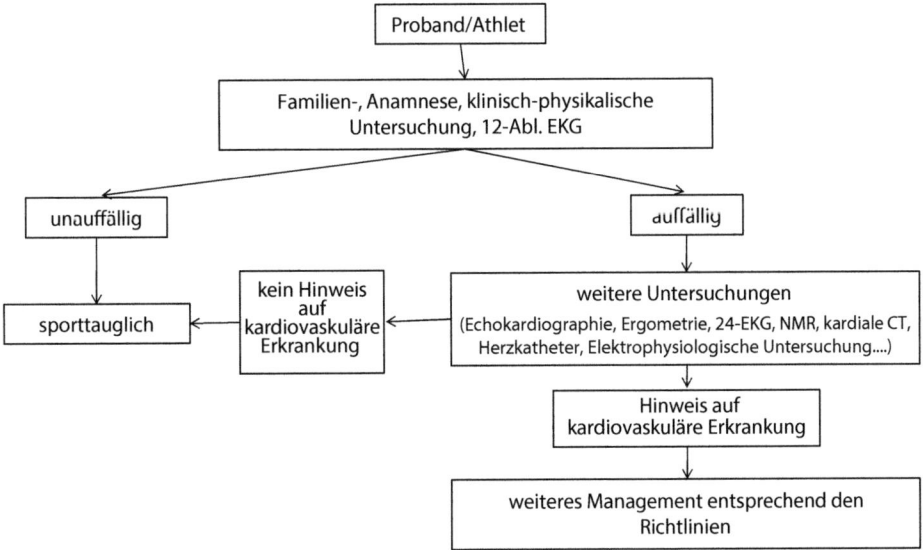

❏ **Abb. 4.1** Empfehlungen für den Internistischen Untersuchungsgang in der Sportmedizin

In Abhängigkeit der Sportart empfiehlt sich eine Ergometrie zur Leistungsdiagnostik in allen Altersgruppen.

In jedem Fall werden Belastungsuntersuchungen hinsichtlich Indikationen, Kontraindikationen, Durchführung und Bewertung entsprechend den aktuellen Ergometrieguidelines der Österreichischen Kardiologischen Gesellschaft (Wonisch et al. 2008) empfohlen.

### Ergometrie

Zur Feststellung der körperlichen Leistungsfähigkeit und zur darauf aufbauenden Trainingsberatung bzw. zur Festlegung von Trainingsintensitäten ist die Durchführung eines Belastungstests unbedingt notwendig. Ein Belastungs-EKG mit Blutdruckmessung sollte daher aufgrund der speziellen Beratungssituation des Sportlers bzw. Patienten obligater Bestandteil des Untersuchungsgangs in der Sportmedizin sein. Für verschiedene Sportarten wie beispielsweise Ausdauer- oder Schnellkraftsportarten sollten zur Leistungsdiagnostik und Trainingssteuerung der Sportart entsprechend adaptierte Belastungstests durchgeführt werden (► Kap. 7).

### Blutuntersuchung

Je nach Indikation ist die Bestimmung folgender Laborparameter sinnvoll: Bei Verdacht auf Vorliegen metabolischer Risikofaktoren: Gesamt-, HDL-, LDL-Cholesterin, Triglyceride, sowie Glukose und Harnsäure. TSH insbesondere bei Fettstoffwechselstörungen oder Rhythmusstörungen.

Bei Verdacht auf Anämie besonders bei Ausdauerathleten und -athletinnen und Vegetariern, Ferritin, CRP. Die Bestimmung des CRPs erfolgt, um einen entzündlichen Prozess auszuschließen, der Ferritin als Akutphaseprotein erhöhen und so einen Eisenmangel verschleiern würde.

Bei Rhythmusstörungen oder Einnahme entsprechender Medikamente: Elektrolyte, Na, K, Cl, Mg.

Bei Muskelschmerzen: CK, GOT, GPT

### Lungenfunktion

Die Lungenfunktion ist nicht obligat im Rahmen der sportmedizinischen Basisuntersuchungen. Bei folgenden Fragestellungen sollte zur weiteren Abklärung eine Lungenfunktion durchgeführt werden:

- Unklarer Husten über 2–3 Monate bzw. Dyspnoe oder thorakale Schmerzen
- Verdacht auf Asthma bronchiale bzw. Exercise induced Asthma
- Verdacht auf obstruktive bzw. restriktive Lungenerkrankung
- Verdacht auf Stenose der oberen Atemwege (z. B. Trachealstenose)
- Verdacht auf Diffusionsstörung mit Sättigungsabfall unter Belastung
- Jährliche Spirometrie mit Lyse bzw. Provokation zur Beantragung der medizinischen Ausnahmegenehmigung bzw. Verlängerung der Genehmigung

Prinzipiell kommen folgende Lungenfunktionsuntersuchungen zur Anwendung:

- Spirometrie zur Erfassung der ventilatorisch mobilisierbaren Lungenvolumina
- Bodyplethysmographie mit Erfassung des Residualvolumens und Errechnung der totalen Lungenkapazität
- CO-Diffusionskapazitätsmessung
- Provokationsuntersuchung bzw. Lysetest

**▪▪ Belastungsinduzierte Bronchokonstriktion/Exercise induced Asthma/Asthma bronchiale**

Zur Beurteilung der bronchialen Hyperreagibilität werden verschiedene Testmethoden herangezogen (Metacholin-Provokation, Belastungstest mit Lungenfunktion sowie eukapnische Hyperventilation), wobei ein Abfall des FEV1 um 15 % nach Belastungsprovokation bzw. eukapnischer Hyperventilation bzw. ein Abfall von 20 % FEV1 im Vergleich zum Ausgangswert nach inhalativer Provokation (Metacholin, Mannitol) beweisend sind. Derzeit wird vom Internationalen Olympischen Komitee (IOC) die eukapnische Hyperventilation als Testmethode bevorzugt.

Liegt vor Beginn der Provokation bereits eine Obstruktion vor (FEV1/FVC < 70 %), so sollte eine Lyse mit Inhalation eines ß2-Agonisten und Wiederholung der Messung der Einsekundenkapazität (FEV1) erfolgen. Zeigt sich eine Verbesserung nach Inhalation um 200 ml bzw. 15 %, so spricht man von einer Reversibilität im Sinne eines hyperreagiblen Bronchialsystems. Bei nicht reversibler Obstruktion bzw. teilreversibler Obstruktion (Verbesserung nach Lyse unter 200 ml bzw. 15 %) ist eine Wiederholung der Lungenfunktion nach Einleitung einer bronchodilatatorischen Therapie erforderlich. Zeigt sich weiterhin eine Obstruktion, so liegt die Diagnose einer Chronisch obstruktiven Lungenerkrankung (COPD) vor.

Zur Beantragung einer medizinischen Ausnahmegenehmigung für die Anwendung von verbotenen Substanzen ist eine Spirometrie mit Lyse bzw. eine Provokationsuntersuchung erforderlich. Die Genehmigung ist für ein Jahr gültig.

Für die Diagnose der restriktiven Lungenerkrankung ist die Durchführung der Bodyplethysmographie erforderlich, wobei neben der gegenüber dem Sollwert eingeschränkten Totalkapazität eine in Relation zur forcierten Vitalkapazität normale FEV1 erkennbar ist. Weiterführende Abklärungen bei restriktiven Lungenveränderungen stellen die Computertomografie der Lunge (HRCT) bzw. die Messung der Diffusionskapazität mit Beurteilung des pulmonalen Gasaustausches in Ruhe und unter Belastung zur Erfassung des Vorliegens einer Diffusionsstörung dar.

Für den Nachweis einer obstruktiven Atemwegserkrankung zeigt sich eine erniedrigte Einsekundenkapazität bezogen auf die forcierte Vitalkapazität von unter 70 % (FEV1/FVC) bzw. eine Erhöhung des Atemwegswiderstandes. Bei Vorliegen einer Obstruktion sollte hinsichtlich der Abklärung der Reversibilität eine Lyse erfolgen.

Bei inspiratorischem Stridor wird zur weiteren Abklärung einer Stenose des oberen Atemwegtraktes eine Spirometrie durchgeführt, wobei sich eine Einschränkung des peak expiratory flow zeigt mit normalem MEF 50 % bzw. 25 %. Eine weiterführende HNO-Abklärung bzw. Durchführung einer Bronchoskopie sollte erfolgen.

Diffusionsstörungen bei hochtrainierten Athleten werden seit Jahren beschrieben, wobei neben einem belastungsinduzierten V/Q-Missverhältnis auch u. a. eine Störung des Gasaustausches durch das Auftreten eines interstitiellen Ödems als Ursache diskutiert wird.

## Echokardiografie und kardiale NMR

Die Echokardiografie ist eine weiterführende Standarduntersuchung, wenn aufgrund der bisher erhobenen Befunde der Verdacht auf eine strukturelle, entzündliche oder ischämische Herzerkrankung, wie z. B. einer Kardiomyopathie (CMP) und

Peri-/Myokarditis, oder auf einen angeborenen/erworbenen Herzklappenfehler vorliegt.

Bezüglich der Normwerte für die Referenzwerte wird auf ◘ Tab. 4.3 für die linksventrikuläre Größe verwiesen, hinsichtlich der Größe des rechten Ventrikels auf ◘ Tab. 4.4 (Lang et al. 2006). Die kardiale Nuklearmagnetresonanz (NMR) stellt ein ergänzendes bildgebendes Verfahren dar.

### ▪▪ Kardiomyopathien (CMP)

Hier gilt folgende Unterscheidung:

### ▪ Hypertrophe CMP

Bei der hypertrophen CMP (HCMP) findet sich häufig eine asymmetrische linksventrikuläre Hypertrophie (LVH) mit einer Wanddicke von > 13 mm, welche bevorzugt die anteroseptale Region betrifft und nicht durch Veränderungen (bedingt durch linksventrikuläre Druckerhöhung) erklärt werden kann. Der linksventrikuläre enddiastolische Diameter (LVEDD) ist normal, bei der Mehrheit der Patienten mit HCMP finden sich jedoch abnorme linksventrikuläre diastolische Funktionsstörungen in der Doppler-Echokardiografie (Lewis et al. 1992) und im Tissue Doppler Imaging (TDI).

Im Gegensatz dazu findet sich bei ausdauerorientiert trainierten Athleten in Abhängigkeit vom Trainingspensum eine symmetrische LVH. Die Wanddicke beträgt bei Frauen maximal 12 mm und bei Männern maximal 13 mm (Uhrhausen und Kindermann 1999; Sharma et al. 2002).

Der linke Ventrikel ist vergrößert (LVEDD > 55 mm), aber normal konfiguriert, die Mitralklappe unauffällig und Zeichen einer Ausflusstrakt-Obstruktion fehlen. Dopplerechokardiographische Zeichen einer Relaxationsstörung sind nicht erkennbar, und eine Trainingspause führt zu einer Reduktion der LV-Wanddicke (Maron et al. 1993; ◘ Tab. 4.5).

### ▪ Dilatative CMP

Bei der dilatativen CMP ist der linke Ventrikel vergrößert, wobei die LV-Wände normal oder nur gering verdickt sind. Die Linksventrikelfunktion (LVF) ist reduziert, und es finden sich unspezifische Wandbewegungsstörungen. Der Mitralring kann dilatiert sein und daraus eine Mitralinsuffizienz resultieren (Gavazzi et al. 1993).

Im Gegensatz dazu kommt es bei Athleten zu einer physiologischen LV-Dilatation bei normaler LVF ohne Zeichen einer diastolischen Relaxationsstörung oder von Wandbewegungsstörungen. Liegt eine grenzwertige LVF (EF 50–55 %) vor, so kommt es unter Belastung zu einer deutlichen Verbesserung der systolischen Funktion, wenn keine pathologische Genese der Dilatation vorliegt (vgl. ◘ Tab. 4.5).

### ▪ Arrhythmogene Rechtsventrikuläre Kardiomyopathie/Dysplasie (ARVD)

Echokardiographisch findet sich bei der Arrhythmogenen Rechtsventrikulären Cardiomyopathie/Dysplasie (ARVD) ein vergrößerter rechter Ventrikel (RV) mit segmental morphologisch veränderten Wandabschnitten. Mit der NMR können diese fibrös-fettig umgewandelten Areale identifiziert werden (McKenna et al. 1994).

Ein vergrößerter RV, bei gleichzeitig dilatiertem LV, findet sich auch bei Sportlern, wobei in diesen Fällen die RV-Wanddicke normal ist und segmentale Wandbewegungsstörungen fehlen.

**Tab. 4.3** Dimensionen der linken Herzkammer (LV)

| | Frauen | | | | Männer | | | |
|---|---|---|---|---|---|---|---|---|
| | Referenzbereich | gering vergrößert | moderat vergrößert | stark vergrößert | Referenzbereich | gering vergrößert | moderat vergrößert | stark vergrößert |
| LV enddiastolischer Durchmesser (cm) | 3,9–5,3 | 5,4–5,7 | 5,8–6,1 | ≥6,2 | 4,2–5,9 | 6,0–6,3 | 6,4–6,8 | ≥6,9 |
| LV enddiastolischer Durchmesser/ Körperoberfläche (cm/m²) | 2,4–3,2 | 3,3–3,4 | 3,5–3,7 | ≥3,8 | 2,2–3,1 | 3,2–3,4 | 3,5–3,6 | ≥3,7 |
| LV enddiastolischer Durchmesser/ Körpergröße (cm/m) | 2,5–3,2 | 3,3–3,4 | 3,5–3,6 | ≥3,7 | 2,4–3,3 | 3,4–3,5 | 3,6–3,7 | ≥3,8 |

4

◻ **Tab. 4.4**   Dimensionen der rechten Herzkammer (RV)

|  | Referenz-bereich | gering vergrößert | moderat vergrößert | stark vergrößert |
|---|---|---|---|---|
| Basaler RV Durchmesser (cm) | 2,0–2,8 | 2,9–3,3 | 3,4–3,8 | ≥3,9 |
| Mittlerer RV Durch-messer (cm) | 2,7–3,3 | 3,4–3,7 | 3,8–4,1 | ≥4,2 |
| Längsdurchmesser (cm) | 7,1–7,9 | 8,0–8,5 | 8,6–9,1 | ≥9,2 |

◻ **Tab. 4.5**   Differenzialdiagnose physiologische vs. pathologische Herzhypertrophie. Die links-ventrikulären enddiastolischen Herzwanddicken sind absolut und relativ als Verhältnis zum enddiastolischen Innendurchmesser ([Septumdicke + Hinterwanddicke]/Innendurchmesser auf Höhe der Mitralklappe) dargestellt. (Mod. nach Pokan et al. 2004)

|  | LVEF | Herzwanddicken | |  |
|---|---|---|---|---|
|  |  | absolut | relativ |  |
|  |  | Männer | Frauen |  |
|  | % | mm | mm |  |
| Sportherz | > 55 | < 12 (13) | < 12 | < 0,44 |
| Konzentrische Hypertrophie | > 55 | > 12 | > 12 | > 0,44 |
| Dilatative Kardiomyopathie | < 55 | < 12 | < 12 | < 0,44 |

LVEF = linksventrikuläre Ejektionsfraktion

■ **Peri-/Myokarditis**

Ein Perikarderguss ist zumeist bei einer Perikarditis präsent, eine Myokarditis kann zu einer LV-Dilatation und einer Einschränkung der LVF führen (Pinamonti et al. 1988).

■ **Angeborene und erworbene Herz(klappen)-Fehler**

Der häufigste angeborene und erworbene Herzfehler ist die Aortenstenose, bei der echokardiographisch sowohl die Morphologie als auch die Gradienten über der Klappe und deren Öffnungsfläche berechnet werden können (Galan et al. 1991).

Eine mittel- bis höhergradige Aorteninsuffizienz sowie die Mitralinsuffizienz, zumeist durch einen Mitralklappenprolaps bedingt, können zu einer LV-Dilatation führen, wobei auch die trainingsbedingte LV-Veränderung in Betracht gezogen werden muss (Borer und Bonow 2003). Die kardiale NMR kann zur Evaluation der LV-Diameter/LVF und der Quantifizierung der Insuffizienz beitragen.

## Ambulatorisches Blutdruckmonitoring (ABM)

Ein 24-stündiges ambulatorisches Blutdruckmonitoring kann zur Evaluierung einer Blutdruckeinstellung (Verhalten des nächtlichen Blutdrucks) eingesetzt werden. Weiters ist es immer dann indiziert, wenn

- eine beträchtliche Variabilität bei der Arztmessung auffällt oder höhere Werte bei sonst niedrigem kardiovaskulären Risiko erhoben werden,
- eine deutliche Diskrepanz zwischen Arzt- und Selbstmessung besteht,
- vermutet wird, dass der Patient die Tabletten nicht oder nur ungern einnimmt,
- der Verdacht auf hypotone Episoden besteht (vor allem bei älteren Leuten und Diabetikern),
- sich Hinweise auf eine Schlafapnoe ergeben oder
- erhöhte Arztwerte bei Schwangeren an eine Präeklampsie denken lassen (Mancia et al. 2007).

## Langzeit-EKG

Die Durchführung eines Langzeit-EKG wird bei folgender Symptomatik, die im Zusammenhang mit Arrhythmien stehen kann, empfohlen (Crawford et al. 1999; Sauer et al. 2005):

- Synkopen,
- Präsynkopen,
- Schwindel bei anderweitig nicht zu klärender Ursache,
- rezidivierende Palpitationen oder Herzrasen,
- ungeklärte Episoden von anfallsweise auftretender Dyspnoe,
- Thoraxschmerzen oder Müdigkeit.

## Literatur

American Diabetes Association – Position Statement Physical Activity/Exercise and Diabetes (1997) Diabetes Care 27(Suppl):58–62

Banzer W, Pfeifer K, Vogt L (2004) Funktionsdiagnostik des Bewegungssystems in der Sportmedizin. Springer, Berlin/Heidelberg/New York

Benzer W, in Zusammenarbeit mit der Arbeitsgruppe für kardiologische Rehabilitation und Sekundärprävention der ÖKG (2008) Guidelines für die ambulante kardiologische Rehabilitation und Prävention in Österreich – Update 2008. Beschluss der Österreichischen Kardiologischen Gesellschaft vom Juni 2008. J Am Coll Cardiol 15(9–10):298–309

Bianco M, Bria S, Gianfelici A, Sanna N, Palmieri V, Zeppilli P (2001) Does early repolarization in the athlete have analogies with the Brugada syndrome? Eur Heart J 22:504–510

Bille K, Figueiras D, Schamasch P, Kappenberger L, Brenner JI, Meijboom FJ, Meijboom EJ (2006) Sudden cardiac death in athletes: the Lausanne Recommendations. Eur J Cardiovasc Prev Rehabil 13:859–875

Borer JS, Bonow RO (2003) Contemporary approach to aortic and mitral regurgitation. Circulation 108:2432–2438

Corrado BJ, Basso C, Rizzoli G, Schiavon M, Thiene G (2003) Does Sports Activity Enhance the Risk of Sudden Death in Adolescents and Young Adults? JACC 42(11):1959–1963

Corrado D, Basso C, Schiavon M, Thiene G (1998) Screening for hypertrophic cardiomyopathy in young athletes. N Engl J Med 339:364–369

Corrado D, Pelliccia A, Bjornstad HH, Vanhees L, Biffi A, Borjesson M, Panhuyzen-Goedkoop N, Deligiannis A, Solberg E et al (2005) Study Group of Sport Cardiology of the Working Group of Cardiac Rehabilitation and Exercise Physiology and the Working Group of Myocardial and Pericardial

Diseases of the European Society of Cardiology. Cardiovascular pre-participation screening of young competitive athletes for prevention of sudden death: proposal for a common European protocol. Consensus Statement of the Study Group of Sport Cardiology of the Working Group of Cardiac Rehabilitation and Exercise Physiology and the Working Group of Myocardial and Pericardial Diseases of the European Society of Cardiology. Eur Heart J 26(5):516–524

Corrado D, Basso C, Pavei A, Michieli P, Schiavon M, Thiene G (2006) Trends in sudden cardiovascular death in young competitive athletes after implementation of a preparticipation screening program. JAMA 296:1593–1601

Corrado D, Basso C, Schiavon M, Pelliccia A, Thiene G (2008) Pre-participation screening of young competitive athletes for prevention of sudden cardiac death. J Am Coll Cardiol 52:1981–1989

Crawford MH, Bernstein SJ, Deedwania PC, DiMarco JP, Ferrick KJ, Garson A Jr, Green LA, Greene HL, Silka MJ, Stone PH, Tracy CM, Gibbons RJ, Alpert JS, Eagle KA, Gardner TJ, Gregoratos G, Russell RO, Ryan TJ (1999) Guidelines for ambulatory electrocardiography: executive summary and recommendations. Jr ACC/AHA 100(8):886–893

De Backer G, Ambrosioni E, Borch-Johnsen K (2003) European guidelines on cardiovascular disease and prevention in clinical practice. Atherosclerosis 171(1):145–155

Diabetes Prevention Program Research Group (2002) Reduction in the incidence of type 2 diabetes with lifestyle intervention or metformin. N Engl J Med 346:393–403

Fletcher GF, Balady G, Blair SN (1996) Statement on exercise: benefits and recommendations for physical activity programs for all Americans. A statement for health professionals by the Committee on Exercise and Cardiac Rehabilitation of the Council on Clinical Cardiology, American Heart Association. Circulation 4:857–862

Galan A, Zoghbi WA, Quinones MA (1991) Determination of severity of valvular aortic stenosis by Doppler echocardiography and relation of findings to clinical outcome and agreement with hemodynamic measurements determined at cardiac catheterization. Am J Cardiol 67:1007–1012

Gavazzi A, De Maria R, Renosto G, Moro A, Borgia M, Caroli A, Castelli G, Ciaccheri M, Pavan D, De Vita C (1993) The spectrum of left ventricular size in dilated cardiomyopathy: clinical correlates and prognostic implications. Am Heart J 125:410–422

Gibbons RJ, Balady GJ, Bricker JT, Chaitman BR, Fletcher GF, Froelicher VF, Mark DB, BD MC, Mooss AN, O'Reilly MG, Winters WL Jr, Gibbons RJ, Antman EM, Alpert JS, Faxon DP, Fuster V, Gregoratos G, Hiratzka LF, Jacobs AK, Russell RO, Smith FAHA Jr, Committee Members, Task Force Members (2002) ACC/AHA 2002 guideline update for exercise testing: summary article: a report of the American college of cardiology/American heart association task force on practice guidelines (committee to update the 1997 exercise testing guidelines). J Am Coll Cardiol 40:1531–1540

Gohlke H, Kubler W, Mathes P, Meinertz T, Schuler G, Gysan DB, Sauer G (2005) German Society of Cardiology. Position paper on the primary prevention of cardiovascular diseases. Current position of the 25.03.2003. Statement of the Board of the German Society of Cardiology – heart and circulatory research work commissioned by for the board by Project Group on Prevention. Z Kardiol 94(Suppl 3):III/113–5

Gohlke H, Albus C, Gysan DB, Hahmann HW, Mathes P (2009) Cardiovascular prevention in clinical practice (ESC and German guidelines 2007). Herz 34(1):4–14

Grubb BP (2005) Neurocardiogenic syncope. N Engl J Med 352:1004–1010

Kendall FP, McCreary E, Provance PG (1993) Muscles testing and Function, 4. Aufl. Williams & Wilkins

Kindermann W (2003) Physiologische Anpassungen des Herz-Kreislauf-Systems an körperliche Belastung. In: Kindermann W, Dickhuth HH, Nieß A, Röcker K, Urhausen A (Hrsg) Sportkardiologie. Steinkopf, Darmstadt, S 1–18

Lahav D, Leshno M, Brezis M (2009) Is an exercise tolerance test indicated before beginning regular exercise? A decision analysis. Gen Intern Med 24(8):934–938

Lang RM, Bierig M, Devereux RB, Flachskampf FA, Foster E, Pellika PA, Picard MH, Roman MJ, Seward J, Shanewise J, Solomon S, Spencer KT, MStJ S, Stewart W (2006) Recommendations for chamber quantification. Eur J Echocardiography 7:79–108

Lewis JF, Spirito P, Pelliccia A, Maron BJ (1992) Usefulness of Doppler echocardiographic assessment of diastolic filling in distinguishing "athlete's heart" from hypertrophic cardiomyopathy. Am J Cardiol 68:296–300

Mancia G, de Backer G, Dominiczak A, Cifkova R, Fagard R, Germano G, Grassi G, Heagerty AM, Kjeldsen SE, Laurent S et al (2007) Guidelines for the management of arterial hypertension. The task force for the management of arterial hypertension of the European Society of Hypertension (ESH) and of the European Society of Cardiology (ESC). J Hypertension 25:1105–1187

Maron BJ, Zipes DP (2005) Bethesda Conference Report. 36th Bethesda conference: eligibility recommendations for competitive athletes with cardiovascular abnormalities. JACC 45(8):1312–1375

Maron BJ, Pelliccia A, Spataro A, Granata M (1993) Reduction in left ventricular wall thickness after deconditioning in highly trained Olympic athletes. Br Heart J 69:125–128

Maron BJ, Thompson PD, Puffer JC, McGrew CA, Strong WB, Douglas PS, Clark LT, Mitten MJ, Crawford MH, Atkins DL, Driscoll DJ, Epstein AE (1996) Cardiovascular preparticipation screening of competitive athletes. A statement for health professionals from the Sudden Death Committee (clinical cardiology) and Congenital Cardiac Defects Committee (cardiovascular disease in the young). American Heart Association. Circulation 94(4):850–856

Maron BJ, Thompson PD, Ackerman MJ, Balady G, Berger S, Cohen D, Dimeff R, Douglas PS, Glover DW, Hutter AM et al (2007) Recommendations and considerations related to preparticipation screening for cardiovascular abnormalities in competitive athletes: 2007 update. A scientific statement from the American Heart Association Council on Nutrition, Physical Activity, and Metabolism: Endorsed by the American College of Cardiology Foundation. Circulation 115:1643–1655

Marti B, Villiger B, Hintermann M, Lerch R (1998) Stellungnahme der Schweizerischen Gesellschaft für Sportmedizin vom 26. Sept 1997: Plötzlicher Herztod beim Sport: sinnvolle Vorsorgeuntersuchungen und Präventivmaßnahmen. Schweizerische Zs f Sportmedizin und Sporttraumatologie 46(2):83–85

McKenna WJ, Thiene G, Nava A, Fontaliran F, Blomstrom-Lundqvist C, Fontaine G, Camerini F (1994) Diagnosis of arrhythmogenic right ventricular dysplasia/cardiomyopathy. Br Heart J 71:215–218

Mittleman MA, Maclure M, Tofler GH (1993) Triggering of acute myocardial infarction by heavy physical exertion. New Engl J Med 329:1677–1683

Mont L, Elosua R, Brugada J (2009) Endurance sport practice as a risk factor for atrial fibrillation and atrial flutter. Europace 11:11–17

O'Connor CM, Whellan DJ, Lee KL, Keteyian SJ, Cooper LS, Ellis SJ, Leifer ES, Kraus WE, Kitzmann DW, Blumenthal JA et al (2009) Efficacy and safety of exercise training in patients with chronic heart failure. JAMA 301(14):1439–1450

Pinamonti B, Alberti E, Cigalotto A, Dreas L, Salvi A, Silvestri F, Camerini F (1988) Echocardiographic findings in myocarditis. Am J Cardiol 62:2285–2291

Pokan R, Hofmann P, Wonisch M, Hörtnagl H (2004) Funktionsdiagnostik akuter und chronischer Anpassung des Herz-Kreislaufsystems an körperliche Belastungen. In: Pokan R, Förster H, Hofmann P, Hörtnagl H, Ledl-Kurkowski E, Wonisch M (Hrsg) Kompendium der Sportmedizin – Physiologie, Innere Medizin und Pädiatrie. Springer, Wien/New York, S 45–83

Pollock ML, Franklin BA, Balady GJ, Chaitman BL, Fleg JL, Fletcher B, Limacher M, Pina IL, Stein RA, Williams M, Bazzarre T (2000) AHA Science Advisory. Resistance exercise in individuals with and without cardiovascular disease: benefits, rationale, safety, and prescription: an advisory from the Committee on Exercise, Rehabilitation, and Prevention, Council on Clinical Cardiology, American Heart Association; position paper endorsed by the American College of Sports Medicine. Circulation 101(7):828–833

Priori SG, Aliot E, Blomstrom-Lundqvist C (2001) Task force on sudden cardiac death of the European Society of Cardiology. Eur Heart J 22:1374–1450

Rodgers GP, Ayanian JZ, Balady G (2000) American College of Cardiology/American Heart Association. Clinical Competence statement on stress testing: a report of the American College of Cardiology/American Heart Association/American College of Physicians – American Society of Internal Medicine Task Force on Clinical Competence. J Am Coll Cardiol 4:1441–1453

Samitz G, Benzer W, Zwahlen M (2009) Wirksamkeit der umfassenden kardiologischen Rehabilitation und Sekundärprävention: klinische und epidemiologische Evidenz. In: Pokan R, Benzer W, Gabriel H, Hofmann P, Kunschitz E, Samitz G, Schindler K, Wonisch M (Hrsg) Kompendium der kardiologischen Prävention und Rehabilitation. Springer, Wien/New York, S 17–36

Sauer G, Andresen D, Cierpka R, Lemke B, Mibach F, Perings C, Vaerst R (2005) Positionspapier zur Durchführung von Qualitätskontrollen bei Ruhe-, Belastungs- und Langzeit-EKG. Z Kardiol 94:844–857

Sharma S, Maron BJ, Whyte G, Firoozi S, Elliott PM, McKenna WJ (2002) Physiologic limits of left ventricular hypertrophy. In: Elite Junior athletes: relevance to differential diagnosis of athlete's heart and hypertrophic cardiomyopathy. J ACC 40(8):1431–1436

Siscovick DS, Weiss NS, Fletcher RH, Lasky T (1984) The incidence of primary cardiac arrest during vigorous exercise. New Engl J Med 311:874–877

Thiene G, Carturan E, Corrado D, Basso C (2010) Prevention of sudden cardiac death in the young and in athletes: dream or reality? Cardiovasc Pathol 19(4):207–217

Thompson WR, Gordon NF, Pescadello LS (2009) ACSM's guidelines for exercise testing and prescription. Wolters Kluwer/Lippincott Williams & Wilkins, Philadelphia

Uhrhausen A, Kindermann W (1999) Sports-specific adaptations and differentiation of the athlete's heart. Sports Med 28(4):237–244

Wonisch M (2009) Arterielle Hypertonie. In: Pokan R, Benzer W, Gabriel H, Hofmann P, Kunschitz E, Mayr K, Samitz G, Schindler K, Wonisch M (Hrsg) Kompendium der kardiologischen Prävention und Rehabilitation. Springer, Wien/New York, S 79–81

Wonisch M, Berent R, Klicpera M, Laimer H, Marko C, Pokan R, Schmid P, Schwann H (2008) Praxisleitlinien Ergometrie. J Kardiol 15(Suppl A):3–17

# Gütekriterien, Protokolle und Spezialergometrien zur Belastungsuntersuchung

*Peter Hofmann, Philipp Birnbaumer und Gerhard Tschakert*

## Inhaltsverzeichnis

## 5.1    Einführung

Belastungsuntersuchungen sind heute ein integraler Bestandteil sportmedizinischer Untersuchungen (Wonisch et al. 2008; Primus et al. 2022). Sie erlauben einen differenzierten Einblick in die Leistungsfähigkeit und die Reaktionsbandbreite von gesunden und kranken, trainierten und untrainierten Personen. Es sind Prüfverfahren zur Untersuchung physiologischer und pathophysiologischer Merkmale der Leistungsfähigkeit, mit dem Ziel, möglichst genaue Angaben über die Ausprägung leistungsrelevanter Merkmale zu liefern sowie Erkrankungen auszuschließen bzw. differenzialdiagnostisch abzuklären.

Die Aussagekraft leistungsdiagnostischer Tests und der daraus abgeleiteten Kennwerte ist jedoch von der Einhaltung wissenschaftlicher Standards abhängig. Diese Standards gewährleisten eine einheitliche und vergleichbare Testdurchführung sowie einheitliche Auswertungen und Interpretationen der Testergebnisse, um inter- und intraindividuelle Vergleiche zu ermöglichen.

Im Folgenden werden die wichtigsten Testgütekriterien Objektivität, Reliabilität und Validität sowie Nebengütekriterien zur Erfüllung dieser Bedingungen dargestellt.

## 5.2    Testgütekriterien

### 5.2.1    Objektivität

Unter Objektivität eines Tests versteht man die Unabhängigkeit der Ergebnisse eines Tests vom Untersucher. Hohe Objektivität haben Tests, wenn bei verschiedenen Untersuchern, aber gleichen Probanden auch gleiche Ergebnisse gefunden werden. Die Objektivität bezieht sich auf die Bereiche Testdurchführung, Testauswertung und Testinterpretation (Fetz und Kornexl 1978).

So sollten z. B. die Schwellenbestimmung und die Trainingsvorgabe aus einer Ergometrie mit gleichem Protokollablauf (Durchführungsobjektivität) unabhängig vom Testleiter und Auswerter zu gleichen Ergebnissen (Auswertungsobjektivität) führen und der Athlet die gleichen Trainingsvorgaben und Empfehlungen (Interpretationsobjektivität) unabhängig von der Untersuchungsstelle und dem Untersucher bekommen. Dies setzt standardisierte Protokolle und Auswerteroutinen mit einheitlichen Schwellendefinitionen voraus (Hofmann und Tschakert 2011). Die Überprüfung der Objektivität der Bestimmung der Herzfrequenzschwelle ergab z. B. eine ausreichend hohe Übereinstimmung, ebenso wie die Übereinstimmung zwischen visuell und computergestützt bestimmter Schwellenauswertung (Hofmann et al. 1988), wohingegen rein visuelle Auswertungen diese Übereinstimmung vermissen lassen (Heck et al. 1989).

Eine geeignete Auswertung von Kenndaten der Ergometrie ist eine Grundvoraussetzung für eine gute Reproduzierbarkeit von Testauswertungen, unabhängig von der generellen Wiederholbarkeit von Tests. Um ein hohes Maß an Objektivität zu gewährleisten, wird eine computerunterstützte Auswertung mittels spezieller Diagnostikprogramme empfohlen (Leitner et al. 1992; Pokan et al. 2017; ▶ https://www.turnpoint.at).

## 5.2.2 Reliabilität

Das Kriterium der Reliabilität oder Zuverlässigkeit bestimmt die Genauigkeit, mit der ein Test ein bestimmtes Merkmal erfasst. Es ist dann erfüllt, wenn ein Test im Wiederholungsfall zu den gleichen Ergebnissen führt. ◻ Abb. 5.1 zeigt die Ergebnisse zweier Standardergometrien am Fahrradergometer einer Gruppe trainierter Personen in einem engen zeitlichen Abstand von wenigen Tagen. Die Abbildung zeigt deutlich die hohe Reproduzierbarkeit definierter Kennwerte (Mittelwert ± SD) sowohl in der gesamten Gruppe (a) als auch im Einzeltest (b). Ein Korrelationskoeffizient von > 0,8 bestätigt eine ausreichend gute Reproduzierbarkeit der Ergebnisse im Labor. Gerade bei biologischen Messungen ist die Wiederholungsgenauigkeit aber oft ein Problem und wird von der Tagesverfassung, der Tageszeit oder klimatischen Bedingungen (z. B. bei Feldtests) beeinflusst. Eine Abgrenzung zwischen echten Trainingseffekten und anderen Einflussfaktoren ist oft schwierig. Die Standardisierung des Ablaufs und der Rahmenbedingungen können diese Einflüsse minimieren.

Eine hohe Zuverlässigkeit und Objektivität von Tests sichert jedoch noch nicht deren Gültigkeit (Fetz und Kornexl 1978).

## 5.2.3 Validität

Die Validität oder Gültigkeit bestimmt, ob mit einem Test tatsächlich jene Merkmale erhoben werden, für deren Messung der Test herangezogen wird. Eine hohe Validität bedingt immer eine hohe Objektivität und Reliabilität (Fetz und Kornexl 1978). So kann z. B. die alleinige Messung der maximalen Herzfrequenz sehr genau und reproduzierbar durchgeführt werden, erlaubt aber keine Aussage hinsichtlich der Leistungsfähigkeit einer Person, wohingegen bei entsprechender Kalibrierung der Messsysteme die maximale Sauerstoffaufnahme eine valide Messgröße zur Beschreibung der aeroben Leistungsfähigkeit darstellt.

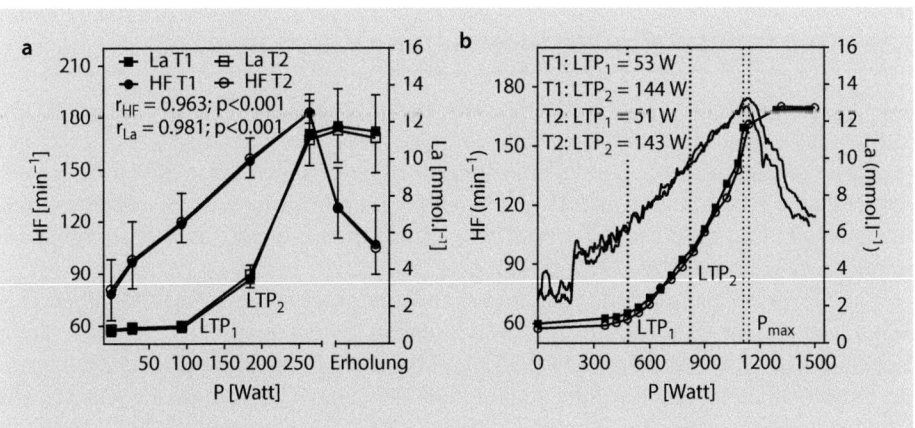

◻ **Abb. 5.1** Hohe Reproduzierbarkeit der Herzfrequenz und der Laktatkonzentration sowie der Leistungskennwerte erster ($LTP_1$) und zweiter ($LTP_2$) Laktat Turn Point im Fahrradergometertest in der gesamten Gruppe **a** und im Einzeltest **b**

**5**

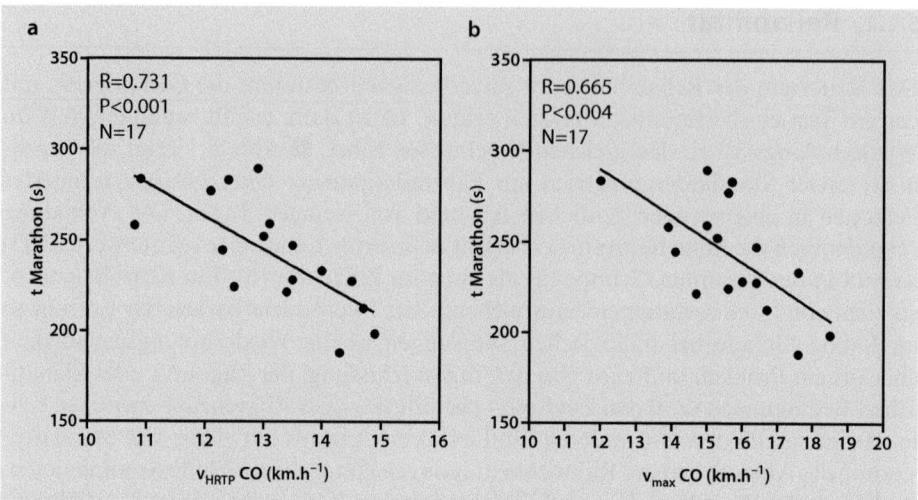

**◘ Abb. 5.2**  Korrelation zwischen der Marathonzeit und der Geschwindigkeit am HRTP **a** und maximaler Laufgeschwindigkeit **b** im Conconi-Test eine Woche vor dem Wien-Marathon bei Hobbyläufern. (Nach Schober 2011)

In einer eigenen Arbeit (Hofmann et al. 1994a) konnten wir z. B. zeigen, dass die Geschwindigkeit an der Herzfrequenzschwelle signifikant (r = 0,76, p < 0,01) mit der Geschwindigkeit in einem Marathonlauf bei Hobbyläufern zusammenhängt, die Marathongeschwindigkeit aber signifikant niedriger ist (p < 0,05) und das Bestimmungsverfahren geeignet ist, eine Marathonprognose bei dieser Leistungsgruppe zu erstellen. Ähnliche Ergebnisse zeigte Schober (2011) für eine große Gruppe von Hobbyläufern in der Vorbereitung auf den Wien-Marathon (◘ Abb. 5.2). Die Bedeutung einer sportartspezifischen Bestimmung der Leistungsfähigkeit (Hofmann et al. 1994a) konnte am Beispiel von Kajakfahrern (Hofmann et al. 1995, 1996b) oder der Sportart Badminton (Wonisch et al. 2003b) gezeigt werden.

### 5.2.4  Nebengütekriterien (Normierung, Ökonomie)

Die Ökonomie umfasst jene Kriterien, welche die praktikable Handhabung und die routinemäßige standardisierte Anwendung von Tests ermöglichen. Zu ihnen rechnet man eine möglichst kurze Durchführungszeit, einen geringen apparativen Aufwand, eine einfache Handhabung, die Möglichkeit der Durchführung als Gruppentest und eine schnelle und einfache Auswertung, z. B. als computergestützte automatisierte Auswertung (Leitner et al. 1992; Pokan et al. 2017).

Die Normierung von Tests ist dann gegeben, wenn über diese Tests Angaben vorliegen, die für die Einordnung des individuellen Testergebnisses als Bezugssystem dienen können (Fetz und Kornexl 1978). So können z. B. die Messwerte der maximalen Sauerstoffaufnahme oder der maximalen Leistungsfähigkeit am Ergometer mit Standardtabellen verglichen werden (Astrand et al. 2003; Primus et al. 2022; Wonisch et al. 2008).

## 5.3  Erfassung der körperlichen Leistungsfähigkeit

Das primäre Ziel von Leistungstests ist die Überprüfung der physiologischen oder pathophysiologischen Antwortreaktion auf definierte Belastungen, um die individuellen Leistungsgrenzen für eine Person zu definieren (WHO 1968; Andersen et al. 1971). Die maximale motorische Leistung kann dann beurteilt werden, wenn ein großer Teil der Skelettmuskulatur durch diese Arbeit beansprucht wird, der dafür notwendige Bewegungsablauf im Rahmen gewohnter Bewegungen liegt und ein standardisiertes Belastungsprotokoll angewendet wird. Neben den unmittelbaren Leistungsdaten Geh- oder Laufgeschwindigkeit oder Watt am Ergometer ist vor allem die Messung und Bewertung der akuten Anpassungsreaktion des Organismus auf den durch die körperliche Belastung gestörten Gleichgewichtszustand der Körperfunktionen für die Beurteilung der physischen Leistungsfähigkeit von Bedeutung. Für die Beurteilung der Anpassungsreaktionen an chronische Trainingsbelastungen ist die Belastungsuntersuchung unerlässlich. Neben der akuten Anpassungsreaktion auf Belastung ist die Erfassung der Wiederherstellung ebenfalls diagnostisch von Bedeutung. Ziel jeder Ergometrie ist es daher, das Verhalten leistungsrelevanter Funktionskenngrößen sowohl in Ruhe vor der Belastung als auch während und nach einer spezifischen oder unspezifischen, aber definierten Belastung zu bestimmen und zu interpretieren (Strauzenberg et al. 1990).

Abb. 5.3 zeigt anhand einer Mehrfeldergrafik den Verlauf der Herzfrequenz, der Blut-Laktat-Konzentration und der Gasaustauschgrößen (Sauerstoffaufnahme, Kohlendioxidabgabe, Ventilation, Atemfrequenz, Atemzugvolumen, respiratorischer Quotient, Atemäquivalente für Sauerstoff und Kohlendioxid, Sauerstoffpuls, endexspiratorische Gaskonzentration für $O_2$ und $CO_2$ sowie die Partialdrücke für $O_2$ und $CO_2$) in Ruhe vor der Belastung, während der Belastung und in der aktiven und passiven Erholung einer Standardergometrie am Fahrradergometer für eine trainierte männliche Person. Erkennbar ist der typische dreiphasige Verlauf aller Kenngrößen (Hofmann und Tschakert 2011).

Mit leistungsdiagnostischen Maßnahmen werden der aktuelle Trainingszustand sowie die Leistungsvoraussetzungen und die Belastbarkeit erfasst, und man kann daraus Prognoseleistungen ableiten. Die Wiederholung der Tests im Längsschnitt zeigt die Entwicklung der Leistungsfähigkeit und erlaubt die Beurteilung der Effekte von Trainingsinterventionen oder anderen Einflussgrößen wie Krankheit und/oder medizinischen Behandlungen (Strauzenberg et al. 1990). In Abb. 5.4 sicht man die trainingsbedingte Ausprägung der Leistungskenndaten in einem großen Kollektiv männlicher und weiblicher Sportstudierender (Hofmann et al. 2008) und die Leistungskenndaten zweier männlicher Topathleten. Abb. 5.5 zeigt als Beispiel die trainingsbedingte Verbesserung von Schwellen- und Maximalwerten ($P_{max}$ in einem Fahrradergometer-Stufentest bei einer untrainierten Einzelperson nach einem mehrwöchigen intensiven und umfangreichen Ausdauertraining. Ähnliche Ergebnisse wurden für Patienten mit Herz-Kreislauf-Erkrankungen beschrieben (Heber et al. 2019).

5

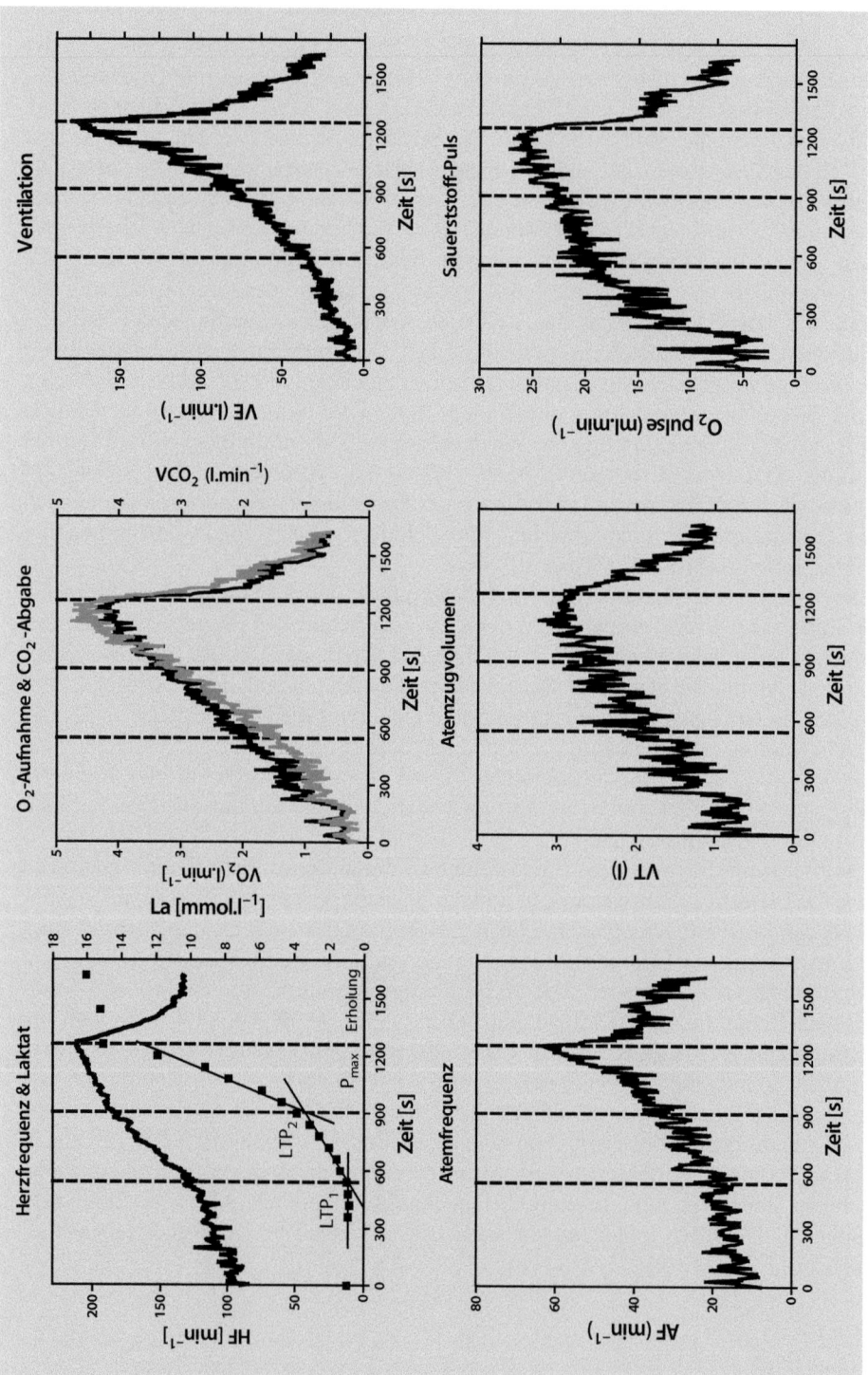

■ **Abb. 5.3**  Verlauf leistungsphysiologischer Kenngrößen in der Vorbelastungsphase, während stufenförmig ansteigender Belastung und während aktiver und passiver Erholung bei einer trainierten männlichen Person

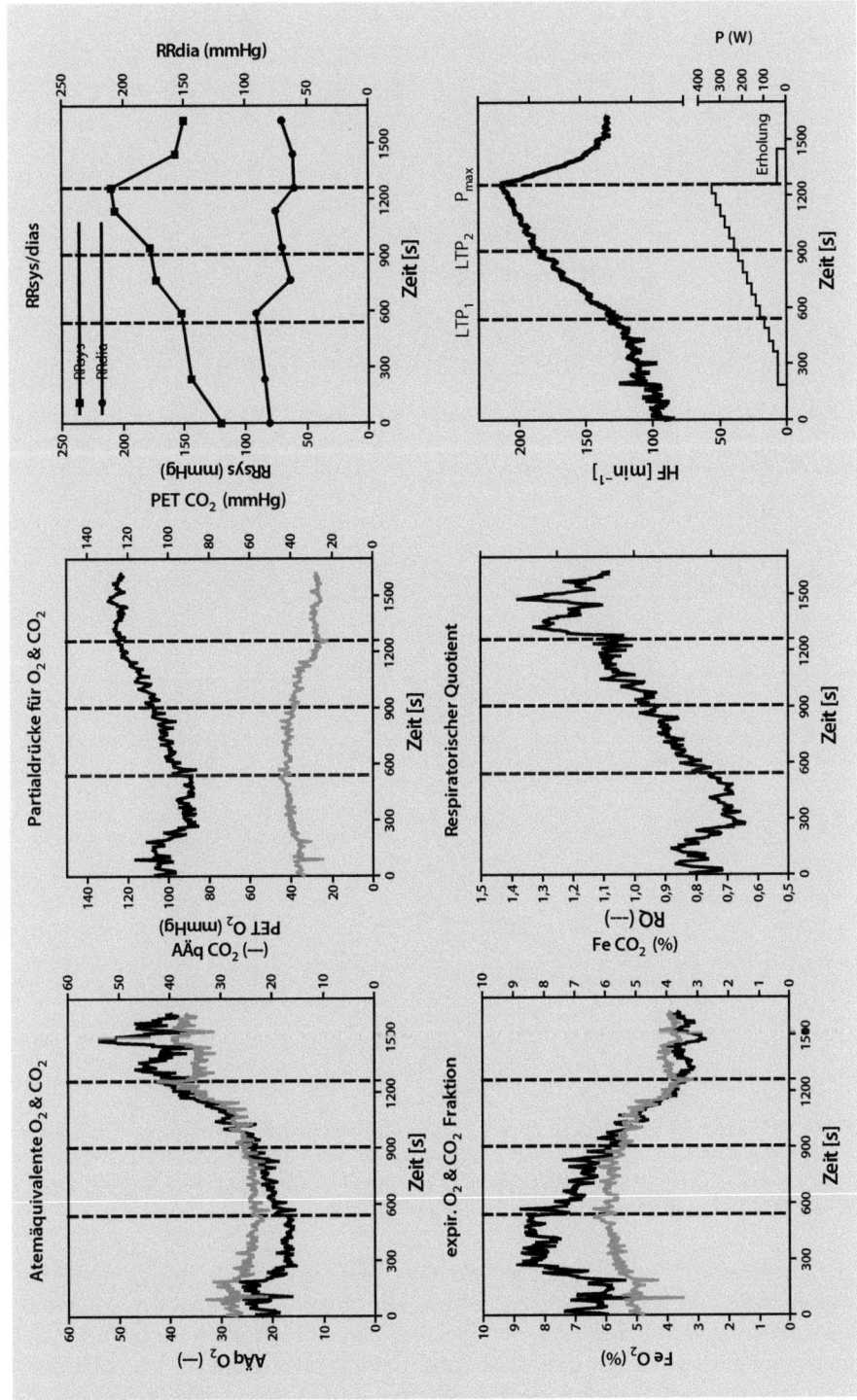

■ Abb. 5.3 (Fortsetzung)

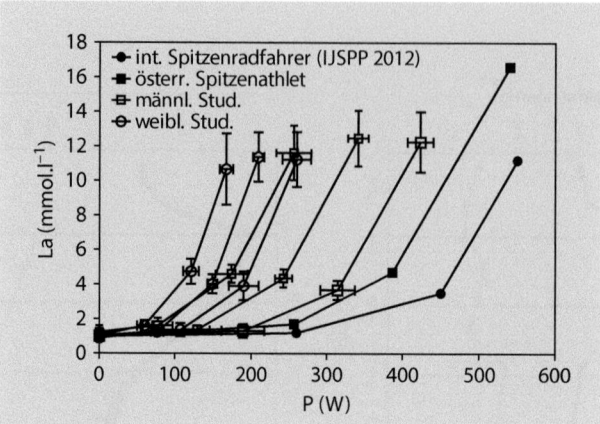

**❏ Abb. 5.4** Leistungsphysiologische Kenngrößen (Ruhewert, erster [LTP$_1$] und zweiter [LTP$_2$] Laktat Turn Point sowie Maximalwerte) in der Laktatleistungskurve für weibliche und männliche Personen mit niedriger, mittlerer und hoher Leistungsfähigkeit sowie zwei Topathleten. (Mod. nach Hofmann et al. 2008)

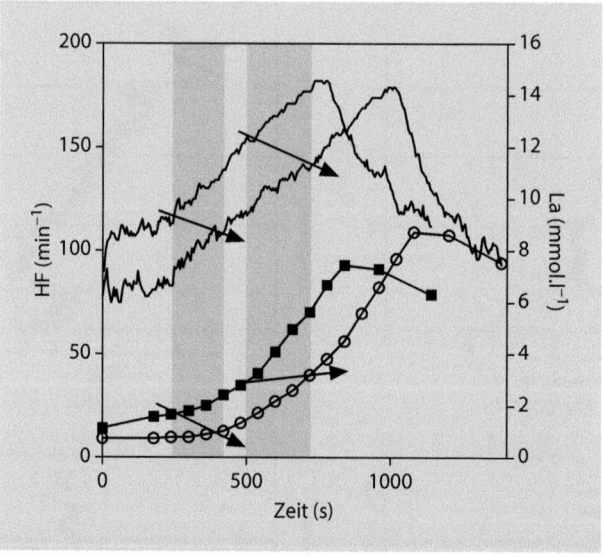

**❏ Abb. 5.5** Trainingsbedingte Veränderung der Laktat- und Herzfrequenzleistungskurve nach einem Monat intensivem und umfangreichem Ausdauertraining bei einer untrainierten Person. Die Veränderungen des ersten (LTP$_1$) und zweiten (LTP$_2$) Laktat-Turn-Points sind mit grauen Balken markiert, und die Richtung der Veränderung ist durch Pfeile gekennzeichnet

Bezug nehmend auf die Empfehlungen der WHO werden zur Bestimmung der Leistungsfähigkeit Testmethoden empfohlen, die unabhängig von der Maximalleistung in der gleichen Zeit mit der gleichen Anzahl an Belastungsstufen das Leistungsmaximum erreichen und diese somit beim Spitzenathleten als auch beim stark leistungseingeschränkten Patienten gleich und damit vergleichbar sind (WHO Report 1968; Andersen et al. 1971). ❏ Abb. 5.6 zeigt als Beispiel die Ergebnisse von

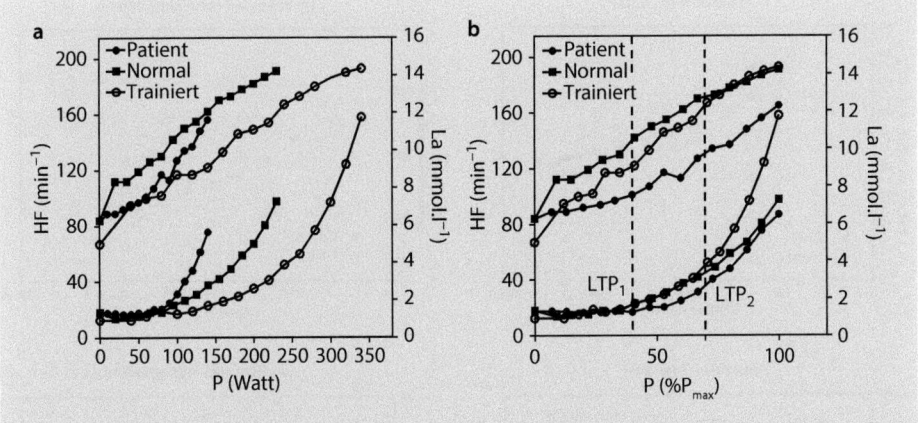

**Abb. 5.6** Herzfrequenz und Laktatleistungskurve bei einem Patienten mit Kardiomyopathie, einer untrainierten gesunden Person und einem trainierten Sportler als absolute **a** und relative **b** Darstellung der Leistung

Fahrradergometertests eines Patienten mit Kardiomyopathie, einer untrainierten, aber gesunden Person und eines trainierten Sportlers. Bei allen drei Personen wird trotz der unterschiedlichen Leistungsfähigkeit mit einer annähernd gleichen Anzahl an Belastungsstufen die maximale Leistung in 12–15 min erreicht, und sowohl die Kurvenverläufe der Herzfrequenz und der Laktatkonzentration als auch die Schwellenwerte sind bezogen auf die Maximalleistung vergleichbar.

Neben der Bestimmung der submaximalen und maximalen Leistungsfähigkeit hinsichtlich der „Power" einer Person wird aktuell die Frage der maximalen Kapazität als Maß für das maximale Durchhaltevermögen bei definierter Belastungsintensität diskutiert (Maunder et al. 2021; Hofmann und Tschakert 2017). Tschakert et al. (2022) konnten zeigen, dass die Belastungsdauer neben der Intensität eine eigenständige Belastungskenngröße darstellt; jedoch werden die maximalen und submaximalen Marker des Durchhaltevermögens durch übliche ergometrische Stufentests nicht erfasst. Bei einer einheitlichen Belastungsintensität knapp unter dem zweiten Schwellenwert variierte das maximale Durchhaltevermögen in der untersuchten Gruppe zwischen 40 und 90 min. Zusätzlich konnte gezeigt werden, dass im Verlauf physiologischer Kenngrößen (z. B. Ventilation oder Atemfrequenz) bei gleichbleibender Intensität sog. Dauerschwellen bestimmt werden können, die als submaximale Kennzahlen der Kapazität und als Grenzwerte für die Belastungsdauer im Ausdauertraining verwendet werden können. Zusätzlich zeigten Birnbaumer et al. (2022), dass verschiedene, aber individuell angepasste Belastungszeiten (relativ zum maximalen Durchhaltevermögen) trotz gleicher Intensität zu unterschiedlicher Ermüdung führen und entsprechend unterschiedliche Wiederherstellungszeiten nach sich ziehen.

Als methodische Grundlage für die Bestimmung der maximalen/optimalen Dauer (Hofmann und Tschakert 2017) dient das Konzept der sog. „Critical Power"- (Dotan 2022) oder „Power-Duration"-Relation (Leo et al. 2022; Sietsema et al. 2021, S. 43–44). Methodisch wird aus mindesten 2, besser jedoch mindestens 3 oder mehr maximalen Dauerbelastungen (z. B. Wettkämpfen oder Bestleistungen über unter-

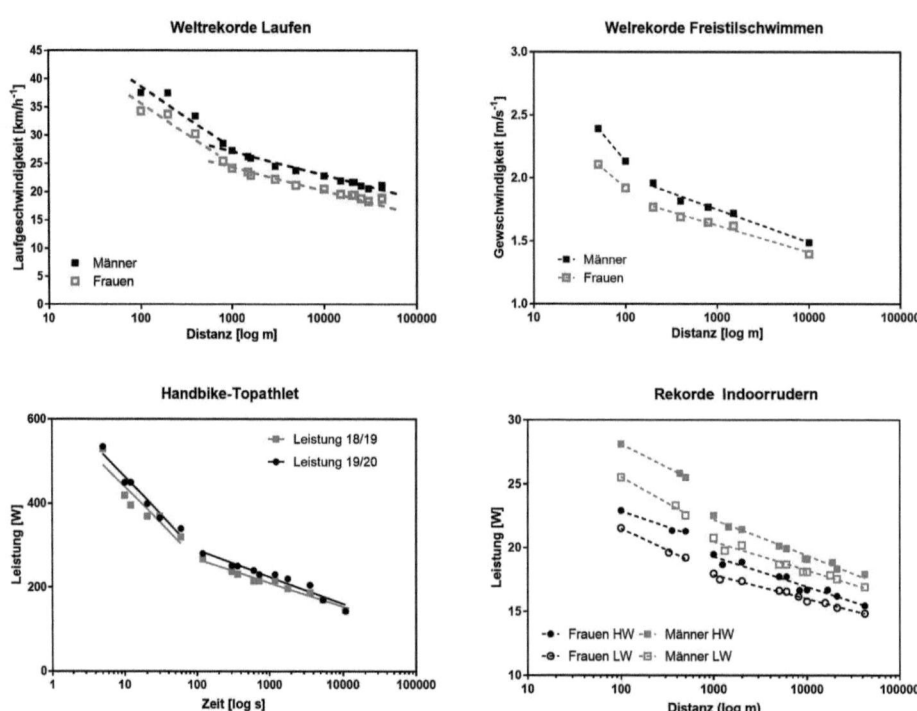

**◨ Abb. 5.7** Zusammenhang zwischen Geschwindigkeit bzw. Leistung und Distanz/Dauer beim Laufen, Schwimmen, Rudern und Handbiken. Die x-Achse ist jeweils als Logarithmus dargestellt

schiedliche Distanzen) bei unterschiedlichen, aber hohen Intensitäten die Leistung (Intensität) in Relation zur maximalen Dauer als Kurve dargestellt und mathematisch als Logarithmusfunktion beschrieben. ◨ Abb. 5.7 zeigt Beispiele für diesen Zusammenhang zwischen Intensität und Dauer für die Weltrekorde im Laufen, Ergometerrudern, Schwimmen und ein Einzelbeispiel für einen internationalen Top-Handbiker. Zu bemerken ist, dass die Kennlinien über Logarithmieren der x-Achse linearisiert wurden und dass dabei klar zu sehen ist, dass der Ausdauerbereich (> 2 min) sich klar vom Sprintbereich (< 2 min) unterscheidet. Die Anwendung dieser Diagnostik wird in den Kapiteln zur Trainingslehre im Detail dargestellt.

## 5.4 Durchführung der Ergometrie und Wahl des Belastungsprotokolls

Leistungstests am Ergometer sind eine reproduzierbare Provokationsbelastung zur Beurteilung der kardiopulmonalen Leistungsfähigkeit und der Stoffwechselregulationen (Primus et al. 2022; Wonisch et al. 2008). Die Erhebung der Messwerte erfolgt während einer Vorruhephase (1), einer Aufwärmphase (2) der Belastungsphase (3) und in der unmittelbaren aktiven (4) und passiven (5) Nachbelastungsphase (◨ Abb. 5.8).

Übliche Messwerte bei leistungsdiagnostischen Tests sind die absolute submaximale und maximale Leistung, die Herzfrequenz, die Gasaustauschgrößen (Sauerstoffaufnahme, Kohlendioxidabgabe, Ventilation, Atemzugvolumen, Atem-

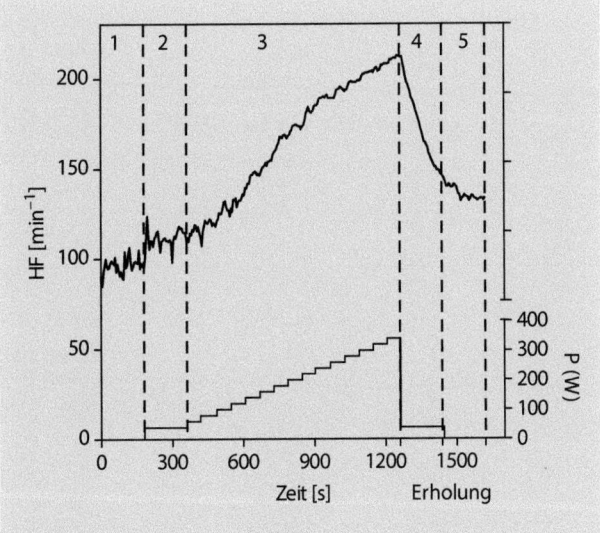

**◧ Abb. 5.8** Verlauf der Herzfrequenz während der 3-minütigen Vorruhephase (1), der 3-minütigen Aufwärmphase (2) der Belastungsphase mit einem Stufenanstieg von 20 W/min (3) und in der unmittelbaren 3-minütigen aktiven (4) und 3-minütigen passiven (5) Nachbelastungsphase

frequenz, endexspiratorische Partialdrücke für $O_2$ und $CO_2$ etc.) und die Blut-Laktat-bzw. Blut-Glukose-Konzentration sowie abgeleitete und berechnete Größen (Atemäquivalente für $O_2$ und $CO_2$, relative auf das Körpergewicht bezogene Leistung und Sauerstoffaufnahme usw.) (▶ Abb. 7.3). Weitere nicht direkt leistungsbezogene Messgrößen, wie z. B. EKG, Blutdruck, $O_2$-Sättigung, werden zur Risikoabschätzung und Gesundheitsbeurteilung miterfasst.

Wenn entsprechende Messgeräte und Infrastruktur fehlen, können indirekte Bestimmungsverfahren der Leistungsfähigkeit, wie z. B. die Bestimmung der maximalen Sauerstoffaufnahme mittels Nomogramm nach Astrand et al. (2003) zur Anwendung kommen. Diese erlauben eine gute Abschätzung der Leistungsfähigkeit, kommen jedoch nicht an die Genauigkeit der direkten Messung heran (Legge und Banister 1986). Je nach Zielstellung werden bei Belastungsuntersuchungen unterschiedliche Belastungsprotokolle angewandt. Abhängig davon, ob das Erreichen eines Gleichgewichtszustands ( Steady State) oder keines Gleichgewichtszustands (Non-Steady State) einzelner Messgrößen das Ziel ist, werden die einzelnen Komponenten des Belastungsprotokolls (Anfangsbelastung, Stufendauer, Höhe des Belastungssprunges und Anzahl der Belastungsstufen) entsprechend angepasst (Strauzenberg et al. 1990). Die WHO stellte bereits 1968 und 1971 eine Reihe von Protokollvorschlägen für Belastungstests vor, die je nach Zielstellung der Untersuchung verwendet werden können (WHO 1968; Andersen et al. 1971). Grundlegende Belastungsformen sind Gehen, Laufen, Kurbeln am Fahrrad- oder Handkurbelergometer oder auch einfache Step-Tests, die als Einstufenbelastung, als Zweistufenbelastung, als diskontinuierliche oder kontinuierliche Mehrstufenbelastung mit oder ohne Steady State von Zielmessgrößen oder als Rampenbelastung durchgeführt werden können (◧ Abb. 5.9).

**5**

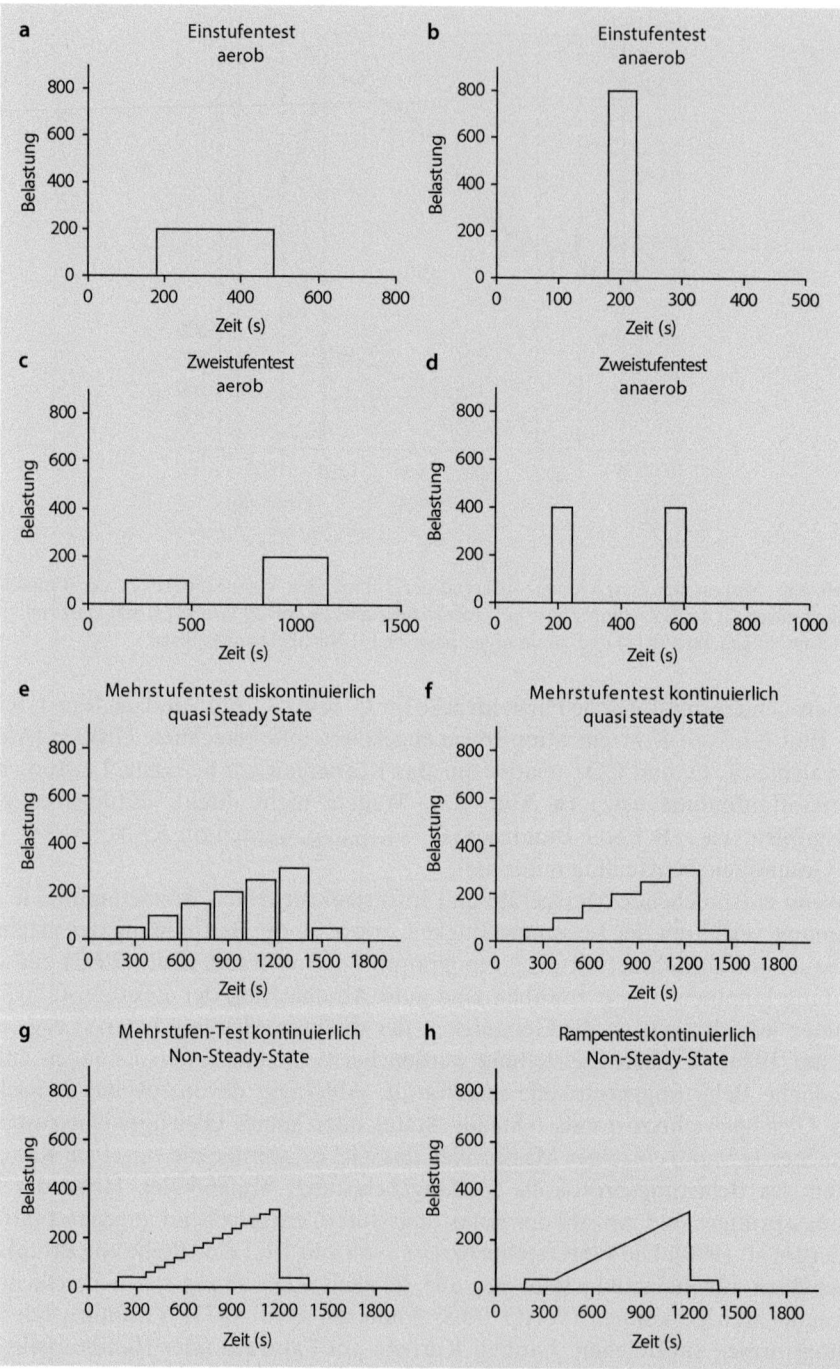

☒ **Abb. 5.9**    Protokollvarianten aerober **a** und anaerober **b** Einstufentests, aerober **c** und anaerober **d** Zweistufentests, diskontinuierlicher **e** und kontinuierlicher **f** Stufentests mit Quasi-Steady-State-Bedingungen und eines kontinuierlichen Stufentests ohne Steady-State-Bedingungen **g** sowie des Rampentests **h**

Im Folgenden werden die grundsätzlichen Belastungsvarianten vorgestellt, die sich in der Praxis bewährt haben. Als eindeutig von Vorteil hinsichtlich Messgenauigkeit und Sicherheit haben sich dabei mehrstufige Fahrradergometertests in aufrecht sitzender Position erwiesen, die jedoch meist eine nur geringe Sportartspezifität aufweisen (Parizher und Emery 2022).

### 5.4.1 Einstufentests

Beim Einstufentest besteht die Belastung nur aus einem definierten Belastungsblock mit einer vorgegebenen Intensität und/oder Dauer (A und B in ◘ Abb. 5.9). Als typische Beispiele sind der Cooper-Test (Plowman und Meredith 2013), der 2000-m- (Bunc 1994) oder 2400-m-Lauf sowie andere sportmotorische Tests zu nennen. Im Rahmen klinischer Fragestellungen wird oft der 6-Minuten-Gehtest (6 min Walking Test, 6-MWT) (Hamilton und Haennel 2000; Agarwala und Salzman 2020) zur Bestimmung der allgemeinen aeroben Ausdauerleistungsfähigkeit verwendet (Sietsema et al. 2021, S. 131–132) (A in ◘ Abb. 5.9) Zur Bestimmung der anaeroben Komponenten der Leistungsfähigkeit werden verschiedenste Varianten des sog. Wingate-Tests (Green 1995; Inbar et al. 1996) (B) angewandt. Meist werden bei diesen sehr einfachen Tests keine physiologischen Messgrößen zur Beurteilung der allgemeinen Leistungsfähigkeit gemessen, sondern ausschließlich die Geh-, Lauf- oder Sprintleistung über eine vorgegebene Strecke oder Zeit erfasst. Bei einer kurzen Belastungsdauer von unter 20 min ist bei diesen Tests mit einem erheblich hohen anaeroben Anteil zu rechnen, der bei untrainierten Personen kritisch sein kann (◘ Abb. 5.10). Bei klinischen Fragestellungen werden neben der zurückgelegten Strecke in 6 min auch der Blutdruck oder andere relevante Messgrößen wie z. B. die $O_2$-Sättigung vor und nach der Belastung gemessen (Agarwala und Salzman 2020). Die ◘ Abb. 5.10 zeigt einen 2400-m-Lauf (A) sowie einen anaeroben Maximaltest unter Feldbedingungen mit einer Dauer von ca. 120 s (B). Maximale Einstufentests sind meist hoch belastend, erkennbar an der maximalen Herzfrequenz und einer sehr hohen Blut-Laktat-Konzentration, die lange nach der Belastung erst absinkt. Auch ein 2400-m-Lauf ist keine nur aerobe, sondern eine stark anaerob orientierte Belastung, die daher entsprechend gezielt und vorsichtig eingesetzt werden sollte.

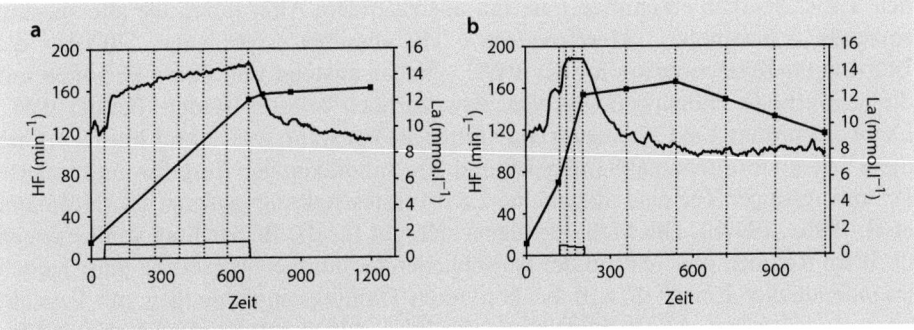

◘ **Abb. 5.10** Maximale Einstufentests: Herzfrequenz- und Laktatmessung bei einem 2400-m-Lauf **a** und einem 120-s **b** anaeroben Maximaltest unter Feldbedingungen bei einem Kajakathleten

In der Sportpraxis werden oft Tests über die Wettkampfdistanz, sog. Time Trials, zur Beurteilung der Trainingsanpassung durchgeführt (Stöggl et al. 2007). Diese Tests sind, sofern sie die Testgütekriterien erfüllen, für die Trainingspraxis aussagekräftig, sind jedoch von einer Reihe von Einflussfaktoren in ihrer Aussagekraft begrenzt (Bommasamudram et al. 2022). Tests unter schlecht standardisierbaren Bedingungen erlauben nur eine Bewertung der Ergebnisse im Zusammenhang mit den jeweils spezifischen Rahmenbedingungen (Klima, Trainings- und Ernährungszustand, Trainingsphase), und Vergleiche mit anderen Tests im Längsschnitt sind wenig aussagekräftig.

## 5.4.2 Zweistufentests

Dieses Testprotokoll ist eine Sonderform des Mehrstufentests mit nur zwei gleich hohen oder unterschiedlich hohen Belastungsblöcken (C und D in ◻ Abb. 5.9). Meist wird dieses Protokoll zur Bestimmung der sog. Physical Working Capacity (PWC) (Astrand 1960) oder auch zur Bestimmung des anaeroben Stehvermögens (Meckel et al. 2013) verwendet. Die zwei meist unterschiedlich hohen Belastungen können mit oder ohne Pause absolviert werden. Eine Sonderform des Zweistufentests ist die Bestimmung der sog. individuellen Physical Working Capacity (PWC$_i$) (Hofmann et al. 1996a), bei der nicht wie bei der PWC$_{170}$ die Leistung bei einer fixen Herzfrequenz von 170 S/min, sondern die Leistung bei einem vorgegebenen Prozentsatz der maximalen Herzfrequenz (z. B. 90 % HR$_{max}$) bestimmt wird (Hofmann et al. 1996a; Wonisch et al. 2003a). Diese Bestimmung der Leistungsfähigkeit über ein sehr einfaches Zweistufentestverfahren ist weniger vom Alter abhängig, hat jedoch eine z. T. nicht unbeträchtliche Fehlerquote, wenn die Herzfrequenzleistungskurve einen atypischen Verlauf zeigt (Hofmann und Tschakert 2011; Hofmann et al. 2001; Birnbaumer et al. 2020), der auch durch eine kardioselektive Medikation bedingt sein kann (Wonisch et al. 2003a; Birnbaumer et al. 2021). ◻ Abb. 5.11 zeigt schematisch die Bestimmungsmethode. In einer Untersuchung mit 44 gesunden trainierten Personen konnte für Laufbelastungen eine hohe Übereinstimmung der PWC mit physiologischen Schwellenwerten (LTP$_2$, HRTP) gefunden werden (Glanz 2020).

Diese Methode wurde in einer Reihenuntersuchung mit 178 Probanden mit der PWC$_{170}$ verglichen. ◻ Abb. 5.12 zeigt den Vergleich der Laktatkonzentration an der PWC$_{170}$ und der PWC$_i$ bei einer altersheterogenen Gruppe von untrainierten Personen. Es ist deutlich erkennbar, dass mit ansteigendem Alter durch die altersgemäß sinkende maximale Herzfrequenz (Birnbaumer et al. 2020) die Blut-Laktat-Konzentration an der PWC$_{170}$ linear ansteigt und ältere Personen mit dieser Methode eindeutig überschätzt bzw. zu hoch belastet werden. Bei der PWC$_i$ bleibt die mittlere Laktatkonzentration hingegen konstant, was darauf hinweist, dass diese Methode altersunabhängig ist und als submaximaler Test für untrainierte Personengruppen für eine allgemeine Leistungsfeststellung geeignet ist (Hofmann et al. 1996a, 1997b). Die Methode eignet sich gut für die Beurteilung von Gruppen (z. B. im Rahmen von Tests in der betrieblichen Gesundheitsvorsorge), muss jedoch im individuellen Einzelfall, z. B. bei konkreten Trainingsempfehlungen, mit Vorsicht angewandt werden, da die Berechnung der HF$_{max}$ einen schwer abschätzbaren Einfluss auf die Auswertung hat.

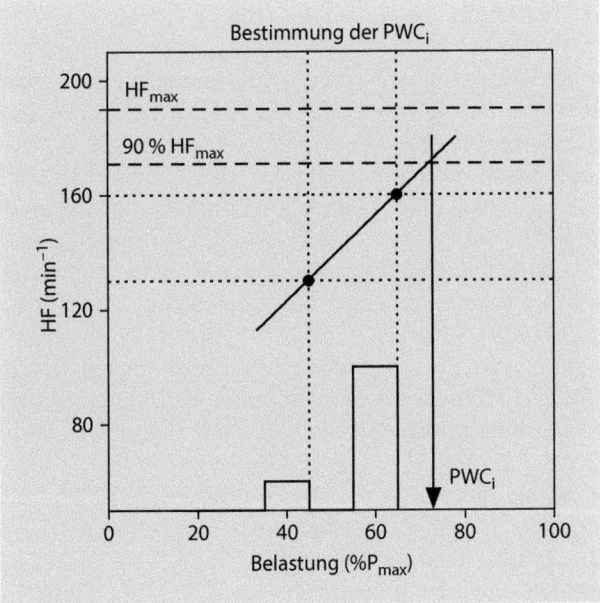

◻ **Abb. 5.11**   Schematische Bestimmung der $PWC_i$ aus zwei submaximalen Messpunkten, die über zwei unterschiedlich hohe submaximale Belastungsvorgaben ermittelt werden. (Zwei Messpunkte aus zwei Belastungen über z. B. je 5 min mit einer HF von 130 bzw. 160 S/min ergeben eine Kennlinie, die mit 90 % der maximalen altersgemäßen HF geschnitten werden kann, wodurch man die $PWC_i$ erhält)

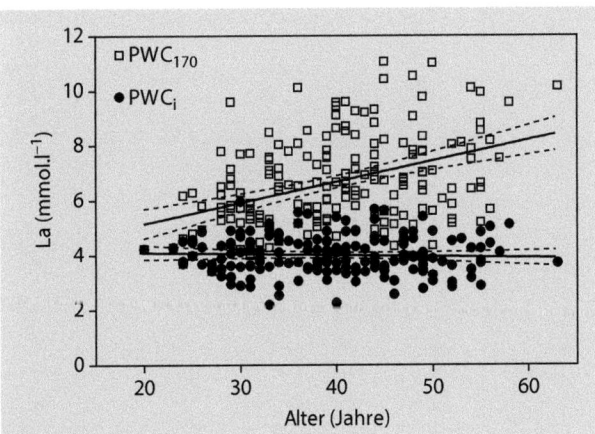

◻ **Abb. 5.12**   Blut-Laktat-Konzentration bei einer $PWC_{170}$ und bei einer $PWC_i$, bestimmt bei 90 % der altersgemäßen $HF_{max}$

Grundsätzlich sollten zur validen Bestimmung der Leistungsfähigkeit Protokolle mit einer größeren Anzahl an Belastungsstufen verwendet werden, um auch eine differenzierte und genaue Beurteilung der submaximalen Leistungsbereiche, wie z. B. Schwellenbestimmungen, zu ermöglichen.

### 5.4.3  Mehrstufentests

Mehrstufentests sind die optimale Form der differenzierten Erfassung submaximaler (Schwellen) und maximaler Leistungskenndaten. Die Belastung wird dabei in Stufen- oder Rampenform, ausgehend von einer Vorruhephase und einer definierten Eingangsbelastung, bis zu einer submaximalen, meist aber maximalen Belastung gesteigert. Der Test wird nach einer aktiven und einer darauf folgenden passiven Erholungsphase abgeschlossen (E, F, G in ◼ Abb. 5.13) (Sietsema et al. 2021; Kroidl et al. 2015, S. 356–364). Die Dauer der Belastungsstufen kann je nach Fragestellung zwischen 1 und 8 min oder auch länger betragen (Steady-State-Protokolle vs. Non-Steady-State-Protokolle) (Andersen et al. 1971). Ebenfalls variieren die Belastungserhöhungen entsprechend der physischen Leistungsfähigkeit der Probanden zwischen 5 und 50 W. Die Höhe der Belastungsstufen kann nach Sietsema et al. (2021, S. 125–134) für Fahrradergometerbelastungen grob abgeschätzt werden (siehe auch Kroidl et al. 2015, S. 231–235):

— $VO_2$ ohne Belastung $(ml.min^{-1}) = 150 + (6 \times$ Körpergewicht in kg)
— Peak $VO_2$ $(ml.min^{-1}) = ($Größe in cm – Alter in Jahren$) \times 20$ für untrainierte Männer und $\times 14$ für untrainierte Frauen
— Belastungssprunghöhe pro Minute (W) $= ($peak $VO_2$ in $ml.min^{-1}$ – $VO_2$ ohne Belastung in $ml.min^{-1})/100$ (für 10 min Testdauer)

Als Beispiel werden die Ergebnisse für eine gesunde untrainierte männliche Person mit 180 cm Größe und 100 kg Körpergewicht im Alter von 50 Jahren angegeben.

— $VO_2$ ohne Belastung $= 150 + (6 \times 100) = 750\ ml.min^{-1}$
— Peak $VO_2 = (180–50) \times 20 = 2600\ ml.min^{-1}$
— Belastungssprunghöhe $= (2600–750) = 18,5$ W pro Minute für einen 10-minütigen Stufentest

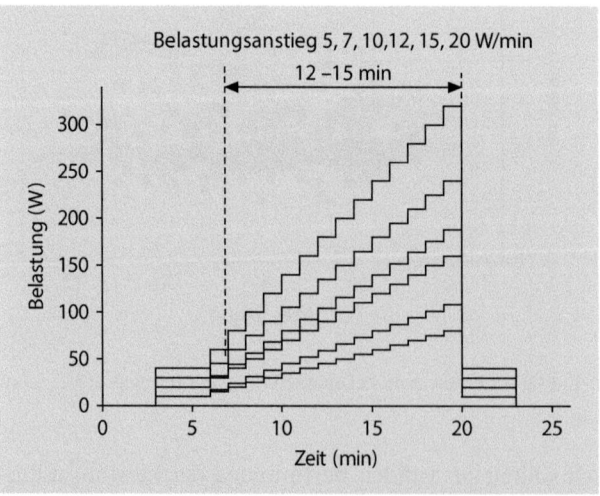

◼ **Abb. 5.13** Standardprotokoll zur Bestimmung der Leistungsfähigkeit am Fahrradergometer. Die Abstimmung des Protokolls erfolgt in Relation zur Leistungsfähigkeit der zu untersuchenden Person. Ziel ist es, unabhängig von der Leistungsfähigkeit in 12–15 Belastungsstufen die maximale Belastung zu erreichen

Aus praktischen Gründen, und um genügend Belastungsstufen für eine ausreichende genaue Schwellenbestimmung zu erzielen, wird die nächstniedrigere praktisch einstellbare Belastung verwendet (in diesem Fall 15 W), um 12–15 Belastungsstufen zu erzielen.

In der Mehrzahl der Fälle sind für untrainierte Männer 15 W/min und für untrainierte Frauen 10 W/min geeignete Protokolle (Wonisch et al. 2008). Die aktuellen Empfehlungen (Primus et al. 2022) empfehlen Belastungssteigerungen in 1–2-minütigem Intervall mit dem Ziel einer Ausbelastung in 8–12 min. Trainierte Personen können daher mit 20 W/min (Männer) und 15 W/min (Frauen) oder mehr belastet werden, stark eingeschränkte Personen jedoch mit entsprechend geringeren Belastungsanstiegen (◘ Abb. 5.13). Diese kurzen Tests sind zeitökonomisch, haben jedoch den Nachteil, dass für die Auswertung physiologischer Kenngrößen, z. B. für Schwellenbestimmungen, weniger Messzeitpunkte zur Verfügung stehen und die Genauigkeit sinkt. Es wird daher eine längere Testdauer im Bereich von 12–15 min empfohlen.

Je nach Fragestellung können zwischen den einzelnen Belastungsstufen Pausen eingeschaltet werden (z. B. für die einfachere Blutabnahme am Laufbandergometer). Pausen beeinflussen jedoch die Leistungsfähigkeit (Heck et al. 1985) und sollten so weit wie möglich vermieden werden. Eine Spezialform ist der rampenförmige Belastungstest, bei dem keine klar definierten Stufen mehr erkennbar sind und die Belastung kontinuierlich gesteigert wird. Diese Form wird häufig als schneller Rampenanstieg zur Bestimmung der maximalen Sauerstoffaufnahme verwendet (Sietsema et al. 2021, S. 61–66).

Grundsätzlich sollte sich das Belastungsprotokoll an der Leistungsfähigkeit der Probanden orientieren. Aus diesem Grund werden individuelle, der Leistungsfähigkeit angepasste Belastungsvorgaben empfohlen (Sietsema et al. 2021, S. 125–134; Kroidl et al. 2015, S. 231–235). Allgemeines Ziel ist es, in ca. 12–15 min (in 12 bis 15 Belastungsstufen) eine Ausbelastung zu erreichen, da diese Anzahl von Belastungsstufen eine zuverlässige und genaue Bestimmung beider Schwellenwerte mittels regressionsanalytischer Methoden ermöglicht (Hofmann und Tschakert 2011) und eine maximale Ausbelastung zur Bestimmung der $VO_{2max}$ möglich ist (Sietsema et al. 2021, S. 125–126). Zu kurze Belastungen führen nicht zu einer vollen kardiorespiratorischen Ausbelastung, obwohl auch darüber berichtet wird, dass auch 5 min für eine zufriedenstellende Interpretation der Daten ausreichend sein können (Sietsema et al. 2021, S. 126).

Eine größere Anzahl von Belastungsstufen hingegen hat den Vorteil, dass die Bestimmung von Schwellenwerten genauer durchgeführt werden kann. Untersuchungen zeigten aber auch, dass eine Belastungsdauer von bis zu 17 min zu keiner signifikanten Einschränkung der Maximalwerte führte (Buchfurer et al. 1983). Jedoch können zu lange Belastungen bei untrainierten Personen durch muskuläre Erschöpfung zu einem vorzeitigen Belastungsabbruch führen. Da zu hohe abrupte Steigerungen der Belastung von Probanden subjektiv schlecht toleriert werden und Testergebnisse durch die anaerobe Anlauf-Laktatbildung am Beginn jeder Stufe verfälscht werden können, sollen geringe Belastungssteigerungen mit einer 1-minütigen (Sietsema et al. 2021, S. 125–134; Kroidl et al. 2015, S. 231–235) oder 1–2-minütigen Stufendauer (Primus et al. 2022) durchgeführt werden.

Aus praktischen Gründen empfiehlt es sich, das Belastungsinkrement entsprechend der zu erwartenden Maximalleistung (◘ Tab. 5.1) festzulegen. Als Start-

**◻ Tab. 5.1**   Protokollvorschläge für unterschiedlich hohe zu erwartende Maximalleistungen (Primus et al. 2022, S. 19)

| Erwarte Maximalleistung | Belastungsprotokoll | Start-/Endbelastung |
|---|---|---|
| mind. 240 W | 20 W/min | 40 W |
| mind. 180 W | 15 W/min | 30 W |
| mind. 150 W | 12 W/min | 24 W |
| mind. 120 W | 10 W/min | 20 W |
| mind. 90 W | 10 W/min | 10 W |
| < 75 W | 5 W/min | 10 W |

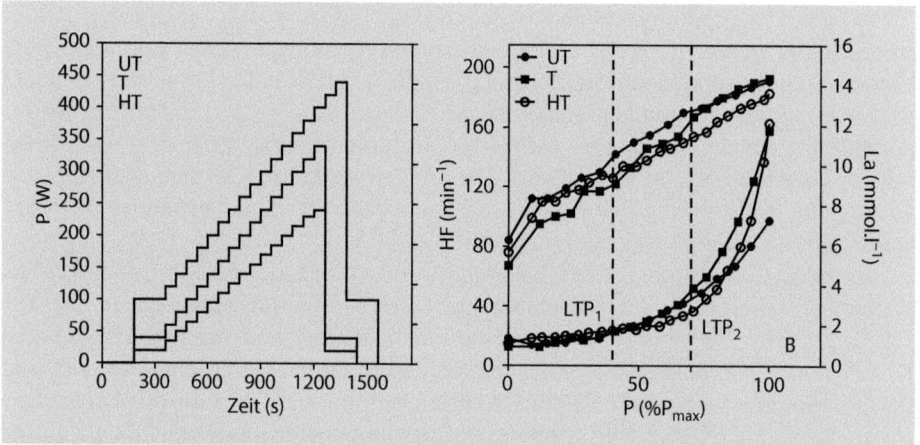

**◻ Abb. 5.14**   Verlauf der Herzfrequenz und der Laktatkonzentration bei einer untrainierten, einer trainierten und eine hochtrainierten Person bei entsprechend der Leistung angepassten Protokollen von 15 W/min und 20 W/min bzw. einem entsprechend angepassten Belastungseinstieg auf der ersten Belastungsstufe von 20, 40 und 100 W. Die Herzfrequenz- und Laktatleistungskurven sind bei allen drei Personen trotz unterschiedlicher Leistungsfähigkeit sehr ähnlich. Die Athleten unterscheiden sich ausschließlich durch die erbrachte maximale Leistung und die dadurch unterschiedlichen Schwellenleistungen $LTP_1$ und $LTP_2$

sowie Erholungsbelastung wird das Doppelte des Belastungsinkrementes empfohlen (vgl. ◻ Abb. 5.13).

Bei einer zu erwartenden Leistung von bis zu 400 W kann mit einer höheren Startbelastung von 80–100 W begonnen werden. Im seltenen Fall höherer Leistungen (deutlich über 400 W) kann mit einer Belastung von ca. 150 W begonnen werden, da diese Belastung für eine derart hochtrainierte Person in jedem Fall unter dem ersten Schwellenwert liegt. Um eine möglichst genaue Bestimmung der Umstellpunkte zu ermöglichen, sollten die Belastungssprunghöhe jedoch nicht höher als 20 W sein (◻ Abb. 5.14).

Analog zum Fahrradtest werden beim Test auf dem Laufband ebenfalls individuell abgestimmte Belastungsprotokolle empfohlen. Die Zunahme der Geschwindigkeit wird beginnend von 5 km/h um 0,3–0,5 km/h/min bei 2 % konstanter Laufbandneigung gesteigert. Alternativ kann bei einer Ausgangsgeschwindigkeit von 4 km/h und einer Anfangssteigung von 5 % die Laufbandneigung um 2 %/min gesteigert werden (Primus et al. 2022). Alternativ können auch andere standardisierte Protokolle wie das Bruce-Protokoll oder das modifizierte Bruce-Protokoll (Sietsema et al. 2021, S. 129–131) verwendet werden, die jedoch z. T. kritisch diskutiert wurden (Maeder et al. 2006).

Entsprechend den Empfehlungen der Österreichischen Kardiologischen Gesellschaft (ÖKG) (Wonisch et al. 2008; Primus et al. 2022) und den Empfehlungen der AG für theoretische und klinische Leistungsmedizin der Universitätslehrer Österreichs (ATKL) (Pokan et al. 2009) wird unabhängig von der Leistungsfähigkeit mehrheitlich ein Stufentestprotokoll mit einer 1-Minuten-Stufendauer und einer Belastungssprunghöhe, die sich an der zu erwartenden Maximalleistung der zu untersuchenden Person orientiert, vorgeschlagen (vgl. ◘ Abb. 5.13). Bei spezifischen Fragestellungen können alternative Protokolle verwendet werden, sofern sie den üblichen Standards entsprechen.

Vor allem für Leistungssportler/innen sollten jedoch die in der Ergometrie bestimmten Kenndaten in der Trainingspraxis mit standardisierten Dauerbelastungen überprüft werden, ebenso die Aussagekraft der Labortests in Relation zur sportartspezifischen Leistung. Vor allem bei nicht direkt ausdauerbezogenen Sportarten kann sich die Entwicklung der Laborergebnisse deutlich von der Entwicklung der sportartspezifischen Leistung unterscheiden (Hofmann et al. 1996b).

## 5.5 Bewertung der Belastungsuntersuchung

Eine wesentliche Kenngröße der Ergometrie ist die erbrachte Leistung auf dem Ergometer. In der internationalen Literatur richtet sich die individuelle Beurteilung der Leistungsfähigkeit nach dem Vielfachen des Energieumsatzes in Ruhe (= metabolisches Äquivalent MET). Da die direkte Bestimmung mittels Spiroergometrie ein aufwändiges Verfahren darstellt, wird üblicherweise eine indirekte Berechnung aus den Leistungsdaten der Laufband- bzw. Fahrradergometrie herangezogen.

Die Beurteilung der maximalen Leistungsfähigkeit setzt eine maximale Ausbelastung voraus, die jedoch nicht mit dem Erreichen einer theoretischen maximalen Herzfrequenz gleichzusetzen ist. Einflussgrößen auf die Leistungsfähigkeit sind Alter, Geschlecht, Größe, Gewicht und Umgebungsbedingungen (Birnbaumer et al. 2020). Für die Berechnung der tatsächlich erreichten Leistung bei nicht vollständiger Absolvierung der letzten Belastungsstufe wird ein interpolierter Wert errechnet:

$$\text{Erbrachte Leistung}(W) = \text{Leistung der letzten vollendeten Stufe}(W) +$$

$$(\text{Steigerungshöhe}(W) \times \vdash \text{Dauer der letzten Stufe}(s) / \text{vorgegebene Stufendauer}(s)$$

Obwohl die Normwerte aus der Literatur teilweise differieren, sollte als grober Anhaltspunkt ein Vergleich mit einem Sollwert (◘ Tab. 5.2) erfolgen. Dieser kann nach der folgenden Formel berechnet werden:

**◻ Tab. 5.2** Sollwerte für die Fahrradergometrie (mod. nach Wonisch et al. 2008; Primus et al. 2022)

| | KO [m²] | Alter in Jahren | | | | | | | | |
| | | 20–24 | 25–29 | 30–34 | 34–39 | 40–44 | 45–49 | 50–54 | 55–59 | 60–64 |
|---|---|---|---|---|---|---|---|---|---|---|
| Erwartete Sollleistung Frauen | 1,73 | 138 | 135 | 132 | 129 | 126 | 123 | 120 | 117 | 114 |
| | 1,2–1,29 | 99 | 97 | 95 | 93 | 91 | 89 | 86 | 84 | 82 |
| | 1,3–1,39 | 107 | 106 | 103 | 100 | 98 | 96 | 93 | 91 | 89 |
| | 1,4–1,49 | 115 | 113 | 110 | 108 | 105 | 103 | 100 | 98 | 95 |
| | 1,5–1,59 | 123 | 121 | 118 | 115 | 113 | 110 | 107 | 104 | 102 |
| | 1,6–1,69 | 131 | 128 | 126 | 123 | 120 | 117 | 114 | 111 | 108 |
| | 1,7–1,79 | 139 | 136 | 133 | 130 | 127 | 124 | 121 | 118 | 115 |
| | 1,8–1,89 | 147 | 144 | 141 | 138 | 134 | 131 | 128 | 125 | 122 |
| | 1,9–1,99 | 155 | 152 | 148 | 145 | 142 | 138 | 135 | 132 | 128 |
| | 2,0–2,09 | 163 | 160 | 156 | 152 | 149 | 145 | 142 | 138 | 135 |
| Erwartete Sollleistung Männer | 1,73 | 204 | 196 | 188 | 180 | 172 | 164 | 156 | 148 | 140 |
| | 1,6–1,69 | 194 | 186 | 179 | 171 | 164 | 156 | 148 | 141 | 133 |
| | 1,7–1,79 | 206 | 196 | 190 | 182 | 173 | 165 | 157 | 149 | 141 |
| | 1,8–1,89 | 218 | 209 | 200 | 192 | 183 | 175 | 166 | 158 | 149 |
| | 1,9–1,99 | 229 | 220 | 211 | 202 | 193 | 184 | 175 | 166 | 157 |
| | 2,0–2,09 | 241 | 232 | 222 | 213 | 203 | 194 | 184 | 175 | 165 |
| | 2,1–2,19 | 253 | 243 | 233 | 223 | 213 | 203 | 193 | 184 | 174 |
| | 2,2–2,29 | 265 | 254 | 244 | 234 | 223 | 213 | 202 | 192 | 182 |
| | 2,3–2,39 | 277 | 266 | 255 | 244 | 233 | 222 | 211 | 201 | 190 |
| | 2,4–2,49 | 288 | 277 | 266 | 254 | 243 | 232 | 220 | 209 | 198 |

5

$$\text{Männlich}: \text{Leistung}(W) = 6,773 + 136,141 \times KO - 0,916 \times KO \times A(\text{Jahre})$$

$$\text{Weiblich}: \text{Leistung}(W) = 3,933 + 86,641 \times KO - 0,346 \times KO \times A(\text{Jahre})$$

$$\text{Körperoberfläche } KO(m^2) = 0,007148 \times KG^{0,425}(kg) \times L^{0,725}(cm)$$

Die Leistungsfähigkeit ist eine eigenständige prognostische Kenngröße. Zur Beurteilung der Belastungsfähigkeit sind neben der körperlichen Leistungsfähigkeit auch klinische Parameter heranzuziehen (Wonisch et al. 2008; Primus et al. 2022).

## 5.6 Spezialergometer

Neben dem Standardgerät „Fahrradergometer" gibt es für Belastungsuntersuchungen eine Reihe von Spezialergometern. In den zyklischen Sportarten (Schwimmen, Laufen, Rudern, Kanu usw.) werden sportartspezifische Ergometrieformen mit speziellen standardisierten Belastungsmodifikationen angewandt (Neumann und Schüler 1994). Die verwendeten Protokolle sind zwar abhängig von der Fragestellung, aber hinsichtlich der Belastungsvorgabe (Vorstartphase, Startbelastung, Stufendauer und Höhe der Belastungssprünge, Dauer des Tests sowie Erholungsphase) weitgehend identisch mit den Vorgaben für die Standardergometrie am Fahrradergometer und am Laufband (Strauzenberg et al. 1990).

Das am häufigsten verwendete Spezialergometer ist das Laufband. Die zu untersuchende Person läuft gegen die Umlaufrichtung eines rotierenden Transportbandes, welches über zwei Rollen durch einen Motor angetrieben wird. Die physikalische Leistung ist dabei abhängig von der Bandgeschwindigkeit (km/h oder m/s), der Körpermasse der Person und dem Anstiegswinkel sin α (= Steighöhe/Wegmeter). Beim Flachlauf beträgt der Anstiegswinkel 0°.

$$\text{Leistung}(W) = 9,81 \times \text{kg KM} \times v(m/s) \times \sin \alpha$$

Wird das Laufband positiv geneigt, dann entspricht 1 % Steigung einem Winkel von 0,6 Grad. Die Geschwindigkeit von 1 m/s muss bei der Umrechnung auf km/h mit 3,6 multipliziert werden. Durch Neigen des Bandes kann bereits bei geringerer Geschwindigkeit eine höhere Belastungsintensität erreicht werden. Das kommt der z. T. begrenzten Motorik ungeübter Personen entgegen. Wird das Band um + 1 Grad geneigt, nimmt die Geschwindigkeit bei gleichem biologischem Aufwand um 0,4 m/s ab. Laufbandsteigungen von 1,5–2 % werden empfohlen (Neumann und Schüler 1994).

Für Ungeübte ist ein Probelauf vor dem Test notwendig, bei dem der Notstopp und die Technik des Abspringens geübt werden sollen. Bei klinisch diagnostischen Untersuchungen werden häufig Kombinationen von Geschwindigkeit und Bandneigung gewählt (Bruce- oder Balke-Protokoll). Diese haben den Vorteil der geringeren motorischen Belastung und der höheren Beanspruchung. Leistungssportler (vor allem Leichtathleten) sollen bei flachem Bandlauf belastet werden. Stärkere Bandneigungen sind nur für spezielle Fragestellungen (Kraft-, Berglauftests) geeignet (ebd.; Pokan et al. 1995). ◻ Abb. 5.15 zeigt den Vergleich zwischen einer Geh- und einer Laufbelastung am Laufband bei untrainierten Rekruten und Sportstudenten.

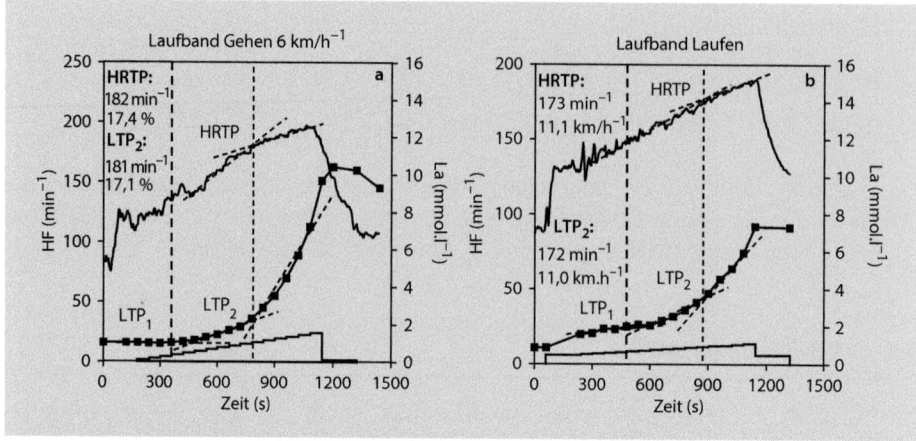

**Abb. 5.15** Herzfrequenz und Laktatkonzentration bei Geh- **a** und Laufbelastung **b** am Laufband-ergometer. (Mod. nach Hofmann und Pokan 2010)

Zu bemerken ist dabei, dass die prinzipiellen Verläufe der physiologischen Kenn-werte und die Schwellenwerte vergleichbar sind.

Neben den üblichen Fahrradergometer- und Laufbandbelastungstests werden auch Handkurbelergometertests z. B. für Kanuten, im Versehrtensport oder im klini-schen Bereich, z. B. bei Gehbehinderung oder nach Beinamputation, verwendet (Strauzenberg et al. 1990, S. 277–278). Dabei ist jedoch der deutlich geringere Einsatz der Gesamtmuskelmasse von ca. 28 % zu berücksichtigen. Eine Beurteilung der ma-ximalen physischen Leistungsreserve ist nicht möglich, jedoch erlaubt die Methode eine spezifischere Beurteilung der aeroben Muskelleistungsfähigkeit der oberen Extremitäten. Ein Vergleich mit fahrradergometrisch erfassten Leistungen ist auf-grund der geringen Muskelmasse, die beim Test eingesetzt wird, nicht zulässig (Strau-zenberg et al. 1990, S. 278). Die methodische Vorgangsweise ist jedoch mit den üb-lichen Standardtests vergleichbar (Brandstätter 2005). Auch bei der Verwendung sehr kleiner Muskelgruppen, wie z. B. bei einarmigen Hantelbelastungen des Bizeps brachii, konnte sowohl im Stufentest als auch bei Dauerbelastungen zur Validierung von Schwellenwerten das grundsätzliche Muster der physiologischen Akutreaktion bestätigt werden (Spendier et al. 2020).

Die Anpassung in den sportartspezifisch belasteten Muskelgruppen kann nicht für alle Sportarten repräsentativ mit der Fahrrad- oder Laufbandergometrie erfasst werden. Auch die Nutzung eines Handkurbelergometers für Ruderer oder Kanuten ist eine unspezifische Ergometerbelastung. Es wurden daher spezielle Ergometer-typen wie z. B. Ruderergometer, Schwimmergometer (Strömungskanal), Skilanglauf-ergometer und Kanuergometer für einzelne Sportarten entwickelt (Neumann und Schüler 1994). ◘ Abb. 5.16 zeigt den Verlauf der Standardkenngrößen Herzfrequenz und Blut-Laktat-Konzentration für Fahrradergometer, Laufband und Handkurbel-ergometer im Vergleich. Erkennbar ist, dass das Reaktionsmuster der physiologischen Messgrößen und der Kenndaten einheitlich ist, solange vergleichbare Protokolle an-gewendet werden, aber abhängig vom Belastungsmodus und der eingesetzten Muskel-masse unterschiedlich hohe Leistungen erreicht werden (Hofmann und Pokan 2010).

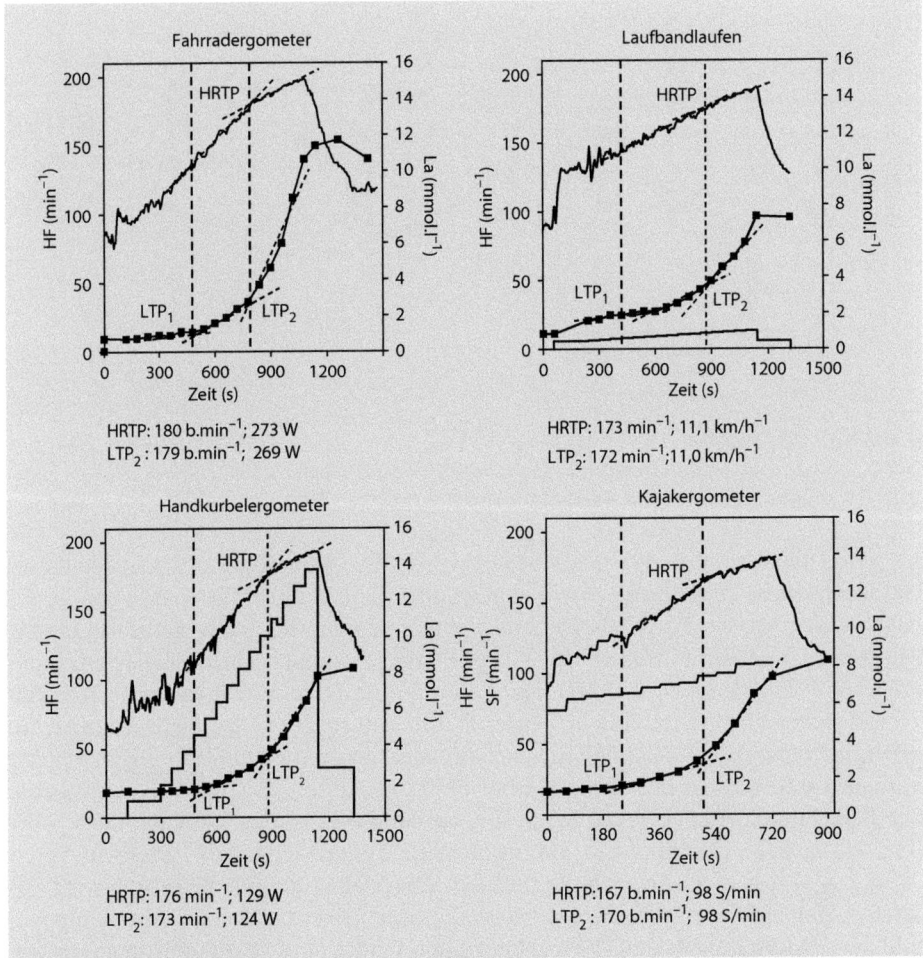

**Abb. 5.16** Herzfrequenz und Laktatkonzentration bei Stufentests am Fahrradergometer, am Laufband, am Handkurbelergometer und am Kajakergometer

Abb. 5.17 zeigt Beispiele für sportspezifische Belastungstests am Skilanglaufergometer (a) bzw. Ruderergometer (b) (Hofmann et al. 2007). Bei diesen Ergometertests ist die Bestimmung der Blut-Laktat-Konzentration schwer oder nicht möglich. Es wird hier empfohlen, zusätzlich zur Herzfrequenzmessung auch eine spiroergometrische Untersuchung durchzuführen und beide ventilatorischen Schwellen ($VT_1$, $VT_2$) zu bestimmen.

Da jedoch auch die sportartspezifischen Ergometer nur eine Annäherung an die tatsächliche Belastung in der jeweiligen Sportart darstellen, wurden „Feldtests" entwickelt, die die motorischen Besonderheiten der Sportarten berücksichtigen. Die Protokollgestaltung dieser Tests unterliegt aber denselben Kriterien, wie sie bereits für die Labortests vorgestellt wurden. Beispielhaft sei hier der sog. Conconi-Test (Conconi et al. 1982, 1996) erwähnt, der als einfacher Feldtest für verschiedenste Sportarten wie Kanu, Skilanglauf, Radfahren, Rollerskaten und Eislaufen, Rudern und Gehen (Cellini et al. 1986; Drog5hetti et al. 1985) sowie verschiedene Personen-

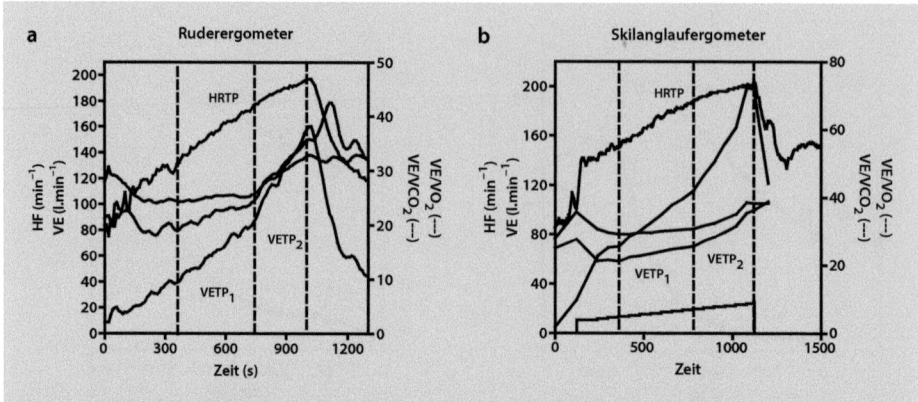

**◘ Abb. 5.17** Herzfrequenz (HF), Ventilation (VE) sowie Atemäquivalente für $O_2$ (VE/$VO_2$) und $CO_2$ (VE/$VCO_2$) während einer maximalen Ergometrie am Ruderergometer **a** und einem Skilanglaufergometer **b** bei einem hochtrainierten Ruderer und einem Biathleten. (Mod. nach Hofmann et al. 2007)

gruppen (Ballarin et al. 1989) entwickelt wurde. Die Reproduzierbarkeit für dieses Verfahren wurde gesichert (Ballarin et al. 1996; Pokan et al. 1999), und es konnte gezeigt werden, dass z. B. die am Ruderergometer bestimmten Schwellenwerte für die Belastungsvorgabe am Wasser unter sog. Feldbedingungen ebenfalls geeignet und valide sind (Hofmann et al. 2007). Die Validität und Objektivität dieses Tests konnten hinreichend genau dargestellt werden (Hofmann et al. 1994a, 1997a; Pokan et al. 1999). Auch bei dieser Testmethode wird die Messung mit einer Vorbelastungsphase begonnen und danach der Test mit einer Belastung unter 70 % der $HF_{max}$ gestartet. Die Belastungsstufen betragen ca. 1 min, wobei die Belastungsvorgabe meist über eine vorgegebene Distanz (z. B. 100 m beim Laufen bei einer Startgeschwindigkeit von 6 km/h) und nicht über die Zeit erfolgt. Die Steigerung der Belastung wird aus der erwarteten maximalen Leistung minus der Startbelastung dividiert durch die Anzahl der gewünschten Stufen (12–15) berechnet. Üblich sind Belastungsvorgaben von 0,3–0,5 km/h pro Abschnitt. Ähnlich wird auch bei anderen Sportarten vorgegangen, wobei abhängig von der Sportart natürlich andere Streckenabschnitte verwendet werden müssen. Trotz kritischer Berichte in der Literatur, die zum Großteil widerlegt wurden (siehe Übersicht bei Hofmann und Pokan 2010) hat sich dieses einfache Testverfahren in der Praxis etabliert und kann als Ergänzung zu den Standardtests im Labor von Trainern und Trainerinnen in der Praxis angewendet werden. Zusätzlich erlauben mobile Spiroergometriemesssysteme heute eine valide Bestimmung der spirometrischen Schwellen und der maximalen Sauerstoffaufnahme unter Verwendung der oben angeführten Protokollvarianten auch unter schwierigen Feldbedingungen. Wie bereits auch für die Labortests erwähnt, sind für spezifische Fragestellungen jedoch auch andere Testprotokolle aus den dargestellten Varianten möglich; es wird jedoch empfohlen, möglichst einheitliche Belastungsprotokolle im Sinn einer optimalen Vergleichbarkeit zu verwenden.

Zusammenfassend kann festgehalten werden, dass eine Vielzahl an unterschiedlichen Protokollvarianten zur Verfügung steht. Es wird empfohlen, für wiederkehrende Fragestellungen in der Routineuntersuchung Protokolle festzulegen, die standardisiert sind, alle Testgütekriterien erfüllen und vor allem über die Bestimmung physiologisch begründbarer Kenndaten zuverlässige Vergleichswerte zur Abschätzung der Leistungsfähigkeit zur Verfügung stellen.

## Literatur

Agarwala P, Salzman SH (2020) Six-minute walk test: clinical role, technique, coding, and reimbursement. Chest. 157(3):603–611

Andersen KL, Shephard RJ, Denolin H, Varnauskas E, Masironi R, et al (1971) Fundamentals of exercise testing. World Health Organization. https://apps.who.int/iris/handle/10665/40145

Astrand I (1960) Aerobic work capacity in men and women with special reference to age. Acta Physiol Scand, Suppl 49(169):1–92

Astrand, P-O, Rodahl K, Dahl HA, Strømme SB (2003) Textbook of work physiology. Physiological bases of exercise, 4. Aufl. Human Kinetics, Champaign Il

Ballarin E, Borsetto C, Cellini M, Patracchini M, Vitiello P, Ziglio PG, Conconi F (1989) Adaptation of the „Conconi test" to children and adolescents. Int J Sports Med. 10(5):334–338. https://doi.org/10.1055/s-2007-1024924

Ballarin E, Sudhues U, Borsetto C, Casoni I, Grazzi G, Guglielmini C, Manfredini F, Mazzoni G, Conconi F (1996) Reproducibility of the Conconi test: test repeatability and observer variations. Int J Sports Med. 17(7):520–524

Birnbaumer P, Traninger H, Borenich A, Falgenhauer M, Modre-Osprian R, Harpf H, Hofmann P (2020) Heart rate performance curve is dependent on age, sex, and performance. Front Public Health. 2(8):98

Birnbaumer P, Traninger H, Sattler MC, Borenich A, Hofmann P (2021) Pattern of the heart rate performance curve in subjects with beta-blocker treatment and healthy controls. J Funct Morphol Kinesiol. 6(3):61

Birnbaumer P, Weiner L, Handl T, Tschakert G, Hofmann P (2022) Effects of different durations at fixed intensity exercise on internal load and recovery – a feasibility pilot study on duration as an independent variable for exercise prescription. J Funct Morphol Kinesiol. 7(3):54

Bommasamudram T, Ravindrakumar A, Varamenti E, Tod D, Edwards BJ, Peter IG, Pullinger SA (2022) Daily variation in time-trial sporting performance: a systematic review. Chronobiol Int. 39(9):1167–1182

Brandstätter H (2005). Aerobe und anaerobe Handkurbelergometerleistungen bei Wildwasserkanuten. Unveröffentl. Dipl. Arb., Universität Graz

Buchfuhrer MJ, Hansen JE, Robinson TE, Sue DY, Wasserman K, Whipp BJ (1983) Optimizing the exercise protocol for cardiopulmonary assessment. J Appl Physiol 55:1558–1564

Bunc V (1994) A simple method for estimating aerobic fitness. Ergonomics 37(1):159–165

Cellini M, Vitiello P, Nagliati A, Ziglio PG, Martinelli S, Ballarin E, Conconi F (1986) Noninvasive determination of the anaerobic threshold in swimming. Int J Sports Med. 7(6):347–351

Conconi F, Ferrari M, Ziglio PG, Droghetti P, Codeca L (1982) Determination of the anaerobic threshold by a noninvasive field test in runners. J Appl Physiol Respir Environ Exerc Physiol. 52(4):869–873

Conconi F, Grazzi G, Casoni I, Guglielmini C, Borsetto C, Ballarin E, Mazzoni G, Patracchini M, Manfredini F (1996) The Conconi test: methodology after 12 years of application. Int J Sports Med. 17(7):509–519

Dotan R (2022) A critical review of critical power. Eur J Appl Physiol. 122(7):1559–1588. https://doi.org/10.1007/s00421-022-04922-6

Droghetti P, Borsetto C, Casoni I, Cellini M, Ferrari M, Paolini AR, Ziglio PG, Conconi F (1985) Noninvasive determination of the anaerobic threshold in canoeing, cross-country skiing, cycling, roller, and ice-skating, rowing, and walking. Eur J Appl Physiol Occup Physiol. 53(4):299–303

Fetz F, Kornexl E (1978) Sportmotorische Tests. Inn-Verlag, Innsbruck

Glanz P (2020) Überprüfung der individuellen Physical Working Capacity (PWCi) berechnet anhand submaximaler Daten von Ausdauerleistungs-Stufentests. Unveröff. Bac. Arb., Universität Graz 2020.

Green S (1995) Measurement of anaerobic work capacities in humans. Sports Med 19(1):32–42

Hamilton DM, Haennel RG (2000) Validity and reliability of the 6-minute walk test in a cardiac rehabilitation population. J Cardiopulm Rehabil 20(3):156–164

Heber S, Sallaberger-Lehner M, Hausharter M, Volf I, Ocenasek H, Gabriel H, Pokan R (2019) Exercise-based cardiac rehabilitation is associated with a normalization of the heart rate performance curve deflection. Scand J Med Sci Sports. 29(9):1364–1374

Heck H, Mader A, Hess G, Mücke S, Müller R, Hollmann W (1985) Justification of the 4-mmol-/l Lactate Threshold. Int J Sports Med 6:117–130

Heck H, Beckers K, Lammerschmidt W, Pruin E, Hess G, Hollmann W (1989) Bestimmbarkeit, Objektivität und Validität der Conconi-Schwelle auf dem Fahrradergometer. Dt Z f Sportmed 40:388–402

Hofmann P, Pokan R (2010) Value of the application of the heart rate performance curve in sports. Int J Sports Physiology and Performance 5:437–447

Hofmann P, Tschakert G (2011) Special needs to prescribe exercise intensity for scientific studies. Cardiol Res Pract 15:209302

Hofmann P, Tschakert G (2017) Intensity- and duration-based options to regulate endurance training. Front Physiol. 24(8):337

Hofmann P, Gaisl G, Leitner H (1994a) Comparison of noninvasively determined anaerobic threshold with running results in the marathon race in recreational runners. In: Duffy P, Dugdale L (Hrsg) HPER-moving toward the 21th century. Human Kinetics, Champaign, S 217–225

Hofmann P, Bunc V, Leitner H, Pokan R, Gaisl G (1994b) Heartrate threshold related to lactate turn point and steady-state exercise on a cycle ergometer. Eur J Appl Physiol Occup Physiol. 69(2):132–139

Hofmann P, Peinhaupt G, Leitner H, Pokan R (1995) Evaluation of heart rate threshold by means of Lactate Steady State and Endurance Tests in White Water Kayakers. In: Viitasalo JT, Kujala U (Hrsg) The way to win. Proceedings of the international congress on applied research in sports held in Helsinki, Finland, on 9–11 August 1994, The Finnish Society for Research in Sport and Physical Education, Helsinki: 217–220

Hofmann P, Niederkofler W, Pokan R, Bunc V (1996a) Comparison between heart rate threshold and individual physical working capacity. Acta Universitatis Carolinae, Kinanthropologia 32:47–50

Hofmann P, Peinhaupt G, Pokan R, Zweiker R (1996b) Relationship between treadmill performance and sport specific performance in white water kayakers. 1st Annual Congress of the College of Sport Science, Nice, France, May 28–31:664–665

Hofmann P, Pokan R, von Duvillard SP, Seibert FJ, Zweiker R, Schmid P (1997a) Heartrate performance curve during incremental cycle ergometer exercise in healthy young male subjects. Med Sci Sports Exerc. 29(6):762–768

Hofmann P, Niederkofler W, Pokan R, von Duvillard SP (1997b) Individual physical working capacity. Med Sci Sports Exerc 29(Supplement):204

Hofmann P, Leitner H, Gaisl G, Neuhold Ch (1988) Computergestützte Auswertung des modifizierten. CONCONI-Tests am Fahrradergometer. Leistungssport 18(3):26–27

Hofmann P, von Duvillard SP, Seibert FJ, Pokan R, Wonisch M, Lemura LM, Schwaberger G (2001) %HRmax target heart rate is dependent on heart rate performance curve deflection. Med Sci Sports Exerc 33(10):1726–1731

Hofmann P, Jürimäe T, Jürimäe J, Purge P, Maestu J, Wonisch M, Pokan R, von Duvillard SP (2007) HRTP, prolonged ergometer exercise, and single sculling. Int J Sports Med 28(11):964–969

Hofmann P, Dohr K, Seibert F-J, Wonisch M, Pokan R, Smekal G, Schwaberger G (2008) Relationship between lactate turn point and maximal performance in young healthy male and female subjects of different exercise performance level. In Cabri J, Alves F, Araujo D, Barreiros J, Diniz J, Veloso A (Hrsg) Book of abstracts of the 13th Congress of the European College of Sport Science, 9–12 July Estoril, Portugal: 470

Inbar O, Bar-Or O, Skinner JS (1996) The wingate anaerobic test. Human Kinetics, Champaign

Kroidl R, Schwarz St, Lehnigk B, Fritsch J (2015) Kursbuch Spiroergometrie. Technik und Befundung verständlich gemacht, 3. Aufl. Thieme, Stuttgart

Legge BJ, Banister EW (1986) The Astrand-Ryhming nomogram revisited. J Appl Physiol 61(3):1203–1209

5

Leitner H, Hofmann P, Leitner K (1992) Software zur Auswertung von Herzfrequenz und Laktatwerten in der Leistungsdiagnostik. Österr J Sportmed 22:115–118

Leo P, Spragg J, Podlogar T, Lawley JS, Mujika I (2022) Power profiling and the power-duration relationship in cycling: a narrative review. Eur J Appl Physiol 122(2):301–316

Maeder M, Wolber T, Atefy R, Gadza M, Ammann P, Myers J, Rickli H (2006) A nomogram to select the optimal treadmill ramp protocol in subjects with high exercise capacity: validation and comparison with the Bruce protocol. J Cardiopulm Rehabil 26(1):16–23

Maunder E, Seiler S, Mildenhall MJ, Kilding AE, Plews DJ (2021) The importance of ‚Durability' in the physiological profiling of endurance athletes. Sports Med. 51(8):1619–1628

Meckel Y, Bishop D, Rabinovich M, Kaufman L, Nemet D, Eliakim A (2013) Repeated sprint ability in elite water polo players and swimmers and its relationship to aerobic and anaerobic performance. J Sports Sci Med 12(4):738–743. eCollection 2013

Neumann G, Schüler K-P (1994) Sportmedizinische Funktionsdiagnostik. Sportmedizinische Schriftenreihe, Bd 29. Johann Ambrosius Barth, Leipzig

Parizher G, Emery MS (2022) Exercise stress testing in athletes. Clin Sports Med. 41(3):441–454

Plowman SA, Meredith MD (Hrsg) (2013) Fitnessgram/Activitygram reference guide, 4. Aufl. The Cooper Institute, Dallas

Pokan R, Schwaberger G, Hofmann P, Eber B, Toplak H, Gasser R, Fruhwald FM, Pessenhofer H, Klein W (1995) Effects of treadmill exercise protocol with constant and ascending grade on levelling-off $O_2$ uptake and $VO_{2max}$. Int J Sports Med 16(4):238–242

Pokan R, Hofmann P, von Duvillard SP, Smekal G, Hogler R, Tschan H, Baron R, Schmid P, Bachl N (1999) The heartrate turn point reliability and methodological aspects. Med Sci Sports Exerc. 31(6):903–907

Pokan R, Gabriel H, Hörtnagl H, Podolsky A, Vonbank K, Wonisch M (2009) Empfehlungen für den internistischen Untersuchungsgang in der Sportmedizin. J Kardiol 16(11–12):404–411

Pokan R, Allemann H, Seiler P, Hausharter M, Weber C, Heber S, von Duvillard SP (2017) New analysis software to evaluate performance. Med Sci Sports Exercise 49(5S):1049. https://doi.org/10.1249/01.mss.0000519881.76533.9e

Primus C, Wonisch M, Berent R, Auer J (2022) Praxisleitlinien Ergometrie und Spiroergometrie. J Kardiol 29(1–2):17–26

Schober C (2011) Auswirkungen eines 7-monatigen Marathontrainings auf anthropometrische und Leistungskennwerte, Leistungsentwicklung und der Wettkampfleistung bei mäßig trainierten Personen. Unveröff. Institut f Sportwissenschaft, Universität Graz

Sietsema KE, Sue DY, Stringer WW, Ward SA (2021) Wasserman & Whipp's principles of exercise testing and interpretation, 6. Aufl. Wolters Kluwer, Philadelphia

Spendier F, Müller A, Korinek M, Hofmann P (2020) Intensity thresholds and maximal lactate steady state in small muscle group exercise. Sports (Basel). 8(6):77

Stöggl T, Lindinger S, Müller E (2007) Analysis of a simulated sprint competition in classical cross country skiing. Scand J Med Sci Sports 17(4):362–372

Strauzenberg SE, Gürtler H, Hannemann D, Tittel K (Hrsg) (1990) Sportmedizin. Johannes Ambrosius Barth, Leipzig, S 497–656

Tschakert G, Handl T, Weiner L, Birnbaumer P, Mueller A, Groeschl W, Hofmann P (2022) Exercise duration: independent effects on acute physiologic responses and the need for an individualized prescription. Physiol Rep. 10(3):e15168

Wonisch M, Hofmann P, Fruhwald FM, Kraxner W, Hödl R, Pokan R, Klein W (2003a) Influence of beta-blocker use on percentage of target heart rate exercise prescription. Eur J Cardiovasc Prev Rehabil 10(4):296–301

Wonisch M, Hofmann P, Schwaberger G, von Duvillard SP, Klein W (2003b) Validation of a field test for the non-invasive determination of badminton specific aerobic performance. Br J Sports Med 37(2):115–118

Wonisch M, Berent R, Klicpera M, Laimer H, Marko C, Pokan R, Schmid P, Schwann H (2008) Praxisleitlinien Ergometrie. J Kardiol 15(Suppl A):3–17

World Health Organisation (1968) N.N. Exercise tests in relation to cardiovascular function. World Health Organisation Technical Report Series No. 388, Geneva: 1–30

**Weiterführende Literatur**

Brooks GA, Fahey TD, Baldwin KM (2005) Exercise physiology. Human bioenergetics and its applications, 4. Aufl. Mc Graw-Hill, Boston

Hollmann W, Strüder HK (2009) Sportmedizin. Grundlagen für körperliche Aktivität, Training und Präventivmedizin, 5. Aufl. Schattauer, Stuttgart, S 332–370

Liguorio G, Feito Y, Fountaine Ch, Roy BA (eds.): American College of Sports Medicine (2022) ACSM's guidelines for exercise testing and prescription, 11 Wolters Kluwer, Philadelphia

**5**

# Leistungsdiagnostik

Inhaltsverzeichnis

# Dreiphasigkeit der Energiebereitstellung

*Rochus Pokan, Peter Hofmann und Manfred Wonisch*

## Inhaltsverzeichnis

## 6.1  Einführung

In der Leistungsdiagnostik werden submaximale und maximale Kennwerte der Leistungsfähigkeit erfasst. Üblich sind Kennwerte aus ergometrischen Stufentests. In der Literatur findet man Konzepte mit keinem Schwellenbegriff ebenso wie Konzepte mit einer oder zwei Schwellen. Aktuell kann man davon ausgehen, dass ein dreiphasiger Verlauf der meisten physiologischen Kennwerte im Stufentest und damit ein Zweischwellenkonzept der Stand des Wissens ist (Binder et al. 2008; Mezzani 2017; Mezzani et al. 2013; Jones et al. 2017). Ursprüngliche Konzepte gingen oft von nur einem Schwellenwert aus. So wurden die Grundlagen für die „anaerobe Schwelle" bereits in den 20er-Jahren gelegt (Hartree und Hill 1921, 1923; Hollmann 1985, 2001). Eine erste Benennung als Schwelle (Punkt des optimalen Wirkungsgrades der Atmung, PoW) erfolgte in den späten 50er-Jahren durch Hollmann. Der Begriff „anaerobic threshold" stammt von Wasserman und McIlroy aus dem Jahr (1964).

Ab diesem Zeitpunkt wurden unzählige Konzepte und Benennungen einer anaeroben Schwelle vorgestellt, welches sich somit zu einem der meist untersuchten Phänomene in der Leistungsphysiologie entwickelte. Kritische Stellungnahmen gibt es vor allem zum Begriff „anaerob", da man davon ausgehen kann, dass auch unter aeroben Bedingungen Laktat (anaerob) produziert wird (Brooks 1985, 2009).

Zusätzlich erschwert wird das Verständnis des Phänomens durch eine deutliche Begriffsverwirrung, da die „anaerobic threshold" nach Wasserman und McIlroy (1964) nicht die anaerobe Schwelle (im Sinn eines maximalen Laktat-Steady-State; MLSS), sondern die (nach deutschsprachiger Definition) aerobe Schwelle erfasst.

Man kann aus heutiger Sicht davon ausgehen, dass fixe Kenngrößen nicht geeignet sind, die individuellen Übergänge der dreiphasigen Energiebereitstellung zu definieren. So ist z. B. das 2-mmol.l$^{-1}$-Konzept (Kindermann et al. 1979) sowie das 4-mmol-Konzept von Mader et al. (1976) nicht begründet und sollte, wie auch andere Fixkonzepte (z. B. das %HF$_{max}$-Konzept), nicht mehr verwendet werden. Als wesentliche Grundlage kann das im Original schematisch dargestellte Dreiphasenkonzept von Skinner und McLellan (1980) verwendet werden, das damals nicht mit Daten belegt wurde, heute jedoch auch experimentell bestätigt ist (Moser et al. 2015).

Aus dem Energiestoffwechsel und der daraus resultierenden Substratutilisation ergeben sich somit folgende drei Phasen der Energiebereitstellung:

- Phase I = muskulär metabolisch balancierte Phase
- Phase II = systemisch metabolisch balancierte Phase
- Phase III = nicht mehr metabolisch balancierte Phase

Aus Sicht der Leistungsdiagnostik und Trainingssteuerung kommt der Bestimmung der Phasen besondere Bedeutung zu. Für eine sinnvolle Trainingssteuerung ist eine genaue Bestimmung der Übergangsbereiche zwischen den einzelnen Phasen der Energiebereitstellung mittels exakter Messmethoden unbedingt notwendig. Im Wesentlichen kann dabei auf das Verhalten der belastungsabhängigen Blut-Laktat-Konzentration, der Atemgase und der Herzfrequenz bei einem stufenförmigen Ergometertest zurückgegriffen werden (Hofmann und Tschakert 2011). In den letzten Jahrzehnten wurden von verschiedenen Arbeitsgruppen mehr als 40 Modelle mit unterschiedlichen mathematischen und empirischen Zugängen zur Bestimmung dieser Übergänge, der „Schwellen", vorgestellt. In ◼ Tab. 6.1 sind die am häufigsten an-

**◘ Tab. 6.1** Schwellenkonzepte

| | Atemgase | Blut-Laktat-Konzentration | Herzfrequenz |
|---|---|---|---|
| **Phase I** | | | |
| Erster Schwellenwert | **AT** (anaerobic threshold) (Wasserman und McIlroy 1964) | 2 mmol (Kindermann et al. 1979) | HF threshold (T(RSA1)) (Cottin et al. 2006) |
| | **AT** (V-slope) (Beaver et al. 1986) | **LT** (log-log Transformation) (Beaver et al. 1985) | $HFT_1$ (Cottin et al. 2007) |
| | **VT1** (McLellan 1985; Weston und Gabbet 2001) | **LT** (Tiefpunkt Laktatäquivalent) (Aunola und Rusko 1988; Berg et al. 1980) | Double Product Break Point (DPBP) (Omiya et al. 2004; Riley et al. 1997) |
| | **VE/VO$_2$** (Tiefpunkt Atemäquivalent O$_2$) (Simonton et al. 1988) | $LTP_1$ (first lactate turn point) (Hofmann et al. 1997; Pokan et al. 1997) | |
| **Phase II** | | | |
| Zweiter Schwellenwert | **RCP** (resp. comp, point) (Beaver et al. 1986) | 4 mmol (Mader et al. 1976) | $V_d$ (velocity deflection) (Conconi et al. 1982) |
| | **VT2** (McLellan 1985; Weston und Gabbet 2001) | **IAT** (Diffusions-Eliminations-Modell) (Stegmann et al. 1981; Urhausen et al. 1993) | $HR_d$ (heart rate deflection) (Conconi et al. 1996) |
| | **VE/VCO$_2$** (Tiefpunkt Atemäquivalent CO$_2$) (Simonton et al. 1988) | OBLA (= 4 mmol/l Konzept) (Karlsson und Jacobs 1982) | **HRT** (heart rate threshold) (Hofmann et al. 1994a, 1997) |
| | | **LTP** (lactate turn point) (Davis et al. 1983; Hofmann et al. 1994) | **HRTP** (heart rate turn point) (Davis et al. 1983; Hofmann et al. 1994, 1997, 2001, 2005; Pokan et al. 1998, 1999) |
| | | **LMT** (Laktat-In-und-Evasionstechnik, Laktatsenke) (Tegtbur et al. 1993) | |
| | | $LTP_2$ (second lactate turn point) (Hofmann et al. 1997; Pokan et al. 1997) | |
| | | **IAT** (LT + La 1,5 mmol. $l^{-1}$) (Roecker et al. 1998; Dickhuth et al. 1999) **Crossing Point** (Mader und Heck 1986) | |
| **Phase III** | | | |

gewandten und diskutierten „Schwellenkonzepte" angeführt, ohne dabei auf Vollständigkeit Rücksicht nehmen zu können.

Im Folgenden wird kurz auf die wichtigsten Zusammenhänge leistungsphysiologischer Parameter eingegangen, um in den folgenden Kapiteln genaue leistungsdiagnostische Methoden und Anwendungsmöglichkeiten mit eventuellen Vor- und Nachteilen darzustellen.

Der Übergang von Phase I zu Phase II (im deutschen Sprachgebrauch früher auch als aerobe Schwelle bezeichnet) ist durch den ersten deutlichen Anstieg der Blut-Laktat-Konzentration über den Ruhewert gekennzeichnet. Phase II endet mit dem zweiten deutlichen Anstieg der Laktatkonzentration (früher auch als anaerobe Schwelle im deutschen Sprachraum bezeichnet), welcher das maximale Laktat-Steady-State repräsentiert. Dieses Laktat-Steady-State beschreibt die maximal mögliche Leistung, bei der sich Laktatproduktion und -elimination im Gleichgewicht befinden und im Blut sich eine gleichbleibende Laktatkonzentration einstellt. Im Stufentest ist dieser abrupte Anstieg der Blut-Laktat-Konzentration durch die kumulative Ansammlung von Laktat bedingt. Mit einer höheren Rate der zytosolischen Protonenfreisetzung wird die zelluläre Pufferkapazität ausgeschöpft, und eine Azidose entsteht. Durch die somit günstigen bioenergetischen und biodynamischen Eigenschaften für die LDH-Reaktion wird die Laktatproduktion weiter erhöht. Die Laktatproduktion in der Phase III ist somit eher eine Konsequenz als eine Ursache zellulärer Bedingungen, welche eine Azidose verursachen. Die anfallenden Protonen werden abgepuffert.

Als Begründung für eine überschüssige $CO_2$-Produktion wird in der Literatur oft (Beaver et al. 1986; Wasserman et al. 1973) die Bikarbonatpufferung angeführt. Allerdings wird dabei kein zusätzliches $CO_2$ gebildet. Darüber hinaus dürfte der Beitrag von $HCO_3$ bei der Pufferung nur ca. 16 % (bis max. 25 %) ausmachen. Weitere Puffer wie Histidinreste von Proteinen (31 %), Phosphokreatin (29 %), Phosphate (8 %) und Carnosine (4 %) sind im Muskel vorhanden, welche zusammengenommen bedeutender als Bikarbonat sind (Hultman und Sahlin 1980). Darüber hinaus besitzt der Körper keine Rezeptoren zur Ermittlung von $\overset{\circ}{V}CO_2$, sodass es unklar ist, wie ein Anstieg der Ventilation (VE) herbeigeführt werden könnte (Hopker et al. 2011). Viel eher dürften die Glomera carotica die Schlüssel zu diesem Konzept sein (ebd.). Es konnte auch gezeigt werden, dass eine Hyperventilation (in Ruhe sowie unter Belastung) die $CO_2$-Abatmung begünstigt und es zu einer Reduktion des $PaCO_2$ kommt. Die $CO_2$-Produktion im Muskel ist davon unabhängig und bleibt unverändert (Péronnet und Aguilaniu 2006). Der Anstieg von $\overset{\circ}{V}CO_2$ ist somit Folge einer gesteigerten VE-Antwort, und nicht umgekehrt. Der zweite überproportionale Anstieg der Ventilation fällt mit dem zweiten abrupten Anstieg der Blut-Laktat-Konzentration zusammen. Es wird vermutet, dass der durch die in diesem Intensitätsbereich anfallenden Wasserstoffionen, die nicht mehr vollständig abgepuffert werden können, abfallende pH-Wert die Atmung zusätzlich stimuliert. Im Gegensatz zu $\overset{\circ}{V}CO_2$ kommt es in diesem Intensitätsbereich zu einem zweiten Aufwärtsknick der VE (◘ Abb. 6.1) (Binder et al. 2008).

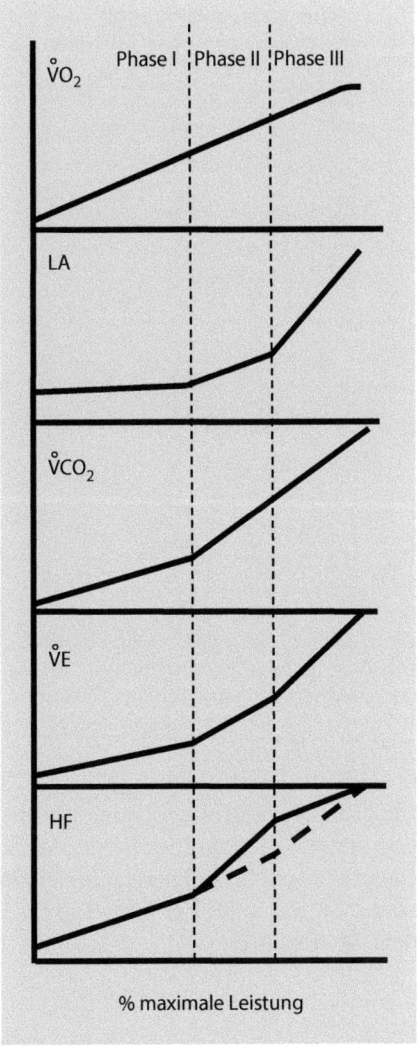

**◘ Abb. 6.1** Die drei Phasen der Energiebereitstellung; $\overset{\circ}{V}O_2$ (Sauerstoffentnahme), LA (Blut-Laktat-Konzentration), $\overset{\circ}{V}CO_2$ (Kohlendioxidabgabe), $\overset{\circ}{V}E$ (Ventilation = Atemminutenvolumen), HF (Herzfrequenz)

Da das Verhalten der Herzfrequenz im Bereich der Übergänge der drei Phasen der Energiebereitstellung zwar keinesfalls immer einen linearen Zusammenhang zur Leistung zeigt (Birnbaumer et al. 2020, 2021, 2023; Eckstein et al. 2021), dieses Verhalten aber in Abhängigkeit von der ß1-Adrenozeptor-Sensitivität (Hofmann et al. 2005), der myokardialen Funktion (Hofmann et al. 1994a, b, 1997, 2001; Pokan et al. 1998, 1999) und anderen Einflussgrößen individuell sehr unterschiedlich ausgeprägt ist, wird im Speziellen darauf in ▶ Kap. 10 eingegangen.

### The „Vienna-CPX Tool"
#### eine neue Software zur leistungsdiagnostischen Beurteilung von Ergometrien

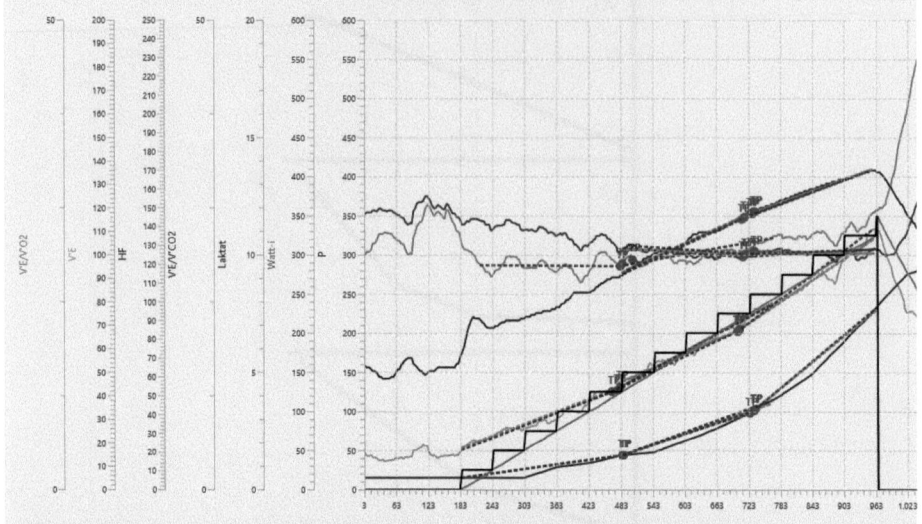

■ **Abb. 6.2**    Abb. VCPX: Fahrradergometerstufentest, beginnend mit 25 W und Steigerungsstufen um weitere 25 W jede Minute bis zur Ausbelastung. P = absolute Wattleistung, Watt-I = interpolierte Wattleistung, Laktat = Blut-Laktatkonzentration (aus dem hyperämisierten Ohrläppchen), $VE/VCO_2$ = Atemäquivalent für Kohlenstoffdioxid, $VE/VO_2$ = Atemäquivalent für Sauerstoff, HF = Herzfrequenz, VE = Ventilation

    Zur leistungsdiagnostischen Auswertung existieren von verschiedenen Herstellern unterschiedliche Auswertungsprogramme. Das „Vienna CPX-Tool" bzw. das „Wiener KP-Leistungsdiagnostiktool" ermöglicht es, in einem Programm sowohl die Daten aus der Atemgasanalyse als auch der Blut-Laktat-Konzentration und der Herzfrequenz auszuwerten (■ Abb. 6.2).

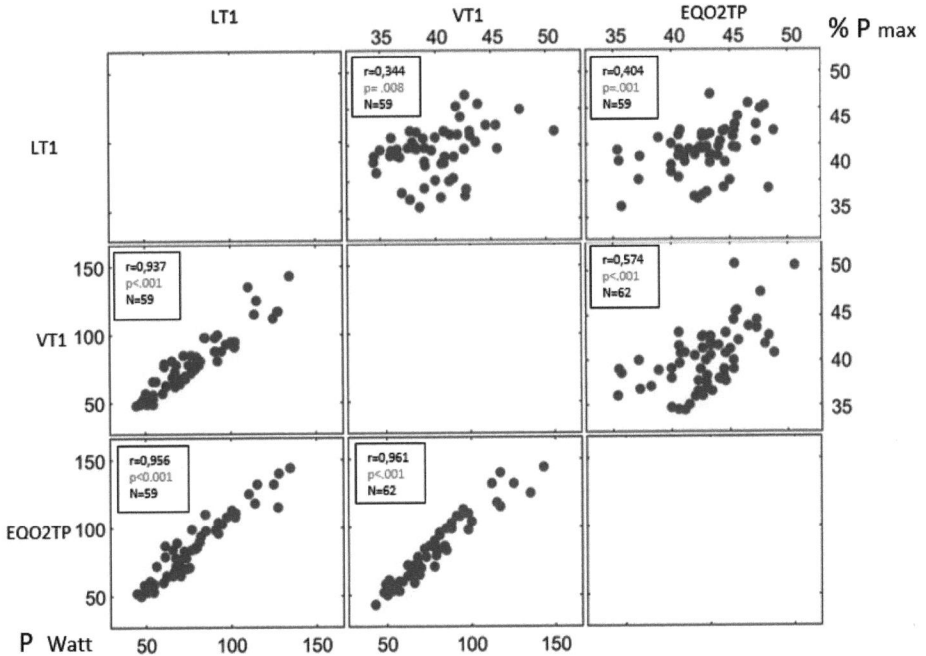

**◘ Abb. 6.3**  Korrelationen zwischen den Wattleistungen an den Kennpunkten des Übergangs der Phase I in die Phase II der Energiebereitstellung. LTP$_1$ = Laktatturnpoint 1, VT1 = Ventilationsturnpoint 1, EQO2TP = Tiefpunkt des Atemäquivalents für Sauerstoff. ◘ Abb. 6.2 Rechts absolute Wattleistung, links relative Wattleistung in Prozent

Die ◘ Abb. 6.3 zeigt die Korrelationen zwischen den Kennpunkten des Übergangs der Phase I in die Phase II der Energiebereitstellung bezogen auf die absolute Leistung in Watt sowie die relative Leistung bezogen auf die Maximalleistung in Prozent. ◘ Abb. 6.4 bringt diese Zusammenhänge für den Übergang der Phase II in die Phase III auch für den Herzfrequenzturnpoint (HRTP) zur Darstellung. Mittels Chi-Quadrat-Test konnte die Treffsicherheit aus dem Stufentest tatsächlich die Leistung am maximalen Laktat „Steady State" (MLASS) zu ermitteln, überprüft werden (◘ Abb. 6.5 und 6.6) Eine Abweichung von 8 % entspricht einer Belastungsstufe bei einem Test mit insgesamt 12 Belastungsstufen (◘ Abb. 6.7).

**Überprüfen Sie Ihr Wissen**
Was versteht man unter der Dreiphasigkeit der Energiebereitstellung?

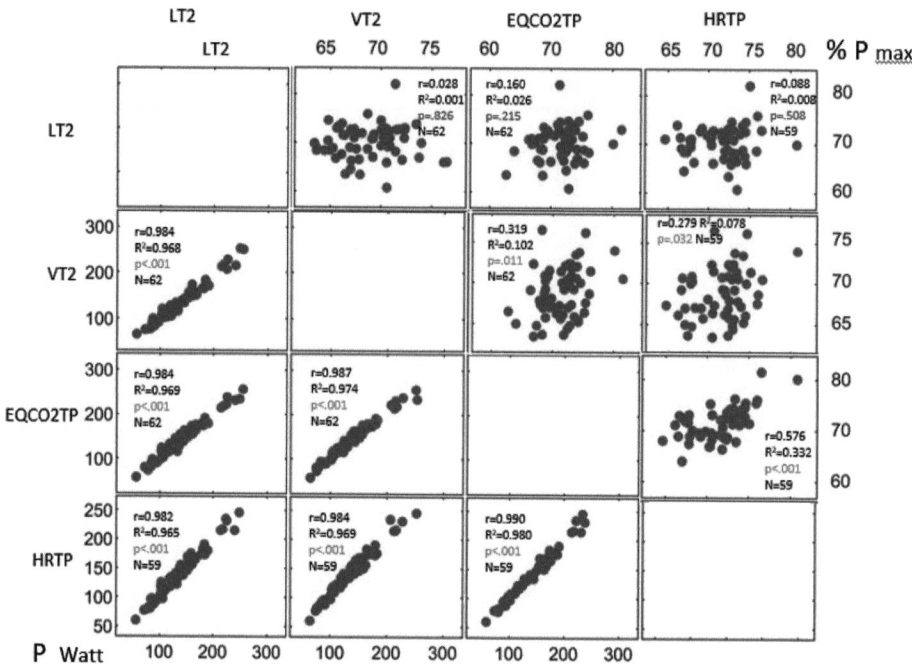

**Abb. 6.4** Korrelationen zwischen den Wattleistungen an den Kennpunkten des Übergangs der Phase II in die Phase III der Energiebereitstellung. LTP2 = Laktatturnpoint 2, VT2 = Ventilationsturnpoint 2, EQO2TP = Tiefpunkt des Atemäquivalents für Sauerstoff. HRTP = Heart Rate Turn Point rechts absolute Wattleistung, links relative Wattleistung in Prozent

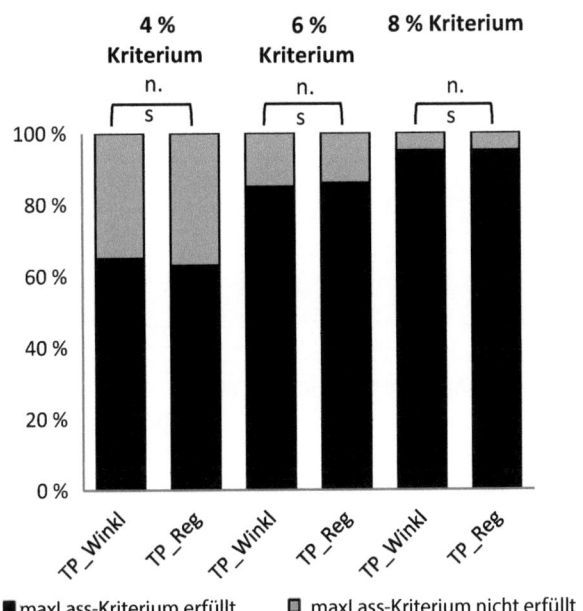

## VE/VCO2 TP

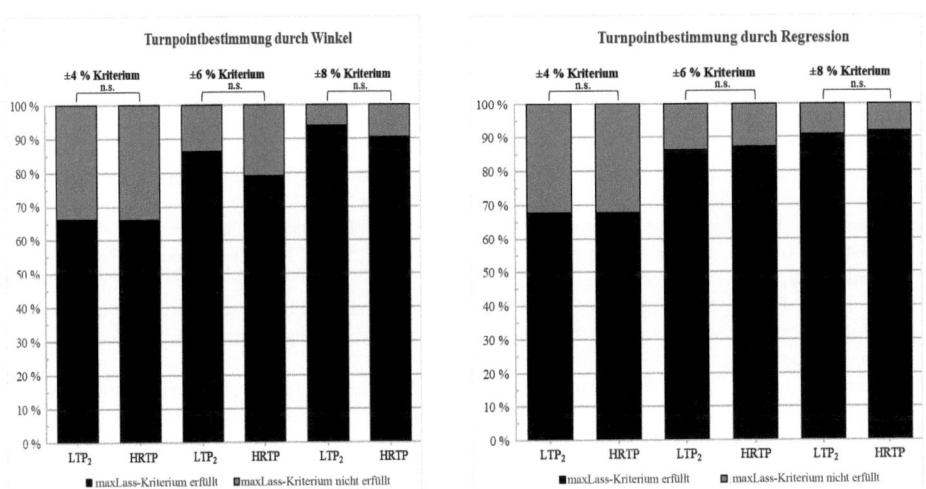

**Abb. 6.5** Treffsicherheit zur Bestimmung des maximalen Laktat-Steady-States mittels Stufentest auf Basis des Tiefpunkts des Atemäquivalents für Kohlenstoffdioxid. TP Winkel = Turnpoint mittels Winkelmethode und TP Reg = Turnpoint mittels Regressionsmethode, entsprechend dem 4 %-, 6 %-, 8 %-Kriterium. Chi-Quadrat-Test

**Abb. 6.6** Treffsicherheit in der Bestimmung der Wattleistung des maximalen Laktat-Steady-State Tests mittels Stufentest auf Basis der Winkelmethode und der Regressionsmethode für den LTP2 und HRTP entsprechend dem 4 %, 6 % und 8 % Kriterium

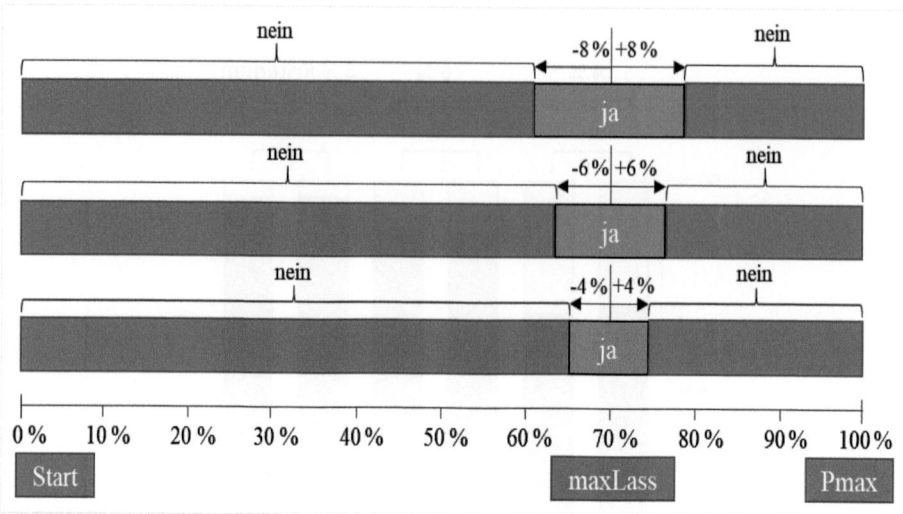

**◘ Abb. 6.7** Quantitative Definition der Abweichungen der Wattleistung an den Kennpunkten des Übergangs der Phase II in die Phase III der Energiebereitstellung aus dem Stufentest von der Wattleistung am maximalen Laktat-Steady-State um 4 %, 6 % und 8 %

## Literatur

Aunola S, Rusko H (1988) Comparison of two methods for aerobic threshold determination. Eur J Appl Physiol 57:420–424

Beaver WL, Wasserman K, Whipp BJ (1985) Improved detection of lactate threshold during exercise using a log-log transformation. J Appl Physiol 59:1936–1940

Beaver WL, Wasserman K, Whipp BJ (1986) A new method for detecting anaerobic threshold by gas exchange. J Appl Physiol 60:2020–2027

Berg A, Stippig J, Keul J, Huber G (1980) Aktuelle Aspekte der modernen Ergometrie. Bewegungstherapie und ambulante Koronargruppen. 1. Zur Beurteilung der Leistungsfähigkeit und Belastbarkeit von Patienten mit koronarer Herzkrankheit. Dtsch Z Sportmed 31:199–205

Binder RK, Wonisch M, Corra U, Cohen-Solal A, Vanhees L, Saner H, Schmid JP (2008) Methodological approach to the first and second lactate threshold in incremental cardiopulmonary exercise testing. Eur J Cardiovasc Prev Rehabil. 15(6):726–734

Birnbaumer P, Traninger H, Borenich A, Falgenhauer M, Modre-Osprian R, Harpf H, Hofmann P (2020) Heart rate performance curve is dependent on age, sex, and performance. Front Public Health. 2(8):98

Birnbaumer P, Traninger H, Sattler MC, Borenich A, Hofmann P (2021) Pattern of the heart rate performance curve in subjects with beta-blocker treatment and healthy controls. J Funct Morphol Kinesiol. 6(3):61

Birnbaumer P, Dostal T, Cipryan L, Hofmann P (2023) Pattern of the heart rate performance curve in maximal graded treadmill running from 1100 healthy 18–65 years old men and women: the 4HAIE study. Front Physiol. 30(14):1178913

Brooks GA (1985) Anaerobic threshold: review of the concept and directions for future research. Med Sci Sports Exerc 17:22–31

Brooks GA (2009) Cell-cell and intracellular lactate shuttles. J Physiol 587(Pt 23):5591–5600

Conconi F, Ferrari M, Ziglio PG, Droghetti P, Codeca L (1982) Determination of the anaerobic threshold by a noninvasive field test in runners. J Appl Physiol 52:869–873

Conconi F, Grazzi G, Casoni I, Guglielmini C, Brosetto C, Ballarin E, Mazzoni G, Patracini M, Manfredini F (1996) The Conconi test: methodology after 12 years of application. Int J Sports Med 17:509–519

Cottin F, Leprêtre PM, Lopes P, Papelier Y, Médigue C, Billat V (2006) Assessment of ventilatory thresholds from heart rate variability in well-trained subjects during cycling. Int J Sports Med 27(12):959–967

Cottin F, Médigue C, Lopes P, Leprêtre PM, Heubert R, Billat V (2007) Ventilatory thresholds assessment from heart rate variability during an incremental exhaustive running test. Int J Sports Med 28(4):287–294

Davis A, Basset J, Hughes P, Gass GC (1983) Anaerobic threshold and lactate turnpoint. Eur J Appl Physiol 50:383–392

Dickhuth HH, Yin L, Niess A, Röcker K, Mayer F, Heitkamp HC, Horstmann T (1999) Ventilatory, Lactate-derived and catecholamine thresholds during incremental treadmill running: relationship and reproducibility. Int J Sportsmed 20:122–127

Eckstein ML, Farinha JB, McCarthy O, West DJ, Yardley JE, Bally L, Zueger T, Stettler C, Boff W, Reischak-Oliveira A, Riddell MC, Zaharieva DP, Pieber TR, Müller A, Birnbaumer P, Aziz F, Brugnara L, Haahr H, Zijlstra E, Heise T, Sourij H, Roden M, Hofmann P, Bracken RM, Pesta D, Moser O (2021) Differences in physiological responses to cardiopulmonary exercise testing in adults with and without Type 1 diabetes: a pooled analysis. Diabetes Care. 44(1):240–247

Hartree W, Hill AV (1921) The regulation of the supply of energy in muscular contraction. J Physiol 55(1–2):133–158

Hartree W, Hill AV (1923) The anaerobic processes involved in muscular activity. J Physiol 58(2–3):127–137

Hofmann P, Tschakert G (2011) Special needs to prescribe exercise intensity for scientific studies. Cardiol Res Pract 15:209302

Hofmann P, Bunc V, Leitner H, Pokan R, Gaisl G (1994a) Heart rate threshold related to lactate turn ˙point and steady state exercise on a cycle ergometer. Eur J Appl Physiol 69:132–139

Hofmann P, Pokan R, Preidler K, Leitner H, Szolar D, Eber B, Schwaberger G (1994b) Relationship between heart rate threshold, lactate turn point and myocardial function. Int J Sports Med 15:232–237

Hofmann P, Pokan R, von Duvillard SP, Seibert FJ, Zweiker R, Schmid P (1997) Heart rate performance curve during incremental cycle ergometer exercise in healthy young male subjects. Med Sci Sports Exerc 29(6):762–768

Hofmann P, von Duvillard SP, Seibert FJ, Pokan R, Wonisch M, Lemura LM, Schwaberger G (2001) %HRmax target heart rate is dependent on heart rate performance curve deflection. Med Sci Sports Exerc 33(10): 1726–1731

Hofmann P, Wonisch M, Pokan R, Schwaberger G, Smekal G, von Duvillard SP (2005) Beta1-adrenoceptor mediated origin of the heart rate performance curve deflection. Med Sci Sports Exerc 37(10):1704–1709

Hollmann W (1985) Historical remarks on the development of the aerobic-anaerobic threshold up to 1966. Int J Sports Med 6(3):109–116

Hollmann W (2001) 42 years ago – development of the concepts of ventilatory and lactate threshold. Sports Med 31(5):315–320

Hopker JG, Jobson SA, Pandit JJ (2011) Controversies in the physiological basis of the ‚anaerobic threshold‘ and their implications for clinical cardiopulmonary exercise testing. Anaesthesia 66(2):111–123

Hultman E, Sahlin K (1980) Acid-base balance during exercise. Exercise Sport Sci Rev 8:41–128

Jones LW, Eves ND, Scott JM (2017) Bench-to-bedside approaches for personalized exercise therapy in Cancer. Am Soc Clin Oncol Educ Book. 37:684–694

Karlsson J, Jacobs I (1982) Onset of blood lactate accumulation during muscular exercise as a threshold concept. I. Theoretical considerations. Int J Sports Med 3:190–201

Kindermann W, Simon G, Keul J (1979) The significance of the aerobic-anaerobic transition for determination of work load intensities during endurance training. Eur J Appl Physiol 49:190–192

Mader A, Heck H (1986) A theory of the metabolic origin of „anaerobic threshold“. Int J Sports Med. 7(Suppl 1):45–65

Mader A, Liesen H, Heck H, Philippi H, Rost R, Schürch P, Hollmann W (1976) Zur Beurteilung der sportartspezifischen Ausdauerleistungsfähigkeit im Labor. Sportarzt Sportmed 21:80–88 und 109–112

McLellan TM (1985) Ventilatory and plasma lactate response with different exercise protocols: a comparison of methods. Int J Sports Med 6:30–35

Mezzani A (2017) Cardiopulmonary exercise testing: basics of methodology and measurements. Ann Am Thorac Soc 14(Supplement_1):S3–S11

Mezzani A, Hamm LF, Jones AM, McBride PE, Moholdt T, Stone JA, Urhausen A, Williams MA, European Association for Cardiovascular Prevention and Rehabilitation; American Association of Cardiovascular and Pulmonary Rehabilitation; Canadian Association of Cardiac Rehabilitation (2013) Aerobic exercise intensity assessment and prescription in cardiac rehabilitation: a joint position statement of the European Association for Cardiovascular Prevention and Rehabilitation, the American Association of Cardiovascular and Pulmonary Rehabilitation and the Canadian Association of Cardiac Rehabilitation. Eur J Prev Cardiol. 20(3):442–467

Moser O, Tschakert G, Mueller A, Groeschl W, Pieber TR, Obermayer-Pietsch B, Koehler G, Hofmann P (2015) Effects of high-intensity interval exercise versus moderate continuous exercise on glucose homeostasis and hormone response in patients with Type 1 diabetes mellitus using novel ultra-long-acting insulin. PLoS One. 10(8):e0136489

Omiya K, Itoh H, Harada N, Maeda T, Tajima A, Oikawa K, Koike A, Aizawa T, Fu LT, Osada N (2004) Relationship between double product break point, lactate threshold, and ventilatory threshold in cardiac patients. Eur J Appl Physiol 91(2–3):224–229

Péronnet F, Aguilaniu B (2006) Lactic acid buffering, nonmetabolic $CO_2$ and exercise hyperventilation: a critical reappraisal. Respirat Physiol Neurobiol 150(1):4–18

Pokan R, Hofmann P, von Duvillard SP, Beaufort F, Schumacher M, Fruhwald FM, Zweiker R, Eber B, Gasser R, Brandt D, Smekal G, Klein W, Schmid P (1997) Left ventricular function in response to the transition from aerobic to anaerobic metabolism. Med Sci Sports Exerc 29(8):1040–1047

Pokan R, Hofmann P, von Duvillard SP, Beaufort F, Smekal G, Gasser R, Eber B, Bachl N, Schmid P (1998) The heart rate performance curve and left ventricular function during exercise in patients after myocardial infarction. Med Sci Sports Exerc 30(10):1475–1480

Pokan R, Hofmann P, von Duvillard SP, Smekal G, Högler R, Tschan H, Baron R, Schmid P, Bachl N (1999) The heart rate turn point, reliability and methodological aspects. Med Sci Sports Exerc 31(6):903–907

Riley M, Maehara K, Pórszász J, Engelen MP, Bartstow TJ, Tanaka H, Wasserman K (1997) Association between the anaerobic threshold and the break-point in the double product/work rate relationship. Eur J Appl Physiol Occup Physiol 75(1):14–21

Roecker K, Schotte O, Nies AM, Horstmann T, Dickhuth HH (1998) Predicting competition performance in long-distance running by means of a treadmill test. Med Sci Sports Exerc 30:1552–1557

Simonton CA, Higginbotham MB, Cobb FR (1988) The ventilatory threshold: quantitative analysis of reproducibility and relation to arterial lactate concentration in normal subjects and in patients with chronic congestive heart failure. Am J Cardiol 62:100–107

Skinner JS, McLellan TH (1980) The transition from aerobic to anaerobic metabolism. Res Q Exerc Sport 51:234–248

Stegmann H, Kindermann W, Schabel A (1981) Lactate kinetics and individual anaerobic threshold. Int J Sports Med 2:160–165

Tegtbur U, Busse M, Braumann K (1993) Estimation of an individual equilibrium between lactate production and catabolism during exercise. Med Sci Sports Exerc 25(8):620–627

Urhausen A, Coen B, Weiler B, Kindermann W (1993) Individual anaerobic threshold and maximum lactate steady state. Int J Sports Med 14:134–139

Wasserman K, McIlroy MB (1964) Detecting the threshold of anaerobic metabolism in cardiac patients during exercise. Am J Cardiol 14:844–852

Wasserman K, Whipp BJ, Koyl SN, Beaver WL (1973) Anaerobic threshold and respiratory gas exchange during exercise. J Appl Physiol 35(2):236–243

Weston SB, Gabbet J (2001) Reproducibility of ventilation of thresholds in trained cyclists during ramp cycle exercise. J Sci Med Sport 4(3):357–366

**6**

# Der muskuläre Energiestoffwechsel bei körperlicher Aktivität

*Gerhard Smekal und Stefan Heber*

## Inhaltsverzeichnis

Anmerkung zur aktualisierten Auflage
Nach dem Verlust von Prof. Gerhard Smekal, dem ursprünglichen Autor dieses Kapitels, wurde ich gebeten, dieses zu aktualisieren. Mein Ziel war es, das bestehende Kapitel vorsichtig mit neuen Erkenntnissen zu ergänzen und wo nötig zu restrukturieren, jedoch immer mit Respekt vor dem ursprünglichen Text. Ich hoffe, dass dieser aktualisierte Text für Sie nützlich ist und Ihren Lernprozess bereichert.
Stefan Heber

## 7.1   Die Formen der Energieproduktion

### 7.1.1   Wofür wird ATP im Skelettmuskel benötigt?

Ein Muskel kann nur dann über eine längere Zeitspanne kontrahiert werden, wenn eine ausreichende Konzentration von Adenosintriphosphat (ATP) in den kontraktilen Elementen gewährleistet ist. Letztere bestehen unter anderem aus den Proteinfilamenten Aktin und Myosin. Diese Filamente sind im Skelettmuskel in Kontraktionsrichtung parallel zueinander angeordnet, wobei sie sich etwas überlappen: Im entspannten Zustand ist die Überlappung gering, im kontrahierten Zustand ausgeprägter. Diese Überlappungen ermöglichen es Myosinköpfen, an Aktin zu binden, und daran zu ziehen, was zur Verkürzung bzw. Kraftentwicklung führt. Die Energie, die für dieses Ziehen notwendig ist, wird durch die Spaltung von ATP in Adenosindiphosphat (ADP) und ein Phosphat (Pi) bereitgestellt. Je mehr Arbeit der Muskel leistet, desto mehr ATP wird gespalten. Daher ist es notwendig, dass ATP möglichst schnell regeneriert wird.

### 7.1.2   Wodurch wird die Kontraktion des Skelettmuskels ausgelöst?

Das die Kontraktion auslösende Signal kommt als Aktionspotenzial aus dem zentralen Nervensystem (Gehirn, Rückenmark) in die Nähe des Muskels. Sobald das Aktionspotenzial die Verbindung des Nervs mit dem Muskel, die neuromuskuläre Endplatte, erreicht hat, wird ein Neurotransmitter aus dem Nerv ausgeschüttet (Acetylcholin), welcher zu Rezeptoren an der Muskeloberfläche diffundiert und diese aktiviert. Aktivierung dieser Rezeptoren, welche Ionenkanäle sind, erlaubt Natrium entsprechend des elektrochemischen Gradienten in die Muskelzelle einzuströmen. Da Natrium positiv geladen ist, führt dies zu einer Änderung des Membranpotenzials, was wiederum spannungsgesteuerte Natriumkanäle öffnet. Das dadurch entstandene Aktionspotenzial breitet sich über Zellmembraneinstülpungen (T-Tubuli) in die Muskelzelle aus. An bestimmten Stellen kommen sich die Zellmembran und die Membran des sarkoplasmatischen Retikulums räumlich sehr nahe. An diesen Stellen befindet sich in der Zellmembran ein Protein, der Dihydropyridinrezeptor, welcher auf die Änderung des Membranpotenzials mit einer Konformationsänderung reagiert. Der Dihydropyridinrezeptor ist mechanisch mit einem anderen Protein, dem Ryanodinrezeptor, verbunden. Der Ryanodinrezeptor ist in der Membran des sarkoplasmatischen Retikulums verankert und ist ein Kalzium-Kanalprotein. Das sarkoplasmatische Retikulum ist der Kalziumspeicher des Skelettmuskels. Sobald ein Aktionspotenzial die Konformation der Dihydropyridinrezeptors ändert, führt das, durch die mechanische Verbindung, auch zu einer Änderung der Konformation des Ryanodinrezeptors. Dadurch öffnet sich der Ryanodinrezeptor und erlaubt Kalzium entsprechend des Konzentrationsgradienten aus dem sakroplasmatischen Retikulum in das Zytosol zu fließen, also in die unmittelbare Umgebung der Aktin- und Myosinfilamente. Dort verursachen die Kalziumionen die Interaktion von Aktin mit Myosin, die Spaltung von ATP und die damit einhergehende

Kraftentwicklung. Deshalb wird der ATP-Umsatz im Muskel ganz wesentlich vom Ausmaß der Freisetzung des Kalziums aus dem sarkoplasmatischen Retikulum bestimmt. Beendet wird die Kontraktion durch Zurückpumpen des Kalziums in das sarkoplasmatische Retikulum durch die Pumpe SERCA (Sarcoplasmic/endoplasmic reticulum Calcium-ATPase). Dieses Pumpen benötigt auch Energie, also ATP, aber bei weitem nicht in dem Ausmaß wie die Kontraktion selbst. Außerdem benötigt noch die Na-K-ATPase, die das Ruhemembranpotenzial aufrecht erhält, ATP (Tate und Taffet 1989).

### 7.1.3   Die drei wesentlichen Energiequellen für die Skelettmuskelkontraktion

Die Konzentration an freiem ATP im Zytosol der Skelettmuskelzelle liegt in etwa bei 4 mmol/L. Die aus dieser Konzentration resultierende ATP erlaubt aber nur die volle Kontraktionskraft für eine Dauer von 1–2 s. Daraus ergibt sich, dass ATP aus ADP und Phosphat äußerst schnell und in großem Ausmaß resynthetisiert werden muss. Tatsächlich besitzt der Skelettmuskel unter Belastung die Fähigkeit, die ATP-Resyntheserate auf bis zu das 200-fache gegenüber Ruhebedingungen zu steigern, wodurch der Abfall des ATP-Spiegels auch bei größter Kraftentwicklung nur dezent absinkt (Meyer et al. 1986). Dies wird durch drei Mechanismen gewährleistet, welche sich eklatant hinsichtlich der maximalen ATP-Resyntheserate, der maximal möglichen Dauer der Resynthese, der für die Resynthese verwendeten Substrate und – von zentraler Bedeutung für längere körperliche Belastung – hinsichtlich der Notwendigkeit von Sauerstoff unterscheiden. Diese drei Mechanismen sind
1. die Spaltung von Kreatinphosphat
2. die anaerobe Glykolyse
3. der oxidative Abbau von Glucose, Fetten, und Proteinen

### Die Spaltung von Kreatinphosphat
Neben ATP besitzt die Muskulatur mit Kreatinphosphat (in der englischen Literatur auch phosphocreatine, PCr) eine weitere energiereiche Phosphatverbindung. In der Bindung des Phosphats an Kreatin steckt deutlich mehr Energie als in jener des Phosphats an ADP. Dadurch gibt Kreatinphosphat sein Phosphat äußerst leicht an ADP ab, wodurch wiederum ATP resynthetisiert wird. Auch der geringste ATP-Verbrauch führt sofort dazu, dass das Phosphat von Kreatinphosphat an ADP übertragen wird, sodass wieder ATP entsteht. Da die Konzentration an PCr im Zytosol der Skelettmuskelzelle deutlich höher ist als jede von ATP, kann mit Hilfe von PCr die zytosolische ATP-Konzentration über einige Sekunden hinweg während voller Kraftentwicklung konstant gehalten werden. Bei der Resynthese von ATP mittels PCr wird kein Sauerstoff benötigt, daher wird dieser stoffwechselweg als anaerob (altgriech. „aer" = Luft, „an" = Verneinung) bezeichnet. In dem anderen wesentlichen anaeroben Stoffwechselweg (der anaeroben Glycolyse, siehe unten) entsteht Milchsäure (engl. lactic acid). Um hervorzuheben, dass bei der Spaltung von CPr keine Milchsäure entsteht, wird die Resynthese von ATP mittels CPr-Spaltung auch als alaktazid bezeichnet. Wird aber weiterhin ATP benötigt müssen andere Mechanismen herangezogen werden, ATP bzw. PCr zu regenerieren.

Prinzipiell wird ein Abfall der ATP-Konzentration von PCr gepuffert. Auch unter Extrembelastung, die zur Erschöpfung führt, fällt der ATP-Spiegel praktisch nie unter 50 % des Ausgangsniveaus (Meyer et al. 1986). Das „anaerob alaktazide" System ist aber dadurch limitiert, dass Kreatinphosphat nicht so schnell rephosphoryliert werden kann wie es zur ATP-Resynthese verwendet werden kann (Connett 1988; Meyer et al. 1986).

## Die anaerobe Glykolyse

Als Glykolyse bezeichnet man die Spaltung von Glukose in Pyruvat. Bei diesem Vorgang wird kein Sauerstoff benötigt. Deshalb ist die Glycolyse an sich anaerob.

Jene Glucose, die im Skelettmuskel für die Glykolyse verwendet werden kann, muss vorher aus dem Blut aufgenommen werden. Die aufgenommene Glukose kann entweder sofort in die Glykolyse eingeschleust werden, oder, wenn sie gerade nicht benötigt wird, als Glycogen gespeichert werden. Die Produktion von Glykogen aus Glukose bezeichnet man als Glykogensynthese. Wenn nun die als Glykogen gespeicherte Glucose verwendet werden soll, muss das Glykogen zuerst gespalten werden. Diesen Prozess nennt man Glyko*geno*lyse.

Beim Abbau von einem Molekül Glukose zu zwei Molekülen Pyruvat müssen zuerst 2 Moleküle ATP investiert werden, im weiteren Verlauf der Glykolyse werden 4 Moleküle ATP generiert. Daher entstehen netto in der Glykolyse 2 Moleküle ATP pro Molekül Glukose. Außerdem wird für die Glykolyse $NAD^+$ (Nicotinamid-Adenin-Dinucleotid) benötigt. Im Laufe der Glykolyse werden 2 Wasserstoffatome von einem Metaboliten (Glycerinaldehyd-3-Phosphat) entfernt. Von diesen beiden Wasserstoffatomen, d. h. 2 Protonen und 2 Elektronen, werden 1 Proton mit 2 Elektron, also ein Hydridion, von $NAD^+$ aufgenommen. Dabei entsteht NADH. Das übrige Proton geht in Lösung. Zusammengefasst entstehen bei der Glycolyse also nicht nur 2 Moleküle ATP, sondern auch 2 NADH und 2 $H^+$.

Um die Glycolyse am Laufen zu halten, muss aus NADH + $H^+$ wieder $NAD^+$ hergestellt werden. Dies kann auf zwei Arten bewerkstelligt werden:

a.  Die beiden Wasserstoffatome werden wieder aus NADH + $H^+$ entfernt. Sie reduzieren Pyruvat, wobei Laktat entsteht. Manche Autoren fassen unter dem Begriff anaerobe Glykolyse die Reaktionen von Glucose über Pyruvat zu Laktat zusammen.

b.  Die beiden Wasserstoffatome von NADH + $H^+$ werden in den Mitochondrien für die ATP-Synthese verwendet. Dabei entsteht wieder $NAD^+$. Dafür ist Sauerstoff notwendig. Dabei wird Pyrovat vollkommen zu $CO_2$ abgebaut. Der vollständige Abbau von Glukose zu $CO_2$ wird oft als aerobe Glykolyse bezeichnet.

Die anaerobe Glykolyse hat aus 2 Gründen besondere Relevanz. Erstens kann mit anaerober Glykolyse deutlich mehr ATP pro Zeiteinheit synthetisiert werden als über aeroben Stoffwechselwege. Zweitens funktioniert sie auch, wenn (noch) nicht genug Blutfluss im arbeitenden Muskel vorhanden ist. Jedoch ist die Dauer begrenzt. Eine maximale Muskelkontraktion kann mittels anaerober Glykolyse nur etwa über einen Zeitraum von 1 min aufrechterhalten werden, weil anfallendes $H^+$ die Glykolyse hemmt.

## Der oxidative Abbau von Glukose, Fetten und Proteinen

Oxidativer Metabolismus bedeutet, dass das aus Glukose generierte Pyruvat, aber auch Abbauprodukte von Fetten und Proteinen mit Hilfe von $O_2$ zu $CO_2$ und $H_2O$ abgebaut werden. Weil Sauerstoff benötigt wird, werden diese Stoffwechselwege als aerob bezeichnet. Verglichen mit der Spaltung von Kreatinphosphat und der anaeroben Glykolyse können pro Zeiteinheit nur deutlich weniger Mengen an ATP resynthetisiert werden. Von Vorteil ist jedoch, dass alle Substrate (Glucose, Fette, Proteine) aerob verwertet werden können (anaerob: nur Glukose), somit kann die Energiebereitstellung über sehr lange Zeit aufrechterhalten werden. Deshalb wird längeren körperlichen Belastungen im Bereich von Stunden der Großteil des ATPs mittels oxidativen Abbaus synthetisiert.

Wesentliche Bestandteile des oxidativen Metabolismus sind der Zitratzyklus (◘ Abb. 7.1), die Atmungskette, und die oxidative Phosphorylierung. In den Zitratzyklus werden Abbauprodukte von Glukose, Fetten und Proteinen eingespeist. Sowohl Pyruvat als auch Fette werden als Acetylgruppen, gebunden an Coenzym A (Acetyl-CoA), in den Zitratzyklus eingeschleust.

7

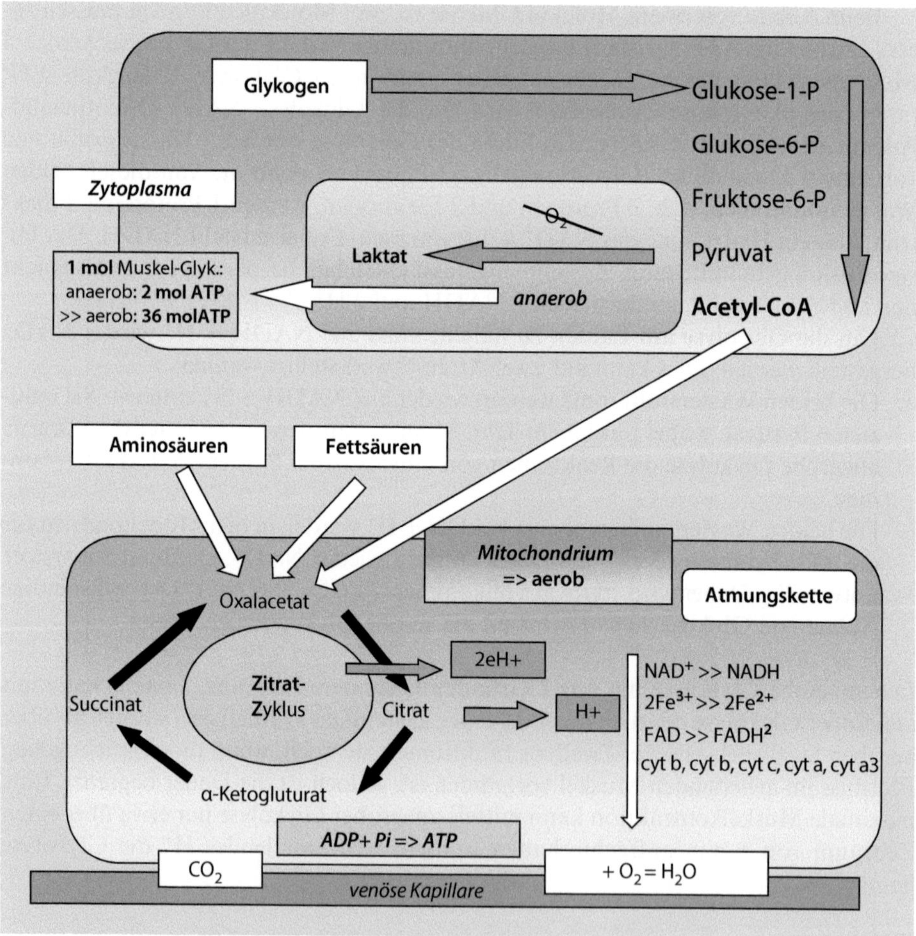


◘ **Abb. 7.1** Der Energiestoffwechsel der Muskelzelle

Pyruvat aus dem Glucoseabbau wird durch die Pyruvatdehydrogenase decarboxyliert, d. h., eine Carboxylgruppe (COO$^-$-)Gruppe wird entfernt. Diese Gruppe wird als $CO_2$ letztenendes ausgeatmet. Nach Abspaltung der Carboxylgruppe von Pyruvat bleibt eine Acetylgruppe übrig, welche an Coenzym A gebunden (Acetyl-CoA) in den Zitratzyklus eingeschleust wird.

Fettsäuren werden ebenfalls als Acetyl-CoA in den Zitratzyklus eingeschleust. Da Fettsäuren recht reaktionsträge Verbindungen müssen sie vorerst unter Aufwendung von Energie in Form von ATP aktiviert werden. Dabei reagiert ATP mit der Fettsäure, wobei von Pyrophosphat (d. h. 2 Phosphate) von ATP abgespalten werden, übrig bleibt Acyl-Adenosin-Monophosphat (= Acyl-AMP = Acyladenylat), d. h. die an . Die Acyl-Gruppe wird anschließend von Coenzym A gebunden, AMP bleibt übrig. Das entstandene Acyl-CoA ist nun die aktivierte Fettsäure, von der im Rahmen der beta-Oxidation immer wieder Acetylgruppen abgespalten werden, welche wieder an Coenzym A gebunden – als Acetyl-CoA in den Zitratzyklus eingeschleust werden.

Die aus dem Abbau von Glucose oder Fetten gewonnene Acetylgruppe reagiert mit Oxalacetat zu Citrat, namensgebend für den Zitratzyklus. Citrat wird im Rahmen des Zyklus um- und abgebaut, wobei $CO_2$ abgespalten wird. Dieses wird letzten Endes ausgeatmet. Außerdem wird, so wie in der Glykolyse, NADH + H$^+$ aus NAD$^+$ und Wasserstoffatomen des Citrats generiert, zusätzlich entsteht ATP (Bodner 1986). Schließlich entsteht Oxalacetat, welches wiederum mit einer neuen Acetylgruppe reagiert, was den Zyklus abschließt.

Aminosäuren aus Proteinen werden an verschiedenen Stellen der oben beschriebenen Stoffwechselwege eingeschleust, beispielsweise auf Ebene des Pyruvats oder des Oxalacetats. Für Einzelheiten empfiehlt sich ein Biochemie Buch.

Protonen und Elektronen werden in den Mitochondrien wieder von NADH und H$^+$ entfernt, dadurch wird wieder NAD$^+$ (als Akzeptor für Wasserstoff) regeneriert. Die Elektronen werden an der inneren Mitochondrienmembran von in einer Kette von Komplexen von einem zum nächsten weitergegeben (Ferguson und Sorgato 1982). Am Ende der Kette reagieren 2 Elektronen mit 2 Protonen und 1 Atom des eingeatmeten Sauerstoffs, zu $H_2O$. Dieses Wasser wird als Oxidationswasser bezeichnet, die Kette wird als Atmungskette bezeichnet.

Bei der Weitergabe von Elektronen innerhalb der Kette wird Energie frei, die benützt wird, um Protonen in den Spalt zwischen innerer und äußerer Mitochondrienmembran zu pumpen. Dadurch entsteht ein Konzentrationsgradient mit einer hohen H$^+$-Konzentration im Intermembranspalt der Mitochondrien (d. h. einem niedrigen pH), und einer niedrigeren Konzentration in der mitochondrialen Matrix, d. h. innerhalb der inneren Mitochondrienmembran. Der Konzentrationsgradient wird verwendet, um ein Protein zu bewegen, das einer Turbine ähnlichsieht, nämlich die ATP-Synthase. Diese phoysphoryliert – an oxidative Mechanismen gekoppelt – ADP zu ATP, daher der Begriff oxidative Phosphorylierung.

### 7.1.4 Abhängigkeit der Art der ATP-Regeneration von Intensität und Dauer der Belastung

Wenn über einen kurzen Zeitraum große Kraftentwicklung notwendig ist, kann ATP nicht ausschließlich durch oxidative Vorgänge resynthetisiert werden. Ein Grund dafür ist zum Beispiel, dass die maximale aerobe ATP Resyntheserate durch den Sauerstofftransport zum Muskel (also durch Kapazitäten von Lunge, Herz und Blut), als auch die Kapazität der Mitochondrien, limitiert ist. Ein anderer Grund ist, dass die entsprechenden Organsysteme eine gewisse Zeit zur Anpassung benötigen. Es braucht einige Sekunden bis Minuten, bis Atmung und Herzfrequenz ihr Maximum erreicht haben. Aus diesem Grund wird ATP bei kurzen Belastungen von hoher Intensität zu einem relevanten Anteil durch anaerobe Stoffwechselvorgänge resynthetisiert. Bei intensivsten und kürzesten Belastungen steht die Spaltung von Kreatinphosphat im Vordergrund, bei zunehmender Dauer der Belastung die anaerobe Glykolyse inkl. Milchsäureproduktion.

Hohe Belastungen mit einer Intensität, die anaerobe ATP-Resynthese erfordert, können nicht über längere Zeit aufrechterhalten werden, einerseits, weil die Rephosphorylierung von Kreatin limitiert ist, und dadurch die Kreatinphosphatkonzentration abnimmt, andererseits, weil die anaerobe Glycolyse durch die entstehende Milchsäure gehemmt wird.

Wie schnell Kreatin zu Kreatinphosphat rephosphoryliert werden kann, hängt wiederum von der Kapazität der oxidativen Systeme ab, d. h. von der Verfügbarkeit von Sauerstoff und Substraten, sowie von ausreichend funktionierenden Mitochondrien (Sahlin 1991). Sind zum Beispiel kurzzeitige hochintensive Belastungen von längeren Regenerationsphasen unterbrochen, wird Kreatinphosphat und ATP vorwiegend oxidativ rephosphoryliert, wobei die Geschwindigkeit von der Kapazität abhängt, aerob ATP zu resynthetisieren. Ohne Regenerationsphasen jedoch fällt die PCr- Konzentration schnell und drastisch ab, aber bei intakter Durchblutung nie unter 10 % des Ausgangswertes (Foley et al. 1991; Hood und Parent 1991; Meyer et al. 1986). In diesem Fall erfolgt die Resynthese anaerobe Glycolyse, in deren Folge es zur Produktion von Milchsäure kommt. Limitiert ist die ATP-Regeneration durch Kreatinphosphat somit dadurch, dass der Kreatinphosphatspiegel in der Zelle abfällt.

Auch die anaerobe Glykolyse kann nicht über einen ausgedehnten Zeitraum fortgeführt werden. Wenn nämlich Milchsäure anfällt, die im Körper praktisch ausschließlich getrennt in Form von Laktat und $H^+$ vorliegt, steigt die $H^+$-Konzentration in der Muskelzelle, was gleichbedeutend ist mit einem Abfall des pH-Werts. Ein Schlüsselenzym der Glykolyse (die Phosphofructokinase) wird nämlich von $H^+$-Ionen gehemmt (Hollidge-Horvat et al. 1999; Sahlin 1986). Somit wird die Glykolyse durch ihr Endprodukt, die Milchsäure, gehemmt. Weiters scheint eine lokale Azidose in der Arbeitsmuskulatur zu verminderten Brückenbildungen zwischen den Myosinköpfen und den Aktinmolekülen der Muskelfasern beizutragen (Westerblad et al. 1991). Limitiert ist die ATP-Regeneration durch anaerobe Glykolyse somit dadurch, dass Säure die anaerobe Glykolyse hemmt.

Der oxidative Abbau von Glucose, Fetten und Proteinen ist die einzige Möglichkeit, über längere Zeit gleichbleibend viel ATP zu resynthetisieren. Genügend Sauerstoff im Muskel und funktionierende Mitochondrien vorausgesetzt, ist die Verfügbarkeit von Substraten entscheidend, wie lange die Leistung aufrechterhalten werden kann. Dabei ist aber zu berücksichtigen, dass die maximale ausschließlich aerob erbringbare Leistung sowie die ihre entsprechende maximale Dauer wesentlich von den verwendeten Substraten abhängt (siehe unten).

Unter Sauerstoffmangelbedingungen kann $NADH + H^+$ nur durch die Reduzierung von Pyruvat reoxidiert werden (◘ Abb. 7.1). Bei diesem Vorgang entsteht Milchsäure (der Vorgang wird als „anaerobe Glykolyse" bezeichnet). Dieser Prozess der $NADH + H^+$-Reoxidation durch Pyruvat ist aber ein sehr unökonomischer Zugriff auf die ohnehin beschränkten endogenen Kohlenhydratspeicher. Aus dem Abbau von 1 mol Glukose zu 2 mol Laktat werden lediglich 3 mol ATP gewonnen, während bei der kompletten Oxidation 36 mol ATP gebildet werden können (Blei et al. 1993).

## 7.2   Die Rolle der Kohlenhydrate bei der Energiebereitstellung

Kohlenhydrate sind Biomoleküle, die aus Kohlenstoff, Wasserstoff und Sauerstoff bestehen. Der Begriff „Kohlenhydrat" wird oft synonym mit „Saccharid" verwendet, wobei **sich** diese in Monosaccharide (Einzelzucker, z. B. Glucose, Fructose, Galactose), Disaccharide (Zweifachzucker, z. B. Saccharose [Glukose+Fruktose] oder Laktose [Glukose+Galaktose]) und Polysaccharide (z. B. Stärke und Glykogen, **beides Glukosepolymere) unterteilen lassen.** Di- und Polysaccharide werden im Darm in zu Monosacchariden abgebaut und anschließend absorbiert. Sowohl Galaktose als auch Fruktose können ebenfalls in der Glykolyse zur ATP-Generierung beitragen. Fruktose wird dabei zu Fruktose-6-Phosphat phosphoryliert. Da auch beim Abbau von Glukose in der Glykolyse Fruktose-6-Phosphat entsteht, kann Fruktose somit direkt in den Glykolyseprozess eingeschleust werden. Galaktose muss zunächst umgewandelt werden, wobei durch spezifische Reaktionen aus Galaktose Glukose-6-Phosphat erzeugt wird. Dieses Molekül ist ebenfalls ein Zwischenprodukt der Glykolyse, was bedeutet, dass auch Galaktose zur ATP-Produktion genutzt werden kann. Zur Vereinfachung wird im weiteren Verlauf ausschließlich Glukose betrachtet.

Der relative Anteil von Glucose an der Energiebereitstellung unter körperlicher Aktivität ist abhängig von der Belastungsintensität und -dauer (Kiens 2006; Romijn et al. 1993; van Loon et al. 2001; van Loon 2004; Scribbans et al. 2014), sowie von der Ausdauerleistungsfähigkeit des Individuums (van Loon et al. 1999; van Loon et al. 2001).

Mit zunehmender Belastungsintensität steigt der Anteil der ATP-Menge, die mittels Oxidation von Glucose gewonnen wird im Vergleich zu jenem Anteil, der durch die Oxidation von Fetten oder Proteinen gewonnen wird. Im Vergleich zu oxidativ abgebauten Fetten und Proteinen hat oxidativ abgebaute Glucose den entscheidenden Vorteil, dass pro aufgenommenem Liter Sauerstoff etwa 5 Kilokalorien in Form von ATP gewonnen werden können, was mehr ist, als bei der Oxidation von Fetten (4,7 Kilokalorien) oder Proteinen (4,5 Kilokalorien) (Scott 2005). Das bedeutet, dass bei einer gegebenen Sauerstoffaufnahme durch Glukoseoxidation eine höhere Leistung möglich ist, als wenn Fette oder Proteine oxidiert werden. Dies ist ein wesentlicher Grund dafür, dass Spitzenleistungen im Langstreckenlauf nur mit ausreichender Glukoseversorgung möglich sind.

Mit zunehmender Dauer bei gleichbleibender Intensität nimmt der Anteil der Glucoseoxidation wiederum ab, was mit der Entleerung der Glycogenspeicher zu erklären ist. Es kann dann zwar auf Fette zurückgegriffen werden, um die Leistung gleich zu halten, muss aber entsprechend mehr Sauerstoff aufgenommen werden. Durch Ausdauertraining wird aber der Anteil der Glucose, die bei derselben absoluten Intensität oxidiert wird, geringer, was dazu führt, dass die Glycogenspeicher weniger rapide geleert werden (van Loon et al. 2001; van Loon et al. 1999).

Das Einsparen von Glucose bei gleicher Intensität ist für submaximale Ausdauerleistungen von Vorteil, weil die Glucosespeicher begrenzt sind. Die Kapazität zur Speicherung von Glucose im Körper variiert zwar interindividuell, ist aber generell auf mehrere hundert Kilokalorien limitiert. In der Leber finden sich in der Größenordnung von 100 g Glycogen, in der Muskulatur etwa zwischen 300 und 700 g. Zudem können etwa 5–6 g Glukose aus dem Blut rekrutiert werden. Bedenkt man, dass nur auf jene Muskelglykogen-Reserven zugegriffen werden kann, die in der tatsächlich arbeitenden Muskulatur gespeichert sind, nicht aber auf jene, die in anderen Skelettmuskeln gelagert sind, wird deutlich, dass die endogenen Glucose-Reserven bei langen und intensiven Belastungen einen limitierenden Faktor darstellen können. Ein Missverhältnis von Glucose-Zugriff zu verfügbarem endogener Glucose führt zu einer vollständigen Entleerung der Glucose-Speicher und womöglich einem nachfolgenden Abfall des Blutzuckerspiegels (=Hypoglykämie), mit Symptomen wie Hungergefühl, Kraftlosigkeit, Schwindel, Schweißausbruch, Schwarzwerden vor den Augen und „Gummiknien" führen kann. Es ist offensichtlich, dass dann eine angestrebte Leistung nicht mehr aufrechterhalten werden kann.

Die Erkenntnis, dass ein Mangel an Glucose leistungslimitierend ist, warf die Frage auf, ob und wie die Glucosespeicher erweitert werden können. Tatsächlich lassen sich die Glucosespeicher durch diätetische Maßnahmen (spezielle Ernährungs-/Belastungsregime) in den Tagen vor einer Belastung erhöhen (Bergström et al. 1967; Sherman et al. 1989) und diese Maßnahmen führen tatsächlich zu einer Erhöhung der Ausdauerleistungsfähigkeit (Bergström et al. 1967; Sherman et al. 1991; Walker et al. 2000, Coyle et al. 1985; Coyle 1991; Francescato & Puntel 2006; Karamanolis & Tokmakidis 2008; Millard-Stafford et al. 1997; Sherman et al. 1989; Wright et al. 1991. Zusätzlich zu diätetischen Maßnahmen ist gezeigt, dass leistungsfähigere Menschen (gemessen an der maximalen Sauerstoffaufnahme), mehr Muskelglykogen gespeichert haben, besonders dann, wenn sie viele Kohlenhydrate zu sich nehmen. Das legt nahe, dass Ausdauertraining die Glycogenspeicherkapazität der Muskeln erhöht (Areta und Hopkins 2018).

Die exogene Zufuhr von KH während langer körperlicher Aktivitäten wurde ebenfalls untersucht, mit Nachweisen einer Leistungssteigerung durch KH-Zufuhr während der Belastung (Coyle et al. 1983; Ivy et al. 1979; Fielding et al. 1985; Currell & Jeukendrup 2008; Jentjens et al. 2004; Jeukendrup et al. 2006; Jeukendrup 2010; Leijssen et al. 1995; Vandenbogaerde & Hopkins 2011; Wagenmakers et al. 1991, 1993).

Allerdings ist die Aufnahme von Kohlenhydraten pro Zeiteinheit limitiert (Cermak und van Loon 2013; Jentjens et al. 2004; Jeukendrup 2010). Ein Grund könnte sein, dass der Transport von Kohlenhydraten durch das Darmepithel limitiert ist. Glukose und Galaktose werden über SGLT1 (sodium/glucose cotransporter 1) aus dem Lumen des Darms in den Enterozyten transportiert. Dabei wird der Konzentrationsgradient von Natrium als treibende Kraft genützt. Da die Natriumkonzentration intrazellulär sehr niedrig ist, strömt Natrium entsprechend des chemischen Gradienten in die Zelle, den Enterozyten, ein. An diesen Einstrom gekoppelt ist die Aufnahme von Glucose oder Galactose in Enterozyten. Fruktose wird durch einen anderen Mechanismus, nämlich mittels GLUT5 in den Enterozyten aufgenommen, und konkurriert deshalb nicht mit der Glucoseaufnahme. Deshalb verwundert es nicht, dass die Aufnahme einer Kombination von Fructose und Glucose die Kohlenhydratverfügbarkeit bei Athleten erhöht (Fuchs et al. 2019). Die vollständige Wiederaufladung entleerter KH-Speicher, besonders von Muskelglykogen, dauert mehrere Tage, selbst bei optimierter KH-Zufuhr (Jensen und Lai 2009; Jensen und Richter 2012). Speziell für Ausdauerathleten ist es deshalb essenziell, zwischen Trainingseinheiten ausreichend Kohlenhydrate zu sich zu nehmen.

## 7.3  Die Rolle der Fette bei der Energiebereitstellung

Fette haben als Substrat einen entscheidenden Vorteil gegenüber Glucose. Ein Gramm Fett enthält 9,3 kcal Energiegehalt – mehr als doppelt so viel Energie wie 1 g Kohlenhydrat oder Protein (je 4,1 kcal). Dies bedeutet für ein 70 kg Individuum einem Körperfettanteil von 15 % eine Fettmasse von 10,5 kg eine Speichermenge von fast 100.000 kcal. Ein wesentlicher Nachteil von Fetten ist jedoch, dass sie pro Liter aufgenommenen Sauerstoffs weniger Energie bereitstellen als Kohlenhydrate. Aus evolutionärer Sicht ist es daher sinnvoll, dass der Körper in Ruhephasen und bei sehr niedrigen Belastungsintensitäten Fette zur ATP-Resynthese oxidiert, während bei höheren Intensitäten zunehmend Kohlenhydrate genutzt werden.

Neben dem Depotfett, z. B. im subkutanen Fettgewebe, gibt es eine zweite Form von Fetten, die direkt in den Muskelzellen (intra-muskuläre Triglyceride, IMTG) und hier besonders in der unmittelbaren Umgebung der Mitochondrien gelagert sind (Coggan et al. 2000; Hoppeler 1986; Martin et al. 1993; Hurley et al. 1986; Kiens 2006; Martin et al. 1993; Phillips et al. 1996; Sial et al. 1998; Tarnopolsky et al. 2007; Turcotte et al. 1992; Turcotte 1999; van Loon et al. 2003; Yoshida et al. 2013). Im Verlauf der darauffolgenden Jahre kam es zur Entwicklung neuer Messmethoden (z. B. Tracer-Technologie, MRT, Mikrodialyse, Immunfluoreszenz-Mikroskopie). Diese Methoden führten zu neuen, genaueren Einblicken auf dem Gebiet der Substrat-Utilisation. Besonders mithilfe der neu entwickelten Tracer- Technologie, bei der Substrate mit Isotopen markiert werden, können Energieflüsse bei Belastungen unterschiedlicher Intensitäten dargestellt werden. Ab diesem Zeitpunkt war es möglich, die Funktionsform der zuvor morphologisch identifizierten IMTG darzustellen und zu beurteilen – die Energieflüsse aus den beiden wichtigsten Fettspeichern waren damit erstmals differenzierbar und quantifizierbar (Hurley et al. 1986; Kiens 2006; Martin et al. 1993; Phillips et al. 1996; Romijn et al. 1993; Romijn et al. 2000; Sial et al. 1998; Tarnopolsky et al. 2007; Turcotte et al. 1992; van Loon et al. 2001; van Loon et al. 2003; van Loon 2004; Yoshida et al. 2013).

Die so entstandenen Forschungsergebnisse belegten einerseits bekannte Gesetzmäßigkeiten der Muskelenergetik, führten aber andererseits zu völlig neuen Ansätzen. Aufgrund der nun vorliegenden Daten ergeben sich zum aktuellen Zeitpunkt folgende Eckpunkte:

Unter Ruhebedingungen und extrem niedrigen Belastungsintensitäten (Voraussetzung: passable Ausdauer-Leistungsfähigkeit) wird die notwendige Energie vor allem aus Fetten und hier besonders aus den außer-muskulären Fettdepots bezogen. Die sehr niedrigen Energieflussraten aus dieser Art des Fett-Stoffwechsels sind ausreichend, um einen Großteil der Energie abzudecken.

Bei Steigerung der Belastungsintensität kommt es zur zunehmenden Mobilisierung der IMTG, die nun einen beträchtlichen Teil der Muskel-Energieversorgung tragen (◘ Abb. 7.2). Bei zunehmender Belastung steigt der Zugriff auf IMTG (Romijn et al. 1993; Kiens 2006; van Loon et al. 2001; van Loon et al. 2003; van Loon 2004; Tarnopolsky et al. 2007; Yoshida et al. 2013), während die Oxidation von Fetten aus den peripheren Fettdepots bereits stagniert.

Auch Kohlenhydrate (KH) werden bereits (je nach Ausdauer-Leistungsfähigkeit) mit herangezogen. Dies geschieht zunächst vorwiegend aerob.

Wird die Belastungsintensität weiter gesteigert, werden die KH zur zunehmend dominanten Energiequelle der sportlichen Aktivität – der anaerobe KH-Stoffwechsel gewinnt zunehmend an Bedeutung.

Neu und revolutionär war die Erkenntnis, dass die Fettoxidation nicht, wie bis dahin vermutet, einen „Grundsockel" der Energieversorgung des Muskels ausmacht, der je nach Belastungsintensität durch einen zunehmenden Anteil an KH-Verwertung ergänzt wird, sondern dass es ab einer gewissen (vom Ausdauer-Trainingszustand des Individuums abhängigen) Belastungsintensität zu einem massiven Abfall des Fett-Stoffwechsels kommt (Romijn et al. 1993).

Die Ursachen für das oben beschriebene Phänomen blieben zunächst unklar. Nichtsdestoweniger barg dieses Forschungsergebnis eine nicht unbeträchtliche Praxisrelevanz. Die vorliegenden Daten demonstrierten, dass die Kapazität, Fette zu oxidieren (in Langzeit-Ausdauer-Sportarten eine unabdingbare Voraussetzung für eine gute Leistung) nur effizient geschult werden kann, wenn im Training eine bestimmte Belastungsintensität nicht überschritten wird. Acht Jahre später präsentierte eine Forschungsgruppe um van Loon (van Loon et al. 2001) neue Daten (◘ Abb. 7.2), die Lösungsansätze für das oben beschriebene Phänomen lieferten. Sie bildet die

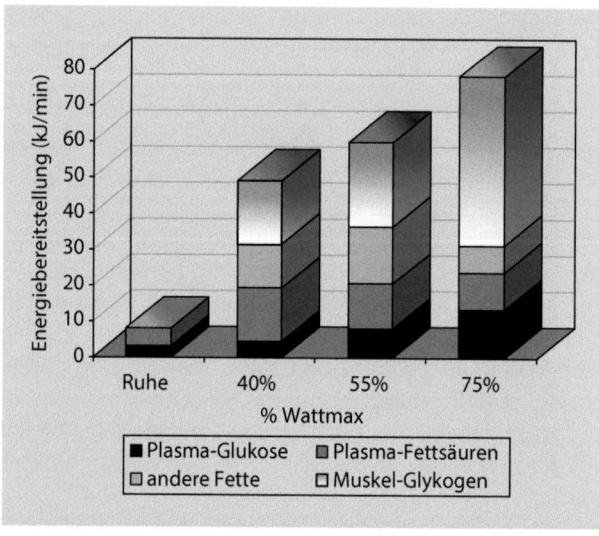

◘ **Abb. 7.2**    Nährstoff-Utilisation in Ruhe und bei Belastungen verschiedener Intensität (steady state). (Mod. nach van Loon et al. 2001)

Basis für eine Theorie, die eine Behinderung des Transports von FFS durch die Mitochondrien-Membran bei hohen Belastungsintensitäten nahelegte. Es konnte gezeigt werden, dass es bei hoher Belastungsintensität zu einer Verminderung des freien „L-Carnitin-Pools" im Muskel kommt. Dieser Abfall scheint dadurch zustande zu kommen, dass das freie L-Carnitin im Muskel mit ansteigender Belastungsintensität durch Stoffwechselprodukte aus dem anaeroben Kohlenhydrat Stoffwechsel gebunden wird (◘ Abb. 7.3). Kommt es also unter anaeroben Bedingungen zu einem hohen glykolytischen Fluss aus Kohlenhydraten, führt dies zu einer Akkumulierung von Zitrat und Acetyl-CoA im Muskel (Dyck et al. 1993; van Loon et al. 2001; van Loon 2004). Wenn aber nun die aus der Glykolyse stammende Menge an Zitrat jene Menge übertrifft, die vom Mitochondrium tatsächlich verbrannt werden kann (Ausschöpfung der aeroben Kapazität des Systems), diffundiert Zitrat wieder aus dem

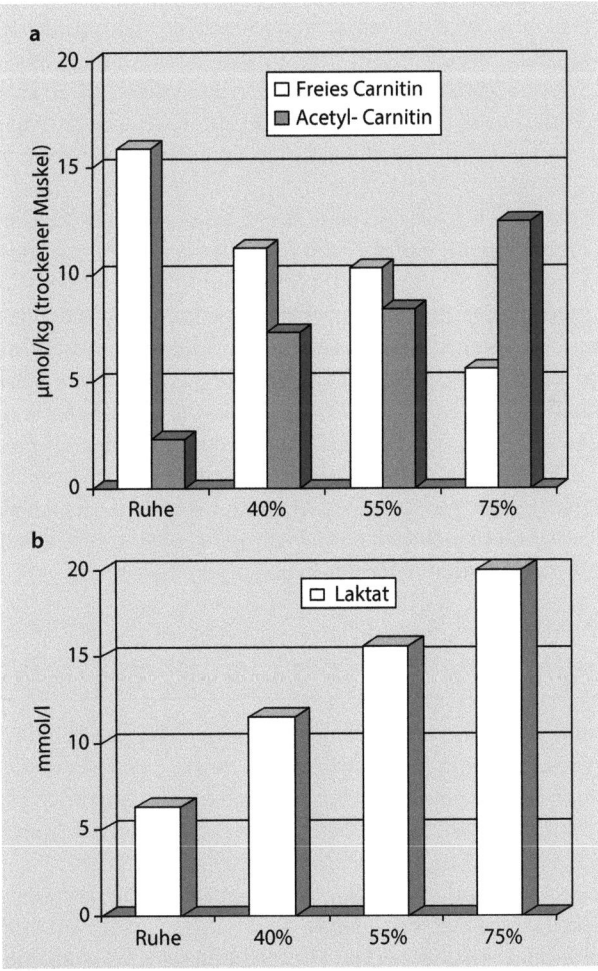

◘ **Abb. 7.3**  **a** Intramuskuläre Konzentrationen für „freies Carnitin" und an Acetly-CoA gebundenes Carnitin (Acetly-Carnitin) in Ruhe und bei Belastung verschiedener Intensität (steady state). **b** Blut-Laktat-Konzentration in Ruhe und bei Belastungen verschiedener Intensität (steady state). (Mod. nach van Loon et al. 2001)

Mitochondrium heraus und wird vom Enzym Zitrat-Lyase in Acetyl-CoA und Oxal-acetate zerlegt (Winder 1998). Die Studie von van Loon et al. (2001) dokumentiert, dass das überschüssig produzierte (und aus dem KH-Stoffwechsel stammende) Acetyl-CoA tatsächlich an L-Carnitin gebunden wird – das so entstandene intra-muskuläre Acetyl-Carnitin steigt, der freie L-Carnitin-Spiegels fällt (◙ Abb. 7.3). Mit abfallendem Spiegel an freiem L-Carnitin wird die Komplexbildung zwischen L-Carnitin und FFS behindert, was wiederum zu einer Reduzierung des Transports von FFS durch die innere Mitochondrien-Membran führt. Des Weiteren wird von den Autoren nicht ausgeschlossen, dass die FFS-Transportstörung auch durch eine Beeinträchtigung der FFS-Transporter CTP1 und CTP2 (CPT = Carnitin-Palmitoyl-Transferase) bedingt sein könnte (Starritt et al. 2000), da Carnitin ein wichtiger Be-standteil von CTP1 und CTP2 ist. Auch eine Hemmung der beiden Transportproteine durch den niedrigen ph-Wert (metabolische Azidose, bedingt durch den anaeroben KH-Stoffwechsel) kann nicht ausgeschlossen werden (van Loon 2004). Insgesamt ist zu bedenken, dass bei einer hohen mitochondrialen Kapazität bei gleicher Be-lastungsintensität mehr Metaboliten, die aus der (anaeroben) Glykolyse stammen, aerob verwertet werden können, was sich wiederum positiv auf eine mögliche Behin-derung der Fettoxidation auswirkt (Hurley et al. 1986; Jeukendrup et al. 1998; Kiens 2006; Martin et al. 1993; Phillips et al. 1996; Turcotte et al. 1992; van Loon et al. 2001; van Loon 2004).

Natürlich ergaben sich nach Vorlage der oben genannten Daten alsbald Über-legungen, dass eine exogene Zufuhr von Carnitin eventuell zu einer verbesserten Fettoxidation führen und damit zu einer Schonung der endogenen KH-Speicher während lang andauernder Belastungen beitragen könnte (Folge: Verbesserung der Ausdauerleistung). Bei Sicht auf die vorliegende Literatur besteht allerdings wenig Evidenz für diese Vermutung, da selbst eine hoch dosierte Infusion von L-Carnitin in der Regel zu keiner signifikanten Erhöhung der L-Carnitin-Konzentration im Mus-kel führt (Stephens et al. 2006). Inzwischen hat sich deuten verfügbare Studien da-rauf hin, dass L-Carnitin Supplementation etwa eine Stunde vor einer Trainingsein-heit, oder regelmäßig über mehrere Wochen eingenommen, die Leistung bei hohen Intensitäten verbessert. Hinsichtlich der Leistung bei mittlerer Intensität konnte aber kein Vorteil festgestellt werden (Mielgo-Ayuso et al., 2021).

## 7.4    Die Rolle der Proteine bei der Energiebereitstellung

Präferenziell Proteine werden nur dann in relevanten Mengen zur Energiegewinnung herangezogen, wenn zu wenig Glucose vorhanden ist. Zwar ist das Depot prinzipiell groß, ist gibt jedoch kein explizites Depot analog zu Glycogen oder Triacylglycerinen in Fettgewebe. Aminosäuren müssen im Wesentlichen aus vorhandenen Struktur-proteinen, z. B. den kontraktilen Elementen, gewonnen werden.

Die Bedeutung der Oxidation von Aminosäuren unter körperlicher Belastung sowie ihre Auswirkung auf den Proteinhaushalt wurden erst im letzten Drittel des 20. Jahrhunderts in vollem Ausmaß erkannt und beforscht. Erst ab diesem Zeitpunkt wurde langsam (aber zunehmend) realisiert, dass der Protein-Stoffwechsel nicht nur im Kraftsport (Muskelproteinsynthese) von hoher Bedeutung ist, sondern auch bei Ausdauer-Athleten in Erwägung gezogen werden muss. So wurde beschrieben, dass

und in welchem Ausmaß bei Ausdauerbelastungen auf Protein-Bausteine (AS) zugegriffen wird (Blomstrand und Saltin 2001; Brouns et al. 1989a, b; Carraro et al.
1994; Dideriksen et al. 2013; Forslund et al. 1998; Millward et al. 1982; Rennie et al.
2006; Wagenmakers 1998).

Auch im Fall des Protein-Stoffwechsels führten Tracer- und Biopsie-Studien (bzw.
deren Kombination) zu besserem Verständnis der vorliegenden Situation. Bereits in
der ersten Protein-Tracer-Studie (gearbeitet wurde mit „Tracer-Leucin") konnte gezeigt werden, dass der Zugriff auf AS in Abhängigkeit zur Belastungsintensität einer
körperlichen Aktivität (Millward et al. 1982) steigt. AS liegen nur in einem sehr beschränkten Ausmaß in frei zugänglicher Form vor („Aminosäure-Pool"), nur etwa
0,05 % stehen auf diese Weise zur Verfügung. Gesamtmenge und Mischung der AS
im Pool hängen dabei von der Zufuhr mit Ernährung und ihrer Entnahme (z. B.
durch körperliche Aktivität) ab. Unter Belastung werden, wie bereits erwähnt, bevorzugt eine Gruppe von drei AS oxidiert, die unter dem Begriff „Verzweigtkettige AS"
(Leucin, Isoleucin, Valin; engl. Synonym: „Branched-Chain Amino Acids" = BCAA)
zusammengefasst werden. Die BCAA zählen zu den essenziellen AS, werden im
menschlichen Organismus nicht synthetisiert und müssen daher mit der Ernährung
zugeführt werden. In geringerem Ausmaß werden offensichtlich auch andere AS wie
Glutamin, Alanin und Aspartat zur Energiebereitstellung herangezogen. Glutamin
spielt in der Praxis von Spitzenathleten insofern eine wichtige Rolle, als diese AS
offensichtlich ein Energielieferant für Immunzellen ist (Castell et al. 1996). Es ist
nicht auszuschließen, dass die erhöhte Infektanfälligkeit, die nach schweren körperlichen Belastungen nachweisbar ist (Nieman et al. 1990), auch unter Beteiligung
eines Glutamin-Defizites (Castell et al. 1997) zustande kommt. Daher kann eine Glu-
tamin- Supplementierung bei infektanfälligen Athleten durchaus in Betracht gezogen werden (Castell et al. 1996). Basierend auf neueren Studien erscheint es aber eher
wahrscheinlich, dass Glutamin-Supplementation keinen wesentlichen Effekt auf die
Infektanfälligkeit von Athleten hat (Ramezani Ahmadi et al. 2019). Auch die schon
angesprochene Supplementierung von BCAA dürfte den Zugriff auf Glutamin und
Belastung reduzieren und auch daher zur Prävention eines Glutamin- Mangels beitragen (Bassit et al. 2002).

Insgesamt liegt der Anteil der Energiebereitstellung an der Gesamtenergiemenge
unter Belastung bei maximal 10–15 % der gesamt umgesetzten Energiemenge (Rennie et al. 2006). Dabei hängt der Zugriff auf die AS von Dauer und Intensität der Belastung ab – je höher die Intensität, desto höher der prozentuelle Zugriff. Ausdauer-
Athleten greifen also sowohl bei langen und häufigen als auch bei intensiven Belastungen massiv auf AS zu (Training, Wettkämpfe). Dabei besteht oftmals das
Problem, dass das Ausmaß der frei zugängigen AS („Aminosäure-Pool") oftmals zu
gering ist, um den auftretenden Bedarf abdecken zu können (Dideriksen et al. 2013).
Es wäre nun logisch, dass nach Entleerung des Pools keine Aminosäuren zur Energieproduktion herangezogen werden. Dies ist aber in der Realität nicht der Fall. Ist der
AS-Pool entleert, wird funktionelles Eiweiß (vor allem im Form von Muskeleiweiß)
in Anspruch genommen. Muskeleiweiß geht aufgrund der so entstandenen „katabolen" Stoffwechsellage verloren (Blomstrand und Saltin 2001; Brouns et al. 1989a,
b; Forslund et al. 1998; Rennie et al. 2006). Auch eine Minderversorgung mit AS,
chronische kalorische Unterversorgung, aber auch negative Kohlenhydrat-Bilanzen
(Brouns et al. 1989a, b, c; Wagenmakers et al. 1991) fördern den erhöhten Untergang
von Muskelzellen. Weiters forciert ein schlechter Ausdauer-Trainingszustand den

Zugriff auf Proteine während körperlicher Aktivität (McKenzie et al. 2000), sodass gerade bei untrainierten Personen, die in einen Trainingsprozess einsteigen, auf eine ausreichende Proteinzufuhr zu achten ist, um katabole Zustände zu vermeiden.

Aus den in der Wissenschaft vorliegenden Daten ergeben sich für die Proteinzufuhr eine Empfehlung von 1,2–1,4 g/kg Körpergewicht pro Tag für Hobby-Ausdauersportler, von etwa 2–2,5 g/kg Körpergewicht pro Tag für Leistungs-Ausdauersportler (vergleiche: 0,9 g/kg Körpergewicht pro Tag für gesunde, nicht körperlich aktive Menschen). Im Kraftsport werden etwa 3 g/kg Körpergewicht pro Tag empfohlen, wobei für einen entsprechenden Muskelaufbau nicht nur die Quantität (Gesamtmenge der Zufuhr), sondern die Qualität des Proteins (Spektrum der mit den Proteinen zugeführten Aminosäuren; s. Begriff biologische Wertigkeit von Eiweiß) eine Rolle spielen.

Leider wird es auch bei reichlicher Proteinzufuhr für (Ausdauer-)Athleten immer schwieriger, den extremen Anforderungen des Spitzensports (Trainingsumfänge, Trainingsintensitäten) entsprechen zu können, ohne dabei die Balance zwischen Belastung („Protein-Breakdown") und Regeneration („Proteinsynthese") zu missachten. Es sollte an dieser Stelle auch nicht unerwähnt bleiben, dass chronische Dysbalancen von „Protein-Breakdown" und „Proteinsynthese" im dringenden Verdacht stehen, an schwerwiegenden Komplikationen (z. B. Übertrainingszuständen, Infektanfälligkeit) maßgeblich beteiligt zu sein. Dass das hier beschriebene Problem in der Praxis erkannt wird, zeigt der in den letzten Jahren stark ansteigende (entdeckte) Missbrauch von verbotenen anabolen Substanzen im Ausdauersport. Leider lassen herkömmliche Laborparameter, wie etwa Kreatinkinase oder Harnstoff (sie dienen als Signalstoffe für negative Eiweißbilanzen und Untergang von Muskelzellen), eine Beurteilung der aktuell vorliegen Protein-Stoffwechsellage nur bruchstückhaft zu. Ob neuartige Parameter wie zellfreie Plasma-DNA, Marker des oxidativen Stresses (wie Isoprostane, Thiobarbituric Acid Reactive Substances, Protein-Carbonyls, Glutathione-Peroxidase) oder Messungen des „Antioxidans-Status" in der Zukunft in der Lage sein werden, hier Abhilfe zu schaffen, bleibt abzuwarten.

Natürlich wurden angesichts des massiven Zugriffs auf BCAA bei exzessivem Ausdauertraining auch Überlegungen angestellt, ob ihre Supplementierung den Eiweiß-Katabolismus zurückhalten oder abschwächen könne. Dieser Ansatz ist theoretisch nachvollziehbar, weil wissenschaftlich dokumentiert ist, dass BCAA unter Belastung tatsächlich oxidiert werden (Forslund et al. 1998; Rennie et al. 2006; Dideriksen et al. 2013) – was wiederum mit einer „anti-katabolen" Wirkung einhergehen sollte. Tatsächlich gibt es zunehmend Evidenz, dass dies der Fall ist (Blomstrand und Saltin 2001; Rennie et al. 2006; Dideriksen et al. 2013). Eine wichtige Entdeckung war auch, dass eine Gabe von BCAA nicht nur den Zugriff auf körpereigene, funktionelle Proteine verringern, sondern auch eine direkte Stimulierung der Proteinsynthese bewirken dürfte (also nicht nur anti-katabol wirksam ist, sondern sogar eine gewisse anabole Wirkung hat). Durch Muskelbiopsien und nachfolgende Analysen von Genexpressionen konnte ein „Signalnetzwerk" der Muskel-Proteinsynthese (Blomstrand et al. 2006; Di Camillo et al. 2014; Karlsson et al. 2004; Kimball und Jefferson 2004; Kumar et al. 2012) identifiziert werden, in dessen Mittelpunkt die Proteinkinase mTOR steht. Insgesamt handelt es sich bei diesem Signalnetzwerk um einen Komplex von zahlreichen Proteinen (z. B. 4E-BP1, P70 S6 Kinase, GSK3, eIF, IF2B, S6K1, P38 MAPK), die in ihrer Gesamtheit eine Aktivierung der Proteinsynthese im Muskel auslösen dürften. Klar ist jedenfalls, dass eine solche Wirkung eine bessere Regeneration nach katabolen Prozessen, aber auch einen höheren Muskelzuwachs nach Krafttraining bewirken sollte. Abschließend ist erwähnenswert, dass die Kombination von Proteinen (essentielle Aminosäuren, BCAA) und KH bessere Auswirkung auf die Porteinsynthese besitzen dürfte als Proteine alleine (Ivy & Ferguson-Stegall 2013; Rasmussen et al. 2000; Tipton et al. 2001).

## 7.5 Ausdauertraining und Muskelenergetik

Wie bereits erwähnt ist der Organismus gezwungen, Substrate (und hier besonders die Fette) zu verbrennen, um längere Belastungen energetisch abdecken zu können. Dabei steigt die Fähigkeit, Substrate aerob zu verwerten, mit der Ausdauerleistungsfähigkeit. Die Ursachen für diese erhöhte Fähigkeit zur oxidativen Energiegewinnung sind vielfältig.

Schon seit den 60er-Jahren des 20. Jahrhunderts ist bekannt, dass es durch Ausdauertraining (ADT) zu ultrastrukturellen Änderungen im Skelettmuskel auf Ebene der Mitochondrien kommt – die Größe der Mitochondrien wird erhöht, ihre Anzahl vermehrt sich (Bizeau et al. 1998; Hoppeler 1986; Howald et al. 1985; Suter et al. 1995; Tarnopolsky et al. 2007; Vock et al. 1996; Yoshida et al. 2013; Meinild Lundby et al. 2018). Die damit verbundene Erhöhung der sogenannten Mitochondrien-Dichte (also der Anteil des Mitochondrien- Volumens am Gesamt-Volumen der Muskulatur) führt zu einer Vergrößerung der mitochondrialen Oberfläche und geht mit einer verbesserten Fähigkeit, Substrate (ATP, ADP, Sauerstoff, Kohlendioxid etc.) zwischen Mitochondrium und Zytoplasma der Muskelzelle auszutauschen, einher (Hoppeler 1986; Vock et al. 1996).

Diese Anpassung des mitochondrialen Systems beinhaltet auch eine Aktivitätssteigerung mitochondrialer Enzyme, die für den Muskelstoffwechsel von Bedeutung sind (Bekedam et al. 2003; Bruce et al. 2006; Dubouchaud et al. 2000; Helge et al. 2001; Hurley et al. 1986; Kiens et al. 1993; Phillips et al. 1996; van Wessel et al. 2010; Hood et al. 2011; Yoshida et al. 2013). In verschiedenen Studien konnte belegt werden, dass diese Aktivitätssteigerung mitochondrialer Enzyme auch mit einer Zunahme der Fettoxidation (Hurley et al. 1986; Phillips et al. 1996) und mit einer erhöhten mitochondrialen ATP-Produktionsrate (Starritt et al. 2000; Wibom et al. 1992) verbunden ist. In diesem Zusammenhang ist auch die Tatsache interessant, dass oxidative Typ-I-Muskelfasern eine höhere Aktivität der für die Muskelenergetik zuständigen Enzyme aufweisen, als dies bei Typ-II-Fasern der Fall ist (Jackman und Willis 1996). Auch eine Trainings-Adaptation auf Ebene der Fettsäure-Transporter dürfte eine wichtige Rolle für eine gute AD-Leistungsfähigkeit spielen (Bonen et al. 2007; Glatz et al. 2010; Yoshida et al. 2013).

ADT hat ganz offensichtlich auch einen positiven Effekt auf die Verwertung von IMTG. Vorliegende Daten zeigne klar, dass die IMTG entscheidend zur Energiebereitstellung unter Belastung beitragen (Coggan et al. 2000; Hurley et al. 1986; Martin et al. 1993; Kiens 2006; Phillips et al. 1996; Romijn et al. 1993, 2000; Sial et al. 1998; van Loon et al. 2001; van Loon et al. 2003) (◗ Abb. 7.4). Weiters wurde der IMTG-Gehalt im AD-trainierten Muskel als deutlich höher identifiziert als im untrainierten (Andersson et al. 2000; Goodpaster et al. 2001; Hoppeler 1986; Howald et al. 2002; Philipps et al. 1996; Schrauwen et al. 2002; Vock et al. 1996). Auch

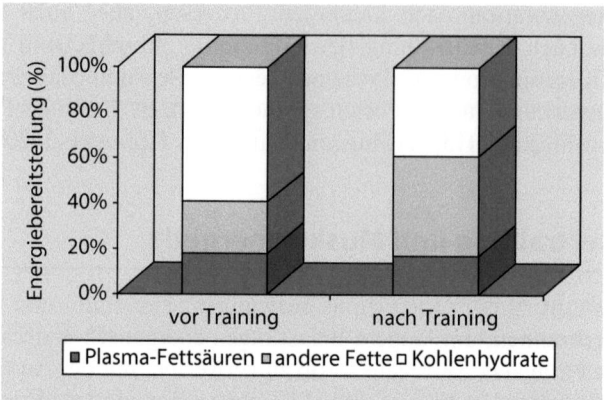

**⬛ Abb. 7.4** Der Anteil von Kohlenhydraten, Plasma-Fettsäuren und andere Fetten (insbesondere intramuskulären Triglyzeride) an der Energiebereitstellung vor und nach Training (Tracer-Studie). (Plasma-FS = Plasma-Fettsäuren; KH= Kohlenhydrate). (Mod. nach Martin et al. 1993).

die Steigerung der Fähigkeit, unter Belastung auf IMTG zuzugreifen, konnte in Trainingsstudien eindrucksvoll belegt werden (Martin et al. 1993; Coggan et al. 2000; Hurley et al. 1986; Kiens 2006; Martin et al. 1993; Phillips et al. 1996; Sial et al. 1998; Tarnopolsky et al. 2007; Turcotte et al. 1992; van Loon et al. 2003; Yoshida et al. 2013). Fest steht darüber hinaus, dass oxidative Muskelfasern (Typ-I-Fasern) mehr IMTG beinhalten als Typ-II-Fasern (Andersson et al. 2000; Bekedam et al. 2003; van Loon et al. 2003; Hwang et al. 2001). Trotz aller Trainingsanpassungen unterliegt die Energie-Menge, die durch die Fettoxidation erreichbar ist, auch bei gut trainierten Athleten einer Limitierung (Kiens 2006; Smekal et al. 2003; van Loon et al. 2001; van Loon 2004).

Ein Unterschied zwischen untrainierten und AD-trainierten Muskeln ist auch in Bezug auf die lokale Durchblutung (Muskel-Kapillarisierung) erkennbar. Sie ist bei AD-trainierten Personen deutlich verbessert (Delp 1998; Deveci et al. 2001; Green et al. 1999; Kiens et al. 1993; Perez et al. 2002; Richardson 1998; Saltin et al. 1998; Scribbans et al. 2014). Diese strukturelle Anpassung wirkt sich natürlich positiv auf die AD-Leistungsfähigkeit aus, da sie einen besseren Sauerstoffaustausch zwischen Muskelkapillare und Muskelzelle bewirkt. Ein AD-trainierte Muskel verfügt über eine erhöhte Austauschfläche zwischen Muskelkapillaren und Muskelfasern. Dies kommt dadurch zustande, dass sich die Muskel-Kapillaren eines AD-trainierten Muskels stark um die einzelnen Muskelfasern „schlängeln". Diese strukturelle Eigenheit führt nicht zuletzt zu einer Verlängerung der „Transit-Zeit" (englisches Synonym: „blood transit time"), also jener Zeit, die zum Sauerstoffaustausch zwischen einer Muskelzelle und der sie versorgenden Kapillare zur Verfügung steht. Auf diese Weise steigt die Sauerstoff-Diffusionskapazität zwischen Kapillaren und dem Cytochrom der Mitochondrien an (Richardson 1998; Severinghaus 2000).

Bezüglich des Einflusses von ADT auf die Muskelfaser-Zusammensetzung gibt es unterschiedliche Ansätze. Aus dem Studium der bisher vorliegenden Literatur ergibt sich aber folgender Trend: Die Umwandlung einer schnellen Typ-II-Faser in eine Typ-I-Faser dürfte, falls überhaupt, in sehr geringem Umfang stattfinden. Am ehesten besteht die Möglichkeit einer Konversion von Typ-II-Fasern mit geringer oxidativer Kapazität in solche mit etwas höherer oxidativer Kapazität (Morales-Lopez et al. 1990; Jackman und Willis 1996; van Wessel et al. 2010). Insgesamt wird die traditionelle Einteilung in Typ I und Typ II zunehmend durch neuere Schemata ersetzt, deren Unterteilungen sich vor allem an der molekularen Struktur der kontraktilen Eiweißfäden orientieren (Galler et al. 1997; Goldspink 1994; Kraus et al. 1994; McComas 1994).

## 7.6 Praktische Schlussfolgerungen

Aus den bisher angesprochenen Grundlagen ergeben sich einige praktische Rückschlüsse. Körperliche Aktivitäten mit höheren Belastungsintensitäten erfordern die Inanspruchnahme von Kohlenhydraten, da die Energieflüsse des Fettstoffwechsels limitiert sind. Um längere Belastungen durchhalten zu können, dürfen die Mengen, die aus Kohlenhydraten pro Zeiteinheit bereitgestellt werden müssen, nicht jene Mengen überschreiten, die gespeichert, resorbiert, oxidiert bzw. resynthetisiert werden. Daher sind bei längeren körperlichen Aktivitäten einige Grundsätze zu berücksichtigen:

1) Die Intensität einer Belastung sollte der individuellen (trainingsabhängigen) Kapazität der Fettsäureoxidation und der geplanten Dauer angepasst werden. Die Belastung der Intensität muss also je nach Dauer so gewählt werden, dass die Energieversorgung durch die Kohlenhydrate bis zum Ende gewährleistet ist.

2) Phasen anaeroben Zugriffs auf Kohlenhydrate (kurze intensive Belastungsintensitäten) sollten bei länger geplanten sportlichen Betätigungen (wie z. B. einem Marathon) weitestgehend vermieden werden, um die Kohlenhydratspeicher des Organismus zu schonen.

3) Die Verfügbarkeit von Kohlenhydraten für körperliche Aktivitäten kann erhöht werden, wenn sie vor der Belastung (Tage, Stunden) und während Belastung unter Einhaltung bestimmter Gesetzmäßigkeiten zugeführt werden. Auch bei aufeinanderfolgenden Belastungen ist die (möglichst rasche) Zufuhr von Kohlenhydraten wichtig, um eine schnelle Resynthese von Muskel- und Leberglykogen zu ermöglichen.

4) Wiederholte körperliche Belastungen im Zustand reduzierter Kohlenhydratspeicher führen zu erhöhtem Zugriff auf funktionelle Proteine (vor allem aus Muskelzellen) und können mit negativen Auswirkungen auf die Leistungsfähigkeit und Befindlichkeit (Übertraining) einhergehen.

5) Die Fähigkeit, Fettsäuren zu verwerten, kann durch regelmäßiges (jahrelanges) Ausdauertraining erhöht werden. Ein regelmäßiges Ausdauertraining bildet die Grundlage, um höhere Belastungsintensitäten auch über einen längeren Zeitraum durchhalten zu können. Das optimale Training sollte dabei in Intensität, Umfang, Häufigkeit der Leistungsfähigkeit und Zielsetzung des Individuums angepasst sein. Die Wahrscheinlichkeit, ein Ausdauertraining effizient und erfolgreich durchzuführen, kann durch sportmedizinisch-leistungsdiagnostische Untersuchungsmethoden und nachfolgender individueller Trainingsberatung drastisch erhöht werden. Nur bei effizient durchgeführtem Training (Verhältnis Zeitaufwand zu Trainingserfolg) ist es möglich, jene Belastungsintensitäten und Trainingsumfänge zu realisieren, die sowohl im Leistungssport als auch im Breiten- und Präventivsport notwendig sind, um die gewünschten Zielsetzungen zu erreichen.

## Literatur

Andersson A, Sjodin A, Hedman A, Olsson R, Vessby B (2000) Fatty acid profile of skeletal muscle phospholipids in trained and untrained young men. Am J Physiol Endocrinol Metab 279(4):E744–E751

Areta JL, Hopkins WG (2018) Skeletal muscle glycogen content at rest and during endurance exercise in humans: a meta-analysis. Sports Med 48:2091–2102

Bassit RA, Sawada LA, Bacurau RF, Navarro F, Martins E Jr, Santos RV, Caperuto EC, Rogeri P, Costa Rosa LF (2002) Branched-chain amino acid supplementation and the immune response of long-distance athletes. Nutrition 18(5):376–379

Bekedam MA, van Beek-Harmsen BJ, Boonstra A, van Mechelen W, Visser FC, van der Laarse WJ (2003) Maximum rate of oxygen consumption related to succinate dehydrogenase activity in skeletal muscle fibres of chronic heart failure patients and controls. Clin Physiol Funct Imaging 23(6):337–343

Bergström J, Hermansen L, Hultman E, Saltin B (1967) Diet, muscle glycogen and physical performance. Acta Physiol Scand 71(2):140–150

Bizeau ME, Willis WT, Hazel JR (1998) Differential responses to endurance training in subsarcolemmal and intermyofibrillar mitochondria. J Appl Physiol 85(4):1279–1284

Blei ML, Conley KE, Kushmerick MJ (1993) Seperate measures of ATP utilization and recovery in human skeletal muscle. J Physiol 465:203–233

Blomstrand E, Saltin B (2001) BCAA intake affects protein metabolism in muscle after but not during exercise in humans. Am J Physiol Endocrinol Metab 281(2):E365–E274

Blomstrand E, Eliasson J, Karlsson HK, Köhnke R (2006) Branched-chain amino acids activate key enzymes in protein synthesis after physical exercise. J Nutr 136(1 Suppl):269S–2673S

Bodner GM (1986) The tricarboxylic acid (TCA), citiric acid, Krebs cycle. J Chem Ed 63:663–673

Bonen A, Chabowski A, Luiken JJ, Glatz JF (2007) Is membrane transport of FFA mediated by lipid, protein, or both? Mechanisms and regulation of protein-mediated cellular fatty acid uptake: molecular, biochemical, and physiological evidence. Physiology (Bethesda) 22:15–29

Brouns F, Saris WHM, Stroecken J, Beckers E, Thijssen R, Rehrer P, Hoor F (1989a) Eating, drinking cycling. A controll Tour de France simulation study Part1. Int J Sports Med 10:S32–S40

Brouns F, Saris WHM, Stroecken J, Beckers E, Thijssen R, Rehrer P, Hoor F (1989b) Eating, drinking cycling. A controll Tour de France simulation study Part2. Int J Sports Med 10:S41–S48

Brouns F, Rehrer NJ, Saris WH, Beckers E, Menheere P, ten Hoor F (1989c) Effect of carbohydrate intake during warming-up on the regulation of blood glucose during exercise. Int J Sports Med 10(Suppl):S68–S75

Bruce CR, Thrush AB, Mertz VA, Bezaire V, Chabowski A, Heigenhauser GJ, Dyck DJ (2006) Endurance training in obese humans improves glucose tolerance, mitochondrial fatty acid oxidation and alters muscle lipid content. Am J Physiol Endocrinol Metab 291:E99–E107

Carraro F, Naldini A, Weber JM, Wolfe RR (1994) Alanine kinetics in humans during low-intensity exercise. Med Sci Sports Exerc 263:48–53

Castell LM, Poortmans JR, Newsholme EA (1996) Does glutamine have a role in reducing infections in athletes? Eur J Appl Physiol Occup Physiol 73(5):488–490

Castell LM, Poortmans JR, Leclercq R, Brasseur M, Duchateau J, Newsholme EA (1997) Some aspects of the acute phase response after a marathon race, and the effects of glutamine supplementation. Eur J Appl Physiol Occup Physiol 75(1):47–53

Cermak NM, van Loon LJ (2013) The use of carbohydrates during exercise as an ergogenic aid. Sports Med 43:1139–1155

Coggan AR, Raguso CA, Gastaldelli A, Sidossis LS, Yeckel CW (2000) Fat metabolism during high-intensity exercise in endurance-trained and untrained men. Metabolism 49(1):122–128

Connett RJ (1988) Analysis of metabolic control: new insights using scaled creatine kinase model. Am J Physiol 254:R949–R959

Coyle EF (1991) Timing and method of increased carbohydrate intake to cope with heavy training, competition and recovery. J Sports Sci 9:29–51

Coyle EF, Hagberg JM, Hurley BF, Martin WH, Ehsani AA, Holloszy JO (1983) Carbohydrate feeding during prolonged strenuous exercise can delay fatigue. J Appl Physiol 55:230–235

Coyle EF, Coggan AR, Hemmert MK, Lowe RC, Walters TJ (1985) Substrate usage durin gprolonged exercise following a preexercise meal. J Appl Physiol 59:429–433

**7**

Currell K, Jeukendrup AE (2008) Superior endurance performance with ingestion of multiple transportable carbohydrates. Med Sci Sports Exerc 40(2):275–281

Delp MD (1998) Differential effects of training on the control of skeletal muscle perfusion. Med Sci Sports Exerc 30(3):361–734

Deveci D, Marshall JM, Egginton S (2001) Relationship between capillary angiogenesis, fiber type, and fiber size in chronic systemic hypoxia. Am J Physiol Heart Circ Physiol 281(1):H241–H252

Di Camillo B, Eduati F, Nair SK, Avogaro A, Toffolo GM (2014) Leucine modulates dynamic phosphorylation events in insulin signaling pathway and enhances insulin-dependent glycogen synthesis in human skeletal muscle cells. BMC Cell Biol 20(15):9

Dideriksen K, Reitelseder S, Holm L (2013) Influence of amino acids, dietary protein, and physical activity on muscle mass development in humans. Nutrients 13(3):852–876

Dubouchaud H, Butterfield GE, Wolfel EE, Bergman BC, Brooks GA (2000) Endurance training, expression, and physiology of LDH, MCT1, and MCT4 in human skeletal muscle. Am J Physiol Endocrinol Metab 278(4):E571–E579

Dyck DJ, Putman CT, Heigenhauser GJ, Hultman E, Spriet LL (1993) Regulation of fat-carbohydrate interaction in skeletal muscle during intense aerobic cycling. Am J Physiol 265:E852–E859

Ferguson SJ, Sorgato MC (1982) Proton electrochemical gradients and energy-transduction processes. Annu Rev Biochem 51:185–217

Fielding RA, Costill DL, Fink WJ, King DS, Hargreaves M, Kovaleski JE (1985) Effect of carbohydrate feeding frequencies and dosage on muscle glycogen use during exercise. Med Sci Sports Exerc 17(4):472–476

Foley JM, Harkema SJ, Meyer RA (1991) Decreased ATP cost of isometric contractions in ATP-depleted rat fast-twitch muscle. Am J Physiol 261:C872–C881

Forslund AH, Hambraeus L, Olsson RM, El-Khoury AE, Yu YM, Young VR (1998) The 24-h whole body leucine and urea kinetics at normal and high protein intakes with exercise in healthy adults. Am J Physiol 275:E310–E312

Francescato M, Puntel I (2006) Does a preexercise carbohydrate feeding improve a 20-km cross-country ski performance? J Sports Med Phys Fitness 46:248–256

Fuchs CJ, Gonzalez JT, Van Loon LJC (2019) Fructose co-ingestion to increase carbohydrate availability in athletes. J Physiol 597:3549–3560

Galler S, Hibler K, Gohlsch B, Pette D (1997) Two functionally distinct myosin heavy chain isoforms in slow skeletal muscle fibers. Fed Europ Biochem Soc Letters 410:150–152

Glatz JF, Luiken JJ, Bonen A (2010) Membrane fatty acid transporters as regulators of lipid metabolism: implications for metabolic disease. Physiol Rev 90(1):367–417

Goldspink G (1994) Zelluläre und molekulare Aspekte der Trainingsadaptation des Skelettmuskels. In: Komi PV (Hrsg) Kraft und Schnellkraft im Sport. Deutscher Ärzteverlag, Köln, S 213–231

Goodpaster BH, He J, Watkins S, Kelley DE (2001) Skeletal muscle lipid content and insulin resistance: evidence for a paradox in endurance-trained athletes. J Clin Endocrinol Metab 86(12):5755–5761

Green H, Goreham C, Ouyang J, Ball-Burnett M, Ranney D (1999) Regulation of fiber size, oxidative potential, and capillarization in human muscle by resistance exercise. Am J Physiol 276:R591–R666

Helge JW, Wu BJ, Willer M, Daugaard JR, Storlien LH, Kiens B (2001) Training affects muscle phospholipid fatty acid composition in humans. J Appl Physiol 90(2):670–677

Hollidge-Horvat MG, Parolin ML, Wong D, Jones NL, Heigenhauser GJ (1999) Effect of induced metabolic acidosis on human skeletal muscle metabolism during exercise. Am J Physiol 277:E647–E658

Hood DA, Parent G (1991) Metabolic and contractile responses of rat fast-twitch muscle to 10-Hz stimulation. Am J Physiol 260:C832–C840

Hood MS, Little JP, Tarnopolsky MA, Myslik F, Gibala MJ (2011) Low-volume interval training improves muscle oxidative capacity in sedentary adults. Med Sci Sports Exerc 43:1849–1856

Hoppeler H (1986) Exercise-induced ultrastructural changes in skeletal muscle. Int J Sports Med 7(4):187–204

Howald H, Hoppeler H, Claassen H, Mathieu O, Straub R (1985) Influences of endurance training on the ultrastructural composition of the different muscle fiber types in humans. Pflugers Arch 403(4):369–376

Howald H, Boesch C, Kreis R, Matter S, Billeter R, Essen-Gustavsson B, Hoppeler H (2002) Content of intramyocellular lipids derived by electron microscopy, biochemical assays, and (1)H-MR spectroscopy. J Appl Physiol 92(6):2264–2272

Hurley BF, Nemeth PM, Martin WH, Hagberg JM, Dalsky GP, Holloszy JO (1986) Muscle triglyceride utilization during exercise: effect of training. J Appl Physiol 60(2):562–567

Hwang JH, Pan JW, Heydari S, Hetherington HP, Stein DT (2001) Regional differences in intramyocellular lipids in humans observed by in vivo 1 H-MR spectroscopic imaging. J Appl Physiol 90(4):1267–1274

Ivy JL, Ferguson-Stegall LM (2013) Nutrient timing. The means to improved exercise performance, recovery, and training adaptation. Am J Lifestyle Med 8:246–259

Ivy JL, Costill DL, Fink WJ, Lower RW (1979) Influence of caffeine and carbohydrate feedings on endurance performance. Med Sci Sports Exerc 11(1):1–6

Ivy JL, Katz AL, Cutler CL, Sherman WM, Coyle EF (1988) Muscle glycogen synthesis after exercise: effect of time of carbohydrate ingestion. J Appl Physiol 64(4):1480–1485

Jackman MR, Willis WT (1996) Characteristics of mitochondria isolated from type I and type IIb skeletal muscle. Am J Physiol 270:C673–C678

Jensen J, Richter EA (2012) Regulation of glucose and glycogen metabolism during and after exercise. J Physiol 590(5):1069–1076

Jensen TE, Lai YC (2009) Regulation of muscle glycogen synthase phosphorylation and kinetic properties by insulin, exercise, adrenaline and role in insulin resistance. Arch Physiol Biochem 115(1):13–21

Jentjens RL, Achten J, Jeukendrup AE (2004) High oxidation rates from combined carbohydrates ingested during exercise. Med Sci Sports Exerc 36(9):1551–1558

Jeukendrup AE (2010) Carbohydrate and exercise performance: the role of multiple transportable carbohydrates. Curr Opin Clin Nutr Metab Care 13(4):452–457

Jeukendrup AE, Saris WH, Wagenmakers AJ (1998) Fat metabolism during exercise: a review–part II: regulation of metabolism and the effects of training. Int J Sports Med 19(5):293–302

Jeukendrup AE, Moseley L, Mainwaring GI, Samuels S, Perry S, Mann CH (2006) Exogenous carbohydrate oxidation during ultraendurance exercise 100(4):1134–1141

Karamanolis I, Tokmakidis S (2008) Effects of carbohydrate ingestion 15 min before exercise on endurance running capacity. Appl Physiol Nutr Metab 33:441–449

Karlsson HK, Nilsson PA, Nilsson J, Chibalin AV, Zierath JR, Blomstrand E (2004) Branched-chain amino acids increase p70S6k phosphorylation in human skeletal muscle after resistance exercise. Am J Physiol Endocrinol Metab 287(1):E1–E7

Kiens B (2006) Skeletal muscle lipid metabolism in exercise and insulin resistance. Physiol Rev 86(1):205–243

Kiens B, Essen-Gustavsson B, Christensen NJ, Saltin B (1993) Skeletal muscle substrate utilization during submaximal exercise in man: effect of endurance training. J Physiol (Lond) 469:459–478

Kimball SR, Jefferson LS (2004) Amino acids as regulators of gene expression. Nutr Metab 171(1):3

Kraus WE, Torgan CE, Taylor DA (1994) Skeletal muscle adaptation to chronic low-frequency motor nerve stimulation. Exerc Sport Sci Rev 22:313–360

Kumar V, Atherton PJ, Selby A, Rankin D, Williams J, Smith K, Hiscock N, Rennie MJ (2012) Muscle protein synthetic responses to exercise: effects of age, volume, and intensity. J Gerontol A Biol Sci Med Sci 67(11):1170–1177

Leijssen DP, Saris WH, Jeukendrup AE, Wagenmakers AJ (1995) Oxidation of exogenous [13C]galactose and [13C]glucose during exercise. J Appl Physiol 79(3):720–725

van Loon LJ (2004) Use of intramuscular triacylglycerol as a substrate source during exercise in humans. J Appl Physiol 97(4):1170–1187

van Loon LJ, Jeukendrup AE, Saris WH, Wagenmakers AJ (1999) Effect of training status on fuel selection during submaximal exercise with glucose ingestion. J Appl Physiol 87(4):1413–1420

van Loon LJ, Saris WH, Kruijshoop M, Wagenmakers AJ (2000) Maximizing postexercise muscle glycogen synthesis: carbohydrate supplementation and the application of amino acid or protein hydrolysate mixtures. Am J Clin Nutr 72(1):106–111

van Loon LJ, Greenhaff PL, Constantin-Teodosiu D, Saris WH, Wagenmakers AJ (2001) The effects of increasing exercise intensity on muscle fuel utilisation in humans. J Physiol 536:295–304

van Loon LJ, Koopman R, Stegen JH, Wagenmakers AJ, Keizer HA, Saris WH (2003) Intramyocellular lipids form an important substrate source during moderate intensity exercise in endurance-trained males in a fasted state. J Physiol 553:611–625

Martin WH, Dalsky GP, Hurley BF, Matthews DE, Bier DM, Hagberg JM, Rogers MA, King DS, Holloszy JO (1993) Effect of endurance training on plasma free fatty acid turnover and oxidation during exercise. Am J Physiol 265:E708–E714

McComas AJ (1994) Human neuromuscular adaptations that accompany changes in activity. Med Sci Sports Exerc 26(12):1498–1509

McKenzie S, Phillips SM, Carter SL, Lowther S, Gibala MJ, Tarnopolsky MA (2000) Endurance exercise training attenuates leucine oxidation and BCOAD activation during exercise in humans. Am J Physiol Endocrinol Metab 278(4):E580–E587

Meinild Lundby AK, Jacobs RA, Gehrig S, de Leur J, Hauser M, Bonne TC, Fluck D, Dandanell S, Kirk N, Kaech A, Ziegler U, Larsen S, Lundby C (2018) Exercise training increases skeletal muscle mitochondrial volume density by enlargement of existing mitochondria and not de novo biogenesis. Acta Physiol (Oxf) 222. https://doi.org/10.1111/apha.12905

Meyer RA, Brown TR, Krilowicz BL, Kushmerick MJ (1986) Phosphagen and intracellular pH changes during contraction of creatine-depleted rat muscle. Am J Physiol 250:C264–C274

Mielgo-Ayuso J, Pietrantonio L, Viribay A, Calleja-González J, González-Bernal J, Fernández-lázaro D (2021) Effect of acute and chronic oral l-Carnitine supplementation on exercise performance based on the exercise intensity: a systematic review. Nutrients 13:4359

Millard-Stafford M, Rosskopf LB, Snow TK, Hinson BT (1997) Water versus carbohydrate-electrolyte ingestion before and during a 15-km run in the heat. Int J Sport Nutr 7(1):26–38

Millward DJ, Davies CTM, Halliday D, Wolman SL, Matthews D, Rennie M (1982) Effects of exercise on protein metabolism in humans as explored with stable isotopes. Federation Proc 41:2686–2691

Morales-Lopez JL, Aguera E, Miro F, Galisteo AM (1990) Effects of training on fiber composition in rat gastrocnemius muscle. Biol Struct Morphog 3(2):53–56

Nieman DC, Johanssen LM, Lee JW, Arabatzis K (1990) Infectious episodes in runners before and after the Los Angeles Marathon. J Sports Med Phys Fitness 30(3):316–328

Perez M, Lucia A, Rivero L, Serrano L, Calbet L, Delgado A, Chicharro L (2002) Effects of transcutaneous short-term electrical stimulation on M. vastus lateralis characteristics of healthy young men. Pflugers Arch 443(5):866–874

Phillips SM, Green HJ, Tarnopolsky MA, Heigenhauser GF, Hill RE, Grant SM (1996) Effects of training duration on substrate turnover and oxidation during exercise. J Appl Physiol 81(5):2182–2191

Ramezani Ahmadi A, Rayyani E, Bahreini M, Mansoori A (2019) The effect of glutamine supplementation on athletic performance, body composition, and immune function: a systematic review and a meta-analysis of clinical trials. Clinical Nutrition 38:1076–1091

Rasmussen BB, Tipton KD, Miller SL, Wolf SE, Wolfe RR (2000) An oral essential amino acid-carbohydrate supplement enhances muscle protein anabolism after resistance exercise. J Appl Physiol 88(2):386–392

Rennie MJ, Bohé J, Smith K, Wackerhage H, Greenhaff P (2006) Branched-chain amino acids as fuels and anabolic signals in human muscle. J Nutr 36(1 Suppl):264S–268S

Richardson RS (1998) Oxygen transport: air to muscle cell. Med Sci Sports Exerc 30(1):53–59

Romijn JA, Coyle EF, Sidossis LS, Gastaldelli A, Horowitz JF, Endert E, Wolfe RR (1993) Regulation of endogenous fat and carbohydrate metabolism in relation to exercise intensity and duration. Am J Physiol 265:E380–E391

Romijn JA, Coyle EF, Sidossis LS, Rosenblatt J, Wolfe RR (2000) Substrate metabolism during different exercise intensities in endurance-trained women. J Appl Physiol 88(5):1707–1714

Sahlin K (1986) Muscle fatigue and lactic acid accumulation. Acta Physiol Scand Suppl 556:83–91

Sahlin K (1991) Control of energetic processes in contracting human skeletal muscle. Biochem Soc Trans 19(2):353–358

Saltin B, Radegran G, Koskolou MD, Roach RC (1998) Skeletal muscle blood flow in humans and its regulation during exercise. Acta Physiol Scand 162(3):421–436

Schrauwen P, van Aggel-Leijssen DP, Hul G, Wagenmakers AJ, Vidal H, Saris WH, van Baak MA (2002) The effect of a 3-month low-intensity endurance training program on fat oxidation and acetyl-CoA carboxylase-2 expression. Diabetes 51(7):2220–2226

Scott C (2005) Misconceptions about Aerobic and Anaerobic Energy Expenditure. J Int Soc Sports Nutr 2:32–37

Scribbans TD, Edgett BA, Vorobej K, Mitchell AS, Joanisse SD, Matusiak JB, Parise G, Quadrilatero J, Gurd BJ (2014) Fibre-specific responses to endurance and low volume high intensity interval training: striking similarities in acute and chronic adaptation. PLoS One 9:e98119

Severinghaus JW (2000) Oxygen transport in blood and to mitochondria. In: Saltin B, Boushel R, Secher N, Mitchel J (Hrsg) Exercise and circulation in health and disease, S 169–174

Sherman W, Peden M, Wright D (1991) Carbohydrate feedings 1 h before exercise improves cycling performance. Am J Clin Nutr 54:866–870

Sherman WM, Brodowicz G, Wright DA, Allen WK, Simonsen J, Dernbach A (1989) Effects of 4 h preexercise carbohydrate feedings on cycling performance. Med Sci Sports Exerc 21(5):598–604

Sial S, Coggan AR, Hickner RC, Klein S (1998) Training-induced alterations in fat and carbohydrate metabolism during exercise in elderly subjects. Am J Physiol 274:E785–E790

Smekal G, von Duvillard SP, Pokan R, Tschan H, Baron R, Hofmann P, Wonisch M, Bachl N (2003) Effect of endurance training on muscle fat metabolism during prolonged exercise: agreements and disagreements. Nutrition 19(10):891–900

Starritt EC, Howlett RA, Heigenhauser GJ, Spriet LL (2000) Sensitivity of CPT I to malonyl-CoA in trained and untrained human skeletal muscle. Am J Physiol Endocrinol Metab 278(3):E462–E468

Stephens FB, Constantin-Teodosiu D, Laithwaite D, Simpson EJ, Greenhaff PL (2006) An acute increase in skeletal muscle carnitine content alters fuel metabolism in resting human skeletal muscle. J Clin Endocrinol Metab 91(12):5013–5018

Suter E, Hoppeler H, Claassen H, Billeter R, Aebi U, Horber F, Jaeger P, Marti B (1995) Ultrastructural modification of human skeletal muscle tissue with 6-month moderate-intensity exercise training. Int J Sports Med 16(3):160–166

Tarnopolsky MA, Rennie CD, Robertshaw HA, Fedak-Tarnopolsky SN, Devries MC, Hamadeh MJ (2007) Influence of endurance exercise training and sex on intramyocellular lipid and mitochondrial ultrastructure, substrate use, and mitochondrial enzyme activity. Am J Physiol Regul Integr Comp Physiol 292(3):R1271–R1278

Tate CA, Taffet GE (1989) The regulatory role of calcium in striated muscle. Med Sci Sports Exerc 21(4):393–398

Tipton KD, Rasmussen BB, Miller SL, Wolf SE, Owens-Stovall SK, Petrini BE, Wolfe RR (2001) Timing of amino acid-carbohydrate ingestion alters anabolic response of muscle to resistance exercise. Am J Physiol Endocrinol Metab 281(2):E197–E206

Turcotte LP (1999) Role of fats in exercise. Types and quality. Clin Sports Med 18(3):485–498

Turcotte LP, Richter EA, Kiens B (1992) Increased plasma FFA uptake and oxidation during prolonged exercise in trained vs. untrained humans. Am J. Physiol 262:E791–E799

Vandenbogaerde TJ, Hopkins WG (2011) Effects of acute carbohydrate supplementation on endurance performance – a meta-analysis. Sports Med 41(9):773–792

Vock R, Weibel ER, Hoppeler H, Ordway G, Weber JM, Taylor CR (1996) Design of the oxygen and substrate pathways. V. Structural basis of vascular substrate supply to muscle cells. J Exp Biol 199:1675–1688

Wagenmakers AJ (1998) Muscle amino acid metabolism at rest and during exercise: role in human physiology and metabolism. Exerc Sport Sci Rev 26:287–314

Wagenmakers AJM, Meckers EJ, Brouns F, Kuipers H, Soeters PB, van der Vusse GJ, Saris WH (1991) Carbohydrate supplementation, glycogen depletion, and amino acid metabolism during exercise. Am J Physiol 260:E883–E890

Wagenmakers AJM, Brouns F, Saris WHM, Halliday D (1993) Oxidation rates of orally ingested carbohydrates during prolonged exercise in men. J Appl Physiol 75(6):274–280

Walker J, Heigenhauser GF, Hultman E, Spriet LL (2000) Dietary carbohydrate, muscle glycogen content, and endurance performance in well-trained women. J Appl Physiol 88:2151–2158

van Wessel T, de Haan A, van der Laarse WJ, Jaspers RT (2010) The muscle fiber type-fiber size paradox: hypertrophy or oxidative metabolism? Eur J Appl Physiol 110(4):665–694

Westerblad H, Lee JA, Lannergren J, Allen DG (1991) Cellular mechanisms of fatigue in skeletal muscle. Am J Physiol 261:C195–C209

Wibom R, Hultman E, Johansson M, Matherei K, Constantin-Teodosiu D, Schantz PG (1992) Adaptation of mitochondrial ATP production in human skeletal muscle to endurance training and detraining. J Appl Physiol 73(5):2004–2010

Winder WW (1998) Malonyl-CoA-regulator of fatty acid oxidation in muscle during exercise. Exerc Sport Sci Rev 26:117–132

Wright DA, Sherman WM, Dernbach AR (1991) Carbohydrate feedings before, during, or in combination improve cycling endurance performance. J Appl Physiol 71(3):1082–1088

Yoshida Y, Jain SS, McFarlan JT, Snook LA, Chabowski A, Bonen A (2013) Exercise- and training-induced upregulation of skeletal muscle fatty acid oxidation are not solely dependent on mitochondrial machinery and biogenesis. J Physiol 591:4415–4426

7

# Funktionsdiagnostik akuter und chronischer Anpassung des Herz-Kreislauf-Systems an körperliche Belastungen

*Rochus Pokan, Peter Hofmann und Manfred Wonisch*

## Inhaltsverzeichnis

Unter einer Trainingsadaptation des Herz-Kreislauf-Systems versteht man eine durch Training bedingte physiologische Anpassung, die als Konsequenz in einer erhöhten Leistungsfähigkeit mündet. Eindeutig belegt sind solche Trainingswirkungen vor allem für das Ausdauertraining bzw. für chronisch-dynamische Belastungsformen. Bei anderen motorischen Beanspruchungsformen, wie Krafttraining bzw. statischem Training oder Schnelligkeitstraining, sind nur minimale oder keine Effekte auf das Herz-Kreislauf-System nachweisbar.

Die eindrucksvolle Zunahme der kardio-zirkulatorischen Leistungsfähigkeit durch die Ausbildung eines Sportherzens zeigt sich in ihrem vollständigen Ausmaß erst bei submaximalen und maximalen dynamischen Belastungen. Mit der dimensionalen Veränderung des Herzens geht auch eine regulative Anpassung einher, eine weitere Herzfrequenzabsenkung wird aber dabei durch eine Schlagvolumenzunahme bereits in Ruhe ausgeglichen, und bei gleicher maximaler Herzfrequenz kann das maximale Herzminutenvolumen auf über 40 l/min$^{-1}$ ansteigen. In ◼ Tab. 8.1 werden Herzfrequenz, Schlagvolumen und Herzminutenvolumen in Ruhe und bei maximaler Belastung einer untrainierten und einer hoch ausdauertrainierten Person gegenübergestellt.

Technisch gesehen arbeitet das Sportherz mit einem größeren Volumen und einer erniedrigten Schlagzahl. Bei gleicher submaximaler Belastung wird deshalb im Vergleich zum untrainierten Herz ein nahezu identisches Herz-Zeitvolumen gefördert.

Der ganze Vorteil dieser Anpassungsreaktion zeigt sich bei maximaler Belastung und hier insbesondere in aufrechter Position. Da die maximale Herzfrequenz zwischen Untrainierten und Ausdauertrainierten nur wenig differiert, können so bei Trainierten wesentlich höhere maximale Herz-Zeitvolumina und damit auch maximale Sauerstoffaufnahmen erreicht werden. Die Werte liegen hier im Vergleich zur untrainierten Person etwa doppelt so hoch.

Die Ausbildungsfähigkeit eines Sportherzens ist nicht auf ein bestimmtes Alter begrenzt. Sowohl bei Kindern ab dem 9. bis 10. Lebensjahr als auch im höheren Lebensalter jenseits des 60. Lebensjahres ist die Entwicklung einer physiologischen Herzhypertrophie beobachtet und dokumentiert worden.

◼ **Tab. 8.1**   Herzfrequenz (HF), Schlagvolumen (SV) und Herzminutenvolumen (HMV) in Ruhe und bei maximaler Belastung einer untrainierten und einer hoch ausdauertrainierten Person

|  | In Ruhe | | Max. Belastung | |
| --- | --- | --- | --- | --- |
|  | **Untrainierter** | **Ausdauersportler** | **Untrainierter** | **Ausdauersportler** |
| **HF** (BPM) | 70 | 40 | 180 | 180 |
| **SV** (ml) | 75 | 125 | 110 | 220 |
| **HMV** (l/min) | ⌣ 5 | 5 | ⌣ 20 | ⌣ 40 |

8

> **Überprüfen Sie Ihr Wissen**
> - Was versteht man unter einer Trainingsadaptation des Herz-Kreislauf-Systems?
> - Worin äußert sich die Zunahme der kardiozirkulatorischen Leistungsfähigkeit durch die Ausbildung eines Sportherzens?
> - In welchem Lebensalter ist die Ausbildung eines Sportherzens möglich?

## 8.1 Akute Anpassung

Mit der Aufnahme einer körperlichen Aktivität benötigt die arbeitende Muskulatur eine erhöhte Sauerstoff- und Substratzufuhr, die neben einer besseren Ausnutzung nur durch eine erhöhte Durchblutung gewährleistet werden kann. Dies geschieht im Wesentlichen durch eine Erhöhung des Herz-Zeitvolumens und durch eine Verbesserung der lokalen Durchblutung durch die Herabsetzung des lokalen Widerstandes. Gleichzeitig wird in anderen Abschnitten des Gefäßsystems die Durchblutung vermindert. Während das Herz-Zeitvolumen infolge einer Sympathikus-Aktivierung durch die Ausschüttung von Adrenalin und Noradrenalin vor allem durch eine Steigerung der Frequenz und im geringeren Ausmaß durch eine Erhöhung des Schlagvolumens vervielfacht wird, folgt die Regulation der peripheren Durchblutung durch metabolische und myogene autoregulatorische Mechanismen. Lokal gefäßerweiternde Effekte sind bei einer Abnahme des $O_2$-Partialdrucks bei einem $CO_2$-Partialdruckanstieg, pH-Abfall und Adenosin Anstieg nachgewiesen worden. Neben weiteren, schwächer wirkenden Metaboliten spielt auch die vermehrte Freisetzung von Kalium und Laktat eine Rolle.

Die Sympathikusaktivierung bewirkt in der nicht arbeitenden Muskulatur und vor allem im Bereich der Baucheingeweide über Alpharezeptoren eine Erhöhung des Gefäßtonus (Vasokonstriktorentonus) und damit des lokalen peripheren Widerstandes, wodurch in diesen Bereichen die Durchblutung abnimmt. Dieser Regulation unterliegt nicht das Gehirn (DeLorey 2021; Koep et al. 2022; Claassen et al. 2021). Die Haut zeigt bei mäßiger Belastung infolge der erforderlichen Wärmeabgabe zunächst eine vermehrte Durchblutung, die bei maximaler Belastung jedoch wegen der zunehmenden Sympathikusaktivierung wieder reduziert wird. Darüber hinaus sind eine Reihe weiterer Einflussgrößen bekannt, die den Gefäßwiderstand global beeinflussen, wie z. B. die Hormone Renin, Angiotensin II, Vasopressin, Prostaglandin oder der Endothelrelaxationsfaktor (Proczka et al. 2021).

Große Bedeutung kommt bei der Änderung der lokalen Durchblutung der exakten Steuerung des Gesamtkreislaufs zu, insbesondere des Frequenz- und Blutdruckverhaltens. Als Fühler in diesem Regelkreis dienen so genannte Presso- und Chemorezeptoren, die im Aortenbogen und in der Arteria Carotis lokalisiert sind. Als gemeinsames Merkmal zeigen diese Regelkreise eine Reaktionszeit von wenigen Sekunden, um z. B. bei Änderung des Blutdrucks oder des $CO_2$-Partialdruckes über den Sympathikus bzw. Parasympathikus Gefäßwiderstand, Frequenz und Kontraktionskraft des Herzens zu modifizieren. Beeinflusst werden gleichzeitig weitere Funktionen wie Atmung und zirkulierendes Blutvolumen (Moore et al. 2022; Barnes und Charkoudian 2021; Katayama und Saito 2019).

### 8.1.1  Belastungs-Blutdruck

Nach den Richtlinien des ACSM (2001) sollte der Blutdruck bei untrainierten gesunden Personen unter maximaler Belastung systolisch nicht über 180–210 mmHg und diastolisch nicht über 60–85 mmHg ansteigen. Allerdings sind bei ausdauertrainierten, leistungsfähigeren Personen in Abhängigkeit der Maximalleistung auch deutlich höhere systolische Blutdruckwerte durchaus physiologisch. Eine Belastungshypertonie liegt daher dann vor, wenn der Blutdruck, gemessen bei der Fahrrad-Ergometrie auf einer gegebenen Wattstufe den nach folgender Formel errechneten Wert übersteigt (Pokan und Schmid 2003):

$$RRsyst = 147 + 0,334 \times Watt + 0,31 \times Lebensalter\ in\ Jahren$$

### 8.1.2  Belastungs-EKG

Unter Belastung kommt es zu einer Reihe von physiologischen EKG-Veränderungen. Pathologische Veränderungen lassen sich meist auf Durchblutungsstörungen des Herzmuskels zurückzuführen.

■ **R-Amplitudenveränderung**

Eine Abnahme der Höhe der R-Amplitude wird als physiologisch betrachtet. Eine Zunahme der Amplitudenhöhe wird häufig bei ischämischen Belastungsreaktionen gesehen.

■ **ST-Streckenveränderungen**

Aszendierende ST-Strecke: Hier unterscheidet man mehrere Varianten, nämlich a) vom überhöhten Abgang (meist in V2-4) mit vegetativer T-Welle und b) vom gesenkten Abgang aus; dies tritt häufig sofort oder nach Belastung auf; a) und b) können nicht als Hinweis für eine Ischämie gelten.

Horizontale oder deszendierende ST-Senkung bei Belastung (◨ Abb. 8.1): Als Bezugspunkt wird der J-Punkt, das ist derjenige Punkt, wo die S-Zacke in die ST-Strecke übergeht, herangezogen. Die nachfolgende ST-Strecke muss für 60–80 msec horizontal oder deszendierend gesenkt sein. Sollte diese Senkung > 0,1 mV betragen, so besteht der hochgradige Verdacht auf eine Koronarinsuffizienz.

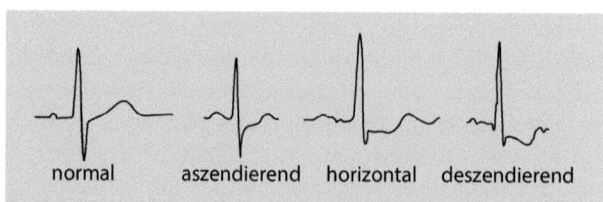

◨ **Abb. 8.1**   Normale ST-Strecke sowie aszendierende, horizontale und deszendierende ST-Senkung unter Belastung

In Ruhe vorhandene ST-Senkung: Bei Normalisierung unter Belastung und gleichzeitigen Beschwerden muss dies als Pseudonormalisierung angesehen werden und der Verdacht auf Ischämie erhoben werden.

- **T-Wellenveränderungen**

Eine T-Wellenabflachung unter Belastung ist physiologisch. Ein negatives T vor Belastung mit Aufrichtung während der Belastung mit entsprechender Klinik sollte als pathologisch (Ischämie) gewertet werden. Bei jüngeren Menschen und bei Ausdauersportlern aber kann ein Aufrichten der negativen T-Welle Ausdruck des Sportherzens sein.

- **U-Welle**

Nur wenn sie spätnegativ während Belastung auftritt, ist sie ein Zeichen einer Ischämie, ansonsten hat sie keinen pathologischen Charakter.

- **QT-Dauer (frequenzabhängig)**

Eine Verlängerung erfolgt durch: Elektrolytveränderungen (Hypokaliämie, Hypokalzämie, Hypomagnesiämie), Romano-Ward-Syndrom (meist belastungsabhängige synkopale Herzrhythmusstörungen), Medikamente und eine Myokarditis. Auch bei ausdauertrainierten Sportlern kann es zu einer Verlängerung der QT-Dauer kommen.

- **Rhythmusstörungen**

Rhythmusstörungen, die erst unter Belastung auftreten, sind Zeichen einer Ischämie oder eines entzündlichen Prozesses.

### 8.1.3  Myokardiale Funktion unter Belastung

Bei Gesunden kommt es unter Belastung kaum zu einer Veränderung des enddiastolischen Volumens (EDV). Lediglich bei sehr hohen Intensitäten in der Phase III der Energiebereitstellung kann eine frequenzabhängige Abnahme des EDV beobachtet werden (Hofmann et al. 1996). Demgegenüber kommt es bei Patienten mit eingeschränkter Ventrikelfunktion auf allen Belastungsstufen zu einer Dilatation des EDV um bis zu 30 %. Gesunde erzielen eine Erhöhung des Schlagvolumens aus einer Abnahme des endsystolischen Volumens (ESV) bis zum Ende der Phase II der Energiebereitstellung. Diese Abnahme des ESV kann bei hoch Ausdauertrainierten auch in der Phase III der Energiebereitstellung beobachtet werden. Demgegenüber wird bei Patienten in Abhängigkeit der myokardialen Situation unter Belastung eine intensitätsabhängige Vergrößerung des ESV beobachtet. ◘ Abb. 8.2 zeigt die dimensionalen Veränderungen des linken Ventrikels während eines Fahrrad-Ergometer-Stufentests und in der Nachbelastungsphase bei Sport-Studenten, gesunden Männern mittleren Alters und Patienten nach einem Myokardinfarkt (Pokan et al. 1997). Im Gegensatz zu Gesunden, wo ein deutlicher Anstieg der linksventrikulären Ejektionsfraktion (LVEF) von Ruhe bis zum Ende der Phase II mit einer anschließenden Plateau-Bildung oder einer geringfügigen Abnahme der LFEF zu beobachten ist (Hofmann et al. 1994b), kommt es bei Patienten mit eingeschränkter Ventrikelfunktion nach einer geringen Zunahme der LVEF von Ruhe bis zum Ende

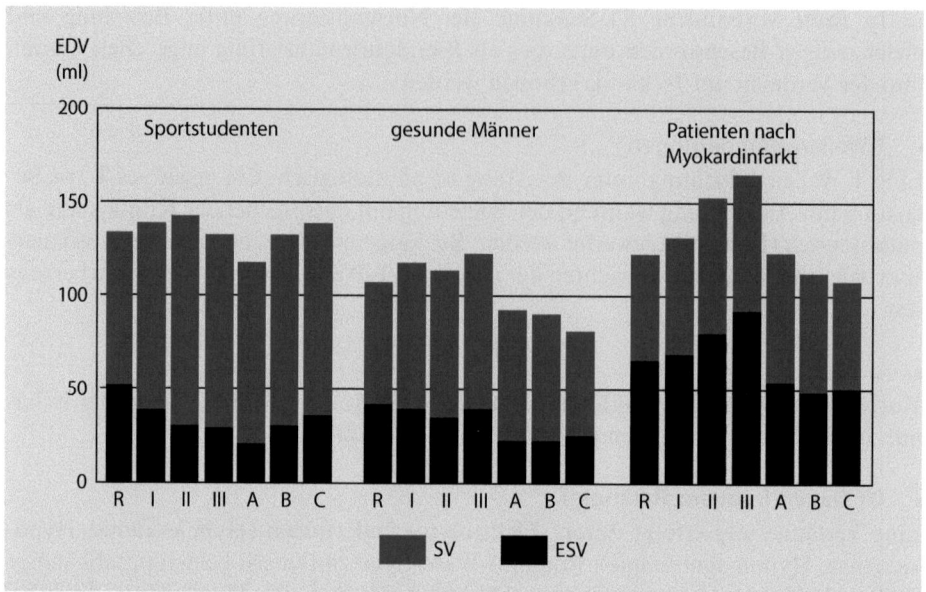

**Abb. 8.2** Dimensionale Veränderungen des linken Ventrikels während eines Fahrrad-Ergometer-Stufentests und in der Nachbelastungsphase bei Sport-Studenten, gesunden Männern mittleren Alters und Patienten nach einem Myokardinfarkt (Enddiastolisches Volumen EDV, endsytolisches Volumen ESV, Ruhe R, Phase I der Energiebereitstellung I, Phase II der Energiebereitstellung II, Phase III der Energiebereitstellung III, 90 s Nachbelastungsphase A, 180 s Nachbelastungsphase B, 270 s Nachbelastungsphase C)

der Phase I zu einer Plateau-Bildung bis in den Bereich des Übergangs von Phase II in Phase III und schließlich zu einer deutlichen Abnahme der LVEF während der Phase III der Energiebereitstellung. Die LVEF bei maximaler Belastung kann bei Patienten mit eingeschränkter Ventrikelfunktion auf Werte unter dem Ruhewert als Zeichen der myokardialen Überlastung absinken (Pokan et al. 1997).

### 8.1.4 Herzfrequenzverhalten während zunehmender Belastungsintensität (Ergometrie)

Die Herzfrequenz ist als eine Komponente der Leistungsanpassung des Herzens eine einfach zu messende Größe, die einen guten Einblick in die akute und chronische Anpassung des Organismus auf Belastung und Training widerspiegelt. Sie wird aufgrund ihrer einfachen und genauen Messbarkeit durch handelsübliche Messgeräte in breiten Teilen der Sport treibenden Bevölkerung verwendet (Petek et al. 2023) und ist daher eine wichtige Kenngröße in der sportmedizinischen Diagnostik und der Vorgabe von Trainingsbelastungen (Buchheit 2014; Borresen und Lambert 2008; Mann et al. 2013).

Fälschlicherweise ging man lange Zeit von einem „linearen" Zusammenhang zwischen Herzfrequenz und Belastung aus. Jedoch beschrieben bereits Brooke und Hamley (1972) einen S-förmigen Verlauf der Herzfrequenz-Leistungskurve mit einer Abflachung auf submaximalen Belastungsstufen ( Abb. 8.3).

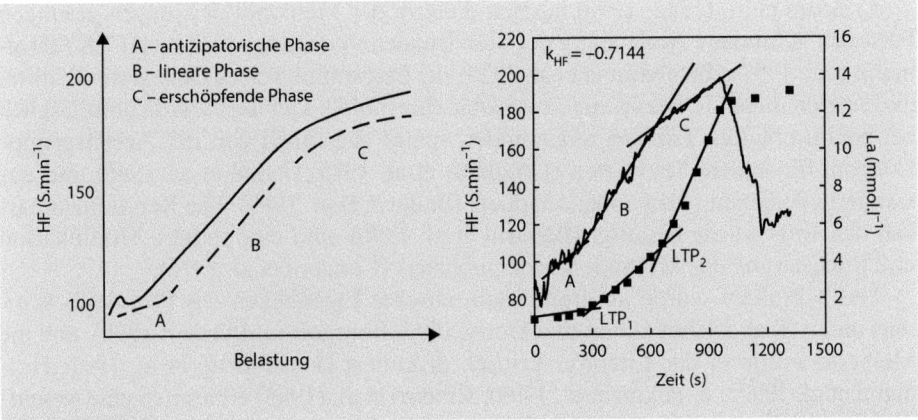

**Abb. 8.3** Schematischer S-förmiger Verlauf der Herzfrequenz-Leistungs-Kurve (mod. nach Brooke und Hamley 1972) (rechts) und realer Herzfrequenz-Verlauf in einem Stufen-Test mit einer gesunden jungen Versuchsperson (links). Die beschriebenen Phasen A-antizipatorische Phase, B-lineare Phase und C-erschöpfende Phase sind deutlich zu erkennen

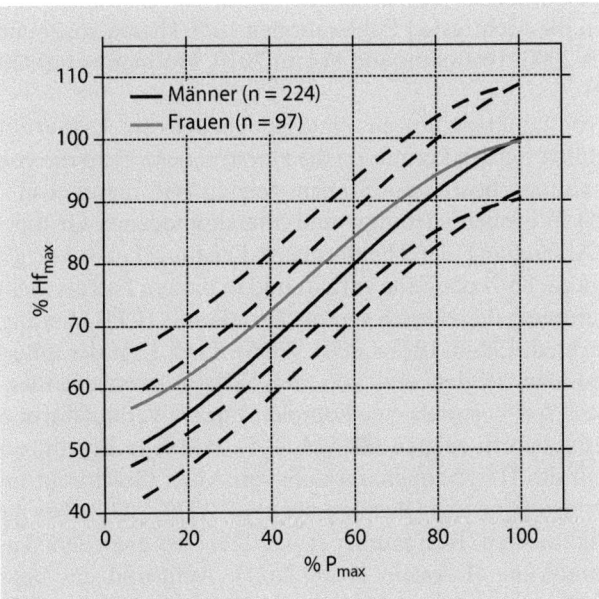

**Abb. 8.4** Verlauf der Mittelwerte (±95 % Konfidenz-Intervall) der relativen Herzfrequenz-Leistungskurve bei jungen gesunden männlichen und weiblichen Probanden. Ein S-förmiger Verlauf ist für beide Gruppen deutlich zu erkennen

Eigene Ergebnisse bei jungen gesunden männlichen und weiblichen Probanden zeigten diesen S-förmigen Verlauf deutlich (Neumayer 2005) (■ Abb. 8.4). Aktuelle Ergebnisse bestätigen dieses Phänomen für Fahrrad-Ergometer- und Laufband-Stufentests bei gesunden Personen (Birnbaumer et al. 2020, 2023), wie auch bei PatientInnen mit ß-Blocker-Therapie (Birnbaumer et al. 2021) oder PatientInnen mit Typ I Diabetes (Eckstein et al. 2021).

Conconi et al. (1982, 1996) nutzten diese in der Mehrzahl der jungen gesunden Personen gefundene Abflachung der Herzfrequenz-Leistungs-Kurve (HFLK) (Hofmann et al. 1997a; Birnbaumer et al. 2020) zur Bestimmung eines Deflexions-Punktes und setzten diesen in Bezug zur „anaerobic threshold". Der Test wurde ursprünglich bei hochtrainierten Läufern angewendet, später aber auch von der Arbeitsgruppe Conconi für andere Sportarten (Droghetti et al. 1985; Cellini et al. 1986) und untrainierte Personen und Kinder adaptiert (Ballarin et al. 1989). Die Reproduzierbarkeit des Tests wurde bestätigt (Ballarin et al. 1996), und eine spätere Modifikation und Präzisierung der Methode wurde publiziert (Conconi et al. 1996).

Das Verfahren wurde aufgrund methodischer Eigenheiten des Protokolls kritisiert und z. T. abgelehnt (Jones und Doust 1997; Bourgois und Vrijens 1998), und die Methode wurde in der Literatur kritisch diskutiert (Jeukendrup et al. 1997; Hofmann et al. 1997a, c; Pokan et al. 1999). Ribeiro et al. (1985) erkannten eine wesentliche methodische Schwäche des Konzeptes und zeigten, dass der Herzfrequenz-Knickpunkt nicht mit dem von Conconi et al. (1982) gezeigten ersten Laktat Turn Point (der AT nach Wasserman et al. 2005), sondern mit dem zweiten Laktat Turn Point übereinstimmte. Eine Reihe von Autoren bestätigten diesen Zusammenhang für verschiedenste sportspezifische Anwendungen des Tests (Cabo et al. 2011; Erdogan et al. 2010; Sentija et al. 2007; Hofmann et al. 2007), und in mehrere Übersichtsarbeiten wurden die wichtigsten Publikationen zum Thema zusammengefasst (Bodner und Rhodes 2000; Hofmann und Pokan 2010; Hofmann et al. 2000; Pokan und Hofmann 2000).

Eine Reihe von Untersuchungen zeigte jedoch, dass die Auswertung nicht in allen Fällen durchgeführt werden konnte, da die Herzfrequenz nicht die von Conconi et al. (1996) für alle Kurven postulierte S-Form zeigten (Hofmann et al. 1997a). Eigene Untersuchungen in großen leistungs- und altershomogenen Gruppen zeigen, dass diese reguläre Abflachung der Herzfrequenz-Leistungskurve bei gesunden jungen Menschen nur in ca. 85 % der Fälle auftritt und in diesem Fall als nichtinvasive Alternative zur Bestimmung des zweiten Laktat Turn Points (LTP$_2$) herangezogen werden kann (Hofmann et al. 1994b, 1997a, 2001, 2005). Etwa 15 % der untersuchten jungen gesunden Probanden zeigten ein, von der S-Form abweichendes Verhalten der HFLK, wobei ca. 7–8 % jeweils eine komplett lineare Verlaufsform oder aber sogar eine inverse Verlaufsform zeigten (◘ Abb. 8.5). Aktuelle Ergebnisse zeigen jedoch die Abhängigkeit des Herzfrequenzverlaufs von Alter, Geschlecht und Leistungsfähigkeit bei gesunden Personen (Birnbaumer et al. 2020, 2023) aber auch von kardioselektiven Medikamenten (Birnbaumer et al. 2021) oder auch dem Ausmaß einer Typ I Diabetes Erkrankung (Eckstein et al. 2021). Aufgrund des beschriebenen Zusammenhangs zwischen dem Muster der HFLK und der ß1-Adrenozeptor-Sensitivität (Hofmann et al. 2005) kann man davon ausgehen, dass Abweichungen von der normalen S-Form der HFLK durch eine Reduktion der ß1-Rezeptor-Sensitivität bedingt ist, die von Erkrankungen, Umwelteinflüssen, Medikamenten, dem Alter aber auch der Leistungsfähigkeit beeinflusst und moduliert wird.

Das Ausmaß der Abflachung der Herzfrequenz-Leistungs-Kurve wurde auch bei gesunden jungen Probanden in einem linearen Zusammenhang mit einem, im Bereich des LTP2 einsetzenden, Nachlassen der myokardialen Funktion gefunden (Pokan et al. 1993; Hofmann et al. 1994b, 1996). ◘ Abb. 8.6 zeigt ein Beispiel für die unterschiedliche Anpassung der linksventrikulären Auswurffraktion (LVEF) von

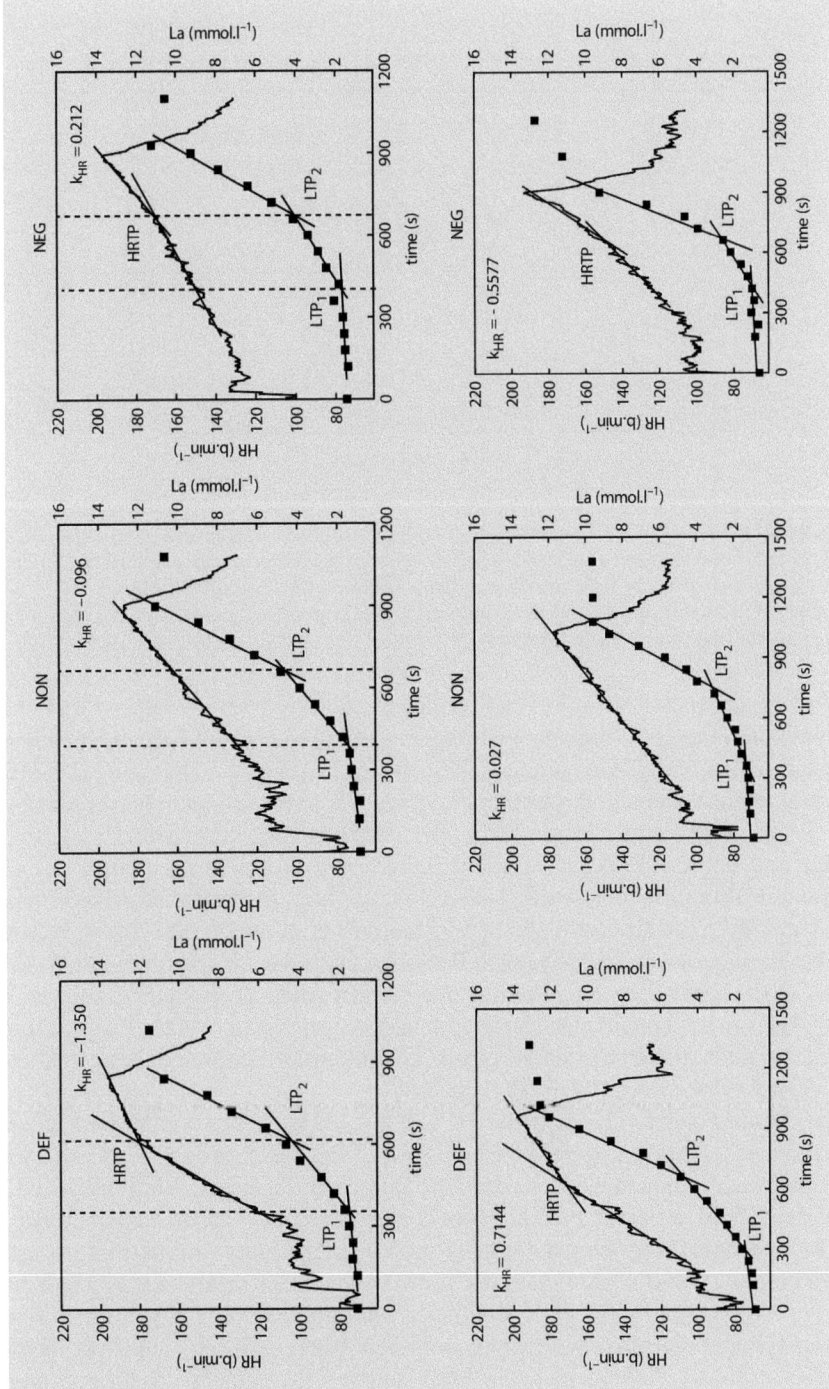

☐ **Abb. 8.5**  Verlauf der Herzfrequenz-Leistungs-Kurve in Relation zum ersten (LTP$_1$) und zweiten (LTP$_2$) Laktat Turn Point bei gesunden jungen männlichen (oben) und weiblichen (unten) Einzelpersonen

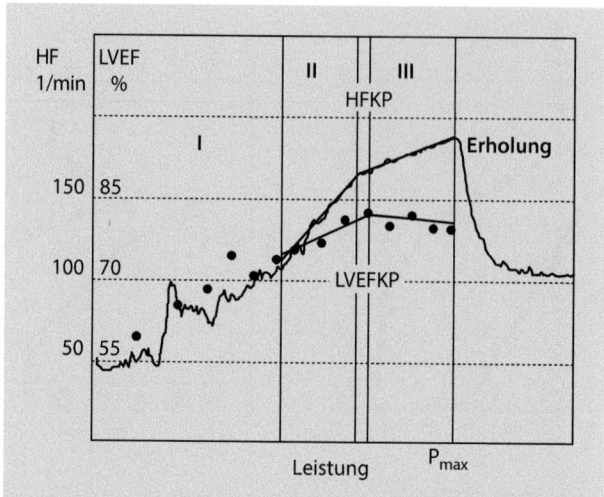

**Abb. 8.6** Verhalten von Herzfrequenz (HF) und linksventrikulärer Ejektionsfraktion (LVEF) während eines Fahrrad-Ergometer-Stufentests am Beispiel eines jungen gesunden Mannes. Im Verlauf beider Parameter lässt sich ein Knickpunkt ermitteln. (Herzfrequenzknickpunkt HFKP, LVEF-Knickpunkt LVEFKP, Phase I der Energiebereitstellung, Phase II der Energiebereitstellung, Phase III der Energiebereitstellung, maximale Belastung $P_{max}$)

zwei jungen gesunden Männern mit vergleichbarer Ergometer-Leistung in Relation zum Verhalten der Herzfrequenz während eines Stufentests am Fahrrad-Ergometer.

Mit zunehmendem Alter ändert sich offensichtlich die Abflachung der HFLK und zeigt ebenfalls einen Zusammenhang mit der myokardialen Funktion (Pokan et al. 1998a; Birnbaumer et al. 2020). Bei Patienten mit koronarer Herzkrankheit (KHK) und eingeschränkter linksventrikulärer Funktion findet man meist sogar eine weitere Zunahme der Anstiegs-Geschwindigkeit der Belastungs-Herzfrequenz über dem $LTP_2$ (Pokan et al. 1998b; Birnbaumer et al. 2021) (● Abb. 8.7), wie sie auch bei ca. 6 % der gesunden jungen Personen zu finden ist (Hofmann et al. 1994a, 1997a, 2001, 2005). Der Knickpunkt der Herzfrequenz (sog. „Herzfrequenz Turn Point", HFTP) im Verlauf der Herzfrequenz-Leistungs-Kurve stand sowohl bei Gesunden als auch bei Patienten in einem signifikanten Zusammenhang mit einem deutlichen Absinken der LVEF (● Abb. 8.8).

Das Ausmaß der Krümmung der HFLK ($k_{HF}$) zeigte einen signifikanten Zusammenhang mit der Änderung der LVEF ab dem $LTP_2$ (Pokan et al. 1993, 1997, 1998b).

In mehreren Arbeiten wurden mögliche Ursachen für dieses unterschiedliche Verhalten der HFLK untersucht. Eine Hypothese ging davon aus, dass das unterschiedliche Krümmungsverhalten der HFLK durch den Parasympathikus-Einfluss erklärt werden könnte (Pokan et al. 1998c). Es konnte jedoch kein unterschiedlicher Einfluss einer Parasympathikus-Blockade auf die Krümmung der HFLK gefunden werden. Als eine weitere Hypothese wurde angenommen, dass ein durch die Belastung unterschiedlich erhöhter Kaliumspiegel im Blut für die Unterschiede der Krümmung der HFLK verantwortlich sein könnte. Diese Hypothese geht davon aus, dass bei entsprechend hoher Belastung über dem $LTP_2$ verstärkt Kalium aus der Muskelzelle, durch eine pH bedingte selektive Durchlässigkeit der Zellmembran, verloren geht und durch die Na-K-Pumpe nicht mehr ausreichend in die Zelle zurücktransportiert

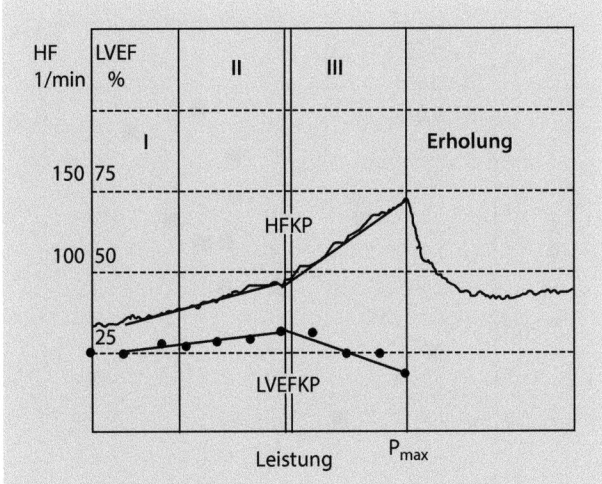

■ **Abb. 8.7** Verhalten von Herzfrequenz (HF) und linksventrikulärer Ejektionsfraktion (LVEF) während eines Fahrrad-Ergometer-Stufentests am Beispiel eines Patienten nach Myokardinfarkt. Im Verlauf beider Parameter lässt sich ein Knickpunkt ermitteln. (Herzfrequenzknickpunkt HFKP, LVEF-Knickpunkt LVEFKP, Phase I der Energiebereitstellung, Phase II der Energiebereitstellung, Phase III der Energiebereitstellung, maximale Belastung $P_{max}$)

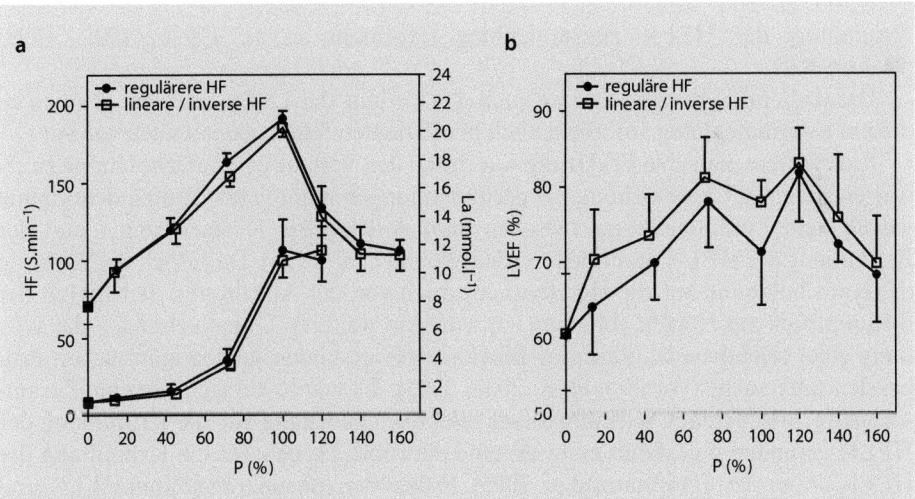

■ **Abb. 8.8** Verlauf der Herzfrequenz-Leistungs-Kurve (**a** rechts) und der linksventrikulären Ejektionsfraktion (**b** links) bei zwei Gruppen männlicher Probanden mit unterschiedlicher Krümmung der HFLK. (Mod. nach Hofmann et al. 1994a, 1994b)

werden kann. Diese Elektrolytverschiebung führt zu einer geringeren intrazellulären Freisetzung von Kalzium und einem Verlust an Kontraktionskraft in der Skelettmuskulatur. Dieses Phänomen wurde jedoch auch für die Herzarbeit beschrieben (Opie 2004; Katz 2010). Eigene Untersuchungen zeigten, dass bei gesunden jungen Personen der maximal akkumulierte Kaliumspiegel im Blut signifikant mit der

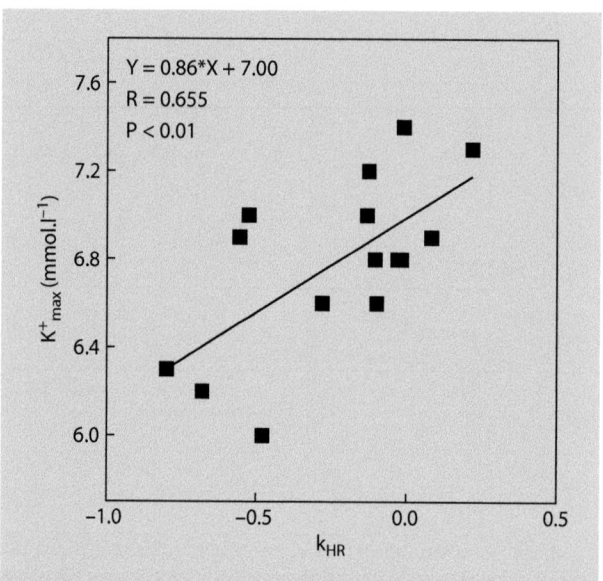

**Abb. 8.9** Zusammenhang zwischen maximalem Kaliumspiegel im Blut bei maximaler Ausbelastung im Stufen-Test und Krümmung der Herzfrequenz-Leistungs-Kurve bei gesunden jungen männlichen Probanden

Krümmung der HFLK zusammenhing (Hofmann et al. 1997b, 1998, 1999) (■ Abb. 8.9).

Die Kalium-Hypothese könnte auch den Verlauf der LVEF erklären. Studien zu diesem Zusammenhang vor allem auch bei Patienten fehlen jedoch nach wie vor.

Eine weitere plausible Erklärung war durch den Verlauf der Katecholamine zu erwarten. In einer Untersuchung bei gesunden jungen männlichen Probanden konnte jedoch kein Zusammenhang zwischen dem Anstieg der Katecholamine und der Krümmung der HFLK gefunden werden (Pokan et al. 1995). Da jedoch die Wirkung der Katecholamine auf die Herzfrequenz auch von der Anzahl und Sensitivität der ß-Rezeptoren am Herzen abhängig ist, wurde in weiteren Untersuchungen die Wirkung einer selektiven ß1-Rezeptor-Blockade bei gesunden jungen männlichen Probanden untersucht (Wonisch et al. 2002, 2003). Es wurde ein signifikanter Zusammenhang zwischen der Wirkung dieser selektiven Blockade auf die Krümmung der HFLK gefunden und damit erstmals eine plausible Theorie für die Krümmung der HFLK präsentiert (Hofmann et al. 2005). Probanden mit einer regulären HFLK und einem raschen Anstieg der HF zwischen $LTP_1$ und $LTP_2$ zeigen ein deutlich stärkeres Ansprechen auf den ß1-Rezeptor-Antagonisten Bisoprolol, was darauf hinweist, dass Personen mit diesem HF-Verhalten sensible, rasch auf Katecholamine ansprechende ß1-Rezeptoren am Herzen haben. Die Abflachung der Krümmung der HFLK ab dem $LTP_2$ kann durch eine Sättigung der Rezeptoren durch die bei dieser Belastung überschießend ansteigenden Katecholamine erklärt werden. Probanden mit linearen oder inversen HFLK zeigen ein deutlich geringeres Ansprechverhalten zwischen $LTP_1$ und $LTP_2$ mit einem flacheren Kurvenverlauf. Die selektive Blockade wirkte sich bei diesen Probanden deutlich geringer aus, was auf eine Desensibilisierung der ß1-Rezeptoren hinweist. Der bei diesen Probanden gleich hohe überschießende Katecholamin-Anstieg zeigt eine verzögerte Wirkung auf die HF, die ab dem $LTP_2$ überproportional (invers) ansteigt (◪ Abb. 8.10). Diese Ergebnisse wurden in einer großen Stichprobe von PatientInnen bestätigt (Birnbaumer et al. 2021).

◪ Abb. 8.11 zeigt zwei Einzelbeispiele mit unterschiedlichem HF-Verhalten und die unterschiedliche Wirkung des ß1-Rezeptor-Antagonisten.

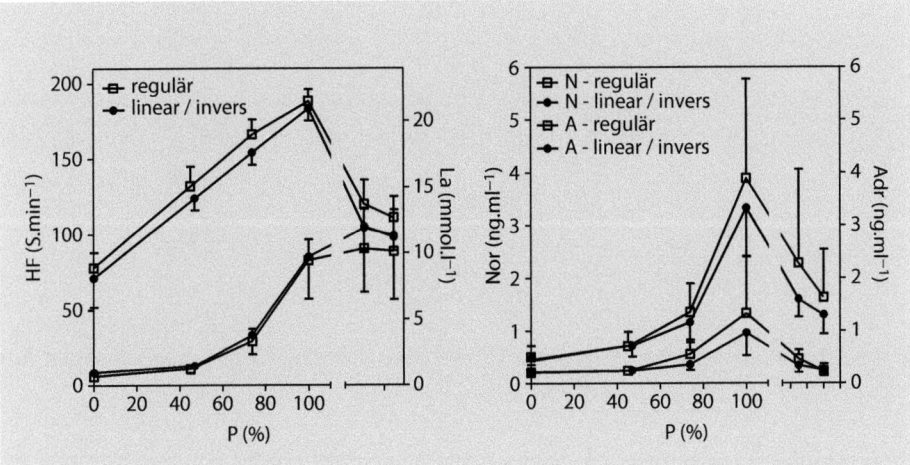

◪ **Abb. 8.10** Verlauf der Katecholamine Adrenalin (A) und Noradrenalin (N), der Herzfrequenz (HF) und der Laktat-Konzentration bei einem Stufen-Test mit gesunden jungen männlichen Probanden

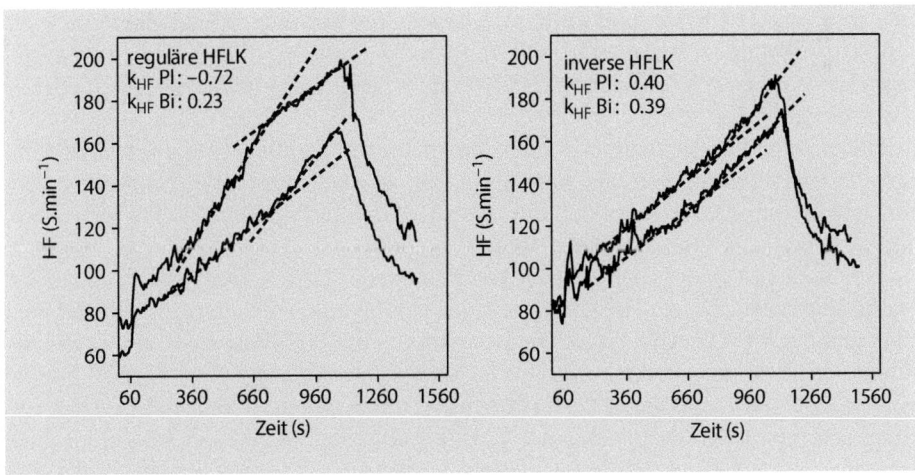

◪ **Abb. 8.11** Unterschiedliches Verhalten der HFLK mit Plazebo und unter ß1-selektivem Adrenozeptor-Antagonisten Bisoprolol. (Mod. nach Hofmann et al. 2005)

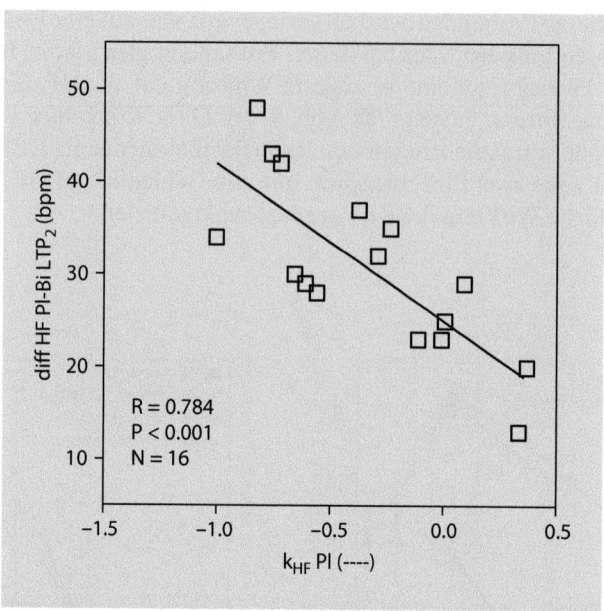

**◘ Abb. 8.12** Zusammenhang zwischen der HF-Reaktion unter Plazebo und unter Bisoprolol-Wirkung. (Mod. nach Hofmann et al. 2005)

◘ Abb. 8.12 zeigt den Zusammenhang zwischen der HF-Reaktion unter Plazebo und unter Bisoprolol-Wirkung. Eine bereits unter Plazebo-Bedingungen lineare oder inverse HFLK ändert sich deutlich weniger durch den ß1-Rezeptor-Antagonisten als reguläre Kurven. Dies deutet auf eine reduzierte Rezeptor-Sensitivität bei linearen oder inversen HFLK hin und kann als Ursache für das unterschiedliche Knickverhalten angenommen werden und erklärt auch die deutlich größere Anzahl an atypischen HF-Kurven bei Personen unter ß-Rezeptor selektiver Medikation (Birnbaumer et al. 2021).

Heber et al. (2019) zeigten in einer prospektiven Trainingsstudie über ein Jahr, dass die Herzfrequenzleistungskurve durch ein Ausdauertraining im Sinne einer Abflachung modifiziert werden kann. Dies ist ein indirekter Hinweis auf eine verbesserte myokardiale Funktion unter Belastung.

Unabhängig von der Richtung der Krümmung der HFLK kann jedoch ein HFTP bestimmt werden. Dieser HFTP zeigte einen signifikanten Zusammenhang mit dem $LTP_2$ und der $VT_2$ (◘ Abb. 8.13). Die Bestimmung des HFTP ist gleichwertig der Bestimmung der „Turn Points" aus Laktat oder der ventilatorischen Umstellpunkte $VT_1$ und $VT_2$ und kann daher als nichtinvasive, einfache und praxisrelevante Bestimmung submaximaler Kennwerte der Leistungsfähigkeit verwendet und empfohlen werden.

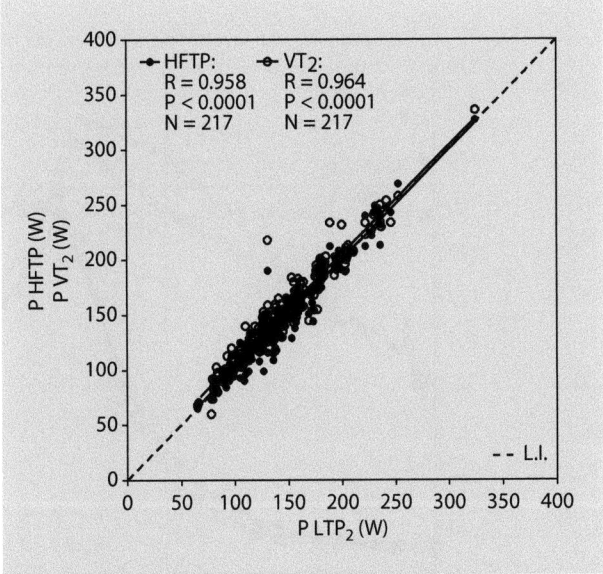

**◘ Abb. 8.13** Zusammenhang zwischen dem Herzfrequenz Turn Point (HFTP) und dem zweiten Laktat Turn Point (LTP$_2$) und dem zweiten Turn Point der Ventilation (VT$_2$)

## 8.1.5 Bestimmung des Herzfrequenz Turn Points

Die quantitative Analyse der Herzfrequenz-Leistungs-Kurve erfolgt zwischen dem ersten Laktat Turn Point (LTP$_1$) bei ca. 40 % der maximalen Leistung und der maximalen Leistung (P$_{max}$) durch die Anpassung eines Polynoms zweiten Grades mit kleinstem Fehlerquadrat. Aus dieser Funktion werden die Steigungen der Tangenten k1 im Punkt LTP$_1$ und k2 im Punkt P$_{max}$ sowie die Differenz der Winkel berechnet (Pokan et al. 1993). Stärke und Richtung der Krümmung der Herzfrequenz-Leistungskurve werden wie folgt festgelegt:

- k < −0,2 = eindeutige Abflachung der Herzfrequenz-Leistungskurve,
- k liegt zwischen +0,1 und −0,1 = annähernd linearer Verlauf der Herzfrequenz-Leistungskurve und
- k > 0,2 = weitere Zunahme der Herzfrequenzsteigerung.

Der Herzfrequenz-Knickpunkt liegt dabei, in Abhängigkeit von der Stärke und der Richtung der Krümmung der HFLK, zwischen 60 und 90 % der HF$_{max}$ (Hofmann et al. 1997a, 2001, 2005) und fällt mit dem Abfall der LVEF (Hofmann et al. 1994b; Pokan et al. 1998b) und dem LTP$_2$, also dem Übergang zwischen Phase II und Phase III der Energiebereitstellung zusammen (Hofmann et al. 1994a, 1997a). Wichtig zu beachten ist, dass eine Belastungsvorgabe über fixe Prozentsätze der maximalen HF dadurch beeinflusst wird und diese Berechnung nur bei linearem Kurvenverlauf zulässig ist. Bei den in der Mehrzahl der Fälle gekrümmten HFLK kann z. T. ein beträchtlicher Fehler aus dieser Vorgabemethode entstehen (Hofmann und Tschakert 2010; Hofmann et al. 2001; Wonisch et al. 2003). ◘ Abb. 8.14 zeigt die Problematik bei zwei realen Kurven mit annähernd gleicher HF$_{max}$ und identischer Leistungsfähigkeit auf. Bei vergleichbarer maximaler HF ist die Belastungsvorgabe bei Verwen-

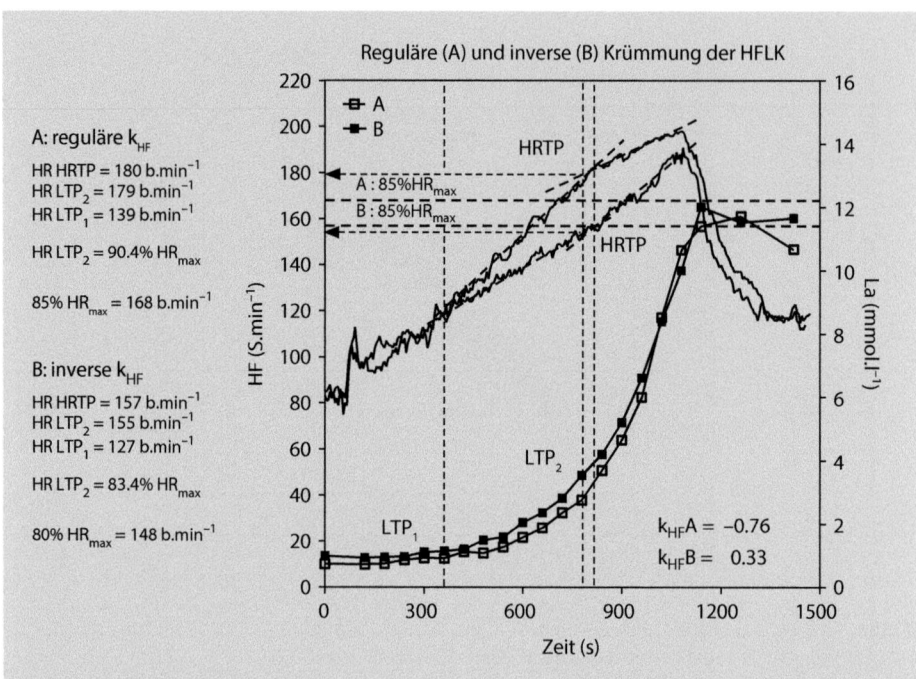

**◻ Abb. 8.14** Darstellung des Einflusses der Krümmung der Herzfrequenz-Leistungs-Kurve auf die Belastungsvorgabe unter Verwendung fixer Prozentwerte der $HF_{max}$ in Bezug zum Schwellenwert LTP2 bei zwei gesunden jungen trainierten männlichen Probanden. (Mod. nach Hofmann und Tschakert 2010)

dung eines fixen Prozentsatzes der $HF_{max}$, wie z. B. die Empfehlung des ACSM bei 85 % $HF_{max}$, umso stärker fehlerhaft, je inverser die HFLK gekrümmt ist.

Kann eine Krümmung der Herzfrequenz-Leistungs-Kurve, unabhängig von der Richtung, nachgewiesen werden, kann ein Knickpunkt in der HFLK berechnet und zur Leistungsdiagnostik von Sportlern oder Patienten in der Rehabilitation herangezogen werden (Hofmann et al. 1995, 1997a, 2001; Pokan et al. 1998) (siehe auch ◻ Abb. 8.1, 8.3 und 8.10). ◻ Abb. 8.15 zeigt bei gesunden Männern und Frauen unterschiedlichen Alters sowie bei Patienten und Patientinnen mit verschiedenen Herz-Kreislauf-Erkrankungen den Zusammenhang zwischen der Leistung am Herzfrequenz-Deflexionspunkt während eines Stufen-Tests am Fahrrad-Ergometer und der maximal möglichen Dauerleistung über 30 min unter metabolischen und respiratorischen „steady state" Bedingungen.

Ist der Verlauf der HFLK annähernd linear, so liegt der Übergang zwischen Phase II und Phase III der Energiebereitstellung (bestimmt über $LTP_2$ oder $VT_2$) bei ca. 70–75 % der Herzfrequenzreserve. Nur in diesen Fällen kann die sog. Karvonen Formel zur Trainingssteuerung herangezogen werden (Hansen et al. 2012; Hofmann und Tschakert 2010; Hofmann et al. 2001; Wonisch et al. 2003). Sie lautet:

$$HF_{training} = \left(HF_{max} - HF_{Ruhe}\right) \times 0{,}7 + HF_{Ruhe}$$

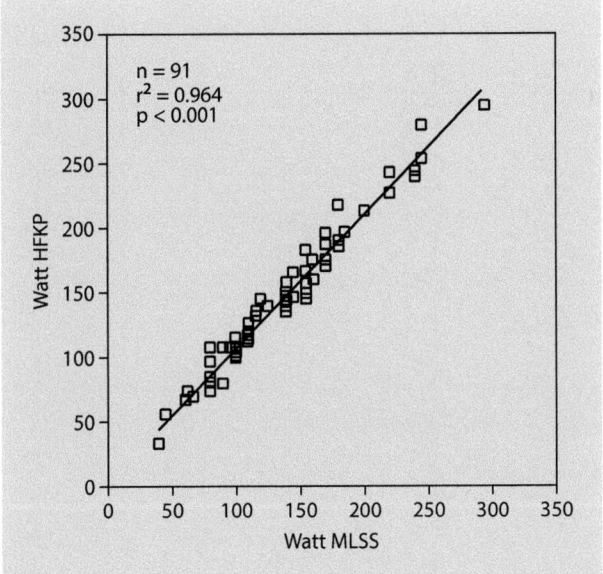

**◘ Abb. 8.15** Zusammenhang zwischen der Leistung am Herzfrequenz-Knickpunkt (HFKP) und der maximalen Dauerleistung über 30 min im maximalen Laktat Steady State (MLSS) bei gesunden jungen und älteren Männern und Frauen sowie Patienten mit Herz-Kreislauf-Erkrankungen

In ◘ Abb. 8.16 ist der Zusammenhang zwischen dem Herzfrequenz-Knickpunkt der Herzfrequenz-Reserve (HFTP%HF$_{reserve}$) und der Stärke und Richtung der Krümmung der Herzfrequenz-Leistungskurve ausgedrückt – als k-Wert bei Patienten mit koronarer Herzkrankheit, einer gleichaltrigen gesunden Kontrollgruppe und gesunden jungen Sport-Studenten dargestellt (Hofmann et al. 2001).

Bei einer Aufwärtskrümmung der Herzfrequenz-Leistungs-Kurve, wie sie sehr oft bei Patienten mit koronarer Herzerkrankung zu beobachten ist, läuft man Gefahr, Personen mit einem derartigen Herzfrequenzverlauf zu überschätzen und somit im Training zu überfordern (Hofmann et al. 2001; Wonisch et al. 2003). Demgegenüber kommt es bei einer Abflachung der Herzfrequenz-Leistungs-Kurve wie sie von Brooke und Hamley (1972) beschrieben wurde, zu einer Unterschätzung der Ausdauerleistungsfähigkeit (Pokan et al. 1998a; Hofmann et al. 2001; Wonisch et al. 2003). ◘ Abb. 8.17 zeigt den Zusammenhang zwischen dem Herzfrequenz-Knickpunkt der Herzfrequenz-Reserve (HFTP%HF$_{reserve}$) und der Zunahme bzw. Abnahme der Auswurffraktion des linken Ventrikels während einer Fahrrad-Ergometrie in der Phase III der Energiebereitstellung bei Patienten mit koronarer Herzkrankheit einer gleichaltrigen gesunden Kontrollgruppe und gesunden jungen Sport-Studenten.

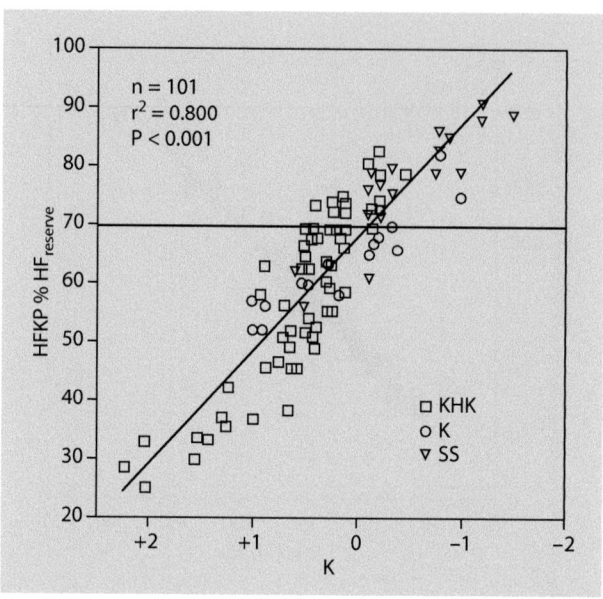

■ **Abb. 8.16** Zusammenhang zwischen dem Herzfrequenz-Knickpunkt (HFKP) in Prozent der Herzfrequenz-Reserve (HFKP% HF$_{reserve}$) und der Stärke und Richtung der Krümmung der Herzfrequenz-Leistungskurve – ausgedrückt als K-Wert bei Patienten mit koronarer Herzkrankheit (KHK), einer gleichaltrigen gesunden Kontrollgruppe (K) und gesunden jungen Sport-Studenten (SS)

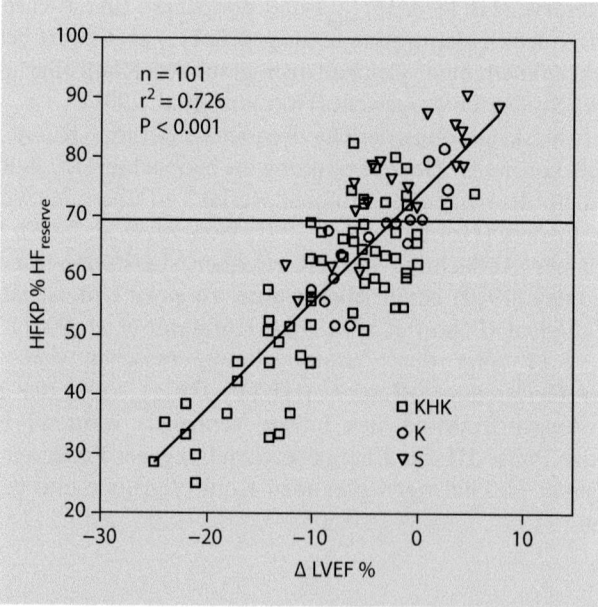

■ **Abb. 8.17** Zusammenhang zwischen dem Herzfrequenz-Knickpunkt (HFKP) in Prozent der Herzfrequenz-Reserve (HFKP% HF$_{reserve}$) und der Zunahme bzw. Abnahme der Auswurffraktion des linken Ventrikels (LVEF) während einer Fahrrad-Ergometrie in der Phase III der Energiebereitstellung bei Patienten mit koronarer Herzkrankheit (KHK), einer gleichaltrigen gesunden Kontrollgruppe (K) und gesunden jungen Sportlern (S)

## 8.1.6 Methoden der Bestimmung des Herzfrequenz-Knickpunktes

Da die visuelle Bestimmung des Herzfrequenz-Knickpunktes für ungeschulte Personen schwierig ist, wurden verschiedenste Computerprogramme mit unterschiedlichen mathematischen Methoden entwickelt, die z. T. auch im Handel erhältlich sind (Bodner und Rhodes 2000; Hofmann et al. 1988; Leitner et al. 1988, 1992). Aktuell wird das Programm CPX Vienna angeboten, welches eine computergestützte Bestimmung von Schwellenwerten über eine Knick-Regressionsbestimmung ermöglicht. Im Folgenden werden einige oft angewandte Methoden besprochen. Die ursprüngliche Methode zur Bestimmung des Herzfrequenz-Knickpunktes stammt von Conconi et al. (1982). Die Gruppe ermittelte anhand eines Feldtests die Laufgeschwindigkeit, an der es zur Abflachung der HFLK kam, und bezeichnete die Geschwindigkeit als „vd" (velocity deflection). Ursprünglich steigerten Conconi et al. bei ihrem Test lediglich die Laufgeschwindigkeit alle 200 m, was zu immer kürzeren Zeitinkrementen führte. 1996 stellten Conconi et al. ein erneuertes Testverfahren – die „HRd (heart rate deflection)" – vor, indem sie auf submaximalen Belastungsstufen die streckenabhängigen Stufen gegen zeitabhängige austauschten. In der Endphase des Stufen-Tests allerdings gingen sie wieder auf streckenabhängige Stufen zurück, um so die Belastungsdauer zu verkürzen und größere absolute Leistungen zu erzielen. Conconi et al. (1996) rechtfertigten dieses Vorgehen mit der Annahme, dass der Herzfrequenz-Knick noch vor dieser Schlussphase auftritt. Es zeigte sich allerdings, dass man mit diesem Vorgehen im Falle eines linearen HF-Verlaufs willkürlich Knickpunkte der HFLK provozieren kann, sodass dieses Vorgehen ebenfalls als obsolet anzusehen ist (Pokan et al. 1999). Im Idealfall sollte wie im Labortest darauf geachtet werden, dass konstante Zeit- und Belastungsinkremente bis zur Ausbelastung gewählt werden. Die Gesamtzeit sollte zwischen 8 und 15 min liegen (Gaisl und Hofmann 1989; Hofmann und Gaisl 1990; Gaisl et al. 1991; Wonisch et al. 2008). Die Belastungsinkremente sind somit von der Art der Ergometrie (Fahrrad-, Laufband-, Ruder-Ergometer oder diverse Feldtests in verschiedenen Sportarten) und der zu erwarteten Leistungsfähigkeit abhängig. Vor allem bei Feldtests sollten die untersuchten Personen mit der Testanordnung vertraut sein, um diese Kriterien auch einhalten zu können (◗ Abb. 8.18).

Es sei aber nochmals darauf hingewiesen, dass eine zu geringe Krümmung oder ein linearer Verlauf der HFLK die Bestimmung dieses Knickpunktes unmöglich macht (Hofmann et al. 1997a, 2001; Pokan et al. 1998b, 1999). Eine detaillierte Zusammenfassung zum Thema Conconi-Test ist in mehreren Übersichtsarbeiten nachzulesen (Bodner und Rhodes 2000; Hofmann 1997; Hofmann und Pokan 1996, 2010; Pokan und Hofmann 2000).

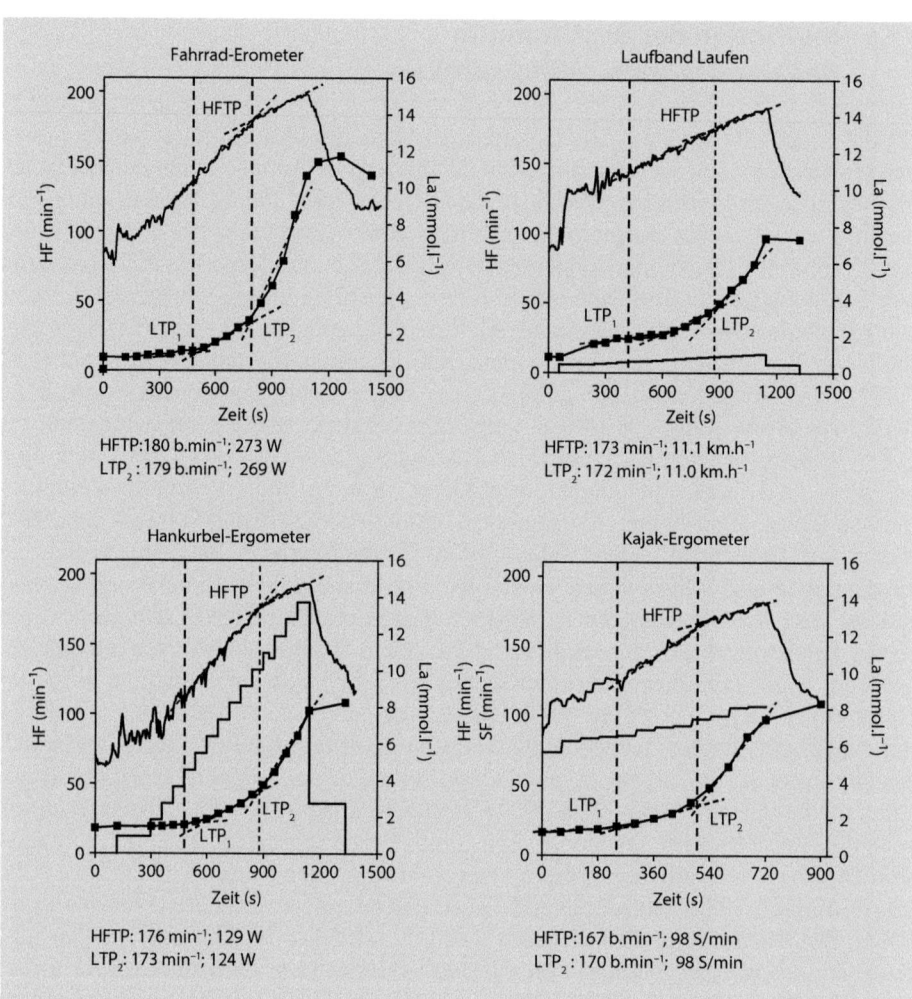

**Abb. 8.18** Bestimmung des Herzfrequenz Turn Points (HFTP) und des ersten (LTP$_1$) und des zweiten (LTP$_2$) Laktat Turn Points mittels linearer „Break Point Regressionsmethode" bei unterschiedlichen Ergometer-Belastungen

### 8.1.7  Hämodynamische Veränderungen bei Ultraausdauerbelastungen

Bei kontinuierlichen Langzeitbelastungen kommt es sowohl zu Dilatationen des rechten (La Gerche et al. 2012) als auch des linken Herzens (Pokan et al. 2014). Wir konnten in einer Studie während einer kontinuierlichen Langzeit-Ergometrie über 24 h mit einer Intensität knapp unterhalb des ersten Laktat Turn Points ($LTP_1$) dimensionale Veränderungen der linken Kammer und des linken Vorhofs während der Belastung feststellen (ebd,). Dabei kommt es innerhalb der ersten sechs Stunden zu der bekannten kontinuierlichen Zunahme der Herzfrequenz bei gleichzeitiger Abnahme des Schlagvolumens. Nach sechs Stunden Belastung tritt allerdings eine Zunahme des Körpergewichts bei gleichzeitigerer Abnahme der Herzfrequenz um ca. 20 Schläge pro Minute auf. Dieses Phänomen, das auch als „cardiac fatigue" bezeichnet wurde (Oxborough et al. 2010), scheint jedoch nichts mit einer kardialen Ermüdung bei gleichzeitig konstanter Leistung zu tun zu haben, sondern mit einer Flüssigkeitseinlagerung und einer damit gesteigerten Vorlast durch den verstärkten venösen Rückstrom. Zwischen 6 und 24 h der Belastung nimmt das Schlagvolumen durch eine Dilatation des linken Ventrikels bei konstant bleibenden endsystolischen Dimensionen zu und die Herzfrequenz ab (◘ Abb. 8.19).

---

**Überprüfen Sie Ihr Wissen**
- Welche sind die akuten Anpassungsreaktionen des Körpers an körperliche Belastungen?
- Wie verhält sich der Blutdruck unter körperlicher Belastung?
- Welche Veränderungen im Belastungs-EKG sind zu beobachten und welchen pathologischen Stellenwert muss man ihnen geben?
- Welche dimensionalen Veränderungen treten bei Herzgesunden unter Belastung auf?
- Wie verändert sich die linksventrikuläre Auswurffraktion Gesunder unter Belastung?
- Welche pathologischen Unterschiede in den dimensionalen Veränderungen des Herzens und der linksventrikulären Auswurffraktion unter Belastung treten auf?
- Welche unterschiedlichen Verläufe der Herzfrequenz-Leistungskurve können auftreten?
- Welche Zusammenhänge bestehen zwischen myokardialer Funktion und Herzfrequenz unter Belastung?
- Wozu kann man eine detaillierte Analyse der Herzfrequenz-Leistungskurve nutzen und welche Konsequenzen ergeben sich daraus für die Trainingssteuerung?
- Wie verändern sich die Herzfrequenz und das Schlagvolumen während Ultraausdauerbelastungen?

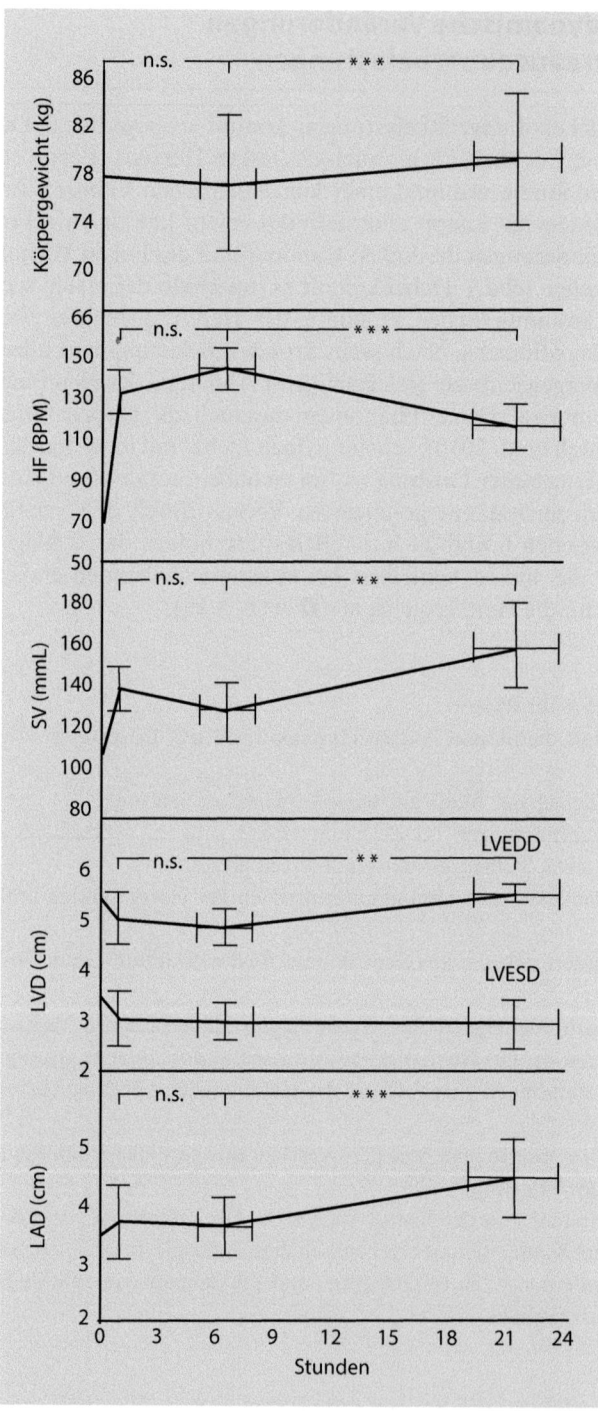

**◻ Abb. 8.19** Verhalten des Körpergewichts und hämodynamischer Parameter im Verlauf einer Fahrrad-Egometer-Belastung über 24 h von acht erfahrenen „Ultra-Ausdauerathleten" bei einer konstanten Leistung von 162 ± 23 W (HF = Herzfrequenz, SV = Schlagvolumen, LVD = Durchmesser des linken Ventrikels, LVEDD = enddiastolischer Durchmesser, LVESD = endsystolischer Durchmesser, LAD = Durchmesser des linken Atriums). (Mod. nach Pokan et al. 2014)

## 8.2 Chronische Anpassung

### 8.2.1 Funktionelle Anpassung

Mit Beginn regelmäßiger dynamischer Belastungsformen kommt es in Abhängigkeit von Umfang, Intensität und vom Ausmaß der eingesetzten Muskelgruppen sowie von der individuellen Veranlagung zu einer vegetativen Umstimmung. In Ruhe wird vor allem der Parasympathiko-Tonus mit seinem hemmenden Einfluss erhöht, während sich beim Sympathiko-Tonus keine wesentlichen Tonus Veränderungen nachweisen lassen. Dies führt entsprechend den Erfolgsorganen des Parasympathikus zu verlangsamter Erregungsbildung im Sinusknoten, zur Verzögerung der Vorhofüberleitung und deren Erregungsleitung im AV-Knoten. Die Folgen sind ein Absinken der Ruheherzfrequenz (die auf bis zu unter 30 Schläge/min bei hochausdauertrainierten Athleten abnehmen kann), eine teilweise Zunahme der Vorhof-AV-Knoten-Überleitungszeit (▶ Abschn. 8.2.4) und Veränderungen in der Herzfrequenzvariabilität (HFV) (▶ Abschn. 8.2.4).

### 8.2.2 Strukturelle Anpassung

Die Ausbildung eines physiologisch vergrößerten Sportherzens hängt stark von der individuellen Veranlagung ab. Gleiche Trainingsumfänge und -intensitäten können für verschiedene Individuen zu ganz unterschiedlichen Anpassungsreaktionen führen (Rost 1984). Aus dem Hochleistungssport ist allerdings bekannt, dass Trainingsumfang und Trainingsintensität eine wichtige Rolle spielen. Die eigenen Ergebnisse aus einer Ultra-Belastung deuten darauf hin, dass das Trainingsvolumen, und vor allem lang dauernde Einzeleinheiten zu einer chronischen Volumenbelastung des Herzens und zu einer physiologischen Herzhypertrophie führen (Pokan et al. 2014). Es besteht somit ein enger Zusammenhang zwischen maximaler Sauerstoffaufnahme und Herzvolumen (Steding et al. 2010). Strukturell sind an der Herzhypertrophie alle vier Herzhöhlen (harmonische Herzhypertrophie) beteiligt.

Durch die Ausprägung einer physiologischen Hypertrophie mit Zunahme des Schlagvolumens kann das Herzminutenvolumen bei gleicher Herzfrequenz gesteigert und damit die Sauerstoffversorgung aller Organe verbessert bzw. bei gleichem Sauerstoffbedarf mit einer niedrigeren Herzfrequenz eine ausreichende Sauerstoffversorgung sichergestellt werden. Zur Steigerung der Sauerstoff-Transportkapazität ist demnach eine Zunahme der Myokardkontraktilität oder der Auswurffraktion nicht erforderlich. Ausdauertraining führt im Rahmen der chronischen Anpassung kaum zu einer Verbesserung der systolischen Linksventrikelfunktion in Ruhe (Giada et al. 1998; Hörtnagl 1982; Hörtnagl und Raas 1982; Pellicia et al. 1999; Pluim et al. 2000). Im Gegensatz dazu unterscheidet sich die physiologische Hypertrophie von pathologischen Formen ganz wesentlich in der diastolischen Linksventrikelfunktion. So ist z. B. bei der Hypertrophie im Rahmen einer Hochdruckkrankheit die Füllung des linken Ventrikel gestört (Hörtnagl und Raas 1984; Schannwell et al. 2002). Die verminderte Füllung während der raschen Füllungsphase wird dabei offenbar durch vermehrte Füllung während der Vorhofsystole kompensiert. Diese Füllungsstörung ist bereits zu einem Zeitpunkt zu beobachten, zu dem noch keine Zeichen einer Linksherzhypertrophie im EKG oder in der Echokardiografie und auch keine Störungen der systolischen Funktion erkennbar sind (Hörtnagl und Raas 1984; Schannwell et al. 2002). Sie kann anscheinend zumindest in diesem Stadium durch ein gezieltes Ausdauertraining mit Steigerung der Leistungsfähigkeit verbessert werden (Hörtnagl et al. 1985, 1988), d. h., es kommt zu günstigen Veränderungen der Herzwandeigenschaften.

Bei der physiologischen Linksherzhypertrophie weist die höhere Flussgeschwindigkeit während der raschen Füllungsphase auf eine vermehrte Füllung in der frühen Diastole hin (D'Andrea et al. 2002; Giada et al. 1998; Hörtnagl und Raas 1984), sodass die Füllung während der Vorhofsystole zumindest in Ruhe keine Rolle mehr spielt (Hörtnagl und Raas 1982, 1984). Dadurch ergeben sich während Belastung mehr Kompensationsmöglichkeiten bezüglich der linksventrikulären Füllung. Dies erklärt aber auch, warum ein Umschlagen in Vorhofflimmern von Ausdauertrainierten relativ gut toleriert wird. Die Zunahme der frühdiastolischen Füllung wird auf eine Verbesserung der linksventrikulären Compliance durch Anpassung an chronische Belastungen zurückgeführt, wobei mittels Tissue-Doppler-Untersuchungen höhere Geschwindigkeiten vor allem in der inferioren Linksventrikelwand gemessen wurden (Caso et al. 2000). Auch konnte gezeigt werden, dass nicht nur Ausdauertrainierte, sondern sich auch Krafttrainierte besser anpassen können als Untrainierte (Fisman et al. 1997). Da die mit der instantanen rechnergestützen Analyse von M-Mode-Echokardiogrammen erhobenen Relaxationsparameter bei physiologischer Hypertrophie nicht wesentlich gegenüber der Kontrollgruppe verändert waren, wurde diskutiert, dass die linksventrikuläre Dehnbarkeit durch eine Abnahme des interstitiellen Bindegewebes im Herzmuskel verbessert wurde (Hörtnagl und Raas 1982, 1984; Schannwell et al. 2002). Dementsprechend wurde die Verschlechterung der diastolischen Funktion bei der Hypertrophie im Rahmen einer arteriellen Hypertonie als Folge eines fibrotischen „Remodeling"-Prozesses gesehen, der durch eine Zunahme des Kollagen-Gehaltes zu einer erhöhten Steifigkeit des Myokards führt (Schannwell et al. 2002). Tatsächlich wurde aufgrund einer Strukturanalyse des Myokards über die echokardiografische Graustufenverteilung bei pathologischer Hypertrophie ein erhöhter Kollagen-Gehalt angenommen, der mit einer interstitiellen und perivaskulären Fibrose sowie einer Fibrose an Stelle nekrotisierender Myozyten, wobei dann Muskelgewebe durch Bindegewebe ersetzt worden ist, in ursächlichem Zusammenhang gesehen wurde, während diese Veränderungen bei physiologischer Hypertrophie trotz ähnlicher Zunahme der Muskelmasse nicht beobachtet werden konnten (Di Bello et al. 1997).

Im Gegensatz zum chronisch dynamischen Training sind bei ausschließlich statischem oder schnelligkeitsorientiertem Training auch im Leistungssport keine wesentlichen regulativen oder gar dimensionalen Anpassungsreaktionen zu erwarten (Fagard 1996). Bei ausgeprägten Verbesserungen der Kraft und Kraftausdauerleistungsfähigkeit der arbeitenden Muskulatur kann es allerdings auf vergleichbaren Belastungsstufen bei dynamischer Belastung zu einem geringeren Frequenzanstieg kommen. Dies beruht auf einer geringeren Stimulation des Sympathikus über Ergorezeptoren. Der bei Ausdauersport über längere Zeit typische Anstieg des Vagotonus lässt sich jedoch nicht nachweisen. Ebenso zeigt das Herz in der Regel keine Hypertrophie oder Vergrößerung. Veränderungen, die bei Bodybuildern oder Hochleistungs-Gewichthebern im Sinne einer konzentrischen Hypertrophie (Zunahme der Herzwanddicken) gefunden worden sind, können auf die Einnahme von anabolen Steroiden zurückgeführt werden (Dickermann et al. 1998). So fanden Urhausen und Kindermann (1999) nur bei Bodybuildern, die anabole Steroide einnahmen, nicht jedoch bei Gewichthebern oder Bodybuildern, die nachweislich keine Steroide einnahmen, eine signifikante Vergrößerung des Hypertrophie-Indexes [(Septumdicke + Hinterwanddicke)/Iinksventrikulärer Innendurchmesser].

### 8.2.3 Rückbildungsfähigkeit des Sportherzens

So wie bei der Skelettmuskulatur führt ein Trainingsabbruch auch am Herzen zu einem Rückgang der Adaptationsmechanismen (Oláh et al. 2019 einfügen). Bei absoluter Körperruhe kommt es bereits nach wenigen Wochen zu einer Abnahme der Herzgröße. Offensichtlich hängen die Geschwindigkeit und das Ausmaß der Rückbildung von der bestehenden Dauer der Sportherzhypertrophie und dem Trainingsumfang beim Abtrainieren ab. So führt die Wiederaufnahme von Ausdauertraining zu einer rascheren Ausprägung eines Sportherzens als bei erstmaligem Beginn. Nach jahrzehntelangem Ausdauertraining kommt es bei Trainingsabbruch oft nicht wieder zu einer vollständigen Rückbildung, allerdings bleiben diese Herzen dann auch leistungsfähiger als kleinere untrainierte Herzen. Diese nicht vollständige Rückbildung hat nach heutigem Wissen keine gesundheitlichen Nachteile. Bei abruptem und vollständigem Trainingsabbruch kann es allerdings vorübergehend zu vegetativen Störungen kommen, die sich u. a. in leichtgradigen Herzrhythmusstörungen oder Missempfindungen in der Herzgegend äußern können. Die z. T. unangenehme Symptomatik ist aber keinesfalls Ausdruck einer Schädigung des Herzens und verschwindet in der Regel nach Wochen oder Monaten bzw. bei Wiederaufnahme des Trainings. Es ist deshalb günstiger, sich langsam von hohen Trainingsbelastungen durch ein Abtrainieren zurückzuziehen.

**Überprüfen Sie Ihr Wissen**
- Welche funktionellen Anpassungserscheinungen zeichnen das Sportherz in Ruhe aus?
- Wodurch ist die strukturelle Anpassung des Sportherzens gekennzeichnet?
- Unter welchen Bedingungen kommt es zu dimensionalen Veränderungen des Herzens?
- Kommt es durch Krafttraining zu dimensionalen Veränderungen des Herzens?
- Unter welchen Bedingungen bilden sich diese Veränderungen, die das Sportherz auszeichnet, wieder zurück?

## 8.2.4  Funktionsdiagnostik

### Herzfrequenzvariabilität

Erste Beobachtungen zum Phänomen der Herzfrequenzvariabilität (HFV) reichen über 1700 Jahre in das 3. Jahrhundert n. Chr. zurück. Damals analysierte der chinesische Arzt Wang Shuhe in seinen Schriften verschiedene Pulstypen und beschrieb ihre klinische Bedeutung. Eine seiner Feststellungen erinnert frappierend an das Phänomen der HFV: „Wenn der Herzschlag so regelmäßig wie das Klopfen des Spechts oder das Tröpfeln des Regens auf dem Dach wird, wird der Patient innerhalb von vier Tagen sterben."

Offenbar hatte der chinesische Gelehrte erkannt, dass ein variabler Herzschlag Zeichen von Gesundheit ist (Aubert und Ramaekers 1999). Diese Erkenntnisse und ihre klinische Relevanz werden durch eine Vielzahl aktueller wissenschaftlicher Ergebnisse bestätigt (Buch et al. 2002; Huikuri et al. 1999; Kristal-Boneh et al. 1995; Moser et al. 1994; Task Force of the European Society of Cardiology and the North American Society of Pacing and Electrophysiology 1996; Winchell und Hoyt 1997). So ist die Messung der HFV beim Patienten heute eine weit verbreitete diagnostische Methode (Aubert und Ramaekers 1999; Howorka et al. 1997; Malfatto et al. 1996, 2002).

Die HFV beruht im Wesentlichen auf einem optimalen Zusammenspiel des „sympathischen" und des „parasympathischen Nervensystems". Dabei löst das sympathische Nervensystem typische „Kampf- und Fluchtreaktionen" aus (Energiebereitstellung, Beschleunigung von Herzschlag und Atmung, Verengung von Blutgefäßen, Blutumverteilung, Schwitzen), während das parasympathische Nervensystem „Erholungsreaktionen" anregt (Energiespeicherung, Schlaf, Verdauung, bessere Durchblutung von Haut und inneren Organen). „Gesund" ist ein „Gleichgewicht" (Homöostase, Balance) zwischen den beiden regulatorischen Systemen (Aubert et al. 2003).

Als klinischer Standard für die Erfassung der HF und der HFV gelten die Messung eines 24-Stunden-EKGs und die Bestimmung der R-R-Intervalle und deren Variabilität. Kommerziell erhältliche HF-Messgeräte (z. B. Polar Electro, Finnland) mit EKG-genauer Messung (Beat-to-beat-Modus) erlauben eine einfache Bestimmung der HF und der HFV. Dabei wird mit einem Brustgurt mit eingebautem Sender einer Speicheruhr EKG-genau die HF gemessen und mit einem Computerauswertungsprogramm dokumentiert und ausgewertet. Als Messmethode zur Bestimmung der HFV kann eine kurze Aufzeichnungszeit von 5 min (minimal ca. 250 HF-Werte) verwendet werden. Üblicherweise wird die HF in Ruhe im Liegen gemessen. Als Methode zur Trainingskontrolle wird häufig ein Lagewechsel-Test als eine abgewandelte Form des in der Klinik als Standard verwendeten Kipptisch-Tests (Grubb und Karas 1999; Grubb et al. 2001; Kochiadakis et al. 1998) (5 min Liegen und 5 min Stehen) verwendet, um auch die Kreislaufreaktion auf einen Lagewechsel als zusätzliches Beurteilungskriterium verwenden zu können. Aus praktischen Gründen (leichter standardisierbar) wird im Sport auch ein Test „Sitzen zu Stehen" verwendet (Migliaro und Contreras 2003; Uusitalo et al. 2000).

Die Bestimmung der einzelnen Frequenzanteile der HFV erfolgt über eine Fourier-Transformation. Die Einteilung der „Variabilität" der Herzschlagfolge erfolgt in hohe Frequenzen (high frequencies, HF), niedrige Frequenzen (low frequencies, LF) sowie in sehr niedrige Frequenzen (very low frequencies, VLF) und ultra-niedrige Frequenzen (ultra low frequencies, ULF). Diese Trennung ist z. T. willkür-lich, da der Übergang zwischen den Frequenzbereichen meist kontinuierlich verläuft. Meist werden die ULF nicht berechnet.

---

**Frequenzbereiche der HFV (Aubert et al. 2003; Task Force of the European Society of Cardiology and the North American Society of Pacing and Electrophysiology 1996)**

- Der HF-Bereich umfasst Frequenzen zwischen 0,15 und 0,4 Hz (9–24/min).
- Der LF-Bereich umfasst Frequenzen zwischen 0,04 und 0,15 Hz (2,4–9/min).
- Der VLF-Bereich umfasst Frequenzen zwischen 0,003 und 0,04 Hz (2,4–0,18/min).
- Der ULF-Bereich umfasst Frequenzen < als 0,003 Hz.

---

Die zeitlichen Abstände von einem Herzschlag zum nächsten liefern die Grundlage, um für jeden Frequenzbereich die „Leistung" (engl. power) zu errechnen. Dies geschieht in der Form, dass der Zeitabstand zwischen zwei Herzschlägen mit sich selbst multipliziert wird und alle so errechneten Zahlen eines Frequenzbereiches summiert werden (Einheit: $ms^2$).

So errechnen sich die einzelnen Anteile der VLF-, LF- und HF-Leistung. Deren Summe wiederum führt zur Gesamtleistung. Gängige Computerprogramme geben zusätzlich an, wie viel Prozent der Gesamtleistung auf die drei genannten Bereiche entfallen (◘ Tab. 8.2).

Der Organismus kennt im Wesentlichen zwei Hauptaktivierungszustände. Erstens einen auf Ruhe und Erholung abzielenden Zustand. Er wird besonders vom parasympathischen Nervensystem gefördert und drückt sich vor allem in einer höheren High-frequency-Aktivität (HF-Aktivität) aus. Ein auf Aktivität abzielender Zustand unterliegt vor allem den Einflüssen des sympathischen Nervensystems. In der HFV-Bestimmung drückt sich dies vor allem in einem höheren Anteil an LF- bzw. VLF-Aktivität aus (Aubert et al. 2003).

---

**◘ Tab. 8.2**   Beispieldaten einer Ruhemessung bei einem 23-jährigen Mann

| Summe Herzschläge | 243 |
|---|---|
| R-R-Intervall max. | 1356 ms (entsprechend 41 Schläge/min) |
| R-R-Intervall (Durchschnitt) | 769 ms (entsprechend 78 Schläge/min) |
| R-R-Intervall min. | 639 ms (entsprechend 94 Schläge/min) |
| Gesamtleistung | |
| VLF-Leistung (im Bereich 0,00–0,40 Hz) | 5387,2 $ms^2$ |
| LF-Leistung (im Bereich 0,00–0,04 Hz) | 1851,6 $ms^2$ (34,4 %) |
| HF-Leistung (im Bereich 0,04–0,15 Hz) | 1891,0 $ms^2$ (35,1 %) |
| (im Bereich 0,15–0,4 Hz) | 1644,6 $ms^2$ (30,5 %) |

Das Herz erscheint umso anpassungsfähiger, je mehr es sich beider Aktivitätsarten in einem ausgeglichenen Verhältnis bedienen kann. Ungünstig scheint es, wenn das Verhältnis der beiden Aktivitätspole unausgewogen ist. Das ist insbesondere der Fall, wenn die LF/VLF-Aktivität einseitig überwiegt. Das Verhältnis zwischen sympathischer und parasympathischer Aktivität (LF/HF) liegt bei 1,5–2,0 in der Norm (Task Force of the European Society of Cardiology and the North American Society of Pacing and Electrophysiology 1996).

Höhere Werte bedeuten, dass das sympathische (also das aktivierende) Nervensystem übermäßig tätig ist. Zur Auswertung und Interpretation der Daten gibt es eine Reihe zeitbezogener statistischer und geometrischer Größen (Stauss 2003; Task Force of the European Society of Cardiology and the North American Society of Pacing and Electrophysiology 1996), auf die hier im Detail nicht eingegangen werden soll. Exemplarisch werden die zwei gebräuchlichsten zeitbezogenen statistischen Größen erwähnt:

- RMSSD (Quadratwurzel des quadratischen Mittelwertes der Summe aller Differenzen zwischen benachbarten NN-Intervallen) – Höhere Werte weisen auf vermehrte parasympathische Aktivität hin.
- pNN50 (Prozentsatz der Intervalle mit mindestens 50 ms Abweichung vom vorausgehenden Intervall) – Höhere Werte weisen auf vermehrte parasympathische Aktivität hin.

Eine häufig in der Trainingspraxis verwendete Bestimmung der HFV erfolgt über eine Poincare-Plot-Darstellung (Tulppo et al. 1996). Dabei wird über die Punktwolke (jeder Herzschlag wird in Relation zum nächsten dargestellt) eine Ellipse gelegt, und die Standardabweichung des Querdurchmessers der Ellipse spiegelt den Einfluss des Parasympathikus wider (◘ Abb. 8.20).

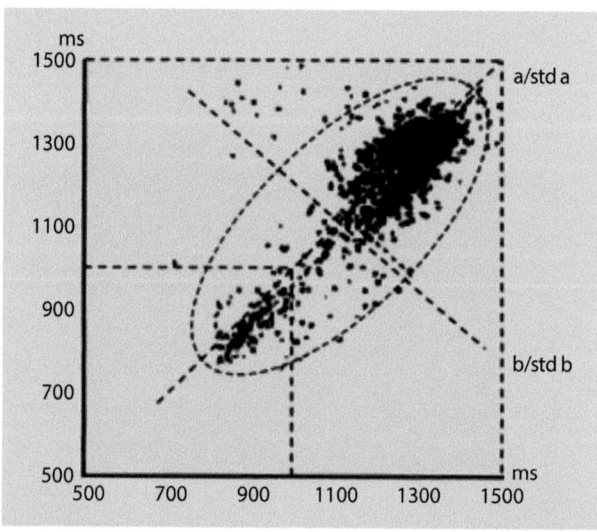

◘ **Abb. 8.20**    Streudiagramm von aufeinanderfolgenden Messungen des Herzschlages. (Polar 1995)

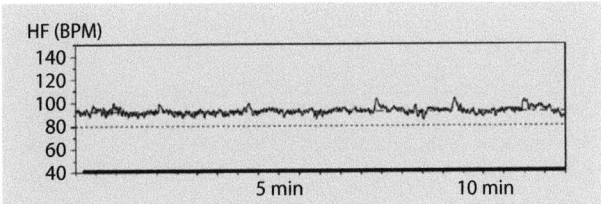

**◘ Abb. 8.21**  Herzfrequenzaufzeichnung im Liegen eines gestresste Mannes. Trotz Suggestion von Ruhe gelingt es dem Patienten während der Aufzeichnung nicht, sich zu entspannen. Die Herzfrequenz ist deutlich erhöht, bei eingeschränkter Modulation der Herzschlagfolge. Der Befund weist auf eine verminderte parasympathische und gesteigerte sympathische Aktivität hin

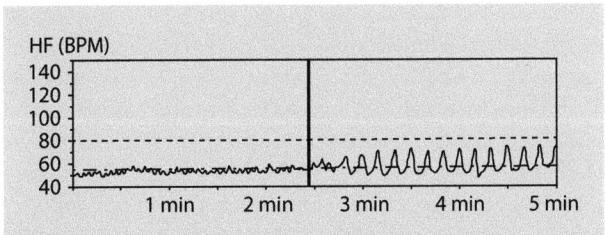

**◘ Abb. 8.22**  Herzfrequenzaufzeichnung eines ausdauertrainierten Athleten. Zunächst die Ruhemessung der Herzfrequenz bei Spontanatmung (links) und dann bei vorgegebener Taktatmung (Atemfrequenz 6/min; rechts). Es besteht eine Bradykardie bei ausgeprägter Modulation der Herzschlagfolge. Dieser Effekt weist auf einen intakten Regelkreis der neurokardialen Steuerung hin

In ◘ Abb. 8.21 ist die Herzfrequenzaufzeichnung im Liegen eines „gestressten" Mannes dargestellt. Trotz Suggestion von Ruhe gelingt es dem Patienten während der Aufzeichnung nicht, sich psycho-physisch zu entspannen. Entsprechend ist die Herzfrequenz deutlich erhöht (im Mittel 92 Schläge pro Minute), bei eingeschränkter Modulation der Herzschlagfolge (HRV-Parameter: SD = 20,2 ms; RMSSD = 10,1 ms; pNN50 = 0 %).

Der Befund weist auf eine verminderte parasympathische und gesteigerte sympathische Aktivität hin.

◘ Abb. 8.22 zeigt die Herzfrequenzaufzeichnung eines ausdauertrainierten Athleten, zunächst die Ruhemessung der Herzfrequenz bei Spontanatmung (links im Bild) und dann bei vorgegebener Taktatmung (Atemfrequenz 6/min; rechts im Bild). Deutlich sind eine durch den Trainingseffekt bedingte vagale Dominanz und eine dadurch ausgeprägte Bradykardie erkennbar (HRV-Parameter: Spontanatmung HF = 53/min; SD = 47,0 ms; RMSSD = 58,7 ms; pNN50 = 23,0 %; Taktatmung HF = 58/min; SD = 140,4 ms; RMSSD = 109,5 ms; pNN50 = 16,6 %).

Dieser Effekt weist auf intakte Regelkreise der neurokardialen Steuerung hin.

Der Einsatz der HFV in der Sportmedizin hinsichtlich Übertrainingsdiagnostik und Trainingssteuerung kann noch nicht als Standard empfohlen werden, obwohl einige viel versprechende Ergebnisse vorliegen (Aubert et al. 2003; Hottenrott 2002; Laube et al. 1996; Pichot et al. 2002; James et al. 2002; Hedelin et al. 2000; Uusitalo et al. 2000). Die nächsten Jahre werden zeigen, inwieweit diese Methode in der praktischen Anwendung weiterentwickelt und etabliert werden kann.

**Überprüfen Sie Ihr Wissen**
- Was versteht man unter Herzfrequenzvariabilität?
- Welche Möglichkeiten gibt es, die Herzfrequenzvariabilität aufzuzeichnen?
- Welche Methoden der Analyse der Herzfrequenzvariabilität sind die gängigsten?
- Auf welche Frequenzbereiche der Herzfrequenzvariabilität hat man sich geeinigt?
- Welche Möglichkeiten der Interpretation der Herzfrequenzvariabilität haben wir derzeit?

## Echokardiografie

Echokardiografisch lässt sich die Vergrößerung aller vier Herzhöhlen leicht nachweisen. Außerdem kann die Herzwanddicke genau vermessen und die gesamte Muskelmassenzunahme zur Differenzialdiagnose physiologische/pathologische Herzhypertrophie berechnet werden (Mistry und Kramer 2003). Während ausgeprägte pathologische Hypertrophieformen im Rahmen einer hypertoniebedingten Hypertrophie, einer nichtobstruktiven Kardiomyopathie und einer dilatativen Kardiomyopathie auch bei Sporttreibenden kaum diagnostische Schwierigkeiten bereiten, sind beginnende oder nur gering ausgeprägte Formen auch mit invasiven Methoden oft nur schwer oder gar nicht zu erkennen und können am ehesten durch den Verlauf beurteilt werden (Dickhuth et al. 2001). Im Gegensatz zu krankhaften Herzgrößenveränderungen gehen im Rahmen des Sportherzens die Vergrößerungen der Innenvolumina immer parallel zu Herzwanddickenzunahme, sodass die Wandspannung annähernd gleich bleibt. In Abhängigkeit von der Sportart (Ausdauer- vs. Kraft- und Schnellkraft-Sportarten) fanden Pellicia et al. (1999) bei insgesamt 1309 Sportlern in 45 % eine deutlich den Normbereich überschreitende Vergrößerung des enddiastolischen linksventrikulären Innendurchmessers. Bei den Frauen lag der Bereich zwischen 38 und 66 mm (Mittelwert 48,4 ± 4,2 mm; der Wert der 95. Perzentile betrug 56 mm) und bei den Männern zwischen 43 und 70 mm (Mittelwert 55,5 ± 4,3 mm; der Wert der 95. Perzentile betrug 63 mm). Dementsprechend fanden die Autoren auch zur Volumensvergrößerung des linken Ventrikels eine harmonische Vergrößerung der Herzwanddicken (Frauen 8,2 ± 0,9 mm; Männer 9,3 ± 1,4 mm). Der wesentliche Parameter zur Beurteilung der Herzwanddicken ist die relative Herzwanddicke. Diese drückt das Verhältnis von enddiastolischer Septum- und Hinterwanddicke zum Innenradius des linken Ventrikels, gemessen auf Mitralklappenhöhe, aus. Die relative Herzwanddicke lag dabei zwischen 0,24 und 0,56 (Mittelwert 0,35 ± 0,04) und überschritt den oberen Grenzwert von 0,44 (Ganau et al. 1992) lediglich in 1,8 %. Bei Frauen (Pellicia et al. 1996) kam es dabei nie zum Überschreiten des oberen Grenzwertes von 12 mm Herzwanddicke (Henry et al. 1980) und bei Männern lediglich in 1,7 % (Pellicia et al. 1991) bzw. 1,1 % (Pellicia et al. 1999), wobei Herzwanddicken ≥ 13 mm nur bei männlichen Ruderern und Kanuten gefunden wurden (Pellicia et al. 1991). Bei all diesen Studien fand allerdings eine mögliche Anwendung von Steroiden keine Berücksichtigung. Als oberer Grenzwert kann somit eine Herzwanddicke von 12 mm angenommen werden, wenngleich vereinzelt auch Dimensionen über 13 mm beobachtet werden. Da die hypertrophe Kardiomyopathie die häufigste Ursache für einen plötzlichen Herztod bei jungen Athleten darstellt (Mistry und Kramer 2003), sollten bei Herzwanddicken über 12 mm halbjährliche echokardiografische Verlaufskontrollen durchgeführt werden, um auf eventuelle weitere Veränderungen reagieren zu können.

Als Absolutwerte für das Gesamtherzvolumen können je nach Körpergewicht bis zu 1300–1400 ml gefunden werden (Frauen: 1000–1100 ml). Relative, auf das Körpergewicht bezogene Herzvolumina sind in ◘ Tab. 8.3 dargestellt.

◘ Abb. 8.23 zeigt den echokardiografischen Befund eines professionellen Straßenradrennfahrers mit einem relativen Herzvolumen von 16,8 ml/kg. In dieser Abbildung sind die Dimensionen des linken Ventrikels im Vergleich zu einem normal großen Herzen dargestellt. Echokardiografisch kann die Zunahme bzw. die Gesamtmyokardmasse erfasst werden. Entgegen früheren Angaben gibt es kein absolutes kritisches Herzgewicht (500 g), sondern eine relative kritische Grenze, die bei 7 g/kg Körpergewicht anzusehen ist und nicht überschritten wird (Dickhuth et al. 1983; Pokan et al. 1991). So kann von einem männlichen Ausdauersportler mit 85 kg Körpergewicht durchaus ein Herzgewicht von bis zu 600 g erreicht werden. Das Nicht-Überschreiten eines bestimmten Grenzwertes führt dazu, dass es zwar zu einem kompensatorischen Wachstum der Zellen mit entsprechender Hypertrophie und Vermehrung von Kapillaren kommt, nicht jedoch zur Zellteilung (Zellhyperplasie), wie man sie bei krankhaften Herzvergrößerungen nachweisen kann. Dadurch treten auch nicht die negativen Folgen wie bei ausgeprägten krankhaften

| ◘ Tab. 8.3   Relative, auf das Körpergewicht bezogenen Herzvolumina | | | | |
|---|---|---|---|---|
| **Relatives Herzvolumen** | **Normwert** | **Geringfügige Vergrößerung** | **Mittlere Vergrößerung** | **Starke Vergrößerung** |
| ml/kg | 9–11,9 | 12–13,9 | 14–15,9 | > 16 |

The Athlete's Heart

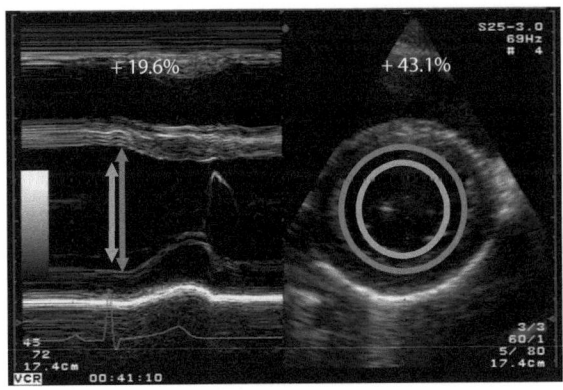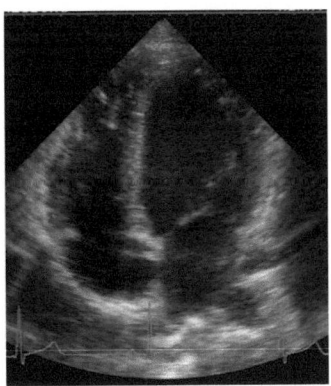

Stroke volume:    70-80 ml    180 -200 ml    + ~140%

JS 26 y, professional cyclist, total HV 1222 ml, relative 16.8 ml/kg

◘ **Abb. 8.23** Echokardiografischer Befund eines professionellen Straßenradrennfahrers mit einem relativen Herzvolumen von 16,8 ml/kg. Es sind die Dimensionen des linken Ventrikels (links parasternaler Schnitt M-Mode und 2-D-Bild; rechts 4-Kammerblick) im Vergleich zu einem normal großen Herzen dargestellt. Abgedruckt mit freundlicher Genehmigung von Prof. Dr. med. Arno Schmidt-Trucksäss

◼ **Tab. 8.4**  Differenzialdiagnose physiologische vs. pathologische Herzhypertrophie

| | LVEF | Herzwanddicken absolut | | Relativ |
|---|---|---|---|---|
| | | Männer | Frauen | |
| | (%) | (mm) | (mm) | |
| Sportherz | > 55 | < 12 (13) | < 12 | < 0,44 |
| Konzentrische Hypertrophie | > 55 | > 12 | > 12 | > 0,44 |
| Dilatative Kardiomyopathie | < 55 | < 12 | < 12 | < 0,44 |

Hypertrophieformen auf, die insbesondere bei Überschreitung von Grenzwerten zu einer ungenügenden Sauerstoffversorgung und Überlastung und damit zur Herzinsuffizienz führen können. Als Maß für die myokardiale Funktion in Ruhe und unter Belastung wird häufig die „linksventrikuläre Auswurffraktion" oder „left ventricular ejection fraction" herangezogen:

$$LVEF(\%) = (EDV - ESV) / EDV \times 100 \, (Normwert \, 55 - 75\%)$$
$$(enddiastolisches \, Volumen = EDV, \, endsystolisches \, Volumen = ESV)$$

In ◼ Tab. 8.4 sind die echokardiografischen Kriterien zur Differenzialdiagnose physiologische/pathologische Herzhypertrophie dargestellt.

**Überprüfen Sie Ihr Wissen**
- Was kann man mittels der Echokardiografie messen und beurteilen?
- Wie kann man die absolute und relative Herzgröße ausdrücken, und welche Grenzwerte hin zum Sportherzen gibt es?
- Welche differenzialdiagnostischen Möglichkeiten bietet die Echokardiografie in der Fragestellung physiologische versus pathologische Herzhypertrophie?

## Elektrokardiografie

Im EKG des Sportherzens können nicht nur bradykarde Rhythmusstörungen, sondern auch abnorme QRS-Komplexe und Endstreckenveränderungen beobachtet werden (Pellicia et al. 2002). Nicht selten werden Sportler aufgrund dieser zwar auffallenden, aber nicht gefährlichen elektrokardiografischen Varianten mit einem unnötigen Sportverbot belegt oder nicht ungefährlichen invasiven Untersuchungen zugeführt. Aus diesen Gründen sah sich ein amerikanischer Kollege (Sheehan und Bank 1973) schließlich dazu veranlasst, in einem Leserbrief an die medizinische Zeitschrift JAMA zu fordern, dass bei Sportlern Elektrokardiogramme nicht mehr routinemäßig durchgeführt werden sollten, da diese mehr Schaden als Nutzen verursachen könnten. Dieser Meinung können wir uns in keiner Weise anschließen, da selbstverständlich alle möglichen EKG-Veränderungen auch außerhalb des physiologischen Rahmens bei Sportlern auftreten können. Gerade bei Athleten, die sich extremen Belastungsazidosen aussetzen, kann es dann zu erheblichen gesundheitlichen Problemen bis hin zu tödlichen Rhythmusstörungen kommen. Vielmehr scheint es notwendig, dass sich der Arzt in der sportmedizinischen Praxis eingehend mit dem Sportherz-EKG befasst.

Pellicia et al. (2000) gliederten abnormale und unauffällige EKG-Befunde von 1005 Athleten in drei Gruppen und stellten die Häufigkeit in Abhängigkeit unterschiedlicher Sportarten dar (◘ Abb. 8.24).

**■■ Gruppe 1: ausgeprägte EKG-Veränderungen**
— R- oder S-Zacke $\geq\geq$ 35 mm in einer Ableitung
— Tiefe Q-Zacken $\geq$ 4 mm in $\geq$ 2 Ableitungen
— Repolarisationsstörung mit negativer T-Welle > 2 mm in $\geq$ 2 Ableitungen Linksschenkelblock
— Abweichung der elektrischen Herzachse nach links ($\geq$ –30 Grad) oder nach rechts ($\geq$ 110 Grad)
— Wolff-Parkinson-White-Syndrom

**■■ Gruppe 2: milde EKG-Veränderungen**
— R- oder S-Zacke bis zu 34 mm in einer Ableitung
— Tiefe Q-Zacken 2–3 mm in $\geq$ 2 Ableitungen
— Repolarisationsstörung mit einer T-Wellen-Abflachung oder geringfügigen T-Wellen-Negativierung in $\geq$ 2 Ableitungen
— Abnormaler R-Anstieg in den Vorderwandableitungen
— Rechtsschenkelblock (RR-Abstand $\geq$ 0,12 s in $V_1$ und $V_2$)
— Vergrößerung des rechten Vorhofs (P-Wellen $\geq$ 2,5 mm in den Ableitungen II, III oder $V_1$)
— Vergrößerung des linken Vorhofs (verlängerte positive P-Welle in Ableitung ll und oder Abflachung, verlängerte negative P-Welle in $V_1$) Verkürztes PR-Intervall ($\geq$ 0,12 s)

**■■ Gruppe 3: Normales EKG oder geringfügige EKG-Veränderungen im Rahmen des Sportherzens**
— Verlängerung des PR-Intervalles (> 0,20 s)
— Zunahme der R- oder S-Zacke auf 25–29 mm
— ST-Hebung $\geq$ 2 mm in > 2 Ableitungen
— Inkompletter Rechtsschenkelblock (RR-Bildung in $V_1$ und $V_2$ mit einer Dauer von < 0,12 s)
— Sinusbradykardie < 60 bpm

◘ Abb. 8.25 bringt die Häufigkeit physiologischer und pathologischer Veränderungen des Herzens bei Sportlern mit ausgeprägten EKG-Veränderungen zur Darstellung.

Im Folgenden wird nun auf eindeutig physiologische und formal nicht von pathologischen Phänomenen unterscheidbaren EKG-Varianten des Sportherzens eingegangen und auf weiterführende nichtinvasive diagnostische Möglichkeiten zur Differenzialdiagnose hingewiesen.

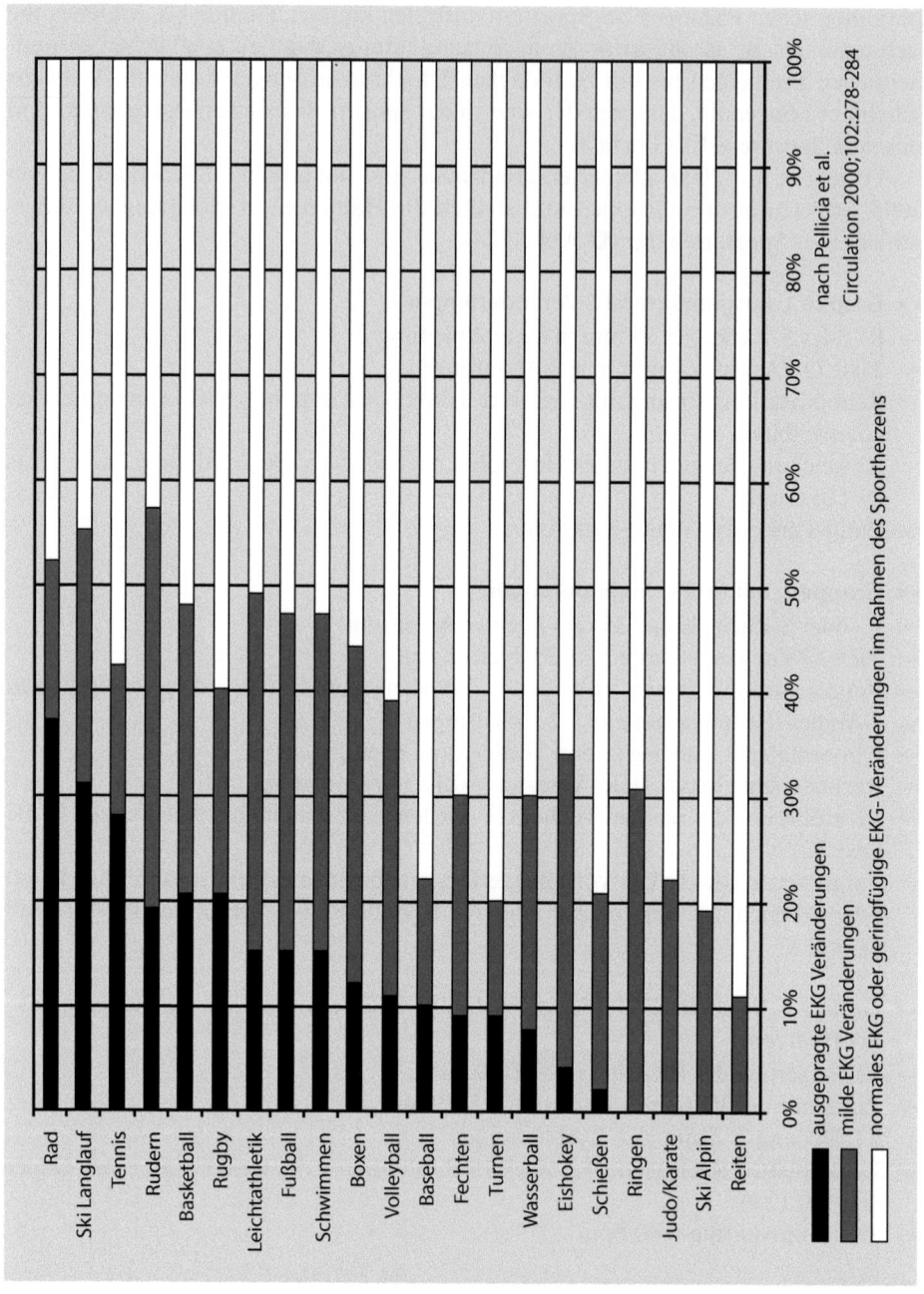

**☐ Abb. 8.24**  Abnormale und unauffällige EKG-Befunde von 1005 Athleten. (Mod. nach Pellicia et al. 2000)

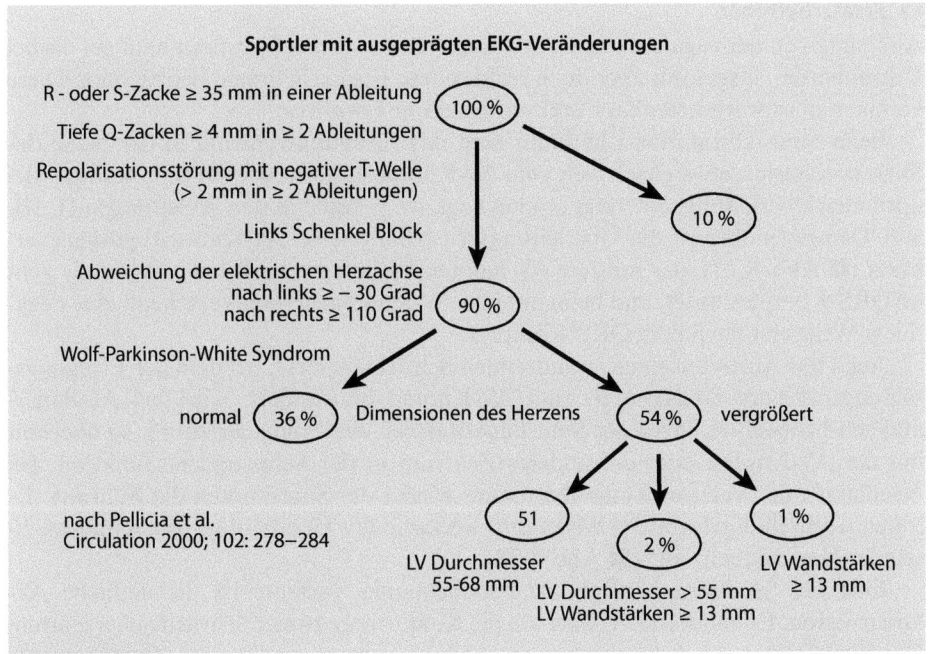

**Abb. 8.25** Häufigkeit physiologischer und pathologischer Veränderungen des Herzens bei Sportlern mit ausgeprägten EKG-Veränderungen. (Mod. nach Pellicia et al. 2000)

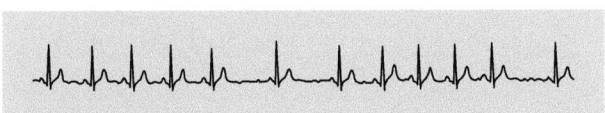

**Abb. 8.26** EKG einer Handballerin (22 Jahre) mit einer respiratorischen Sinusarrhythmie

## Rhythmusstörungen

### ■ ■ Sinusbradykardie und Sinusarrhythmie

Der häufigste elektrokardiografische Befund, den man bei Ausdauerathleten findet, ist die Sinusbradykardie. In der Literatur sind Frequenzen bis 25 Schläge pro Minute beschrieben (Chapman 1982). Die Ruheherzfrequenz korreliert negativ mit Trainingsumfang und -dauer (Adams et al. 1981). Die Bradykardie ist auf einen gesteigerten Vagotonus zurückzuführen. Allerdings zeigen Athleten gegenüber Untrainierten auch unter chemischer Denervierung durch Atropin und Propranolol niedrigere intrinsische Herzfrequenzen (Williams et al. 1981; Stein et al. 2002) und Überleitungszeiten (Stein et al. 2002). Ein nahezu ebenso häufiger Befund ist die Sinusarrhythmie (respiratorische Arrhythmie), die ebenfalls auf einen gesteigerten Vagotonus zurückgeführt werden kann und keinerlei pathologische Relevanz hat (■ Abb. 8.26), jedoch eventuell in der Übertrainingsdiagnostik angewandt werden kann.

### ▪▪ Ersatzrhythmen

Abhängig von der vagalen Stimulation kann man zwar bei Sportlern häufiger als bei Untrainierten, insgesamt aber doch recht selten, Ersatzrhythmen beobachten. Diese kommen in supraventrikulärer und ventrikulärer Form vor.

Beim Sinus-coronarius-Rhythmus liegt das Erregungszentrum in der Nähe des Sinus coronarius, etwa gleich weit vom AV-Knoten entfernt wie der Sinusknoten. Bei normaler Überleitungszeit zeigt er eine negative p-Welle in den Ableitungen II, III, avF. Demgegenüber ist die Überleitungszeit beim oberen AV-Knotenrhythmus verkürzt (◼ Abb. 8.27), der mittlere AV-Knotenrhythmus zeigt keine p-Welle, sie geht im QRS-Komplex unter, und beim unteren AV-Knotenrhythmus erscheint eine negative p-Welle erst nach dem QRS-Komplex.

Auch das Auftreten eines „wandernden Schrittmachers", bei dem der Erregungsbildungsort vom Sinusknoten zum AV-Knoten hinwandert, wird bei Ausdauerathleten beobachtet. Wird der Sinusknoten durch den Vagus gehemmt, so überholt ihn der AV-Knoten oder ein anderes Zentrum in der Schrittmacherfunktion, bei Nachlassen der Vaguswirkung übernimmt wieder der Sinusknoten die Führung. Es treten wechselnd geformte p-Wellen mit wechselnden Überleitungszeiten und wechselnder Herzfrequenz auf (◼ Abb. 8.28).

Eine bei Sportlern häufiger zu beobachtende Variante ist die einfache AV-Dissoziation. Es handelt sich dabei um die Konkurrenz zweier Schrittmacherzentren. Der Sinusknoten wird durch atmungsabhängige vagotone Einflüsse im Gegensatz zum AV-Knoten variiert, sodass Sinusknoten und AV-Knoten abwechselnd die Führung übernehmen (◼ Abb. 8.29).

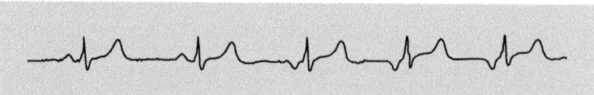

◼ **Abb. 8.27**   EKG einer Skilangläuferin (24 Jahre) mit einem oberen AV-Knoten-Rhythmus (rechts im Bild) im Wechsel mit einem Sinusrhythmus (links im Bild)

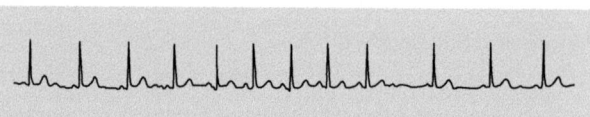

◼ **Abb. 8.28**   EKG einer Sport-Studentin (22 Jahre) mit einem wandernden Schrittmacher. Wechselnd geformte P-Wellen, wechselnde Überleitungszeiten und wechselnde Frequenz

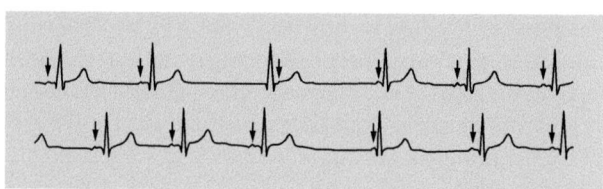

◼ **Abb. 8.29**   Triathlet (25 Jahre) mit einer einfachen AV-Dissoziation. Die p-Wellen durchwandern den QRS-Komplex; sie sind mit Pfeilen gekennzeichnet

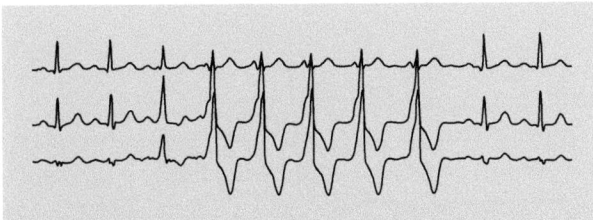

**Abb. 8.30** EKG eines Schwimmers (15 Jahre) mit einem intermittierenden akzelerierten idio-ventrikulären Rhythmus (Frequenz 120 Schläge pro Minute)

Seltener zu beobachten sind Sportler mit Ersatzrhythmen, die von der Kammer ausgehen. Derartige EKG-Bilder werden häufig mit einem intermittierenden WPW-Syndrom oder einem intermittierenden Schenkelblock verwechselt. Die Unterscheidung gelingt leicht, da dem deformierten Kammerkomplex im Gegensatz zum Schenkelblock oder WPW-Syndrom keine p-Welle vorausgeht. ◘ Abb. 8.30 zeigt das EKG eines 15-jährigen Schwimmers mit einem intermittierenden akzelerierten idio-ventrikulären Rhythmus, mit einer Frequenz von 120 Schlägen pro Minute. Unter Belastung ab einer Frequenz des Sinusknotens über 120 Schlägen pro Minute verschwindet dieses Bild und macht einem permanenten Sinusrhythmus Platz. Dem Athleten konnte empfohlen werden, seine sportliche Karriere ohne jegliche Einschränkungen fortzusetzen.

### ▪▪ Funktionelle Überleitungsstörungen

Eine ausgeprägte Vagotonie kann zu einer Verlängerung der Überleitungzeit führen, wobei die PQ-Zeit selten 0,22 s überschreitet. So wie beim AV-Block 1. Grades (◘ Abb. 8.31) beobachtet man bei Ausdauerathleten häufig auch AV-Blockierungen 2. Grades vom Wenkebach-Typ. Diese treten oft atemabhängig auf. ◘ Abb. 8.32 zeigt das Ruhe-EKG einer Läuferin mit einem nur bei Expiration auftretenden AV-Block II Typ Wenkebach. Der Schweregrad der Blockierung ist vom Umfang des Ausdauertrainings abhängig und verschwindet nach Einstellen des Trainings wieder. Vereinzelt kommen auch AV-Blockierungen 3. Grades funktioneller Natur vor. ◘ Tab. 8.5 zeigt, nach einer Literaturübersicht von Huston et al. (1985), die Häufigkeiten von Rhythmusstörungen im Ruhe-EKG in der Normalbevölkerung und bei Sportlern.

Der funktionelle Charakter der Bradykardie, der Arrhythmien und Überleitungsstörungen kann leicht bewiesen werden, wenn sie unter Belastungsbedingungen verschwinden.

### ▪▪ Veränderungen im QRS-Komplex

Als Ausdruck der exzentrischen linksventrikulären Hypertrophie im EKG des Ausdauerathleten findet man gegenüber gesunden untrainierten Personen häufiger einen positiven Sokolow-Lyon-Index (Adams et al. 1981). Ebenso findet man bei Ausdauerathleten nach Beendigung der aktiven Laufbahn längerfristig wieder eine Abnahme der Voltage (Venerando 1979). Allerdings ist der Sokolow-Lyon-Index ein eher unspezifischer Parameter zur Beurteilung der linksventrikulären Hypertrophie und auch auf besonders gute Leitfähigkeitsverhältnisse bei jungen durchtrainierten Athleten zurückzuführen (◘ Abb. 8.33).

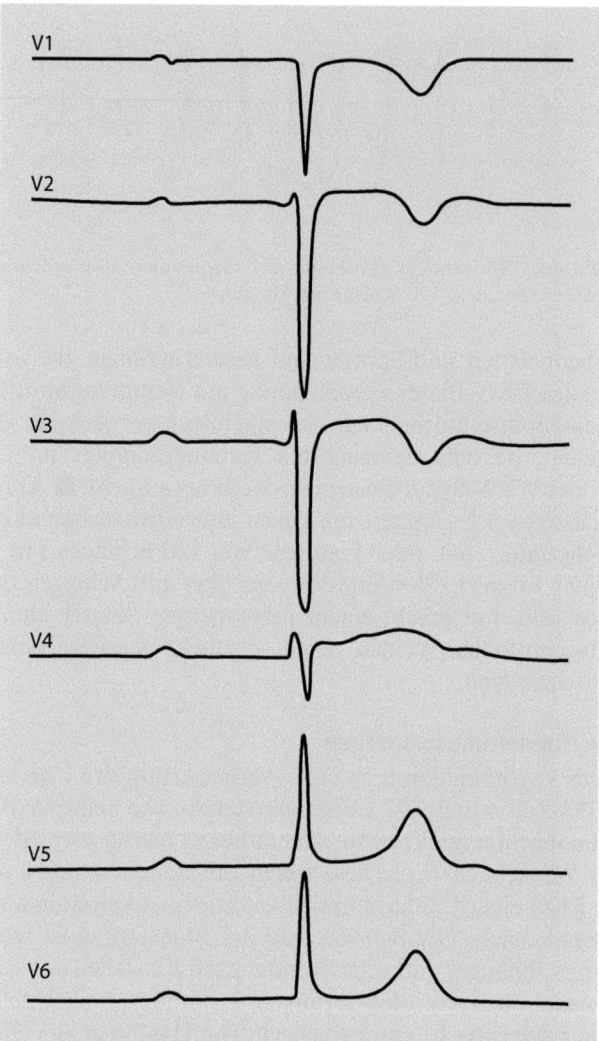

◘ **Abb. 8.31**    EKG einer Schwimmerin (17 Jahre) mit einem AV-Block 1 und einer nach oben bogen-förmigen ST-Elevation und darauf folgender T-Negativierung in den Ableitungen V1 bis V3

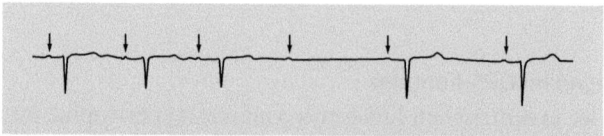

◘ **Abb. 8.32**    EKG einer Läuferin (20 Jahre) mit einem AV-BIock 2 Typ Wenkebach, der atemabhängig nur bei Expiration in Ruhe auftritt. Die P-Wellen sind mit Pfeilen gekennzeichnet

◻ **Tab. 8.5**  Häufigkeiten von Rhythmusstörungen im Ruhe-EKG in der Normalbevölkerung und bei Sportlern. (Nach Huston et al. 1985)

| Rhythmusstörungen | Normalbevölkerung | Sportler |
|---|---|---|
| Sinusbradykardie | 23,4 % | 50–85 % |
| Sinusarrhythmie | 2,4–20 % | 13,5–69 % |
| Wandernder Schrittmacher | – | 7,4–19 % |
| AV-Block I | 0,65 % | 6–33 % |
| AV-Block II | | |
| Typ Wenkebach | 0,003 % | 0,125–10 % |
| Typ Mobitz | 0,003 % | keine Berichte |
| AV-Block III | 0,0002 % | 0,017 % |
| Knotenrhythmus | 0,06 % | 0,031–7 % |
| Kammerersatzrhythmus | 0,1–0,15 % | 0,15–2,5 % |

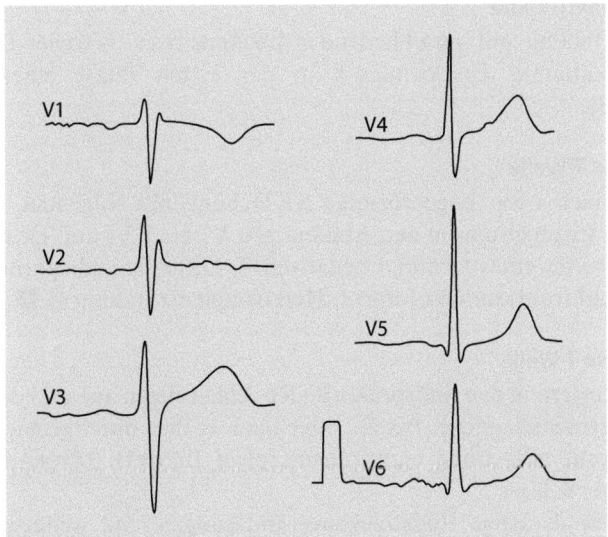

◻ **Abb. 8.33**  EKG eines Tänzers (22 Jahre) mit einem typischen Sportherz-EKG, mit positivem Sokolow-Lyon-Index, M förmigem Kammerkomplex in V1 und V2 sowie hochpositiven T-Wellen in V3 bis V5

Häufig findet man bei Sportlern auch das Bild einer physiologischen Rechtsverspätung bzw. eines inkompletten Rechtsschenkelblocks. An sich ist im Rahmen der physiologischen Herzhypertrophie eine gleichmäßige Hypertrophie aller Herzhöhlen, und damit ein insgesamt unverändertes EKG mit lediglich symmetrisch vergrößerten Kammerkomplexen, zu erwarten. Kirch (1935) allerdings diskutierte bereits im Jahre 1935 eine Bevorzugung der rechtsventrikulären Hypertrophie. Parisi et al. (1971)

führten diese Aufsplitterung des QRS-Komplexes in den vorderen Brustwand-ableitungen auf eine Hypertrophie des Myokards in der Spitze des rechten Ventrikels zurück. Tatsächlich fanden Roskamm et al. (1966) eine signifikante Korrelation zwischen der Herzhypertrophie und der relativen Häufigkeit des Bildes eines inkompletten Rechtsschenkelblocks ebenso wie eine Rückbildung dieser EKG-Variante nach Beendigung des Trainings. Natürlich handelt es sich bei dieser physiologischen Variante nicht um eine Blockierung, weshalb der Ausdruck „inkompletter Rechtsschenkelblock" besser nicht verwendet werden sollte. Die Beschreibung als M-förmiger Kammerkomplex ist vorzuziehen (◘ Abb. 8.33). In jedem Fall bringt eine echokardiografische Untersuchung Klarheit über Größen und Funktionsverhältnisse des Herzens.

#### ▪▪ Endstreckenveränderungen

Veränderungen der ST-Strecke und der T-Welle, ohne entsprechendes pathologisches Korrelat, treten zwar bei Sportlern deutlich häufiger auf als bei Untrainierten (Huston et al. 1985), sind aber deshalb nicht unbedingt „sportspezifisch", da sie oft auch bei Untrainierten, Kindern und Frauen zu beobachten sind.

Es lassen sich drei verschiedene Varianten an Endstreckenveränderungen beobachten:

#### ▪ Die „vagotone T-Welle"

Konkave ST-Hebung mit anschließender hochpositiver T-Welle. Differenzialdiagnose: Hyperkaliämie, Erstickungs-T in der ersten Phase eines Herzinfarkts (s. ◘ Abb. 8.33).

#### ▪ Die „juvenile T-Welle"

Dies ist eine nach oben bogenförmige ST-Hebung mit folgender Negativierung. Diese Variante tritt meistens in den Ableitungen V1 bis V3/4 auf. Das negative T hat stets den Charakter eines terminal negativen T. Differenzialdiagnose: Restzustand nach einem nicht transmuralen Infarkt, Herzbeutelentzündung (s. ◘ Abb. 8.32).

#### ▪ Die „negative T-Welle"

Sie tritt bei Sportlern in den linkspräkordialen Ableitungen auf und ist vom terminalen Typ. Differenzialdiagnose: frische oder auch früher durchgemachte Durchblutungsstörung (mit oder ohne nichttransmuralem Infarkt), Myokarditis, Perimyokarditis (◘ Abb. 8.34).

Ursachen für derartige Endstreckenveränderungen sind weitestgehend unklar. Treten sie bei Ausdauerathleten auf, so sind sie am ehesten auf einen erhöhten Vagotonus bzw. auf die Herzhypertrophie zurückzuführen. Wie aus ◘ Abb. 8.35 ersichtlich, verschwindet die T-Negativierung mit der Abnahme des Vagotonus und der einsetzenden gesteigerten sympathischen Aktivität unter Belastung. Inwieweit nun die Endstreckenveränderung Folge der Herzhypertrophie selbst oder des gesteigerten Vagotonus ist, kann nicht gesagt werden. Die Tatsache, dass derartige Veränderungen meist unter Belastung verschwinden, lässt jedenfalls auf eine funktionelle Komponente schließen. Allerdings haben wir auch Athleten beobachtet, bei denen ähnliche ST-Varianten erst durch Belastung provoziert werden konnten.

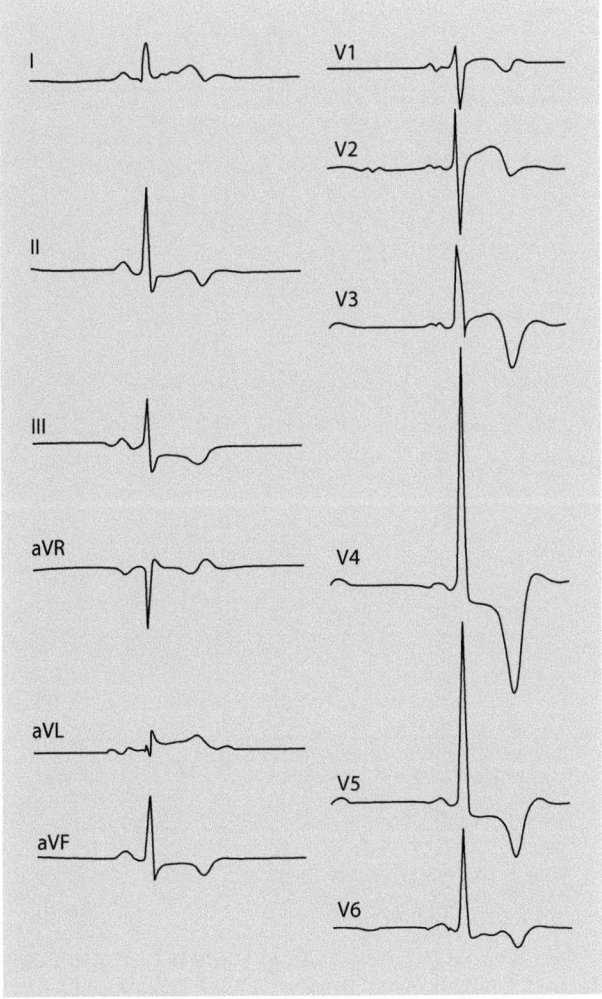

**◘ Abb. 8.34** EKG eines Langstreckenläufers (27 Jahre) mit einer negativen T-Welle in II, III, aVF, V4-V6 und einer biphasischen T-Welle in V1 und V3

Im Allgemeinen handelt es sich bei solchen EKG-Veränderungen um Normvarianten, denen keine pathologische Bedeutung zukommt (Serra-Grima et al. 2000). Dennoch ist bei der Erstdiagnose eine weitere kardiologische Abklärung unbedingt notwendig, da auch bei Sportlern kardiale Erkrankungen vorkommen können. Wir beobachteten bei einem professionellen Radsportler eine T-Negativierung, die auch unter Belastung nicht verschwand. Erst in der ersten Nachbelastungsminute richtete sich die T-Negativierung zu einer hoch positiven T-Welle auf. Im Laufe der Erholung wurde sie wieder kleiner, um schließlich in der fünften Nachbelastungsminute wieder negativ zu werden (◘ Abb. 8.36). Die echokardiografische Untersuchung ergab bei diesem Sportler eine hypertrophe Kardiomyopathie.

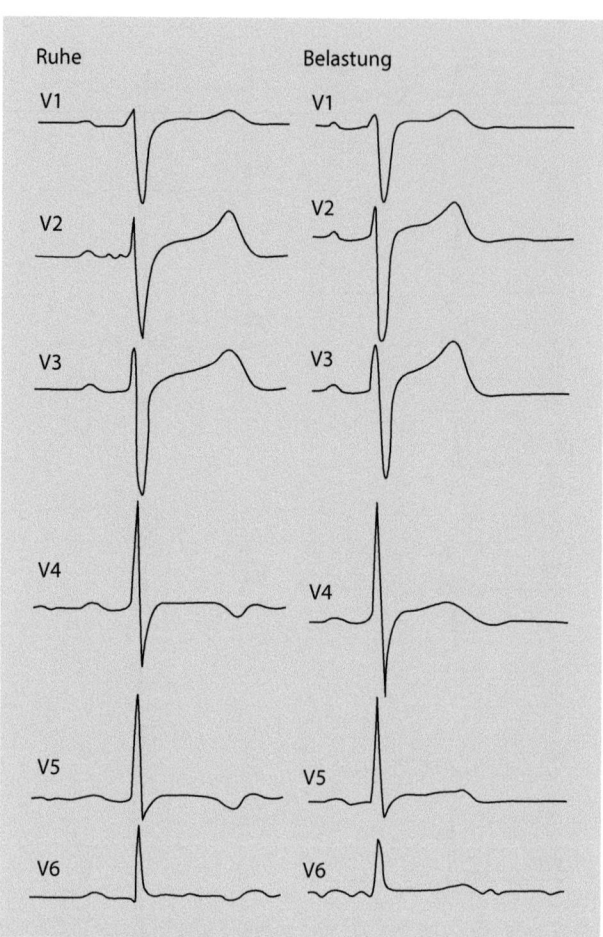

**◘ Abb. 8.35** EKG eines Langstreckenläufers (25 Jahre) mit einer T-Negativierung in Ruhe in den Ableitungen V4 bis V6. Unter Belastung richten sich die negativen T-Wellen auf

Zur Differenzialdiagnose gegenüber dem Brugada-Syndrom (Brugada et al. 1998; Corrado et al. 2001), einer EKG-Abnormität mit Rechtsschenkelblock und einer ST-Segment-Hebung in den Ableitungen $V_1$ bis $V_3$, welche ohne kardiale strukturelle Veränderungen mit dem Risiko eines „sudden death" einhergeht, können die in ◘ Tab. 8.6 dargestellten Normwerte herangezogen werden (Bianco et al. 2001).

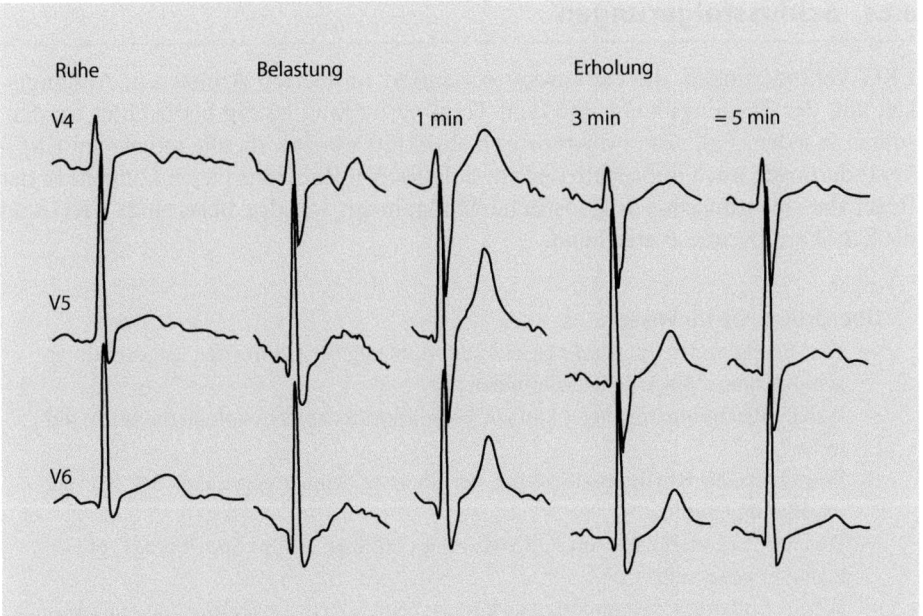

**◘ Abb. 8.36** Professioneller Straßenradrennfahrer (23 Jahre) mit einer biphasischen Endstreckenveränderung, die sich unter Belastung verstärkt, in der ersten Nachbelastungsminute treten hoch positive T-Wellen auf, die in der Erholungsphase kleiner werden, um in der fünften Nachbelastungsminute wieder einen biphasischen Charakter anzunehmen

**◘ Tab. 8.6** Unterschiede zwischen 139 Athleten mit vorzeitiger Repolarisation und 23 Patienten mit dem Brugada-Syndrom. (Mod. nach Bianco et al. 2001)

|  | Athleten mit vorzeitiger Repolarisation | Patienten mit Brugada-Syndrom |
|---|---|---|
| Probanden | 139 | 23 |
| Herzfrequenz (BPM) | $50,8 \pm 6,9$ | $76,9 \pm 19,3*$ |
| Sokolov Index (mm) | $46,5 \pm 11,6$ | $23,3 \pm 8,2*$ |
| QRS-Dauer (s) | $0,095 \pm 0,011$ | $0,116 \pm 0,019*$ |
| ST-Hebung (mm) | $2,3 \pm 0,6$ | $4,4 \pm 1,9*$ |
| QT(s) | $0,427 \pm 0,038$ | $0,378 \pm 0,043*$ |
| QTc (s) | $0,39 \pm 0,031$ | $0,424 \pm 0,049*$ |

$* P \leq 0,001$

## 8.2.5  Schlussfolgerungen

EKG-Veränderungen, die bei ausdauerorientiert trainierten Athleten in Abhängigkeit von der Trainingsdauer und dem Trainingsumfang häufig beobachtet werden, sollten in jedem Fall weiter diagnostisch abgeklärt werden, da alle möglichen EKG-Veränderungen auch außerhalb des physiologischen Rahmens liegen können. In der Regel sind nichtinvasive diagnostische Maßnahmen wie das Belastungs-EKG und die Echokardiografie ausreichend.

> **Überprüfen Sie Ihr Wissen**
> - Wie häufig treten in Abhängigkeit unterschiedlicher Sportarten abnormale gegenüber unauffälligen EKG-Befunden auf?
> - Welche Rhythmusstörungen können beim Sportherzen physiologischerweise auftreten?
> - Wie oft treten Rhythmusstörungen bei Sporttreibenden gegenüber der Normalbevölkerung auf?
> - Welche Veränderungen im QRS-Komplex können beim Sportherzen physiologischerweise auftreten?
> - Welche Endstreckenveränderungen können beim Sportherzen physiologischerweise auftreten?
> - Welche Differenzialdiagnosen in der Fragestellung physiologische versus pathologische EKG-Veränderungen kommen in Betracht?
> - Welche Untersuchungstechniken bieten sich in der weiterführenden Differenzialdiagnostik an?

## Literatur

ACSM (2001) ACSM's resource manual for guidelines for exercise testing and prescription, 4. Aufl. Lippincott Williams & Wilkins, Philadelphia

Adams TD, Yanowitz FG, Fisher AG, Ridges JD, Lovell K, Pryor TA (1981) Noninvasive evaluation of exercise training in college-age men. Circulation 64:958–965

Aubert AE, Ramaekers D (1999) Neurocardiology: the benefits of irregularity. The basics of methodology, physiology and current clinical applications. Acta Cardiol 54(3):107–120

Aubert H, Seps B, Beckers F (2003) Heart rate variability in athletes. Sports Med 33(12):889–919

Ballarin E, Borsetto C, Cellini M, Patracchini M, Vitiello P, Ziglio PG, Conconi F (1989) Adaptation of the "Conconi test" to children and adolescents. Int J Sports Med 10(5):334–338

Ballarin E, Sudhues U, Borsetto C, Casoni I, Grazzi G, Guglielmini C, Manfredini F, Mazzoni G, Conconi F (1996) Reproducibility of the Conconi test: test repeatability and observer variations. Int J Sports Med 17(7):520–524

Barnes JN, Charkoudian N (2021) Integrative cardiovascular control in women: regulation of blood-pressure, body temperature, and cerebrovascular responsiveness. FASEB J. 35(2):e21143

Bianco M, Bria S, Gianfelici A, Sanna N, Palmieri V, Zeppilli P (2001) Does early repolarization in the athlete have analogies with the Brugada syndrome? Eur Heart J 22:504–510

Birnbaumer P, Traninger H, Borenich A, Falgenhauer M, Modre-Osprian R, Harpf H, Hofmann P (2020) Heart rate performance curve is dependent on age, sex, and performance. Front Public Health. 2(8):98

Birnbaumer P, Traninger H, Sattler MC, Borenich A, Hofmann P (2021) Pattern of the heart rate performance curve in subjects with beta-blocker treatment and healthy controls. J Funct Morphol Kinesiol. 6(3):61

Birnbaumer P, Dostal T, Cipryan L, Hofmann P (2023) Pattern of the heart rate performance curve in maximal graded treadmill running from 1100 healthy 18–65 years old men and women: the 4HAIE study. Front Physiol. 30(14):1178913

Bodner ME, Rhodes EC (2000) A review of the concept of the heart rate deflection point. Sports Med 30:31–46

Borresen J, Lambert MI (2008) Autonomic control of heart rate during and after exercise: measurements and implications for monitoring training status. Sports Med 38(8):633–646

Bourgois J, Vrijens J (1998) The Conconi test: a controversial concept for the determination of the anaerobic threshold in young rowers. Int J Sports Med 19(8):553–559

Brooke JD, Hamley EJ (1972) The heart-rate – physical work curve analysis for the prediction of exhausting work ability. Med Sci Sports Exerc 4(1):23–26

Brugada J, Brugada R, Brugada P (1998) Right bundle-branch block and ST-segment elevation in leads V1 through V3. A marker for sudden death in patients without demonstrable structural heart disease. Circulation 97:457–460

Buch NA, Coote JH, Townend JN (2002) Mortality, cardiac vagal control and physical training – what's the link? Exp Physiol 87(4):423–435

Buchheit M (2014) Monitoring training status with HR measures: do all roads lead to Rome? Front Physiol 5:73

Cabo JV, Martinez-Camblor P, Del Valle M (2011) Validity of the modified Conconi test for determining ventilatory threshold during on-water rowing. J Sports Sci Med 10(4):616–623

Caso P, D'Andrea A, Galderisi M, Liccardo B, Severino S, De Simone L, Izzo A, D'Andrea L, Mininni N (2000) Pulsed Doppler tissue imaging in endurance athletes: relation between left ventricular preload and myocardial regional diastolic function. Am J Cardiol 85:1131–1136

Cellini M, Vitiello P, Nagliati A, Ziglio PG, Martinelli S, Ballarin E, Conconi F (1986) Noninvasive determination of the anaerobic threshold in swimming. Int J Sports Med 7(6):347–351

Chapman JH (1982) Profound sinus bradycardia in the athletic heart syndrome. J Sports Med Phys Fitness 22:45–48

Claassen JAHR, Thijssen DHJ, Panerai RB, Faraci FM (2021) Regulation of cerebral blood flow in humans: physiology and clinical implications of autoregulation. Physiol Rev. 101(4):1487–1559

Conconi F, Ferrari M, Ziglo PG, Droghetti P, Codeca I (1982) Determination of the anaerobic threshold by a noninvasive field test in runners. J Appl Physiol 52(4):869–873

Conconi F, Grazzi G, Casoni I, Guglielmini C, Brosetto C, Ballarin E, Mazzoni G, Patracini M, Manfredi F (1996) The Conconi test: methodology after 12 years of application. Int J Sports Med 17:509–519

Corrado D, Basso C, Buja G, Nava A, Rossi L, Thiene G (2001) Right bundle branch block, right precordial ST-segment elevation, and sudden death in young people. Circulation 103:710–717

D'Andrea A, Limongelli G, Caso P, Sarubbi B, Delia Pietra A, Brancaccio P, Cice G, Scherillo M, Limongelli F, Calabrò R (2002) Association between left ventricular structure and cardiac performance during effort in two morphological forms of athlete's heart. Int J Cardiol 86:177–184

DeLorey DS (2021) Sympathetic vasoconstriction in skeletal muscle: modulatory effects of aging, exercise training, and sex. Appl Physiol Nutr Metab. 46(12):1437–1447

Di Bello V, Pedrinelli R, Giorgi D, Bertini A, Talarico L, Caputo MT, Massimiliano B, Dell'Omo G, Paterni M, Giusti C (1997) Ultrasonic videodensitometric analysis of two different models of left ventricular hypertrophy. Athlete's heart and hypertension. Hypertension 29:937–944

Dickermann RD, Schaller F, McConathy WJ (1998) Left ventricular wall thickening does occur in elite power athletes with or without anabolic steroid use. Cardiology 90:145–148

Dickhuth HH, Nause A, Staiger J, Bonzel T, Keul J (1983) Two-dimensional echocardiographic measurements of left ventricular volume and stroke volume of endurance-trained athletes and untrained subjects. Int J Sports Med 4:21–26

Dickhuth HH, Hipp A, Niess A, Rocker K, Mayer F, Horstmann T (2001) Differentialdiagnostik der physiologischen Herzhypertrophie (Sportherz). Dtsch Z Sportmedizin 52:205–210

Droghetti P, Borsetto C, Casoni I, Cellini M, Ferrari M, Paolini AR, Ziglio PG, Conconi F (1985) Noninvasive determination of the anaerobic threshold in canoeing, cross-country skiing, cycling, roller, and ice-skating, rowing, and walking. Eur J Appl Physiol Occup Physiol 53(4):299–303

Eckstein ML, Farinha JB, McCarthy O, West DJ, Yardley JE, Bally L, Zueger T, Stettler C, Boff W, Reischak-Oliveira A, Riddell MC, Zaharieva DP, Pieber TR, Müller A, Birnbaumer P, Aziz F, Brugnara L, Haahr H, Zijlstra E, Heise T, Sourij H, Roden M, Hofmann P, Bracken RM, Pesta D,

Moser O (2021) Differences in physiological responses to cardiopulmonary exercise testing in adults with and without type 1 diabetes: a pooled analysis. Diabetes Care. 44(1):240–247

Erdogan A, Cetin C, Karatosun H, Baydar ML (2010) Non-invasive indices for the estimation of the anaerobic threshold of oarsmen. J Int Med Res 38(3):901–915

Fagard RH (1996) Athlete's heart: a metaanalysis of the echocardiographic experience. Int J Sports Med Sci 17:140–144

Fisman EZ, Embon P, Pines A, Tenenbaum A, Drory Y, Shapira I, Motro M (1997) Comparison of left ventricular function using isometric exercise Doppler echocardiography in competitive runners and weightlifters versus sedentary individuals. Am J Cardiol 79:355–359

Gaisl G, Hofmann P (1989) Allgemeine Richtlinien zur Durchführung des CONCONI-Tests. Spektrum der Sportwissenschaften 1:101–109

Gaisl G, Hofmann P (1991) Heart rate threshold – standardization of the modified Conconi-test for sedentary persons. In: Bachl N et al (Hrsg) Advances in ergometry. Springer, Berlin/Heidelberg, S 233–238

Gaisl G, Hofmann P, Bunc V (1991) Standardization of a noninvasive method of determining the anaerobic threshold in children. In: Frenkl E et al (Hrsg) Children and exercise, pediatric work physiology XV. National Institute for Health Promotion (NEVI), Budapest, S 234–241

Ganau A, Devereux RB, Roman MJ, de Simone G, Pickering TG, Saba PS et al (1992) Patterns of left ventricular hypertrophy and geometric remodeling in essential hypertension. J Am Coll Carddiol 19(7):1550–1558

Giada F, Bersaglia E, De Piccoli B, Franceschi M, Sartori F, Raviere A, Pancotto P (1998) Cardiovascular adaptations to endurance training and detraining in young and older athletes. Int J Cardiol 65:149–155

Grubb BP, Karas B (1999) Clinical disorders of the autonomic nervous system associated with orthostatic intolerance: an overview of classification, clinical evaluation, and management. PACE 22:798–810

Grubb BP, Kanjwal MY, Kosinski DJ (2001) Review: the postural orthostatic tachycardia syndrome: current concepts in pathophysiology diagnosis and management. J Intervent Cardiac Electrophysiol 5:9–16

Hansen D, Stevens A, Eijnde BO, Dendale P (2012) Endurance exercise intensity determination in the rehabilitation of coronary artery disease patients: a critical re-appraisal of current evidence. Sports Med 42(1):11–30

Heber S, Sallaberger-Lehner M, Hausharter M, Volf I, Ocenasek H, Gabriel H, Pokan R (2019) Exercise-based cardiac rehabilitation is associated with a normalization of the heart rate performance curve deflection. Scand J Med Sci Sports. 29(9):1364–1374

Hedelin R, Kentta G, Wiklund U, Bjerle P, Henriksson-Larsen K (2000) Short-term overtraining: effects on performance, circulatory responses, and heart rate variability. Med Sci Sports Exerc 2(8):1480–1484

Henry WL, Gardin JM, Ware JH (1980) Echocardiographic measurements in normal subjects from infancy to old age. Circulation 62(5):1054–1061

Hofmann P (1997) Die Herzfrequenz-Leistungs-Kurve. Habilitationsschrift, KF-Universität Graz, Graz

Hofmann P, Gaisl G (1990) Entwicklung von Modifikationen des CONCONI-Tests. In: Amesberger G et al (Hrsg) Sportwissenschaften im Lichte moderner Forschung. Österr Sportwissenschaftliche Gesellschaft, Wien, S 227–233

Hofmann P, Pokan R (1996) Neue Erkenntnisse zur Herzfrequenz-Leistungs-Kurve. In: Müller E, Schwameder H (Hrsg) Aspekte der Sportwissenschaft. Österr Sportwissenschaftliche Gesellschaft, S 121–131

Hofmann P, Pokan R (2010) Value of the application of the heart rate performance curve in sports. Int J Sports Physiol Perform 5(4):437–447

Hofmann P, Leitner H, Gaisl G, Neuhold C (1988) Computergestützte Auswertung des modifizierten Conconi-Tests am Fahrradergometer. Leistungssport 3:26–27

Hofmann P, Bunc V, Leitner H, Pokan R, Gaisl G (1994a) Heart rate threshold related to lactate turn point and steady state exercise on cycle ergometer. Eur J Appl Physiol 69(2):132–139

Hofmann P, Pokan R, Preidler K, Leitner H, Szolar D, Eber B, Schwaberger G (1994b) Relationship between heart rate threshold, lactate turn point and myocardial function. Int J Sports Med 15:232–237

Hofmann P, Peinhaupt G, Leitner H, Pokan R (1995) Evaluation of heart rate threshold by means of lactate steady state and endurance tests in white water kayakers. In: Viitasalo JT, Kujala U (Hrsg) The way to win. Proceedings of the international congress on applied research in sports held in Helsinki, Finland, on 9–11 August 1994. The Finnish Society for Research in Sport and Physical Education, Helsinki, S 217–220

Hofmann P, Pokan R, Beaufort F, Schumacher M, Fruhwald FM, Zweiker R, Eber B, Gasser R, Schmid P, Brandt D, Klein W (1996) Left ventricular function during incremental cycle ergometer exercise related to aerobic and anaerobic threshold in patients after myocardial infarction, healthy older subjects and young sports students. In: Chytrackova J, Kohoutek M (Hrsg) Sport kinetics 95. Prague, S 192–198, Prague, CZ

Hofmann P, Pokan R, Von Duvillard SP, Seibert FJ, Zweiker R, Schmid P (1997a) Heart rate performance curve during incremental cycle ergometer exercise in healthy young male subjects. Med Sci Sports Exerc 29(6):762–768

Hofmann P, Seibert FJ, Öhlknecht A, Sudi KM, Pokan R, Schmid P (1997b) Relationship between lactate turn points and potassium and sodium response during incremental cycle ergometer exercise. The second annual congress of the European College of Sport Science Copenhagen, Denmark 20–23. August 1997, pp 976–977

Hofmann P, Pokan R, von Duvillard SP, Schmid P (1997c) The Conconi test. Int J Sports Med 18(5):397–399

Hofmann P, Seibert FJ, Öhlknecht A, Sudi KM, Pokan R, Schmid P (1998) Relationship between blood potassium level and the deflection of the heart rate performance curve. Int J Sports Med 19:25

Hofmann P, Seibert FJ, Pokan R, Golda M, Wallner D, von Duvillard SP (1999) Relationship between blood pH, potassium and the heart rate performance curve. Med Sci Sports Exerc 31(5):150

Hofmann P, Pokan R, Von Duvillard SP (2000) Heart rate performance curve and heart rate turn point. Acta Universitatis Tartuensis 5:23–43

Hofmann P, Tschakert G (2010) Special needs to prescribe exercise intensity for scientific studies.Cardiol Res Pract. 15;2011:209302. https://doi.org/10.4061/2011/209302

Hofmann P, von Duvillard SP, Seibert FJ, Pokan R, Wonisch M, LeMura LM, Schwaberger G (2001) %HR$_{max}$ target heart rate is dependent on heart rate performance curve deflection. Med Sci Sports Exerc 33(10):1726–1731

Hofmann P, Wonisch M, Pokan R, Schwaberger G, Smekal G, von Duvillard SP (2005) Beta1-adrenoceptor mediated origin of the heart rate performance curve deflection. Med Sci Sports Exerc 37(10):1704–1709

Hofmann P, Jürimäe T, Jürimäe J, Purge P, Maestu J, Wonisch M, Pokan R, von Duvillard SP (2007) HRTP, prolonged ergometer exercise, and single sculling. Int J Sports Med 28(11):964–969

Hörtnagl H (1982) Echokardiographie in der Sportmedizin. II. Neue Aspekte. Österr J Sportmed 12(3):3–13

Hörtnagl H, Raas E (1982) Digitized echocardiograms of the athletic heart and other forms of left ventricular hypertrophy. Int J Sports Med 3([Suppl] (abstract service World Congress on Sports Medicine, Vienna)):38–39

Hörtnagl H, Raas E (1984) Beginnt die Herzinsuffizienz in der Diastole? In: Keul J, Dickhuth HH (Hrsg) Herzinsuffizienz. Pathopysiologie, Klinik und Therapie. Perimed Fachbuch Verlag, Erlangen, S 190–198

Hörtnagl H, Semenitz B, Baumgartner H, Raas E (1985) Instantane Analyse von M-Mode Echokardiogrammen: Verbesserung der diastolischen Linksventrikelfunktion von Grenzwerthypertonikern nach Training? Z Kardiol 74([Suppl] 5):37

Hörtnagl H, Semenitz B, Baumgartner H, Raas E (1988) Improvement of diastolic left ventricular function (complex analysis from M-mode echocardiograms) in borderline hypertensives after endurance training. Int J Sports Med 9:377

Hottenrott K (Hrsg) (2002) Herzfrequenzvaraibilität im Sport. Prävention – Rehabilitation – Training. Schriften der Deutschen Vereinigung für Sportwissenschaft, Bd 129; Hamburg: Czwalina

Howorka K, Pumprla J, Haber P, Koller-Strametz J, Mondrzyk J, Schabmann A (1997) Effects of physical training on heart rate variability in diabetic patients with various degrees of cardiovascular autonomic neuropathy. Cardiovasc Res 34:206–214

Huikuri HV, Mäkikallio T, Airaksinen KEJ, Mitrani R, Castellanos A, Myerburg RJ (1999) Measurement of heart rate variability: a clinical tool or a research toy? JACC 34(7):1878–1883

Huston TP, Puffer JC, Rodny WM (1985) The athletic heart syndrome. New Engl J Med 313:24–32

James DVB, Barnes AJ, Lopes P, Wood DM (2002) Heart rate variability: response following a single bout of interval training. Int J Sports Med 23:247–251

Jeukendrup AE, Hesselink MK, Kuipers H, Keizer HA (1997) The Conconi test. Int J Sports Med 18(5):393–396

Jones AM, Doust JH (1997) The Conconi test in not valid for estimation of the lactate turnpoint in runners. J Sports Sci 15(4):385–394

Katayama K, Saito M (2019) Muscle sympathetic nerve activity during exercise. J Physiol Sci. 69(4):589–598

Katz AM (2010) Physiology of the heart, 5. Aufl. Wolters Kluwer & Lippincott Williams & Wilkins, Philadelphia

Kirch E (1935) Anatomische Grundlagen des Sportherzens. Verh Dtsch Ges Inn Med 47:73

Kochiadakis GE, Kanoupakis EM, Igoumenidis NE, Merketou ME, Solomou MC, Vardas PE (1998) Spectral analysis of heart rate variability during tilt-table testing in patients with vasovagal syncope. Int J Cardiol 64:185–194

Koep JL, Taylor CE, Coombes JS, Bond B, Ainslie PN, Bailey TG (2022) Autonomic control of cerebral blood flow: fundamental comparisons between peripheral and cerebrovascular circulations in humans. J Physiol. 600(1):15–39

Kristal-Boneh E, Raifel M, Froom P, Ribak J (1995) Heart rate variability in health and disease. Scand J Work Environ Health 21:85–95

La Gerche A, Burns AT, Mooney DJ, Inder WJ, Taylor AJ, Bogaert J, Macisaac AI, Heidbüchel H, Prior DL (2012) Exercise-induced right ventricular dysfunction and structural remodelling in endurance athletes. Eur Heart J 33(8):995–1006

Laube W, Martin J, Tank J, Baevski RM, Schubert E (1996) Heart rate variability – an indicator of the muscle fatigue after physical exercise. Perfusion 9(5):225–229

Leitner H, Hofmann P, Gaisl G (1988) A method for the microcomputer aided determination of the anaerobic threshold by means of heart rate curve analysis. Conf. Proceedings 15 years: Biomedical Engineering in Austria, Graz, June 1988, pp 136–141

Leitner H, Hofmann P, Leitner K (1992) Software zur Auswertung von Herzfrequenz und Laktatwerten in der Leistungsdiagnostik. Österr J Sportmed 22(4):115–118

Malfatto G, Facchini M, Bragato R, Branzi G, Sala L, Leonetti G (1996) Short and long term effects of exercise training on the tonic autonomic modulation of heart rate variability after myocardial infarction. Eur Heart J 17:532–538

Malfatto G, Branzi G, Riva B, Sala L, Leonetti G, Facchini M (2002) Recovery of cardiac autonomic responsiveness with low-intensity physical training in patients with chronic heart failure. EurJ Heart Failure 4:159–166

Mann T, Lamberts RP, Lambert MI (2013) Methods of prescribing relative exercise intensity: physiological and practical considerations. Sports Med 43(7):613–625

Migliaro ER, Contreras P (2003) Heart rate variability: short-term studies are as useful as holter to differentiate diabetic patients from healthy subjects. Ann Noninvasive Electrocardiol 3(4):313–320

Mistry JD, Kramer CM (2003) Imaging of cardiopulmonary diseases. Clin Sports Med 22:197–212

Moore JP, Simpson LL, Drinkhill MJ (2022) Differential contributions of cardiac, coronary and pulmonary artery vagal mechanoreceptors to reflex control of the circulation. J Physiol. 600(18):4069–4087

Moser M, Lehhofer M, Sedminek A, Lux M, Zapotoczky HG, Kenner T, Noordergraaf A (1994) Heart rate variability as a prognostic tool in cardiology. A contribution to the problem from a theoretical point of view. Circulation 90(2):1078–1082

Neumayer M (2005) Zusammenhang zwischen Sauerstoffaufnahme und Wattleistung am Fahrradergometer bei weiblichen und männlichen Sportstudenten. Institut für Sportwissenschaften,

Oláh A, Kovács A, Lux Á, Tokodi M, Braun S, Lakatos BK, Mátyás C, Kellermayer D, Ruppert M, Sayour AA, Barta BA, Merkely B, Radovits T (2019) Characterization of the dynamic changes in left ventricular morphology and function induced by exercise training and detraining.Int J Cardiol. 15;277:178–185. https://doi.org/10.1016/j.ijcard.2018.10.092

Opie LM (2004) Heart physiology: from cell to circulation, 4. Aufl. Lippincott Williams & Wilkins, Philadelphia

Oxborough D, Birch K, Shave R, George K (2010) Exercise-induced cardiac fatigue: a review of the echocardiographic literature. Echocardiography 27(9):1130–1140

8

Parisi AF, Beckmann CH, Lancaster MC (1971) The spectrum of ST segment elevation in the electro-cardiograms of healthy adult men. J Electrocardiol 4:137–144

Pellicia A, Maron JB, Spataro A, Proschan MA, Spirito P (1991) The upper limit of physiologic cardiac hypertrophy in highly trained elite athletes. N Engl J Med 324:295–301

Pellicia A, Maron JB, Culasso F, Spataro A, Caselli G (1996) Athletes heart in women echocardiographic characterization of highly trained elite female athletes. JAMA 276:211–215

Pellicia A, Culasso F, Di Paolo FM, Maron JB (1999) Physiologic left ventricular cavity dilatation in elite athletes. Ann Intern Meg 130:23–31

Pellicia A, Maron BJ, Culasso F, Di Paolo FM, Spataro A, Biffi A, Caselli G, Piovano P (2000) Clinical significance of abnormal electrocardiographic patterns in trained athletes. Circulation 18(102):278–284

Pellicia A, Di Paolo FM, Maron BJ (2002) The athlete's heart: remodeling, electrocardiogram and pre-participation screening. Cardiol Rev 10:85–90

Petek BJ, Al-Alusi MA, Moulson N, Grant AJ, Besson C, Guseh JS, Wasfy MM, Gremeaux V, Churchill TW, Baggish AL (2023) Consumer wearable health and fitness technology in cardiovascular medicine: JACC state-of-the-art review. J Am Coll Cardiol. 82(3):245–264

Pichot V, Busso T, Roche F, Garet M, Costes F, Duverney D, Lacour JR, Barthelemy JC (2002) Autonomic adaptations to intensive and overload training periods: a laboratory study. Med Sci Sports Exerc 34(10):1660–1666

Pluim BM, Zwinderman AH, van der Laarse A, van der Wall EE (2000) The athlete's heart. A meta-analysis of cardiac structure and function. Circulation 100:336–344

Pokan R, Hofmann P (2000) Heart rate turn point and heart rate performance curve – current knowledge. Tokai Sports Med Sci 12:9–18

Pokan R, Schmid P (2003) Die Arterielle Hypertonie aus Sicht der Sportmedizin. In: Eber B (Hrsg) Die arterielle Hypertonie aus interdisziplinärer Sicht. Hans Marseille Verlag GmbH, München, S 199–204

Pokan R, Dickhuth HH, Dürr H, Huonker M, Keul J (1991) Kardiale Anpassung (Echokardiographie) und Leistungsbreite bei Leistungssportlerinnen unterschiedlicher Trainingsanamnese und untrainierten Frauen. Deut Z Sportmed 42(7):309–315

Pokan R, Hofmann P, Preidler K, Leitner H, Dusleag J, Eber B, Schwaberger G, Füger GF, Klein W (1993) Correlation between inflection of heart rate/work performance curve and myocardial function in exhaustive cycle ergometry. Eur J Appl Physiol 67:385–388

Pokan R, Hofmann P, Lehmann M, Leitner H, Eber B, Gasser R, Schwaberger G, Schmid P, Keul J, Klein W (1995) Heart rate deflection related to lactate performance curve and plasma catecholamine response during incremental cycle ergometer exercise. Eur J Appl Physiol Occup Physiol 70(2):175–179

Pokan R, Hofmann P, von Duvillard SP, Beaufort F, Schumacher M, Fruhwald FM, Zweiker R, Eber B, Gasser R, Brandt D, Smekal G, Klein W, Schmid P (1997) Left ventricular function in response to the transition from aerobic to anaerobic metabolism. Med Sci Sports Exerc 29(8):1040–1047

Pokan R, Enne R, Hofmann P, Smekal G, von Duvillard SP, Leitner H, Bachl N, Schmid P (1998a) Performance diagnostics in aging women and men. Int J Sports Med 19:28

Pokan R, Hofmann P, von Duvillard SP, Beaufort F, Smekal G, Gasser R, Eber B, Bachl N, Schmid P (1998b) The heart rate performance curve and left ventricular function during exercise in patients after myocardial infarction. Med Sci Sports Exerc 30(10):1475–1480

Pokan R, Hofmann P, Von Duvillard SP, Schumacher M, Gasser R, Zweiker R, Fruhwald FM, Eber B, Smekal G, Bachl N, Schmid P (1998c) Parasympathetic receptor blockade and the heart rate performance curve. Med Sci Sports Exerc. 30(2):229–233

Pokan R, Hofmann P, von Duvillard SP, Smekal G, Högler R, Tschan H, Baron R, Schmid P, Bachl N (1999) The heart rate turn point, reliability and methodological aspects. Med Sci Sports Exerc 31(6):903–907

Pokan R, Ocenasek H, Hochgatterer R, Miehl M, Vonbank K, von Duvillard SP, Franklin B, Würth S, Volf I, Wonisch M, Hofmann P (2014) Myocardial dimensions and hemodynamics during 24-h ultra-endurance ergometry. Med Sci Sports Exerc 46(2):268–275

Polar (1995) Polar precision performance software. User's manual. Polar Electro, Kempele

Proczka M, Przybylski J, Cudnoch-Jędrzejewska A, Szczepańska-Sadowska E, Żera T (2021) Vasopressin and breathing: review of evidence for respiratory effects of the antidiuretic hormone. Front Physiol. 12:744177

Ribeiro JP, Fielding RA, Hughes V, Black A, Bochese MA, Knuttgen HG (1985) Heart rate break point may coincide with the anaerobic and not the aerobic threshold. Int J Sports Med 6(4):220–224

Roskamm H, Reindell H, Müller M (1966) Herzgröße und ergometrisch getestete Ausdauerleistungs-fähigkeit bei Hochleistungssportlern aus 9 deutschen Nationalmannschaften. Z Kreislauff 55:2–11

Rost R (1984) Herz und Sport. Beiträge zur Sportmedizin, Bd 22. Perimed, Erlangen, S 47

Schannwell CM, Schneppenheim M, Plehn G, Marx R, Strauer BE (2002) Left ventricular diastolic function in physiologic and pathologic hypertrophy. Am J Hypertens 15:513–517

Sentija D, Vucetic V, Markovic G (2007) Validity of the modified Conconi running test. Int J Sports Med 28(12):1006–1011

Serra-Grima R, Estorch M, Carrio I, Subirana M, Berna L, Prat T (2000) Marked ventricular repolari-zation abnormalities in highly trained athletes' electrocardiograms: clinical and prognostic implica-tions. J Am Coll Cardiol 36:1310–1316

Sheehan GA, Bank R (1973) Electrocardiography in athletes. JAMA 224:196

Stauss HM (2003) Heart rate variability. Am J Physiol Regul Inter Comp Physiol 285(5):R927–R931

Steding K, Engblom H, Buhre T, Carlsson M, Mosén H, Wohlfart B, Arheden H (2010) Relation bet-ween cardiac dimensions and peak oxygen uptake. J Cardiovasc Magn Reson. 1;12(1):8. https://doi.org/10.1186/1532-429X-12-8

Stein R, Medeiros CM, Rosito GA, Zimerman LI, Ribeiro JP (2002) Intrinsic sinus and atrioventricular node electrophysiologic adaptations in endurance athletes. J Am Coll Cardiol 20:1033–1038

Task Force of the European Society of Cardiology and the North American Society of Pacing and Electrophysiology (1996) Heart rate variability. Standards of measurement, physiological interpre-tation, and clinical use. Circulation 93(5):1043–1065

Tulppo MP, Mäkikallio TH, Takala TE, Seppänen T, Huikuri HV. (1996) Quantitative beat-to-beat analysis of heart rate dynamics during exercise.Am J Physiol. 271(1 Pt 2):H244-52. https://doi.org/10.1152/ajpheart.1996.271.1.H244

Urhausen A, Kindermann W (1999) Sports-specific adaptations and differentiation of the athlete's heart. Sports Med 28(4):237–244

Uusitalo ALT, Uusitalo AJ, Rusko H (2000) Heart rate and blood pressure variability during heavy trai-ning and overtraining in the female athlete. Int J Sports Med 21:45–53

Venerando A (1979) Electrocardiography in sports medicine. J Sports Med Phys Fitness 19(2):107–128

Wasserman K, Hansen JE, Sue DY, Stringer WW, Whipp BJ (2005) Principles of exercise testing and interpretation. including pathophysiology and clinical applications, 4. Aufl. Lippincott Williams & Wilkins, Philadelphia

Williams RS, Eden RS, Moll ME, Lester RM, Wallace AG (1981) Autonomic mechanisms of training bradycardia: (3-)adrenergic receptors in humans. J Appl Physiol 51:1232–1237

Winchell RJ, Hoyt DB (1997) Analysis of heart-rate variability: a noninvasive predictor of death and poor outcome in patients with severe head injury. J Trauma 43(6):927–933

Wonisch M, Hofmann P, Fruhwald FM, Hoedl R, Schwaberger G, Pokan R, von Duvillard SP, Klein W (2002) Effect of beta(1)-selective adrenergic blockade on maximal blood lactate steady state in healthy men. Eur J Appl Physiol 87(1):66–71

Wonisch M, Hofmann P, Fruhwald FM, Kraxner W, Hödl R, Pokan R, Klein W (2003) Influence of beta-blocker use on percentage of target heart rate exercise prescription. Eur J Cardiovasc Prev Rehab 10(4):296–301

Wonisch M, Berent R, Klicpera M, Laimer H, Marko C, Pokan R, Schmid P, Schwann H (2008) Praxis-leitlinien Ergometrie. J Kardiol 15(Suppl A):2–17

## Weiterführende Literatur

Aubert H, Seps B, Beckers F. (2003) Heart rate variability in athletes. Sports Med 33(12):889–919

Hottenrott K (Hrsg). (2002) Herzfrequenzvariabilität im Sport. Prävention – Rehabilitation – Training. Schriften der Deutschen Vereinigung für Sportwissenschaft, Bd 129. Czwalina Verlag, Hamburg

Kindermann W, Dickhuth HH, Nieß A, Röcker K, Urhausen A (2003) Sportkardiologie. Körperliche Aktivität bei Herzerkrankungen. Steinkopff, Darmstad

# Das Übertrainingssyndrom

*Günther Neumayr*

## Inhaltsverzeichnis

© Der/die Autor(en), exklusiv lizenziert an Springer-Verlag GmbH, DE, ein Teil von Springer Nature 2025
M. Wonisch et al. (Hrsg.), *Kompendium der Sportmedizin*, https://doi.org/10.1007/978-3-662-68883-0_9

**Verwendete Abkürzungen**

**ANS** – autonomic nervous system

**FOR** – functional overreaching

**NFOR** – nonfunctional overreaching

**HR** – heart rate

**HRR** – heart rate recovery

**HRV** – heart rate variability

**OR** – overreaching

**OT** – overtraining

**OTS** – overtraining syndrome

**RHR** – resting heart rate

## 9.1  Einführung

Effektives Training basiert auf dem Belastungs- und Erholungsprinzip. Der Trainingsreiz muss stark genug sein, um eine Störung der Homöostase zu induzieren, welche zu strukturellen Anpassungsreaktionen auf subzellulärer, zellulärer und organischer Ebene führt. Belastung und Erholung sind gewissermaßen als Einheit zu betrachten. Nach einer effektiven Trainingsbelastung ist eine bestimmte Zeit der Regeneration notwendig, um über das Ausgangsniveau (Kompensation) eine erhöhte Wiederherstellung (Über- oder Superkompensation) zu erreichen, wodurch die nächste gleichgeartete Trainingsbelastung erst ermöglicht und wirksam gemacht wird, was langfristig zur Leistungsverbesserung des Athleten führt. Die Regeneration und die damit verbundenen Ruhezeiten müssen zum Erreichen der Superkompensation ausreichend lang, aber nicht zu lang sein, um eine nicht gewollte Rückbildung der erhöhten Wiederherstellung zu verhindern. In der Trainingspraxis ist es daher nicht einfach, immer den optimalen Zeitpunkt für den nächsten Trainingsreiz zu finden, da neben der vorausgegangenen Belastung auch die individuell unterschiedlich schnelle Regenerations- und Anpassungsfähigkeit, die Ernährung, das Schlafverhalten und andere trainingsbegleitende Faktoren eine Rolle spielen. Letztlich führen neben dem notwendigen theoretischen Wissen nur Erfahrung und Verlaufsbeobachtung zu langfristig positiven Ergebnissen. Die Ziele des Trainings sind immer auf Leistungssteigerung bzw. -optimierung, im Spitzensport sogar auf Leistungsmaximierung ausgerichtet. Zu lange und exzessive Trainingsbelastungen innerhalb zu kurzer Zeitabstände führen zu einer nicht ausreichenden Erholung (Armstrong und van Heest 2002) und somit zum Leistungsabfall (◨ Abb. 9.1).

Das Übertrainingssyndrom (ÜTS bzw. OTS im Englischen) stellt eine sportmedizinisch-diagnostische Herausforderung dar (Urhausen und Kindermann 2002). Selbst die Definition ist so uneinheitlich, dass manche Erkenntnisse in Studien an Sportlern gewonnen wurden, die offenbar gar nicht übertrainiert waren. Zudem wird in den USA der Begriff „overtraining" auch für ein Training verwendet, das über die bisherige Intensität und/oder den Umfang hinausgeht. Am häufigsten wird das ÜTS angesehen als ein anhaltender Abfall der sportartspezifischen Leistung trotz bzw. wegen weitergeführten oder intensivierten Trainings als Folge eines chroni-

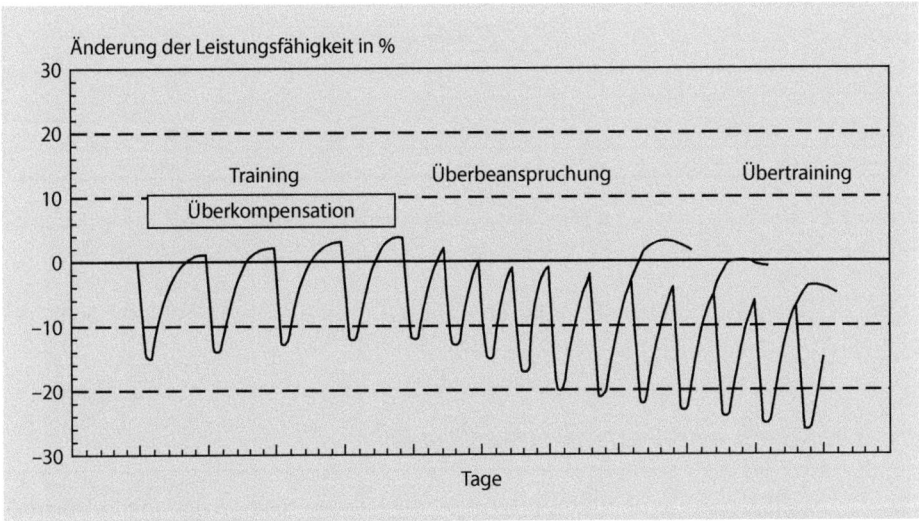

**Abb. 9.1** Zunahme der Leistungsfähigkeit durch Anpassung an Trainingsreize mit Überkompensation (links) und Leistungsabfall durch nicht angepasste Belastungsreize (rechts). Im Stadium der Überbeanspruchung ist bei ausreichender Regeneration eine Überkompensation noch möglich (Mitte)

schen Missverhältnisses zwischen einwirkender Gesamtbelastung (Training ± andere Stressoren) und aktueller Belastbarkeit (Kreider et al. 1998; Armstrong und van Heest 2002; Gleeson 2002; Halson et al. 2002; Hartmann und Mester 2000; Kuipers und Keizer 1988; Lehmann et al. 1992a; Urhausen und Kindermann 2000, 2002; Uusitalo et al. 2000). Die pathophysiologischen Auswirkungen führen zu mehr oder minder ausgeprägten Befindlichkeitsstörungen, welche eines organisch krankhaften Befundes entbehren und über eine Regenerationsphase von mehr als 2–3 Wochen hinausgehen.

## 9.2 Begriffserklärung

Folgende Fachbegriffe sind zu unterscheiden. Die „Ermüdung nach einer Trainingseinheit" nennt man im englischen Fachjargon *acute fatigue* und „eine mehrere Tage anhaltende Leistungseinbuße" nach intensiviertem Training *functional or planned overreaching* (FOR), welches nach eingelegter Trainingspause (*tapering*) zur geplanten Leistungssteigerung führt. Dem steht ein „Überlastungszustand von einer Dauer unter zwei Wochen" (*not functional overreaching*, NFOR) gegenüber. Diese Form des Überlastungszustand wird als Vorstufe zum ÜTS angesehen (NFOR = short-term overtraining) mit fließendem Übergang ins ÜTS (*overtraining syndrom*, OTS = long-term form of overloading), das länger als 2–3 Wochen dauert. Von alleiniger und entscheidender Bedeutung ist, ob die Erholungsphase nach einer Trainingseinheit (*regeneration*) ausreichend und somit erfolgreich ist oder nicht. Mit einer geplanten Trainingsreduktion (*tapering*) nach intensiviertem Training wird versucht, eine Leistungssteigerung durch Ausnützen der Überkompensation zu errei-

| Training load | intensification of training | | | |
|---|---|---|---|---|
| Outcome | Acute fatigue | Functional overreaching (FOR) | Nonfunctional overreaching (NFOR) | Overtraining Syndrome (OTS) |
| Performance | Increase | Temporary decrement | Stagnation | Decrease |
| Recovery | Day(s) | Days - weeks | Weeks - months | Months - ... |

**◨ Abb. 9.2** Terminologie aus einer gemeinsamen Konsenserklärung zum Übertraining des European College of Sport Science und des American College of Sports Medicine. (Meeusen et al. 2013)

chen (FOR), während eine zu lange Trainingsreduktion (*detraining*) zum nicht geplanten Verlust an Leistungskapazität führt (◨ Abb. 9.2).

## 9.3   Ursachen und Pathomechanismen

Das Ziel des Trainings im Wettkampfsport ist die Leistungssteigerung mit Saisonzielabhängiger Maximierung. Dies erfordert einen hohen Trainingsumfang und hohe Trainingsintensitäten. Sportler sind ehrgeizig, zielstrebig, konsequent etc. und neigen dazu, zu viel zu tun, um erfolgreich zu sein. Aber auch im Breitensport, in der Prävention und Rehabilitation werden häufig Trainingsumfänge und/oder Trainingsintensitäten empfohlen, welche nicht der individuellen Regenerationsfähigkeit, die wiederum von der jeweiligen Leistungsfähigkeit abhängt, angepasst sind. Häufig sind allgemeine Trainingsempfehlungen – auch wenn sie sich in den Richtlinien medizinischer Fachgesellschaften wieder finden – wie „3- bis 6-mal 45 bis 60 min Training pro Woche" viel zu hoch gegriffen. Tatsächlich ist bei einer durchschnittlichen Ausdauerleistungsfähigkeit von 100 % der Altersnorm das Erreichen der Überkompensation nach einer Belastungsdauer von 30 min erst nach circa 2 Tagen Regenerationszeit (40–48 h) zu erwarten. Dies ergibt dann hochgerechnet einen wöchentlichen Trainingsumfang von nur 1,5 h bzw. 3 × 30 min pro Woche. Aufgrund dieser geringen Umfänge ist ein Übertraining in diesem Leistungsbereich viel leichter möglich, wird aber auch häufiger übersehen, weil es erst gar nicht in Betracht gezogen wird.

Die pathophysiologischen Mechanismen des ÜTS verbleiben weitgehend unbekannt trotz zahlreicher Hypothesen in der internationalen Fachliteratur (Glykogen-Hypothese, zentrale Ermüdungshypothese, Glutamin-Hypothese, Hypothese des oxidativen Stresses, Hypothese des autonomen Nervensystems, Hypothalamus-Hypothese, Zytokin-Hypothese). Ein nach heutiger Auffassung wichtiger Pathomechanismus scheint ein systemischer Entzündungsprozess zu sein mit diffusen Auswirkungen auf neuro-humoraler, immunologischer und emotionaler Ebene (Meeusen et al. 2013; Smith 2000). Jede dieser Hypothesen hat ihre Stärken und Schwächen, sie bleiben aber spekulativ (Kreher und Schwartz 2012), bis weitere prospektive Studien mit Längsschnittuntersuchungen weitere Erkenntnisse liefern.

Beim Überlastungszustand (FOR, NFOR) kommt es als Folge insuffizienter metabolischer Erholung zu einer Verminderung des ATP-Gehaltes, während das Übertrainingssyndrom letztlich als hypothalamisches Versagen als Folge neurohumoraler Veränderungen angesehen wird. Schon 1958 hat Israel zwei unterschiedliche klinische Formen des ÜTS postuliert (Israel 1958; Israel 1976): die sympathische Frühform (Basedow'sche Form), die häufiger bei Team- und Sprintsportarten

| ◘ Tab. 9.1    Symptomatik der klinischen Formen des Übertrainingssyndroms (ÜTS) | |
|---|---|
| **Sympathisch** | **Parasympathisch** |
| Leistungsbeeinträchtigung | Leistungsbeeinträchtigung |
| Rasche Ermüdung | Rasche Ermüdung |
| Ruhelosigkeit, Übererregbarkeit | Depressionen, phlegmatisches Verhalten |
| Schlafstörungen | Keine Schlafstörungen |
| Anorexie, Gewichtsverlust | Normaler Appetit, konstantes Gewicht |
| Herzfrequenz ↑, Blutdruck ↑ in Ruhe | Niedrige Ruhe-Herzfrequenz |
| Langsame Erholung von Herzfrequenz und Blutdruck nach Belastung | Rasche Erholung der Herzfrequenz nach Belastung |
| Haltungsabhängiger Unterdruck | Hypoglykämie während Belastung |
| Verlust der Lust am Wettkampf | Libido ↓ (Männer), Amenorrhoe (Frauen) |
| Erhöhte Infektanfälligkeit | Verlust der Lust am Wettkampf |
| Verminderte Maximal-Laktat-Konzentration | Erhöhte Infektanfälligkeit |
| | Verminderte submaximale und maximale Laktatwerte |

auftritt, und die parasympathische Spätform (Addison'sche Form), die vor allem Ausdauersportarten betrifft (◘ Tab. 9.1). Das sympathische Übertrainingssyndrom ist gekennzeichnet durch eine erhöhte Ruhe-Herzfrequenz (RHR = resting heart rate) und einen erhöhten Blutdruck, während die parasympathische Form eine Senkung der RHR und des Blutdrucks mit sich bringt. Tatsächlich wird noch immer diskutiert, inwieweit diese beiden Formen ineinander übergehen und ob sie überhaupt voneinander differenziert werden können.

## 9.4 Diagnostik

Die Diagnostik ist schwierig, da **kein etabliertes Diagnoseschema** anwendbar ist (Urhausen und Kindermann 2002) und weil ein fließender Übergang vom adäquaten Hochintensitätstraining ins ÜTS anzunehmen ist. Durch die Verwendung des Ausdrucks "Syndrom" wird die Möglichkeit einer multifaktoriellen Ätiologie anerkannt, bei der nicht nur das Missverhältnis zwischen Training und Regeneration als einziger ursächlicher Faktor angesehen wird (Meeusen et al. 2013). Es handelt sich immer um eine Ausschlussdiagnose (Fehlen pathologischer Organbefunde als Ursache der Leistungsminderung), wobei die parasympathische Unterform des ÜTS manchmal sogar einen optimalen Gesundheitszustand vortäuscht. Zudem wird die Diagnose des ÜTS durch die Tatsache erschwert, dass die klinischen Merkmale unspezifisch, von Person zu Person unterschiedlich ausgeprägt sind und in ihrer Häufigkeit des Auftretens von anekdotisch bis zahlreich reichen. Das einzige sichere Zeichen ist der Leistungsabfall während des Wettkampfs oder Trainings. Die Identifizierung der Auslöser, die zu einem ÜTS führen, ist ebenfalls von großer Bedeutung. Die häufigste Ursache ist sicherlich ein falsches, in Umfang und/oder Intensität zu hoch gewähltes Training, das zu einem langfristigen Ungleichgewicht zwischen Belastung und Regeneration geführt hat. Mögliche weitere Auslöser sind die Monotonie des Trainings, ein zu dichter Wettkampf-Kalender, Höhenlage, Hitze- und Kältestress beim Training, sowie zusätzliche, nicht trainingsassoziierte Stressoren wie Konflikte, Sorgen oder emotionale Probleme jeglicher Art, mangelnde Resilienz, Schlafstörungen und v.a.m. (Meeusen et al. 2013). Die **endgültige Diagnose des ÜTS erfordert** jedenfalls den **Ausschluss von organischen Erkrankungen**, Infektionen, Mangelzuständen wie z. B. Eisen- oder Magnesiummangel, diätetischer Kalorienrestriktion, unzureichende Kohlenhydrat- und/oder Eiweißzufuhr, Allergien etc.

Die Beurteilung der Symptomatik ist der wichtigste Bestandteil der Diagnostik, wobei die **systematische Erfassung der Befindlichkeit des Athleten** einen diagnostischen Eckpfeiler darstellt. Diese wird mittels standardisierter Fragebögen erhoben, z. B. mittels POMS („Profile of Mood State"). Häufige Beschwerden, wie das Gefühl der „schweren Beine" bzw. chronisch müde Arbeitsmuskulatur, erhöhte subjektive Beanspruchung, chronische Müdigkeit, Schlafstörungen, zunehmende depressive Verstimmung, verminderter Antrieb und verminderte Motivation, sowie vegetative Symptome als Zeichen der gestörten autonomen Funktion sind typisch für ein ÜTS und lassen bereits klinisch die Diagnose vermuten.

Training ist ein biologischer Stimulus, auf den die physiologischen Systeme, insbesondere das autonome Nervensystem (ANS) und die Nebennieren während und nach einer Trainingseinheit reagieren zur Wiederherstellung. Das ANS hat einen großen Einfluss auf die Herzfrequenz (HR) (Borresen und Lambert 2008). Technologische Fortschritte bei tragbaren Systemen für die Echtzeit-Erfassung physiologischer Daten bieten neue Möglichkeiten für die Computer-gestützte Trainingsanwendung und ihre Monitorisierung. Moderne Sportuhren mit EKG-Sensoren erlauben nicht nur die personalisierte Programmierung von Trainingseinheiten, sondern ermöglichen auch die Erfassung der Schlag-zu-Schlag-Schwankungen des Ruhepulses, sprich die **Herzfrequenz-Variabilität (HRV = Heart rate variability)**, mit einer Genauigkeit, die der klinischer EKG-Geräte entspricht (Nunan et al. 2008). Diesen technischen Möglichkeiten geschuldet, wird die Messung der HRV zunehmend zur Trainingsüberwachung, aber auch zur Diagnostik des ÜTS verwendet, wobei aus den unterschiedlichen Frequenzspektren Sympathikus- und/oder Vagus-Aktivität abgeleitet werden kann. Die Leistungsspektralanalyse hat gezeigt, dass parasympathische und sympathische Aktivität durch spezifische Frequenzen der HRV sichtbar gemacht werden (Perini und Veicsteinas 2003). Man unterscheidet ein sehr niederfrequentes, niederfrequentes und hochfrequentes Spektrum. Die Bedeutung der sehr niederfrequenten Komponente wird der sympathischen Aktivität der Blutgefäße, die mit der Thermoregulation verbunden ist, dem Spiegel der zirkulierenden Katechloamine und mit den Schwankungen des Renin-Angiotensin-Systems zugeschrieben (Carter et al. 2003). In der Die hochfrequenten Komponenten bildet sich die respiratorische Sinusaarhyhtmie ab, welche gemeinhin als Marker alleiniger parasympathischer Aktivität angesehen wird. Das niederfrequente Spektrum spiegelt die Oszillationen des Baroreflexes wider und ist sowohl auf parasympathische als auch sympathische Modulation zurückzuführen. Auch wenn bislang HRV-Studien im Zusammenhang mit NFOR und ÜTS mehrdeutige Ergebnisse mit Verstärkung, Verminderung und ohne Veränderung der HRV erbracht haben, unterstützen dennoch die meisten Spektralanalyse-Studien die Theorie, dass Ausdauer-Training die HRV erhöht, die parasympathische Aktivität steigert und die Trainingsbradykardie mitbedingt (Gregoire et al. 1996; Dixon et al. 1992). Die HRV-Messung ermöglicht die frühzeitige Erkennung eines ÜTS, wenn entsprechende individuelle Verlaufsdaten zum Vergleich zur Verfügung stehen.

Die Herzfrequenz und ihre Modulation werden in erster Linie beeinflusst durch die inotropen und chronotropen Wirkungen der beiden Teile des ANS auf das Myokard und den Sinusknoten (Bosquet et al. 2008). Sympathische Stimulation erhöht die Herzfrequenz, Kontraktilität und Erregungsleitgeschwindigkeit, während die parasympathische Stimulation die gegenteilige Wirkung hat. Die Anpassungsreaktion des kardiovaskulären Systems auf regelmäßige körperliche Aktivität verringert langfristig die sympathische und vermehrt die parasympathische Aktivität in Ruhe und bei submaximaler Belastung (Makivic et al. 2013). Diese trainingsinduzierten autonomen Veränderungen führen zu einer reduzierten intrinsischen HR, einer Abnahme der **Ruhe-HR (RHR**, resting heart rate) und einer Erhöhung der HRV. Gut trainierte Athleten haben daher im Vergleich zu untrainierten Kontrollpersonen eine reduzierte sympathische Aktivität bei submaximalen Belastung (Gregoire et al 1996), sowie eine schnellere **Erholung der Herzfrequenz nach Belastung (HRR**, heart rate recovery, Herzfrequenzabfall auf den Ruhe-Ausgangswert). Beim ÜTS, aber auch beim Abtrainieren (Detraining), der nicht-funktionelle Überforderung (NFOR) bis hin zum Chronic Fatigue Syndrom sind diese HR-Parameter gegensätzlich verändert (Borresen und Lambert 2008; Bosquet et al. 2008). **Es kommt zum Anstieg der submaximalen HR, Abnahme der HRR und/oder Abnahme der vagal-bezogenen HRV-Indizes**.

Im ÜTS können kardiorespiratorische Parameter sowohl in Ruhe als auch während der Belastung verändert sein. So kann ein erhöhter Ruhepuls auf die sympathische Aktivierung im Rahmen des ÜTS hinweisen, während bei der parasympathischen Form der Ruhepuls deutlich erniedrigt sein kann. Nicht selten stellen extrem niedrige Ruhepulse bei Ausdauer-Athleten die ersten diagnostischen Hinweise auf ein ÜTS dar. Häufig kann der Ruhepuls aber auch unverändert sein, vor allem bei den Mischformen des ÜTS oder beim fließenden Übergang der Unterformen. Individuelle Tagesschwankungen führen dazu, dass der Ruhepuls nur richtig interpretiert werden kann, wenn er mit häufigen Messungen aus der Vergangenheit verglichen werden kann. Zudem muss man sich bewusst sein, dass die Veränderungen des Ruhepulses unspezifisch sind. Durch effektives Ausdauertraining kann beispielsweise der Ruhepuls sinken, andererseits durch einen sich anbahnenden Infekt steigen.

Der Schlaf ist eine Zeit der Erholung und Wiederherstellung und bietet sich als solche ideal zur Messung und Überwachung von Ruhe-Herzfrequenzen an. Eine Reihe von Studien hat die Auswirkungen von Übertraining auf **das nächtliche Herzfrequenzverhalten (SHR** = sleeping heart rate) untersucht. Das nächtliche Herzfrequenzverhalten kann im ÜTS ebenso wie physiologisch nach intensiviertem Training einen Trend zum Anstieg um ca. 5–7 Schläge/min haben. Nachdem aber deutliche intraindividuelle Schwankungen zu beobachten sind (Waldeck und Lambert 2003) und viele weitere Faktoren das Verhalten der SHR beeinflussen, verbleibt die Wertigkeit zur Diagnosestellung des ÜTS unsicher. Die Messung von Kreislaufzeiten kann durch Bestimmung der systolischen Zeitintervalle und daraus abgeleiteter Indizes (Baumgartl 1983) auch Hinweise auf eine mögliche Überlastung des Myokards liefern und scheint ähnlich informativ wie der Ruhepuls zu sein. Aber auch diese Methode ist infolge intraindividueller Unterschiede und externer Beeinflussung kein absolut verlässlicher Parameter. Die Messung der Kreislaufzeiten wird heute kaum noch praktiziert, weil sie mit einem methodischen und zeitlichen Aufwand verbunden ist. Im Verlauf angewandt, hat sie aber eine gewisse diagnostische Nützlichkeit für die Früherkennung des ÜTS.

Während des Trainings steigt die Herzfrequenz linear mit zunehmender Arbeitsbelastung an. Sinkende Herzfrequenzen bei gegebener submaximaler Arbeitslast stellen eine der am häufigsten beobachteten Anpassungen an ein Ausdauertraining dar und lassen sich auf mehrere Effekte zurückzuführen: größeres Herzschlagvolumen, verringerte Sympathikus-Aktivität mit niedrigerer Katecholamin-Konzentration im Blut, erhöhte Parasympathikus-Aktivität, geringere Metabolismus-Reflex-Aktivierung etc. Eine umfassender Review, der die Auswirkungen von Ausdauertraining auf die maximale HR untersuchte, kam zu dem Schluss, dass die maximale HR durch aerobes Training um 5–13 Schläge/min sinkt bzw. um wieder 4–10 Schläge/min zunimmt in der Phase des Abtrainierens (Zavorsky 2000). Während im ÜTS es zu **Anstiegen der HR in Ruhe und unter submaximaler Belastung** kommen kann (Borresen und Lambert 2008), **sinkt die maximale HR** bei vergleichbarer Ausbelastung um ca. 3–5 Schläge/min. Dieser geringere HR-Anstieg im initialen ÜTS wird häufig mit einer verminderten Rezeptordichte bzw. Responsivität der β-Rezeptoren als Gegenregulation der vermehrten sympatho-adrenergen Aktivierung und der erhöhten Plasma-Katecholamin-Spiegel erklärt.

Zur Beurteilung der kardiorespiratorischen Parameter unter Belastung bietet sich eine erschöpfende Standard-Ergometrie zur Objektivierung der Leistungsfähigkeit an. Bei vorhandenen Vorbefunden erfolgt dann ein Vergleich der Leistungsfähigkeit über die Zeit, wobei eine Leistungseinschränkung oder fehlende Leistungsverbesserung das Hauptkriterium eines ÜTS dar stellen. Für einen korrekten Vergleich sind idente Belastungsbedingungen eine unabdingbare Voraussetzung, wie sie nur mit einer Fahrrad-Ergometrie mit Drehzahl-unabhängigem Widerstand bei gleicher Umdrehungszahl und gleichem Belastungsprotokoll erreicht werden können. Im ÜTS findet man in den allermeisten Fällen eine Minderung der maximalen Leistungsfähigkeit (Watt/kg Körpergewicht oder maximale relative Sauerstoffaufnahme in ml/kg Körpergewicht) und allemal auch eine deutliche Diskrepanz zwischen Trainingsaufwand (Input) und erreichter Leistung (Output).

Auch die Herzfrequenz-Erholungszeit (HRR), welche von der Interaktion zwischen parasympathischer Reaktivierung und sympathischer Aktivitätsminderung nach Belastung abhängt, ist im ÜTS auffallend verlängert. Bei richtigem Training ist eine schnellere HRR als physiologische Adaptation zu verstehen, die in der Regel auch mit einer messbaren gesteigerten Leistungskapazität einhergeht. Der Respiratorische Quotient (RQ = $V_{CO_2}/V_{O_2}$) bei submaximaler und maximaler Belastung ist im ÜTS erniedrigt und Ausdruck einer verminderten Kohlenhydratbereitstellung, ohne dass eine aktuelle Kohlenhydratverarmung vorliegen muss. In diesem Zusammenhang sollte aber differenzial-diagnostisch eine Glykogen-Verarmung infolge nicht-standardisierter Vorbereitung oder infolge massiver Überbetonung des aeroben Ausdauertrainings ausgeschlossen sein. **Nicht nur die aerobe, sondern auch die anaerob-laktazide Kapazität** (1-Minuten-Test) sind im ÜTS **erniedrigt** – ersichtlich an verminderten maximalen Laktatspiegeln.

Immer wieder wird versucht, verschiedenen **Laborparametern** eine unterschiedliche Wertigkeit in der Diagnostik des ÜTS zu zuordnen. So kann ein **erniedrigtes maximales Laktat** bei Ausbelastung im Zusammenhang mit einer geringen Rechtsverschiebung der Laktat-Leistungs-Kurve, wenn gleichzeitig eine verminderte Leistung und erhöhte individuelle anaerobe Schwelle bestehen, auch als Ausdruck einer Glykogen-Verarmung gedeutet werden – vor allem dann, wenn vor dem Leistungstest intensive oder lang dauernde Trainingseinheiten absolviert wurden und keine ausreichende Kohlenhydrataufnahme stattgefunden hatte.

Auch den **Harnstoff-Werten** wird häufig eine besondere Bedeutung für die Trainingssteuerung bzw. zur Vermeidung des ÜTS zugeschrieben. Bei gesunden Sportlern sind aber Änderungen der Harnstoff-Werte gering und bleiben meist im Normbereich. Zudem zeigen diese Werte große individuelle und auch zirkadiane Schwankungen, sodass zur korrekten Interpretation dieses Parameters unbedingt die individuelle Schwankungsbreite des Athleten. Richtig interpretierte Harnstoff-Anstiege spiegeln einen verstärkten Eiweißabbau bei negativer Energiebilanz wider, der auch durch die Ernährung (wie vermehrten Eiweißkonsum) mitbeeinflusst wird – vor allem bei relativem Glykogen-Mangel oder bestehendem Flüssigkeitsdefizit etc. Die **Harnsäure- und Ammoniak**-Spiegel im Blut zeigen einen zeitlich verzögerten Anstieg nach hohen Belastungsintensitäten, insbesondere im Glykogen-verarmten Zustand, wie er bei nicht ausreichender Kohlenhydratzufuhr, aber auch bei nicht ausreichender Regeneration auftreten kann.

Die **Kreatininkinase (CK)** wird besonders häufig zur Trainingssteuerung unter der Annahme verwendet, dass sie die muskulär-mechanische Belastung der letzten Tage widerspiegelt. Aber große individuelle, geschlechtsspezifische, möglicherweise auch ethnische Unterschiede und die Abhängigkeit von Ernährung, Membranzustand der Muskelzellen und anderer Faktoren führen zwangsläufig zu häufiger Fehleinschätzung. So reagiert die Muskulatur besonders empfindlich, aber auch individuell sehr unterschiedlich, auf ungewohnte exzentrische Belastungsformen. Beobachtet werden fehlende CK-Anstiege bei sogenannten „non-responder" bis hin zu sehr hohen Anstiegen auf über 5000 IU/l (Urhausen und Kindermann 2000). Nach nur einmaliger Überlastung führt eine weitere Wiederholung des exzentrischen Krafttrainings zu keiner wesentlichen Änderung der CK-Aktivität, der Muskelkraft oder der muskulären Symptomatik infolge einer bis zu mehreren Wochen andauernden Adaptation des Muskels (Clarkson und Tremblay 1988; Ebbeling und Clarkson 1990; Mayer et al. 1999). Zudem wird die Beurteilung eines zu einem bestimmten Zeitpunkt gemessenen CK-Wertes nicht zuletzt dadurch erschwert, dass die Anstiegsmaxima ebenfalls unterschiedlich ausfallen, nämlich zwischen zwei und zehn Tagen nach exzentrischer Belastung.

Vergleichende Untersuchungen zwischen vorwiegend konzentrischer und vorwiegend exzentrischer Belastung (Greiderer und Koller 2003) lassen zwar keine signifikanten Unterschiede bei den CK-Anstiegen erkennen. Im Gegensatz dazu weisen aber signifikant höhere Anstiege von skeletalem Myoglobin und der Myosin-Schwerketten auf ein vermehrtes Zugrundegehen von Muskelzellen nach vorwiegend exzentrischer Belastung hin, das sich offenbar nicht an CK-Werten erkennen lässt.

Neuere aufwändige Untersuchungen (Malm et al. 2000) bestätigen, dass CK-Werte keine verlässlichen Parameter für belastungsinduzierte Muskelschäden darstellen (Kuipers 1994; Warren et al. 1999). Einerseits scheinen CK-Werte von den Sexualhormonen beeinflusst, da sie bei Männern nach vergleichbarer körperlicher Aktivität stärker ansteigen als bei Frauen (Kuipers 1994; Malm et al. 2000), andererseits wurde keine Korrelation zwischen der Schädigung von Z-Banden und der CK-Aktivität gefunden (Fielding et al. 1993; Warren et al. 1999). Da es immer mehr Hinweise gibt, dass erhöhte CK-Werte vielmehr auf eine belastungsinduzierte Muskelanpassung zurückzuführen sind als auf eine tatsächliche Muskelschädigung

(Malm et al. 2000), rückt die Interpretation der CK-Werte zur Trainingssteuerung in ein völlig anderes, nahezu konträres Licht.

Das Einbeziehen von **Hormonbestimmungen** brachte in klinischen Studien keine wesentliche Verbesserung der ÜTS-Diagnostik (Gleeson 2002; Kuipers und Keizer 1988; Urhausen et al. 1995; Lehmann et al. 1992a, 1998), da sie vor allem für die Frühdiagnostik zu unspezifisch sind. Endokrine hormonelle Reaktionen treten mehr oder weniger ausgeprägt auf jegliche Form des Trainingsreizes auf. Da aber valide Normwerte fehlen, ist mit diesen eine Abgrenzung zwischen noch physiologischer Überlastung (FOR) und ÜTS nicht möglich. Zudem erschweren zirkadiane Rhythmen die Interpretation der Untersuchungsergebnisse. Auch erhebliche methodische Schwierigkeiten sind zu überwinden, wie z. B. eine hohe Inter-Assay-Variabilität, die Erfordernis relativ großer Blutmengen, die tageszeitlich begrenzte Blutabnahme, der logistisch aufwendige Transport und die relativ zeitaufwändigen und kostenintensiven Bestimmungsmethoden, die nur in entsprechenden Speziallabors durchgeführt werden können. Dies alles führt zu einer beachtlichen Zeitverzögerung, bis valide Untersuchungsergebnisse vorliegen, welche in ihrer Aussagekraft eingeschränkt bleiben, weil die Reaktion der Rezeptoren auf die Hormonausschüttung nicht erfasst wird (Urhausen und Kindermann 2000; Meeusen et al. 2004). So wurden bei Sportlern vor allem im parasympathischen ÜTS bei Ausbelastung verminderte maximale Plasmakonzentrationen von freiem **Adrenalin und Noradrenalin** gemessen, während die nächtliche Katecholamin-Sekretion im initialen ÜTS als erhöht beschrieben wurde. Es bestehen große individuelle Unterschiede, sodass eine wahre Änderung wiederum nur durch den Vergleich mit Vorwerten erkennbar wird. Neben methodischen Einflüssen durch unterschiedliche Belastungstests ist häufig auch eine eindeutige Zuordnung zu einer der beiden Formen des ÜTS schwierig, zumal fließende Übergänge bestehen und sich auch das Beschwerdebild im Verlauf des ÜTS verändern kann. Ergänzend ist noch festzuhalten, dass es auch physiologisch im Rahmen von gewollten, im Trainingsablauf geplanten, kurzfristigen Überlastungszuständen zu ähnliche Katecholamin-Muster kommt.

**Cortisol** ist ein katabol und **Testosteron** ein anabol wirkendes Hormon. Die belastungsinduzierten Konzentrationsveränderungen beider Hormone werden von Intensität und Umfang des Trainings bestimmt und sind reversibel im Rahmen von Regenerationsmaßnahmen. In der Fachliteratur wird gelegentlich angenommen, dass die Spiegel dieser Hormone und vor allem ihr Verhältnis zueinander (Testosteron/Cortisol) das anabol-katabole Gleichgewicht widerspiegeln. Aufwändige prospektive Studien (Lehmann et al. 1992a; Urhausen und Kindermann 2000) zeigten allerdings keine Änderung dieses Gleichgewichtes bei übertrainierten Ausdauersportlern, wobei die basalen Cortisol-Spiegel als leicht erhöht, erniedrigt oder auch unverändert beschrieben wurden, möglicherweise in Abhängigkeit von der Art bzw. des Stadiums des ÜTS.

Mehrfach wurde auch ein verminderter belastungsinduzierter Anstieg **hypophysärer Hormone** wie **ACTH und Wachstumshormon** beobachtet. In der Trainingspraxis sind auch hierbei kaum überwindbare methodische Schwierigkeiten und der erhebliche Aufwand derartiger Analysen zu berücksichtigen. So stellen z. B. auch Testosteron-Bestimmungen bei Sportlerinnen wegen der niedrigen Konzentrationen und der Zyklus-Abhängigkeit keine standardisierte Untersuchung dar, weil sie meist zu vorgegebenen Zeitpunkten des Trainingsplanes ohne Berücksichtigung der feminen Zyklus-Physiologie erfolgen. Auch ein erhöhtes basales **Prolaktin**, als Marker der zentralen serotonergen Aktivierung, ist wenig aussagekräftig aufgrund einer zu hohen interindividualen Variabilität.

Zusammenfassend sollte man eingestehen, dass nahezu alle angeführten Laborparameter in ihrer Wertigkeit zur praktikablen Trainingssteuerung bzw. für die Erfassung eines eingetretenen ÜTS überschätzt werden.

## 9.5 Vorbeugung

Neben einer entsprechenden, der Wettkampf-Beanspruchung Rechnung tragenden Trainingsvorbereitung im Grundlagenbereich sowie der Kenntnis der Zusammenhänge von Trainingsreiz und Anpassungsreaktionen können ein gutes „Belastungsgefühl" des Athleten und ein geschultes „Auge" des Trainers bzw. Betreuers am ehesten einem ÜTS vorbeugen. Dazu gehört auch ein regelmäßiges, pro Woche mehrmaliges Abfragen typischer Befindlichkeitsstörungen (POMS) inklusive der Schlafqualität. Das tägliche Messen des Ruhepulses und die in gewissen Zeitabständen wiederkehrende, standardisierte Bestimmung der Leistungsfähigkeit mittels einer Fahrrad-Ergometrie oder Spiroergometrie mit einheitlichem Belastungsprotokoll haben sich am besten als Vorbeugungsinstrumente bewährt. Sollte es dennoch zu einem ÜTS kommen, kann dieses nach Ausschluss organischer Ursachen anhand bestimmter kardiovaskulärer Indikatoren wie erhöhte oder erniedrigte Ruhe-HR, geändertes HR-Verhalten im submaximalen Bereich, erniedrigte maximale HR, verlängerte Erholungszeit und erniedrigter respiratorischer Quotient diagnostiziert werden.

Im Vordergrund aller vorbeugenden Maßnahmen muss aber ein richtig dosiertes, an die jeweilige individuelle Leistungsfähigkeit angepasstes Training stehen. Allgemein gehaltene Aussagen, die sich an Mittel- oder Durchschnittswerten orientieren, sind unzulässig und gefährlich. Letztendlich lässt sich anhand der körperlichen Leistungsfähigkeit, die mit einem standardisierten Ausbelastungstest im Labor erhoben wird, die Regenerationsfähigkeit und damit die Zeit bis zum Erreichen der Überkompensation nach adäquatem Trainingsreiz am besten abschätzen. Daraus ergibt sich im Ausdauerbereich der Trainingsumfang in Stunden pro Woche, die sogenannte wöchentlichen Nettotrainingszeit (WNTZ). Zur Überwachung der Trainingsintensitäten (meist 50–70 % der Maximalleistung), welche die jeweilige Energiebereitstellung und Stoffwechselvorgänge während des Trainings bedingen, hat sich in der Trainingspraxis das HR-Monitoring gut bewährt.

Beim Krafttraining ist auf das Prinzip der erschöpfenden Belastung der Übung, auf den richtigen Bewegungsablauf und auf einen optimalen Muskelzustand zu achten. Die Anzahl der Wiederholungen richtet sich nach der jeweiligen Kraftleistungsfähigkeit und der Zielsetzung, welche immer klar definiert, realistisch und umsetzbar sein sollte. Diesbezügliche Kontrollen im Trainingsverlauf mit etwaigen Korrekturen helfen, das Ziel bzw. die angestrebte Leistungsentwicklung zu erreichen.

Darüber hinaus ist es vorteilhaft, wenn die Gestaltung des Trainings einer Periodisierung unterliegt, mit zumindest einem Regenerationstag pro Woche im Mikrozyklus und einer Kompensationswoche mit reduziertem Umfang im Mesozyklus nach der 2. oder 3. Trainingswoche, um eine ausreichende Regeneration und Kompensation sicherzustellen. Im Makrozyklus erfolgt dann die zeitliche Trennung von

Grundlagentraining und Wettkampfvorbereitung mit sportartspezifischem Training, um die während der Wettkampfphase sportartspezifisch beanspruchten und oft überlasteten Muskel daraufhin vorzubereiten und resistenter zu machen.

## 9.6  Schlussfolgerung

Trotz jahrzehntelanger Forschung konnte bis dato kein einzelner Parameter identifiziert werden, der den Status der Regeneration quantifizieren und abbilden könnte. Somit bleibt es auch zukünftig schwierig vorauszusagen, wie der einzelne Athlet auf hoch intensives Training reagiert bzw. ab wann hinsichtlich eines ÜTS Gefahr in Verzug ist. Die Nützlichkeit eines physiologischen Markers hängt davon ab, wie einfach (ohne wesentliche Unannehmlichkeiten für den Sportler) und häufig er gemessen werden kann, dass seine Ergebnisse gut interpretiert und nachvollziehbare Schlüsse gezogen werden können. In eine korrekte Interpretation muss zudem auch immer die Individualität des Athleten einfließen, sodass, unabhängig von der Parameterqualität, eigentlich nur Verlaufsbeobachtungen wahre Aussagekraft und somit diagnostische Relevanz besitzen.

Der Funktionszustand des autonomen Nervensystems und seine Auswirkung auf das Kreislaufsystem liefern jedenfalls die nützlichsten Informationen über die funktionellen Anpassungen des Körpers auf den Trainingsreiz. Allgemein kann auch postuliert werden, dass eine Ruhe-Bradykardie, ein Abfall der Herzfrequenz während submaximaler Belastung, eine beschleunigte Herzfrequenzerholung nach Belastung und ein Anstieg der vagal-bezogenen Indizes der Herzfrequenzvariabilität anerkannte Marker für verbesserte aerobe Fitness sind. Im Gegensatz dazu finden sich gegenläufige Veränderungen der genannten Herz/Kreislaufparameter in der Situation des Abtrainierens, bei der nicht funktionellen Überlastung und im Rahmen eines ÜTS. Da es unethisch ist, einen Sportler durch chronische Überlastung ins ÜTS zu treiben, könnten tierexperimentelle ÜTS-Modelle unser Verständnis für das „unerklärliche Leistungsschwäche-Syndrom" vorantreiben.

**Überprüfen Sie Ihr Wissen**

- Was ist der Unterschied zwischen einem Überlastungszustand und einem Übertrainingssyndrom?
- Welche klinischen Formen eines Übertrainingssyndroms wurden beschrieben?
- Welche objektiven kardiorespiratorischen Parameter weisen auf ein Übertrainingssyndrom hin und wie verhalten sich diese?
- Wie hilfreich sind Marker der muskulären Beanspruchung zur Trainingsgestaltung?
- Welche Rolle spielen Hormonbestimmungen in der Diagnostik des Übertrainingssyndroms?
- Bedeutet eine Rechtsverschiebung der Laktat-Leistungs-Kurve immer eine Leistungssteigerung?
- Wie kann man am ehesten ein Übertrainingssyndrom erkennen?
- Wie kann man am ehesten einem Übertrainingssyndrom vorbeugen?

# Literatur

Armstrong LE, van Heest JL (2002) The unknown mechanism of the overtraining syndrome. Sports Med 32(3):185–209

Baumgartl P (1983) Die Wertigkeit diverser Kreislaufparameter in Ruhe zur Beurteilung des momentanen Leistungsverhaltens in Ausdauersportarten. Österr J Sportmed 13(1):14–20

Borresen J, Lambert MI (2008) Autonomic control of herat rateduring and after exercise – measurements and implications for monitoring training status. Sports Med 38(8):633–646

Bosquet L, Merkari S, Arvisais D, Aubert AE (2008) Is heart rate a convinient tool to monitor overreaching? A systematic review of the literature. Br j Sports Med 42(9):709–714

Carter JB, Canister EW, Blaber AP (2003) Effect of endurance exercise on autonomic control of heart rate. Sports Med 33(1):33–46

Clarkson PM, Tremblay I (1988) Exercise-induced muscle damage, repair, and adaptation in humans. J Appl Physiol 65:1–6

Dixon EM, Kamath MV, McCartney N, Fallen EL (1992) Neural regulation of heart rate variability in endurance athletes and sedentary controls. Cardiovasc Res 26:713–719

Ebbeling CB, Clarkson PM (1990) Muscle adaptation prior to recovery following eccentric exercise. Eur J Appl Physiol 60:26–31

Fielding RA, Manfredi TJ, Ding W, Fiatarone MA, Evan WJ, Cannon JG (1993) Acute phase response to exercise. III. Neutrophil and IL-1 β accumulation in skeletal muscle. Am J Physiol 265:R166–R172

Gleeson M (2002) Biochemical and immunological markers of overtraining. J Sports Sei Med 2:31–41

Gregoire J, Tuck S, Yamamoto Y, Hughson RL (1996) Heart rate variability at rest and exercise: influence of age, gender, and physical training. Can J Appl Physiol 21(6):455–470

Greiderer B, Koller A (2003) Wie hilfreich sind Marker der muskulären Beanspruchung zur Trainingsgestaltung? Diplomarbeit Universität, Innsbruck

Halson SL, Bridge MW, Meeusen R, Busschaert B, Gleeson M, Jones DA, Jeukendrup AE (2002) Time course of performance changes and fatigue markers during intensified training in trained cyclists. J Appl Physiol 93:947–956

Hartmann U, Mester J (2000) Training and overtraining markers in selected sport events. Med Sei Sports Exerc 32:209–215

Israel S (1958) Die Erscheinungsformen des Übertrainings. Sportmedizin 9:207–209

Israel S (1976) Zur Problematik des Übertrainings aus internistischer und leistungsphysiologischer Sicht. Med Sport 16:1–12

Kreher JR, Schwartz JB (2012) Overtraining syndrome: a practical guide. Sports Health 4(2):128–138

Kreider R, Fry AC, O'Toole M (1998) Overtraining in sport: terms, definitions, and prevalence. Human Kinetics, Champaign, S VII–IX

Kuipers H (1994) Exercise-induced muscle damage. Int J Sports Med 15:132–135

Kuipers H, Keizer HA (1988) Overtraining in elite athletes. Review and directions for the future. Sports Med 6:79–92

Lehmann M, Baumgartl P, Wiesenack C, Seidel A, Baumann H, Fischer S, Spöri U, Gendrisch G, Kaminski R, Keul J (1992a) Training-overtraining: influence of a defined increase in training volume vs training intensity on performance, catecholamines and some metabolic parameters in experienced middle- and long-distance runners. Eur J Appl Physiol 64:169–177

Lehmann M, Gastmann U, Petersen KG, Bachl N, Seidel A, Khalaf AN, Fischer S, Keul J (1992b) Training-overtraining: performance, and hormone levels after a defined increase in training volume versus intensity in experienced middle- and long-distance runners. Br J Sports Med 26:233–242

Lehmann M, Foster C, Dickhuth H-H, Gastmann U (1998) Autonomic imbalance hypothesis and overtraining syndrome. Med Sei Sports Exerc 30:1140–1145

Makivic B, Djordjevic Nikic M, Willis MS (2013) Heart rate variability (HRV) as a tool for diagnostic and monitoring performance in sport and physical activity. J Exerc Physiol online 16(3):103–131

Malm C, Nyberg P, Engström N, Sjödin B, Lenkei R, Ekblom B, Lundberg I (2000) Immunological changes in human skeletal muscle and blood after eccebtric exercise and muliple biopsies. J Physiol 529:243–262]

Mayer F, Horstmann T, Niess A, Röcker K, Striegel H, Heitkamp HC, Dickhuth HH (1999) Muskuläre Reaktionen nach vorwiegend exzentrischer Belastung der Schulter in Abhängigkeit von Vorerfahrung und Belastungswiederholung. Dtsch Z Sportmed 50:280–284

Meeusen R, Piacentini MF, Busschaert B, Buysel L, De Schutter G, Stray-Gundersen J (2004) Hormonal responses in athletes: the use of a two bout exercise protocol to detect subtle differences in (over) training status. Eur J Appl Physiol 91(2–3):140–146

Meeusen R, Duclos M, Foster C, Fry A, Gleeson M, Nieman D, Raglin J, Rietjens G, Steinacker J, Urhausen A, European College of Sport Science; American College of Sports Medicine (2013) Prevention, diagnosis, and treatment of the overtraining syndrome: joint consensus statement of the European College of Sport Science and the American College of Sports Medicine. Med Sci Sports Exerc 45(1):186–120

Nunan D, Jakovljevic DG, Donovan G, Hodges LD, Sandercock GR, Brodie DA (2008) Levels of agreement for RR intervals and short term heart rate variability obtained from the Polar S810 and an alternative system. Eur J Appl Physiol 103(5):529–537

Perini R, Veicsteinas A (2003) Heart rate variability and autonomic activity at rest and during exercise in various physiological conditions. Eur J Appl Physiol 90(3-4):317–325

Smith LL (2000) Cytokine hypothesis of overtraining: a physiological adaptation to excessive stress? Med Sci Sports Exerc 32:317–331

Urhausen A, Kindermann W (2000) Aktuelle Marker für die Diagnostik von Überlastungszuständen in der Trainingspraxis. Dtsch Z Sportmed 51(7+8):226–233

Urhausen A, Kindermann W (2002) Übertraining. Dtsch Z Sportmed 53(4):121–122

Urhausen A, Gabriel H, Kindermann W (1995) Blood hormones as markers of training stress and overtraining. Sports Med 20:251–276

Uusitalo ALT, Uusitalo AJ, Rusko HK (2000) Heart rate and blood pressure variability during heavy training and overtraining in the female athlete. Int J Sports Med 21:45–53

Waldeck MR, Lambert M (2003) Heart rate during sleep: implications for monitoring training status. J Sports Sei Med 2:133–138

Warren GL, Lowe DA, Armstrong RB (1999) Measurement tools used in the study of eccentric contraction-induced injury. Sports Med 320:365–376

Zavorsky GS (2000) Evidence and possible mechanisms of altered maximal heart rate with endurance training and tapering. Sports Med 29(1):13–26

9

# Funktionsdiagnostik akuter und chronischer Anpassung der Atmungsorgane (Spiroergometrie)

*Manfred Wonisch, Rochus Pokan und Peter Hofmann*

## Inhaltsverzeichnis

## 10.1  Einführung

Die Spiroergometrie ist ein diagnostisches Verfahren, mit dem qualitativ und quantitativ die Reaktionen und das Zusammenspiel von Herz, Kreislauf, Atmung und Stoffwechsel während einer kontinuierlich ansteigenden Belastung analysiert werden (Wasserman et al. 2000).

Über eine Atemmaske werden drei prinzipielle Messsignale aufgezeichnet: die Sauerstofffraktion der ausgeatmeten Luft, die Kohlendioxidfraktion der ausgeatmeten Luft und das Volumen der ausgeatmeten Luft. Zusammen mit der Atemfrequenz und der Herzfrequenz lassen sich weitere Parameter berechnen. Bei modernen Geräten werden diese Variablen bei jedem Atemzug mittels schneller Analysatoren gemessen („breath-by-breath"-Analyse) und online mittels einer entsprechenden Software verarbeitet und dargestellt.

In weiten Bereichen der Medizin wird die Spiro-Ergometrie als Goldstandard zur Bestimmung der klinisch-diagnostisch relevanten Kenngrößen der physischen Leistungsfähigkeit akzeptiert (Sietsema et al. 2021; Kroidl et al. 2015; Neder 2023), Diese Messmethode ergibt einen umfassenden und integrativen Einblick in die physiologischen und pathophysiologischen Bedingungen der physische Leistungsfähigkeit bei gesunden und erkrankten Personen, wird jedoch aufgrund des relativ hohen apparativen und personellen Aufwandes nach wie vor relativ selten verwendet. Vor allem die direkte Messung der maximalen Sauerstoffaufnahme ($VO_{2max}$) wird als der wichtigste Referenzmarker für die aerobe Leistungsfähigkeit aber auch als Risikomarker verwendet (Boutou et al. 2020; Wagner et al. 2018).

**10**

## 10.2  Anwendung

Üblicherweise wird die komplexe Beurteilung der Leistungsfähigkeit über die Darstellung einer sog 9-Felder-Graphik und einem Datenblatt der Messergebnisse vorgenommen (◘ Abb. 10.1). Diese umfassende Information zu Atmung, Herz-Kreislaufleistung und Stoffwechsel erlaubt klinische Differenzialdiagnosen, die Risikoabschätzung z. B. vor größeren operativen Eingriffen, Prognosen über die Entwicklung von Erkrankungen oder die Erstellung von Gutachten in der Arbeitsmedizin. Zusätzlich wird die spiroergometrische Leistungsdiagnostik aber auch für die Leistungsfeststellung und die Belastungsvorgabe im Leistungssport und bei Rehabilitationsprozessen verwendet (Kroidl et al. 2015, S. 20). Wie bei jeder Methode gibt es auch bei der Spiroergometrie Einflussfaktoren, die in der Interpretation berücksichtigt werden müssen. Diese sind anthropometrische Größen, das verwendete Ergometer und das Belastungsprotokoll, die Motivation der Test-Person, der Trainingszustand, der Einfluss von Medikamenten aber auch Erkrankungen oder Störungen und Begleiterkrankungen (Kroidl et al. 2015, S. 21). Wichtig ist, dass man unter möglichst standardisierten Bedingungen (Umgebungstemperatur 18–24 °C, Luftfeuchte 30–60 %) und für die Testperson angenehmen Umfeld misst. Vor jeder Belastung wird auf absolute und relative Kontraindikationen abgefragt bzw. untersucht (siehe ▶ Kap. 6 Empfehlungen für den internistischen Untersuchungsgang in der Sportmedizin). Die Spiroergometrie liefert gute Hinweise bei Leistungsein-

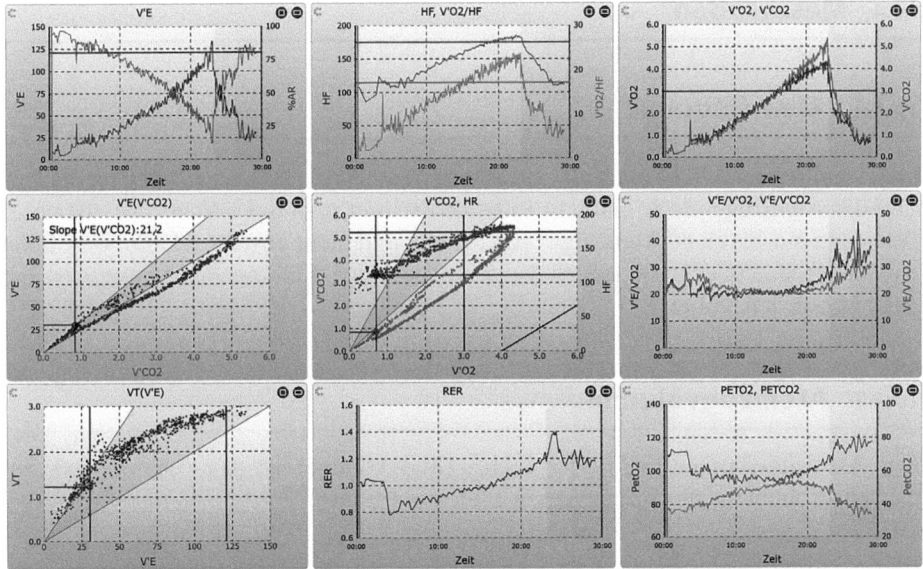

☐ **Abb. 10.1** 9-Felder-Grafik nach Wasserman am Beispiel einer gesunden jungen trainierten männlichen Person

schränkungen und erlaubt meist eine Zuordnung zu einem Organsystem (Kroidl et al. 2015, S. 22). Hinsichtlich des Risikos bei Belastungsuntersuchungen kann man davon ausgehen, dass bei entsprechender Durchführung und Überwachung der Probanden ein sehr geringes Risiko eines fatalen Zwischenfalls besteht (Gibbons et al. 1997). Es wird eine Todesfallrate von 2–5 pro 100.000 Belastungsuntersuchungen bei PatientInnen mit Herz-Kreislauferkrankungen berichtet (Kroidl et al. 2015, S. 22–23).

## 10.3 Gerätekunde

Die technischen Grundlagen zur Spiroergometrie sind nicht einfach zu verstehen. Trotzdem ist es nötig, sich ein gewisses Grundwissen zu den technischen Details zu erarbeiten, um die Messung sowie die Interpretation der Ergebnisse im Griff zu halten. Eigentlich werden nur die Messgrößen Atemfluss (l/s) und Atemvolumen (Atemfrequenz x Atemzugstiefe) sowie die Anteile der Gaskonzentrationen für Kohlendioxid ($CO_2$) und Sauerstoff ($O_2$) (Fraktionen) sowie die Herzfrequenz und der Blutdruck gemessen und die Belastung über ein standardisiertes Ergometer vorgegeben. Aus diesen tatsächlich gemessen Größen werden alle anderen abgeleiteten Messgrößen berechnet (Kroidl et al. 2015, S. 27). Für eine detaillierte Darstellung der technischen Grundlagen wird auf das Standardlehrbuch „Kursbuch Spiroergometrie (Kroidl et al. 2015) verwiesen. Es wird darauf hingewiesen, dass entsprechend den Angaben der Hersteller eine regelmäßige Kalibration und Eichung der Analysatoren erfolgen muss, um reliable und valide Messergebnisse zu erlangen (Kroidl et al. 2015, S. 34–35).

## 10.4 Messgrößen

### 10.4.1 Atemfrequenz

Die Atemfrequenz (AF) auch als „breathing frequency" (BF) bezeichnet, ist die Anzahl der Atemzüge pro Minute. In Ruhe beobachtet man 6–15 Atemzüge, die unter Belastung auf bis zu 60 Atemzügen pro Minute und mehr ansteigen kann. Eine hohe Atemzugfrequenz erlaubt jedoch keine vollständige Füllung der Lunge und die Atemzugstiefe flacht ab.

### 10.4.2 Atemzugvolumen

Das Atemzugvolumen (VT) oder auch „Tidal Volume" ist das exspiratorisch gemessene Volumen eines Atemzuges in Liter pro Minute.

### 10.4.3 Atemminutenvolumen

Das Atemminutenvolumen (AMV) oder die Ventilation ($V_E$) ist das Volumen an Luft, welches pro Zeiteinheit ein- bzw. ausgeatmet wird und wird in Liter/min angegeben. Es wird aus dem Produkt aus Atemfrequenz (AF) und dem Atemzugvolumen (= Tidal Volumen VT) berechnet.

Bei gesunden Probanden erfolgt eine Steigerung der $V_E$ auf niedrigen Belastungsstufen vorrangig über eine Erhöhung des Atemzugvolumens, bei höheren Belastungen kann bis zum Maximum eine zusätzliche Ventilationssteigerung durch einen Anstieg der Atemfrequenz erreicht werden (Jones 1997). ◘ Abb. 10.2 zeigt den Verlauf der Ventilation bei einer gesunden trainierten Person.

Patienten mit obstruktiven oder restriktiven pulmonalen Erkrankungen können u. U. ein krankheitstypisch abweichendes Atemmuster aufweisen.

Das Produkt aus $V_E$ × der Differenz aus inspiratorischer und exspiratorischer Sauerstoffkonzentration ($FIO_2 - FEO_2$) ergibt die Sauerstoffaufnahme ($VO_2$):

$$VO_2 \approx V_E \left( FIO_2 - FEO_2 \right)$$

Während die maximal mögliche respiratorische Sauerstoffdifferenz bei gesunden Individuen einigermaßen identisch ist, stellt die $V_E$ eine wichtige Größe für die Sauerstoffaufnahme unter Belastung dar. Als Normalwerte gelten in Ruhe 6–8 l/min, bei Maximalbelastung ca. 120 l/min (Untrainierter) und > 200 l/min (Ausdauertrainierter).

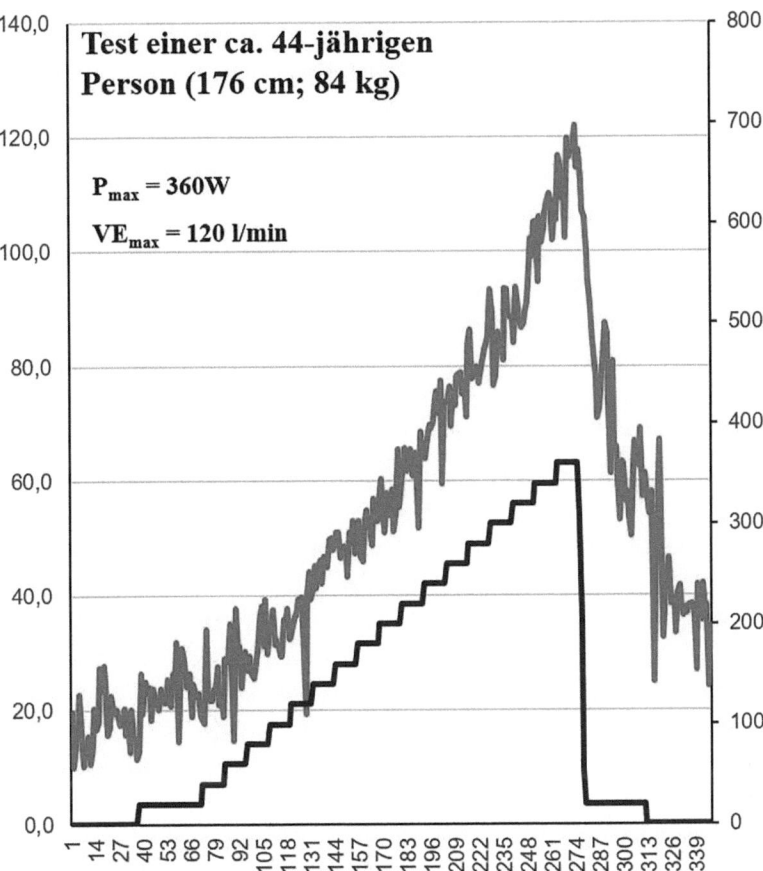

### Ventilation VE (grün) und Leistung (blau)

**Test einer ca. 44-jährigen Person (176 cm; 84 kg)**

$P_{max} = 360W$

$VE_{max} = 120\ l/min$

**○ Abb. 10.2**  Verlauf der Ventilation während einer stufenförmig ansteigenden Fahrrad-Ergometer-Belastung bei einer gesunden trainierten männlichen Person

## 10.4.4  Sauerstoffaufnahme

Die maximale Sauerstoffaufnahme ($VO_{2max}$) ist *die* Standard-Messgröße der aeroben Leistungsfähigkeit. Es handelt sich hierbei um die Menge an Sauerstoff ($O_2$), die vom Organismus maximal aufgenommen und verwertet werden kann. ○ Abb. 10.3 zeigt den Verlauf der Sauerstoffaufnahme bei einer gesunden trainierten Person. Die maximale Sauerstoffaufnahme ist durch ein Plateau gekennzeichnet. Die $VO_2$ wird in Liter/min angegeben, zur besseren Vergleichbarkeit erfolgt eine Normierung auf das Körpergewicht (ml/min/kg). Vor allem im amerikanischen Schrifttum wird die maximale aerobe Leistungsfähigkeit in Form von metabolischen Einheiten (METs) angegeben, 1 MET entspricht dabei dem Energieumsatz in Ruhe mit einer Sauerstoffaufnahme von durchschnittlich 3,5 ml/min/kg (Fleg et al. 2000).

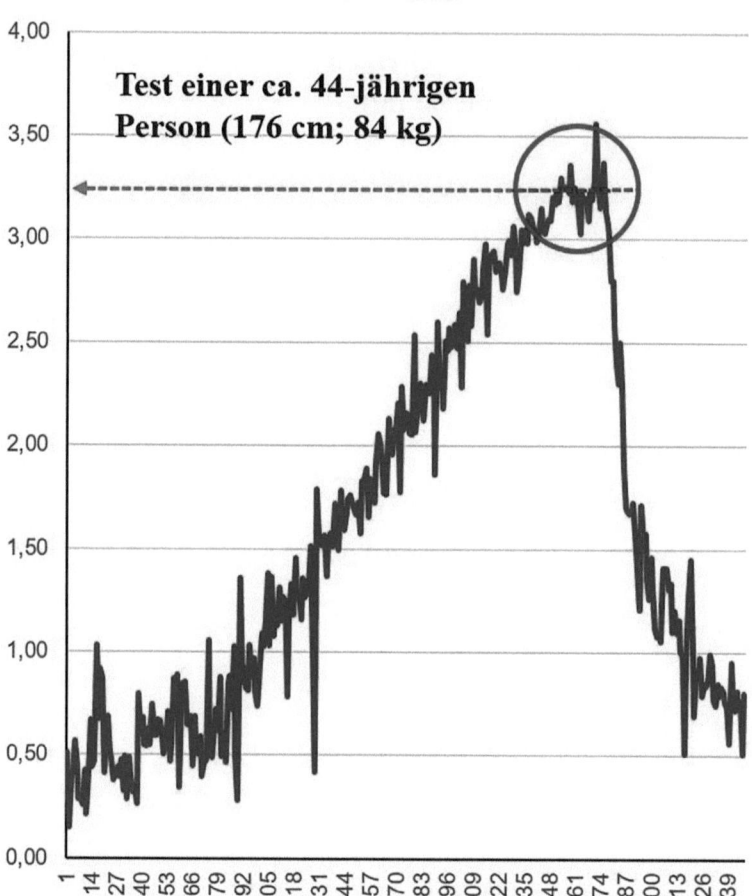

**V'O2 L/min**

**Test einer ca. 44-jährigen Person (176 cm; 84 kg)**

☐ **Abb. 10.3** Verlauf der Sauerstoffaufnahme bei einer gesunden trainierten männlichen Person. Die maximale Sauerstoffaufnahme ist durch ein Plateau gekennzeichnet

Die $VO_{2max}$ gilt als summative Messgröße für die $O_2$-aufnehmenden (pulmonale), $O_2$-transportierenden (kardiale und hämatologische) und $O_2$-verwertenden (Muskulatur) Funktionssysteme des Organismus und wird nach dem Fick'schen Prinzip aus dem Produkt des Herzminutenvolumens (HMV) und der arterio-venösen Sauerstoffdifferenz (a-v-DO$_2$) gebildet:

$$VO_{2max} = HMV_{max} \times \text{a-v-DO}_{2max}$$

Als leistungsbegrenzende Faktoren der $VO_{2max}$ können interne und externe Faktoren unterschieden werden:

- ■ **Interne Faktoren**

Ventilation, Distribution und Diffusion in der Lunge, Herzzeitvolumen, Blutverteilung, periphere Utilisation (a-v-$DO_2$), Blutvolumen, Total-Hämoglobin, dynamische Leistungsfähigkeit der beanspruchten Muskulatur, Ernährungszustand

- ■ **Externe Faktoren**

Belastungsmodus, Größe und Art der eingesetzten Muskulatur, Körperposition, $O_2$-Partialdruck in der Einatmungsluft, Klima (Hitze, Kälte, Luftfeuchtigkeit)

Als Normalwerte gelten in Ruhe: ca. 300 ml/min (4–5 ml/min/kg), bei Maximalbelastung beim Untrainierten bis 3000 ml/min (35–45 ml/min/kg) und bis 6000 ml/min (70–90 ml/min/kg) beim Ausdauertrainierten.

Obwohl Formeln zur Berechnung der $VO_{2max}$ aus der fahrradergometrischen Leistung in Watt oder der Belastungsdauer in Minuten am Laufband existieren, sind die berechneten Werte aufgrund mannigfaltiger Einflussfaktoren starken Streuungen unterworfen. Aus diesem Grund sind nur gemessene Werte zuverlässig und reproduzierbar, sodass eine direkte Messung der Sauerstoffaufnahme einer indirekten Berechnung vorzuziehen ist.

## 10.4.5 Kohlendioxid-Abgabe

Bei der Kohlendioxid-Abgabe ($VCO_2$) handelt es sich um die Menge Kohlendioxid ($CO_2$), die pro Zeiteinheit abgeatmet wird. Kohlendioxid wird während körperlicher Belastung aus zwei Quellen produziert. Zum einen entsteht $CO_2$ über den oxidativen Metabolismus: In Ruhe werden ca. 85 % des aufgenommenen Sauerstoffs zu $CO_2$ abgebaut, durch das venöse System über das rechte Herz in die Lunge transportiert und als $CO_2$ exhaliert. Zum anderen entsteht zusätzliches $CO_2$ aus der Pufferung von $H^+$-Ionen, die bei höheren Belastungsintensitäten aus der Glykolyse anfallen (Robergs et al. 2004, 2023). Eine Verringerung des Bicarbonats ($HCO_3$) kann durch eine konsekutive Erhöhung des $CO_2$ im Blut zu einer metabolischen Azidose führen, das anfallende $CO_2$ wird jedoch rasch über die Steigerung der Ventilation abgeatmet. Der relative Anstieg der $CO_2$-Konzentration bildet somit die lokale muskuläre metabolische Situation ab und kann daher für die Bestimmung von metabolischen Schwellenwerten ($VT_1$, $VT_2$) verwendet werden. Je nach verwendeten Energiesubstraten (Kohlenhydrate, Fett, Eiweiß) unterscheidet sich das Verhältnis aus $CO_2$-Abgabe und $O_2$-Aufnahme, bleibt jedoch in der ersten Phase der Energiebereitstellung (üblicherweise als „aerobe Phase bezeichnet) relativ konstant. Steigt die Laktatkonzentration und die $H^+$-Ionen-Konzentration im Blut an, werden diese durch Bicarbonat gepuffert und es entsteht sogenanntes „Exzess-$CO_2$" welches über die Atemgasanalyse detektiert werden kann. Diese Intensität entspricht dem ersten ventilatorischen Schwellenwert ($VT_1$) und ist äquivalent dem ersten Anstieg der Laktat-Konzentration im Blut ($LTP_1$). Über dem $VT_1$ steigt mit dem Anstieg der $H^+$-Ionen Konzentration auch die $CO_2$-Abgabe relativ zur Sauerstoffaufnahme, erkennbar am Anstieg des Respiratorischen Quotienten (RQ) und der Ventilation an. Bei sehr hohen Belastungen wird die metabolische Azidose respiratorisch durch eine verstärkte Hyperventilation kompensiert. Der Übergang zu dieser dritten Phase der Energiebereitstellung (früher als „anaerobe Phase bezeichnet) wird oft als „Respiratory Compensation Point" (RCP) bezeichnet, in der aktuellen Terminologie jedoch

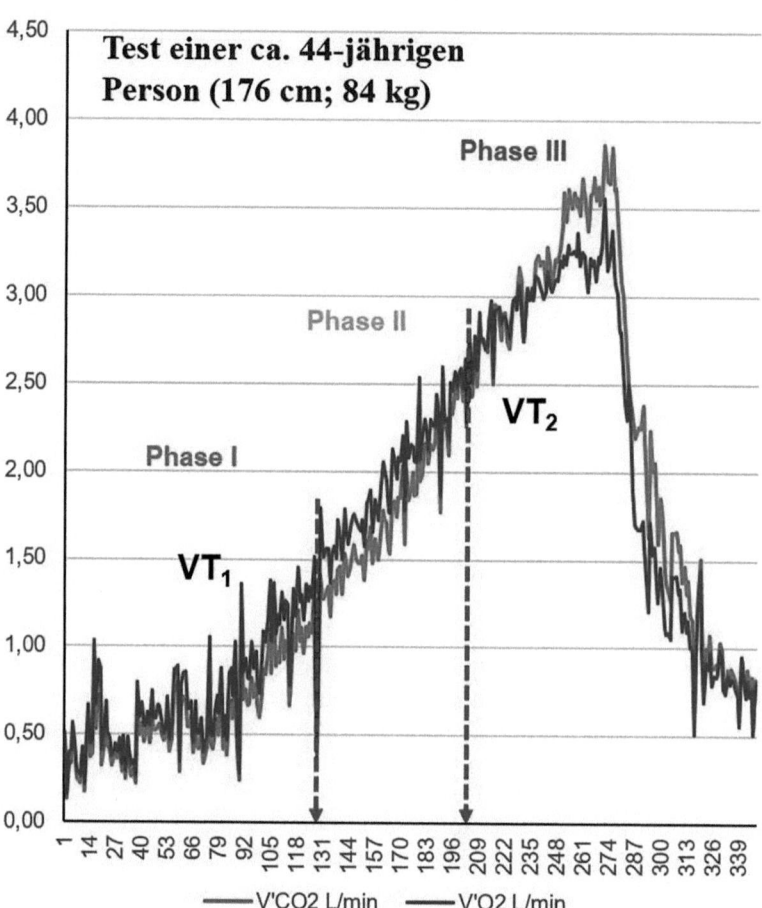

**VO2 und VCO2**

**Test einer ca. 44-jährigen Person (176 cm; 84 kg)**

Phase III

Phase II

Phase I

VT$_1$

VT$_2$

——V'CO2 L/min    ——V'O2 L/min

**◘ Abb. 10.4** Verlauf der Sauerstoffaufnahme und der Kohlendioxid-Abgabe während einer stufenförmig ansteigenden Fahrrad-Ergometerbelastung bei einer gesunden trainierten männlichen Person

als zweiter Schwellenwert der Ventilation (VT$_2$) festgelegt (Kroidl et al. 2015, S. 40). ◘ Abb. 10.4 zeigt den Verlauf der Sauerstoffaufnahme und der Kohlendioxid-Abgabe während einer stufenförmig ansteigenden Fahrrad-Ergometerbelastung bei einer gesunden trainierten Person.

Als Normalwerte für die Sauerstoffaufnahme gelten in Ruhe 200–400 ml/min und bei Maximalbelastung bei Untrainierten 3000 ml/min sowie bis zu 6000 ml/min und mehr bei Hoch-Ausdauertrainierten.

### 10.4.6 Respiratorischer Quotient

Als Respiratorischen Quotienten (RQ) bezeichnet man den Quotienten aus Kohlendioxid-Abgabe und Sauerstoff-Aufnahme.

$VCO_2 / VO_2$

Unter stabilen Bedingungen (steady state) hängt der RQ vom metabolischen Substrat der Energiegewinnung ab. Daher kann der RQ zum Abschätzen des Anteiles der Fett- bzw. Kohlenhydratverwertung verwendet werden. Bei reiner Kohlenhydratverstoffwechselung ist der RQ=1, bei reiner Fettverbrennung 0,7. Eine Durchschnittsernährung führt zu einem RQ von ca. 0,82–0,85. Bei instabilen Bedingungen (non steady state) und hohen Belastungsintensitäten, aber auch unnötiger Hyperventilation z. B. durch Nervosität, kann die $CO_2$-Produktion die $O_2$-Aufnahme übersteigen, sodass der RQ auf Werte über 1 ansteigt. ◘ Abb. 10.5 zeigt den Verlauf des respiratorischen Quotienten (RQ) bei einer stufenförmig ansteigenden Fahrrad-Ergometer-Belastung bei einer gesunden trainierten Person.

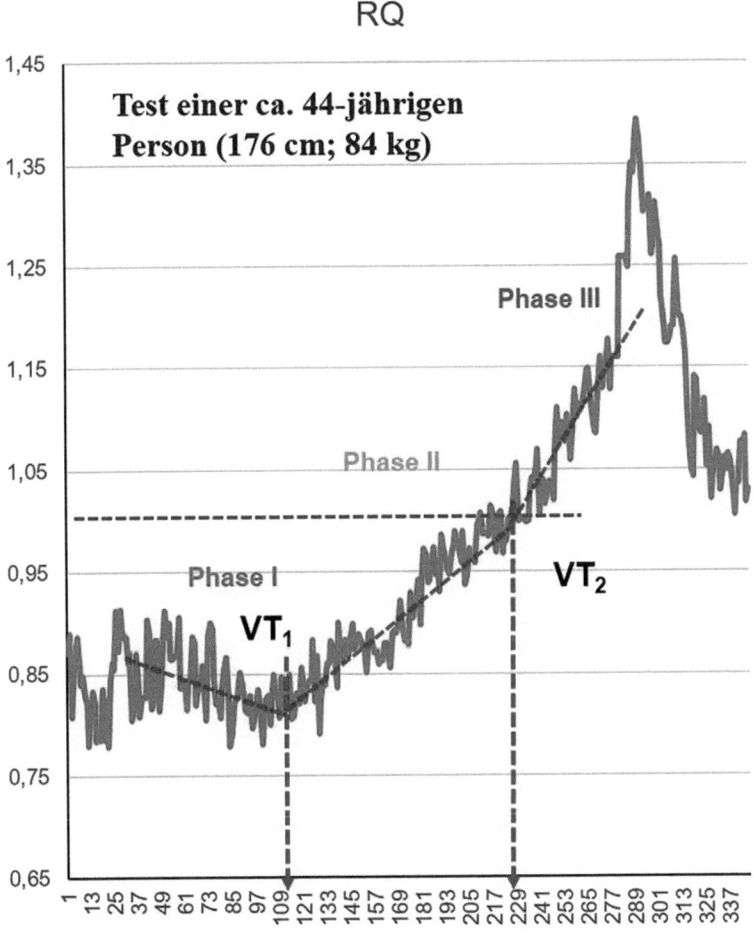

◘ **Abb. 10.5** Verlauf des respiratorischen Quotienten (RQ) bei einer stufenförmig ansteigenden Fahrrad-Ergometer-Belastung bei einer gesunden trainierten männlichen Person

### 10.4.7  Sauerstoffpuls

Der Sauerstoffpuls ($VO_2/HF$) wird aus dem Quotienten von $VO_2$ und Herzfrequenz (HF) bestimmt. Er ist eine wichtige Größe zur Abschätzung der myokardialen Funktion unter Belastung und wird als Korrelat des Schlagvolumens angesehen (Wasserman et al. 2000). Herzinsuffizienz führt zu einer frühen Plateaubildung bei eingeschränkten Maximalwerten.

Als Normalwerte gelten: in Ruhe 4–6 ml, bei Maximalbelastung ca. 10–20 ml (Untrainierte) und 25–30 ml (Ausdauertrainierte).

### 10.4.8  Ventilatorische Totraum-/Tidalvolumen-Relation

Der totale oder „physiologische" Totraum ergibt sich aus den folgenden zwei Komponenten: dem anatomischen Totraum der Luftwege und dem Totraum der ventilierten, aber nicht durchbluteten Alveolen. Die ventilatorische Totraum-/Tidalvolumen-Relation (VD/VT) ist eine Abschätzung dieses physiologischen Totraums und gibt Auskunft über die ventilatorische Effizienz.

Normalerweise fällt der Totraum von ca. 0,25–0,35 in Ruhe auf Werte von ca. 0,05 bei Belastung ab. Diese Verbesserung der VD/VT-Relation ist durch eine Erhöhung des alveolären Anteils am Tidalvolumen während körperlicher Belastung bedingt. Bei Patienten mit restriktiven oder obstruktiven Lungenerkrankungen sowie bei Patienten mit chronischer Herzinsuffizienz kann ein erhöhtes Ventilations-Perfusions-Verhältnis bestehen. Durch die damit verbundene Erhöhung des Anteils an nicht durchbluteten Alveolen ist die VD/VT-Relation bereits in Ruhe erhöht und bleibt es auch während der Belastung. Zusätzlich ist durch den hohen Anteil an Totraumvolumen das Atemminutenvolumen für eine gegebene Belastung stark erhöht.

### 10.4.9  Atemäquivalente für Sauerstoff und Kohlendioxid

Die Atemäquivalente werden durch die Division der Ventilation ($V_E$) durch den Sauerstoffverbrauch ($VO_2$) (Atemäquivalent für Sauerstoff = $V_E/VO_2$) bzw. die Kohlendioxidproduktion ($VCO_2$) (Atemäquivalent für Kohlendioxid = $V_E/VCO_2$) berechnet. Korrekterweise wird die gerätebedingte Totraumventilation (z. B. Atemmaske) von der Gesamtventilation abgerechnet. $V_E/VO_2$ reflektiert die notwendige Menge an geatmeter Luft, um einen Liter Sauerstoff aufzunehmen, und ist somit ein Index der ventilatorischen Effizienz. Sie beträgt in Ruhe 25–40, sinkt unter submaximaler Belastung bis zur ersten ventilatorischen Schwelle ($VT_1$), um bei Belastungen über der $VT_1$ wieder anzusteigen. Minimale Werte an der $VT_1$ liegen zwischen 22 und 27 (Wasserman et al. 2000). Bei Patienten mit einem hohen Anteil an Totraumvolumen finden sich erhöhte $VE/VO_2$-Werte. Dies ist typisch für pulmonale Patienten bzw. Patienten mit chronischer Herzinsuffizienz. Bei Gesunden sinkt das

Atemäquivalent bei gleicher submaximaler Belastung nach einigen Wochen Training als Ausdruck einer Ökonomisierung der Atmung. Diese Verbesserung wird vor allem durch Erhöhung des Tidalvolumens mit Reduzierung der Atemfrequenz erreicht (Casaburi et al. 1987). $V_E/VCO_2$ repräsentiert die ventilatorischen Erfordernisse, um das anfallende $CO_2$ abzutransportieren. Die Ruhewerte liegen etwas höher als für $V_E/VO_2$ und fallen ebenfalls unter submaximaler Belastung, das Minimum liegt jedoch bei höherer Belastung am $VT_2$ (zwischen 26 und 30) (Kroidl et al. 2015, S. 40–41). Der anschließende neuerliche Anstieg des $V_E/VCO_2$ erfolgt deshalb später als der des $V_E/VO_2$.

## 10.5 Spirometrische Schwellen und Umstellpunkte

### 10.5.1 Erste Ventilatorische Schwelle (VT₁)

Nach Wasserman definiert sich die ventilatorische Schwelle als „diejenige Sauerstoffaufnahme, an der eine Unterstützung der Energiebereitstellung durch anaerobe Mechanismen einsetzt" (Wasserman et al. 2000).

Die erste ventilatorische Schwelle [$VT_1$]) (Synonyme „anaerobic threshold" [AT], „ventilatory anaerobic threshold" [VAT]) hat eine lange Tradition in der Leistungsphysiologie (Hollmann u. Prinz 1994). Sie gilt als objektiver Index der funktionellen Kapazität sowohl bei Gesunden als auch bei Patienten mit kardiovaskulären Erkrankungen (Itoh et al. 1990; Wasserman 1988) und erlaubt eine objektive Einschätzung der aeroben Leistungsfähigkeit ohne maximale Ausbelastung und ohne willentliche Beeinflussung des Patienten (Fleg et al. 2000; Itoh et al. 1990; Wasserman 1988).

Während ansteigender Belastung steigt die Laktat-Produktion im Muskel an, kann aber bis zu einem gewissen Grad lokal im Muskel wieder abgebaut werde. Steigt die Laktatproduktion und parallel dazu die Produktion von $H^+$-Ionen aus der Glykolyse soweit an, dass eine muskuläre Kompensation nicht mehr möglich ist, diffundieren Laktat und $H^+$-Ionen ins Blut und somit steigt im arteriellen Blut die Laktat-Konzentration und die $H^+$-Ionen-Konzentration über den Ruhewert an, wobei der pH-Wert sinkt. Daraus resultiert der historische Name „anaerobic threshold" (Wasserman et al. 1990). Die vermehrte Laktat-Anhäufung im Blut führt dazu, dass die parallel ansteigenden überschüssigen $H^+$-Ionen gepuffert werden müssen, um den physiologischen pH-Wert konstant zu halten. Um das dabei entstehende $CO_2$ abzuatmen, kommt es zur zusätzlichen Stimulation der Ventilation. Dieser Punkt des ersten nichtlinearen Anstiegs der Ventilation ($\dot{V}E$) wird zur nichtinvasiven Bestimmung der $VT_1$ verwendet (◨ Abb. 10.6). Eine andere Möglichkeit zur Ermittlung der $VT_1$ ist die Festlegung jenes Punktes, an dem ein systematischer Anstieg des $VE/VO_2$ ohne einen Anstieg des $VE/VCO_2$ erfolgt. Eine dritte, häufig verwendete Methode ist die V-slope-Methode nach Beaver et al. (1986), bei der in einem Koordinatensystem die $\dot{V}CO_2$ gegenüber der $VO_2$ aufgetragen wird und eine Abweichung der Anstiegssteilheit der $\dot{V}CO_2$ gegenüber der $VO_2$ als $VT_1$ definiert wird (◨ Abb. 10.7). Dabei ist zu beachten, dass die Bestimmung der $VT_1$ nur im Bereich zwischen dem Beginn der Belastung und $VT_2$ erfolgt.

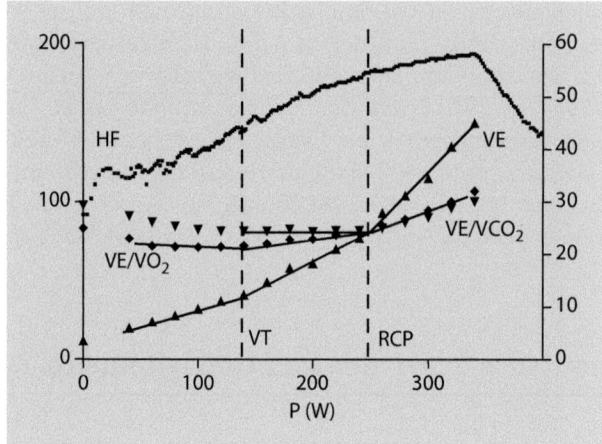

**◘ Abb. 10.6** Schematische Darstellung der Bestimmung der ersten (VT$_1$) und zweiten (VT$_2$) ventilatorischen Schwelle durch Analyse der Ventilation (V$_E$) und der Atemäquivalente für Sauerstoff (V$_E$/VO$_2$) und Kohlendioxid (V$_E$/VCO$_2$)

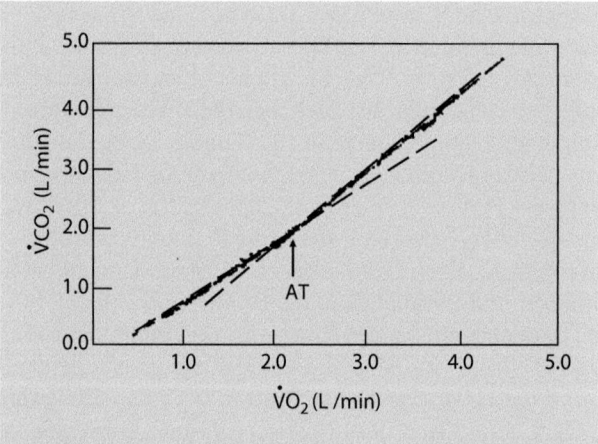

**◘ Abb. 10.7** Darstellung der „V-slope"-Methode (Beaver et al. 1986): Kohlendioxid-Produktion (VCO$_2$) vs Sauerstoffaufnahme (VO$_2$), der Schnittpunkt der beiden Regressionslinien kennzeichnet die VT$_1$

Die ◘ Abb. 10.8 zeigt die Bestimmung der ersten ventilatorischen Schwelle (VT$_1$) aus dem Verlauf der Ventilation (A) und den beiden Atemäquivalenten für O$_2$ und CO$_2$ (B).

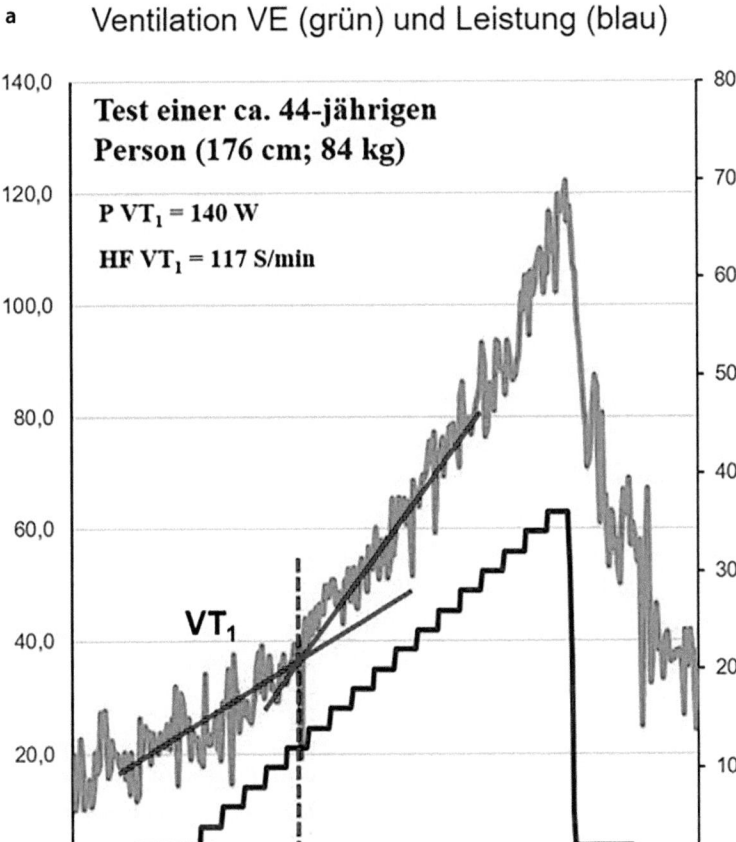

**a** Ventilation VE (grün) und Leistung (blau)

Test einer ca. 44-jährigen
Person (176 cm; 84 kg)

$P\ VT_1 = 140\ W$

$HF\ VT_1 = 117\ S/min$

$VT_1$

☐ **Abb. 10.8**  Bestimmung der ersten ventilatorischen Schwelle (VT1) aus dem Verlauf der Ventilation **a** und den beiden Atemäquivalenten für O2 und CO2 **b**

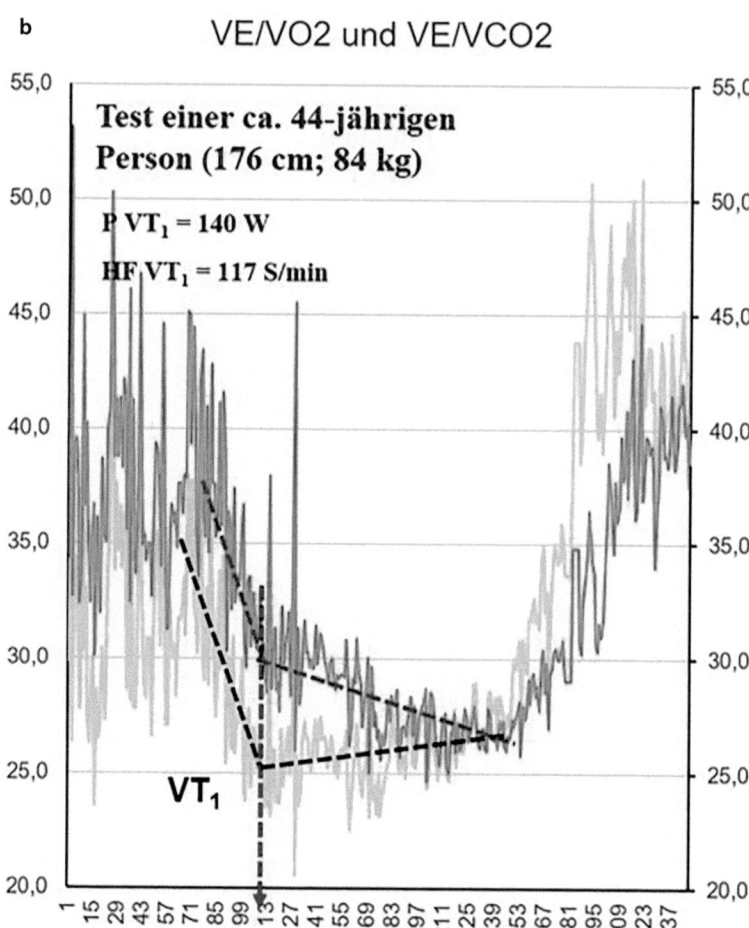

**b**

**VE/VO2 und VE/VCO2**

Test einer ca. 44-jährigen
Person (176 cm; 84 kg)

P VT$_1$ = 140 W

HF VT$_1$ = 117 S/min

VT$_1$

☐ **Abb. 10.8**   (Fortsetzung)

## 10.5.2  Zweite ventilatorische Schwelle (VT$_2$)

Eine Belastungssteigerung über die VT$_1$ hinaus führt zu einem Anstieg der Laktat-
und der H$^+$-Ionen-Konzentration im Blut, die jedoch bis zu einem gewissen Grad
kompensiert werden kann. Übersteigt bei weiterer Steigerung der Belastung die Lak-
tat- und H$^+$-Ionen-Konzentration ein kompensierbares Ausmaß, führt dies infolge
des überproportionalen Anstiegs der anaeroben H$^+$-Ionen Bildung aus der Glykolyse zu einer konsekutiven metabolischen Azidose. ☐ Abb. 10.9 zeigt den Verlauf der
Ventilation und der Blut-Laktat-Konzentration bei einer stufenförmig ansteigenden
Belastung bei einer trainierten Person sowie die Bestimmung der beiden Schwellenwerte LTP$_1$ und LTP$_2$. Zur respiratorischen Kompensation dieser überschießenden
H$^+$-Ionen-Freisetzung erfolgt eine weitere Steigerung der Ventilation, die an einer
neuerlichen Zunahme der Anstiegssteilheit der VE zu erkennen ist (☐ Abb. 10.6).

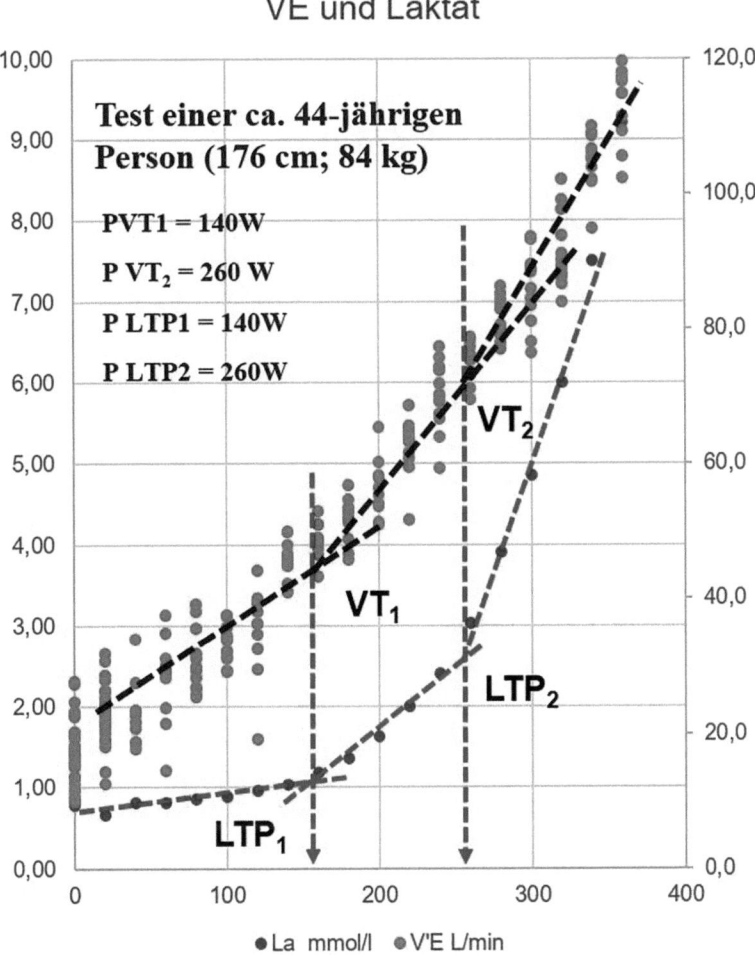

**VE und Laktat**

Test einer ca. 44-jährigen Person (176 cm; 84 kg)

PVT1 = 140W

P VT$_2$ = 260 W

P LTP1 = 140W

P LTP2 = 260W

VT$_2$

VT$_1$

LTP$_2$

LTP$_1$

● La mmol/l ● V'E L/min

◘ **Abb. 10.9** Verlauf der Ventilation und der Blut-Laktat-Konzentration bei einer stufenförmig ansteigenden Belastung bei einer trainierten Person sowie die Bestimmung der beiden Schwellenwerte LTP1 und LTP2

Dieser Punkt wird als zweite ventilatorische Schwelle, früher auch als „Respiratory Compensation Point" (RCP), bezeichnet. Eine andere Möglichkeit zur Bestimmung der VT$_2$ist die Bestimmung des Anstiegs der Atemäquivalente für Kohlendioxid (VE/VCO$_2$) und Sauerstoff (VE/VO2) (Wasserman et al. 2000). Ähnlich zur V-slope-Methode zur Bestimmung der VT$_1$ kann zur Bestimmung der VT$_2$ die VE gegenüber der VCO$_2$ in einem Koordinatensystem aufgetragen und eine Abweichung der Anstiegssteilheit der VE als RCP bestimmt werden (Beaver et al. 1986) (◘ Abb. 10.10). Auch hier ist wiederum darauf zu achten, dass der Auswertebereich für die VT$_2$ zwischen VT$_1$ und dem Maximum der Belastung liegt. ◘ Abb. 10.9. zeigt die Bestimmung der zweiten ventilatorischen Schwelle (VT$_2$) aus dem Verlauf der Ventilation (A) und den beiden Atemäquivalenten für O$_2$ und CO$_2$ (B).

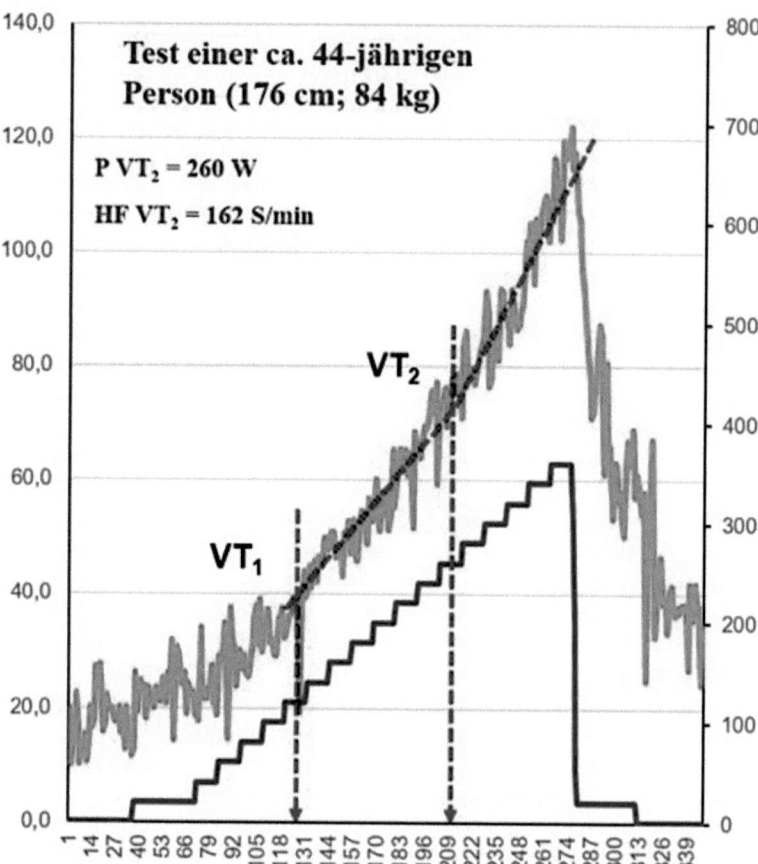

**a**    Ventilation VE (grün) und Leistung (blau)

Test einer ca. 44-jährigen
Person (176 cm; 84 kg)

P VT$_2$ = 260 W

HF VT$_2$ = 162 S/min

VT$_2$

VT$_1$

**10**

◻ **Abb. 10.10**    Bestimmung der zweiten ventilatorischen Schwelle (VT$_2$) aus dem Verlauf der Ventilation **a** und den beiden Atemäquivalenten für O$_2$ und CO$_2$ **b**

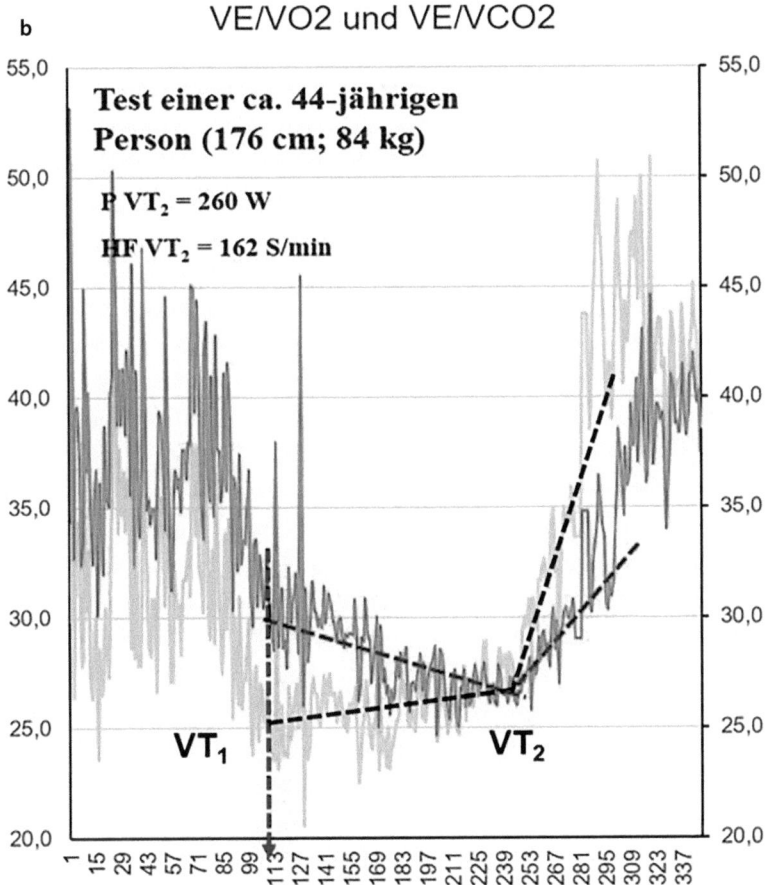

**b**

## VE/VO2 und VE/VCO2

Test einer ca. 44-jährigen
Person (176 cm; 84 kg)

P VT$_2$ = 260 W

HF$_i$VT$_2$ = 162 S/min

VT$_1$      VT$_2$

○ **Abb. 10.10**  (Fortsetzung)

Wie in ○ Abb. 10.6 ersichtlich, können aus der Spiroergometrie die beiden Übergänge auf mehrere Arten bestimmt und für die Einteilung in verschiedene Phasen der Energiebereitstellung genutzt werden. Da für die beiden Umstellpunkte unterschiedliche Bezeichnungen bestehen, wurden hier die aktuell in der Spiroergometrie empfohlenen Bezeichnungen verwendet (Kroidl et al. 2015, S. 20). ○ Abb. 10.11a zeigt die Phaseneinteilung mittels der zuvor bestimmten Schwellenwerte. Phase 1 ist die Belastung unter VT$_1$, die durch ein metabolisches Gleichgewicht auf Muskelebene gekennzeichnet ist. Je nach Dauer der Belastung wirkt diese Belastung regenerativ (bis 20 % der maximalen Dauer – t$_{max}$) oder stabilisierende (bis ca. 50 % der – t$_{max}$) oder entwickelnd (moderate bis ca. 70 % – t$_{max}$) oder maximal (sog. Ultra-Distanz-Belastungen). Dieser Bereich entspricht dem sog. „Volumen-Training", da in diesem Intensitätsbereich sehr große Umfänge mit jeweils großer Einzeldauer von mehreren Stunden pro Einheit möglich sind. Die Methode der Wahl ist die „klassische" Dauermethode, die als kontinuierliche (mit konstanter Intensität) oder variable (wechselnde Intensität, wobei auch die Phase I überschritten werden kann) ausgeführt werden. In Ausdauerdisziplinen (Radfahren, Laufen, Schilanglauf) entspricht dieses Training ca. 80 % des gesamten Umfanges!

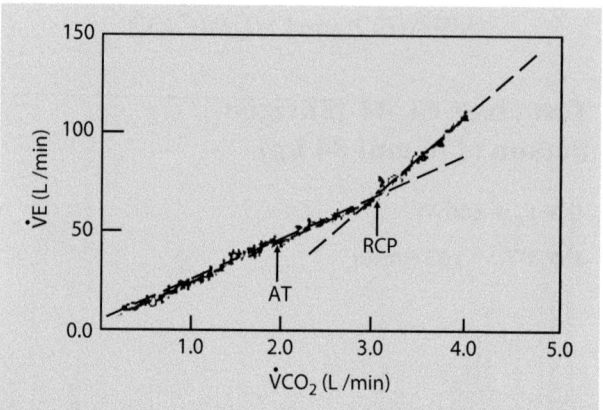

**◨ Abb. 10.11**  Darstellung zur Bestimmung der VT$_2$ (Beaver et al. 1986): Ventilation (VE) vs Kohlendioxid-Produktion (VCO$_2$), der Schnittpunkt der beiden Regressionslinien kennzeichnet die VT$_2$. (Kroidl et al. 2015, S. 138–140)

Die Phase II (◨ Abb. 10.11b) ist definiert als metabolisch auf Systemebene balancierte Belastung, die nur mehr eine begrenzte Zeit durchgehalten werden kann. Je nach Höhe der Belastung in der Phase II (knapp über dem VT$_1$, zwischen VT$_1$ und VT$_2$, knapp unter dem VT$_2$) kann die Belastung nur mehr begrenzt durchgehalten werden und führt oft relativ rasch zu deutlicher Ermüdung. Das Trainingsvolumen ist dadurch deutlich reduziert, die Intensität ist oft aber nicht hoch genug, um deutliche Effekte zu erzeugen. Aus diesem Grund wird dieser Belastungsbereich bei Ausdauersportarten nur gering angewählt. Bei untrainierten Personen kann dieser Intensitätsbereich eine ideale Kombination aus Dauer / Umfang und Intensität sein und wird oft aufgrund der fehlenden Häufigkeit verwendet. Empfehlenswert ist aber das Volumentraining in der Phase I zu absolvieren. Die Methode der Wahl ist auch hier die Dauermethode als kontinuierliche oder als Tempowechsel- oder Fahrtspiel-Variante.

Die Phase III (◨ Abb. 10.11c) zeigt kein metabolisches Gleichgewicht mehr und die Laktat-Konzentration steigt immer weiter (bis zum Abbruch der Belastung) an. Es können sehr hohe Laktat-Konzentrationswerte (12–15 mmol/l) bei maximaler Kreislauf-Ausbelastung erreicht werden. Je nachdem, wie weit die Belastung über dem VT$_2$ angesetzt wird, ist die Belastungszeit zwischen 20–30 min (knapp über dem VT$_2$ z. B. bei einem 10 km Wettkampf) bis hin zu nur mehr 2–3 min bei der maximalen Belastung aus dem Stufentest. Die Dauermethode wird hier als Wettkampf-methode angewandt. Meist wird dieser Intensitätsbereich mit der Intervall- oder Wiederholungsmethode absolviert. Intervalle können mit der Maximalbelastung und den Schwellen 1 und 2 bei einer gewählten Intervalldauer geplant werden (siehe dazu die ▶ Kap. 13 und 14). Im Hochleistungstraining wird dieser Bereich mit ca. 5–15 % des Gesamtvolumens trainiert (siehe auch „Polarisationstraining") (◨ Abb. 10.12)

Wie bereits im ▶ Kap. 8 beschrieben, ist auch bei den spirometrischen Kenngrößen wie bei anderen physiologischen Kenngrößen auch, eine klare dreiphasige Struktur mit zwei Schwellen erkennbar. Die Schwellen $VT_1$ und $VT_2$ sind äquivalent den aus der Laktatkonzentration oder der Herzfrequenz bestimmten Schwellen und sie definieren klar beschreibbare metabolische und kardio-respiratorische Zielbereiche, die als Trainingszonen dargestellt werden können. Für eine klinische Bewertung der spiro-ergometrischen Auswertungen wird auf die Standard-Literatur verwiesen (Kroidl et al. 2015; Sietsema et al. 2021).

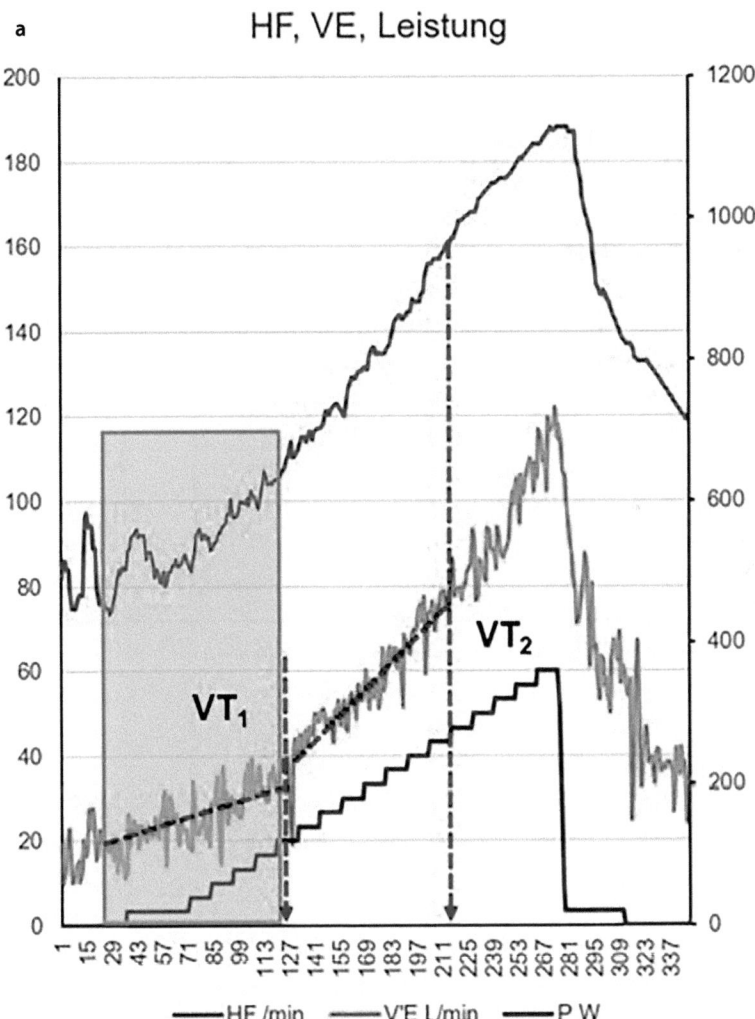

☐ **Abb. 10.12**  a–c Phaseneinteilung mittels der zuvor bestimmten Schwellenwerte

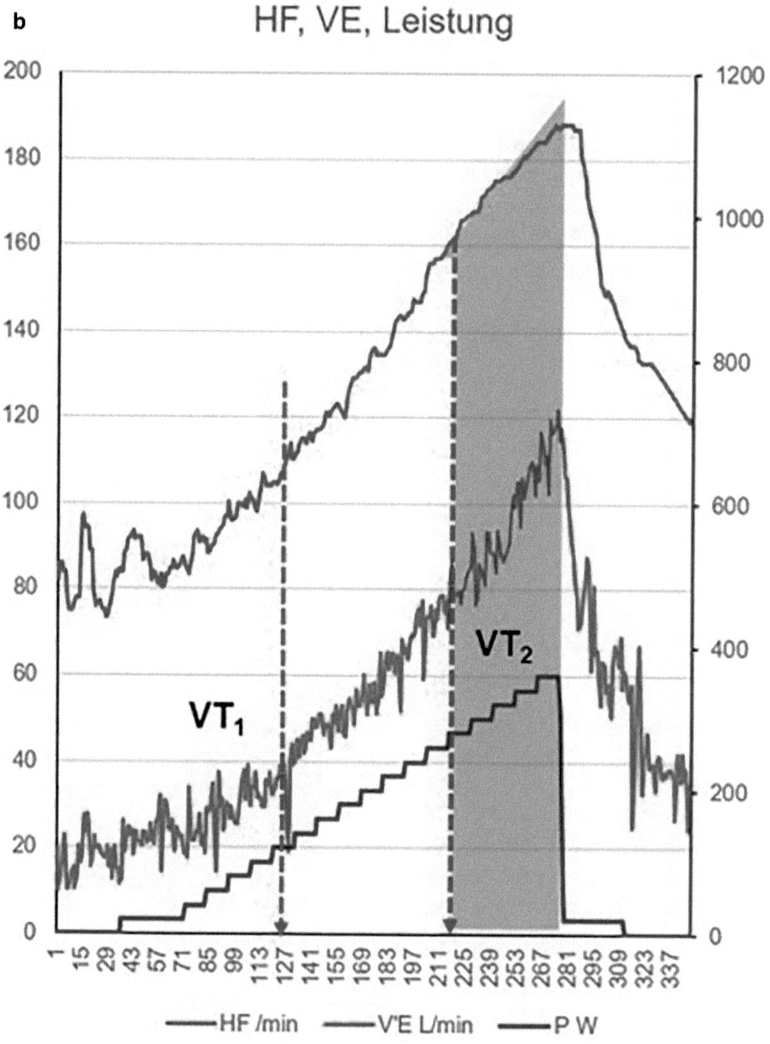

**b**

## HF, VE, Leistung

**⬛ Abb. 10.12**    (Fortsetzung)

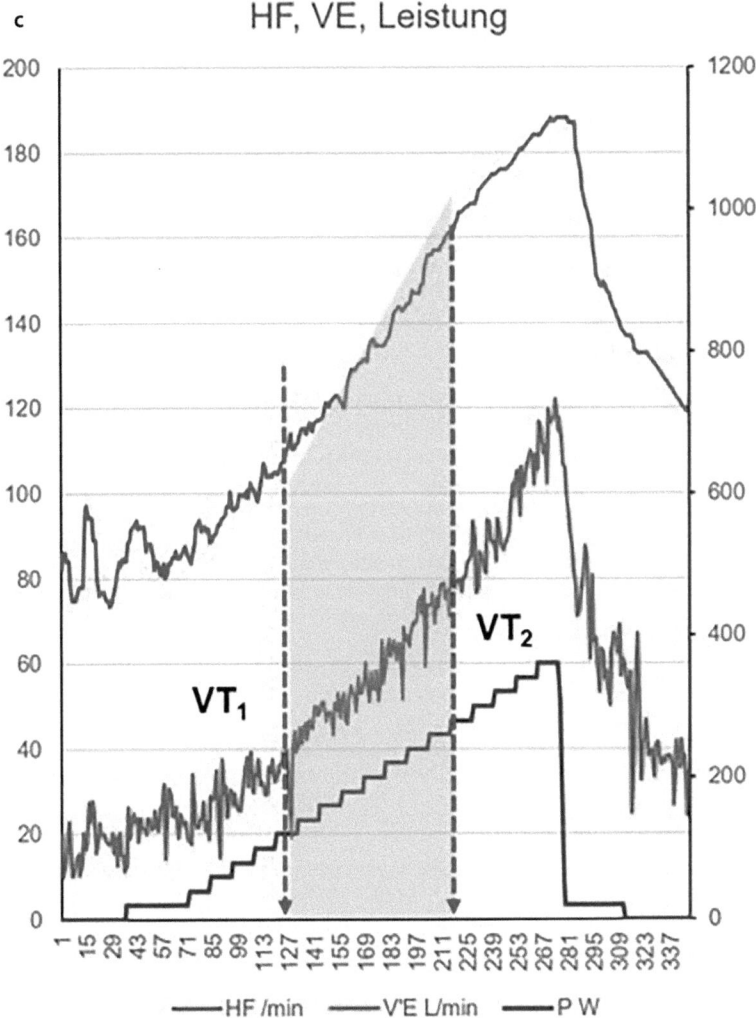

**◘ Abb. 10.12** (Fortsetzung)

## Literatur

Beaver WI, Wasserman K, Whipp BJ (1986) A new method for detecting anaerobic threshold by gas exchange. J Appl Physiol 60:2020–2027

Boutou AK, Zafeiridis A, Pitsiou G, Dipla K, Kioumis I, Stanopoulos I (2020) Cardiopulmonary exercise testing in chronic obstructive pulmonary disease: an update on its clinical value and applications. Clin Physiol Funct Imaging 40(4):197–206

Casaburi R, Storer TW, Ben-Dov I, Wasserman K (1987) Effect of endurance training on possible determinants of VO2 during heavy exercise. J Appl Physiol 62:199–207

Fleg JL, Pina IL, Balady JG, Chaitman BR, Fletcher B, Lavie C, Limacher MC, Stein RA, Williams M, Bazzarre T (2000) Assessment of functional capacity in clinical and research applications. An advisory from the Committee on Exercise, Rehabilitation, and Prevention, Council on Clinical Cardiology, American Heart Association. Circulation 102:1591–1597

Gibbons RJ, Balady GJ, Beasley JW, Bricker JT, Duvernoy WF, Froelicher VF, Mark DB, Marwick TH, McCallister BD, Thompson PD, Winters WL Jr, Yanowitz FG, Ritchie JL, Cheitlin MD, Eagle KA, Gardner TJ, Garson A Jr, Lewis RP, O'Rourke RA, Ryan J (1997) TACC/AHA guidelines for exercise testing: executive summary. A report of the American College of Cardiology/American Heart Association Task Force on Practice Guidelines (Committee on Exercise Testing). Circulation 96(1):345–354

Hollmann W, Prinz JP (1994) Zur Geschichte und klinischen Bedeutung der kardiopulmonalen Arbeitsuntersuchung unter besonderer Berücksichtigung der Spiroergometrie. Z Kardiol 83:247–257

Itoh H, Taniguchi K, Koike A, Doi M (1990) Evaluation of severity of heart failure using ventilatory gas analysis. Circulation 81(Suppl II):II31–II37

Jones NL (1997) Clinical exercise testing, 4. Aufl. W.B. Saunders Company, Philadelphia

Kroidl RF, Schwarz S, Lehnigk B, Fritsch J (2015) Kursbuch Spiroergometrie. Technik und Befundung verständlich gemacht, 3. Aufl. Georg Thieme Verlag, Stuttgart

Neder JA (2023) Cardiopulmonary exercise testing applied to respiratory medicine: myths and facts. Respir Med 214:107249

Robergs R, O'Malley B, Torrens S (2023) Siegler The missing hydrogen ion, part-1: historical precedents vs. fundamental concepts. J Sports Med Health Sci 5(4):336–343

Robergs RA, Ghiasvand F, Parker D (2004) Biochemistry of exercise-induced metabolic acidosis. Am J Physiol Regul Integr Comp Physiol 287(3):R502–R516

Sietsema KE, Sue DY, Stringer WW, Ward SA (2021) Wasserman & Whipp´s principles of exercise testing and interpretation, 6. Aufl. Wolters Kluwer, Philadelphia

Wagner J, Agostoni P, Arena R, Belardinelli R, Dumitrescu D, Hager A, Myers J, Rauramaa R, Riley M, Takken T, Schmidt-Trucksäss A (2018) The role of gas exchange variables in cardiopulmonary exercise testing for risk stratification and management of heart failure with reduced ejection fraction. Am Heart J 202:116–126

Wasserman K (1988) New concepts in assessing cardiovascular function. Circulation 78:1060–1071

Wasserman K, Beaver W, Whipp BJ (1990) Gas exchange theory and the lactic acidosis (anaerobic) threshold. Circulation 81(Suppl II):II14–II30

Wasserman K, Hansen JE, Sue DY, Whipp BJ, Casaburi R (2000) Principles of exercise testing and interpretation, 3. Aufl. Williams & Wilkins, Philadelphia

**Weiterführende Literatur**

Dempsey JA, Wagner PD (1999) Exercise-induced arterial hypoxemia. J Appl Physiol 87:1997–2006

Dempsey JA, Shell AW, Derchak PA, Harms CA (2000) Mögliche Einschränkungen der sportlichen Belastbarkeit durch das Atmungssystem. Deutsch Z Sportmed 51:318–326

Hagberg JM, Yerg JE 2nd, Seals DR (1988) Pulmonary function in young and older athletes and untrained men. J Appl Physiol 65:101–105

Hopkins SR (2002) Nahe am Limit: Die Lunge bei maximaler körperlicher Belastung. Deutsch Z Sportmed 53:277–284

Hollmann W, Hettinger T (2000) Sportmedizin – Grundlagen für Arbeit, Training. Präventivmedizin, Schattauer, Stuttgart

Kukafka DS, Lang DM, Porer S, Rogers J, Cicolella D, Polansky M, D'Alonzo GE Jr (1998) Exercise-induced bronchospasm in high school athletes via a free running test: incidence and epidemiology. Chest 114:1613–1622

Larsson KP, Ohlsen P, Rydström P, Ulriksen H (1993) High prevalence of asthma in cross country skiers. Br Med J 307:1326–1329

Linderholm H (1959) Diffusing capacity of the lungs as a limiting factor for physical working capacity. Acta Med Scand 162:61–66

Löllgen H, Erdmann E (2000) Ergometrie – Belastungsuntersuchungen in Klinik und Praxis, 2. Aufl. Springer, Berlin Heidelberg New York Tokyo

Markov G, Spengler CM, Knöpfli-Lenzin C, Stuessi C, Boutellier U (2001) Respiratory muscle training increases cycling endurance without affecting cardiovascular response to exercise. Eur J Appl Physiol 85:233–239

Myers JN (1996) Essentials of cardiopulmonary exercise testing. Human Kinetics, Champaign

Robinson EP, Kjeldgaard JM (1982) Improvement in ventilatory muscle function with running. J Appl Physiol 52:1400–1405

Romer LM, McConell AK, Jones DA (2002) Inspiratory muscle fatigue in trained cyclists: effects of inspiratory muscle training. Med Sci Sports Exerc 34:785–792

Storms WW (1999) Exercise-induced asthma: diagnosis and treatment for the recreational or elite athlete. Med Sci Sports Exerc 31:S33–S38

Stuessi C, Spengler CM, Knöpfli-Lenzin C, Markov G, Boutellier U (2001) Respiratory muscle endurance training in humans increases cycling endurance without affecting blood gas concentration. Eur J Appl Physiol 84:582–586

Tan RA, Spector SL (2002) Asthma and Exercise. In: Weisman IM, Zeballos RJ (Hrsg) Clinical exercise testing. Prog Resp Res, Bd 32. Karger, Basel, S 205–216

Weisman IM, Zeballos RJ (2002) Clinical exercise testing. Prog Respir Res, Bd 32. Karger, Basel

Wilber RL, Rundell KW, Szmedra L, Jenkinson DM, Im J, Drake SD (2000) Incidence of exerciseinduced bronchospasm in Olympic winter sport athletes. Med Sci Sports Exerc 32:732–737

Williams JS, Wongsathikun J, Boon SM, Acevedo EO (2002) Inspiratory muscle training fails to improve endurance capacity in athletes. Med Sci Sports Exerc 34:1194–1198

# Chronische Anpassung der Atmungsorgane

*Manfred Wonisch, Rochus Pokan und Peter Hofmann*

## Inhaltsverzeichnis

## 11.1  Einführung

Lange Zeit glaubte man, dass die Lunge die maximale Leistungsfähigkeit nicht beeinflusst. Heute gibt es allerdings immer mehr Anzeichen dafür, dass eine pulmonale Leistungsbegrenzung vor allem bei hochintensiver aerober Belastung möglich ist (Dempsey et al. 2000; Hopkins 2002). Dies gilt naturgemäß für Lungen-Patienten, aber auch für Gesunde ist eine Leistungslimitierung durch pulmonale Faktoren denkbar.

Ein zunehmendes Problem besteht in Störungen der Lungenfunktion, die durch sportliche Aktivität ausgelöst werden. Vor allem ein belastungsinduziertes Asthma bronchiale kann in bestimmten Sportarten überdurchschnittlich häufig auftreten. Eine pulmonale Funktionsdiagnostik sollte daher zur Routinediagnostik in der Sportmedizin eingesetzt werden.

## 11.2  Grundlagen der Atmung

Als Atmung bezeichnet man allgemein den Gasaustausch zwischen den Zellen und der Umgebung. Als Lungenatmung (äußere Atmung) bezeichnet man den konvektiven Transport von der umgebenden Luft zu den Lungenalveolen (Ventilation) und die alveoläre Diffusion in das Blut. Im Gegensatz dazu besteht die Gewebeatmung (innere Atmung) aus der Diffusion zwischen den Gewebekapillaren und den Zellen des umgebenden Gewebes.

**11**

## 11.2.1  Pulmonaler Gasaustausch und Sauerstofftransport

Als Diffusionskapazität für ein Gas (DL) bezeichnet man diejenige Gasmenge, die pro Zeiteinheit und alveolokapillärer Druckdifferenz ins Kapillarblut diffundiert. Sie ist direkt abhängig von der mittleren Druckdifferenz des Gases und der Fläche des Gasaustausches und indirekt proportional der Dicke der Diffusionsmembran.

Da die diffundierende Menge an Sauerstoff mit der $O_2$-Aufnahme ($VO_2$) identisch ist, gilt für die Sauerstoffaufnahme folgende Gleichung:

$$VO_2\,[\text{ml}\,/\,\text{min}] = DL\,[\text{ml}\,/\,\text{min}/\,\text{mmHg}] \times pO_2\,[\text{mmHg}]$$

Diffusionskapazität (DL) = Konstante (k) × Austauschfläche (A) / Diffusionsmembrandicke (d)

Die Gasaustauschfläche der Lunge beträgt ca. 50–90 m², die Dicke der alveolokapillären Membran < 1 μm. Während seiner Passage durch die Lungenkapillare steht der einzelne Erythrozyt für eine Zeit von ca. 0,3–0,7 s mit dem Alveolarraum in Diffusionskontakt, in dieser Zeit erfolgt die Angleichung der Gaspartialdrücke im Blut an jene des Alveolarraumes. Da die $O_2$-Partialdrücke vom pulmonal-arteriellen (ca. 40 mmHg) zum pulmonal-venösen (ca. 100 mmHg) Kapillarende ansteigen, muss sich die Mittelbildung über die ganze Kapillarlänge erstrecken. Der mittlere alveolokapilläre Druckgradient für Sauerstoff beträgt demnach in Ruhe ca. 10 mmHg und kann bei maximaler Arbeit bis auf 50 mmHg ansteigen. Daraus ergibt sich für Sauerstoff eine Diffusionskapazität von 20–30 ml/min/mmHg in Ruhe. Diese steigert sich bei maximaler Belastung auf Werte von 50–70 ml/min/mmHg (Linderholm 1959).

Die Diffusionskapazität ist aufgrund unterschiedlicher Lösungskoeffizienten für jedes Gas verschieden. Da die Diffusionskapazität für $CO_2$ ca. 20-mal höher als für $O_2$ ist, manifestiert sich eine Diffusionsstörung zuerst in einer Verringerung des $O_2$-Partialdrucks im Blut.

Die zu einer Einschränkung der Diffusion führenden Faktoren können sowohl interne (Gasaustauschfläche der Lunge, Dicke der Diffusionsmembran) als auch externe Ursachen haben. In Höhen über 1500 m führt ein geringerer $O_2$-Partialdruck der Umgebungsluft zur Einschränkung der $O_2$-Diffusionskapazität bei Belastung.

Die Sauerstofftransportkapazität des Blutes setzt sich aus zwei Teilen zusammen:
- an Hämoglobin gebundener $O_2$ und
- aus physikalisch gelöstem $O_2$.

Der Gehalt an Sauerstoff im Blut kann nach folgender Formel berechnet werden:

$$O_2\text{-Gehalt} = \left[1,34 \times Hb \times O_2\text{-Sättigung}(\%)\right] + (0,003 \times pO_2)$$

Aus dieser Formel ist ersichtlich, dass bei normaler $O_2$-Sättigung der Großteil des $O_2$-Gehaltes von der Höhe des Hb abhängig ist und eine Änderung des $O_2$-Partialdrucks (steigerbar z. B. durch Einatmen von 100 % $O_2$) kaum Auswirkungen auf den gesamten $O_2$-Gehalt des arteriellen Blutes hat.

Zur Aufrechterhaltung des normalen arteriellen pH-Wertes von 7,4 sind drei Puffersysteme verantwortlich:
- chemischer Puffer des Blutes (Bikarbonat, Hämoglobin, Phosphat, Protein),
- nentilatorischer „Puffer" (Abatmung von $CO_2$),
- renaler „Puffer" (Exkretion von H+ oder $HCO_3^-$)

Auch die Atmung ist ein energieverbrauchender Prozess. In Ruhe werden ca. 0,5–1 ml $O_2$ pro Liter bewegter Luft zur Energiegewinnung für die Atemmuskulatur benötigt, höhere Belastungen erfordern bis zu 10 % der Gesamt-$VO_2$.

## 11.3 Pulmonale Funktionsdiagnostik in Ruhe: Spirometrie

Die Spirometrie ist ein Verfahren zur Beurteilung der Lungenfunktion in Ruhe. Durch Aufzeichnung der mobilisierbaren Lungenvolumina und der Durchflussgeschwindigkeit können Informationen über die Lungenmechanik gewonnen werden.

Folgende Fragestellungen sollten im Rahmen einer sportmedizinischen Untersuchung durch eine Spirometrie abgeklärt werden (Pokan et al. 2009).

**Fragestellungen im Rahmen einer sportmedizinischen Untersuchung**
- Unklarer Husten über 2–3 Monate bzw. Dyspnoe oder thorakale Schmerzen
- Verdacht auf Asthma brochiale bzw. „Exercise-induced"-Asthma
- Verdacht auf obstruktive bzw. restriktive Lungenerkrankung
- Verdacht auf Stenose der oberen Atemwege (z. B. Trachealstenose)
- Verdacht auf Diffusionsstörung mit Sättigungsabfall unter Belastung

— Spirometrie mit Lyse bzw. Provokation zur Beantragung der medizinischen Ausnahmegenehmigung (TUE = „Therapeutic Use Exemption") entsprechend den
Anti-Doping-Bestimmungen bei Athleten, die den Anti-Doping-Bestimmungen
unterliegen

Als Vitalkapazität (VK) bezeichnet man das maximal mobilisierbare Lungenvolu-
men, gemessen bei langsamer Exspiration nach vorausgegangener maximaler langsamer Einatmung.

Als Einsekundenkapazität (FEV1) wird diejenige Luftmenge bezeichnet, die nach
langsamer tiefstmöglicher Einatmung in der ersten Sekunde mit maximaler Anstrengung so schnell wie möglich ausgeatmet werden kann. Beurteilt werden der gemessene Volumen-Absolutwert sowie der auf die Ist-VK (= Messwert) bezogene
Relativwert (FEV1 % VK).

Der „peak expiratory flow" (PEF) entspricht dabei dem expiratorischer Spitzen-
fluss in l/s. Die Messung der maximalen Flussgeschwindigkeit kann auch eigenstän-
dig mittels Peak-Flow-Meter erfolgen. Diese Methode wird vor allem für die
Patientenselbstmessung zur Beurteilung des zirkadianen Rhythmus und zur Ver-
laufskontrolle bei Asthma bronchiale verwendet.

Grundsätzlich können drei Atemmuster unterschieden werden:
- Normales Muster: VK ≥ 80 % der Norm, FEV1 % VK ≥ 70–80 % (◘ Abb. 11.1)
- Restriktives Muster (z. B. Lungenfibrose): VK < 80 % der Norm, FEV1 % VK
  normal (◘ Abb. 11.2)
- Obstruktives Muster (z. B. COPD, Asthma bronchiale): VK normal oder redu-
  ziert, FEV1 % VK < 70 % (◘ Abb. 11.3)

**11**

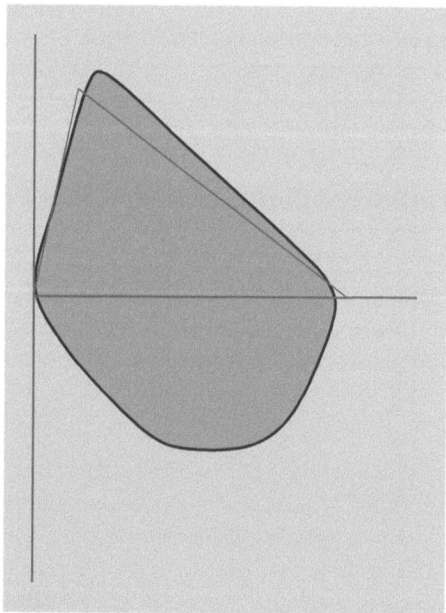

◘ **Abb. 11.1**    Normales Atemmuster

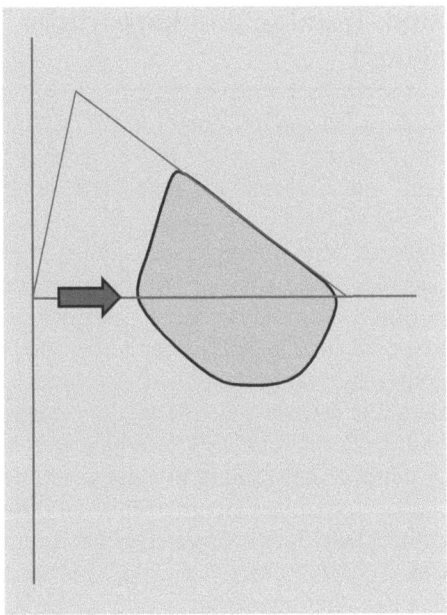

**◘ Abb. 11.2** Restriktives Atemmuster

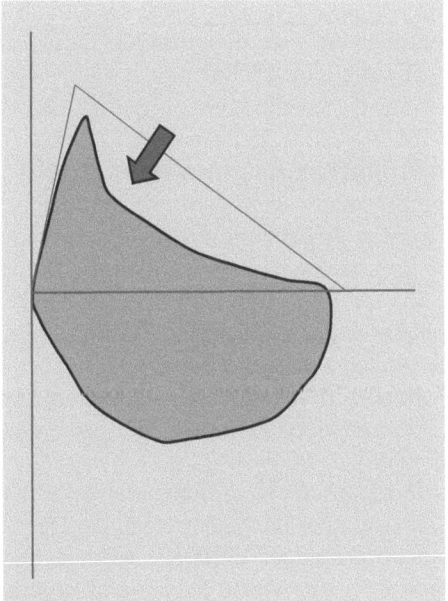

**◘ Abb. 11.3** Obstruktives Atemmuster

## 11.4 Lungenfunktion, Training und körperliche Leistungsfähigkeit

Sowohl bei statischen als auch bei dynamischen Lungengrößen besteht zwischen ausdauertrainierten und untrainierten gesunden Personen kein Unterschied (Hagberg et al. 1988). Daher stellt eine normale Vitalkapazität keine leistungslimitierende Größe dar.

Obwohl Ausdauertraining beim Erwachsenen kaum Auswirkungen auf maximale Lungenfunktionsgrößen hat, konnten Verbesserungen von submaximalen Ventilationsparametern durch Ausdauertraining gefunden werden (Robinson und Kjeldgaard 1982). Es existieren auch Berichte über Anpassungen der inspiratorischen Muskulatur mit Steigerung der ventilatorischen Ausdauer durch gezieltes Atemtraining. Daraus resultiert eine geringere Ermüdung der Atemmuskulatur bei längerer submaximaler Belastung (Romer et al. 2002; Williams et al. 2002). Darüber hinaus konnte durch ein gezieltes Atemtraining in einigen Studien eine Steigerung der submaximalen körperlichen Ausdauerleistungsfähigkeit (Belastungszeit an submaximaler Belastung), nicht jedoch der maximalen Leistungsfähigkeit ($VO_{2max}$) erreicht werden (Markov et al. 2001; Romer et al. 2002; Stuessi et al. 2001). Insgesamt scheint eine Erschöpfung der Atemmuskulatur durch Ausdauerbelastung auch bei Gesunden von größerer Bedeutung als bisher angenommen zu sein.

Unter Maximalbelastung kann es zu einem Abfall des arteriellen $O_2$-Gehaltes kommen, dieser Abfall ist bei hochausdauertrainierten Sportlern ausgeprägter als bei Untrainierten (Dempsey und Wagner 1999; Hollmann und Hettinger 2000). Daher kann unter Umständen auch die maximale $O_2$-Diffusionskapazität der Lunge einen wichtigen leistungslimitierenden Faktor darstellen.

## 11.5 Belastungsinduziertes Asthma bronchiale

In einigen Sportarten werden gehäuft pulmonale Erkrankungen gefunden. Besonders betroffen sind jene Sportarten, in denen eine hohe Menge an kalter, trockener Luft eingeatmet wird (Storms 1999; Tan und Spector 2002). Allgemeine Angaben über die Häufigkeit des belastungsinduzierten Asthmas unter den Athleten sind unterschiedlich und schwanken zwischen 10 und 35 % (Storms 1999; Kukafka et al. 1998). Die höchste Prävalenz des belastungsinduzierten Asthmas wurde jedoch übereinstimmend bei Skilangläufern gefunden, die bei bis zu 50 % liegt (Larsson et al. 1993; Wilber et al. 2000).

Das belastungsinduzierte Asthma ist typischerweise durch Husten, Keuchen und/ oder Brustschmerzen während oder nach anstrengender körperlicher Belastung charakterisiert und durch Obstruktion der Luftwege bedingt. Die Diagnose wird durch einen Vergleich der spirometrischen Werte 5–15 min nach einem Belastungstest mit den Ruhewerten gestellt (Reduzierung der FEV1 um −10–15 % oder des PEF um −15–20 %). Zwei verschiedene Pathomechanismen werden für die Entstehung des belastungsinduzierten Asthma bronchiale angenommen:

- „Austrocknung" der bronchiolären Mukosa, verbunden mit gesteigerter Osmolarität und konsekutiver Stimulation der Mastzelldegranulation;
- rasche Erwärmung der Luftwege nach anstrengender Belastung – diese führt zu vaskulärer Dilatation mit gesteigerter Permabilität, gefolgt von Ödembildung in der Mukosa (Tan und Spector 2002).

Therapeutisch werden ein gründliches Aufwärmen sowie ein Abwärmen empfohlen. Medikamentös sollten unter Einhaltung der Doping-Richtlinien in erster Linie inhalative $\beta_2$-Agonisten ca. 15 min vor der körperlichen Belastung angewendet werden (ebd.).

### Überprüfen Sie Ihr Wissen
- Welche Sportarten sind typischerweise vom belastungsinduzierten Asthma bronchiale betroffen?
- Worin bestehen mögliche Auswirkungen von körperlichem Training auf die Lungenfunktion?

## Literatur

Dempsey JA, Wagner PD (1999) Exercise-induced arterial hypoxemia. J Appl Physiol 87:1997–2006

Dempsey JA, Shell AW, Derchak PA, Harms CA (2000) Mögliche Einschränkungen der sportlichen Belastbarkeit durch das Atmungssystem. Deutsch Z Sportmed 51:318–326

Hagberg JM, Yerg JE 2nd, Seals DR (1988) Pulmonary function in young and older athletes and untrained men. J Appl Physiol 65:101–105

Hollmann W, Hettinger T (2000) Sportmedizin – Grundlagen für Arbeit, Training, Präventivmedizin. Schattauer, Stuttgart

Hopkins SR (2002) Nahe am Limit: Die Lunge bei maximaler körperlicher Belastung. Deutsch Z Sportmed 53:277–284

Kukafka DS, Lang DM, Porer S, Rogers J, Cicolella D, Polansky M, D'Alonzo GE Jr (1998) Exercise-induced bronchospasm in high school athletes via a free running test: incidence and epidemiology. Chest 114:1613–1622

Larsson KP, Ohlsen P, Rydström P, Ulriksen H (1993) High prevalence of asthma in cross country skiers. Br Med J 307:1326–1329

Linderholm H (1959) Diffusing capacity of the lungs as a limiting factor for physical working capacity. Acta Med Scand 162:61–66

Markov G, Spengler CM, Knöpfli-Lenzin C, Stuessi C, Boutellier U (2001) Respiratory muscle training increases cycling endurance without affecting cardiovascular response to exercise. Eur J Appl Physiol 85:233–239

Pokan G, Hörtnagl P, Vonbank W, für die AG Kardiologische Prävention und Sekundärprävention der ÖKG und die AG für theroretische und klinische Leistungsmedizin der Universitätslehrer Österreichs (2009) Empfehlungen für den internistischen Untersuchungsgang in der Sportmedizin. J Kardiologie-Austrian Journal of Cardiology 16(11–12):404–411

Robinson EP, Kjeldgaard JM (1982) Improvement in ventilatory muscle function with running. J Appl Physiol 52:1400–1405

Romer LM, McConell AK, Jones DA (2002) Inspiratory muscle fatigue in trained cyclists: effects of inspiratory muscle training. Med Sci Sports Exerc 34:785–792

Storms WW (1999) Exercise-induced asthma: diagnosis and treatment for the recreational or elite athlete. Med Sci Sports Exerc 31:S33–S38

Stuessi C, Spengler CM, Knöpfli-Lenzin C, Markov G, Boutellier U (2001) Respiratory muscle endurance training in humans increases cycling endurance without affecting blood gas concentration. Eur J Appl Physiol 84:582–586

Tan RA, Spector SL (2002) Asthma and Exercise. In: Weisman IM, Zeballos RJ (Hrsg) Clinical exercise testing. Prog Resp Res, Bd 32. Karger, Basel, S 205–216

Wilber RL, Rundell KW, Szmedra L, Jenkinson DM, Im J, Drake SD (2000) Incidence of exerciseinduced bronchospasm in Olympic winter sport athletes. Med Sci Sports Exerc 32:732–737

Williams JS, Wongsathikun J, Boon SM, Acevedo EO (2002) Inspiratory muscle training fails to improve endurance capacity in athletes. Med Sci Sports Exerc 34:1194–1198

## Weiterführende Literatur

Jones NL (1997) Clinical exercise testing, 4. Aufl. W.B. Saunders Company, Philadelphia

Löllgen H, Erdmann E (2000) Ergometrie – Belastungsuntersuchungen in Klinik und Praxis, 2. Aufl. Springer, Berlin/Heidelberg/New York/Tokyo

Myers JN (1996) Essentials of cardiopulmonary exercise testing. Human Kinetics, Champaign

Wasserman K, Hansen JE, Sue DY, Whipp BJ, Casaburi R (2000) Principles of exercise testing and interpretation, 3. Aufl. Williams & Wilkins, Philadelphia

Weisman IM, Zeballos RJ (2002) Clinical exercise testing. Prog Respir Res, Vol 32. Karger, Basel

11

# Laktat-Leistungsdiagnostik - Durchführung und Interpretation

*Peter Hofmann, Manfred Wonisch und Rochus Pokan*

## Inhaltsverzeichnis

Wenn nicht anders gekennzeichnet, wurden alle im Text vorgestellten Stufentest-Ergebnisse mit einem einheitlichen 1-Minuten-Protokoll durchgeführt.

## 12.1    Grundlagen

Sportmedizinische Leistungsprüfverfahren haben als wesentliche Aufgaben die Überprüfung der Gesundheit und der Sport- und Belastungstauglichkeit von Athleten/innen (Pelliccia et al. 2021; Delise et al. 2020; Riebe et al. 2015; Halle und Niebauer 2021; Pokan et al. 2009; Fletcher et al. 2013; Strauzenberg et al. 1990) sowie die Feststellung des aktuellen Leistungszustandes unter standardisierten Bedingungen als Grundlage für weiterführende sportmedizinische und trainingspraktische Entscheidungen bei gesunden und kranken Personen (Corrado et al. 2012; Delise et al. 2021; Pokan et al. 2009; Löllgen und Leyk 2018; Pelliccia et al. 2021). Sportmedizinische Leistungsdiagnostik erfasst dabei die Größe, die Richtung und die Dynamik der inneren Beanspruchung bei definierten und standardisierten Belastungen und überprüft die physiologischen und patho-physiologischen Reaktionen auf standardisierte ergometrische Belastungen unter Verwendung maximaler und submaximaler Kennwerte. Für die leistungsdiagnostischen Bereiche aerobe und anaerobe Leistungsfähigkeit (Binder et al. 2008) hat sich neben der Verwendung spirometrischer Kenngrößen (Kroidl et al. 2015; Sietsema et al. 2020) der praktisch universell einsetzbare Parameter Laktat-Konzentration im Blut bewährt (Beneke et al. 2011). Seine Verbreitung als Kenngröße der sportmedizinischen Diagnostik lässt sich durch eine hervorragende wissenschaftliche Absicherung der Erkenntnisse zur Bioenergetik der Muskelkontraktion und der Rolle des Laktats im Energiestoffwechsel des Skelettmuskels sowie der einfachen Messbarkeit erklären (Heck et al. 2022). Der Messparameter Laktat ist von hoher Brauchbarkeit zur Bewertung sonst schwer zugänglicher biologischer Beanspruchungen unter sportartspezifischen, semispezifischen und unspezifischen Bedingungen. Zusätzlich ist dieser klinisch-chemische Parameter vor allem wegen seiner für die meisten Fragestellungen günstigen Kinetik und einer Reihe weiterer Vorteile anderen biochemischen Parametern überlegen (Heck et al. 2022). Im Rahmen leistungsdiagnostischer Verfahren wird die Kenngröße „Blut-Laktat-Konzentration" häufig als Standardparameter zur Beurteilung der Stoffwechsel-Reaktion auf Belastung und damit zu Bestimmung der aeroben Leistungsfähigkeit verwendet (Heck et al. 2022; Heck 1990a, b, Clasing et al. 1994) obwohl es nach wie vor kritische Diskussionen zur Frage einheitlicher Standards vor allem zur Schwellendiagnostik gibt (Gladden 2008; Poole et al. 2021; Iannetta et al. 2020).

## 12.2    Grundlagen des muskulären Energiestoffwechsels

Zum besseren Verständnis der folgenden Abschnitte werden in groben Zügen die Grundlagen des muskulären Energiestoffwechsels dargestellt. Für detailliertere Informationen wird auf ▶ Kap. 9 bzw. die Basisliteratur verwiesen (Heck et al. 2022, S. 30–108; McArdle et al. 2022; Brooks et al. 2019, S. 19–42).

Grundsätzlich müssen in jedem lebenden Organismus Energie liefernde Prozesse permanent ablaufen, so auch in Ruhe aber umso mehr bei Belastungen. Der Energieumsatz in Ruhe, der sog. Grundumsatz kann z. B. über die spirometrische Messung des Sauerstoffverbrauchs bestimmt werden (Müller et al. 2018). Bei physischer Belastung ist eine enorme Steigerung des Energieverbrauch möglich, wobei der Organismus in der Lage sein muss, diesen Energiebedarf entsprechend abzudecken. Je nach Belastungsintensität oder -dauer ist die Geschwindigkeit der Energiebereitstellung (wie z. B. beim Sprint) oder die gesamte Menge der zur Verfügung stehenden Energie (z. B. bei sehr langen Belastungen) leistungslimitierend. Unabhängig von den verwendeten energiereichen Substraten (Phosphate, Kohlenhydrate, Fette, Proteine) (Brooks et al. 2019, S. 35), ist in einem letzten Schritt die Schlüsselsubstanz „Adenosintriphosphat" (ATP) für die Muskelkontraktion nötig. Die Spaltung von ATP zu ADP (ATP + $H_2O$ > ATPase Enzym > ADP + $P_i$) gibt über den freien Phosphatrest $P_i$ Energie für weitere Prozesse der Zellarbeit frei. Der ATP-Pool wird bei belastungsabhängig unterschiedlichsten Umsatzraten konstant gehalten (sog. ATP-Homöostase). Die Bildung und Aufrechterhaltung des ATP-Spiegels erfolgt über anaerob-alaktazide, anaerob-laktazide und aerobe Prozesse, wobei die beiden ersten ohne Sauerstoff und der aerobe Weg nur mit Sauerstoff ablaufen. Die anaerob-alaktazide Bildung von ATP erfolgt aus Kreatinphosphat (CP) über die sog. „Lohmann-Reaktion" (ADP + CP > Kreatinkinase Enzym > ATP + C) oder aus zwei Molekülen Adenosindiphosphat (ADP) über die „Myokinase-Reaktion" (Heck et al. 2022, S. 32).

Muskuläre Aktivitäten können nach Brooks et al. (2019: 31–35) in die drei Gruppen Power, Speed und Ausdauer klassifiziert werden. Power-Belastungen sind einzelne hochintensive, aber sehr kurze Belastungen (z. B. Kugelstoßen), die durch die im Muskel direkt vorhandenen und unmittelbar verfügbaren Energiereserven ATP und CP für 10–15 s abgedeckt werden. Belastungen bis zu einer Minute (z. B. 400-m Sprint) benötigen zusätzlich noch eine non-oxidative glykolytische Energieversorgung. Alle Aktivitäten, die länger als 2 min dauern, sind auf die oxidative Energieversorgung angewiesen. Die Energiegewinnung aus der Glykolyse erfolgt aus der Zerlegung von Glukose oder Glykogen (der Speicherform der Glukose) zu ATP und Milchsäure (Glukose > Glykolyse > 2 ATP + 2 Laktat + 2 $H^+$), die in Laktat und Protonen ($H^+$) dissoziiert (=laktazide Energieproduktion) (Rogatzki et al. 2015). Obwohl der Energiegewinn etwas höher ist als bei der alaktaziden Energieproduktion, reicht diese Energieversorgung der Muskelaktivität nur für ca. 30 s. Längere Belastungen müssen daher durch den oxidativen Metabolismus abgedeckt werden, der auch für die Regeneration der Energiequellen notwendig ist. Die oxidative Energiegewinnung aus Glukose produziert deutlich mehr Energie (Glukose + $O_2$ > oxidativer Metabolismus > 36 ATP + $CO_2$ + $H_2O$) und kann aufgrund der größeren Speicher und der geringeren Nebenwirkungen ($CO_2$ und Wasser können leicht und ohne Nebenwirkungen über die Atmung entfernt bzw. im Körper verteilt werden) auch weit länger aufrechterhalten werden (=Ausdauer-Belastungen). Die Energieproduktion aus Fetten ist noch einmal deutlich höher, kann aber nur in Verbindung mit Sauerstoff ablaufen (z. B.: Palmitat + $O_2$ > oxidativer Metabolismus > 129 ATP + $CO_2$ + $H_2O$). Zusätzlich können auch Aminosäuren zur Energiegewinnung verwendet werden. Auch dieser Mechanismus erfolgt ausschließlich oxidativ und funktioniert nur, wenn der Stickstoff-Anteil über eine weitere Reaktion entfernt wurde (z. B.: 1) Alanin + α-Ketoglutarat > Glutamat Pyruvat Transaminase > Pyruvat + Glutamat; 2) Pyruvat + O2 > oxidativer Metabolismus > 15 ATP + CO2 + H2O). Für alle oxidativen Prozesse der Energiegewinnung ist die ausreichende Versorgung des Gewebes mit Sauerstoff Voraussetzung. Es wird daher oft von aerober Energiegewinnung gesprochen, im Gegensatz zur anaeroben Energiegewinnung über non-oxidative Prozesse (ATP, CP, Glykolyse).

Wichtig zu bemerken ist noch die bei Brooks et al. (2019, S. 36) und Heck et al. 2022, S. 39–42) dargestellte Unterscheidung zwischen Flussrate (Power) und Kapazität (Capacity) der muskulären Energieproduktion. So haben die unmittelbar verfügbaren Energiequellen ATP und CP sehr hohe Energieflussraten von ca. 36 kcal/min (was eine hohe Bewegungsgeschwindigkeit erlaubt)), es steht aber nur eine sehr geringe Menge von ca. 11.1. kcal zur Verfügung, die nur für wenige Sekunden reicht. Im Gegensatz dazu ist die oxidative Energiegewinnung aus Glykogen mit einer Flussrate von ca. 10 kcal/min deutlich langsamer (deutlich reduzierte Geschwindigkeit), die Menge, die zur Verfügung steht (Kapazität) ist jedoch mit ca. 2000 kcal bedeutend größer (reicht für längere Belastungen). Die nicht-oxidative Energiegewinnung aus der anaeroben Glykolyse hat eine Energieflussrate von ca. 16 kcal/min aber ebenfalls nur eine sehr begrenzte Kapazität von nur 15 kcal die genutzt werden können.

Da die meisten Aktivitäten in Sport und Freizeit länger als 90 s dauern, ist klar, dass der oxidative Energiestoffwechsel eine dominante Rolle spielt. Als Kennzahl dieses Metabolismus wird die maximale Sauerstoffaufnahme als sog. „Brutto-Kriterium" der Leistungsfähigkeit herangezogen (Hollmann und Strüder 2009, S. 463). Zur objektiven, von der Motivation unabhängigen Bestimmung der Leistungsfähigkeit und zur Definition metabolischer, kardio-zirkulatorischer und hormoneller Zielbereiche werden neben der Bestimmung der maximalen Leistungsfähigkeit sog. Schwellen oder Umstellpunkte als sub-maximale Kennwerte aus dem Verlauf leistungsrelevanter physiologischer Kenngrößen über meist stufenförmig ansteigende Leistungstests (siehe Kapitel Protokolle) bestimmt. Die Blutlaktat-Konzentration ist neben sehr aufwändig zu messenden Gasaustauschgrößen oder der Herzfrequenz eine einfach zu messende, geeignete Kenngröße des muskulären Energiestoffwechsels, die seit langer Zeit für die Bestimmung von Schwellen verwendet wird (Poole et al. 2021).

## 12.3 Freund oder Feind? Eine aktuelle Bewertung der Blut-Laktat-Konzentration und der Laktat-Shuttle Theorie

Der Zusammenhang zwischen (anaerob-) glykolytischem und aerobem Stoffwechsel ist ein seit langer Zeit intensiv untersuchtes Thema im Bereich Muskelphysiologie, Biochemie und Metabolismus. Laktat bzw. Laktat-Säure wurde vom Schwedischen Apotheker Carl Wilhelm Scheele 1780 in saurer Milch entdeckt und wurde als „Mjölksyra" (Säure der Milch) bezeichnet. Laktat kommt als Bestandteil von sauren Milchprodukten, fermentiertem Obst und Gemüse oder auch Würsten vor. Im Zusammenhang mit physischer Belastung wurde Laktat erstmals 1807 vom Schweden Jöns Jacob Berzelius in Muskeln von gejagten Hirschen beschrieben (Gladden 2008). Meyerhof (1920) sowie Hill und Lupton (1923) beschrieben wesentliche Grundlagen des Stoffwechsels unter Einbeziehung der Kenngröße Laktat. Eine ausführlichere Übersicht über die historische Entwicklung des Themas „Laktat-Stoffwechsel" wird bei Brooks et al. (2019, 2022a, d), Heck et al. (2022, S. 6–28) und anderen (Ferguson et al. 2018; Gladden 2004) dargestellt.

Neue Techniken wie z. B. die Anwendung markierter Substanzen (Tracer-Technologie) (Brooks et al. 2022a) erlauben heute eine genauere Erfassung der Kinetik dieses Parameters und damit die Neuinterpretation älterer Erkenntnisse. Man konnte mit diesen Techniken zeigen, dass die Blutglukose und vor allem die Glykogen-Reserven in verschiedenen Geweben zur Produktion von Laktat mobilisiert werden können, welches dann entweder innerhalb von Zellen, in denen es produziert wurde,

auch wieder oxidativ verwertet wird oder aber über das Interstitium und die Gefäß-
bahnen zu naheliegenden und verteilten Zellen zur weiteren Verwertung transportiert
wird. Dieser wechselseitige Austausch von Laktat-produzierenden und Laktat-konsu-
mierenden Zellen und Geweben wird als „**Laktat Shuttle Theorie**" bezeichnet (Brooks
1985a, b, 1986a, b, 1991, 1999, 2000, 2002, 2009, 2010, 2016, 2018, 2020, 2021a, b;
Brooks und Martin 2015, Brooks et al. 1999a, b, 2019, 2022a, b, c, d, 2023; Karlsson
1971; Karlsson und Jacobs 1982). Übereinstimmend mit dieser Theorie zeigten Studien bei Laborratten und Hunden sowie Humanversuche, dass Laktat ein quantitativ
bedeutendes oxidierbares Substrat und eine gluconeogenetische Vorläufersubstanz ist.
Laktat ist aber auch eine Steuergröße der Koordination des Metabolismus in verschiedenen Geweben, vor allem bei physischen Belastungen, bei denen die durch den
Sympathikus stimulierte Glykogenolyse im Muskel die Rekrutierung schneller
Muskelfasern und einen hohen Laktat-Fluss bei kurzen kardio-zirkulatorischen
Transitzeiten bewirkt. Zusätzlich wirkt Laktat nach der Umwandlung in seine leichter
oxidierbare Form Pyruvat über das Enzym Laktatdehydrogenase (LDH) als Regulator des zellulären Redox-Status. Wird Laktat in den systemischen Kreislauf freigesetzt
und von anderen Geweben und Organen aufgenommen, beeinflusst es ebenfalls den
Redox-Status in den Laktat-eliminierenden Zellen, Geweben und Organen (Brooks
2021a, b). Aus der Sicht einer autokrinen, parakrinen und Endokrin-ähnlichen Wirkung kann Laktat als ein wichtiges Signalmolekül (Myokine bzw. Exerkine) (Brooks
et al. 2022d, 2023; Philp et al. 2005; Sola-Penna 2008; Proia et al. 2016; Nalbandian
und Takeda 2016; Lee 2021) angesehen werden, das von Brooks (2009) auch als „Lac-
tormone" bezeichnet wurde. Die Darstellung der Laktat-Konzentration als „Stoff-
wechsel-Schlacke" oder „Abfall" (Baltazar et al. 2020) ist aus heutiger Sicht nicht aufrecht zu halten und sollte daher vermieden werden (Gladden 2004; Hall et al. 2016;
Ferguson et al. 2018; Lee 2021; Lee et al. 2023; Brooks 2023; Huang et al. 2021; Rabinowitz und Enerbäck 2020; Wahl et al. 2009).

Die Erkenntnis, dass sowohl intra- als auch extrazelluläre Effekte der Laktat-
Produktion und -Elimination existieren, führte zur Differenzierung der ursprüng-
lichen Laktat-Shuttle-Theorie (Brooks 1986a, b) in die zwei Teilbereiche „Zelle-zu-
Zelle"-Laktat-Shuttle (Brooks 2000) und den „intrazellulären" Laktat-Shuttle
(Brooks 1999b, c, 2000, 2009; Brooks et al. 1999a, b, 2022a, b, c, d; Hashimoto
et al. 2006; Cruz et al. 2012; Atlante et al. 2007). Grundlage dafür war die Erkennt-
nis, dass isolierte Mitochondrien aus Rattenherzen, dem Skelettmuskel und der
Leber Laktat direkt oxidieren können und dass LDH, aber auch die Laktat-
Transporter (MCT1 und MCT2) innerhalb von Zellen nachgewiesen wurden
(McClelland et al. 2003; Kane 2014; Butz et al. 2004; Hashimoto et al. 2006). Laktat wird daher in einem relevanten Ausmaß sowohl zwischen als auch innerhalb der
Zell-Bestandteile ausgetauscht (= Shuttle). Obwohl vor einiger Zeit noch gegen-
sätzlich diskutiert (Sahlin et al. 2002; Yoshida et al. 2007), wurde das Konzept des
Laktat-Shuttles innerhalb und zwischen Zellen bereits mehrfach von ver-
schiedensten Arbeitsgruppen für den Austausch von Laktat zwischen Astrozyten
und Neuronen (Figley 2011; Pellerin et al. 1998; Hashimoto et al. 2008; Xue et al.
2022; Beard et al. 2022; Roosterman und Cottrell 2020; Powell et al. 2020), für
Tumorgewebe (Sonveaux et al. 2008; Goodwin et al. 2015; Draoui und Feron 2011;
Li et al. 2022; Wang et al. 2022; Silva et al. 2023), das Herz (Dong et al. 2021;
Brooks 2021a, b; Brooks et al. 1999a, 2022d, 2023; Gizak et al. 2020; Valenti et al.
2002; Chatham et al. 2001), die Nieren (Brooks 2009; Sheikh-Hamad 2021), die

Leber (Brooks et al. 2022b, d; Gursan und Prompers 2022) oder auch andere Organe und im Tierversuch (Jang et al. 2019) bestätigt.

Ein weiterer leistungsphysiologisch wichtiger Punkt ist die Rolle von Laktat in der Gluconeogenese über den Cori-Zyklus (Cori und Cori 1929), der als erstes Beispiel des „Zelle-zu-Zelle"-Laktat-Shuttles erkannt wurde. Dabei wird Laktat von der Leber aufgenommen und wieder zu Glucose und Glykogen umgewandelt. Der Laktat-Transport erfolgt über die sog. Monocarboxyl-Transporter (MCTs), die für die verschiedensten Gewebetypen sowie deren funktionelle Hauptrichtung beschrieben wurden (Bonen 2001). So wurde gezeigt, dass während intensiver körperlicher Aktivität arterielles Laktat vom Gehirn aufgenommen und oxidiert werden kann (Van Hall et al. 2009; Glenn et al. 2015a, b). Dies zeigt, dass Laktat keine, oft fälschlich negativ bezeichnete „Stoffwechselschlacke" (Baltazar et al. 2020), sondern eine energiereiche Zwischensubstanz ist, die sowohl zur Gewinnung von kurzfristig hohen Energieumsätzen über die anaerobe Glykolyse als auch als oxidativ verwertbarer Brennstoff in verschiedensten Geweben und Organen (Herz, Gehirn) (Gladden 2000a) und auch zur Wiederauffüllung der Glykogenspeicher in der Muskulatur, der Leber und im Gehirn und zusätzlich eine bedeutende Signalgröße ist (Brooks et al. 2022c; Emhoff et al. 2013a, b). Ausgehend von der Warburg-Hypothese (Bononi et al. 2022; Urbano 2021; Pouysségur et al. 2022) zeigen aktuelle Studien zum Tumorstoffwechsel die ansteigende Bedeutung der Kenngröße Laktat deutlich auf (Caslin et al. 2021; Sonveaux et al. 2008; Hardie 2022; Li et al. 2022; Zhang et al. 2022; Pérez-Tomás und Pérez-Guillén 2020; Niu et al. 2021, 2022. So wurden Laktat-Shuttles zwischen anaerob-glykolytischen und oxidativen Zellen beschrieben (Wang et al. 2022), und aktuelle Behandlungsstrategien zielen auf die Blockade des MCT-bezogenen Laktat-Austauschs, um Tumorzellen zum Absterben zu zwingen (Draoui und Feron 2011; Bogdanov et al. 2022; Mendes und Serpa 2020; Liao et al. 2021; Brooks 2020; San-Millán und Brooks 2017). Ebenso wird die Rolle des Laktat Shuttles bei er Behandlung von Gehirnverletzungen diskutiert, ob (Dienel 2014; Bouzat und Oddo 2014; Brooks und Martin 2015; Glenn et al. 2015).

Die aktuellen, sich schnell und deutlich veränderten Sichtweisen haben das Verständnis über die Stoffwechselgröße Laktat dramatisch gegenüber der klassischen Sichtweise verändert. Früher als Reaktion auf einen Mangel an Sauerstoff im arbeitenden Skelettmuskel interpretiert, wissen wir heute, dass Laktat kontinuierlich auch bei ausreichendem Sauerstoffangebot gebildet und verwertet wird (Brooks 1986, 2022b). Laktat wird permanent aktiv oxidiert, speziell aber während physischer Aktivität, bei der 70–75 % des anfallenden Laktats oxidativ verwertet und der Rest für die Gluconeogenese verwendet wird (Gladden 2000a, b; Fournier et al. 2002). Der arbeitende Muskel produziert Laktat und verwertet es gleichzeitig als Brennstoff, wobei der größte Teil in schnellen glykolytischen Typ-IIb-Fasern produziert und in nahe liegenden oxidativen Typ-I-Fasern wieder über Oxidation zur Energieproduktion verwendet wird. Die Laktat-Diffusion und der Transport erfolgen entlang von Protonen und Konzentrations-Gradienten, wobei ein wichtiger Weg des unterstützten Laktat-Abtransports über die MCTs erfolgt (Bonen 2001; Brooks 2009, 2022; Halestrap 2013), die durch Training beeinflusst werden können (Dubouchaud et al. 2000; Henderson et al. 2004; Millet et al. 2014; Thomas et al. 2012; McGinley and Bishop 2016; Bishop et al. 2008; Green et al. 2008).

Der „Zelle-zu-Zelle"-Laktat-Shuttle und der „intrazelluläre" Laktat-Shuttle weisen klar darauf hin, dass glykolytische und oxidative Stoffwechselwege symbiotisch als gegenseitig beeinflussend verknüpft und nicht als gegensätzliche alternative Prozesse gesehen werden müssen. Laktat, das Produkt des einen Stoffwechselweges, ist das Substrat für die anderen (Brooks 2009, 2022a, b).

Diese aktuellen Ergebnisse bedeuten einen Paradigmenwechsel und ergeben eine komplett geänderte Betrachtungsweise von Messwerten der Blut-Laktat-Konzentration in Ruhe und unter Belastung bei gesunden Personen, aber auch Patienten mit akuten und chronischen Erkrankungen (Adeva-Andany et al. 2014; Geri et al. 2019; Li et al. 2022) und haben deutliche Auswirkungen auf die Interpretation der Laktat-Konzentration im Blut. So konnte im Tierversuch auch gezeigt werden, dass eine chronische Laktat-Exposition z. B. die mitochondriale Funktion über die Inhibierung der Aufnahme von Fettsäuren im Herz reduziert (San-Millan et al. 2022).

Aus der umfangreichen wissenschaftlichen Dokumentation des Laktat-Stoffwechsels unter Belastung können daher im Zusammenhang mit leistungsdiagnostischen Untersuchungen nur Laktat-Schwellenkonzepte als valide in Betracht gezogen werden, die durch die Laktat-Shuttle-Theorie gestützt sind (◘ Abb. 12.1). So schlagen z. B. Heck et al. (2022, S. 253) ebenfalls ein Modell (sog. Crossing-Point nach

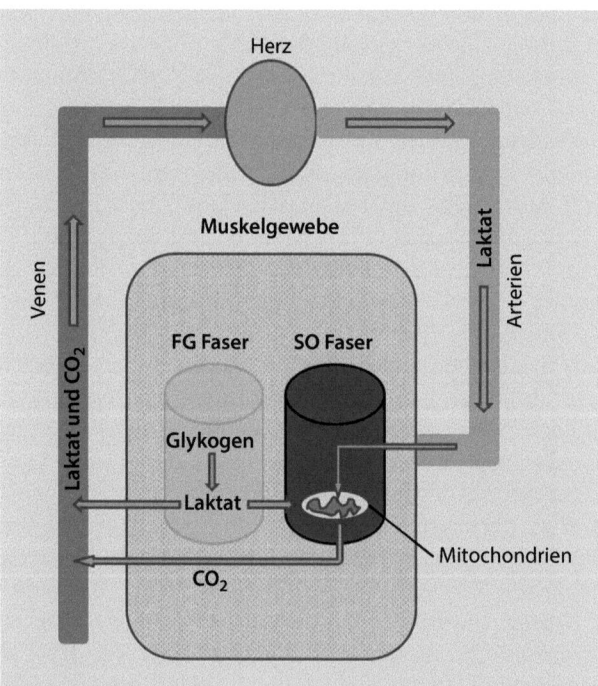

◘ **Abb. 12.1**  Modell der Laktat-Shuttle-Theorie. Wird in einem Muskel in einer schnellen Muskelfaser mehr Laktat produziert, als diese Faser selbst über den intrazellulären Shuttle verarbeiten kann, wird das Laktat aus der Faser eliminiert und von nahe gelegenen langsamen Typ-I-Fasern aufgenommen und oxidativ verwertet. Solange die oxidative Kapazität der langsamen Fasern ausreichend hoch ist, taucht außerhalb des Muskels kein Laktat auf. Wird die Kapazität des Muskels zur Verwertung des anfallenden Laktats überschritten, wird Laktat in die Gefäßbahn eliminiert und taucht damit messbar im System auf. Laktat wird über den Kreislauf zu Laktat aufnehmenden Geweben und Organen (Herz, Gehirn, Leber, ruhender Muskel usw.) transportiert, dort aufgenommen und oxidativ verwertet oder aber wieder in Glukose umgewandelt und als Glykogen gespeichert (Cori-Zyklus in der Leber)

Mader und Heck 1986) vor, welches die maximale Sauerstoffaufnahme und die maximale Laktatbildungsrate als Berechnungsgrundlage verwendet. Dieses Konzept baut auf dem Prinzip der Shuttle Theorie auf, wurde und wird aber in der Praxis oft fälschlich auf eine fixen Laktat-Konzentration von 4 mmol/l als Schwelle reduziert.

## 12.4  Schwellen/Umstellpunkte und maximales Laktat-Steady-State

Während stufenförmig ansteigender Belastung, oder kontinuierlichen Belastungen in definieren Intensitätsbereichen ist die metabolische, kardio-zirkulatorische und hormonelle Akutreaktion des Organismus jeweils abhängig von der Intensität der vorgegebenen äußeren Belastung (z. B. Watt oder Geschwindigkeit) und der Leistungsfähigkeit der zu untersuchenden Person. Umso besser der Trainingszustand einer Person ist, umso geringer ist die akute Reaktion (= Beanspruchung) auf gleiche äußere Belastungen. Unabhängig davon, findet man bei jeder Person ab einer individuellen Grenze (Schwelle) quantitative und qualitative Änderungen im Stoffwechsel, im Herz-Kreislauf-System, in der Atmung und bei hormonellen Regulationen, die sich klar in drei Phasen der Energiebereitstellung unterscheiden lassen (▶ Kap. 8). Der Übergang jeweils von einer zur nächsten Phase wird als Schwelle oder Umstellpunkt festgelegt. Diese energetischen Übergangszustände, sind durch die unterschiedlich hohe Inanspruchnahme aerober und anaerober Prozesse sowie deren Balance auf lokaler und systemischer Ebene gekennzeichnet und für die Laktat-Diagnostik durch die Laktat-Shuttle-Theorie begründet (Brooks 1986a, b, 1991, 2009, 2022a, b). Im Mittelpunkt der Diagnostik steht, unabhängig von der verwendeten Messgröße, die Bestimmung dieser Umstellpunkte, die den Wechsel von einem lokal-muskulär balancierten zu einem systemisch-balancierten (den ganzen Organismus betreffend) und einem nicht mehr balancierten metabolischen Systemzustand beschreiben (Antonutto und DiPrampero 1995; Tschakert und Hofmann 2013). Die Laktatkonzentration im Blut wird daher häufig für die Bestimmung dieser metabolischen Schwellen (sog. Laktat-Schwellen) verwendet. Ähnlich verwenden auch Heck et al. (2022, S. 253) das Wechselspiel aus oxidativer Kapazität und anaerober Laktatproduktion als Grundlage für ein sog. „Crossing Point-Modell".

In der Literatur wurde der Anstieg der Laktat-Konzentration während stufenförmig ansteigender Belastung als kontinuierlich (Dennis et al. 1992) oder mehrphasig (Morton et al. 1994) beschrieben. Eine modifizierte Form des diskontinuierlichen Dreiphasenmodells von Skinner und McLellan (1980) kann als der Stand des derzeitigen Wissens angenommen werden (Tschakert und Hofmann 2013) und mehrere Guidelines definieren dieses Konzept als Standard (Mezzani et al. 2013; Mezzani 2017; Jones et al. 2017; Primus et al. 2022). Aktuelle Arbeiten sowohl für stufenförmige Tests (Cabrera und Chizeck 1996; Wasserman et al. 2005; Hofmann et al. 1994a, b, 1997a, 2001, 2005) als auch für Dauerbelastungen (Wasserman et al. 2005; Hofmann et al. 1994b; Moser et al. 2015) belegen dieses Modell, obwohl einzelne Autoren auch ein Zweiphasen-Modell beschreiben und bevorzugen (Heck et al. 2022, S. 238). Diese Autoren begründen ihr Konzept darauf, dass es für eine Differenzierung in eine Phase I und II keine biochemische Begründung über ihr angewendetes mathematisches Modell gibt. Ebenso beschreiben Brooks et al. (2019, Messonnier et al.

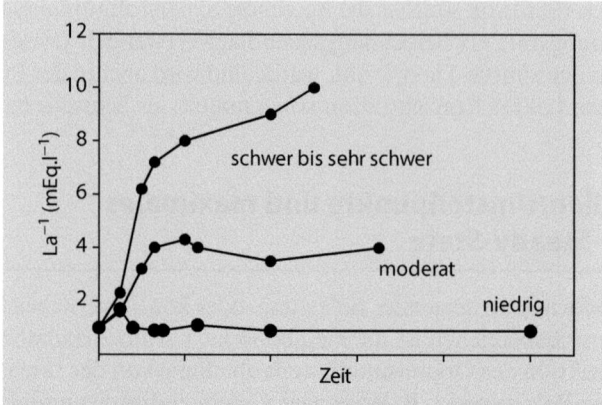

**⬘ Abb. 12.2**   Verlauf der Laktat-Konzentration im Blut bei unterschiedlich hohen Belastungen. Dauerbelastungen mit Ruhe-Laktat (muskulär balanciert) können als niedrige Intensität, solche mit einem Laktat-Steady-State (systemisch balanciert) auf erhöhtem Niveau als „moderate" und Belastungen ohne Steady State des Laktats (systemisch nicht mehr balanciert) als schwere bis sehr schwere Belastungen eingestuft werden. (Mod. nach Moser et al. (2015) und eigene Ergebnisse bei trainierten gesunden Personen (Hofmann et al. unpublizierte Ergebnisse)

2013) zwar mit der Shuttle-Theorie einen theoretischen 3-phasigen Verlauf der Laktat-Konzentration im Blut (und zeigen diesen auch für Dauerbelastungen (Brooks et al. 2019, S. 504), vermeiden aber ein Schwellenkonzept. Auch Heck et al. (2022, S. 237–239) beschreiben nur einen Übergang als sog. „Cross-Over-Modell" an. ⬘ Abb. 12.2 zeigt wie bei Wasserman et al. (2005) beschrieben ein dreiphasiges Modell des Laktat-Metabolismus für kontinuierlichen Dauerbelastungen mit unterschiedlicher Intensität bei gesunden trainierten Personen und Patienten mit Typ I Diabetes (Moser et al. 2015). Eigene aktuelle Untersuchungen zeigen jedoch auch in Dauerbelastungen eine klare drei-phasige Struktur nicht nur für die Laktat-Konzentration im Blut, sondern auch für alle anderen untersuchten physiologischen Variablen. Diese Ergebnisse sind für Fahrrad-Ergometer-Belastungen (Moser et al. 2015), für Laufbandbelastungen (Wallner et al. 2013), Handkurbel-Belastungen (Natmessnig 2014) und sogar für einzelne Muskelgruppen (Spendier et al. 2020) bestätigt worden.

Bei stufenförmigen Ergometer-Tests werden aus dem Verlauf der Blut-Laktat-Konzentration submaximale Kennwerte der Leistungsfähigkeit („Schwellenwerte", „Umstellpunkte" oder „Turn Points") zur Abschätzung der Leistungsfähigkeit bestimmt (Heck et al. 1976). Diese Kennwerte der Laktat-Leistungs-Kurve können dann zur Festlegung metabolischer Zielbereiche des Trainings verwendet werden (Binder et al. 2008; Faude et al. 2009; Meyer et al. 2005; Wasserman et al. 2005; Jones et al. 2017; Mezzani 2017; Mezzani et al. 2013). Bei konsequenter Anwendung der Laktat-Shuttle-Theorie (Brooks 2002, 2009, 2022) wird daher der Verlauf der Laktat-Leistungs-Kurve als typisch dreiphasig beschrieben (Hofmann 2007; Hofmann et al. 2009, 2010; Skinner und McLellan 1980; Jones et al. 2017; Mezzani 2017; Binder et al. 2008; Tschakert und Hofmann 2013). (⬘ Abb. 12.3). Ursache für diesen typischen Verlauf der LaLK ist die Wechselbeziehung von muskulärer Laktat-Produktion und muskulärer sowie systemischer Laktat-Elimination (Brooks 2009, Brooks et al. 2022b). Eine mathematische Beschreibung der physiologischen Grundlagen wurde von Mader und Heck (1986) vorgestellt.

12

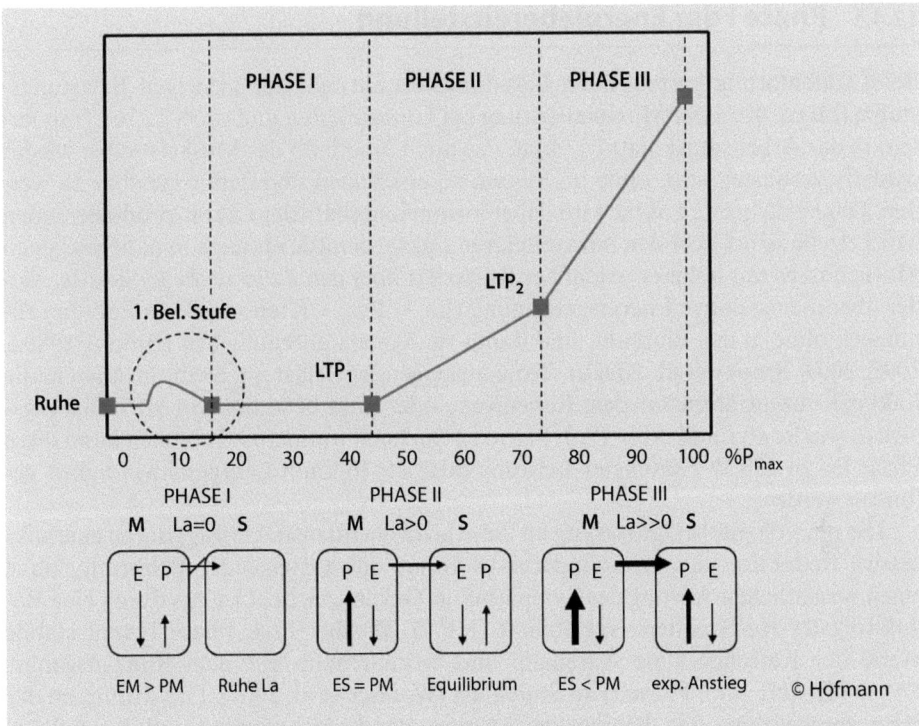

**Abb. 12.3** Schematisch-theoretischer Verlauf der Laktat-Leistungs-Kurve bei konsequenter Anwendung der Laktat-Shuttle-Theorie. Am Beginn kann durch das verzögerte Ansteigenden der Sauerstoffaufnahme kurzzeitig die Laktat-Konzentration als sog. „Anlauf-Laktatbildung" leicht ansteigen, wird aber rasch wieder auf Ruhewerte im weiteren Verlauf der Belastung abgebaut (sofern die Anfangsbelastung niedrig genug gewählt wurde). Nachfolgend bleibt trotz ansteigender Belastung die La-Konzentration im Ruhebereich, da in dieser ersten Phase Laktat, das im Muskel produziert wird, auch innerhalb des Muskels wieder oxidativ verwertet wird. Es tritt kein Laktat ins System über, und die systemische Laktat-Konzentration bleibt auf den Ruhe-Ausgangsniveau. Ab einer bestimmten Belastungshöhe wird im Arbeitsmuskel mehr Laktat produziert, als der Muskel selbst verstoffwechseln kann, und es diffundiert ein Teil des entstehenden Laktats in das System, wo es über den Kreislauf zu anderen Organen (Herz, Gehirn, ruhender oder niedrig intensiv mitarbeitender Muskel) transportiert, dort aufgenommen und oxidativ verwertet oder zur Glukoneogenese verwendet wird. Der Übergang von Phase I zur Phase II wird als erster Laktat Turn Point ($LTP_1$, $LT_1$) (Binder et al. 2008; Hofmann et al. 1992a, 1994a, b, 1997a) beschrieben. Mit ansteigender Belastung steigt in der Phase II auch die Laktat-Konzentration im Blut, kann aber durch eine entsprechende systemische Eliminationsrate kompensiert werden. Wird die systemische Abbaurate für Laktat überschritten, kommt es in der Phase III zu einem exponentiellen Anstieg der Laktat-Konzentration und zu einem Abbruch der Belastung aufgrund einer nicht mehr kompensierten Azidose. Der Übergang von Phase II zu III wird als zweiter Laktat Turn Point ($LTP_2$, $LT_2$) beschrieben (Binder et al. 2008; Hofmann et al. 1992a, 1994a, 1997a). (M = Muskel; S = System; La = Laktat; E = Elimination; P = Produktion)

Für den ergometrischen Mehr-Stufen-Test kann man daher unter Anwendung der Laktat-Shuttle-Theorie von drei Phasen (Phase I/II/III) der muskulären Energiebereitstellung ausgehen, welche die Bestimmung von zwei Schwellen (TP1/TP2) begründet. Diese Phasenstruktur ist auch bei allen anderen physiologischen Kenngrößen wie z. B. der Ventilation oder den Atemäquivalenten klar erkennbar (Binder et al. 2008).

### 12.4.1 Phase I der Energiebereitstellung

Beim stufenförmig ansteigenden Belastungstest entsteht auf niedrigen Belastungs-stufen (bis ca. 40 % der Maximalleistung bei Untrainierten und ca. 60 % bei Trainier-ten) in der Arbeitsmuskulatur Laktat, das auch innerhalb des Muskels selbst wieder oxidativ verwertet wird, ohne im System zu erscheinen und damit messbar zu wer-den. Das entstehende Laktat wird dabei sowohl innerhalb der Laktat-produzierenden Muskelzelle selbst über den intrazellulären Laktat-Shuttle als auch in nahegelegenen Muskelfasern mit höherer oxidativer Kapazität über den Zelle-zu-Zelle-Shuttle, wie-der über die oxydative Energiegewinnung (La → Pyr → Krebs-Cycle → Energie) eli-miniert, ohne in der Blutbahn und damit im System aufzutauchen (Brooks 1986a, 2002, 2009, Brooks et al. 2022b). Trotz ansteigender Belastung bleibt im System die Laktat-Konzentration auf dem Ruheniveau oder sinkt bei erhöhtem Vorbelastungs-niveau wieder ab (in ◨ Abb. 12.3: Phase I). Bei hoch trainierten Personen kann diese Phase bis zu 260 W Ergometer-Leistung oder 15–16 km/h Laufgeschwindigkeit ge-funden werden.

Die physiologische Anpassung an diese niedrige Intensität erfolgt durch eine suk-zessive Reduktion des Parasympathikus-Tonus mit ansteigender Belastung, ohne einen wesentlichen Anstieg des Sympathikus. Gekennzeichnet ist das durch eine Re-duktion der Herzfrequenz-Variabilität (HFV) (◨ Abb. 12.4: Phase I) und stabile Werte der Katecholamine Adrenalin und Noradrenalin auf dem Ruheausgangs-niveau (◨ Abb. 12.5: Phase I) im Stufentest (Wonisch et al. 2007). Das Minimum der HFV kennzeichnet den Beginn des Anstiegs der Katecholamine und der Laktat-konzentration im Blut (Mateo-March et al. 2022; Rogers et al. 2022).

**12**

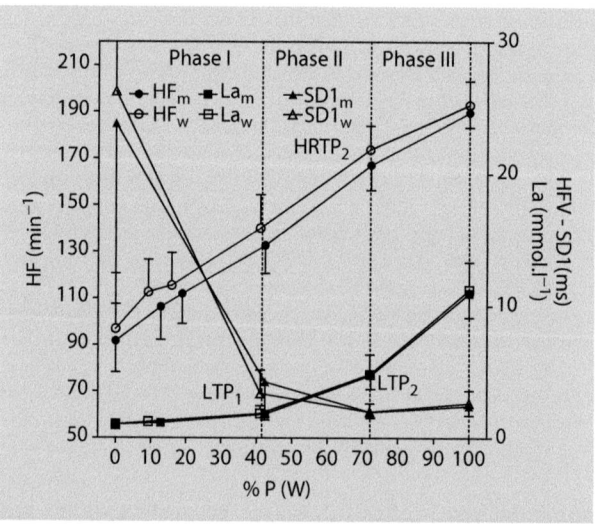

◨ **Abb. 12.4** Verlauf der Blut-Laktat-Konzentration (La) der Herzfrequenz (HF) und der Herzfrequenz-Variabilität (HFV) bei jeweils 20 männlichen und weiblichen trainierten Personen im Stu-fen-Test am Fahrrad-Ergometer. Die Phase I ist gekennzeichnet durch einen starken Abfall der HFV (SD1) bis zum LTP1 als Kennzeichen der starken Reduktion des Parasympathikus-Einflusses. In der Phase II zwischen LTP1 und LTP2 erfolgt nur mehr ein geringer Abfall, und ab dem LTP2 steigt die HFV minimal wieder an. (Mod. nach Zechner 2011)

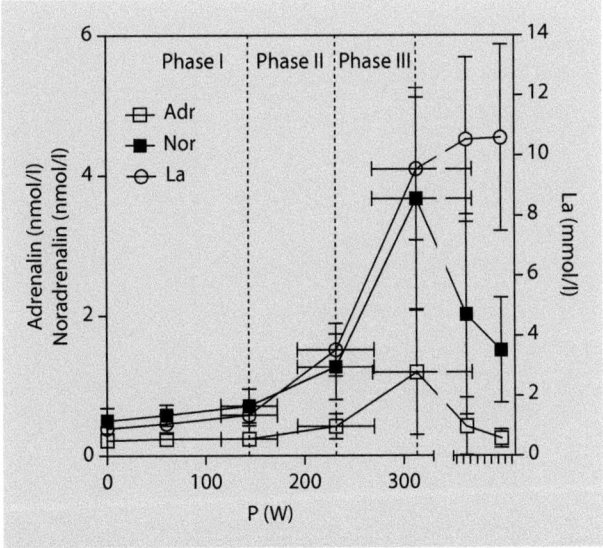

**Abb. 12.5** Verlauf der Blut-Laktat-Konzentration (La) und der Plasma-Katecholamine Adrenalin und Noradrenalin bei 21 männlichen trainierten Personen im Stufen-Test am Fahrrad-Ergometer (Hofmann und Pokan 1996). Die Phase I ist gekennzeichnet durch einen minimalen Anstieg der Katecholamine bis zum LTP$_1$ (als Kennzeichen der starken Reduktion des Parasympathikus-Einflusses ohne verstärkten Anstieg der Sympathikus-Aktivität). In der Phase II zwischen LTP$_1$ und LTP$_2$ erfolgt ein geringer Anstieg aller Kenngrößen, und ab dem LTP$_2$ steigen sowohl La als auch die Katecholamine exponentiell im Sinne einer Notfallreaktion an

In dieser Phase bleibt die HF meist unter 70 % der maximalen HF und steigt meist nur langsam an (◘ Abb. 12.6: Phase I). Die Anpassung des Herzminutenvolumens (HMV) erfolgt bei gesunden Personen über einen deutlichen Anstieg des Schlagvolumens über die Steigerung der linksventrikulären Auswurffraktion (LVEF) (Hofmann et al. 1994b; Pokan et al. 1997). Das enddiastolische Volumen (EDV) nimmt in dieser in der Phase I leicht zu und das endsystolische Volumen (ESV) nimmt bis zum LTP$_1$ leicht ab. Durch dieses Ausnutzen der Volumenreserven des Herzens ist die Steigerung der HF meist deutlich reduziert und steigt erst später linear weiter an. Eine Belastung in Phase I wird als kaum bis wenig Beanspruchend empfunden und in der Abfrage der Borg-Skala (Borg 1982; Noble et al. 1983) werden auf einer Skala von 6–20 Werte unter 10 bestätigt (Scherr et al. 2013).

Wird die Grenze der innermuskulären oxidativen Stoffwechselrate für Laktat überschritten, wird das entstehende Laktat über Diffusion und Laktat-Transporter (Monocarboxyl-Transporter, MCTs) in den Kreislauf transportiert. Dieser Punkt des ersten Anstiegs der Blut-Laktat-Konzentration über den Ruhewert wurde von Wasserman und McLellan (1964) als „anaerobic threshold" bezeichnet. Da dieser Schwellenwert im europäischen Sprachraum jedoch als „aerobe Schwelle" bezeichnet wurde, wird vorgeschlagen diese Schwellen-Begriffe durch eine neutrale und logisch konsequente Terminologie zu ersetzen (Hofmann und Tschakert 2011). Es wird dieser Schwellenwert daher als erster Laktat Turn Point (LTP$_1$) beschrieben (Hofmann et al. 1997a, 2010), der das Ende der Phase I kennzeichnet. Als Beschreibung der Stoffwechselsituation der Phase I kann man in Anlehnung an Antonutto und Di-

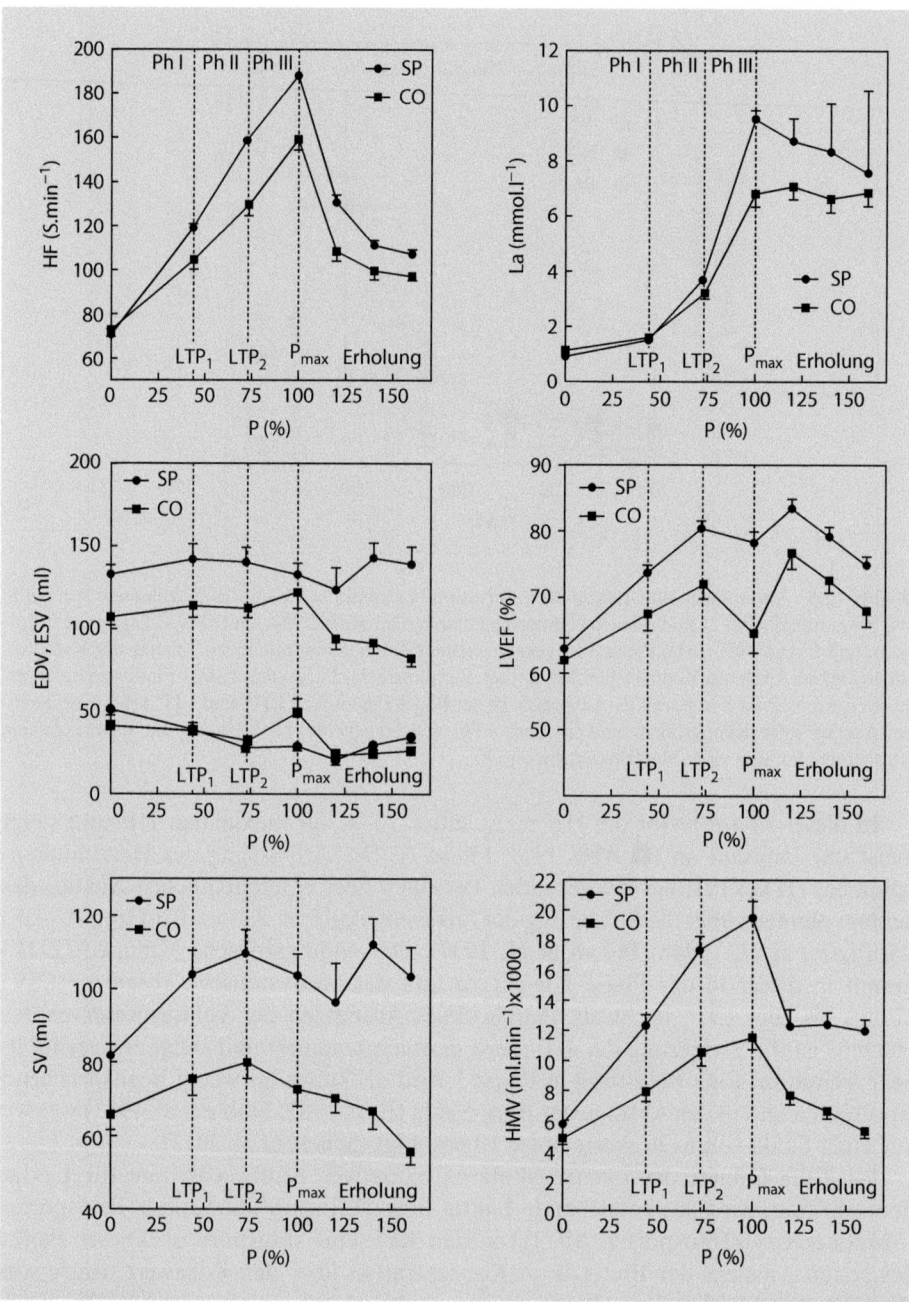

**◘ Abb. 12.6** Verlauf der Laktat-Konzentration (La), der Herzfrequenz (HF) und der links-ventrikulären Auswurffraktion (LVEF) sowie der gerechneten Kenngrößen enddiastolisches (EDV) und endsystolisches (ESV) Volumen, Schlagvolumen (SV) und Herzminutenvolumen (HMV) bei trainierten Sportstudenten (SP) und gesunden älteren Kontroll-Personen (CO). (Mod. nach Hofmann et al. 1996b)

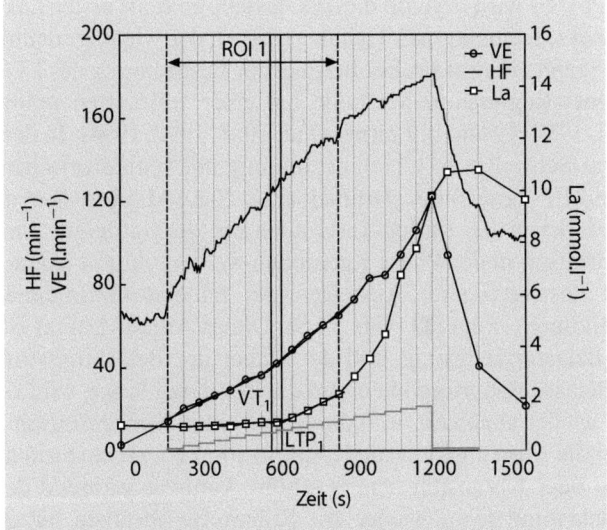

**Abb. 12.7** Beispiel für die Bestimmung des ersten Laktat Turn Points (LTP₁) mit einem linearen „Break-point"-Regressions-Modell bei einer trainierten männlichen Person (Hofmann et al. 1994a, b; Leitner et al. 1988). Neben der Bestimmung des $LTP_1$ wurde auch der erste Umstellpunkt der Ventilation ($VT_1$) mit der gleichen Regressions-Methode bestimmt. Die Bestimmung der Kennwerte erfolgt in vordefinierten Bereichen (Region of Interest, $ROI_1$) zwischen erstem La-Wert am Ende der ersten Belastungsstufe und dem La-Wert bei 65 % $P_{max}$

Prampero (1995) von einer lokal-muskulär balancierten Phase sprechen. Gekennzeichnet ist die Phase I durch

- eine niedrige Kreislaufbelastung von unter 70 % der $HF_{max}$,
- keine Sympathikus Aktivierung und Ruhe-Katecholamin-Werte (Wonisch et al. 2007; Pokan et al. 1995)
- die vorrangige Rekrutierung langsamer Typ-I-Muskelfasern (sofern die Bewegungsfrequenz nicht zu hoch ist),
- einen dominanten Fett-Stoffwechsel, der durch einen niedrigen respiratorischen Quotienten (RQ) gekennzeichnet ist und
- eine geringe subjektive Anstrengung.

Der erste Umstellpunkt der Laktat-Konzentration wird oft auch als „aerobe Schwelle", „lactate threshold" (LT), „aerobic threshold" (AeT) oder auch „anaerobic threshold" (AT) nach Wasserman und McIlroy (1964) bezeichnet. Dies führt immer wieder zu Verwechslungen und Verwirrung, und es wurde daher vorgeschlagen, eine einheitliche Definition von Umstellpunkten anzuwenden (Chamari und Padulo 2015; Hofmann und Tschakert 2011; Tschakert und Hofmann 2013). Dies ist im Einklang mit Brooks et al. (2019, S. 231), die den Begriff aus klar nachvollziehbaren physiologischen Gründen als „Fehlbezeichnung" („misnomer") einstuften und daher ablehnen (Brooks 2021a).

Der erste Anstieg der Laktatkonzentration im Blut gibt demnach keine Information über einen beginnenden anaeroben Stoffwechsel, sondern beschreibt nur den Anstieg der Laktat-Konzentration im Blut über die Ausgangswerte als Kennzeichen einer nicht mehr ausreichenden Laktat-Elimination im Muskel selbst

(Brooks 1986a, b). Es wird deshalb dieser Umstellpunkt als erster Laktat-Turn-Point (LTP$_1$) bezeichnet (Hofmann und Tschakert 2011), der wie folgt definiert wird.

◻ Abb. 12.7 zeigt ein praktisches Beispiel der Bestimmung des LTP$_1$ mittels linearer „Break-point"-Regressions-Methode bei einer trainierten männlichen Person (Hofmann et al. 1988, 1994a, b; Leitner et al. 1988, 1992, 1994). In der Literatur werden diese Laktat-Schwellen in Übereinstimmung mit ventilatorischen Schwellen oft auch als LT$_1$ und LT$_2$ bezeichnet (Jamnick et al. 2020; MacIntosh et al. 2021).

In der Praxis kann bei Stufen-Tests auch ein geringfügiger Anstieg der Blut-Laktat-Konzentration in der Phase I gefunden werden, da mit jedem Stufenanstieg, bedingt durch das verzögerte Ansteigen der Sauerstoffaufnahme, eine geringe Anlauflaktat-Bildung erfolgt (◻ Abb. 12.8). Dieses Anlauf-Laktat ist abhängig von der Höhe des Belastungssprungs und der Dauer der Belastungsstufe (Petter et al. 2006). Ist der Belastungssprung klein und die Zeitdauer lange, wird das entstandene Anlauf-Laktat wieder abgebaut, und die Blut-Laktat-Konzentration bleibt auf dem Ruheniveau. Ist die Ausgangs-Laktat-Konzentration vor einem Stufentest z. B. durch Vorbelastungen oder Nervosität bereits erhöht, kann sie während der Phase I trotz ansteigender Belastung sogar wieder auf Ruhewerte absinken. Ist der Belastungssprung groß und die Zeitdauer kurz, kann das entstandene Anlauf-Laktat nicht eliminiert werden, und die Blut-Laktat-Konzentration steigt von Beginn an kontinuierlich an. Dieses methodische Problem der Zeit- und Belastungssprungabhängigkeit der Laktat-Kinetik sollte man bei der Planung und der Auswahl eines Stufen-Tests berücksichtigen (▶ Abschn. 12.8).

Dauerbelastungen in der Phase I führen zu einem Laktat-Gleichgewicht mit Ruhe-Laktat-Werten (◻ Abb. 12.2, 12.11, 12.12, 12.13) und können mehrere Stunden, im Extremfall bei ent-sprechend trainierten AthletInnen auch 24 h durchgehalten werden, solange entsprechend Nahrung und Flüssigkeit zugeführt wird und keine orthopädischen Probleme vorzeitig zum Abbruch zwingen (Pokan et al. 2014). Auch schwere körperliche Arbeit über 8–12 h wird beinahe ausschließlich in diesem Bereich absolviert, da sonst keine Erholung bis zur nächsten Arbeitsbelastung mehr

**12**

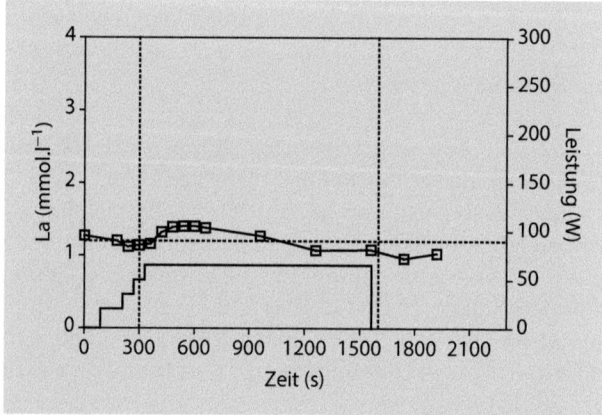

◻ **Abb. 12.8** Verlauf der Laktat-Konzentration im Blut bei einem stufenförmigen Anstieg der Belastung auf eine konstante Dauerbelastung bis unter den ersten Laktat Turn Point (LTP$_1$) bei einer Einzelperson. Erkennbar ist, dass ein kurzfristiger Anfangsanstieg des La bereits nach wenigen Minuten wieder auf das Ruhe-Ausgangsniveau reduziert wird

möglich ist (Fasching et al. 2020; Rinnerhofer 2012; Wultsch et al. 2012). Ebenso werden die niedrig-intensiven Teile des Ausdauertrainings bei hochtrainierten Ausdauerathleten (sog. Volumen-Training) mit ca. 70–90 % des Gesamttrainingsvolumens unter dem ersten Turn Point (LTP$_1$, VT$_1$) beschrieben (Esteve-Lanao et al. 2005, 2007; Seiler und Kjerland 2006; Casado et al. 2022; Campos et al. 2022; González-Ravé et al. 2021).

## 12.4.2 Phase II der Energiebereitstellung

In der Phase II (zwischen ca. 40 % und 75 % der Maximalleistung) steigt in Abhängigkeit vom Protokoll (Zeitdauer und Höhe der Belastungssprünge) die Laktat-Konzentration im Blut an (◘ Abb. 12.3: Phase II), stabilisiert sich aber bei entsprechend langer Stufendauer von mehr als 5–6 min auf einem konstanten Niveau. Die oxidative Kapazität des gesamten Organismus ist ausreichend, das aus der Arbeitsmuskulatur anfallende Laktat zu verstoffwechseln und es entsteht ein metabolisch balancierter Zustand im System, der jedoch durch die Glykogenreserven zeitlich limitiert ist (Walberg-Rankin 1995; Miura et al. 2000; Ivy 1991). Der Anstieg der Laktat-Konzentration ist proportional zur Belastung und umso höher, je höher die Belastung ansteigt. Mit ansteigender Intensität sinkt der Anteil der Fettverwertung und dir Kohlenhydrat-Verwertung steigt, erkennbar am ansteigenden RQ, entsprechend an. Die Flexibilität der Anpassung des Stoffwechsels an Belastungen ist ein wesentliches Leistungselement (San-Milan und Brooks 2018). Das Ende der Phase II und der Übergang zur Phase III wird mit der zweiten abrupten Änderung der Laktat-Konzentration, dem sog. zweiten Laktat Turn Point (LTP$_2$), bestimmt (Davis et al. 1983; Hofmann et al. 1997a; Hofmann und Tschakert 2011; Tschakert und Hofmann 2013). Die Herzfrequenz steigt bei normalen physiologischen Bedingungen (Hofmann et al. 1997a; Birnbaumer et al. 2020, 2023) in dieser Phase linear von ca. 70 % auf Werte bis 90 % der maximalen HF an. Die Muskeltätigkeit ist durch die zusätzliche Rekrutierung schneller Muskelfaseranteile gekennzeichnet, und als Kennzeichen einer erhöhten Sympathikus-Wirkung ist die HFV bereits auf ein Minimum reduziert (◘ Abb. 12.4: Phase II), um beim Erreichen von kapazitiven Grenzen und dem Auftreten von Ermüdung weiter anzusteigen. Die Katecholamine steigen als Kennzeichen der Sympathikus-Wirkung leicht an (◘ Abb. 12.5: Phase II). HMV, LVEF, HF und SV steigen linear mit der Belastung an, das EDV bleibt annähernd gleich, und das ESV sinkt als Kennzeichen der verstärkten Kontraktilität weiter ab (◘ Abb. 12.6: Phase II). Das subjektive Anstrengungsempfinden wird auf der 6–20-teiligen Skala von Borg am Ende der Phase II bei ca. 14 eingestuft (Scherr et al. 2013) und kann sowohl zur Schwellenbestimmung als auch zur Abschätzung des mLaSS verwendet werden (Madrid et al. 2016).

Für die Bestimmung des zweiten Umstellpunktes werden verschiedenste Begriffe wie z. B. „anaerobe Schwelle", „anaerobic threshold" (AT, AnT), „individual anaerobic threshold" (IAT), „lactate turn point" (LTP), „second lactate turn point" (LTP$_2$) oder „maximales lactate steady state" (mLaSS) verwendet. Wie bereits erwähnt, sollte der Begriff „anaerob" jedoch nicht mehr verwendet werden, da er nicht den tatsächlichen physiologischen Bedingungen entspricht und als Fehlbezeichnung qualifiziert wurde (Brooks et al. 2005, S. 231; Hagberg 2022; Chamari und Padulo 2015). ◘ Abb. 12.9 zeigt die Bestimmung des zweiten Umstellpunktes (LTP$_2$) aus der

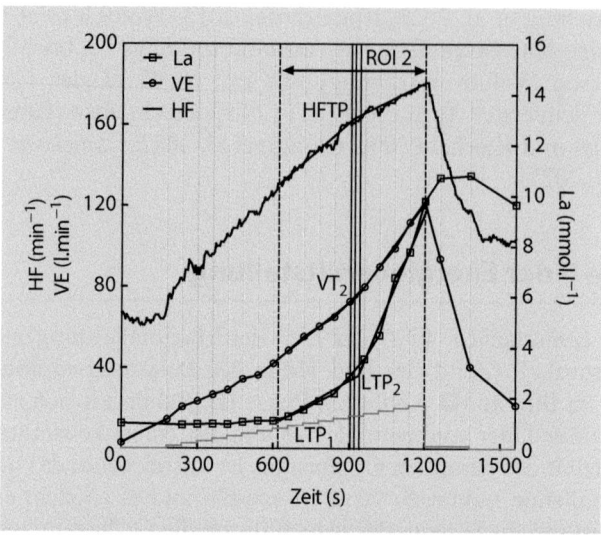

**◨ Abb. 12.9** Beispiel für die Bestimmung des zweiten Laktat Turn Points mit einem linearen „Break-point"-Regressions-Modell bei einer trainierten männlichen Person (Hofmann et al. 1994a, b). Neben der Bestimmung des LTP$_2$ wurden auch der Herzfrequenz Turn Point (HFTP) und der zweite Umstell-punkt der Ventilation (VT$_2$) mit der gleichen Regressions-Methode bestimmt. Die Bestimmung der Um-stellpunkte erfolgt innerhalb vordefinierter Grenzwerte (Region of Interest, ROI$_2$) zwischen LTP$_1$ und P$_{max}$

Laktat-Leistungs-Kurve im Bereich zwischen LTP$_1$ und P$_{max}$ mit einem linearen „Break-point"-Regressions-Modell (Hofmann et al. 1988, 1994a, 1994b; Leitner et al. 1988, 1992, 1994; Smekal et al. 2002).

Bei Dauerbelastungen in der Phase II steigen bei konstanten La- und VO$_2$-Werten einzelne Kenngrößen wie die HF oder die Atemfrequenz (Af) kontinuierlich leicht an. Diese Phase ist daher ein Schein-Steady-State (Baron et al. 2003), da im Gegen-satz zur Phase I nicht alle Kenngrößen in einem Gleichgewicht bleiben und einzelne Kenngrößen sogar bei entsprechend langer Dauer der Belastung bis zum Maximal-wert ansteigen können (Tschakert et al. 2022; Birnbaumer et al. 2022) (◨ Abb. 12.10). Die Laktatkonzentration im Blut stabilisiert sich in der Phase II auf einem konstanten, von der Belastungshöhe abhängigen Niveau und bildet ein sog. Laktat-Steady-State aus (Beneke 2003a, b; Moser et al. 2015) (◨ Abb. 12.2, 12.11, 12.12, 12.13). Die höchste Belastung, bei der sich bei einer 30-minütigen Dauer der Belas-tung in den letzten 20 min gerade noch ein Gleichgewicht des Laktats einstellt, wird als „maximales Laktat-Steady-State" (mLaSS) oder als Bereich der maximalen „Laktat-Abbau-Rate" (Brooks 2009) bezeichnet (◨ Abb. 12.11). Man kann diese Phase als „systemisch balancierten Zustand" bezeichnen (Antonutto und DiPram-pero 1995; Tschakert und Hofmann 2013). Die Leistungsfähigkeit am mLaSS kenn-zeichnet die allgemeine Ausdauerleistungsfähigkeit und hat eine bessere Vorhersage-kraft für Ausdauerleistungen, als die maximale Sauerstoff-Aufnahme (Bassett und Howley 2000; Denadai und Greco 2022). Da für die Bestimmung des mLaSS per De-finition eine auf 30 min begrenzte Belastungszeit verwendet wird, kann mit diesem Verfahren weder die maximale Dauer (Kapazität) noch das Auftreten von Ermüdung

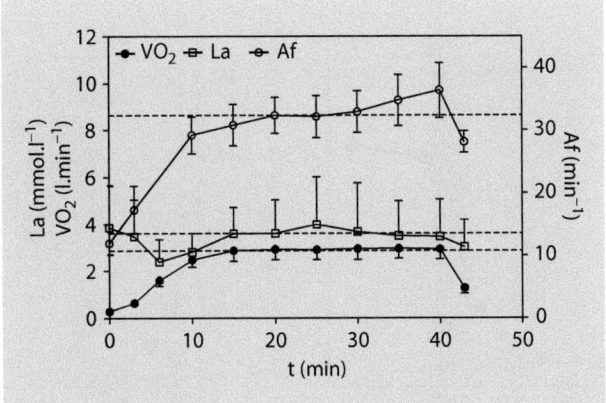

**Abb. 12.10** Sauerstoff-Aufnahme ($VO_2$), Blut-Laktat-Konzentration (La) und Atemfrequenz (Af) während einer intensiven Dauerbelastung am zweiten Laktat Turn Point ($LTP_2$) bei trainierten Personen. $VO_2$ und La zeigen ein typisches Steady State, die Af steigt aber gegen Ende der Belastung bereits deutlich in Richtung maximaler Af-Werte an

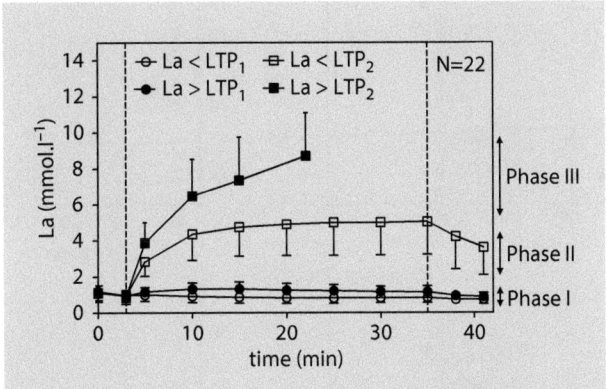

**Abb. 12.11** Blut-Laktat-Konzentration bei Dauerbelastungen über 30 min am Fahrrad-Ergometer unter und über dem ersten ($LTP_1$) und zweiten ($LTP_2$) Laktat-Umstellpunkt bei einer leistungs-, alters- und geschlechtsinhomogenen Gruppe (Hofmann et al. 2012). Belastungen unter dem $LTP_1$ zeigen keinen Anstieg des La über den Ruhewert (Phase I); eine minimal höhere Belastung (5 % $P_{max}$) führt bereits zu einem geringfügig, aber signifikant erhöhten La-Konzentration. Belastungen bis knapp unter den $LTP_2$ (5 % $P_{max}$) führen zu einem La-Gleichgewicht über 30 min (Phase II), eine minimal höhere Belastung über dem $LTP_2$ (Phase III) führt aber bereits zu einem deutlichen Anstieg und zu einem raschen Belastungsabbruch

beurteilt werden. Ein Beispiel für die unterschiedliche Durchhaltedauer (Ausdauer) bei relativ gleicher Belastungsintensität (Tschakert et al. 2022) ist im Kap. 14 dargestellt. Zusätzlich ist erkennbar, dass bei einer Belastung bis zur maximal möglichen Dauer ($t_{max}$) auch die Laktat-Konzentration ermüdungsbedingt aus einem bestehenden LaSS heraus wieder ansteigen kann und damit die Praxis der Begrenzung der Belastungszeit auf 30 min für die Bestimmung des mLaSS kritisch hinterfragt werden kann.

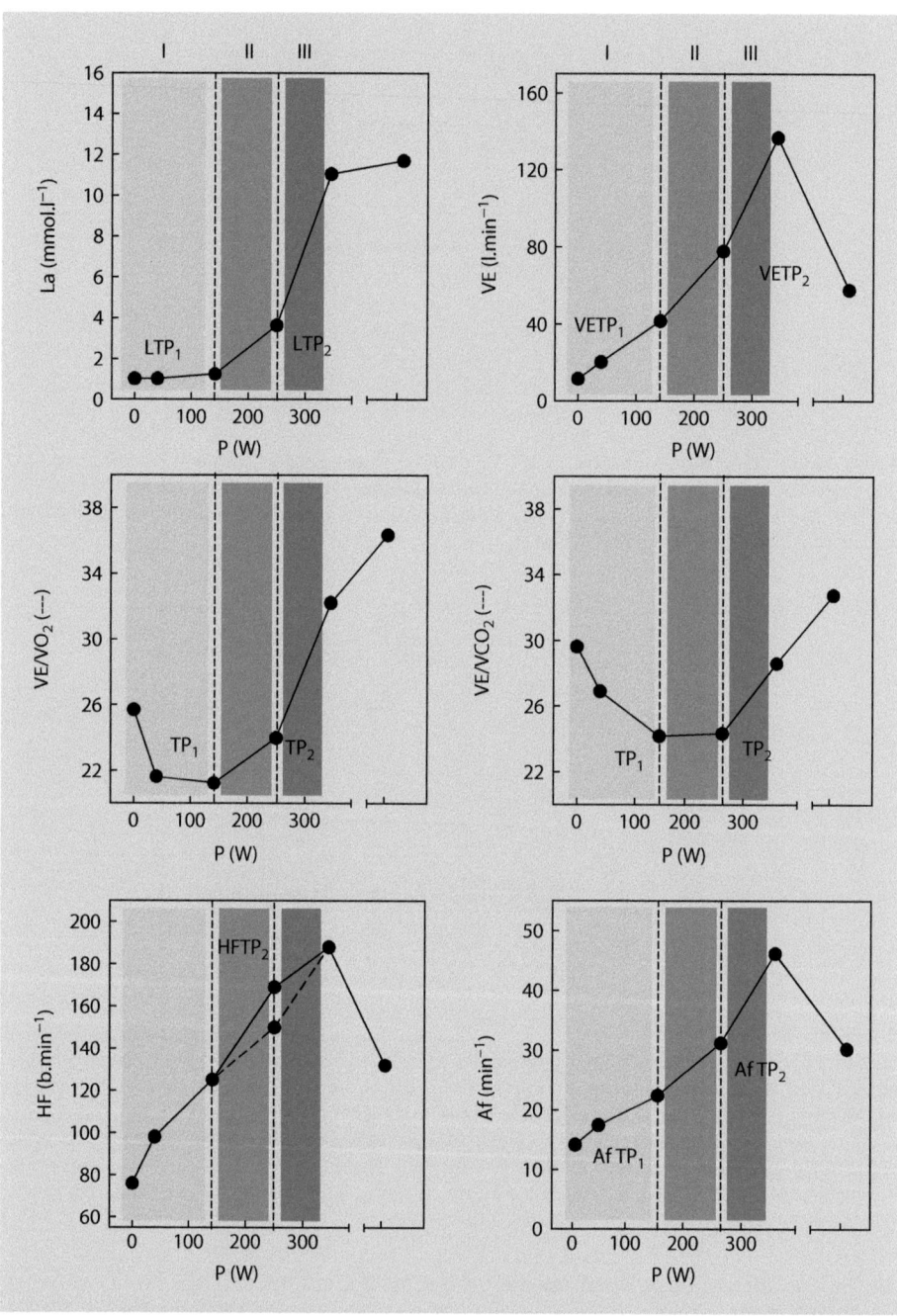

**Abb. 12.12** Festlegung von Trainingsbereichen über Umstellpunkte physiologischer Kenngrößen. (Mod. nach Hofmann und Tschakert 2013)

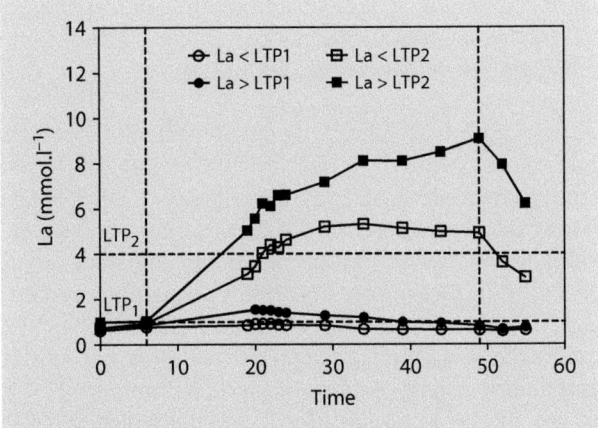

**◼ Abb. 12.13**    Blut-Laktat-Konzentration bei Dauerbelastungen am Handkurbel-Ergometer unter und über den Laktat-Umstellpunkten 1 und 2 bei einem Hochleistungs-Kajak-Athleten. Belastungen unter dem $LTP_1$ zeigen keinen Anstieg des La über den Ruhe-Wert; eine minimal höhere Belastung (5 % $P_{max}$) führt bereits zu einem geringfügigen aber signifikant erhöhten La-Konzentration. Belastungen bis knapp unter den $LTP_2$ (5 % $P_{max}$) führen zu einem La-Gleichgewicht über 30 min, eine minimal höhere Belastung über dem $LTP_2$ führt aber bereits zu einem deutlichen Anstieg und zu einem raschen Belastungsabbruch

### 12.4.3    Phase III der Energiebereitstellung

Steigt die Belastung im Stufentest weiter an und übersteigt den zweiten Schwellenwert, wird die muskuläre Laktat-Produktion so groß, dass immer mehr Laktat aus den Muskeln ins Blut exportiert wird. Diese dadurch immer stärker ansteigende Laktat-Konzentration im Blut kann durch die oxidativen Möglichkeiten zur Laktat-Elimination (ruhender und arbeitender Muskel, Leber, Herz, Gehirn usw.) nicht mehr ausgeglichen werden. Der Anstieg der Laktat-Konzentration im Blut ist daher exponentiell (◼ Abb. 12.3: Phase III). Die Belastung wird durch den starken Abfall des pH-Wertes limitiert und muss erschöpfungsbedingt bereits nach wenigen Minuten abgebrochen werden. Diese Belastungsphase ist durch einen stark überschießenden Anstieg der Katecholamine Adrenalin und Noradrenalin gekennzeichnet (◼ Abb. 12.5: Phase III), was auf eine Art Notfallreaktion des Organismus hinweist. Die HF erreicht maximale Werte, der Anstieg ist jedoch, bedingt durch eine deutliche Sättigung der ß1-Adreno-Rezeptoren durch die hohen Stresshormon-Werte bei gesunden jungen Personen deutlich weniger stark steigend (Hofmann et al. 1997a, 2001, 2005; Birnbaumer et al. 2020, 2023) (◼ Abb. 12.6: Phase III). In dieser Belastungsphase werden zunehmend schnelle Muskelfaser-Anteile rekrutiert, die durch ihre rasche Ermüdbarkeit zu einer immer größeren Rekrutierung des Faserpotenzials führt. Dies ist an einem starken Anstieg der EMG-Amplitude und einer Verschiebung des Frequenzspektrums erkenn- und messbar (Hofmann et al. 1992b, 1994a; Ertl et al. 2016).

Das HMV flacht ebenfalls ab. Dies ist bedingt durch eine Abflachung der HF und des SV, die ihre Ursache bei gesunden Personen in einer Reduktion des EDV ohne Änderung des ESV und einer deutlichen Reduktion der LVEF hat (◘ Abb. 12.6: Phase III).

Bereits eine geringfügige Überschreitung des Schwellenwertes führt zu einer deutlichen Einschränkung der Muskelkontraktion und damit der Belastungsdauer bei Männern und Frauen (Azevedo et al. 2021; Iannetta et al. 2018; Pelarigo et al. 2016). Eine Dauerbelastung in diesem Bereich ist daher nur kurz und unter hoher Willensanstrengung durchhaltbar. Je nach Höhe der Belastung über dem $LTP_2$ und dem Trainingszustand kann die Belastung 20–30 min ausgeführt werden oder muss bereits nach wenigen Minuten abgebrochen werden (Tschakert et al. 2022; Birnbaumer et al. 2022). Diese Phase ist dadurch gekennzeichnet, dass sich kein metabolisch balancierter Zustand mehr einstellt (Antonutto und DiPrampero 1995). ◘ Abb. 12.11 zeigt den Verlauf der Laktat-Konzentration bei Dauerbelastungen knapp über und unter $LTP_1$ und $LTP_2$. Eine Verlängerung der Belastungszeit bei Intensitäten in der Phase III kann durch eine intervallartige Belastungsgestaltung erzielt werden (Tschakert und Hofmann 2013; Tschakert et al. 2015, 2016; Moser et al. 2015).

Die funktionellen Umschaltprozesse können nicht nur als Umstellpunkte in der Laktat-Leistungs-Kurve (Davis et al. 1983; Hofmann et al. 1992, 1994a, 1995b, c; Binder et al. 2008; Jones et al. 2017; Mezzani 2017), sondern auch als Umstellpunkte von Atemkenngrößen wie der Ventilation ($VT_1$/$VT_2$) (Algrøy et al. 2011; Binder et al. 2008; Deruelle et al. 2007; Fasching et al. 2020) oder der Atemäquivalente für $O_2$ und/oder $CO_2$ (Binder et al. 2008; Wasserman 1986) (◘ Abb. 12.12), aber auch an Deflexionspunkten der Herzfrequenz (Conconi et al. 1982, 1996; Droghetti et al. 1985; Hofmann et al. 2000; Hofmann und Pokan 2010; Birnbaumer et al. 2020, 2023) (◘ Abb. 12.6) oder der Herzfrequenz-Variabilität (Aimet et al. 2001; Zechner 2011) (◘ Abb. 12.4) bestimmt werden (Hofmann und Tschakert 2011). Die Erfassung dieser Kennwerte hat eine hohe Relevanz für die Beurteilung der Ausdauerleistungsfähigkeit gesunder trainierter und untrainierter Personen im Sport (Hollmann und Strüder 2009), in der Arbeitsphysiologie (Astrand 1992; Åstrand et al. 2003; Fasching et al. 2020), aber auch in der Diagnose und Behandlung chronisch kranker Personen (Wasserman et al. 2005; Ehrmann et al. 2009; Jones et al. 2017; Mezzani 2017). Durch die Bestimmung und Interpretation der Umstellpunkte kann in Verbindung mit den maximalen Kennwerten die Anpassung an Training und vor allem an Ausdauertraining am sichersten beurteilt werden. Aus dem Niveau der maximalen Leistung und der Leistung an den Umstellpunkten können Leistungsprognosen erstellt werden, und das Training kann nach metabolischen Zielgrößen in spezifische Intensitätsbereiche unterteilt werden (Binder et al. 2008; Tschakert und Hofmann 2013; Jones et al. 2017; Mezzani et al. 2013; Mezzani 2017; Beneke et al. 2011). Die wesentlichsten Bereiche sind der Bereich der Grundlagenausdauer-Entwicklung unter dem ersten Umstellpunkt, der Bereich zwischen beiden Umstellpunkten – früher auch als Schwellenbereich bezeichnet – und der Bereich hoher und höchster Belastungen über dem zweiten Umstellpunkt bis hin zu maximalen und supramaximalen

Belastungen (◨ Abb. 12.12). In aktuellen Ausdauer-Trainingskonzepten des Spitzensports (Esteve-Lanao et al. 2007) wird dem Schwellenbereich nur mehr ein untergeordneter Stellenwert zugeordnet, obgleich im Nachwuchssport oder bei untrainierten Personen dieser Intensitätsbereich als intensive Trainingszone sicher auch weiterhin seine Berechtigung als Ergänzung zum Grundlagentraining behält (Philp et al. 2008). Dem Übergangsbereich und der Bestimmung der Umstellpunkte wird auch in der Trainingstherapie ein zunehmendes Interesse gewidmet, um die Trainingszonen sehr genau auf einem für Patienten/innen tolerierbaren Belastungsniveau festlegen zu können (Binder et al. 2008; Pokan et al. 2002; Jones et al. 2017; Mezzani 2017; Mezzani et al. 2013). Ein aktuelles Beispiel einer individuell angepassten Belastungsvorgabe im Training von Patientinnen mit Brustkrebs während der Chemotherapie wurde von Kiesl et al. (2022) vorgestellt.

In der Praxis erfolgt die Bestimmung der Umstellpunkte am einfachsten durch das Bestimmen der Laktat-Leistungs-Kurve bei stufenförmig ansteigender Belastung in einem standardisierten Ergometer-Test (Hofmann 2009). Lange Zeit war es üblich, Schwellen bei einer fixen Laktat-Konzentration von 2, 3 oder 4 mmol.$l^{-1}$ festzulegen. Diese Verwendung von fixen Größen der Laktat-Konzentration (wie auch für andere physiologische Kenngrößen) wird jedoch den individuellen Regulationsverhältnissen nicht gerecht, sodass man heute diese Konzepte nicht mehr anwenden und individuelle Umstellpunkte physiologischer Kenngrößen verwenden sollte (Faude et al. 2009; Faude und Meyer 2008). Auch Heck et al. (2022, S 252) weisen darauf hin, dass durch die Abhängigkeit der Laktatproduktion vom Protokoll (der Belastungsanstiegsgeschwindigkeit) jeweils an das Protokoll angepasste Laktat-Konzentrationswerte (sog. Ankerpunkte) verwendet werden sollen, um das mLaSS möglichst gut abzuschätzen. Da jedoch für jede Anstiegsgeschwindigkeit ein eigener Ankerpunkt aus einer Mittelwertgrafik abgeleitet werden muss, ist auch das Verwenden von Fixgrößen oder Ankerpunkten aus unserer Sicht abzulehnen. Individuelle Schwellenwerte sind daher zu bevorzugen. Eine weitere Einschränkung ist die Abhängigkeit der Laktat-Produktion von der Glykogen-Verfügbarkeit, die eine weitere nicht standardisierbare Einflussgröße darstellt und die je nach Substratverfügbarkeit bei gleicher Schwellenleistung zu unterschiedlich hohen Laktat-Konzentrationen im Blut führt (Ivy et al. 1981; Hofmann et al. 1998a).

Grundsätzlich kann man davon ausgehen, dass die Kennwerte der Umstellpunkte gemeinsam mit der maximalen Sauerstoffaufnahme ($VO_{2max}$) die wichtigsten Kenngrößen für die Beurteilung der aeroben Ausdauerleistung darstellen. Die Bestimmung der Umstellpunkte kann, wie gezeigt, über beinahe alle physiologischen Kenngrößen erfolgen (Hofmann et al. 2010). Gemeinsames Ziel aller Bestimmungsverfahren ist die Erfassung von so genannten kritischen Laktat-Abbaubereichen (Brooks et al. 2019), dem klassischen „maximalen Laktat-Steady-State" (mLaSS) (Aunola und Rusko 1992; Beneke 1995; Beneke und von Duvillard 1996; Beneke et al. 1996; Hofmann et al. 1994a; Wonisch et al. 2002), aber auch einem minimalen Laktat-Steady-State am ersten Umstellpunkt (Aunola und Rusko 1988; Wasserman et al. 2005; Beneke et al. 2011; Sietsema et al. 2020).

### 12.4.4 Maximales Laktat Steady State und Schwellen

Das mLaSS ist definiert als diejenige Belastung, bei der sich gerade noch ein Gleichgewicht zwischen muskulärer Laktat-Produktion und Laktat-Abbaurate des gesamten Organismus einstellt und damit die Laktat-Konzentration im But konstant bleibt (Beneke 1995; Beneke und von Duvillard 1996; Beneke et al. 1996; Rusko et al. 1986). Das minimale LaSS ist diejenige Belastung, bei der die Laktat-Konzentration gerade noch auf dem Ruhe-Ausgangswert bleibt oder während Belastung wieder absinkt (Heck et al. 2022, S 238). ◘ Abb. 12.11 zeigt die drei Bereiche in Dauerversuchen mit Belastungen knapp unter und über den Umstellpunkten aus der Fahrrad-Ergometrie. Es ist klar ersichtlich, dass die für den Stufen-Test beschriebene Dreiphasigkeit auch in den Dauerbelastungen (Hofmann et al. 2012) erkennbar ist, vergleichbar mit bereits publizierten älteren Ergebnissen von Wasserman et al. (2005; Sietsema et al. 2020) (vgl. auch ◘ Abb. 12.2). Gleiche Ergebnisse zeigten Wallner et al. (2013) für Belastungen am Laufband bzw. Natmessnig (2014) in einem Einzelversuch für Handkurbel-Belastungen oder auch Spendier et al. (2020) für isolierte Belastungen mit kleinen Muskelgruppen (◘ Abb. 12.13).

Bei der Bestimmung eines LaSS ist zu beachten, dass eine hohe Laktat-Bildung am Beginn der Belastung durch einen zu starken Belastungssprung oder durch eine geringe aerobe Leistungs-fähigkeit in Verbindung mit einer langsamen Sauerstoff-Aufnahmekinetik zu hohen, aber konstanten Laktat-Konzentrationen (8–12 mmol.l$^{-1}$) und damit oft trotz LaSS zu einem frühzeitigen Belastungsabbruch führen kann. Es wird daher wie bei Heck et al. (2022, S 186) beschrieben, eine Aufwärmphase oder eine stufenförmige Annäherung an die Zielbelastung empfohlen, um die sog. Anlauf-Laktatbildung möglichst gering zu halten und das mLaSS möglichst objektiv bestimmen zu können. Für die Beurteilung von wettkampfähnlichen Belastungen sind jedoch sportarttypische Aufwärmphasen und ein abrupter Start der Belastung zur Bewertung der disziplinspezifischen Reaktion nötig.

Da die Bestimmung des mLaSS sehr zeitaufwändig und vor allem für weniger trainierte Personen schwer zumutbar ist, versucht man über kurze stufenförmige Tests über die Bestimmung der Schwellenwerte eine möglichst gute Annäherung an das mLaSS zu erzielen, um die jeweiligen metabolisch-kardio-zirkulatorischen bzw. hormonellen Zielbereiche zu definieren. In einer großen Zahl an Studien wurde der Zusammenhang zwischen dem Goldstandard mLaSS und verschiedensten Schwellenkonzepten untersucht. Eine Zusammenfassung der Literatur zum mLaSS kann bei Heck et al. (2022, S 227–231) nachgelesen werden.

**12**

Bezugnehmend auf das vorgestellte Konzept „Laktat Turn Point" konnten Smekal et al. (2002) zeigen, dass der zweite Laktat Turn Point in der Übereinstimmung mit dem MLaSS gegenüber anderen Schwellenkonzepten überlegen war. Ebenso zeigten Allemann (2018), Moser (2017) und Wruntschko (2018) eine sehr gute Übereinstimmung zwischen dem $LTP_2$ und dem mLaSS und spirometrischen Schwellen, ähnlich wie Pallarés et al. (2016). In den Studien von Allemann (2018) und Wruntschko (2018) wurden retrospektiv verschiedenste Schwellenbestimmungen jeweils mit den mLaSS in großen Stichproben untersucht und der Zusammenhang bestätigt. Da jedoch bereits der Vergleich verschiedener Schwellenkonzepte untereinander zu keiner Übereinstimmung führte (Carter und Newhouse 2019; Galán-Rioja et al. 2020; Arratibel-Imaz et al. 2016; Hauser et al. 2014) und jedes von 14 verschiedenen Konzepten (Poole et al. 2021) zu unterschiedlich hohen Intensitäten führte, ist es logisch nachvollziehbar, dass nicht alle Konzepte das mLaSS abbilden können. Faude et al. (2009) weisen darauf hin, dass einige Laktat-bezogene Schwellen das mLaSS gut annähern können und stellen ebenfalls einen dreiphasigen Rahmen mit zwei Schwellenwerten als Basis für leistungsdiagnostische Tests vor (Meyer et al. 2005). Die Leistung am mLaSS gibt jedoch keinen Hinweis auf die maximale Dauer (Kapazität) für diese bzw. höhere Belastungen (Niemeyer et al. 2022; Faude et al. 2017).

Die Laktat-Konzentration im mLaSS ist ebenfalls keine konstante Größe, sondern vom Alter (Beneke et al. 1996, 2009), der Temperatur (de Barros et al. 2011), Belastungsunterbrechungen zur Probengewinnung (Beneke et al. 2003), der von der Sportart abhängigen Muskelmasse (Beneke et al. 2000, 2003; Beneke et al. 2001) oder z. B. auch der Bewegungsfrequenz (Beneke und Leithäuser 2017) abhängig und zeigt eine deutliche höhere Tag-zu-Tag Variabilität als die Leistung oder die Herzfrequenz (Hauser et al. 2013). Wie bereits Beneke et al. (2000) zeigten auch Smekal et al. (2012), dass die Laktat-Konzentration im mLaSS weder von der Leistungsfähigkeit noch vom Geschlecht beeinflusst war und im Mittel bei $4.80 \pm 1.50$ mmol.l$^{-1}$ (Männer) und $5.22 \pm 1.52$ mmol.l$^{-1}$ (Frauen) gefunden wurde. Unabhängig von der Leistungsfähigkeit war die Leistung am $LTP_2$ signifikant mit der Leistung am mLaSS korreliert. Die Anwendung eines ß1-selektiven Adrenozeptor-Antagonisten bei gesunden Personen hatte keinen Einfluss auf die Leistungsfähigkeit und die Laktat-Konzentration im mLaSS (Wonisch et al. 2002).

## 12.5    Dreiphasigkeit anderer physiologischer Kenngrößen

Neben den Standardgrößen der Leistungsdiagnostik zeigen auch eine Reihe weiterer physiologischer Kenngrößen den für die Blut-Laktat-Konzentration typischen dreiphasigen Verlauf. So finden wir für alle spirometrischen Messgrößen (■ Abb. 12.14), aber auch für die Messgrößen der Blutgas-Analyse (■ Abb. 12.15) und die Elektrolyt-Konzentrationen im Blut (■ Abb. 12.16) diese Dreiphasigkeit, die aus dem Verhalten der Katecholamine als treibende Größe erklärt werden kann.

**12**

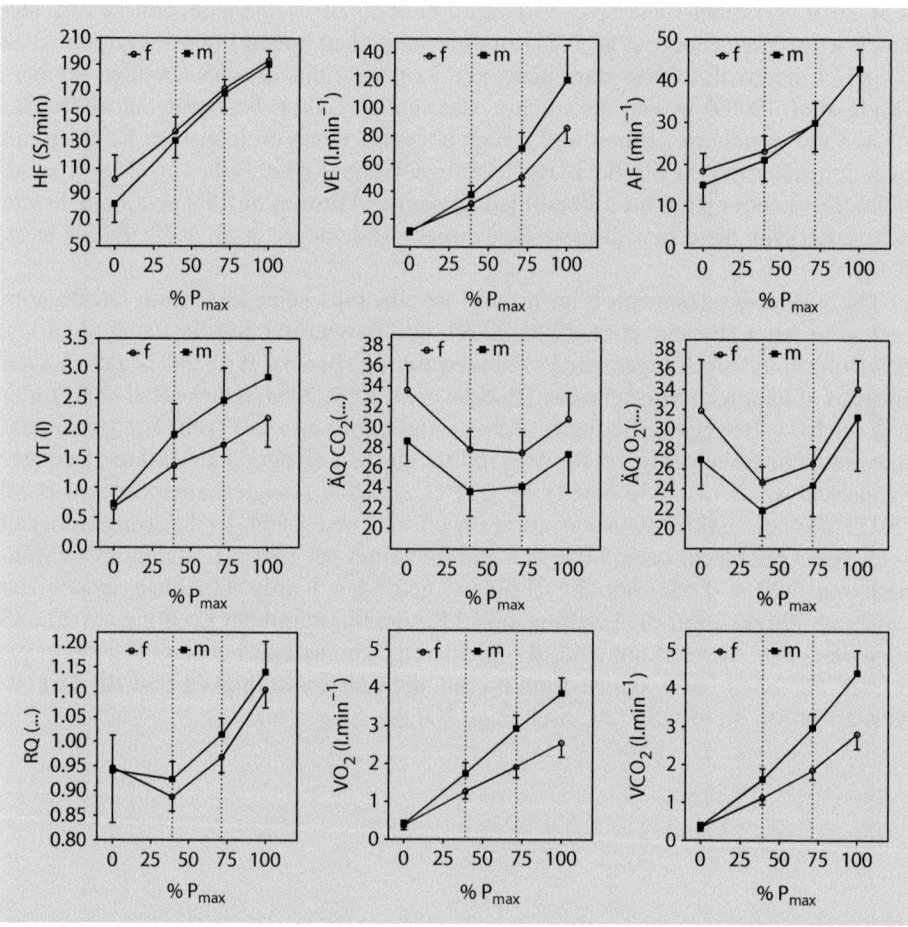

■ **Abb. 12.14**  Dreiphasiger Verlauf der spirometrischen Kenngrößen in einem maximalen Stufen-Test bei 50 jungen, gesunden männlichen und weiblichen Probanden

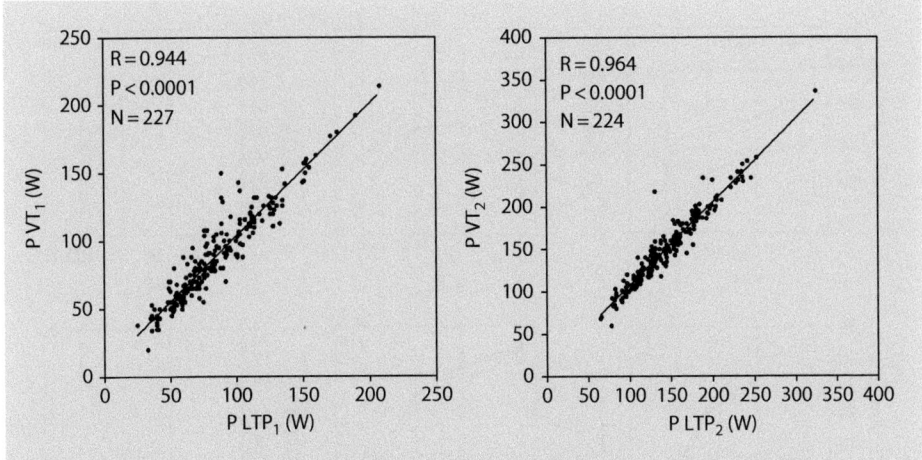

**Abb. 12.15** Korrelation der Leistung am $LTP_1$, am ersten ventilatorischen Umstellpunkt ($VT_1$) (links), am $LTP_2$, am zweiten Umstellpunkt der Ventilation ($VT_2$) und der Herzfrequenz (HFTP) (rechts) aus Fahrrad-Ergometer-Tests mit trainierten und untrainierten Personen. (Modifiziert nach Fasching et al. 2020)

Die Umstellpunkte $VT_1$ und $VT_2$ der spirometrischen Kenngrößen zeigen keinen signifikanten Unterschied zu den jeweils korrespondierenden Laktat-Umstellpunkten $LTP_1$ und $LTP_2$ (Rinnerhofer 2012; Fasching et al. 2020) und jeweils einen hochsignifikanten Zusammenhang (◘ Abb. 12.15).

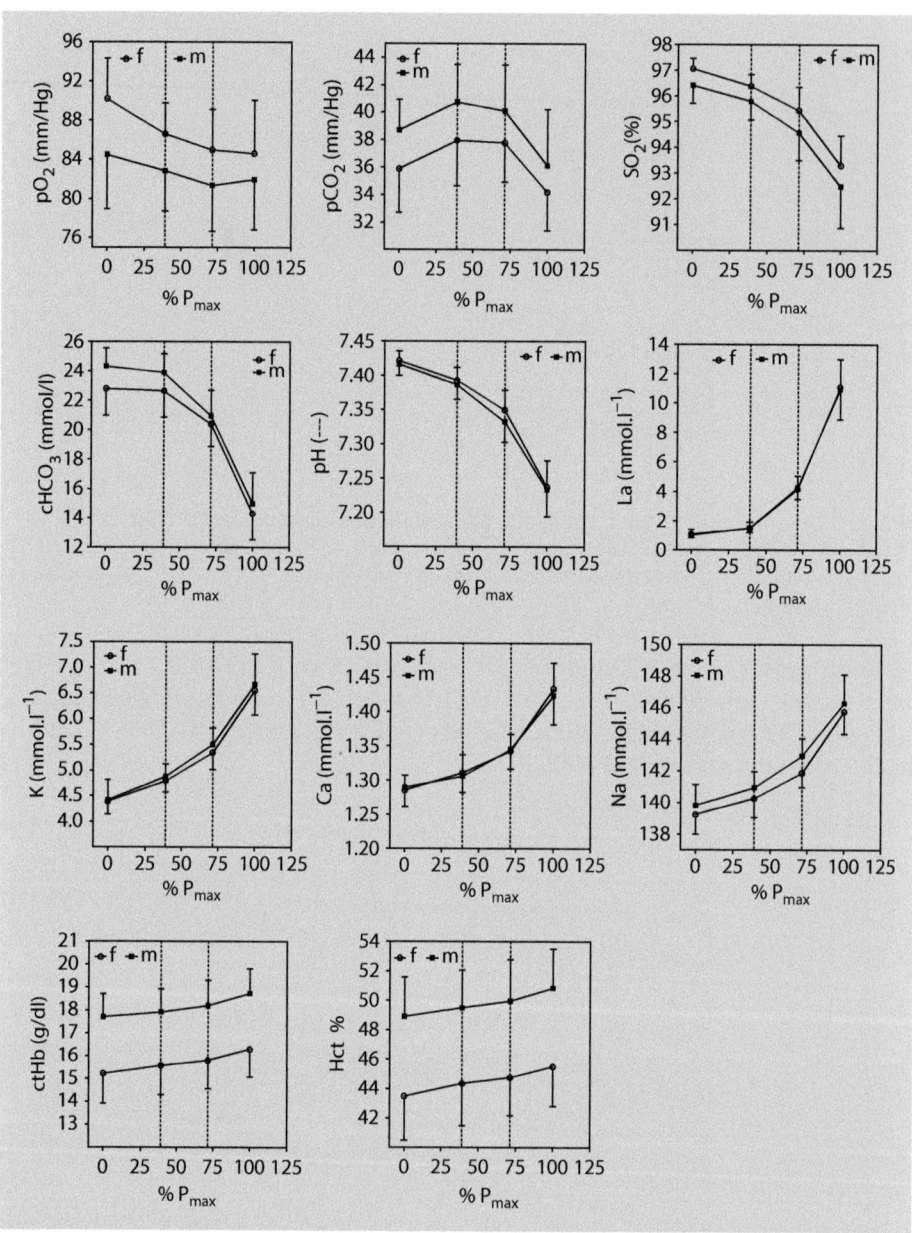

**◘ Abb. 12.16** Blutgaswerte für trainierte und gesunde junge Männer und Frauen. (Mod. nach Muntean 2014)

12

## 12.6 Weitere metabolische Kenngrößen der Leistungsdiagnostik

Ergebnisse einer großen Stichprobe junger, gesunder männlicher und weiblicher ProbandInnen zeigten, dass auch die wichtigsten Kenngrößen der Blutgas-Analyse diesen typischen dreiphasigen Verlauf zeigten (Muntean 2014). ◻ Abb. 12.16 zeigt den Verlauf der einzelnen Kenngrößen und die Kennwerte $LTP_1$ und $LTP_2$ und $P_{max}$. Einzelne Kenngrößen wie die Sauerstoff-Sättigung wurden bereits für die Schwellendiagnostik beschrieben (Hofmann et al. 1995b, c).

### 12.6.1 Verlauf der Elektrolyte

Eine detailliertere Analyse der Elektrolyte Kalium, Kalzium, Natrium und Chlorid (Hofmann et al. 1997b, 1998a, 1999) mit einer differenzierteren Erfassung dieser Kenngrößen im Blut während stufenförmig ansteigender Belastung zeigte den bei Sietsema et al. (2020: 34–35) und anderen (Busse et al. 1991, 1992) beschriebenen typischen Verlauf, der eine Bestimmung von Umstellpunkten und eine differenzierte Beschreibung von 3 Phasen erlaubt. ◻ Abb. 12.17 zeigt den Verlauf für Kalium, Natrium und Kalzium in Relation zu den Umstellpunkten $LTP_1$ und $LTP_2$.

Jeweils beide Umstellpunkte für Kalium, aber auch z. B. für Natrium, waren nicht signifikant unterschiedlich von den Umstellpunkten $LTP_1$ und $LTP_2$ (◻ Abb. 12.18) und zeigten einen signifikanten Zusammenhang, der aber für die zweiten Umstellpunkte stärker war. Der deutliche Anstieg von Kalium ab dem $LTP_2$ wird durch eine pH-Wert-bedingte selektiv höhere Durchlässigkeit der Zellmembranen und den Verlust von Kalium aus der Zelle ins Blut erklärt, die durch die Na-K-Pumpe nicht ausgeglichen werden kann (Clausen 2008). Diese Veränderung des extrazellulären Kalium-Spiegels limitiert die Freisetzung von Kalzium in der Zelle und somit die Kraft der Muskelkontraktion (Clausen 2013; Shushakov et al. 2007). Dieser Anstieg der Kalium-Konzentration im Blut bei ansteigender Belastung führt auch zu deutlichen Änderungen der T-Welle im EKG (Tran et al. 2022; Sejersted und Sjogaard 2000) oder der QT-Zeit (Plassnig 2021, S 53). In dieser Studie konnten im Verlauf der Kenngrößen T-Wellen-Amplitude und QT-Zeit jeweils zwei Schwellen bestimmt werden, die sich nicht von den üblichen Schwellen ($LTP_1/LTP_2$; $VT_1/VT_2$) unterschieden (Plassnig 2021: 59 und 70).

Zusammenfassend kann man festhalten, dass alle wesentlichen physiologischen Messgrößen einen dreiphasigen Verlauf zeigen, jeweils ein erster und ein zweiter Umstellpunkt bestimmt werden kann und diese Umstellpunkte signifikant mit dem $LTP_1$ bzw. dem $LTP_2$ zusammenhängen und sich nicht unterscheiden (Hofmann et al. 2010). Die Umstellpunkte $LTP_1$ und $LTP_2$ wiederum erlauben bei geeigneter Protokollauswahl eine zuverlässige Prognose des mLaSS (Hofmann et al. 1994a, 2012; Tschakert und Hofmann 2013; Pokan et al. 1998, 2000, 2004; Smekal et al. 2002; Moser et al. 2015). ◻ Abb. 12.19 zeigt den Zusammenhang zwischen dem Umstellpunkt $LTP_2$ aus einem Stufen-Test und dem mLaSS aus entsprechenden Dauerbelastungen für eine Gruppe von untrainierten und trainierten männlichen und weiblichen gesunden Personen und Patienten/innen (Pokan et al. 1998, 2004, 2009; Smekal et al. 2002, 2012; Wruntschko 2018).

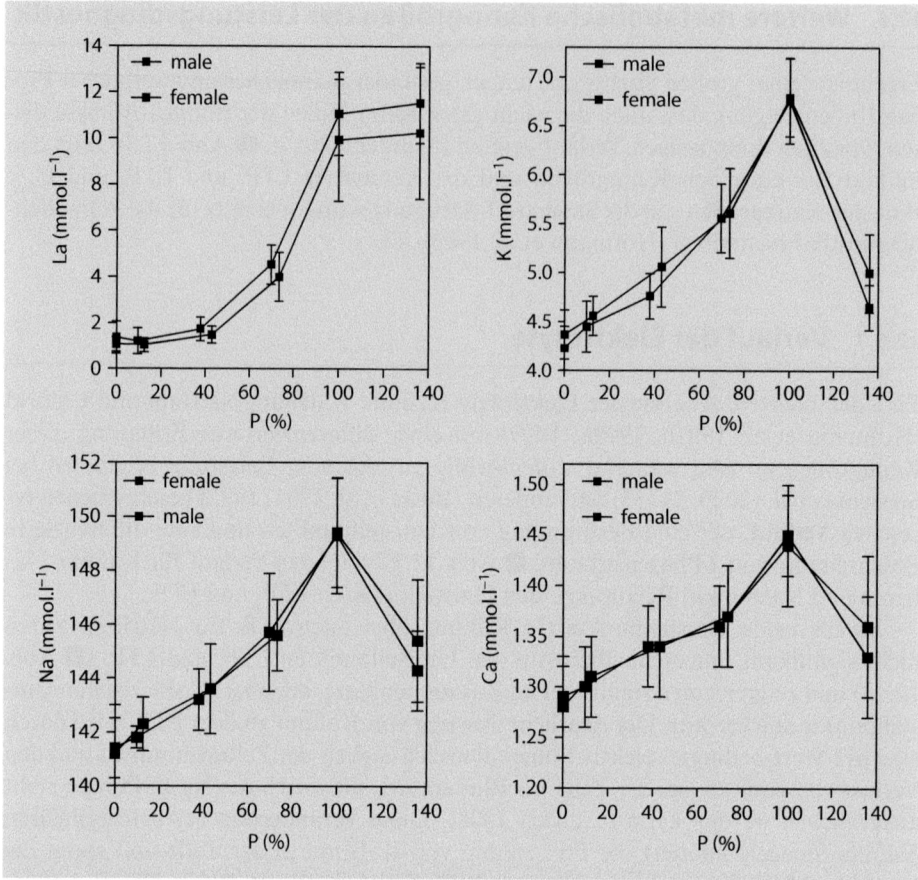

**■ Abb. 12.17** Verlauf der Elektrolyte Kalium (K), Natrium (Na) und Kalzium (Ca) im Blut im Vergleich zum Verlauf der Blut-Laktat-Konzentration (La) während stufenförmig ansteigender Belastung bei gesunden, jungen männlichen und weiblichen Probanden

**12**

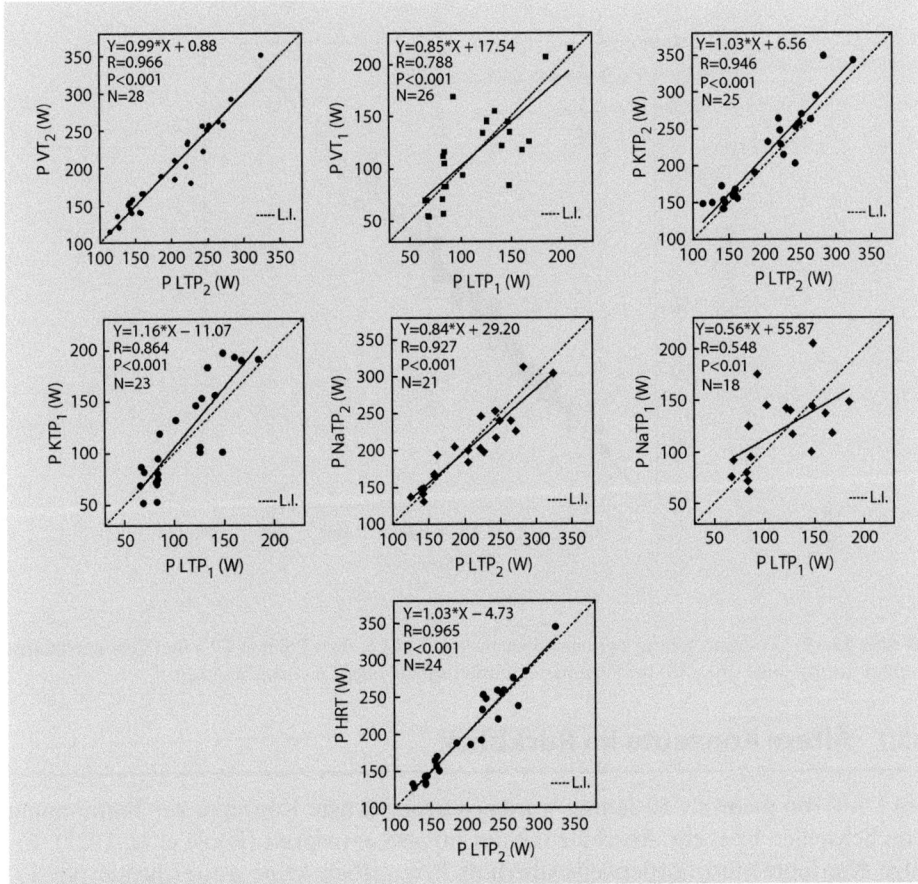

**Abb. 12.18** Zusammenhang zwischen den ersten und zweiten Umstellpunkten des Kaliums (K), des Natriums (Na), der Ventilation (VE) und der Herzfrequenz (HF) bei gesunden jungen männlichen und weiblichen Probanden im Vergleich zu den Umstellpunkten $LTP_1$ und $LTP_2$ aus der Laktat-Leistungs-Kurve

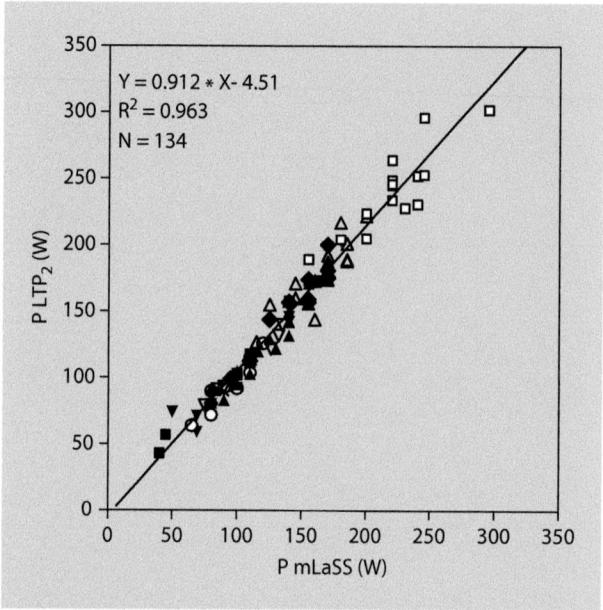

**Abb. 12.19** Zusammenhang zwischen dem zweiten Laktat Turn Point (LTP₂) und dem maximalen Laktat-Steady-State (mLaSS) bei Personen mit unterschiedlicher Leistungsfähigkeit

## 12.7 Ältere Konzepte im Rückblick

Im Lauf von mehr als 50 Jahren wurden verschiedenste Konzepte zur Bestimmung von Schwellen bzw. zur Abschätzung des mLaSS entwickelt (Poole et al. 2021). Einige Konzepte sind mittlerweile überholt bzw. haben keine ausreichende physiologische Begründung. Die Konzepte wurden bereits in einigen Übersichtsarbeiten ausführlich beschrieben und bewertet (Faude et al. 2009; Svedahl und MacIntosh 2003; Bodner und Rhodes 2000; Heck et al. 2022). Eine Zusammenfassung ausgewählter Konzepte im Überblick ist im ▶ Kap. 8 dargestellt. Es wird daher an dieser Stelle darauf verzichtet, einen umfassenden Überblick zu geben. Einzelne ausgewählte Konzepte werden nachstehend vorgestellt und diskutiert.

## 12.7.1 Erster Umstellpunkt („Aerobe Schwelle")

Neben der ursprünglichen Beschreibung des ersten Anstiegs der Laktatkonzentration im Blut als „anaerobic threshold" (Wasserman und McIlroy 1964) wurden weitere Methoden zur Bestimmung des ersten Schwellenwertes beschrieben. Auch hier noch einmal der Hinweis darauf, dass die Bezeichnung der ersten Schwelle sowohl als „anaerobic threshold" bei Wasserman und McIlroy (1964) und als „aerobe Schwelle" (Kindermann et al. 1979) für die gleiche Schwelle mehr als verwirrend ist, wird empfohlen diese Bezeichnungen nicht mehr zu verwenden und von erster und zweiter Schwelle der jeweils verwendeten Variablen zu sprechen. Faude et al. (2009, S 475) fassten die Methoden für den ersten Umstellpunkt in einer Tabelle zusammen. Eine dieser Methoden ist die Ermittlung des Tiefpunktes des sog. Laktat-Äquivalentes (=

La/Sauerstoffaufnahme) (Heck und Rosskopf 1994). Da diese Methode aber die Messung der Sauerstoffaufnahme voraussetzt, ist durch die Bestimmung der spirometrischen Umstellpunkte eine zusätzliche Bestimmung des minimalen LaÄq nicht nötig. Oft wird auch das Minimum des Laktat-Äquivalents aus der Division von La durch Watt-Leistung gerechnet (Faude et al. 2009, S 476). Dies ergibt ähnliche Werte und entspricht ebenfalls dem Konzept des ersten Laktat-Umstellpunktes $LTP_1$.

Die Diagnose des ersten Umstellpunktes über eine fixe Messgröße der La-Konzentration bei 2 mmol.l$^{-1}$ (Kindermann et al. 1979) hat keine physiologische Begründung, entspricht nicht dem Anspruch individueller Diagnostik und sollte daher nicht (mehr) verwendet werden (Hauser et al. 2014). Kindermann et al. (1979) selbst beschreiben pragmatisch eine erste Schwelle bei ca. 2 mmol.$^{-1}$ Laktat-Konzentration und geben didaktische und Effizienz-Gründe für diese fixe Festlegung an. Sie definieren jedoch korrekt diese sog. „aerobe Schwelle" als „erste signifikante Erhöhung des Laktatspiegels" sowie eine „nichtlineare Erhöhung der Ventilation und des respiratorischen Quotienten (RQ)", also ebenfalls ein „Break Point Konzept", das deutlich vom Fixwert abweichen kann. Interessant zu bemerken ist, dass in den letzten mehr als 50 Jahren deutlich weniger Konzepte sich mit der Bestimmung einer ersten Schwelle beschäftigten, als mit der zweiten Schwelle. Dies kann darin begründet werden, dass dem intensiven Schwellentraining im Bereich des mLaSS eine hohe Trainingsbedeutung zugemessen wurde, ein Konzept, das heute zumindest im Leistungssport als überholt gilt. Durch die Veränderungen der Trainingsbelastungen in Richtung einer sog. Polarisation mit deutlich hohen Umfängen unter dem ersten Schwellenwert und intensiven Trainingsbelastungen deutlich über dem zweiten Schwellenwert (Schneeweiss et al. 2022; Casado et al. 2022; Campos et al. 2022) bekommt der erste Schwellenwert eine höhere Bedeutung. Zusätzlich hat dieser Schwellenwert bei sehr lang dauernden Ultra-Distanz-Belastungen einen hohen Stellenwert (Pokan et al. 2014), ebenso wie bei zeitlich vergleichbaren Arbeitsbelastungen mit schwerer körperlicher Arbeit über 8–12 h (Fasching et al. 2020; Wultsch et al. 2012).

## 12.7.2 Zweiter Umstellpunkt (Anaerobe Schwelle)

Historisch zu erwähnen ist die Methode der Festlegung einer Schwelle bei einem Fixwert der Laktat-Konzentration im Blut von 4 mmol.l$^{-1}$ von Mader et al. (1976). Die Autoren gingen bei der Beschreibung dieser fixen Schwelle ursprünglich von mehreren Dauerbelastungen aus und vereinfachten das Verfahren der sich über mehrere Tage erstreckenden Dauerbelastungen im Sinn einer höheren Praktikabilität auf einen Stufen-Test am Laufband mit annähernd Steady-State-Bedingungen. Diese Autoren wiesen explizit darauf hin, dass aufgrund der Laktatkinetik die Stufendauer mindestens 4 min, besser jedoch 5–10 min betragen soll (Heck et al. 2022, S 211). Zusätzlich erwähnenswert ist, dass bereits in dieser ersten Publikation zu diesem Schwellenkonzept der Fixwert von 4 mmol.l$^{-1}$ als Mittelwert (Heck et al. 2022, S 235) mit einer entsprechenden Standardabweichung von ca. 0,7 mmol.l$^{-1}$) angegeben wurde, was klar auf individuelle Unterschiede hinweist. Heck et al. (2022, S 229–231) zeigen in einer Übersichtstabelle eindrücklich die hohe Variabilität der Laktat-Konzentration am mLaSS mit Werten von 3,9 – 6,2 mmol.l$^{-1}$ (Standardab-weichung 0,3–1,7 mmol.l$^{-1}$) für Fahrrad-Ergometer-Belastungen, 2,1 – 5,07 mmol.l$^{-1}$

(Standardab-weichung von 0,1 – 1,5 mmol.l⁻¹) für Laufband-Ergometer-Tests und Werten von 2,63 – 7,6 mmol.l⁻¹ (Standardabweichung 0,5–2,5 mmol.l⁻¹) für andere Ergometer bzw. Belastungsverfahren. Dies weist klar auf die Problematik der Verwendung eines einheitlichen Fixwertes für alle Personen und Testverfahren hin. In einer bemerkenswerten Arbeit stellen Mader und Heck (1986) die theoretischen Grundlagen des Laktat-Stoffwechsels unter Belastung mit einem mathematischen Modell vor und belegen in der Beschreibung des Wechselspiels aus La-Produktion und La-Elimination und der daraus resultierenden La-Konzentration die Laktat-Shuttle-Theorie, wie sie bei Karlsson und Jacobs (1982) und Brooks (1985a, 1986a) beschrieben wurde. Die Methode, einen fixen Wert zu verwenden, eignet sich für eine grobe Beurteilung der allgemeinen Leistungsfähigkeit, ist aber für eine differenzierte Diagnostik aufgrund ihrer Limits und z. T. nicht bekannter Abhängigkeiten, klar abzulehnen und sollte heute nicht mehr angewendet werden (Hauser et al. 2014). Aktuell beschreiben auch Heck et al. (2022: 221) ein Konzept des sog. „Crossing Points" (Mader und Heck 1986) der definiert wird als Gleichgewicht zwischen der Brutto-Bildung und der Verbrennung von Pyruvat (Laktat), wenn Pyruvat der einzige Brennstoff für die Oxidation ist. An dieser Schwelle ist keine Nettobildung von Laktat möglich, aber bei längerer Belastung kann sich ein Steady State der Laktat-Konzentration im Muskel oder im Blut einstellen. Diese Definition ist vergleichbar mit dem durch die Shuttle Theorie beschriebenen Laktat Turn Point Konzept, differenziert jedoch nicht zwischen einem ersten und einem zweiten Schwellenwert und beschreibt auch nur einen zweiten Schwellenwert im Sinn des mLaSS. Nach Heck et al. (2022: 235) existiert aus biochemisch-regulatorischer Sicht des muskulären Energiestoffwechsels nur das Laktatschwellenkonzept „maximales Laktat-Steady-State" bzw. „Crossing Point". Da es kaum aufschlussreiche Messergebnisse zum muskulären Laktatstoffwechsel direkt aus dem Arbeitsmuskel gibt, ist aus praktischen Gründen die systemische Betrachtungsweise zur Bestimmung der Leistungsfähigkeit für die Belastungsplanung vernünftig und zielführend. Zukünftige Studien unter direkter Messung des muskulären Stoffwechsels werden entsprechend zu einer Klärung führen können (Barker et al. 2010). Aus trainingspraktischer Sicht ist die Differenzierung des niedrigen und mittleren Intensitätsbereich unbedingt nötig, da wie bereits gezeigt zunehmend größere Mengen an niedrig-intensiven und hochumfangreichen Training in diesem Bereich sichergestellt werden müssen. Die Bedeutung der Erfassung einer genauen ersten Schwelle wird auch dadurch ersichtliche, dass eine minimale Reduktion der Intensität unter den $LTP_1$ zu einer Zunahme der Dauer der möglichen Belastung um 40 % führte (Hofmann und Tschakert 2017). Zusätzlich wurde der $LTP_1$ als Dauerleistungsgrenze für schwere körperliche Arbeit identifiziert (Fasching et al. 2020). In einer MRi Studie zeigten Barker et al. (2010), dass der pH-Wert im Muskel das $H^+$ Gleichgewicht in den Myozyten widerspiegelte, wobei eine intrazelluläre Schwelle gefunden wurde, die dadurch gekennzeichnet war, dass eine mit der ansteigenden Belastung verstärkte $H^+$ Produktion die zelluläre Pufferung und die Abbaumechanismen überstieg. Dieser Umstellpunkt trat an der gleichen Belastung auf, wie an der Laktat-Schwelle. Höher trainierte Personen zeigten eine Rechtsverschiebung hin zu höheren Leistungswerten an dieser Schwelle, die mit dem mitochondrialen Schlüsselenzym Citrat Synthase positiv korrelierte. Man geht daher davon aus, dass diese Schwelle, die mit dem $LTP_1$ vergleichbar ist, die oxidative Kapazität des lokalen Muskels widerspiegelt.

Eine in der Literatur häufig beschriebene Methode ist die Bestimmung der „individual anaerobic threshold" (IAT) nach Stegmann (Stegmann und Kindermann 1981; Stegmann et al. 1981). Das Verfahren berücksichtigt theoretisch die Laktat-Elimination, hat jedoch den Nachteil, dass die Methode nicht in allen Fällen anwendbar ist. Grund dafür ist, dass nicht bei allen Personen ein für die Auswertung substantieller weiterer Laktat-Anstieg in der Nachbelastungsphase gefunden werden kann und dadurch diese mathematische Methode nicht anwendbar ist. Urhausen et al. (1993a) zeigten, dass die IAT das mLaSS eher unterschätzt. Die Methode ist dadurch zwar für eine sichere Trainingsvorgabe geeignet, unterschätzt jedoch die sub-maximale Leistungsfähigkeit der untersuchten Personen (Hauser et al. 2014).

Eine weitere Methode ist die Laktat-Minimum- oder Laktat-Senken-Methode (Braumann et al. 1991; Tegtbur et al. 1993), die häufig in der Literatur erwähnt wird. Die Methode setzt auf der Shuttle-Theorie auf und bestimmt über die Laktat-Elimination nach der Induktion eines hohen Laktat-Spiegels den Punkt, an dem die Laktat-Konzentration wieder zu steigen beginnt. Obwohl theoretisch begründet und oft mit dem mLaSS übereinstimmend (Dotan et al. 2011), hat die Methode die Einschränkung, dass die Höhe der Laktat-Induktion sich auf das Laktat-Minimum auswirkt und daher eine standardisierte Laktat-Induktion notwendig ist. Diese Standardisierung der Ausgangs-Laktat-Konzentration ist jedoch in der Praxis nicht ausreichend genau möglich (Ribeiro et al. 2009). Als zusätzlicher Nachteil der Methode ist zu nennen, dass eine relativ hohe Laktat-Konzentration vor dem Stufen-Test initiiert werden muss, die bei einer Standardbestimmung der Laktat Turn Points oder der ventilatorischen Schwellen natürlich nicht notwendig ist. Die Methode ist daher zwar experimentell interessant, aber für die Praxis ungeeignet.

Beim Modell von Dickhuth et al. (1999) wird die zweite Schwelle bei einer Leistung festgelegt, die bei 1.5 mmol.l$^{-1}$ Laktat-Konzentration über der Basis-Laktat-Konzentration liegt. Details zur Methode sind bei Heck et al. (2022: 221–222) nachzulesen. Heck et al. (2022: 235) weisen darauf hin, dass bei diesem Konzept gleiches gilt, wie für das Tangenten-Konzept von Keul et al. (1979), da der Additionswert von 1.5 mmol.l$^{-1}$ einem beobachteten mittleren Wert entspricht und daher nicht als individuell bezeichnet werden kann. Gleiches gilt demnach auch für alle anderen Fixwertkonzepte.

◘ Abb. 12.20 zeigt den Verlauf der Laktat-Konzentration im Blut bei zwei wiederholten stufenförmigen Belastungen. Es ist deutlich erkennbar, dass im zweiten Stufen-Test, die aus dem ersten Test deutlich erhöhte Laktat-Konzentration zuerst absinkt, um danach wieder anzusteigen. Interessant zu bemerken ist, dass die LTPs bei beiden Tests eindeutig reproduzierbar (r = 0,935; p < 0,05) und nicht signifikant (p > 0,05) unterschiedlich waren (Hartleb 2005; Hofmann et al. 2006) (◘ Abb. 12.20).

Weitere in der Literatur beschriebene Schwellenkonzepte wie z. B. die D$_{max}$-Methode (Cheng et al. 1992; Stühlinger 2010; Cagran et al. 2011), die „Onset of Blood Lactate Accumulation" (OBLA; Sjödin und Jacobs 1981) oder die individuelle Schwelle nach Keul et al. (1979), Simon et al. (1981) oder Bunc et al. (1982) werden hier nicht näher behandelt, da diese Methoden nur auf empirischen und nicht physiologisch begründeten Konzepten aufbauen. Für interessierte Leser wird hier auf die Übersicht bei Heck et al. (1985a, 2022 :209–240) und Heck und Rosskopf (1994) und weitere Fachpublikationen verwiesen (Faude et al. 2009; Poole et al. 2021; Meyer et al. 2005).

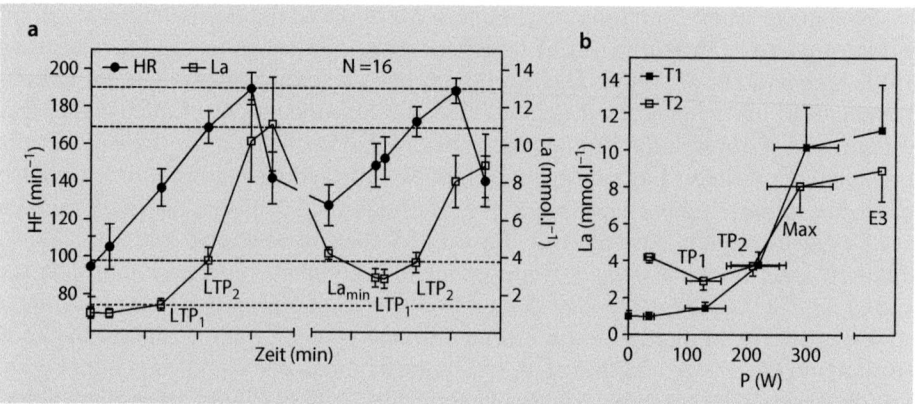

**Abb. 12.20** Verlauf der Laktat-Konzentration bei zwei aufeinander folgenden Stufen-Tests zur Bestimmung des Laktat-Minimums und der Laktat Turn Points (**a**). Die Überlagerung beider Tests (**b**) zeigt, dass sich LTP$_1$ und LTP$_2$ nicht signifikant unterscheiden. (Mod. nach Hartleb 2005)

### 12.7.3 Zusammenfassung

Grundsätzlich haben alle Konzepte gegenüber der direkten Bestimmung des mLaSS Ein-schränkungen, die jedoch bei Beachtung der vorgelegten methodischen Vorgaben vernachlässigbar sind. Unabhängig von der verwendeten Methode wird jedoch zur Absicherung einer Trainingsempfehlung angeraten, die Ergebnisse aus einem Stufen-Test zumindest einmal bei jeder untersuchten Person mit einer Dauerbelastung unter vergleichbaren Bedingungen mittels wiederholter Messungen der Laktat-Konzentration mit mindestens 4 Blutproben zu kontrollieren (Hofmann et al. 1995a). Die Belastungsvorgaben sind korrekt, wenn sich in der Mehrzahl der Kontroll-Dauertests ein Laktat-Gleichgewicht einstellt. Bei Unsicherheit kann und soll die Belastung mit einer geringfügig höheren oder niedrigeren Belastung wiederholt werden (mLaSS-Tests), wenn diese das eigentliche Ziel der Belastungsuntersuchung waren. Für eine ausschließliche gesundheitliche Überprüfung und Leistungsfeststellung ohne den Anspruch auf eine genaue Intensitätsvorgabe für ein Leistungstraining ist eine Validierung von Schwellenwerten durch Dauerversuch natürlich nicht notwendig. Für ein leistungssportlich orientiertes Training ist es jedoch von Bedeutung, dass ein Abschätzen sowohl der disziplinspezifischen maximalen und submaximalen Leistung als auch des mLaSS aufgrund von allgemeinen Labortests am Laufband oder Fahrrad-Ergometer nicht möglich ist (Hofmann et al. 1996a). Für die Festlegung von Belastungen unter Feldbedingungen erlauben nur sportartspezifische Feldtests eine hinreichend genaue Abschätzung (Hofmann et al. 1995a). Als einfache Methode empfiehlt sich der sog. Conconi-Test (Conconi et al. 1982; Cellini et al. 1986; Droghetti et al. 1985; Hofmann und Pokan 2010; Hofmann et al. 2000; Bodner und Rhodes 2000).

12

## 12.8 Messung des Parameters Blut-Laktat-Konzentration

Blutproben zur Bestimmung der Laktat-Konzentration werden aus Arterien, Venen, Ohrläppchen, Fingerkuppen oder Zehenkuppen (z. B. bei der Ruderergometrie) entnommen. Die am häufigsten angewandte Technik in der Sportmedizin ist die Entnahme aus dem Ohrläppchen, da diese Abnahme-Technik eine Reihe von Vorteilen für UntersucherInnen und die ProbandInnen hat. Wichtig zu bemerken ist aber, dass man abhängig von der Art der Probe (z. B. venös oder arteriell, Vollblut, Plasma, Serum) und dem Ort der Probennahme (z. B. Ohr oder Finger) unterschiedlich hohe Laktat-Konzentrationswerte misst (Cadevila 1999; Dassonville et al. 1998; Feliu et al. 1999; Heck et al. 2022, S 116–118; Felippe et al. 2017). Es wurde jedoch gezeigt, dass die Änderungen der Laktat-Konzentration in unterschiedlichen Teilbereichen (Muskelzelle, Muskelgewebe, venöses und arterielles Blut) zwar quantitativ unterschiedlich hoch, aber qualitativ gleich sind (MacLean et al. 1999). Daraus ergibt sich, dass für die Beurteilung von Absolutwerten des Laktats die Probenentnahme (Ort und Art) sowie die Höhe und Zeitdauer der Belastung eine beeinflussende Rolle spielt, die Beurteilung von relativen Änderungen der Laktat-Konzentration, wie z. B. zur Bestimmung von Laktat-Umstellpunkten (Davis et al. 1983; Hofmann und Tschakert 2011), valide möglich ist (Robergs et al. 1990).

Zur Messung der Blut-Laktat-Konzentration bieten sich mehrere Methoden mit unterschiedlicher Genauigkeit an. Gebräuchlich sind die spektro-fotometrische und die enzymatisch-amperometrische (= elektrochemische) Methoden (Faude und Meyer 2008). Obgleich in der Literatur auch über eine hohe Genauigkeit der fotometrischen Bestimmung der Laktat-Konzentration berichtet wird (Baldari et al. 2009), sind durch die höhere Genauigkeit die enzymatische und die elektrochemische Bestimmung als Standardmethode vorzuziehen (McNaughton et al. 2002; Medbo et al. 2000). Die Messgenauigkeit hängt zusätzlich von der Enteiweißung, der Hämolyse und der Lagerung der Proben ab. Fehler entstehen bei der Art und der Genauigkeit der Blutabnahme (Geschicklichkeit, Quetschung des Ohres bei der Blutgewinnung). Wichtig ist hier auch das Verwenden ausreichender Probenmengen (Überstand, Luftbläschen) und die Vermeidung der Vermischung des Kapillarblutes mit Schweiß (Faude und Meyer 2008). Die Genauigkeit und Reproduzierbarkeit der Ergebnisse sind jedoch bei Einhaltung der genannten Kriterien hoch. Weitere Details zu den unterschiedlichen Laktat-Analyse-Methoden sind bei Heck et al. (2022; 109–120) dargestellt. Der Hinweis, dass die unterschiedlichen Analyse-Methoden zu unterschiedlich hohen Laktat-Konzentrationsergebnissen führen können (Buckley et al. 2003 in: Heck et al. 2022, S 111), ist ein weiterer wichtiger Hinweis darauf, wie vorsichtig man absolute Konzentrationswerte im Rahmen der Leistungsdiagnostik verwenden muss, um zu validen und reproduzierbaren Ergebnissen der Leistungsbeurteilung zu gelangen. Wie bereits erwähnt, ist die Bestimmung von Laktat-Umstellpunkten ($LTP_1/LTP_2$), bei denen die relative Änderung der Laktat-Konzentration im Blut verwendet wird, nicht von der absoluten Messwerthöhe beeinflusst, sofern es sich um eine systematische Abweichung der Messwerte handelt. Hingegen sind alle Konzepte, die fixe Laktat-Konzentrationen für die Schwellenbestimmung verwenden, davon beeinflusst. Grundsätzlich weisen die aktuellen Messgeräte eine hohe Präzision (0.4–1.36 %) und Richtigkeit (systematischer Fehler: 0.2–20 %) auf (Röcker und Dickhuth 2001 in: Heck et al. 2022, S 114) wobei portable Messgeräte, obwohl im Laborvergleich ausreichend genau (Bonaventura et al. 2015), in der Praxis und vor allem bei der Selbstmessung oft nicht mehr tolerierbare Mess-wert-Abweichungen aufwiesen (Roßkopf et al. 1995 in: Heck et al. 2022, S 118–119). Es wird jedoch darauf hingewiesen, dass die aktuelle Gerätegeneration aufgrund ge-änderter Probenverarbeitung ev. genauer sind (Heck et al. 2022, S 119), obwohl ge-eignete Vergleichsstudien dazu noch fehlen.

### 12.8.1  Ruhe-Laktatwerte

Die Ruhe-Laktatwerte sind von verschiedensten Einflussgrößen abhängig. Bei ge-sunden Personen kann die Ernährung einen Einfluss auf die Höhe der Laktat-konzentration in Ruhe haben, nicht jedoch der Trainingszustand (Heck et al. 2022, S 184–185). Die Werte liegen im Normalfall zwischen 0,4 und 1,5 mmol.l$^{-1}$, im Mittel von beinahe 10.000 Messwerten bei $0,96 \pm 0.39$ mmol.l$^{-1}$ und im Einzelfall bei ca. 235 Messwerten bei $0.95 \pm 0.3$ mmol.l$^{-1}$ (Range: 0.40–1.93 mmol.l$^{-1}$) (Heck et al. 2022, S 185). Echte Ruhewerte sind meist nur unter Laborbedingungen zu erfassen; sie setzen eine längere Ruhephase im Liegen oder Sitzen ohne Vorbelastung voraus. Aus Praktikabilitätsgründen wird auch im Labor meist auf eine eindeutige Ruhephase verzichtet und ein Vorbelastungs-Laktatwert erhoben, der dem Ruhe-Laktat sehr nahekommt. Die Erfassung des Ruhe-Laktatwertes ist der Basiswert für die folgende Laktat-Bestimmung unter Belastung. Eine Ausgangs-Laktat-Konzentration über 2 mmol.l$^{-1}$ ist bei gesunden Personen häufig durch eine Vorbelastung (Weg zu Unter-suchung) bedingt. Der Ruhe-Laktatwert hat im Sport nur eine begrenzte dia-gnostische Relevanz (Neumann und Schüler 1994), kann jedoch eine klinisch rele-vante Messgröße z. B. bei Stoffwechselerkrankungen sein (Amorini et al. 2014; Bros-key et al. 2020).

Unter Feldbedingungen sind saubere Ruhe-Laktatwerte aus Zeitgründen meist kaum bestimmbar. Optimal ist die Bestimmung eines Vorbelastungswertes bereits vor dem Aufwärmen und eines zweiten Messwertes vor der eigentlichen Belastung. Der zweite Vorbelastungswert soll dazu verwendet werden, den Startzeitpunkt und die Höhe der Einstiegsbelastung festzulegen. Zu hohe Vorbelastungs-Werte und eine zu hohe Einstiegsbelastung können die Beurteilung der Leistungsfähigkeit über eine Inhibierung der Laktat-Bildung verfälschen (Müller et al. 2014; Zois et al. 2015). Eine gezielte Erhöhung der Vorbelastungs-Laktat-Konzentration wurde als sog. „Priming" im Zusammenhang mit Leistungseffekten untersucht. Dabei wurden Ver-besserungen (Birnbaumer et al. 2018), oder eine Leistungsreduktion in Wettkampf ähnlichen Belastungen gefunden, obwohl die metabolischen Effekte einer deutlichen Reduktion der Laktat-Bildung in allen Studien gefunden wurden (Valiulin et al. 2021, 2022; Purge et al. 2017, 2021).

### 12.8.2  Laktat-Verlauf während stufenförmiger Belastung: Laktat-Leistungs-Kurve

Erfasst wird die Laktat-Leistungs-Kurve in Mehrstufen-Tests. Diese sind durch meh-rere ansteigende Belastungsstufen mit oder ohne Pausen für die Blutabnahme zur Laktatbestimmung (Beneke et al. 2003) gekennzeichnet. Zielstellung ist, von einer geringen Belastung (unter 40 % der Maximalleistung oder 70 % der $HF_{max}$) beginnend, in mehreren Belastungsstufen die maximale Ausbelastung zu erzielen. Je nach Fragestellung werden kürzere (bis hin zum Rampenanstieg) oder längere Belastungsstufen mit, je nach Zielstellung, unterschiedlich hohen Belastungsinkrementen verwendet (▶ Abschn. 12.8). Im Gegensatz zu Dauertests wird beim Stufen-Test die maximale Belastung mit subjektiver Erschöpfung angestrebt (Vita-maxima-Test). Die Wahl des Belastungsablaufs erfolgt durch erfahrene Untersucher so, dass nach ca. 15 min Belastung der Test beendet wird. Die Auswahl des Protokolls beeinflusst die Bestimmung submaximaler Kennwerte (Heck et al. 2022: 365–372). Es wird daher angeraten, ein einheitliches Protokoll und eine standardisierte Auswertung zu verwenden. ◙ Abb. 12.21 zeigt ein Beispiel für Laktat-Stufen-Tests am Fahrrad-Ergometer mit unterschiedlicher Gestaltung des Belastungsanstiegs. Die Verwendung kurzer Belastungsstufen (1 min) und die Bestimmung der Laktat Turn Points erlauben jedoch eine valide Bestimmung des maximalen Laktat-Steady-States (Pokan et al. 2004; Hofmann et al. 1994a, 2009, 2012; Moser et al. 2015; Smekal et al. 2002), gemeinsam mit einer maximalen Ausbelastung zur Bestimmung der $VO_{2max}$ in nur einem Testverfahren.

Eine differenzierte Erfassung des Verlaufs der Blut-Laktat-Konzentration während stufenförmig ansteigender Belastung ist umso genauer, je höher die Anzahl der Belastungsstufen (und damit die Anzahl der Laktat-Werte) ist. Um valide die Umstellpunkte $LTP_1$ und $LTP_2$ bestimmen zu können, ist ein Stufen-Test-Protokoll mit ca. 15 Belastungsstufen erforderlich. In der Praxis werden aus Kostengründen oft nur 4–6 Belastungsstufen und somit auch nur 4–6 Laktat-Proben verwendet. Dieses Verfahren erlaubt keine genaue Bestimmung der Laktat Turn Points und nur eine äußerst grobe Differenzierung der drei Phasen der Energiebereitstellung im Stufen-Test (Pokan et al. 2004), ist aber für eine generelle Darstellung des Verlaufs der Laktat-

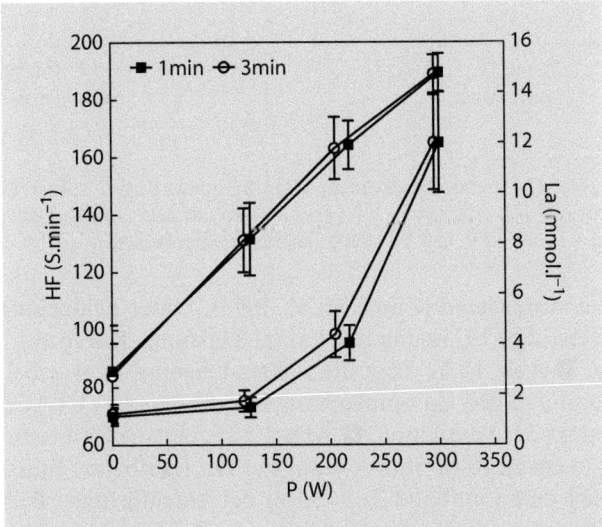

◙ **Abb. 12.21** Einfluss der Stufendauer auf die Bestimmung der Laktat Turn Points bei trainierten jungen Probanden (Hofmann et al. 1998b). Die Veränderung der Stufendauer von 1 auf 3 min bei gleicher Belastungsanstiegs-Geschwindigkeit von 15 W/min führt nur zu minimal geringeren Leistungen am $LTP_2$ und zu keiner Änderung am $LTP_1$ und bei $P_{max}$

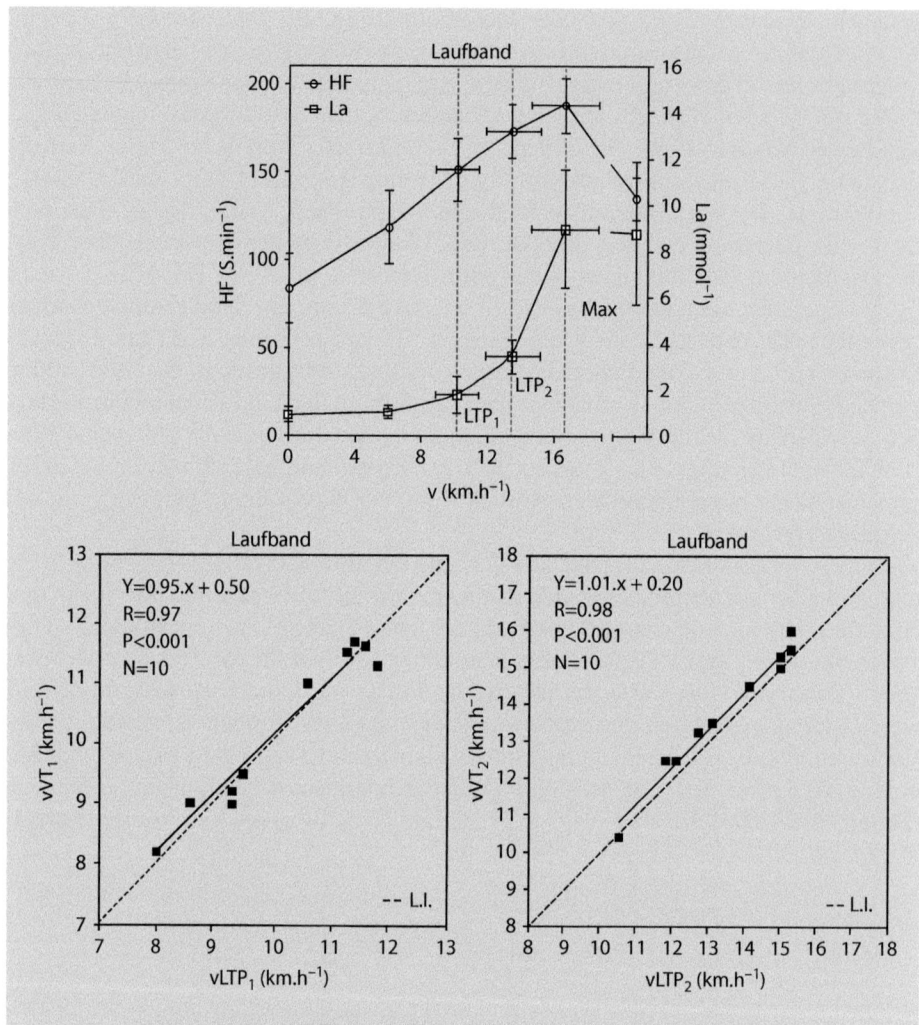

**◘ Abb. 12.22** Laktat (La)- und Herzfrequenz (HF)-Leistungs-Kurve, Laktat Turn Points (LTP$_1$, LTP$_2$) und ventilatorische Schwellen (VT$_1$, VT$_2$) bei Lauftests auf dem Laufband sowie Zusammenhang zwischen LTP$_1$ und VT$_1$ und LTP$_2$ und VT$_2$ bei trainierten jungen Personen

Leistungs-Kurve ausreichend (Zinner et al. 1993). Unter Feldbedingungen ist eine differenzierte feinstufige Erfassung der Laktat-Leistungs-Kurve zwar möglich, aber sehr aufwändig. ◘ Abb. 12.22 zeigt die Laktat-Leistungs-Kurve bei einem Stufen-Test am Laufband und den Zusammenhang mit dem ersten (VT$_1$) und dem zweiten (VT$_2$) Umstellpunkt der Ventilation. ◘ Abb. 12.23 zeigt die La-Leistungs-Kurve und LTP$_1$ und LTP$_2$ in einem 20-m-Shuttle-Lauf auf der Laufbahn (Tauss 2008), ◘ Abb. 12.24 im Vergleich zum Laufband-Test. Sogar bei stufenförmiger Belastung mit sehr kleinen Muskelgruppen (Bizeps-Curls), können die beiden Laktat Turn Points gefunden werden. Diese unterscheiden sich nicht signifikant von den ventilatorisch be-

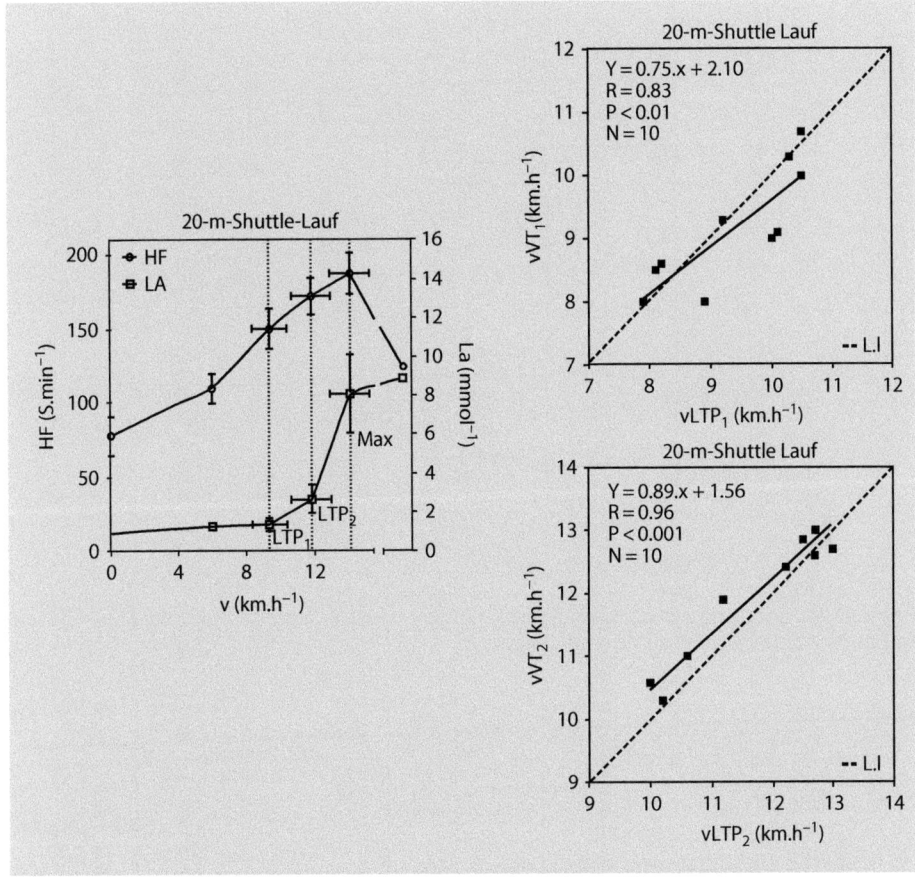

**Abb. 12.23** Laktat (La)- und Herzfrequenz(HF)-Leistungs-Kurve, Laktat Turn Points (LTP$_1$, LTP$_2$) und ventilatorische Schwellen (VT$_1$, VT$_2$) bei 20-m Shuttle-Lauftests auf der Laufbahn sowie Zusammenhang zwischen LTP$_1$ und VT$_1$ und LTP$_2$ und VT$_2$ bei trainierten jungen Personen

stimmten Schwellen VT$_1$ und VT$_2$ und korrelieren hoch signifikant. Zusätzlich bestätigen Dauerbelastungen über und unter den zuvor bestimmten Schwellen diese Schwellenwerte (Spendier et al. 2020). Ist die Messung der Laktat-Konzentration zu aufwändig oder nicht möglich und wird eine zu geringe Anzahl an Proben gewonnen, kann die Zuordnung von Intensitätsbereichen auch über %HF$_{max}$ Werte erfolgen. Es wird an dieser Stelle aber auf die Limits und Einschränkungen dieser Methode hingewiesen (Birnbaumer et al. 2020, 2021, 2023; Hofmann et al. 1997, 2001, 2005; Wonisch et al. 2003b). Die Höhe der La-Konzentration an den Schwellenwerten, bei definierten Belastungen oder bei maximaler Ausbelastung gibt jedoch einen Hinweis auf den Glykogen-Speicher-Zustand (Maassen und Busse 1989) und es wird daher empfohlen zumindest beim Start der Belastung und am Ende der Belastung, sowie in der Erholungsphase die Laktat-Konzentration im Blut zu bestimmen, auch wenn eine Laktat-Schwellenbestimmung aufgrund der fehlenden Belastungs-Werte nicht möglich ist.

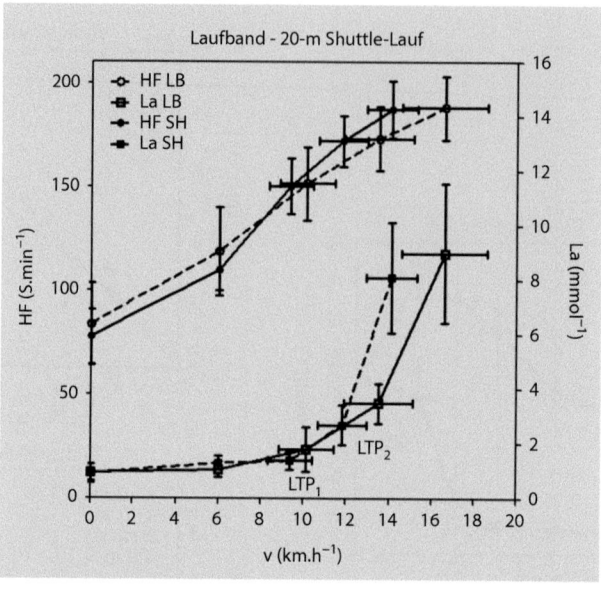

■ **Abb. 12.24** Vergleich von Laktat(La)- und Herzfrequenz(HF)-Leistungs-Kurve am Laufband und beim 20-m-Shuttle-Lauftest auf der Laufbahn

**12**

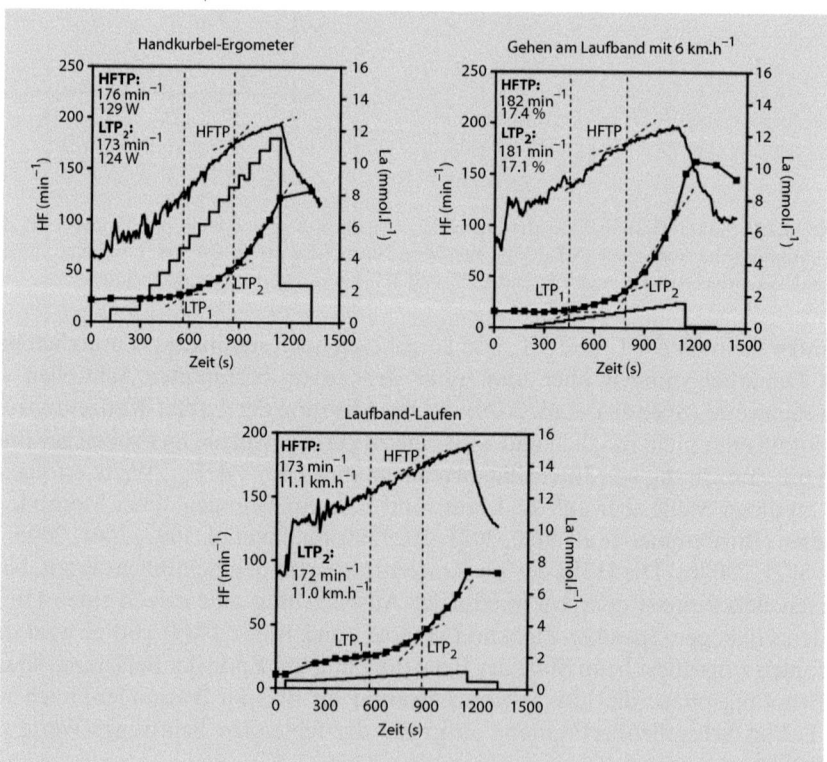

■ **Abb. 12.25** Bestimmung von $LTP_1$, $LTP_2$ und HFTP am Handkurbel-Ergometer, bei einer Gehbelastung mit konstanter Geschwindigkeit und Änderung der Steigung am Laufband und einer Laufbelastung am Laufband mit konstanter Steigung (Mod. nach Hofmann und Pokan 2010)

Zusätzliche Kenngrößen wie spirometrische Daten erlauben jedoch eine weitere Differenzierung einer grob erfassten Laktat-Leistungs-Kurve oder fehlender Belastungs-Laktat-Konzentrationswerte (Hofmann und Pokan 2010). Beispielhaft zeigt die ◘ Abb. 12.25 die Verläufe der Blut-Laktat-Konzentration im Stufen-Test mit unterschiedlichen Ergometer-Typen (Handkurbel-Ergometer, Laufband). Der Verlauf der Laktat-Leistungs-Kurve zeigt identische dreiphasige Muster, es finden sich jedoch Ergometer bedingte quantitative Unterschiede der Messwerte (ebd.).

◘ Abb. 12.26 zeigt Mittelwerte der Laktat-Leistungs-Kurve für Sport-Studenten und -Studentinnen mit unterschiedlicher Leistungsfähigkeit sowie zwei Einzelkurven von Athleten mit sehr hoher Ausdauerleistungsfähigkeit (Dohr 2006; Hofmann et al. 2008). Es ist erkennbar, dass sich die Muster der Kurven unabhängig vom Trainingszustand nicht unterscheiden und die wesentliche Kenngröße der Ausdauerleistungsfähigkeit die Leistung am ersten Laktat Turn Point ($LTP_1$) ist. Je besser trainiert die Athleten/innen sind, umso später steigt die Laktat-Konzentration im Blut an. Die Zuordnung einer Schwelle zu einem Fixwert kann nicht festgestellt werden.

Grundsätzlich ist zu bemerken, dass abhängig vom Ziel der Belastungsuntersuchung ein mehr oder weniger differenziertes Vorgehen notwendig ist. Zur Erfassung und Einstufung der allgemeinen Leistungsfähigkeit oder zur gesundheitlichen Abklärung einer Person reicht ein allgemeines und wenig differenziertes Verfahren aus. Für eine detaillierte und fundierte Vorgabe von Trainingsintensitäten ist eine entsprechende Auswahl des Testverfahrens notwendig. Dies betrifft vor allem die Trainingsvorgabe für LeistungssportlerInnen, aber auch trainierende PatientInnen.

### 12.8.3 Laktat-Verlauf in der Erholung

In der Nachbelastungsphase nach einer maximalen Ausbelastung steigt die Laktat-Konzentration im Blut weiter an (Gleeson 1996). Aktive Erholung reduziert (durch

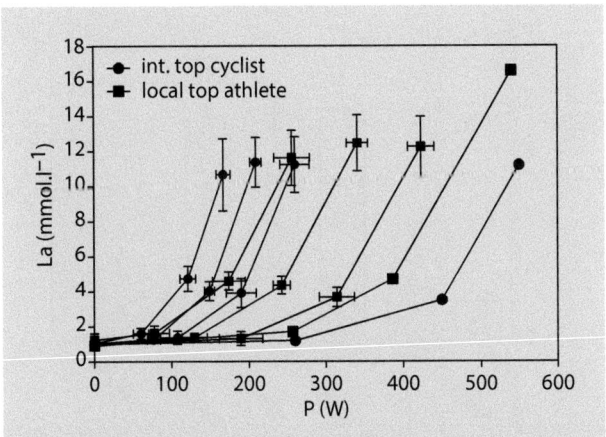

◘ **Abb. 12.26** Verlauf der Laktat-Konzentration sowie erster ($LTP_1$) und zweiter ($LTP_2$) Laktat Turn Point im Stufen-Test bei unterschiedlich trainierten männlichen und weiblichen Sport-Studierenden (Hofmann et al. 2008) sowie zwei Einzelbeispiele hochtrainierter Ausdauerathleten (lokaler Spielsportler, internationaler Spitzenradfahrer) (Mujika 2012). Die Kurven unterscheiden sich vor allem hinsichtlich des ersten Anstiegs des La (= $LTP_1$) – je besser der Trainingszustand, umso später steigt die La-Kurve über den Ruhewert an

die höhere oxidative Stoffwechselrate) die Nachbelastungs-Laktat-Konzentration schneller als passive Erholung (Denadai et al. 2000; Devlin et al. 2014; Taoutaou et al. 1996; Nalbandian et al. 2017). Die Halbwertszeit der Blut-Laktat-Konzentration in der Nachbelastungsphase beträgt ca. 12–15 min. Beachtet muss werden, dass abhängig von den Durchblutungsbedingungen (z. B. bei Patienten) die Nachbelastungslaktatwerte relativ lange auf einem hohen Niveau verbleiben können. Die Laktat-Konzentration im Blut spiegelt daher nur z. T. die muskuläre Laktat-Konzentration wider (Naveri et al. 1997).

Es ist auch zu hinterfragen, ob die unbedingte rasche Reduktion der Blut-Laktat-Konzentration durch eine niedrigdosierte Cool-down-Belastung unter dem $LTP_1$ immer das Ziel sein soll, da am Ende der Trainings- oder Wettkampfbelastung die möglichst rasche Wiederauffüllung der Glykogenspeicher im Vordergrund stehen soll. Eine weitere, obwohl niedrig dosierte Belastung oxidiert das verbliebene Blut-Laktat aber und es wird damit „verbraucht" und in Energie und Wärme umgewandelt. Es steht daher nicht mehr für die Neubildung von Glukose bzw. Glykogen über den Cori-Zyklus zur Verfügung. Da ca. 30 % der Wiederauffüllung der Glykogenspeicher nach intensiven Belastungen aus dem zuvor entstandenen Laktat erfolgt, ist die Strategie der Cool-down-Belastung zumindest aus energetischer Sicht zu hinterfragen (Emhoff et al. 2013a, b; Brooks 2009). Anders ist die Situation bei wiederholten Belastungen, wie z. B. im Eishockey oder bei Intervall-Trainingsformen (Tschakert und Hofmann 2013; Tschakert et al. 2015, 2016) zu bewerten ( Abb. 12.27), wo ein erhöhter Laktat-Spiegel die anaerobe Glykolyse inhibiert und damit die anaerobe Leistungsfähigkeit bei wiederholten Belastungen immer stärker limitiert (Birnbaumer et al. 2018; Valiulin et al. 2021, 2022; Purge et al. 2017, 2021). Ähnliches gilt für wiederholte hochintensive Trainingsbelastungen (Windisch 2012).

**12**

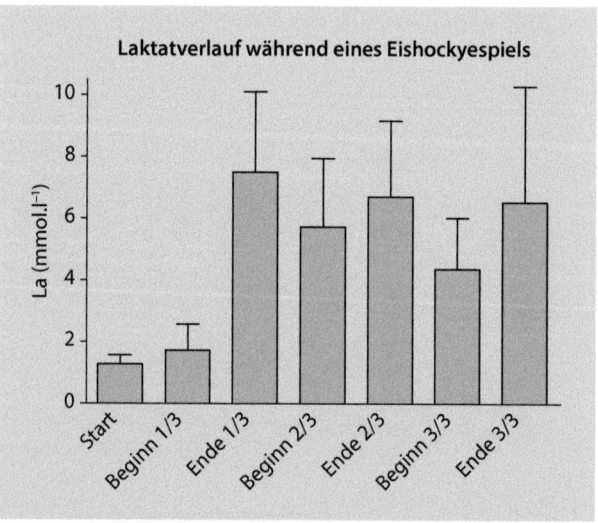

 **Abb. 12.27** Blut-Laktat-Konzentration während eines Eishockey-Trainingsspiels bei Spielerinnen der höchsten Spielklasse. Erkennbar ist, dass in den Drittelpausen keine ausreichende Erholung erfolgte und die Spielerinnen mit einer deutlich erhöhten La-Konzentration wieder in das Spiel einsteigen mussten. Diese erhöhte La-Konzentration erlaubt keine hohe muskuläre La-Produktion mehr, und die anaeroben Spitzenleistungen sind limitiert

Diese im Verlauf der Belastungswiederholungen immer stärkere Inhibierung der Glykolyse konnten wir für acht hochintensive anaerobe Belastungen bei alpinen Skirennläufern (◐ Abb. 12.28) oder für Short-Track-Belastungen am Eis (Windisch 2012) aber auch für intensive Intervallbelastungen (Tschakert et al. 2015) zeigen.

Bei wiederholten hochintensiven Belastungen ist es das Ziel, die Laktat-Konzentration im Blut durch niedrigdosierte Belastungen unter dem $LTP_1$ (auch unter Verwendung der nicht sportartspezifischen Muskulatur) in den Pausen zwischen den Belastungen auf möglichst niedrige Werte abzusenken, um für die weiteren Wiederholungen möglichst hohe Laktat-Bildungs-Raten (hohe anaerobe Leistungsfähigkeit) sicherzustellen (Baldari et al. 2004, 2005). Dies trifft auch auf zu hochintensive Belastungen im Aufwärmprogramm zu, die maximale anaerobe Leistungen negativ beeinflussen können (Christensen und Bangsbo 2015). Aktuelle Ergebnisse

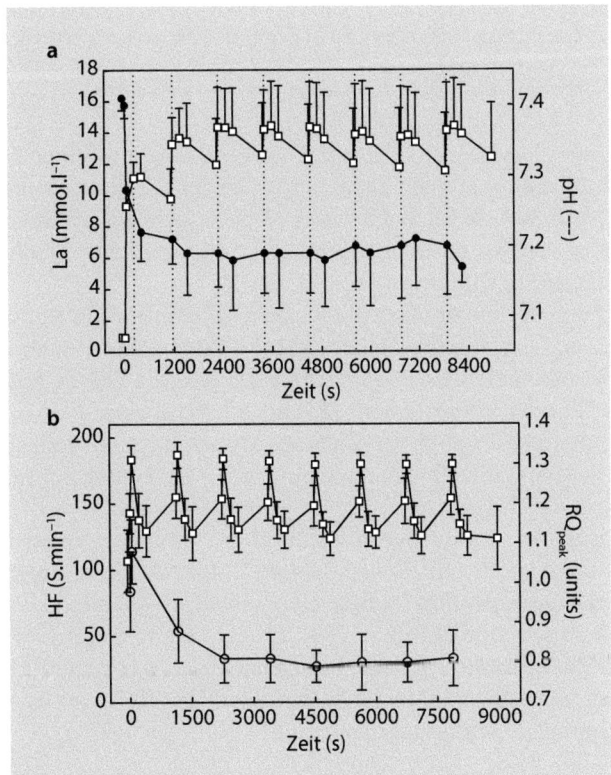

◐ **Abb. 12.28** Blut-Laktat-Konzentration (La), pH-Wert (**a**) sowie Herzfrequenz (HF) und respiratorischer Quotient (RQ) (**b**) in Ruhe vor Belastung, am Ende der Maximalbelastung sowie nach 3, 6 und 12 min passiver Erholung während acht wiederholter maximaler Wingate-Tests über 40 s am Fahrrad-Ergometer zur Simulation skispezifischer RTL-Trainingsbelastungen bei alpinen Skirennläufern (von Duvillard et al. 2000, 2001). Erkennbar ist, dass nur in der ersten Maximalbelastung die La-Konzentration stark ansteigt, im Verlauf der Wiederholungen aber immer geringer wird und von der dritten bis zur achten Wiederholung nurmehr ein Netto-Laktat-Anstieg von 2 mmol.l$^{-1}$ als Kennzeichen einer deutlichen Hemmung der Glykolyse durch die deutliche Absenkung des pH-Wertes gefunden werden kann. Diese Hemmung der Glykolyse und die Verschiebung des Stoffwechsels zu stärker aeroben Bedingungen sind auch im Respiratorischen Quotienten (RQ) erkennbar (**b**), der von deutlich über 1 nach der ersten Wiederholung auf Werte unter 0,85 ab der achten Wiederholung abfällt

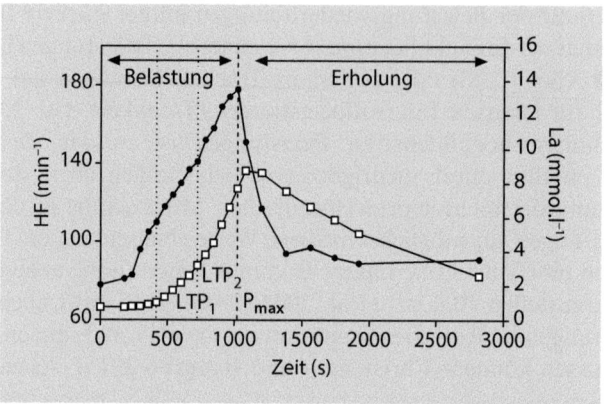

**Abb. 12.29** Verlauf der Herzfrequenz (HF) und der Laktat-Konzentration im Blut (La) bei einem stufenförmigen Test am Fahrrad-Ergometer und in der Nachbelastung. Zu erkennen ist, dass die HF unmittelbar mit Belastungsende abfällt, das La aber noch weiter ansteigt und abhängig von der Höhe des $La_{max}$ einige Zeit benötigt, um wieder Ruhe-Ausgangswerte zu erreichen

zeigen, dass durch eine intensiv anaerobe Vorbelastung mit einer anderen als der Haupt-Arbeitsmuskulatur in allen untersuchten Fällen die Netto-Laktat-Produktion nach dem sog. „Priming" deutlich auf bis zu 50 % reduziert wird und sowohl positive (Birnbaumer et al. 2018) als auch negative Leistungseffekte beschrieben werden (Purge et al. 2017, 2021; Valiulin et al. 2021, 2022).

Zur Bestimmung der maximalen Blut-Laktat-Konzentration ist es ideal in der 1., 3., 6., 9., 12., 15. und 30. min der Nachbelastung Proben zu nehmen. Man kann dadurch sauber die maximale Laktat-Konzentration und die Laktat-Kinetik in der Erholung (Laktat-Elimination) erfassen (■ Abb. 12.29). In der Praxis wird aus Zeit- und Kostengründen meist nur in der 3. und 6. Minute nach der Belastung gemessen. Dies reicht in der Mehrzahl der Untersuchungen zur Erfassung der maximalen Blut-Laktat-Konzentration aus.

Hohe Anstiege der Laktat-Konzentration im Blut bei intensiven Kurzzeitbelastungen führen zu einer zeitlich verzögerten Laktat-Ausschwemmung, sodass die maximale Laktat-Konzentration im Blut oft erst nach 10–20 min in der Erholung gefunden wird (Neumann und Schüler 1994). ■ Abb. 12.30 zeigt ein Beispiel für den Anstieg der Laktat-Konzentration im Blut nach einer maximalen Einzelbelastung. Zu erwähnen ist, dass das exakte Einhalten der Mess-Zeitpunkte wichtig, jedoch unter Feldbedingungen nicht immer einfach ist.

**12**

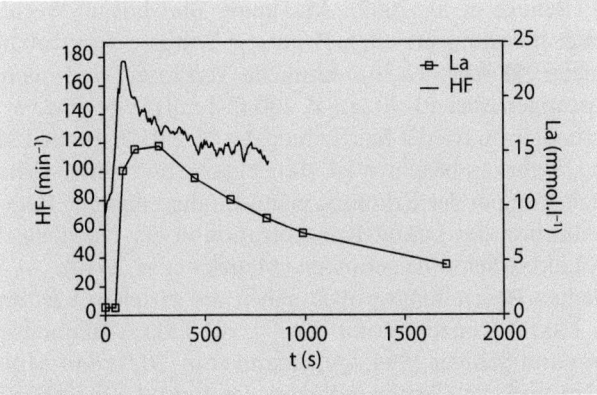

**❏ Abb. 12.30**   Verlauf der HF und der Blut-Laktat-Konzentration in einem maximalen Wingate-Test über 40 s Dauer (peak power ca. 600 W) und während 30 min Nachbelastungsphase

## 12.9   Laktat-Verlauf während einstufiger Belastung

### 12.9.1   Aerobe Tests

Die Beurteilung der Blut-Laktat-Konzentration in submaximalen Einstufen-Tests erlaubt zwar eine Betrachtung der Stoffwechselsituation für diese Belastung, jedoch nur eine eingeschränkte leistungsdiagnostische Beurteilung, da nur ein Zielbereich der drei Phasen der Energiebereitstellung erfasst wird und durch die große Tag-zu-Tag Variabilität der Laktat-Konzentration eine eindeutige Zuordnung in eine der drei Phasen beinahe nicht möglich ist (Zinner et al. 2023). In der Praxis wird die Laktat-Messung in der Trainingssteuerung meist zur Kontrolle der Trainingsintensität am Beginn, während und am Ende einer aerob orientierten Belastung verwendet. Die Einhaltung vorgegebener metabolischer Zielbereiche (Phase I, II oder III) kann damit überprüft werden. Die Erfassung nur eines Wertes nach der Belastung erlaubt keine fundierte Interpretation der Stoffwechselsituation während der Belastung. Empfohlen werden je nach Konstanz der Belastung mindestens zwei oder mehr Messwerte während der Belastung. Eine konstante Laktat-Konzentration im Blut während länger dauernder Belastungen bedeutet, unabhängig von der Höhe der Laktat-Konzentration, immer stabile aerobe Bedingungen mit einem Gleichgewicht der Laktat-Produktion im Muskel und einer angepassten Laktat-Elimination (Oxidation) im Muskel selbst (Phase I) oder im System (Phase II).

### 12.9.2   Anaerobe Tests

Die Beurteilung des Laktats bei maximalen anaeroben Tests erlaubt eine grobe indirekte Abschätzung der anaeroben Stoffwechselregulation von AthletInnen (Kindermann und Keul 1977). Grund dafür ist, dass die maximale Laktat-Konzentration im Blut nur das Resultat aus Laktat-Produktion und Laktat-Elimination darstellt und daher kein direktes Maß für die muskuläre Laktat-

Produktion ist (Beneke et al. 2002). Maximale Blut-Laktat-Werte werden in ca. 30–90 s maximaler Belastung erzielt, z. B. im sog. Wingate-Test (Inbar et al. 1996) am Fahrrad-Ergometer (◘ Abb. 12.30). Ähnliche Verfahren sind maximale disziplin-spezifische Belastungen über 40–90 s (z. B. 400-m-Lauf) (Vuorimaa et al. 1996). Auch bei dieser Belastungsform hat die Beurteilung der Nachbelastungs-Laktat-Werte eine hohe Bedeutung, wobei zu beachten ist, dass passive und aktive Erholung und auch die Höhe der Belastung in der Erholung einen Einfluss nehmen (Devlin et al. 2014). Die höchste Reduktion der Laktat-Konzentration in der Nachbelastung wurde bei 80 % der ersten Laktat-Schwelle gefunden (Menzies et al. 2010).

Die wesentlichen Beurteilungsgrößen neben der erzielten Leistung ist die Höhe der maximalen Laktat-Konzentration ($La_{max}$), die Laktat-Bildungsgeschwindigkeit (La/t) (Neumann und Schüler 1994; Quittmann et al. 2021; San-Millán et al. 2020a; Yang et al. 2023) und die Geschwindigkeit der Laktat-Elimination in der Nachbelastungsphase (◘ Abb. 12.30).

Eine detaillierte Beschreibung zur Messung bzw. Berechnung der maximalen Laktatbildungsrate ist bei Heck et al. (2022, S 232 bzw. 613) dargestellt. Als Formel wird wie folgt angegeben:

$$vLamax\left(mmol-1^{-1}.s^{-1}\right) = \left(La_{max\,Nachbelastung} - La_{Ausgangswert}\right)/\left(t_{Belastung} - t_{alaktazid}\right)$$

Kritisch zu bemerken ist, dass die alaktazide Zeit ($t_{alaktazid}$) eine theoretische An-nahme einer Laktat-bildungsfreien Zeit darstellt. Zur Abschätzung der maximalen Laktatbildungsrate wird eine maximale Belastungsdauer von 10 s empfohlen (Heck et al. 2022, S 614). Diese Autoren weisen aber auch darauf hin, dass uneinheitliche Befunde zur $vLa_{max}$ noch weitere Untersuchungen an größeren Kollektiven benötigen (Heck et al. 2022, S 615).

Wesentlich zu bemerken ist, dass die Zielstellung des Trainings (und damit die Be-urteilungsgröße eine möglichst geringe Laktat-Konzentration bei maximaler Leis-tung sein soll. Das heißt, dass nicht die Erhöhung der Blut-Laktat-Konzentration das alleinige Ziel anaeroben Trainings ist, sondern eine maximale muskuläre Laktat-Produktion, aufgesetzt auf einer hohen aeroben Basisleistung und mit einer mög-lichst hohen oxidativen Laktat-Elimination bereits während der Belastung (MacRae et al. 1995). Die Konsequenz daraus ist die Steigerung der maximalen Leistung mit einem höheren anaeroben Anteil (muskuläre Laktatproduktion), aber einer gleichen oder auch geringeren Blut-Laktat-Konzentration.

Zu beachten ist jedoch, dass bei wiederholten anaeroben Belastungen hohe Laktat-Konzentrationen im Blut zu einer Inhibition der Glykolyse führen und damit auch bei intensiven Belastungen eine Verschiebung des Stoffwechsels in eine stärker oxidative Richtung erfolgt (Hofmann 2018; Müller et al. 2014; Birnbaumer et al. 2018; Purge et al. 2017, 2021; Valiulin et al. 2021, 2022) (◘ Abb. 12.31).

Dies ist auch dadurch ersichtlich, dass bei wiederholten Belastungen von Wieder-holung zu Wiederholung der Netto-Laktat-Anstieg immer geringer und die oxidative Ausrichtung durch einen deutlich unter 1 absinkenden Respiratorischen Quotienten

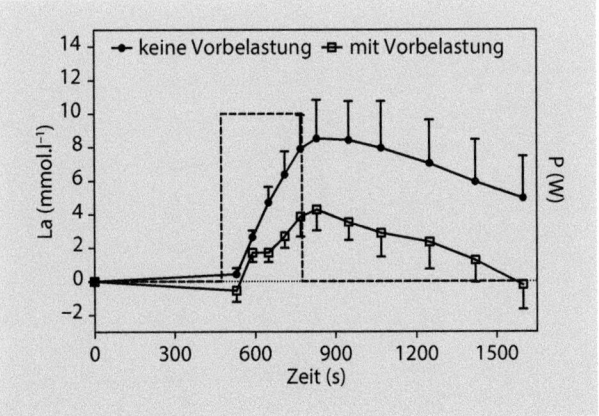

**❑ Abb. 12.31** Netto-Laktat-Reduktion bei einer intensiven anaeroben Fahrrad-Ergometer-Belastung über dem LTP$_2$, die durch eine maximale Handkurbel-Belastung der Arme neun Minuten vor der Beinbelastung erzielt wird. Trotz gleicher Belastung sinkt der Netto-Laktat-Anstieg auf 46,4 % des Wertes der ohne Vorbelastung erzielt wurde. (Mod. nach Müller et al. 2014)

(RQ) belegt wird (❑ Abb. 12.28) (Tschakert und Hofmann 2013; Tschakert et al. 2015, 2016). Dies führt zwar zu einer deutlichen Reduktion der anaeroben Energiebereitstellung mit einer Reduktion der maximalen Leistungsfähigkeit (Nachteil z. B. in Sportarten, in denen eine hohe anaerobe Leistung oft wiederholt werden muss, wie etwa beim Eishockey, kann aber bei entsprechender Kenntnis der Zusammenhänge wie weiter oben bereits erwähnt auch positiv genutzt werden (Hofmann 2018; Müller et al. 2014; Birnbaumer et al. 2018; Purge et al. 2017, 2021; Valiulin et al. 2021, 2022).

Kürzere Tests (2–10 s) erlauben eine Abschätzung der alaktaziden anaeroben Leistung (Dunst et al. 2023). Die Laktat-Messung erfolgt hier als Kontrolle. Bei alaktaziden Belastungen soll die Blut-Laktat-Konzentration im Ruhebereich oder auf niedrigen Werten konstant bleiben (Åstrand 1992; Neumann und Schüler 1994). Es wurde jedoch gezeigt, dass selbst bei kurzen Sprints über 60 m (ca. 7.7–8 Sek) im Rahmen eines Tests zur Abschätzung der alaktaziden Leistungsfähigkeit die Laktat-Konzentration in der Nachbelastung immerhin bereits auf Werte von 6–8 mmol.l$^{-1}$ ansteigen kann (Heck et al. 2022, S 613). Oft werden alaktazide und laktazide Belastungen in einem Zweistufen-Test kombiniert (Schwaberger et al. 1991).

Anaerobe Zweistufen-Tests kombinieren zwei Einstufen-Tests und erlauben je nach Belastungsdauer und Höhe eine Abschätzung der alaktaziden und der laktaziden Komponente der Leistungsfähigkeit sowie der Laktat-Toleranz bei wiederholten gleichen Belastungen. ❑ Abb. 12.32 zeigt ein Beispiel von zwei wiederholten Maximaltests über 40 s am Fahrrad-Ergometer zur Abschätzung der Laktat-Toleranz.

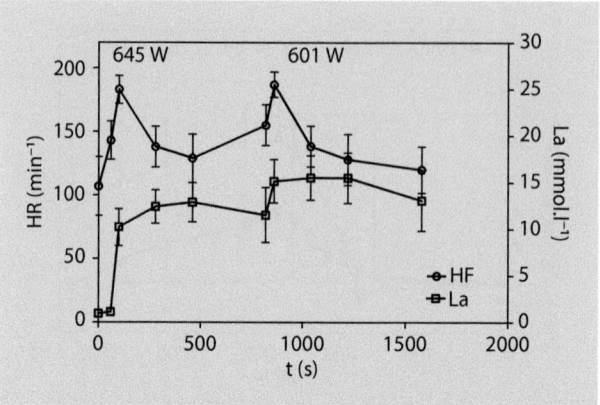

**◘ Abb. 12.32**   Herzfrequenz (HF) und Verlauf der Laktat-Konzentration im Blut (La) bei zwei aufeinanderfolgenden Wingate-Tests über 40 s mit 12 min Pause

## 12.10  Felduntersuchungen

Grundsätzlich unterscheiden sich Feldtests nicht von Untersuchungen im Labor. Sie erlauben jedoch eher eine mehr oder weniger sportartspezifische Belastungsvorgabe, haben aber das Problem der geringeren Standardisierbarkeit. Die für Sportarten typischen Bewegungsabläufe können nicht vollständig mit sportartspezifischen Ergometern nachvollzogen werden. Somit sind Rückschlüsse aus der sportartspezifischen (und natürlich auch der unspezifischen) Ergometrie auf die Leistungsfähigkeit in der jeweiligen Sportart unsicher. Der Wirkungsgrad der Muskelarbeit bei sportartspezifischer Leistung kommt im Labortest weniger zur Geltung. Die geringen Leistungsdifferenzen sind mit den üblichen Labortests kaum zu belegen. Feldtests erlauben eine bessere Differenzierung der Leistungsfähigkeit. Ein Kennzeichen von Feldtests ist, dass sie sowohl über einfache methodische Kriterien (Geschwindigkeit, Belastungsintensität, Wiederholungszahl, Übungsstabilität u. a.) oder aber über zusätzliche biologische Messgrößen Informationen über den Leistungszustand einer Person erlauben. Die Treffsicherheit einiger Feldtests zur Beurteilung der spezifischen Leistungsfähigkeit ist hoch. Trotzdem kann man auf die Standardlabortests nicht verzichten. Beide Verfahren haben Vor- und Nachteile. Der Vorteil von Labortests ist die sehr hohe Reproduktion von Leistung und Geschwindigkeit bei gleichbleibenden äußeren Bedingungen. Bei der Mehrzahl der Feldtests können die Versuchsrandbedingungen aber nicht gleich gehalten werden (Neumann und Schüler 1994). So sind trainingsbegleitende Feldtests bei Wassersportlern (Rudern, Kajak) von jahreszeitlichen Schwankungen der Wassertemperatur abhängig und erlauben nur eingeschränkte Vergleiche der Leistungsdaten im Saisonverlauf. Relativ stabile physiologische Kenngrößen wie die Herzfrequenz (Zinner et al. 2023) erlauben jedoch eine gute Abschätzung der Leistungsfähigkeit bei definierten Kennwerten und eine Übertragung von Labor- auf Feldtest-Werte wie z. B. für Rudern gezeigt (Hofmann et al. 2007).

Üblicherweise werden Ein-, Zwei- oder Mehrstufen-Tests als aerobe oder anaerobe Tests angewandt. Aus Praktikabilitätsgründen wird oft nur ein submaximaler Test durchgeführt. Diese submaximalen Tests sind jedoch nur eingeschränkt interpretierbar und Maximaltests sind vorzuziehen.

### 12.10.1 Einstufen-Tests

Laktat-Messungen während Einstufen-Tests zur Bestimmung der aeroben Leistungsfähigkeit (z. B. dem 2400-m-Lauf oder dem Cooper-Test) haben nur eine Kontrollfunktion und erlauben als Einzelmessungen kaum eine differenzierte Beurteilung der Beanspruchung. In Verbindung mit der Herzfrequenz können mit Einschränkungen Laktat-Konzentrationswerte zur Beurteilung einer Ausbelastung verwendet werden.

Besser geeignet und in der Praxis häufig verwendet werden Laktat-Bestimmungen vor, während und nach definierten semispezifischen oder spezifischen Belastungen im Rahmen der Steuerung der Trainingsbelastung. Einzelmessungen haben wie bereits erwähnt nur eine eingeschränkte Aussagekraft; wiederholte Messungen während der Belastung erlauben die Erfassung eines metabolischen Belastungsprofils der Trainingseinheit (Smekal et al. 2000, 2001, 2003a, b). Bei stark wechselnden Belastungen, wie z. B. bei einem Sportspieltraining, ist bei der Interpretation der Messwerte die Zeit- und Substratabhängigkeit der Blut-Laktat-Konzentration zu berücksichtigen. Eine Übersicht über übliche Laktat-Konzentrationswerte bei verschiedenen Sportarten ist bei Heck et al. (2022, S 121–164) dargestellt. Wesentlich zu bemerken ist, dass eine umfassende Analyse des metabolischen Profils der jeweiligen Sportart nötig ist, um Messwerte während und nach sportspezifischen Belastungen Einordnen und Interpretieren zu können.

Anaerobe Einstufen-Tests sind z. B. Maximaltests über Einzelstrecken zur Abschätzung der alaktaziden (Belastung bis 10 s) oder der laktaziden (Belastungen zwischen 40 und 90 s) Fähigkeiten. ◘ Abb. 12.33 zeigt ein Beispiel eines anaeroben Maximaltests im Kajaksport.

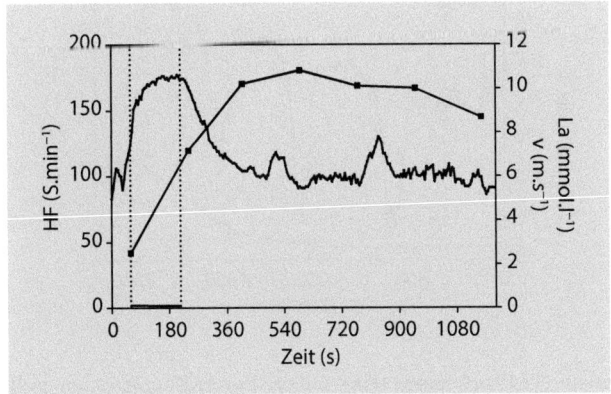

◘ **Abb. 12.33**   Maximale Wettkampfsimulation Top-Wildwasser-Kajak-Fahrer – Test am Flachwasser in der unmittelbaren Wettkampfvorbereitung

## 12.10.2 Zwei- und Mehrstufen-Tests

Hier gilt das Gleiche wie für Labortests. Wesentlich zu beachten ist jedoch, dass bei Feldtests üblicherweise nicht in fixen Zeitinkrementen, sondern in fixen Strecken die Belastung vorgegeben wird. Dadurch verringert sich pro Belastungsstufe die Zeitdauer der Belastung, was sich durch die Zeitabhängigkeit der Blut-Laktat-Konzentration auf die Interpretation von Laktat-Leistungs-Kurven auswirkt. Zusätzlich ist wie am Laufband meist eine Unterbrechung der Belastung zur Blutabnahme notwendig (Beneke et al. 2003c). ◘ Abb. 12.34 zeigt ein Beispiel eines submaximalen Mehrstufen-Tests unter Feldbedingungen bei einem trainierten Fußballspieler. Auch hier muss darauf hingewiesen werden, dass der Test durch die geringe Anzahl an La-Werten eine Bestimmung beider Laktat-Umstellpunkte ($LTP_1$/$LTP_2$) nicht zulässt. Eine genaue Festlegung von Schwellenwerten ist nicht möglich, und die Kurve erlaubt keine Interpretation einer Leistungsänderung im Vergleich zu einem Vor-Test, da der jeweilige Zustand des Muskelglykogen-Speichers nicht bekannt ist, der jedoch die Höhe der absoluten La-Konzentration beeinflusst (▶ Abschn. 12.11.1 und 12.11.2).

Eine in der Praxis häufig verwendete Methode zur Bestimmung der Ausdauerleistungsfähigkeit ist der sog. Conconi-Test (Conconi et al. 1982, 1996). Dieser Test ist grundsätzlich ein nichtinvasives Verfahren und ermöglicht die Bestimmung der anaeroben Schwelle aus dem Verlauf der HF-Leistungs-Kurve (Bunc et al. 1989, 1995; Gaisl et al. 1987, Gaisl und Hofmann 1989a, b; Hofmann et al. 1988, 1989, 1992a, b, 2000; Hofmann und Pokan 1996, 2010). Als zusätzliche Messgröße kann bei diesem Test sowohl im Labor als auch unter Feldbedingungen die Blut-Laktat-Konzentration am Beginn und am Ende der Belastung sowie in der Nachbelastungsphase bestimmt werden (Hofmann et al. 1994a, 1995a, 1997a; Wonisch et al. 2003a). Meist ist durch den kontinuierlichen Verlauf des Tests ohne Unterbrechungen eine direkte Beurteilung der Stoffwechselsituation im submaximalen Bereich nicht mög-

**12**

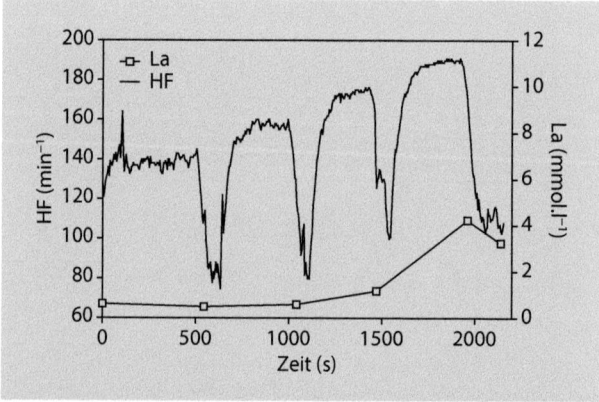

◘ **Abb. 12.34** Verlauf der Herzfrequenz (HF) und der Laktat-Konzentration im Blut (La) bei einem Stufen-Test mit einem trainierten Fußballspieler unter Feldbedingungen mit 1200 m Wegstrecke pro Stufe. Die grobe Darstellung der La-Kurve erlaubt keine genaue Bestimmung von Schwellen und auch keine Interpretation von Leistungsveränderungen im Längsschnitt

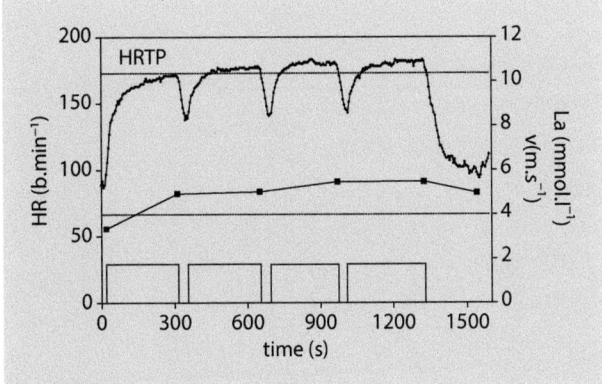

**◘ Abb. 12.35** Überprüfung der Schwellenintensität aus einem Feld-Stufentest mit wiederholter Messung der Laktat-Konzentration zur Beurteilung eines Laktat(La)-Gleichgewichts bei einem Top-Kajak-Athleten in der Wintervorbereitung auf Flachwasser

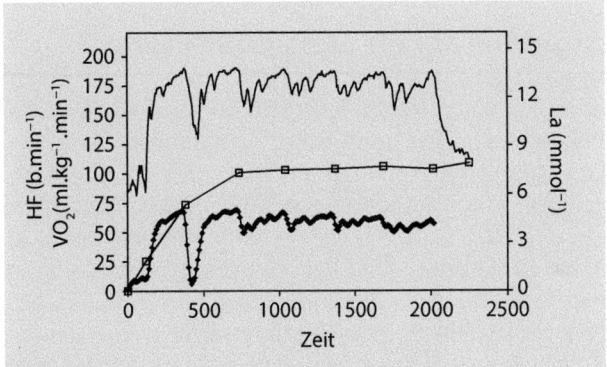

**◘ Abb. 12.36** Überprüfung der Schwellenintensität aus einem Labor-Stufentest auf einem Skilanglauf-Ergometer mit wiederholter Messung der Laktat-Konzentration zur Beurteilung eines Laktat(La)-Gleichgewichts bei einem Top-Biathleten in der Sommervorbereitung mit Skirollern auf einer anspruchsvollen Rollerstrecke

lich. Zur Absicherung der Testergebnisse sollten daher sportspezifische Dauerbelastungen knapp unter dem zweiten Schwellenwert (z. B. 5 %<$vLTP_2$) mit wiederholten Messungen der Laktat-Konzentration durchgeführt werden. ◘ Abb. 12.35 und 12.36 zeigen Beispiele aus dem Kajak-Sport und dem Skilanglauf.

Typische Beispiele für die Evaluation von Schwellen wurden für Rudern (Hofmann et al. 2007) bzw. für Badminton (Wonisch et al. 2003a) gezeigt. Die Überprüfung der Schwellenvorgabe aus einem Ruder-Ergometer-Test im Bootshaus erfolgte auf dem Wasser im Einer (Hofmann et al. 2007). ◘ Abb. 12.37 zeigt den Zusammenhang im Detail.

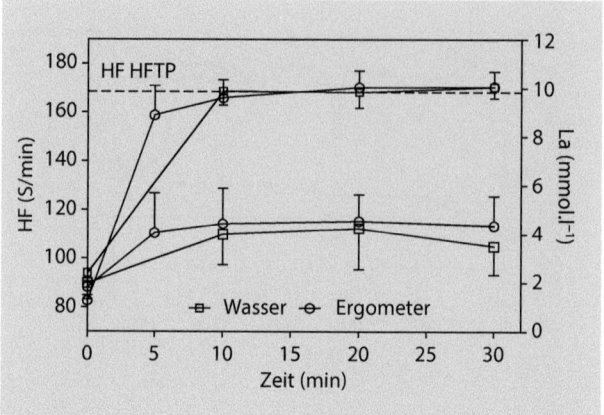

**◼ Abb. 12.37** Herzfrequenz (HF) und Laktat-Konzentration im Blut (La) bei der Überprüfung von Schwellenwerten bei Spitzenruderern durch Dauerbelastungen am Ruder-Ergometer im Bootshaus und am Wasser im Einer. (Mod. nach Hofmann et al. 2007)

## 12.11 Einflussgrößen auf die Messgröße Laktat

Physisches Training hat einen wesentlichen Einfluss auf die LaLK (Neumann und Schüler 1994; Pokan et al. 1998) und führt zu typischen Veränderungen (◼ Abb. 12.38), wie z. B. zu einer Rechtsverschiebung hin zu höheren Leistungen durch aerobes Ausdauertraining. Die Veränderungen sind jedoch nicht immer direkt einer Leistungsveränderung zuzuordnen, sondern können auch durch andere Einflussgrößen wie z. B. die Ernährung, den Glykogenspeicherstatus oder andere Einflüsse moduliert werden. Eine Übersicht über die Vielzahl an Einflussfaktoren wurde umfangreich bei Heck et al. (2022, S 363–439) dargestellt. Neben dem verwendeten Belastungsschema (Anstieg der Belastung, Pausen und Pausendauer, Bewegungsfrequenz, Art des Ergometers), sind etwaige Vorbelastungen, die Umgebungsbedingungen, der Ort der Blutabnahme, der Ernährungszustand, die Einnahme von Nahrungsergänzungsmitteln oder Medikamenten, aber auch der Menstruationszyklus und der zirkadiane Rhythmus zu beachtende Einflussgrößen.

Eine gewünschte tatsächliche Rechtsverschiebung der LaLK durch Ausdauertraining muss demnach von einer Absenkung der LaLK (z. B. durch eine ernährungs- oder trainingsbedingte Glykogen-Verarmung) mit einer nur scheinbaren Ökonomisierung der submaximalen Leistung, aber einer oft deutlichen Reduktion der Maximalleistung in Verbindung mit einer reduzierten maximalen Laktat-Konzentration abgegrenzt werden. Ebenso ist eine tatsächliche Linksverschiebung der LaLK als Kennzeichen einer klaren Verschlechterung der Leistungsfähigkeit wiederum abzugrenzen von einer Anhebung der LaLK durch eine verstärkte Kohlenhydrat-Zufuhr ohne eine Erhöhung der Maximalleistung (evtl. sogar einer Reduktion der $P_{max}$) (Prusaczyk et al. 1992; Ivy et al. 1981).

Zusätzliche Trainingsmaßnahmen wie z. B. Krafttraining flachen die LaLK ab (Fürnschuss 2010). Eine grobe Beurteilung dieser Veränderungen ist mit den Kenndaten „Leistung am zweiten Laktat Turn Point" (P $LTP_2$), „maximales Laktat" ($La_{max}$) und Steigung der LaLK möglich. Es wird hier als Standard empfohlen, indi-

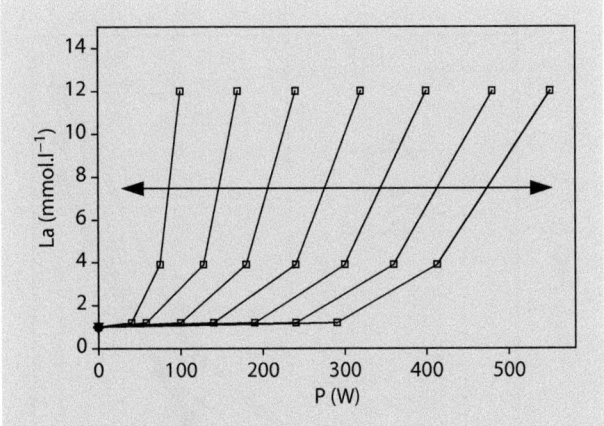

◘ **Abb. 12.38** Schematische Darstellung der Veränderung der Laktat-Leistungs-Kurve (La) durch Ausdauertraining. Ein höherer Trainingszustand ist durch eine Rechtsverschiebung von $LTP_1$, $LTP_2$ und $P_{max}$ gekennzeichnet. Durch Misch-Trainingsformen sind Modulationen der Kurve in den einzelnen Phasen möglich. So kann ein isoliertes hochumfangreiches Training ohne hohe Intensitäten zu selektiven Verbesserungen der Leistung im Bereich Phase I und II und einer Verschlechterung der Leistung in der Phase III führen

viduelle Längsschnitte zur Beurteilung zu verwenden und interindividuelle Vergleiche zu vermeiden (Bleicher et al. 1999; Zinner et al. 1993; Pansold und Zinner 1994).

## 12.11.1 Einfluss der Ernährung

Auch die Ernährung beeinflusst und verändert die LaLK nachhaltig. Kohlenhydratreiche (KH) Nahrung verschiebt im Vergleich zu fettreicher bzw. normaler Kost die LaLK zu einer höheren Blut-Laktat-Konzentration in Ruhe und auf vergleichbaren Belastungsstufen (ohne sie nach rechts hin zu höheren Leistungen zu verschieben). Eine zu hohe KH-Beladung durch Trickdiäten (sog. „Carbohydrate Loading") (Burke et al. 2019; Wismann und Willoughby 2006; Kiens 2001) führt bereits in Ruhe und auf niedrigen Belastungsstufen zu einer höheren Laktat-Konzentration im Blut und kann zu einer Einschränkung der Maximalleistung führen (◘ Abb. 12.39). Die Dauer von submaximalen Belastungen wird dadurch jedoch deutlich erhöht (= höhere Kapazität) (Busse et al. 1987; Fröhlich et al. 1989; Hofmann 1997; Hofmann et al. 1998a; Ivy et al. 1981; Yoshida 1984).

Heute werden häufig z. T. extrem fettreiche und Kohlenhydrat reduzierte Diäten von AthletInnen verwendeten im Training und in der Wettkampfvorbereitung verwendet (Cao et al. 2021; Borszcz et al. 2023). Of werden diese Ernährungsmaßnahmen kurzfristig vor Wettkämpfen wieder verändert und verstärkt Kohlenhydrate zugeführt. Dies führt durch die sich stark ändernden Ernährungsbedingungen zu deutlichen Einflüssen auf die absolute Laktat-Konzentration im Blut und damit auf die LaLK, die man in der Interpretation der Ergebnisse von Leistungstests mitberücksichtigen muss. Verwendet man zur Schwellen- und Leistungsbestimmung die individuellen Umstellpunkten $LTP_1$ und $LTP_2$ (wie auch VT1/VT2) so ist zwar die

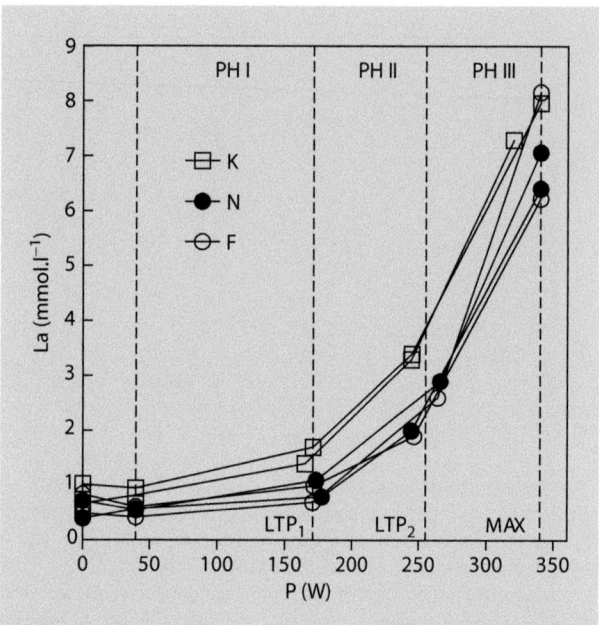

**◨ Abb. 12.39** Veränderung der La-Leistungs-Kurve durch eine jeweils einmonatige kohlenhydrat-reiche (K) oder fettreiche (F) Diät im Vergleich zu Standardnahrung (N). Erkennbar ist, dass die KH-Diät ohne Leistungsveränderung die Laktat-Leistungs-Kurve zu höheren La-Werten auf allen Belastungsstufen verschiebt. Die submaximalen Kennwerte der Leistungsfähigkeit LTP$_1$ und LTP$_2$ sowie P$_{max}$ bleiben unverändert. (Mod. nach Hofmann et al. 1998a)

Laktatkonzentration jeweils an diesen Schwellen durch die Diät beeinflusst, nicht jedoch die Leistung, im Gegensatz zu fixen Kenngrößen, die von der Nahrungszusammen-setzung kaum beeinflusst werden. Die individuellen Laktat-schwellenwerte LTP$_1$ und LTP$_2$ hingegen erlauben eine Abschätzung des Nahrungs-einflusses und/oder der Absenkung der Glykogenspeicher (s. ◨ Abb. 12.39, 12.40, und 12.41). Interessant zu bemerken ist auch, dass kurzfristige und akute Anpassungen des Belastungsstoffwechsels durch Kohlenhydrat reduzierte Diäten längerfristig durch Anpassungsprozesse des Organismus wieder ausgeglichen werden. So sind kurzfristige Belastungsprobleme durch sog. Keto-Diätformen bereits nach 3 Monaten dieser Diät nicht mehr nachweisbar und es stellt sich ein, zumindest bei kurzen Belastungen, normaler Laktat-Stoffwechsel z. B. bei hoch-intensiven Intervallbelastungen ein (Dostal et al. 2019; Cipryan et al. 2018).

### 12.11.2 Einfluss von Vorbelastung und Glykogen-Speicher

Umgekehrt zur Erhöhung der KH-Verfügbarkeit durch verstärkte KH-Zufuhr führt eine Glykogen-Verarmung zu einer Absenkung der LaLK in Ruhe und auf allen Belastungsstufen (Hughes et al. 2021) und reduziert die anaerobe Leistungsfähigkeit und Hypertrophie-Entwicklung der Muskulatur (Margolis und Pasiakos 2023). Die Maximalleistung und die Kapazität (Dauer, die eine definierte Belastung durchgehalten werden kann) sind eingeschränkt (Maassen und Busse 1989). ◨ Abb. 12.40

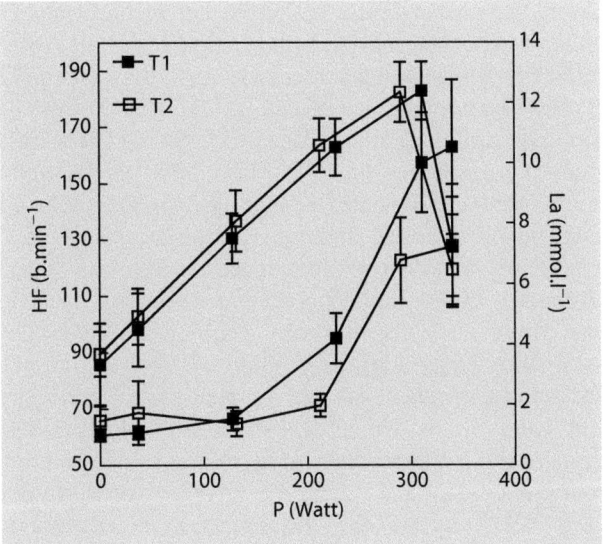

**◘ Abb. 12.40** Absenkung und Verschiebung der LaLK zu einer geringeren Leistung bei zwei wiederholten maximalen Stufen-Tests am Fahrrad-Ergometer durch eine 30 min lange intensive Dauerbelastung am $LTP_2$ zwischen beiden Stufen-Tests. Durch die intensive Dauerbelastung am Fahrrad-Ergometer erfolgt eine Glykogen-Verarmung in der Arbeitsmuskulatur, die durch eine reduzierte La-Konzentration am $LTP_2$ und bei $P_{max}$ gekennzeichnet ist. Die HF ist am $LTP_1$ leicht erhöht und am $LTP_2$ sowie bei $HF_{max}$ gleich. Die Leistung ist am $LTP_2$ und bei $P_{max}$ leicht reduziert. Anmerkung: Die Verwendung eines fixen Wertes der Laktat-Konzentration ergibt trotz objektiv reduzierter Leistungsfähigkeit höhere und damit falsche Leistungswerte, unabhängig davon welchen fixen Wert man anwendet

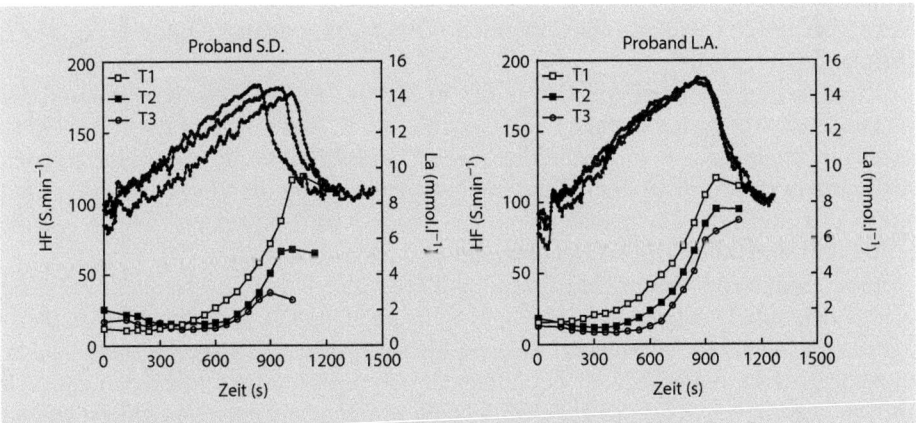

**◘ Abb. 12.41** Zwei Probanden mit der gleichen aeroben Leistungsfähigkeit, aber unterschiedlicher Fähigkeit, die Glykogen-Reserven zu sparen. Zwischen den drei Stufen-Tests waren zwei Dauertests am $LTP_2$ (200–240 W). Die Laktat-Leistungs-Kurve wandert durch den Abbau des Glykogen-Speichers mehr oder weniger nach unten. Bei geringer Kapazität des Probanden wandern sowohl die HF als auch die Laktat-Leistungs-Kurve nach links, hin zu geringeren Leistungen (Proband S.D.)

zeigt die Absenkung der Laktat-Leistungs-Kurve bei wiederholten Stufen-Tests mit einer intensiven Dauerbelastung zwischen den beiden Tests. Die Absenkung ist umso stärker, je höher die Belastung ist und je mehr die Verfügbarkeit von Muskelglykogen eine Rolle spielt. Die Bestimmung der beiden Laktat Turn Points (LTP$_1$, LTP$_2$) war davon nicht beeinflusst, und die Veränderung der Leistung (Verschiebung der LaLK nach links) war deutlich geringer als die Absenkung der La-Konzentration am LTP$_2$ und bei P$_{max}$. Es wird deutlich, dass die Verwendung von fixen Schwellenwerten trotz klarer Ermüdung der Probanden höhere Leistungswerte nach der Glykogen-Verarmung zeigen würde, was zu vollkommen unsinnigen und falschen Belastungs-vorgaben führen würde. Eine zusätzliche weitere Belastung nach dem sog. Super-Conconi Schema führt zu einer weiteren deutlichen Absenkung der Laktat-Konzentration im Blut. Diese kann auf minimale Werte unter 2 mmol.l$^{-1}$ bei maximaler Ausbelastung absinken, obwohl die maximale Herzfrequenz und Sauer-stoffaufnahme erreicht wurden. Wie in der Abbildung (14.41) ersichtlich, steigt be-reits wenige Stunden nach Ende der Belastung die Laktat-Konzentration im Stufen-test wieder an und erreicht beinahe wieder die Ausgangswerte vor der Belastung. 24 h nach Ende der Belastung ist der Ausgangszustand der maximalen Laktat-Konzentration im Stufentest wieder erreicht und die Versuchsperson erreicht bei glei-cher Ausbelastung eine um 20 W höhere Leistung. 48 h nach Ende der Belastung ist nicht nur die maximale Leistung, sondern auch die maximale Laktat-Konzentration im Stufentest deutlich über dem Ausgangswert des Stufentests vor der Ausdauer-belastung. Stellt man den Verlauf der maximalen Laktat-Konzentration im Stufen-test vor, während und nach einer ca. einstündigen intensiven Dauerbelastung grafisch dar, ist klar erkennbar, dass dieser Verlauf den in der Literatur berichteten Abbau und die Wiederauffüllung des Glykogenspeichers abbildet (Gaesser und Brooks 1980; Goforth et al. 2003).

◨ Abb. 12.41 zeigt zwei Beispiele über die Veränderung der Laktat-Leistungs-Kurve bei unterschiedlich abnehmendem Glykogen-Speicher (Busse et al. 1987; Hofmann et al. 1998a).

Zusätzliche Einflussgrößen sind in der Probenart, der Probenentnahme und der verwendeten Analytik zu suchen (McCaughan et al. 2000; Rodriguez et al. 1992). Auch hier ist festzuhalten, dass individuelle Umstellpunkte im Gegensatz zu fixen Kenngrößen davon nicht beeinflusst sind. Weiters haben die Tageszeit (Hill 1996) und Änderungen des Plasmavolumens (Kargotich et al. 1998) einen Einfluss auf die LaLK und sind daher zu berücksichtigen.

Eine zusätzliche wesentliche Einflussgröße ist die Bewegungsfrequenz (Böning et al. 1984; von Duvillard et al. 1998; Hughes et al. 1982). Eine hohe Bewegungs-frequenz bereits auf niedrigen Belastungsstufen verringert die Maximalleistung; eine zu niedrige Bewegungsfrequenz bei hohen Belastungen limitiert durch den dadurch notwendigen hohen Krafteinsatz ebenfalls die Maximalleistung. Im Feldtest passen die Athleten üblicherweise ihre Bewegungsfrequenz an das Tempo an. Probleme kön-nen vor allem am Fahrrad-Ergometer entstehen, da hier üblicherweise die Tritt-frequenz auf eine konstante Größe (z. B. 70 U/min) fixiert wird. ◨ Abb. 12.42 zeigt ein Beispiel über den Einfluss der Trittfrequenz auf den Verlauf der Laktat-Leistungs-Kurve am Fahrrad-Ergometer.

Eine weitere Einflussgröße kann die Einnahme von Medikamenten sein. Wonisch et al. (2002) konnten zeigen, dass durch die Einnahme eines ß1-selektiven Adrenozeptor-Antagonisten die Leistungsfähigkeit bei gesunden Personen nur mini-

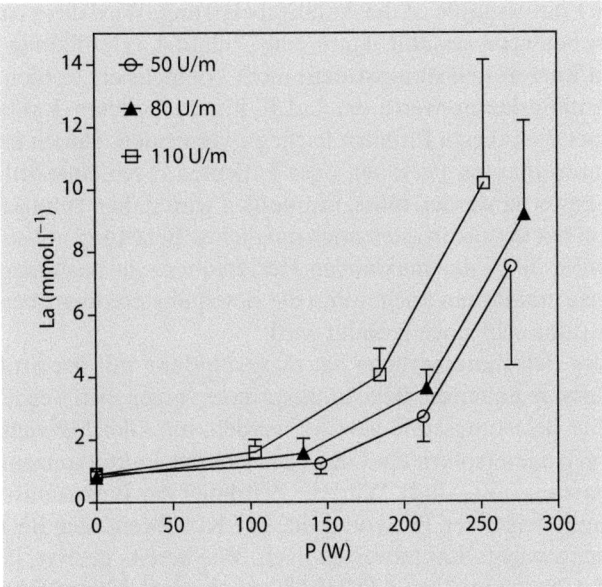

**◘ Abb. 12.42** Einfluss der Trittfrequenz auf die Laktat-Leistungs-Kurve bei einem Stufen-Test am Fahrrad-Ergometer bei trainierten jungen gesunden Personen

mal beeinträchtigt war und der Zusammenhang zwischen $LTP_2$ und mLaSS erhalten blieb, jedoch die Laktat-Konzentration unter Medikamenteneinfluss höher war. Weiter ist darauf zu achten, dass Nahrungsbestandteile oder Genussmittel wie Kaffee durch den Gehalt an aktiven Substanzen (Koffein) die Leistungsfähigkeit und die LaLK beeinflussen können. Eine rezente Studie weist darauf hin, dass dieser Einfluss aber bei Verwendung physiologischer Dosierungen minimal ist (Karapetian et al. 2012; Davis und Green 2009). Auch der hormonelle Zyklus der Frau zeigte keinen Einfluss auf die Leistungsfähigkeit und die Laktat Turn Points (Smekal et al. 2007; Dean et al. 2003). Ein im Leistungssport wichtiger Einfluss ist der Höheneffekt. Ofner et al. (2014) zeigten, dass eine akute normobare Hypoxie mit einer Simulation von ca. 3500 m Höhe zwar die Leistungsfähigkeit über die Reduktion der Sauerstoffaufnahme deutlich reduzierte, die Schwellenbestimmungen jedoch davon nicht beeinflusst waren.

### 12.11.3 Einfluss des Protokolls

Grundsätzlich ist jedes Stufen-Test-Protokoll zur Beurteilung der Leistungsfähigkeit geeignet, wenn es eine hinreichend genaue Abschätzung des mLaSS zulässt. Die LaLK ist jedoch in ihrem Verlauf (in den Absolutwerten) durch die Zeitabhängigkeit der Messvariable Laktat deutlich vom verwendeten Belastungsprotokoll abhängig. Bei gleichen Belastungssprüngen sind die absoluten Laktat-Werte auf jeder Belastungsstufe umso höher, je länger die Belastungsstufe dauert (in Grenzen) (Heck und Rosskopf 1994; Heck 1990a, b; Heck et al. 2022: 365–366; Hofmann et al. 1998b).

Eine weitere Einflussgröße ist die Anfangsbelastung. Wird diese zu hoch, nämlich über der ersten Schwelle gewählt, kann eine Anlauf-Laktatbildung (vor allem bei Protokollen mit kurzen Belastungsstufen) nicht kompensiert werden. Dadurch verschieben die Anfangslaktat-Werte die LaLK hin zu höheren Laktat-Werten. Am Fahrrad-Ergometer ist dieses Problem leicht zu vermeiden, jedoch erreicht man am Laufband bei untrainierten Personen oder Patienten rasch eine Anfangsbelastung, die als zu hoch bewertet werden muss. Empfohlen wird daher, zumindest beim ersten Test einer Person mit der niedrigsten noch möglichen Belastung mit einer Belastungsherzfrequenz unter 70 % der maximalen Herzfrequenz zu beginnen. Zu hohe Anfangslaktat-Werte erhält man auch, wenn die Bewegungsfrequenz bereits auf niedrigen Belastungsstufen sehr hoch gewählt wird.

Die Höhe der Belastungssprünge hat in Verbindung mit der Stufendauer einen ähnlichen Einfluss. Je höher die Belastungssprünge vorgegeben werden, desto länger muss die einzelne Belastungsstufe gewählt werden, um Gleichgewichtsbedingungen des Laktats zu erlangen (sofern ein Gleichgewicht der Laktatkonzentration im Blut das Ziel des Belastungstests sind). Wird die Zeitdauer der Belastungsstufen nicht angepasst, hinkt mit steigender Belastung die LaLK während der Belastung den tatsächlichen Gleichgewichts-Laktatwerten nach. Wie bereits gezeigt, lässt sich jedoch mit den Laktat-Umstellpunkten LTP1/LTP2 auch ohne Laktat-Gleichgewicht nur durch die relative Änderung des Konzentrationsanstieges von Laktat im Blut zuverlässig, die Leistung an den beiden Schwellenwerten bestimmen. Zusätzlich scheint, eine differenzierte Leistungsdiagnostik mit oft nur zwei Belastungsstufen wenig sinnvoll (Heck 1990a, b).

Die gewählten (oder erzwungenen) Pausen zwischen einzelnen Belastungsstufen – z. B. beim Test auf dem Laufband oder vor allem im Lauftest unter Feldbedingungen (und ähnlichen Testsituationen) – beeinflussen die LaLK. Wesentlich ist, dass die Pausendauer konstant gehalten oder, wenn möglich (wie am FR-Ergometer), überhaupt vermieden wird. Üblich sind Pausen von 15–60 s für die Blutabnahme aus dem Ohrläppchen. Routinierte Personen können auch bei hohen Belastungen Blutproben in 5–10 s gewinnen. Ein Training der Abnahmetechnik ist daher unbedingt notwendig, um valide Messdaten zu erzielen. Unter Feldbedingungen sind Tests so zu organisieren, dass konstante Abnahmebedingungen (= konstante Pausen) eingehalten werden können. Die Anzahl der zu untersuchenden Personen pro Lauf ist dadurch deutlich begrenzt. Als methodisch und organisatorisch einfachere Alternative bietet sich für Feldbedingungen daher der Conconi-Test zur zuverlässigen nicht-invasiven Bestimmung der anaeroben Schwelle an (Conconi et al. 1982, 1996; Hofmann und Pokan 2010; Bodner und Rhodes 2000).

Non-Steady-State-Belastungstests erlauben keine Beurteilung der absoluten Laktatwerte an den submaximalen Kennwerten. Diese sind um ca. 1–2 mmol.l$^{-1}$ niedriger als im Gleichgewichtszustand während der Dauerbelastung.

Steady-State-Belastungen erlauben die Abschätzung der Absolutwerte des Laktats. Hier muss man jedoch kritisch anmerken, dass die Messung der Laktat-Konzentration im Blut nur die resultierende Größe aus der Laktat-Bildung und der Laktat-Abbaurate wiedergibt und Änderungen dieser beiden Größen mit herkömmlichen Methoden nicht bestimmbar sind. Es kann also bei einer größeren La-Bildung eine kleinere Konzentration gemessen werden, wenn der La-Abbau größer ist als die La-Bildung wird (z. B. durch eine trainingsbedingte Verbesserung der aeroben Fähigkeiten) (Emhoff et al. 2013a, b).

Für Trainingsvorgaben ist es entscheidend, dass eine hinreichend genaue Bestimmung eines Leistungskennwertes im Mehrstufen-Test erfolgt, die dem mLaSS möglichst nahekommt. Längere Belastungsstufen verhindern oft die Bestimmung der maximalen Leistung und Sauerstoffaufnahme und haben in der Schwellenbestimmung keine Vorteile. Kurze Belastungsstufen von einer Minute erlauben eine zuverlässige Bestimmung der Umstellpunkte $LTP_1/VT_1$ und $LTP_2/VT_2/HFTP$ und der maximalen Leistung und Sauerstoffaufnahme. Es sollte der Belastungsanstieg aber so gewählt werden, dass die gesamte Belastungsdauer des Tests mindestens 15 min ist. In ▶ Abschn. 12.8 wird auf diese Thematik ausführlich eingegangen (Hofmann et al. 2009).

## 12.12 Praktische Durchführung einer Ergometrie zur Bestimmung der Laktat-Leistungs-Kurve

### 12.12.1 Labortests

Die Beschreibung der Durchführung einer Ergometrie orientiert sich an den Praxisleitlinien Ergometrie der Österreichischen Kardiologischen Gesellschaft (Wonisch et al. 2008: 6, Primus et al. 2022).

- **Ruhewerte**
Eine entsprechende Vorruhephase zur Bestimmung der Ruhewerte vor dem Leistungstest ist anzuraten. Ruhedaten am Ergometer (sitzend) sind Vorbelastungswerte und keine echten Ruhewerte.

- **Vorbelastungsphase**
In einer Vorbelastungsphase von 1–3 min werden die Ausgangswerte aller Messvariablen bestimmt. Diese sind nicht die Ruhewerte! Die Vorbelastungsphase erfolgt nach der Instrumentierung.

- **Belastungsphase**
In der Belastungsphase wird je nach Zielstellung ein adäquates Protokoll verwendet, um die individuellen Belastungsreaktionen der untersuchten Person zu bestimmen. Die erste Belastungsstufe wird als Aufwärmstufe auch bei 1–3 min Dauer festgelegt, um eine Anlauflaktatbildung möglichst gering zu halten. Eine Maximalbelastung sollte nach ca. 12–15 min erreicht werden. Dazu kann die zu untersuchende Person, sofern keine Kontraindikationen bestehen, auch verbal unterstützt werden. Auf eine adäquate Trittfrequenz ist zu achten bzw. im Protokoll zu vermerken.

- **Erholungsphase**
Die Belastung wird nicht abrupt abgebrochen, sondern so schnell wie möglich auf eine unter der aeroben Schwelle liegende Belastung reduziert und für mindestens 3–5 min (besser länger) beibehalten. Nach einer weiteren passiven Nachbelastungsphase von 1–3 min (je nach Fragestellung auch länger) wird der Test beendet und danach die Instrumentierung entfernt. Eine weitere Beobachtung der Person nach dem

Test wird angeraten, um bei Problemen rasch eingreifen zu können. Bei anaeroben Maximaltest (z. B. Wingate) können die Nachbelastungsmessungen bis zu 60 min dauern (bis die Laktatkonzentration wieder Ausgangswerte erreicht).

■ **Probenentnahme**

Bei der Probenentnahme aus dem Ohr ist auf eine geeignete Technik zu achten. Die Abnahmetechnik muss trainiert werden. Auf eine ausreichende Hyperämisierung ist zu achten, da die Probenentnahme vor allem bei hohen Belastungen ohne diese dann nur mehr schwer mehr möglich ist. Am Laufband kann auch ohne Belastungsunterbrechung die Blutprobe aus der Fingerbeere gewonnen werden. Es wird jedoch darauf hingewiesen, dass diese Bestimmungsmethode nur bei geübten Laufband-Läufern und unter entsprechenden Sicherheitsstandards (Fangseil) angewendet wird. Neben dem Standardgerät „Fahrrad-Ergometer" für Belastungsuntersuchungen gibt es eine Reihe von Spezial-Ergometern, die z. B. am Ruderergometer keine Abnahme von Blutproben aus dem Ohrläppchen während der Belastung erlauben und man entsprechende Pausen einplanen muss (die die Leistung beeinflussen) oder aber aus der Zehenkuppe Blutproben gewinnen (Heck et al. 2022, S 117). Man kann jedoch aber auch auf eine Bestimmung der Laktatkonzentration während der Belastung verzichten und die Schwellenwerte über spirometrische Kenngrößen oder die Herzfrequenz bestimmen (Hofmann et al. 2007).

## 12.12.2  Feldtests

Für Feldtests gelten im Prinzip die gleichen Regeln wie für die Laboruntersuchungen. Erschwerend sind meist die eingeschränkte Standardisierbarkeit und das organisatorische Problem, eine größere Anzahl von Personen in einer begrenzten Zeit untersuchen zu müssen. Enorm wichtig ist daher die Vorfeldplanung, wie auch eine geeignete Anzahl an Hilfspersonal (Protokollschreiben, Probenentnahme, Tempovorgabe usw.) (Clasing et al. 1994; Neumann und Schüler 1994). Ziel ist es wie im Labortest, die gesamte Leistungsbandbreite einer Person sowie die maximalen und submaximalen Kennwerte in einem Stufentest zu erfassen (Mohoric et al. 2022), um entsprechend individuelle Trainingszonen für metabolische, kardiorespiratorische und hormonelle Zielbereiche festlegen zu können (Sanders et al. 2020). Beispielhaft können Feldtests für Squash (Micklewright und Papapdopoulou 2008; Girard et al. 2005), Mountainbike (Prins et al. 2007); Judo (de Azevedo et al. 2014), Schibergsteigen (Cassirame et al. 2015), Inline-Speed Skating (Stangier et al. 2016), Schwimmen (Monteiro et al. 2022; Espada et al. 2021; Keller et al. 2022; Carvalho et al. 2020; Di Michele et al. 2012), Rudern (Hofmann et al. 2007; Coen et al. 2003; Cabo et al. 2011), Vogler et al. 2010; Urhausen et al. 1993b), Schilanglauf (Droghetti et al. 1985; Fabre et al. 2008; Vergès et al. 2003) wie auch Tests in verschiedensten Sportarten bei paralympischen AthletInnen (Bernardi et al. 2010) oder beim Heer (Simpson et al. 2017) genannt werden. Je nach Protokollauswahl ist oft das Abnehmen von Blutproben zur Bestimmung der Laktat-Konzentration schwierig oder nicht möglich. Die Bestimmung der Laktat-Konzentration am Beginn und am Ende von Belastungen bzw. während der Erholung reicht aber meist aus, wenn die Schwellenbestimmung über andere Messgrößen erfolgt. Belastungsunterbrechungen zur Blutabnahme beeinflussen die Leistungsergebnisse. Die übliche Praxis 4–6 Belastungsblöcke mit 3–5 min Dauer und ansteigender Intensität und kurzen Pausen zur Blutabnahme zu verwenden (Baumgart et al. 2014), erlaubt jedenfalls nur eine grobe Annäherung an eine Schwellenbestimmung, da die Anzahl der Messwerte für eine differenzierte Leistungsbe-stimmung zu gering ist. Die Beurteilung des Kurvenverlaufs der Laktat-Leistungskurve ist ebenfalls schwierig, da die Absolutwerte der Laktat-Konzentration von der Ernährung und dem Glyokogenspeicher stark mitbestimmt sind und Verschiebungen der LaLK nicht direkt einer Leistungsveränderung zuordenbar sind, vor allem dann, wenn die Tests sub-maximal absolviert werden und keine Ausbelastung erzielt wird.

- **Ruhephase**

Eine echte Ruhephase ist unter Feldbedingungen kaum zu erzielen (meist auch nicht das Ziel) und kann daher unter der Voraussetzung, dass man Ruhewerte aus dem Labor hat, weggelassen werden.

- **Vorbelastungsphase**

Diese ist meist durch eine im Vergleich zum Labor intensivere Aufwärmbelastung beeinflusst und meist keine mit dem Labor vergleichbare Vorbelastungsphase.

- **Belastungsphase**

Die Vorgabe der Belastung ist unter Feldbedingungen ein wesentliches organisatorisches Problem. Mit geeigneten „Pacer-Strategien" (Tonfolge, Lichtspur) kann man jedoch eine ausreichend genaue Belastungsvorgabe erzielen. Eine freie Wahl der Belastung durch die zu untersuchenden Personen ist zu vermeiden.

- **Erholungsphase**

Die Erholungsphase ist ähnlich problematisch, da eine definierte Nachbelastungsphase kaum eingehalten werden kann. Die Nachbelastungswerte sind daher vorsichtig zu interpretieren (und nur dann, wenn einigermaßen vergleichbare Bedingungen reproduziert werden können).

- **Probenentnahme**

Für die Probenentnahme gilt bezüglich der Technik das Gleiche wie für die Laboruntersuchung. Im Detail unterscheidet sich die Felduntersuchung jedoch meist, da aus Zeitgründen oft mehrere Personen zugleich getestet werden und damit die Organisation der Probenabnahme eine große Rolle spielt. Auf genügend eingeschultes Hilfspersonal ist zu achten (Probennahme, Protokoll führen, Tempovorgabe und Steuerung der zu untersuchenden Personen etc.).

Im Folgenden werden Beispiele für eine sportartspezifische Leistungsdiagnostik in verschiedenen Sportarten dargestellt.

### 12.12.3 Leistungsdiagnostik im Tennis

Die Bestimmung der disziplinspezifischen Leistungsfähigkeit ist in Ballsportarten aufgrund des variablen Belastungsverlaufs natürlich schwierig (Smekal et al. 2001, 2003b). Trotzdem kann man leistungsdiagnostisch wesentliche Elemente der sportartspezifischen Tätigkeit über Stufentests erfassen (Baiget et al. 2014, 2015b;

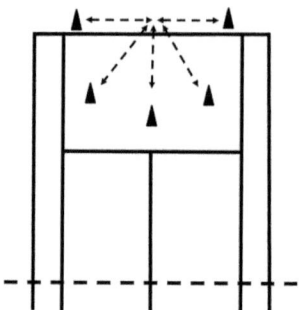

**□ Abb. 12.43** Muster eines Tennis-spezifischen Stufentests zur Erfassung der maximalen Sauerstoffaufnahme und der Tennis-spezifischen Schwellenwerte VT1/VT2 und HRTP. (Mod. Nach Hubich 2008, S 43)

Smekal et al. 2000; Fernandez-Fernandez et al. 2014; Brechbuhl et al. 2017; Girard et al. 2006) und die Leistungsfähigkeit differenziert beurteilen (Brechbuhl et al. 2018).

□ Abb. 12.43 zeigt das Muster eines Tennis-spezifischen Stufentests zur Erfassung der maximalen Sauerstoffaufnahme und der Tennis-spezifischen Schwellenwerte VT1/VT2 und HRTP.

Der Stufentest wird als Shuttle-Test nach einem allgemein Aufwärmprogramm durchgeführt. Die Testpersonen bewegten sich tennisspezifisch zwischen vorgegebenen Markierungen am Tennisplatz, um bestmöglich die Spielbedingungen abzubilden. Auf dem Platz werden Markierungshütchen sternenförmig von leicht hinter der Mitte der Grundlinie aus zu beiden Seiten an der Grundlinie, nach schräg vorne und nach vorne in die Mitte des Platzes aufgestellt, sodass der Test insgesamt fünf Richtungswechsel vorgibt. Der Abstand zwischen den Markierungen ist jeweils fünf Meter. Die Testperson hält während des gesamten Tests den Tennisschläger in der Hand, führt jedoch keine Schlagbewegung aus, da dies eine zu starke Zusatzvariable in der Belastung darstellt. Die Markierungshütchen müssen mit einem Bein jeweils erreicht werden und der Blick ist immer Richtung gegnerisches Feld. Aus Pilottests (Hubich 2008, S 40) wurde die Anfangsgeschwindigkeit für den Stufentest bei fünf km/h festgelegt und diese wird jeweils für zwei Umläufe (= 100 m) absolviert. Danach wird für jeden weiteren 100-Meter-Abschnitt die Geschwindigkeit um 0,3 km/h erhöht, bis die maximale Laufgeschwindigkeit erreicht wird. Die Geschwindigkeits-Vorgabe kann mit einem computer-gesteuerten Pacer-System erfolgen. Mit diesem Pacer werden Tonsignale in entsprechend berechneten Zeitabständen generiert, zu welchem die Probanden mit dem Signal jeweils die zugehörige Markierung erreichen müssen. Der Test wird beendet, wenn die Testperson die Pacer-Vorgabe nicht mehr einhalten kann. Vor dem Test (Vorbelastungswerte), sowie während des gesamten Tests und in der Erholung nach dem Test, werden die spirometrischen Werte und die Herzfrequenz gemessen. Die Blutlaktatkonzentration wird vor dem Test, nach dem Belastungsabbruch und während der Erholung gemessen, um die maximale Laktat-Konzentration zu bestimmen. Die Bestimmung der Schwellenwerte erfolgt über die Bestimmung von $VT_1$ und $VT_2$ aus Ventilation und Atemäquivalenten bzw. bei Tests ohne Spirometrie über die Herzfrequenz (Baiget et al. 2015a). Eine Evaluation der Schwellenwerte und die Bestimmung des maximalen Laktat-Steady-States kann über Dauerbelastungen knapp unter bzw. über den zuvor im Stufentest bestimmten

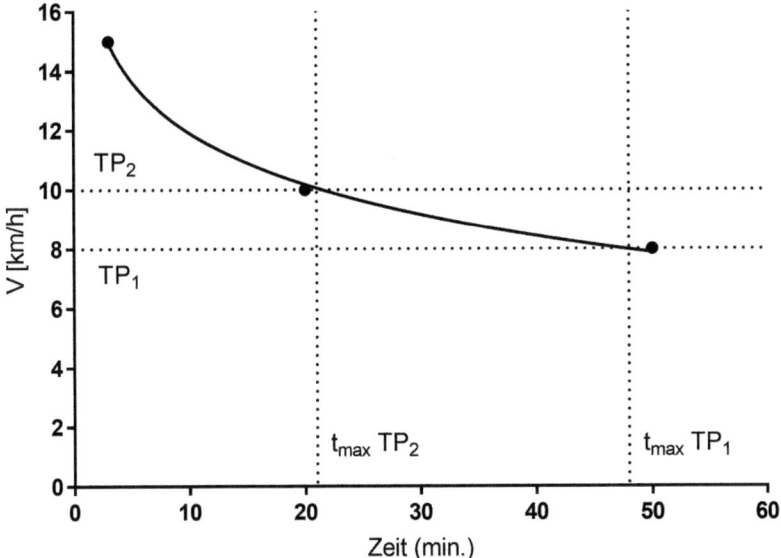

**◧ Abb. 12.44** Zusammenhang zwischen Intensität und Dauer einer Belastung als Grundlage für die Abschätzung der maximalen Kapazität. Die jeweils maximale Dauer ($t_{max}$) für eine definierte Intensität (z. B. die beiden Schwellen $TP_1/TP_2$) kann als Grundlage für die Vorgabe von geringen, mittleren, submaximalen und maximalen Belastungen dienen. (Hofmann und Tschakert 2017)

Schwellen erfolgen, ist aber meist nicht nötig. Zusätzlich können nach dem gleichen Muster auch maximale Tests zur Bestimmung anaerober Fähigkeiten durchgeführt werden.

Zur Abschätzung der Kapazität (=Durchhaltevermögen) werden mindesten zwei, besser drei Dauerbelastungen bis zum Belastungsabbruch absolviert. Als Intensitäten werden die maximale Geschwindigkeit aus dem Stufentest (Dauer ca. 3–5 min), eine Belastung knapp über dem zweiten Schwellenwert (Dauer ca. 15–25 min) und eine Belastung knapp unter dem zweiten Schwellenwerte (Dauer ca. 40–60 min) vorgeschlagen. Aus der maximalen Dauer für jede Intensität kann ein x-y-Diagramm in einem Standard-Tabellenkalkulationsprogramm gezeichnet werden, was eine beliebige Zuordnung jeder Intensität (> 2 min) zu einer entsprechenden maximalen Dauer oder umgekehrt zulässt. ◧ Abb. 12.44 zeigt ein Beispiel für den logarithmischen Zusammenhang zwischen Intensität und Dauer, aus dem nach dem modifizierten Konzept von Platonov (1999) (Hofmann und Tschakert 2017) auch die Zielbelastungen (Intensität und Dauer) für spezifische Mikrozyklus-Typen abgeleitet werde können.

## 12.12.4 Leistungsdiagnostik im Badminton

Ähnlich wie im Tennis wurde für Badminton ein Stufentest sowie die Überprüfung des zweiten Schwellenwertes beschrieben (Wonisch et al. 2003a). Alle Probanden führten einen maximalen stufenförmigen Feldtest nach dem modifizierten Conconi-Test-Schema auf einer Hälfte des Badmintonfeldes (Einzelplatz) durch, um die Herzfrequenz-Leistungskurve zu ermitteln (◧ Abb. 12.45). Mit einem Tonsignal

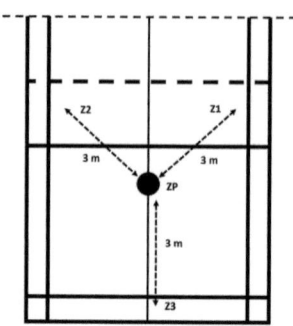

**◘ Abb. 12.45**  Muster eines Badminton-spezifischer Leistungstest am Court. (Modifiziert nach Wonisch et al. 2003a)

(Pfiff) starteten die Probanden von einem zentralen Punkt (ZP) aus und bewegten sich 3 m vorwärts zu einem Zielpunkt (Z1) an der rechten Seite des Platzes, berührten das Netz mit dem Schläger und bewegten sich sofort wieder zum zentralen Punkt zurück. Auf das nächste Signal hin bewegten sich die Probanden zu einer zweiten Markierung (Z2) an der linken Seite des Spielfelds und wieder zurück. Dann bewegten sie sich rückwärts zu einer dritten Markierung (Z3) 3 m hinter dem zentralen Punkt und führten eine Sprungdrehung entlang der Mittellinie durch und führten einen simulierten Schmetterball aus. Nachdem sie zum zentralen Punkt zurückgekehrt waren, wurde der Vorgang wiederholt. Die Signale wurden von einem elektronischen Pacer vorgegeben. Die Geschwindigkeit zu Beginn des Tests betrug 0,60 m/s entsprechend sechs Signalen pro Minute. Die Geschwindigkeit wurde jede Minute um 0,10 m/s erhöht, entsprechend einem Signal pro Minute. Kapillarblutproben (20 µl) wurden aus dem hyperämisierten Ohrläppchen zu Beginn und innerhalb einer Minute nach Ende des Tests zur enzymatischen Bestimmung der der Blutlaktatkonzentration (LA) gewonnen. Die zweite Schwelle wurde über die HF bestimmt und mit einer 20-minütigen Dauerbelastung knapp unter dem zweiten Schwellenwert validiert. Die Dauertests zeigten ein Laktat-Steady-State bei allen Personen und bestätigte damit die Schwellenbestimmung.

Ähnliche Tests wurden für Badminton (Phomsoupha und Laffaye 2015; Chin et al. 1995a; Abián-Vicén et al. 2021) aber auch für die vergleichbare Sportart Squash beschrieben (Chin et al. 1995b; Girard et al. 2005).

Grundsätzlich kann man nach der, von den Labortests abgeleiteten und zuvor beschriebenen methodischen Vorgangsweise für jede zyklische Sportart Feldtests durchführen. Zielstellung ist es von einer sehr geringen Belastung unter 70 % der Disziplin- oder Belastungstypischen maximalen Herzfrequenz in ca. 12–16 Belastungsstufen eine maximale Ausbelastung zu erreichen. Je nach Sportart kann nach dem oben dargestellten Muster die Belastung in einer für die Sportart typischen Weise vorgegeben werden. Zur Bestimmung der physiologischen Akutreaktionen sollte im Idealfall eine Messung der spirometrischen Messgrößen erfolgen. Ist das nicht möglich, kann man auch aus dem Herzfrequenz-Verlauf entsprechende submaximale Kennwerte bestimmen, die durch die Messung der Laktat-Konzentration in entsprechenden Dauerbelastungen überprüft werden kann. Aufgrund der schwer standardisierbaren Feld-Bedingungen wird jedoch empfohlen, regelmäßig und unter standardisierten Bedingungen die Leistungsfähigkeit soweit möglich Disziplin spezifisch im Labor zu testen um ein möglichst umfassendes Bild der Leistungsfähigkeit und der physiologischen Kenngrößen zu erlangen. Feldtests können die Labordiagnostik unterstützen, sollen diese jedoch nicht ersetzen.

## 12.13 Die Laktat-Leistungs-Kurve als Grundlage der Trainingsberatung

Wie für die spirometrischen Schwellen $VT_1$ und $VT_2$ (Binder et al. 2008; Seiler und Kjerland 2006) sind die Laktat Turn Points $LTP_1$ und $LTP_2$ valide Kenngrößen für die Festlegung von Trainingsbereichen für Leistungsathleten bis hin zu stark leistungseingeschränkten Personen und Patienten mit chronischen Erkrankungen (Binder et al. 2008; Pokan et al. 2000). Aktuelle Modelle der Periodisierung, z. B. das sog. Polarisationstraining, bauen auf diesen Schwellenmodellen auf (Esteve-Lanao et al. 2005; Seiler und Kjerland 2006; Muñoz et al. 2014a, b; Tønnessen et al. 2015) (▶ Kap. 15).

Grundsätzlich ist festzuhalten, dass eine unspezifische und allgemeine Bestimmung der Schwellen und weiterer Kenndaten der aeroben Leistungsfähigkeit im Labor nur sehr beschränkt auf die sportartspezifische Praxis umsetzbar sind (z. B. im Schwimmen). In einzelnen Sportarten mit einer hohen Ähnlichkeit mit dem verwendeten Ergometer-Typ kann eine höhere Übereinstimmung gefunden werden; sie ersetzt jedoch nicht die Felddiagnostik (wie z. B. im Laufen oder Radfahren) (Smekal et al. 2001, 2003a, b). Für untrainierte Personen oder Nachwuchsathleten kann für das allgemeine Training eine Trainingsempfehlung aus der Laboruntersuchung abgegeben werden, nicht jedoch für das spezifische Training und bei hochtrainierten Athleten (Neumann und Schüler 1994).

Als Kennwerte für die allgemeine Trainingsbelastung eignet sich die Einteilung in drei Phasen der Energiebereitstellung (Hofmann und Tschakert 2011) (◘ Abb. 12.46). Kurze Belastungen in der Phase I (unter $VT_1/LTP_1$) haben regenerativen Charakter und können bei sehr langer Belastungszeit als kapazitives Training verwendet werden. Belastungen in der Phase II zwischen $VT_1/LTP_1$ und $VT_2/LTP_2/HRTP$ können auf 2–3 Teilbereiche aufgeteilt werden. Eine Dreiteilung ergibt einen extensiven (70–80 % der Leistung am $TP_2$), einen mittleren (80–90 % der Leistung am $TP_2$) und einen intensiven Intensitätsbereich, der bis knapp an den $TP_2$ heranreicht (90–97 % der Leistung am $TP_2$). Belastungen in der Phase II werden üblicherweise mit der Dauermethode (extensiv und intensive, kontinuierlich oder variabel) absolviert. Intensive Belastungen im Bereich des $TP_2$ können auch als Intervallmethode absolviert werden. Belastungen in der Phase III (> $TP_2$) werden je nach Sportart und Wettkampfdauer meist als extensive oder intensive Intervall-, als Wiederholungsmethode oder als Wettkampfmethode absolviert (Zintl 1988). Um auch den Bereich der supramaximalen Belastungen (bezogen auf die maximale ergometrische Leistung) abzudecken wurde das Konzept um die Phasen IV und V, den sub-maximalen und den maximalen Sprintbereich erweitert. Metabolisch sind diese Bereiche der Phase III zuzuordnen. Eine Steuerung der Belastung erfolgt in diesem Bereich über die Intensitätsvorgabe mit nachträglicher metabolischer Kontrolle.

Belastungsvorgaben können über die Leistung, über die HF, den Anstrengungsgrad (RPE-Skala) oder über andere Steuergrößen vorgegeben werden. Der Vorteil

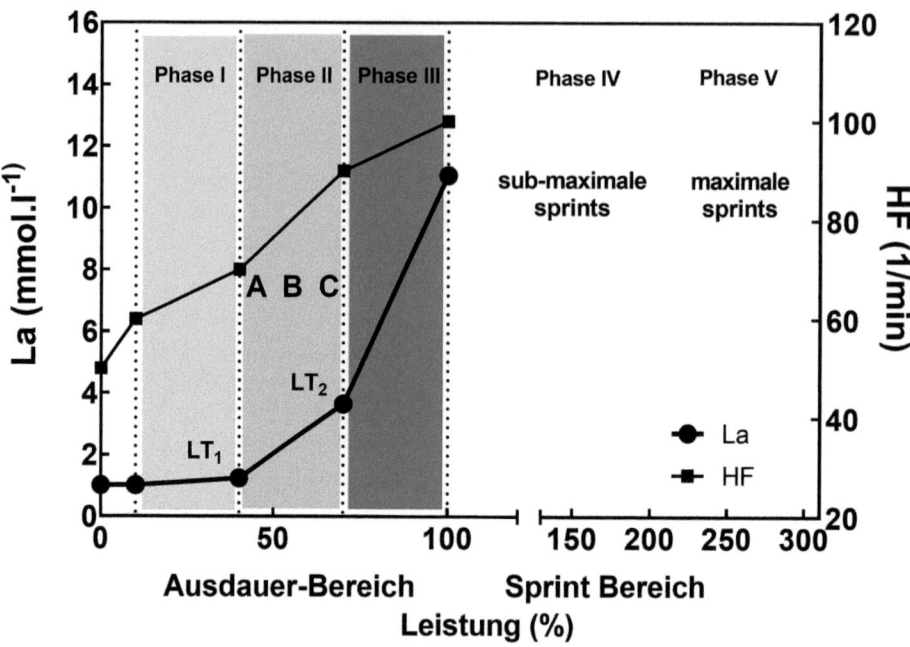

**Abb. 12.46** Trainingsbereiche für die Vorgabe von Trainingsintensitäten aus der Laktat-Leistungs-Kurve. Phase I unter dem $LTP_1$ entspricht einer niedrig intensiven Belastung, die bei kurzer Dauer regenerativ wirkt aber auch bei sportlichen Belastungen mehrere Stunden ohne klare Ermüdung, aber auch bei schwerer physischer Arbeit durchgehalten werden kann. Dieser Intensitätsbereich ist der Haupttrainingsbereich für das Umfangstraining in Ausdauersportarten mit einem Anteil von 70–80 % des Gesamtvolumens. Die Phase II zwischen $LTP_1$ und $LTP_2$ kennzeichnet eine metabolisch balancierte Belastung, die je nach Höhe über dem $LTP_1$ nurmehr mit klar begrenzter Dauer durchgeführt werden kann. Dieser Bereich kann in 1–3 Unterbereiche der Intensität eingeteilt werden. Üblicherweise werden hier Belastungen nach der Dauermethode als extensive (A), mittlere (B) oder intensive (C) Belastung vorgegeben. Die Phase III über dem $LTP_2$ ist dadurch gekennzeichnet, dass sich bei Dauerbelastungen kein metabolisches Gleichgewicht mehr einstellt und die Belastung ermüdungsbedingt relativ rasch (2–15 min) abgebrochen werden muss. Die Belastungszeit kann durch intervallartige Belastungen verlängert werden. In diesem Bereich wird in den Ausdauer-sportarten ca. 6–17 % des Volumens absolviert. Im Nachwuchssport ist die Menge des Trainings in diesem Bereich mit Vorsicht zu dosieren und eher durch Belastungen unter dem $LTP_2$ oder kurze Intervalle mit wenig Umfang über dem $LTP_2$ vorzugeben. Die Phasen IV und V decken den sub-maximalen und maximalen Sprintbereich ab. Metabolisch sind diese Bereiche der Phase III zuzuordnen. Eine Steuerung der Belastung erfolgt in diesem Bereich über die Intensitätsvorgabe mit nachträglicher metabolischer Kontrolle

der HF-Steuerung ist, dass die meisten Athleten und auch Hobbysportler bereits geeignete HF-Messgeräte verwenden, eine Steuerung der Belastung über die Leistung im Gelände und in vielen Sportarten schwer bis nahezu unmöglich ist und man durch den Anstieg der HF durch die Thermoregulation bei einem konstant halten der HF im Training zwar eine Reduktion der Leistung in Kauf nimmt, damit aber sicher vor einer Überbelastung ist (sofern die vorgegeben Grenzwerte stimmen und eingehalten werden). Ähnliches gilt für eine Steuerung der Belastung über das Anstrengungsempfinden mit der RPE-Skala von Borg (Scherr et al. 2013). Diese Steuern der Belastung hat den Vorteil, dass ermüdungsbedingte Veränderungen bei entsprechender Dauer mit bewertet werden können. So zeigten Pind et al. (2021, 2023) dass bei gleicher Belastung, die Einstufung der Anstrengung unterschiedlich hoch sein kann und dadurch auch unterschiedliche Trainingseffekte generiert werden.

Eine Steuerung der Trainingsbelastung über Laktat ist nur dann sinnvoll, wenn man eine Messreihe erfasst (keine Einzelwerte), sehr vorsichtig in der Interpretation von Absolutwerten ist und Laktatwerte nur dann verwendet, wenn eine Beurteilung des Stoffwechsels die Zielgröße darstellt.

## 12.14  Zusammenfassung

Die Basis für die Laktat-Leistungsdiagnostik ist die Laktat-Shuttle-Theorie, die eine konsistente Grundlage für die Interpretation der Laktat-Leistungs-Kurve darstellt. Die Kenngröße Laktat-Konzentration im Blut ist eine einfach zu messende, gut reproduzierbare und valide Beurteilungsgröße des Muskel-Stoffwechsels unter Belastung. Für die Beurteilung von Trainingsbelastungen kann man zwischen muskulär balancierten, systemisch balancierten und nicht mehr balancierten Zuständen unterscheiden. Diese Unterscheidung erlaubt im Stufen-Test die Bestimmung von Umstellpunkten, den Laktat Turn Points ($LTP_1$, $LTP_2$), die diese drei Phasen trennen und eine solide Beurteilung der Leistungsfähigkeit in diesen Teilbereichen erlaubt. Dieses theoriegestützte Konzept kann in Labor- und Feldtests angewendet werden und ergibt bei geeigneter Protokollauswahl zuverlässige Kenndaten zur Leistungsbeurteilung, zur Leistungsentwicklung und zur Prognose. Die Kenndaten aus der Laktat-Leistungs-Kurve stimmen mit spirometrisch bestimmten Umstellpunkten ($VT_1$, $VT_2$) überein, und die Laktat-Diagnostik ergänzt die Standard-Diagnostik Spiroergometrie.

## Literatur

Abián-Vicén J, Bravo-Sánchez A, Abián P (2021) AIR-BT, a new badminton-specific incremental easy-to-use test. PLoS One. 16(9):e0257124

Adeva-Andany M, López-Ojén M, Funcasta-Calderón R, Ameneiros-Rodríguez E, Donapetry-García C, Vila-Altesor M, Rodríguez-Seijas J (2014) Comprehensive review on lactate metabolism in human health. Mitochondrion 17:76–100

Aimet M, Pokan R, Schwieger K, Smekal G, Tschan H, von Duvillard SP, Hofmann P, Baron R, Bachl N (2001) Heart rate variability during exercise and recovery. Tokai J Sports Med Sci 13:7–14

Algrøy EA, Hetlelid KJ, Seiler S, Stray Pedersen JI (2011) Quantifying training intensity distribution in a group of Norwegian professional soccer players. Int J Sports Physiol Perform 1:70–81

Allemann H (2018). „Das Vienna CPX-Tool" Evaluierung einer neuen Leistungsdiagnostiksoftware. Unveröffentl. Masterarbeit Universität Wien.

Amorini AM, Nociti V, Petzold A, Gasperini C, Quartuccio E, Lazzarino G, Di Pietro V, Belli A, Signoretti S, Vagnozzi R, Lazzarino G, Tavazzi B (2014) Serum lactate as a novel potential biomarker in multiple sclerosis. Biochim Biophys Acta 1842(7):1137–1143

Antonutto G, DiPrampero PE (1995) The concept of lactate threshold. A short review. J Sports Med Phys Fitness 35(1):6–12

Arratibel-Imaz I, Calleja-González J, Emparanza JI, Terrados N, Mjaanes JM, Ostojic SM (2016) Lack of concordance amongst measurements of individual anaerobic threshold and maximal lactate steady state on a cycle ergometer. Phys Sportsmed. 44(1):34–45

Åstrand PO (1992) Endurance sport. In: Endurance in sport. Blackwell Scientific Publications, Oxford, S 8–15

Åstrand PO, Rodahl K, Dahl H, Strømme SB (2003) Textbook of work physiology. Physiological bases of exercise, 4. Aufl. Human Kinetics, Champaign

Atlante A, de Bari L, Bobba A, Marra E, Passarella S (2007) Transport and metabolism of L-lactate occur in mitochondria from cerebellar granule cells and are modified in cells undergoing low potassium dependent apoptosis. Biochim Biophys Acta. 1767(11):1285–1299

Aunola S, Rusko H (1988) Comparison of two methods for aerobic threshold determination. Eur J Appl Physiol 57:420–424

Aunola S, Rusko H (1992) Does anaerobic threshold correlate with maximal lactate steady-state? J Sports Sci 10:309–323

de Azevedo PH, Pithon-Curi T, Zagatto AM, Oliveira J, Perez S (2014) Maximal lactate steady state in Judo. Muscles Ligaments Tendons J. 4(2):132–136

Azevedo RA, Forot J, Iannetta D, MacInnis MJ, Millet GY, Murias JM (2021) Slight power output manipulations around the maximal lactate steady state have a similar impact on fatigue in females and males. J Appl Physiol (1985) 130(6):1879–1892

Baiget E, Fernández-Fernández J, Iglesias X, Vallejo L, Rodríguez FA (2014) On-court endurance and performance testing in competitive male tennis players. J Strength Cond Res. 28(1):256–264

Baiget E, Fernández-Fernández J, Iglesias X, Rodríguez FA (2015a) Heart rate deflection point relates to second ventilatory threshold in a tennis test. J Strength Cond Res. 29(3):765–771

Baiget E, Fernández-Fernández J, Iglesias X, Rodríguez FA (2015b) Tennis play intensity distribution and relation with aerobic fitness in competitive players. PLoS One 10(6):e0131304

Baldari C, Videira M, Madeira F, Sergio J, Guidetti L (2004) Lactate removal during active recovery related to the individual anaerobic and ventilatory thresholds in soccer players. Eur J Appl Physiol 93(1–2):224–230

Baldari C, Videira M, Madeira F, Sergio J, Guidetti L (2005) Blood lactate removal during recovery at various intensities below the individual anaerobic threshold in triathletes. J Sports Med Phys Fitness 45:460–466

Baldari C, Bonavolontà V, Emerenziani GP, Gallotta MC, Silva AJ, Guidetti L (2009) Accuracy, reliability, linearity of Accutrend and Lactate Pro versus EBIO plus analyzer. Eur J Appl Physiol 107:105–111

Baltazar F, Afonso J, Costa M, Granja S (2020) Lactate beyond a waste metabolite: metabolic affairs and signaling in malignancy. Front Oncol. 10:231

Barker AR, Welsman JR, Fulford J, Welford D, Armstrong N (2010) Quadriceps muscle energetics during incremental exercise in children and adults. Med Sci Sports Exerc. 42(7):1303–1313

Baron B, Dekerle J, Robin S, Neviere R, Dupont L, Matran R, Vanvelcenaher J, Robin H, Pelayo P (2003) Maximal lactate steady state does not correspond to a complete physiological steady state. Int J Sports Med. 24(8):582–587

de Barros CL, Mendes TT, Mortimer LÁ, Simões HG, Prado LS, Wisloff U, Silami-Garcia E (2011) Maximal lactate steady state is altered in the heat. Int J Sports Med. 32(10):749–753

Bassett DR, Howley ET (2000) Limiting factors for maximum oxygen uptake and determinants of endurance performance. Med Sci Sports Exerc 32:70–84

Baumgart C, Hoppe MW, Freiwald J (2014) Different endurance characteristics of female and male German soccer players. Biol Sport. 31(3):227–232. https://doi.org/10.5604/20831862.1111851

Beard E, Lengacher S, Dias S, Magistretti PJ, Finsterwald C (2022) Astrocytes as key regulators of brain energy metabolism: new therapeutic perspectives. Front Physiol. 12:825816

Beneke R (1995) Anaerobic threshold, individual anaerobic threshold, and maximal lactate steady state in rowing. Med Sci Sports Exerc 27:863–867

Beneke R (2003a) Maximal lactate steady state concentration (MLSS): experimental and modelling approaches. Eur J Appl Physiol 88:361–369

Beneke R (2003b) Methodological aspects of maximal lactate steady state-implications for performance testing. Eur J Appl Physiol 89(1):95–99

Beneke R, Leithäuser RM (2017) Maximal lactate steady state's dependence on cycling cadence. Int J Sports Physiol Perform. 12(3):304–309

Beneke R, von Duvillard SP (1996) Determination of maximal lactate steady state response in selected sports events. Med Sci Sports Exerc 28:241–246

Beneke R, Heck H, Schwarz V, Leithäuser R (1996) Maximal lactate steady state during the second decade of age. Med Sci Sports Exerc 28:1474–1478

**12**

Beneke R, Hütler M, Leithäuser RM (2000) Maximal lactate-steady-state independent of performance. Med Sci Sports Exerc. 32(6):1135–1139

Beneke R, Leithäuser RM, Hütler M (2001) Dependence of the maximal lactate steady state on the motor pattern of exercise. Br J Sports Med. 35(3):192–196

Beneke R, Pollmann C, Bleif I, Leithäuser RM (2002) How anaerobic is the Wingate Anaerobic Test for humans. Eur J Appl Physiol 87:388–392

Beneke R, Hutler M, Von Duvillard SP, Sellens M, Leithauser RM (2003) Effect of test interruptions on blood lactate during constant workload testing. Med Sci Sports Exerc. 35(9):1626–1630

Beneke R, Heck H, Hebestreit H, Leithäuser RM (2009) Predicting maximal lactate steady state in children and adults. Pediatr Exerc Sci. 21(4):493–505

Beneke R, Leithäuser RM, Ochentel O (2011) Blood lactate diagnostics in exercise testing and training. Int J Sports Physiol Perform 6:8–24

Bernardi M, Guerra E, Di Giacinto B, Di Cesare A, Castellano V, Bhambhani Y (2010) Field evaluation of paralympic athletes in selected sports: implications for training. Med Sci Sports Exerc. 42(6):1200–1208

Binder RK, Wonisch M, Corra U, Cohen-Solal A, Vanhees L, Saner H, Schmid JP (2008) Methodological approach to the first and second lactate threshold in incremental cardiopulmonary exercise testing. Eur J Cardiovasc Prev Rehabil 15:726–734

Birnbaumer P, Müller A, Tschakert G, Sattler MC, Hofmann P (2018) Performance enhancing effect of metabolic pre-conditioning on upper-body strength-endurance exercise. Front Physiol. 9:963

Birnbaumer P, Traninger H, Borenich A, Falgenhauer M, Modre-Osprian R, Harpf H, Hofmann P (2020) Heart rate performance curve is dependent on age, sex, and performance. Front Public Health. 8:98

Birnbaumer P, Traninger H, Sattler MC, Borenich A, Hofmann P (2021) Pattern of the heart rate performance curve in subjects with beta-blocker treatment and healthy controls. J Funct Morphol Kinesiol. 6(3):61

Birnbaumer P, Weiner L, Handl T, Tschakert G, Hofmann P (2022) Effects of different durations at fixed intensity exercise on internal load and recovery-a feasibility pilot study on duration as an independent variable for exercise prescription. J Funct Morphol Kinesiol. 7(3):54

Birnbaumer P, Dostal T, Cipryan L, Hofmann P (2023) Pattern of the heart rate performance curve in maximal graded treadmill running from 1100 healthy 18-65 Years old men and women: the 4HAIE study. Front Physiol. 30(14):1178913

Bishop D, Edge J, Thomas C, Mercier J (2008) Effects of high-intensity training on muscle lactate transporters and postexercise recovery of muscle lactate and hydrogen ions in women. Am J Physiol Regul Integr Comp Physiol. 295(6):R1991–R1998

Bleicher A, Mader A, Mester J (1999) Zur Interpretation von Laktatleistungskurven – experimentelle Ergebnisse mit computergestützten Nachberechnungen. Spectrum der Sportwissenschaft 11(1):71–83

Bodner ME, Rhodes EC (2000) A review of the concept of the heart rate deflection point. Sports Med. 30(1):31–46

Bogdanov A, Bogdanov A, Chubenko V, Volkov N, Moiseenko F, Moiseyenko V (2022) Tumor acidity: from hallmark of cancer to target of treatment. Front Oncol. 12:979154

Bonaventura JM, Sharpe K, Knight E, Fuller KL, Tanner RK, Gore CJ (2015) Reliability and accuracy of six hand-held blood lactate analysers. J Sports Sci Med. 14(1):203–214

Bonen A (2001) The expression of lactate transporters (MCT1 and MCT4) in heart and muscle. Eur J Appl Physiol. 86(1):6–11

Böning D, Gönen Y, Maassen N (1984) Relationship between work load, pedal frequency, and physical fitness. Int J Sports Med. 5(2):92–97

Bononi G, Masoni S, Di Bussolo V, Tuccinardi T, Granchi C, Minutolo F (2022) Historical perspective of tumor glycolysis: a century with Otto Warburg. Semin Cancer Biol. 6:S1044-579X(22)00162-6

Borg G (1982) Ratings of perceived exertion and heart rates during short-term cycle exercise and their use in a new cycling strength test. Int J Sports Med. 3(3):153–158. https://doi.org/10.1055/s-2008-1026080

Borszcz FK, Gabiatti MP, de Lucas RD, Hansen F (2023) Ketogenic diets, exercise performance, and training adaptations. Curr Opin Clin Nutr Metab Care. 26(4):364–368

Bouzat P, Oddo M (2014) Lactate and the injured brain: friend or foe? Curr Opin Crit Care. 20(2):133–140

Braumann K-M, Tegtbur U, Busse MW, Maassen N (1991) Die „Laktatsenke" – Eine Methode zur Er- mittlung der individuellen Dauerleistungsgrenze. Dtsch Z Sportmed 42(6):240–246

Brechbuhl C, Girard O, Millet GP, Schmitt L (2017) Technical alterations during an incremental field test in elite male tennis players. Med Sci Sports Exerc. 49(9):1917–1926

Brechbuhl C, Girard O, Millet GP, Schmitt L (2018) Differences within elite female tennis players du- ring an incremental field test. Med Sci Sports Exerc. 50(12):2465–2473

Brooks GA (1985a) Anaerobic threshold: review of the concept and directions for future research. Med Sci Sports Exerc 17:22–31

Brooks GA (1985b) Lactate: Glycolytic end product and oxidative substrate during sustained exercise in mammals – the 'lactate shuttle'. In: Gilles R (Hrsg) Circulation, respiration, and metabolism: current comparative approaches. Springer, Berlin/Heidelberg, S 208–218

Brooks GA (1986a) The lactate shuttle during exercise and recovery. Med Sci Sports Exerc 18:360–368

Brooks GA (1986b) Lactate production under fully aerobic conditions: the lactate shuttle during rest and exercise. Fed Proc. 45(13):2924–2929

Brooks GA (1991) Current concepts in lactate exchange. Med Sci Sports Exerc 23:895–906

Brooks GA (1999) Are arterial, muscle and working limb lactate exchange data obtained on men at alti- tude consistent with the hypothesis of an intracellular lactate shuttle? Adv Exp Med Biol. 474:185–204

Brooks GA (2000) Intra- and extra-cellular lactate shuttles. Med Sci Sports Exerc 32(49):790–799

Brooks GA (2002) Lactate shuttles in nature. Biochem Soc Trans 30(29:258–264

Brooks GA (2009) Cell-cell and intracellular lactate shuttles. J Physiol 587(1):5591–5600

Brooks GA (2010) What does glycolysis make and why is it important? J Appl Physiol (1985) 108(6):1450–1451

Brooks GA (2016) Energy flux, lactate shuttling, mitochondrial dynamics, and hypoxia. Adv Exp Med Biol. 903:439–455

Brooks GA (2018) The science and translation of lactate shuttle theory. Cell Metab. 27(4):757–785

Brooks GA (2020a) The tortuous path of lactate shuttle discovery: from cinders and boards to the lab and ICU. J Sport Health Sci. 9(5):446–460. https://doi.org/10.1016/j.jshs.2020.02.006

Brooks GA (2020b) Lactate as a fulcrum of metabolism. Redox Biol. 35:101454. https://doi. org/10.1016/j.redox.2020.101454

Brooks GA (2020c) The precious few grams of glucose during exercise. Int J Mol Sci. 21(16):5733

Brooks GA (2021a) The "anaerobic threshold" concept is not valid in physiology and medicine. Med Sci Sports Exerc. 53(5):1093–1096

Brooks GA (2021b) Role of the heart in lactate shuttling. Front Nutr. 8:663560

Brooks GA, Martin NA (2015) Cerebral metabolism following traumatic brain injury: new discoveries with implications for treatment. Front Neurosci. 9; 8:408

Brooks GA, Brown MA, Butz CE, Sicurello JP, Dubouchaud H (1999a) Cardiac and skeletal muscle mitochondria have a monocarboxylate transporter MCT1. J Appl Physiol (1985) 87(5):1713–1718

Brooks GA, Dubouchaud H, Brown M, Sicurello JP, Butz CE (1999b) Role of mitochondrial lactate dehydrogenase and lactate oxidation in the intracellular lactate shuttle. Proc Natl Acad Sci U S A. 96(3):1129–1134

Brooks GA, Fahey TD, Baldwin KM (2005) Exercise physiology. Human bioenergetics and its applica- tions, 4. Aufl. McGraw-Hill, New York

Brooks GA, Fahey ThD, Baldwin KM (2019) Exercise Physiology: Human Bioenergetics and Its Appli- cations, Band 1,2 Published by the Authors, Oakland, CA

Brooks GA, Curl CC, Leija RG, Osmond AD, Duong JJ, Arevalo JA (2022a) Tracing the lactate shuttle to the mitochondrial reticulum. Exp Mol Med 54(9):1332–1347

Brooks GA, Osmond AD, Leija RG, Curl CC, Arevalo JA, Duong JJ, Horning MA (2022b) The blood lactate/pyruvate equilibrium affair. Am J Physiol Endocrinol Metab. 322(1):E34–E43

Brooks GA, Osmond AD, Arevalo JA, Curl CC, Duong JJ, Horning MA, Moreno Santillan DD, Leija RG (2022c) Lactate as a major myokine and exerkine. Nat Rev Endocrinol. 18(11):712

Brooks GA, Arevalo JA, Osmond AD, Leija RG, Curl CC, Tovar AP (2022d). Lactate in contemporary biology: a phoenix risen. J Physiol. 600(5):1229–1251

Brooks GA, Osmond AD, Arevalo JA, Duong JJ, Curl CC, Moreno-Santillan DD, Leija RG (2023) Lactate as a myokine and exerkine: drivers and signals of physiology and metabolism. J Appl Phy- siol (1985) 134(3):529–548

**12**

Broskey NT, Zou K, Dohm GL, Houmard JA (2020) Plasma lactate as a marker for metabolic health. Exerc Sport Sci Rev. 48(3):119–124

Bunc V, Heller J, Leso J, Novak J (1982) Determination of the individual anaerobic threshold. In: Proceedings of the XXIInd world congress on sports medicine, Wien

Bunc V, Hofmann P, Gaisl G (1989) Vergleich zweier nichtinvasiver Methoden zur Bestimmung der anaeroben Schwelle. Med. und Sport 29:75–77

Bunc V, Hofmann P, Leitner H, Gaisl G (1995) Verification of the heart rate threshold. Eur J Appl Physiol 70:263–269

Burke LM, Jeukendrup AE, Jones AM, Mooses M (2019) Contemporary nutrition strategies to optimize performance in distance runners and race walkers. Int J Sport Nutr Exerc Metab. 29(2):117–129

Busse MW, Maassen N, Böning D (1987) Die Leistungslaktatkurve – Kriterium der aeroben Kapazität oder Indiz für das Muskelglykogen? In: Riekert H (Hrsg) Sportmedizin – Kursbestimmung. Springer, Berlin/Heidelberg, S 455–467

Busse MW, Maassen N, Konrad H (1991) Relation between plasma K+ and ventilation during incremental exercise after glycogen depletion and repletion in man. J Physiol. 443:469–476

Busse MW, Scholz J, Maassen N (1992) Plasma potassium and ventilation during incremental exercise in humans: modulation by sodium bicarbonate and substrate availability. Eur J Appl Physiol Occup Physiol. 65(4):340–346

Butz CE, McClelland GB, Brooks GA (2004) MCT1 confirmed in rat striated muscle mitochondria. J Appl Physiol (1985) 97(3):1059–1066

Cabo JV, Martinez-Camblor P, Del Valle M (2011) Validity of the modified Conconi test for determining ventilatory threshold during on-water rowing. J Sports Sci Med. 10(4):616–623

Cabrera ME, Chizeck HJ (1996) On the existence of a lactate threshold during incremental exercise: a systems analysis. J Appl Physiol 80:1819–1828

Cadevila L (1999) Differences between lactate concentration of samples from ear lobe and fingertip. J Physiol Biochem 55:333–340

Cagran C, Tschakert G, Stuehlinger N, Pokan R, von Duvillard SP, Hofmann P (2011) Value of the Dmax method to determine the second lactate turn point. Med Sci Sports Exerc 43:S434

Campos Y, Casado A, Vieira JG, Guimarães M, Sant'Ana L, Leitão L, da Silva SF, Silva Marques de Azevedo PH, Vianna J, Domínguez R (2022) Training-intensity distribution on middle- and long-distance runners: a systematic review. Int J Sports Med. 43(4):305–316

Cao J, Lei S, Wang X, Cheng S (2021) The effect of a ketogenic low-carbohydrate, high-fat diet on aerobic capacity and exercise performance in endurance athletes: a systematic review and meta-analysis. Nutrients. 13(8):2896

Carter SL, Newhouse I (2019) Agreement among six methods of predicting the anaerobic lactate threshold in elite cross-country skiers. Int J Exerc Sci. 12(2):155–172

Carvalho DD, Soares S, Zacca R, Sousa J, Marinho DA, Silva AJ, Vilas-Boas JP, Fernandes RJ (2020) Anaerobic threshold biophysical characterisation of the four swimming techniques. Int J Sports Med. 41(5):318–327

Casado A, González-Mohíno F, González-Ravé JM, Foster C (2022) Training periodization, methods, intensity distribution, and volume in highly trained and elite distance runners: a systematic review. Int J Sports Physiol Perform. 17(6):820–833

Caslin HL, Abebayehu D, Pinette JA, Ryan JJ (2021) Lactate is a metabolic mediator that shapes immune cell fate and function. Front Physiol. 12:688485

Cassirame J, Tordi N, Fabre N, Duc S, Durand F, Mourot L (2015) Heart rate variability to assess ventilatory threshold in ski-mountaineering. Eur J Sport Sci. 15(7):615–622

Cellini M, Vitiello P, Nagliati A, Ziglio PG, Martinelli S, Ballarin E, Conconi F (1986) Noninvasive determination of the anaerobic threshold in swimming. Int J Sports Med 7:347–351

Chamari K, Padulo J (2015) 'Aerobic' and 'Anaerobic' terms used in exercise physiology: a critical terminology reflection. Sports Med Open. 1(1):9

Chatham JC, Des Rosiers C, Forder JR (2001) Evidence of separate pathways for lactate uptake and release by the perfused rat heart. Am J Physiol Endocrinol Metab. 281(4):E794–E802

Cheng B, Kuipers H, Snyder AC, Keizer HA, Jeukendrup A, Hesselink M (1992) A new approach for the determination of ventilatory and lactate thresholds. Int J Sports Med 13:518–522

Chin MK, Wong AS, So RC, Siu OT, Steininger K, Lo DT (1995a) Sport specific fitness testing of elite badminton players. Br J Sports Med. 29(3):153–157

Chin MK, Steininger K, So RC, Clark CR, Wong AS (1995b) Physiological profiles and sport specific fitness of Asian elite squash players. Br J Sports Med. 29(3):158–164

Christensen PM, Bangsbo J (2015) Warm-up strategy and high intensity endurance performance in trained cyclists. Int J Sports Physiol Perform 10(3):353–360

Cipryan L, Plews DJ, Ferretti A, Maffetone PB, Laursen PB (2018) Effects of a 4-week very low-carbohydrate diet on high-intensity interval training responses. J Sports Sci Med. 17(2):259–268

Clasing D, Weicker H, Böning D (1994) Stellenwert der Laktatbestimmung in der Leistungdiagnostik. Gustav Fischer, Stuttgart

Clausen T (2008) Role of Na+, K+-pumps and transmembrane Na+, K+-distribution in muscle function. The FEPS lecture – Bratislava 2007. Acta Physiol (Oxf). 192(3):339–349

Clausen T (2013) Quantification of $Na^+$, $K^+$ pumps and their transport rate in skeletal muscle: functional significance. J Gen Physiol 142:327–345

Coen B, Urhausen A, Kindermann W (2003) Sport specific performance diagnosis in rowing: an incremental graded exercise test in coxless pairs. Int J Sports Med. 24(6):428–432

Conconi F, Ferrari M, Ziglio PG, Droghetti P, Codeca L (1982) Determination of the anaerobic threshold by a noninvasive field test in runners. J Appl Physiol 52:869–873

Conconi F, Grazzi G, Casoni I, Guglielmini C, Borsetto C, Ballarin E, Mazzoni G, Patracchini M, Manfredini F (1996) The Conconi test: methodology after 12 years of application. Int J Sports Med 17:509–519

Cori CF, Cori GT (1929) Glycogen formation in the liver from d- and l-lactic acid. J Biol Chem 81(2):389–403

Corrado D, Basso C, Thiene G (2012) Sudden cardiac death in athletes: what is the role of screening? Curr Opin Cardiol 27:41–48

Cruz RS, de Aguiar RA, Turnes T, Penteado Dos Santos R, de Oliveira MF, Caputo F (2012) Intracellular shuttle: the lactate aerobic metabolism. Sci World J 2012:420984

Dassonville J, Beillot J, Lessard Y, Jan J, Andre AM, LePourcelet C, Rochcongar P, Carre F (1998) Blood lactate concentration during exercise: effect of sampling site and exercise mode. J Sports Med Phys Fitness 38:39–46

Davis HA, Bassett J, Hughes P, Gass GC (1983) Anaerobic threshold and lactate turnpoint. Eur J Appl Physiol 50:383–392

Davis JK, Green JM (2009) Caffeine and anaerobic performance: ergogenic value and mechanisms of action. Sports Med 39:813–832

Dean TM, Perreault L, Mazzeo RS, Horton TJ (2003) No effect of menstrual cycle phase on lactate threshold. J Appl Physiol 95:2537–2543

Delise P, Mos L, Sciarra L, Basso C, Biffi A, Cecchi F, Colivicchi F, Corrado D, D'Andrea A, Di Cesare E, Di Lenarda A, Gervasi S, Giada F, Guiducci V, Inama G, Leoni L, Palamà Z, Patrizi G, Pelliccia A, Penco M, Robles AG, Romano S, Romeo F, Sarto P, Sarubbi B, Sinagra G, Zeppilli P (2021) Italian Cardiological Guidelines (COCIS) for Competitive Sport Eligibility in athletes with heart disease: update 2020. J Cardiovasc Med (Hagerstown) 22(11):874–891

Denadai BS, Greco CC (2022) Could middle- and long-distance running performance of well-trained athletes be best predicted by the same aerobic parameters? Curr Res Physiol. 23(5):265–269

Denadai BS, Guglielmo LGA, Denadai MLDR (2000) Effect of exercise mode on the blood lactate removal during recovery of high-intensity exercise. Biol Sport 17:37–45

Dennis SC, Noakes TD, Bosch AN (1992) Ventilation and blood lactate increase exponentially during incremental exercise. J Sports Sci 10:437–449

Deruelle F, Nourry C, Mucci P, Bart F, Grosbois JM, Lensel G, Fabre C (2007) Optimal exercise intensity in trained elderly men and women. Int J Sports Med 28:612–616

Devlin J, Paton B, Poole L, Sun W, Ferguson C, Wilson J, Kemi OJ (2014) Blood lactate clearance after maximal exercise depends on active recovery intensity. J Sports Med Phys Fitness. 54(3):271–278

Di Michele R, Gatta G, Di Leo A, Cortesi M, Andina F, Tam E, Da Boit M, Merni F (2012) Estimation of the anaerobic threshold from heart rate variability in an incremental swimming test. J Strength Cond Res. 26(11):3059–3066

Dickhuth HH, Yin L, Niess A, Röcker K, Mayer F, Heitkamp HC, Horstmann T (1999) Ventilatory, lactate-derived and catecholamine thresholds during incremental treadmill running: relationship and reproducibility. Int J Sports Med 20(2):122–127

Dienel GA (2014) Lactate shuttling and lactate use as fuel after traumatic brain injury: metabolic considerations. J Cereb Blood Flow Metab. 34(11):1736–1748

Dohr K (2006) Unterschiede in der relativen Leistungsfähigkeit an der aeroben und anaeroben Schwelle in Abhängigkeit vom Trainingszustand und vom Geschlecht: Unveröfftl. Diplomarbeit Universität Graz,

Dong S, Qian L, Cheng Z, Chen C, Wang K, Hu S, Zhang X, Wu T (2021) Lactate and myocardial energy metabolism. Front Physiol. 12:715081

Dostal T, Plews DJ, Hofmann P, Laursen PB, Cipryan L (2019) Effects of a 12-week very-low carbohydrate high-fat diet on maximal aerobic capacity, high-intensity intermittent exercise, and cardiac autonomic regulation: non-randomized Parallel-Group Study. Front Physiol. 10:912

Dotan R, Zigel L, Rotstein A, Greenberg T, Benyamini Y, Falk B (2011) Reliability and validity of the lactate-minimum test. A revisit. J Sports Med Phys Fitness 51:42–49

Draoui N, Feron O (2011) Lactate shuttles at a glance: from physiological paradigms to anti-cancer treatments. Dis Model Mech 4:727–732

Droghetti P, Borsetto C, Casoni I, Cellini M, Ferrari M, Paolini AR, Ziglio PG, Conconi F (1985) Noninvasive determination of the anaerobic threshold in canoeing, cross-country skiing, cycling, roller, and ice-skating, rowing, and walking. Eur J Appl Physiol Occup Physiol 53:299–303

Dubouchaud H, Butterfield GE, Wolfel EE, Bergman BC, Brooks GA (2000) Endurance training, expression, and physiology of LDH, MCT1, and MCT4 in human skeletal muscle. Am J Physiol Endocrinol Metab. 278(4):E571–E579

Dunst AK, Hesse C, Feldmann A, Holmberg HC (2023) A novel approach to determining the alactic time span in connection with assessment of the maximal rate of lactate accumulation in elite track cyclists. Int J Sports Physiol Perform. 18(2):157–163

von Duvillard SP, Hofmann P, Pokan R (2000) Metabolic and EMG changes resulting from a series of supra-maximal modified Wingate tests in competitive alpine skiers in the laboratory. Med Sci Sports Exerc 32(5):S360

von Duvillard SP, Hofmann P, Schwaberger G, Pokan R, Meyer N, Rausch W (2001) Metabolic changes resulting from a series of consecutive supra-maximal laboratory tests in competitive alpine ski racers. In: Müller E, Schwameder H, Raschner C et al (Hrsg) Science and Skiing II. Schriftenreihe Schriften zur Sportwissenschaft, Bd 26. Verlag Dr. Kovac, Hamburg, S 469–479

Ehrmann JK, Gordon PM, Visich PS, Keteyian SJ (2009) Clinical exercise physiology, 2. Aufl. Human Kinetics, Champaign

Emhoff CA, Messonnier LA, Horning MA, Fattor JA, Carlson TJ, Brooks GA (2013a) Gluconeogenesis and hepatic glycogenolysis during exercise at the lactate threshold. J Appl Physiol 114:297–306

Emhoff CA, Messonnier LA, Horning MA, Fattor JA, Carlson TJ, Brooks GA (2013b) Direct and indirect lactate oxidation in trained and untrained men. J Appl Physiol 115:829–838

Ertl P, Kruse A, Tilp M (2016) Detecting fatigue thresholds from electromyographic signals: a systematic review on approaches and methodologies. J Electromyogr Kinesiol. 30:216–230

Espada MC, Alves FB, Curto D, Ferreira CC, Santos FJ, Pessôa-Filho DM, Reis JF (2021) Can an incremental step test be used for maximal lactate steady state determination in swimming? Clues for practice. Int J Environ Res Public Health. 18(2):477

Esteve-Lanao J, San Juan AF, Earnest CP, Foster C, Lucia A (2005) How do endurance runners actually train? Relationship with competition performance. Med Sci Sports Exerc 37:496–504

Esteve-Lanao J, Foster C, Seiler S, Lucia A (2007) Impact of training intensity distribution on performance in endurance athletes. J Strength Cond Res. 21(3):943–949

Fabre N, Passelergue P, Bouvard M, Perrey S (2008) Comparison of heart rate deflection and ventilatory threshold during a field cross-country roller-skiing test. J Strength Cond Res. 22(6):1977–1984

Fasching P, Rinnerhofer S, Wultsch G, Birnbaumer P, Hofmann P (2020) The first lactate threshold is a limit for heavy occupational work. J Funct Morphol Kinesiol. 5(3):66

Faude O, Meyer T (2008) Methodische Aspekte der Laktatbestimmung. Deutsch Ztschr Sportmed 592:305–309

Faude O, Kindermann W, Meyer T (2009) Lactate threshold concepts: how valid are they? Sports Med 39:469–490

Faude O, Hecksteden A, Hammes D, Schumacher F, Besenius E, Sperlich B, Meyer T (2017) Reliability of time-to-exhaustion and selected psycho-physiological variables during constant-load cycling at the maximal lactate steady-state. Appl Physiol Nutr Metab. 42(2):142–147

Felippe LC, Ferreira GA, De-Oliveira F, Pires FO, Lima-Silva AE (2017) Arterialized and venous blood lactate concentration difference during different exercise intensities. J Exerc Sci Fit. 15(1):22–26

Feliu J, Ventura JL, Segura R, Rodas G, Riera J, Estruch A, Zamora A, MacLean DA, Bangsbo J, Saltin B (1999) Muscle interstitial glucose and lactate levels during dynamic exercise in humans determined by microdialysis. J Appl Physiol 87:1483–1490

Ferguson BS, Rogatzki MJ, Goodwin ML, Kane DA, Rightmire Z, Gladden LB (2018) Lactate metabolism: historical context, prior misinterpretations, and current understanding. Eur J Appl Physiol. 118(4):691–728

Fernandez-Fernandez J, Ulbricht A, Ferrauti A (2014) Fitness testing of tennis players: how valuable is it? Br J Sports Med. 48(Suppl 1):i22–i31

Figley CR (2011) Lactate transport and metabolism in the human brain: implications for the astrocyte-neuron lactate shuttle hypothesis. J Neurosci 31:4768–4770

Fletcher GF, Ades PA, Kligfield P, Arena R, Balady GJ, Bittner VA, Coke LA, Fleg JL, Forman DE, Gerber TC, Gulati M, Madan K, Rhodes J, Thompson PD, Williams MA (2013) American Heart Association Exercise, Cardiac Rehabilitation, and Prevention Committee of the Council on Clinical Cardiology, Council on Nutrition, Physical Activity and Metabolism, Council on Cardiovascular and Stroke Nursing, and Council on Epidemiology and Prevention. Exercise standards for testing and training: a scientific statement from the American Heart Association. Circulation 128:873–934

Fournier PA, Bräu L, Ferreira LD, Fairchild T, Raja G, James A, Palmer TN (2002) Glycogen resynthesis in the absence of food ingestion during recovery from moderate or high intensity physical activity: novel insights from rat and human studies. Comp Biochem Physiol A Mol Integr Physiol. 133(3):755–763

Fröhlich J, Urhausen A, Seul U, Kindermann W (1989) Beeinflussung der individuellen anaeroben Schwelle durch kohlehydratarme und -reiche Ernährung. Leistungssport 19:18–20

Fürnschuss S (2010) Auswirkungen von lokalem Muskelausdauertraining der Beine auf die Laktatumstellpunkte beim Ergometertest. Unveröff. Dipl. Arb., Universität Graz

Gaesser GA, Brooks GA (1980) Glycogen repletion following continuous and intermittent exercise to exhaustion. J Appl Physiol Respir Environ Exerc Physiol. 49(4):722–728

Gaisl G, Hofmann P (1989a) A noninvasive method for the determination of the anaerobic threshold in children and sedentary persons. Revista Brasileira de Ciencia e Moviemento 3(3):42–50

Gaisl G, Hofmann P (1989b) Allgemeine Richtlinien zur Durchführung des CONCONI-Tests. Spektrum der Sportwissenschaften 1(2):101–109

Gaisl G, Wiesspeiner G, Neuhold Ch, Hofmann P. (1987) Zur praktischen Durchführung des CONCONI-Tests bei Kindern im Feld. Leistungssport 17, 1987, 6: 47

Galán-Rioja MÁ, González-Mohíno F, Poole DC, González-Ravé JM (2020) Relative proximity of critical power and metabolic/ventilatory thresholds: systematic review and meta-analysis. Sports Med. 50(10):1771–1783

Gao W, Brooks GA, Klonoff DC (1985) Wearable physiological systems and technologies for metabolic monitoring. J Appl Physiol 124(3):548–556

Geri G, Hernandez G, Vieillard-Baron A (2019) Lactate kinetics in critically ill: a new prognostic marker or just another brick in the wall? Intensive Care Med. 45(1):113–114. https://doi.org/10.1007/s00134-018-05507-8

Girard O, Sciberras P, Habrard M, Hot P, Chevalier R, Millet GP (2005) Specific incremental test in elite squash players. Br J Sports Med. 39(12):921–926

Girard O, Chevalier R, Leveque F, Micallef JP, Millet GP (2006) Specific incremental field test for aerobic fitness in tennis. Br J Sports Med. 40(9):791–796

Gizak A, McCubrey JA, Rakus D (2020) Cell-to-cell lactate shuttle operates in heart and is important in age-related heart failure. Aging (Albany NY). 12(4):3388–3406

Gladden LB (2000a) Muscle as a consumer of lactate. Med Sci Sports Exerc. 32(4):764–771

Gladden LB (2000b) The role of skeletal muscle in lactate exchange during exercise: introduction. Med Sci Sports Exerc. 32(4):753–755

Gladden LB (2004) Lactate metabolism: a new paradigm for the third millennium. J Physiol. 558(Pt 1):5–30

Gladden LB (2008) 200th anniversary of lactate research in muscle. Exerc Sport Sci Rev. 36(3):109–115

Gleeson TT (1996) Post-exercise lactate metabolism: a comparative review of sites, pathways, and regulation. Annu Rev Physiol 58:565–581

Glenn TC, Martin NA, McArthur DL, Hovda DA, Vespa P, Johnson ML, Horning MA, Brooks GA (2015) Endogenous nutritive support after traumatic brain injury: peripheral lactate production for glucose supply via gluconeogenesis. J Neurotrauma. 32(11):811–819. https://doi.org/10.1089/neu.2014.3482

Glenn TC, Martin NA, McArthur DL, Hovda D, Vespa PMM, Horning MA, Johnson ML, Brooks GA (2015a) Endogenous nutritive support following traumatic brain injury: peripheral lactate production for glucose supply via gluconeogenesis. J Neurotrauma 32(11):811–819

Glenn TC, Martin NA, Horning MA, McArthur DL, Hovda D, Md VPM, Brooks GA (2015b) Lactate: brain fuel in human traumatic brain injury. A comparison to normal healthy control subjects. J Neurotrauma 32(11):820–832

Goforth HW Jr, Laurent D, Prusaczyk WK, Schneider KE, Petersen KF, Shulman GI (2003) Effects of depletion exercise and light training on muscle glycogen supercompensation in men. Am J Physiol Endocrinol Metab. 285(6):E1304–E1311

González-Ravé JM, Hermosilla F, González-Mohíno F, Casado A, Pyne DB (2021) Training intensity distribution, training volume, and periodization models in elite swimmers: a systematic review. Int J Sports Physiol Perform. 16(7):913–926

Goodwin ML, Gladden LB, Nijsten MW, Jones KB (2015) Lactate and cancer: revisiting the Warburg effect in an era of lactate shuttling. Front Nutr. 5(1):27

Green HJ, Duhamel TA, Holloway GP, Moule JW, Ranney DW, Tupling AR, Ouyang J (2008) Rapid upregulation of GLUT-4 and MCT-4 expression during 16 h of heavy intermittent cycle exercise. Am J Physiol Regul Integr Comp Physiol. 294(2):R594–R600

Gursan A, Prompers JJ (2022) Magnetic resonance imaging and spectroscopy methods to study hepatic glucose metabolism and their applications in the healthy and diabetic liver. Metabolites. 12(12):1223

Hagberg J (2022) A personal biography of a physiological misnomer: the anaerobic threshold. Int J Sports Med. 43(5):391–400

Halestrap AP (2013) Monocarboxylic acid transport. Compr Physiol 3:1611–1643

van Hall G, Strømstad M, Rasmussen P, Jans O, Zaar M, Gam C, Quistorff B, Secher NH, Nielsen HB (2009) Blood lactate is an important energy source for the human brain. J Cereb Blood Flow Metab 29:1121–1129

Hall MM, Rajasekaran S, Thomsen TW, Peterson AR (2016) Lactate: friend or foe. PM R. 8(3 Suppl):S8–S15

Halle M, Niebauer J (2021) ESC guidelines on sports cardiology 2020: which sports can be performed with heart diseases? Herz. 46(1):38–45

Hardie DG (2022) 100 years of the Warburg effect: a historical perspective. Endocr Relat Cancer. 1:ERC-22-0173

Hartleb C (2005) Laktatminimum. Eine Kenngröße zur Bestimmung der Ausdauerleistungsfähigkeit? Unveröffentl. Dipl. Arb., Universität Graz

Hashimoto T, Hussien R, Brooks GA (2006) Colocalization of MCT1, CD147 and LDH in mitochondrial inner membrane of L6 cells: evidence of a mitochondrial lactate oxidation complex. Am J Physiol Endocrinol Metab 290:E1237–E1244

Hashimoto T, Hussien R, Cho H-S, Kaufer D, Brooks GA (2008) Evidence for a mitochondrial lactate oxidation complex in rat neurons: a crucial component for a brain lactate shuttle. PLoS One 13:e2915

Hauser T, Bartsch D, Baumgärtel L, Schulz H (2013) Reliability of maximal lactate-steady-state. Int J Sports Med. 34(3):196–199

Hauser T, Adam J, Schulz H (2014) Comparison of selected lactate threshold parameters with maximal lactate steady state in cycling. Int J Sports Med 35:517–521

Heck H (1990a) Laktat in der Leistungsdiagnostik. Hofmann, Schorndorf

Heck H (1990b) Energiestoffwechsel und medizinische Leistungsdiagnostik. Hofmann Schorndorf,

Heck H, Rosskopf P (1994) Grundlagen verschiedener Laktatschwellenkonzepte und ihre Bedeutung für die Trainingsleistung. In: Clasing D, Weicker H, Böning D (Hrsg) Stellenwert der Laktatbestimmung in der Leistungsdiagnostik. G. Fischer, Stuttgart, S 120–126

Heck H, Philippi H, Rost R, Schürch P, Hollmann W (1976) Zur Beurteilung der sportartspezifischen Ausdauerleistungsfähigkeit im Labor. Sportarzt u Sportmed 27:80–88 und 109–112

Heck H, Hess G, Mader A (1985a) Vergleichende Untersuchung zu verschiedenen Laktat-Schwellenkonzepten. Dtsch Ztschr Sportmed 2:40–52

Heck H, Mader A, Hess G, Mücke S, Müller R, Hollmann W (1985b) Justification of the 4-mmol/l lactate threshold. Int J Sports Med. 6(3):117–130

Heck H, Bartmus U, Grabow V (2022) Laktat: Stoffwechselgrundlagen, Leistungsdiagnostik. Springer Verlag, Trainingssteuerung

Henderson GC, Horning MA, Lehman SL, Wolfel EE, Bergman BC, Brooks GA (2004) Pyruvate shuttling during rest and exercise before and after endurance training in men. J Appl Physiol (1985) 97(1):317–325

Hill AV, Lupton H (1923) Muscular exercise, lactic acid and the supply and utilization of oxygen. Q J Med 16:135–171

Hill DW (1996) Effect of time of day on aerobic power in exhaustive high-intensity exercise. J Sports Med Phys Fitness 36:155–160

Hofmann P (1997) Die Laktat-Diagnostik im Sport – Einfluss der Ernährung. Labor Aktuell 5:10–13

Hofmann P (2007) Drei Phasen der Energiebereitstellung. medicalsports networks 3:58–59

Hofmann P (2009) Belastungsuntersuchungen und Protokolle. In: Pokan R, Benzer W, Gabriel H, Hofmann P, Kunschitz E, Mayr K, Samitz G, Schindler K, Wonisch M (Hrsg) Kompendium der kardiologischen Prävention und Rehabilitation. Springer, Wien/New York, S 191–196

Hofmann P (2018) Cancer and Exercise: Warburg Hypothesis, Tumour Metabolism and High-Intensity Anaerobic Exercise. Sports (Basel) 6(1):10

Hofmann P, Pokan R (1996) Neue Erkenntnisse zur Herzfrequenz-Leistungskurve. In: Müller E, Schwameder H. Aspekte der Sportwissenschaft. Österr. Sportwissenschaftliche Gesellschaft 1996, 121–131

Hofmann P, Pokan R (2010) Value of the application of the heart rate performance curve in sports. Int J Sports Physiol Perform 4:437–447

Hofmann P, Tschakert G (2011) Special needs to prescribe exercise intensity for scientific studies. Cardiol Res Pract 2011:209–302

Hofmann P, Tschakert G (2017) Intensity- and duration-based options to regulate endurance training. Front Physiol 8:337

Hofmann P, Leitner H, Gaisl G, Neuhold C (1988) Computerunterstützte Auswertung des modifizierten CONCONI-Tests am Fahrradergometer. Leistungssport 18(3):26–27

Hofmann P, Gaisl G, Stockinger B, Leitner R (1989) Modifikationen des CONCONI-Tests für die Anwendung in Hallensportarten. Leistungssport 19(3):27–28

Hofmann P, Leitner H, Gaisl G (1992a) Vergleichende Untersuchung nichtinvasiver und invasiver Bestimmungsverfahren der anaeroben Schwelle. Österr J Sportmed 22(4):109–114

Hofmann P, Leitner H, Gaisl G (1992b) Heart rate threshold, lactate turn point and anaerobic threshold determination by electromyography. Hung Rev Sports Med 33(1):13–20

Hofmann P, Bunc V, Leitner H, Pokan R, Gaisl G (1994a) Heart rate threshold related to lactate turn point and steady state exercise on cycle ergometer. Eur J Appl Physiol 69:132–139

Hofmann P, Pokan R, Preidler K, Leitner H, Szolar D, Eber B, Schwaberger G (1994b) Relationship between heart rate threshold, lactate turn point and myocardial function. Int J Sports Med 15:232–237

Hofmann P, Peinhaupt G, Leitner H, Pokan R (1995a) Evaluation of heart rate threshold by means of lactate steady state and endurance tests in white water kayakers. In: Viitasoalo JT, Kujala U (Hrsg) The way to win. Proceedings of the international congress on applied research in sports held in Helsinki, Finland, on 9–11 August 1994. The Finnish Society for Research in Sport and Physical Education, Helsinki, S 217–220

Hofmann P, Wiesspeiner G, Pokan R (1995b) Arterial oxygen saturation during graded cycle ergometer exercise related to aerobic and anaerobic lactate threshold. VIII[th] FIMS European congress of sports medicine, Granada, p 130

Hofmann P, Wiesspeiner G, Pokan R (1995c) Puls Oxymetrie – Möglichkeiten in der nichtinvasiven Leistungsdiagnostik. ÖJSM 25:72–75

Hofmann P, Peinhaupt G, Pokan R, Zweiker R (1996a) Relationship between treadmill performance and sport specific performance in white water kayakers. 1st annual congress of the college of sport science, Nice, 28–31 May 1996, pp 664–665

Hofmann P, Pokan R, Beaufort F, Schumacher M, Fruhwald FM, Zweiker R, Eber B, Gasser R et al (1996b) Left ventricular function during incremental cycle ergometer exercise related to aerobic and anaerobic threshold in patients after myocardial infarction, healthy older subjects and young sports students. In: Chytrackova J, Kohoutek M (Hrsg) Sport kinetics 95. Charles University, Prag, S 192–198

Hofmann P, Pokan R, Seibert F-J, Zweiker R, Schmid P (1997a) The heart rate performance curve during incremental cycle ergometer exercise in healthy young male subjects. Med Sci Sports Exerc 29:762–768

Hofmann P, Seibert F-J, Öhlknecht A, Sudi KM, Pokan R, Schmid P (1997b) Relationship between lactate turn points and potassium and sodium response during incremental cycle ergometer exercise. The second annual congress of the European College of Sport Science Copenhagen, Denmark 20.–23. August 1997, pp 976–977

Hofmann P, Lamprecht M, Schwaberger G, Pokan R, von Duvillard SP (1998a) Einfluss unterschiedlicher Diätformen auf die Laktatleistungskurve im Stufentest und das Laktatverhalten bei Dauerbelastung auf dem Fahrradergometer – Eine Einzelfallstudie. Dtsch Ztschr Sportmed 49:80–85

Hofmann P, Pokan R, von Duvillard SP (1998b) Influence of step length during incremental exercise on the heart rate performance curve. Med Sci Sports Exerc 30(Suppl):242

Hofmann P, Seibert F-J, Öhlknecht A, Sudi KM, Pokan R, Schmid P (1998c) Relationship between blood potassium level and the deflection of the heart rate performance curve. Int J Sports Med 19:25

Hofmann P, Seibert F-J, Pokan R, Golda M, Wallner D, von Duvillard SP (1999) Relationship between blood pH, potassium and the heart rate performance curve. Med Sci Sports Exerc 31:150

Hofmann P, Pokan R, von Duvillard SP (2000) Heart rate performance curve and heart rate turn point. Acta Universitatis Tartuensis 5:23–43

Hofmann P, Von Duvillard SP, Seibert FJ, Pokan R, Wonisch M, Lemura LM, Schwaberger G (2001) %HRmax target heart rate is dependent on heart rate performance curve deflection. Med Sci Sports Exerc. 33(10):1726–1731

Hofmann P, Wonisch M, Pokan R, Schwaberger G, Smekal G, von Duvillard SP (2005) Beta1-adrenoceptor mediated origin of the heart rate performance curve deflection. Med Sci Sports Exerc. 37(10):1704–1709

Hofmann P, Hartleb C, Wonisch M, Schwaberger G, Pokan R, von Duvillard SP (2006) Lactate-minimum and lactate turn point. In: Hoppeler H, Reilly T, Tsolakidis E, Gfeller L, Klossner S (Hrsg) ECSS Lausanne 06 Book of abstracts, S 445

Hofmann P, Jürimäe T, Jürimäe J, Purge P, Maestu J, Wonisch M, Pokan R, von Duvillard SP (2007) HRTP, prolonged ergometer exercise, and single sculling. Int J Sports Med 28:964–969

Hofmann P, Dohr K, Seibert F-J, Wonisch M, Pokan R, Smekal G, Schwaberger G (2008) Relationship between lactate turn point and maximal performance in young healthy male and female subjects of different exercise performance level. In: Cabri J, Alves F, Araujo D, Barreiros J, Diniz J, Veloso A (Hrsg) Book of abstracts of the 13th congress of the European College of Sport Science, 9–12 July 2008 Estoril, 470.

Hofmann P, Wonisch M, Pokan R (2009) Laktat-Leistungs-Diagnostik. In: Pokan R, Benzer W, Gabriel H, Hofmann P, Kunschitz E, Mayr K, Samitz G, Schindler K, Wonisch M (Hrsg) Kompendium der kardiologischen Prävention und Rehabilitation. Springer, Wien/New York, S 225–246

Hofmann P, Tschakert G, Pokan R, von Duvillard SP (2010) Three-phase time course of physiological variables during incremental cycling in young male and female subjects. Med Sci Sports Exerc 42:S238

Hofmann P, Tschakert G, Schwarz H, Mueller A, Groeschl W, Pokan R, von Duvillard SP (2012) Three phase response of blood lactate concentration in incremental and constant load exercise. Med Sci Sports Exerc 44:S709–S710

Hollmann W, Strüder KH (2009) Sportmedizin. Grundlagen für körperliche Aktivität, Training und Präventivmedizin, 5. Aufl. Schattauer, Stuttgart

Huang Z, Zhang Y, Zhou R, Yang L, Pan H (2021) Lactate as potential mediators for exercise-induced positive effects on neuroplasticity and cerebrovascular plasticity. Front Physiol. 5(12):656455

Hubich G (2008). Untersuchung unterschiedlicher Testverfahren zur Bestimmung der allgemeinen und spezifischen Ausdauerleistungsfähigkeit von Nachwuchstennisspielern. Unveröff. Diplomarbeit, Universität Graz

Hughes EF, Turner SC, Brooks GA (1982) Effects of glycogen depletion and pedaling speed on "anaerobic threshold". J Appl Physiol Respir Environ Exerc Physiol. 52(6):1598–1607

Iannetta D, Inglis EC, Fullerton C, Passfield L, Murias JM (2018) Metabolic and performance-related consequences of exercising at and slightly above MLSS. Scand J Med Sci Sports. 28(12):2481–2493

Iannetta D, Inglis EC, Mattu AT, Fontana FY, Pogliaghi S, Keir DA, Murias JM (2020) A critical eva-
    luation of current methods for exercise prescription in women and men. Med Sci Sports Exerc.
    52(2):466–473

Inbar O, Bar-Or O, Skinner JS (1996) The Wingate anaerobic test. Human Kinetics, Champaign

Ivy JL (1991) Muscle glycogen synthesis before and after exercise. Sports Med. 11(1):6–19

Ivy JL, Costill DL, Van Handel PJ, Essig DA, Lower RW (1981) Alteration in the lactate threshold with
    changes in substrate availability. Int J Sports Med 2:139–142

Jamnick NA, Pettitt RW, Granata C, Pyne DB, Bishop DJ (2020) An examination and critique of cur-
    rent methods to determine exercise intensity. Sports Med. 50(10):1729–1756

Jang C, Hui S, Zeng X, Cowan AJ, Wang L, Chen L, Morscher RJ, Reyes J, Frezza C, Hwang HY, Imai
    A, Saito Y, Okamoto K, Vaspoli C, Kasprenski L, Zsido GA, Gorman JH, Gorman RC, Rabino-
    witz JD (2019) Metabolite exchange between mammalian organs quantified in pigs. Cell Metab.
    30(3):594-606.e3

Johnson ML, Hussien R, Horning MA, Brooks GA (2011) Transpulmonary pyruvate kinetics. Am J
    Physiol Regul Integr Comp Physiol. 301(3):R769–R774

Jones LW, Eves ND, Scott JM (2017) Bench-to-bedside approaches for personalized exercise therapy in
    cancer. Am Soc Clin Oncol Educ Book. 37:684–694

Kane DA (2014) Lactate oxidation at the mitochondria: a lactate-malate-aspartate shuttle at work.
    Front Neurosci. 25(8):366

Karapetian GK, Engels HJ, Gretebeck KA, Gretebeck RJ (2012) Effect of caffeine on LT, VT and
    HRVT. Int J Sports Med 33:507–513

Kargotich S, Goodman C, Keast D, Morton AR (1998) The influence of exercise-induced plasma vo-
    lume changes on the interpretation of biochemical parameters used for monitoring exercise, trai-
    ning and sport. Sports Med 26:101–117

Karlsson J (1971) Lactate in working muscles after prolonged exercise. Acta Physiol Scand 82:123–130

Karlsson J, Jacobs I (1982) Onset of blood lactate accumulation during muscular exercise as a threshold
    concept. I. Theoretical considerations. Int J Sports Med 3:190–210

Keller S, Manunzio C, Wahl P (2022) Comparison of different test protocols to determine maximal lac-
    tate steady state intensity in swimming. J Sci Med Sport. 25(8):696–701

Keul J, Simon G, Berg A, Dickhut HH, Goerttler I, Kübel R (1979) Bestimmung der individuellen an-
    aeroben Schwelle zur Leistungsbewertung und Trainingsgestaltung. Dtsch Ztschr Sportmed
    7:212–218

Kiens B (2001) Diet and training in the week before competition. Can J Appl Physiol. 26(Suppl):S56–
    S63

Kiesl D, Kuzdas-Sallaberger M, Fuchs D, Brunner S, Kommenda R, Tischler C, Hornich H, Akbari K,
    Kellermair J, Blessberger H, Ocenasek H, Hofmann P, Zimmer P, Vosko MR (2022) protocol for the
    exercise, cancer and cognition – the ecco-study: a randomized controlled trial of simultaneous exer-
    cise during neo-/adjuvant chemotherapy in breast cancer patients and its effects on neurocognition.
    Front Neurol. 25(13):777808

Kindermann W, Keul J (1977) Anaerobe Energiebereitstellung im Hochleistungssport. Die Bedeutung
    der metabolischen Azidose unter physiologischen und pathologischen Bedingungen. Wissenschaft-
    liche Schriftenreihe des Deutschen Sportbundes, Bd 13. Hofmann, Schorndorf

Kindermann W, Simon G, Keul J (1979) The significance of the aerobic-anaerobic transition for the de-
    termination of work load intensities during endurance training. Eur J Appl Physiol 42:25–34

Kroidl RF, Schwarz S, Lehnigk B (2015) Kursbuch Spiroergometrie: Technik und Befundung verständ-
    lich gemacht. Springer Verlag,

Lee S, Choi Y, Jeong E, Park J, Kim J, Tanaka M, Choi J (2023) Physiological significance of elevated
    levels of lactate by exercise training in the brain and body. J Biosci Bioeng. 135(3):167–175

Lee TY (2021) Lactate: a multifunctional signaling molecule. Yeungnam Univ J Med. 38(3):183–193

Leitner H, Hofmann P, Gaisl G (1988) A method for the microcomputer aided determination of the an-
    aerobic threshold by means of heart rate curve analysis. Conference proceedings 15 years: Biome-
    dical engineering in Austria 88 Graz (June), pp 136–141

Leitner H, Hofmann P, Leitner K (1992) Software zur Auswertung von Herzfrequenz und Laktatwerten
    in der Leistungsdiagnostik. Österr J Sportmed 22:115–118

Leitner H, Hofmann P, Leitner K (1994) Anwendung der Fuzzy Logik zur Schwellenbestimmung in der
    Leistungsdiagnostik. In: Liesen H, Weiss M, Baum M (Hrsg) Regulations- und Repairmechanis-
    men. 33. Deutscher Sportärztekongress Paderborn 1993. Deutscher Ärzte Verlag, Köln, S 197–199

**12**

Li X, Yang Y, Zhang B, Lin X, Fu X, An Y, Zou Y, Wang JX, Wang Z, Yu T (2022) Lactate metabolism in human health and disease. Signal Transduct Target Ther. 7(1):305. https://doi.org/10.1038/s41392-022-01151-3

Liao ZX, Kempson IM, Hsieh CC, Tseng SJ, Yang PC (2021) Potential therapeutics using tumor-secreted lactate in nonsmall cell lung cancer. Drug Discov Today. 26(11):2508–2514

Löllgen H, Leyk D (2018) Exercise testing in sports medicine. Dtsch Arztebl Int. 115(24):409–416

Maassen N, Busse MW (1989) The relationship between lactic acid and work load: a measure for endurance capacity or an indicator of carbohydrate deficiency? Eur J Appl Physiol 58:728–737

MacIntosh BR, Murias JM, Keir DA, Weir JM (2021) What is moderate to vigorous exercise intensity? Front Physiol. 12:682233

MacLean DA, Bangsbo J, Saltin B (1999) Muscle interstitial glucose and lactate levels during dynamic exercise in humans determined by microdialysis. J Appl Physiol 87:1483–1490

MacRae HH, Noakes TD, Dennis SC (1995) Effects of endurance training on lactate removal by oxidation and gluconeogenesis during exercise. Pflugers Arch 430:964–970

Mader A, Heck H (1986) A theory of the metabolic origin of "anaerobic threshold". Int J Sports Med 7(Suppl 1):45–65

Mader A, Liesen H, Heck H, Philippi H, Rost R, Schürch P, Hollmann W (1976) Zur Beurteilung der sportartspezifischen Ausdauerleistungsfähigkeit im Labor. Sportarzt und Sportmedizin 27:80–88 und 109–112

Madrid B, Pires FO, Prestes J, César Leite Vieira D, Clark T, Tiozzo E, Lewis JE, Grubert Campbell CS, Gustavo Simões H (2016) Estimation of the maximal lactate steady state intensity by the rating of perceived exertion. Percept Mot Skills. 122(1):136–149

Margolis LM, Pasiakos SM (2023) Low carbohydrate availability impairs hypertrophy and anaerobic performance. Curr Opin Clin Nutr Metab Care. 26(4):347–352

Mateo-March M, Moya-Ramón M, Javaloyes A, Sánchez-Muñoz C, Clemente-Suárez VJ (2022) Validity of detrended fluctuation analysis of heart rate variability to determine intensity thresholds in elite cyclists. Eur J Sport Sci. 27:1–8

Maud PJ, Foster C (Hrsg) (1995) Physiological assessment of human fitness. Human Kinetics, Champaign

McArdle W, Katch FI, Katch VL (2022) Exercise physiology: nutrition, energy, and human performance, 9. Aufl. Wolters Kluwer Health,

McCaughan HMC, McRae RZ, Smith HK (2000) The stability of lactate concentration in preserved blood microsamples. Int J Sports Med 21:37–40

McClelland GB, Khanna S, Gonzalez G, Butz CE, Brooks GA (2003) Peroxisomal membrane monocarboxylate transporters: evidence for a redox shuttle system? Biochem Biophys Res Commun 203:130–135

McGinley C, Bishop DJ (2016) Influence of training intensity on adaptations in acid/base transport proteins, muscle buffer capacity, and repeated-sprint ability in active men. J Appl Physiol (1985) 121(6):1290–1305

McNaughton LR, Thompson D, Philips G, Bachx K, Crickmore L (2002) A comparison of the lactate pro, accusport, analox and kodak ektachem lactate analysers in normal, hot and humid conditions. Int J Sports Med 23:130 135

Medbo JI, Mamen A, Holt Olsen O, Evertsen F (2000) Examination of four different instruments for measuring blood lactate concentration. Scand J Lab Invest 60:367–380

Mendes C, Serpa J (2020) Revisiting lactate dynamics in cancer-a metabolic expertise or an alternative attempt to survive? J Mol Med (Berl). 98(10):1397–1414

Menzies P, Menzies C, McIntyre L, Paterson P, Wilson J, Kemi OJ (2010) Blood lactate clearance during active recovery after an intense running bout depends on the intensity of the active recovery. J Sports Sci. 28(9):975–982

Messonnier LA, Emhoff CA, Fattor JA, Horning MA, Carlson TJ, Brooks GA (2013) Lactate kinetics at the lactate threshold in trained and untrained men. J Appl Physiol (1985). 114(11):1593–1602

Meyer T, Lucía A, Earnest CP, Kindermann W (2005) A conceptual framework for performance diagnosis and training prescription from submaximal gas exchange parameters – theory and application. Int J Sports Med 26(Suppl 1):S38–S48

Meyerhof O (1920) Die Energieumwandlungen im Muskel III. Kohlenhydrat und Milchsäureumsatz im Froschmuskel. Pflügers Arch ges Physiol 185:11–32

Mezzani A (2017) Cardiopulmonary exercise testing: basics of methodology and measurements. Ann Am Thorac Soc. 14(Supplement_1):S3–S11

Mezzani A, Hamm LF, Jones AM, McBride PE, Moholdt T, Stone JA, Urhausen A, Williams MA, European Association for Cardiovascular Prevention and Rehabilitation, American Association of Cardiovascular and Pulmonary Rehabilitation, Canadian Association of Cardiac Rehabilitation (2013) Aerobic exercise intensity assessment and prescription in cardiac rehabilitation: a joint position statement of the European Association for Cardiovascular Prevention and Rehabilitation, the American Association of Cardiovascular and Pulmonary Rehabilitation and the Canadian Association of Cardiac Rehabilitation. Eur J Prev Cardiol. 20(3):442–467

Micklewright D, Papapdopoulou E (2008) A new squash specific incremental field test. Int J Sports Med. 29(9):758–763

Millet G, Bentley DJ, Roels B, Mc Naughton LR, Mercier J, Cameron-Smith D (2014) Effects of intermittent training on anaerobic performance and MCT transporters in athletes. PLoS One. 9(5):e95092

Miura A, Sato H, Sato H, Whipp BJ, Fukuba Y (2000) The effect of glycogen depletion on the curvature constant parameter of the power-duration curve for cycle ergometry. Ergonomics. 43(1):133–141

Mohoric U, Sibila M, Abazovic E, Jovanovic S, Paravlic AH (2022) Comparison of the field-based intermittent running fitness test 30-15 and the treadmill multistage incremental test for the assessment of cardiorespiratory fitness in elite handball players. Int J Environ Res Public Health. 19(6):3535

Monteiro AS, Carvalho DD, Elói A, Silva F, Vilas-Boas JP, Buzzachera CF, Fernandes RJ (2022) Repeatability of ventilatory, metabolic and biomechanical responses to an intermittent incremental swimming protocol. Physiol Meas. 43(7). https://doi.org/10.1088/1361-6579/ac7c51

Morton RH, Fukuba Y, Banister EW, Walsh ML, Kenny CTC, Cameron BJ (1994) Statistical evidence consistent with two lactate turnpoints during ramp exercise. Eur J Appl Physiol 69:445–449

Moser D (2017). Retrospektive Datenerhebung zur Evaluierung des Vienna CPX Tool anhand des Vergleichs der prozentuellen Wattleistung an den berechneten Kennwerten VTP2 und VE/VCO2 TP mit der prozentuellen Wattleistung am maximalen Laktat Steady State". Unveröffentl. Masterarbeit Universität Wien.

Moser O, Tschakert G, Mueller A, Groeschl W, Pieber TR, Obermayer-Pietsch B, Koehler G, Hofmann P (2015) Effects of high-intensity interval exercise versus moderate continuous exercise on glucose homeostasis and hormone response in patients with type 1 diabetes mellitus using novel ultra-long-acting insulin. PLoS One. 10(8):e0136489

Mujika I (2012) The cycling physiology of Miguel Indurain 14 years after retirement. Int J Sports Physiol Perform 7:397–400

Müller A, Tschakert G, Moser O, Gröschl W, Hofmann P (2014) High intensity exercise warm-up, inhibition of glycolysis and its practical consequences. 6th international congress on science and skiing 2013, St. Christoph a. A., Austria. In: Müller E, Kröll J, Lindinger S, Pfusterschmied J, Stöggl T (Hrsg) Science and skiing VI. Meyer & Meyer Sport, Maidenhead, S 224–230

Müller MJ, Geisler C, Hübers M, Pourhassan M, Braun W, Bosy-Westphal A (2018) Normalizing resting energy expenditure across the life course in humans: challenges and hopes. Eur J Clin Nutr. 72(5):628–637

Muñoz I, Seiler S, Bautista J, España J, Larumbe E, Esteve-Lanao J (2014a) Does polarized training improve performance in recreational runners? Int J Sports Physiol Perform 9:265–272

Muñoz I, Cejuela R, Seiler S, Larumbe E, Esteve-Lanao J (2014b) Training-intensity distribution during an ironman season: relationship with competition performance. Int J Sports Physiol Perform 9:332–339

Muntean P (2014) Kapilläre Blutgasanalyse und Leistungsdiagnostik bei stufenförmiger Belastungsergometrie. Unveröffentl. Masterarbeit, Universität Graz

Nalbandian HM, Radak Z, Takeda M (2017) Active recovery between interval bouts reduces blood lactate while improving subsequent exercise performance in trained men. Sports (Basel). 5(2):40

Nalbandian M, Takeda M (2016) Lactate as a signaling molecule that regulates exercise-induced adaptations. Biology (Basel). 5(4):38

Natmessnig H (2014) Methodische Untersuchung zum aeroben Intervalltraining unter Berücksichtigung ergometrischer Kenndaten. Unveröff. Dipl. Arbeit, Universität Graz

Naveri HK, Leinonen H, Kiilavuori K, Harkonen M (1997) Skeletal muscle lactate accumulation and creatine phosphate depletion during heavy exercise in congestive heart failure cause of limited exercise capacity. Eur Heart J 18:1937–1945

Neumann G, Schüler KP (1994) Sportmedizinische Funktionsdiagnostik. Sportmedizinische Schriftenreihe, Bd. 29. Johann Ambrosius Barth, Leipzig

Niemeyer M, Gündisch M, Steinecke G, Knaier R, Beneke R (2022) Is the maximal lactate steady state concept really relevant to predict endurance performance? Eur J Appl Physiol. 122(10):2259–2269

Niu D, Luo T, Wang H, Xia Y, Xie Z (2021) Lactic acid in tumor invasion. Clin Chim Acta. 522:61–69

Niu D, Wu Y, Lei Z, Zhang M, Xie Z, Tang S (2022) Lactic acid, a driver of tumor-stroma interactions. Int Immunopharmacol. 106:108597

Noble BJ, Borg GA, Jacobs I, Ceci R, Kaiser P (1983) A category-ratio perceived exertion scale: relationship to blood and muscle lactates and heart rate. Med Sci Sports Exerc. 15(6):523–528

Ofner M, Wonisch M, Frei M, Tschakert G, Domej W, Kröpfl JM, Hofmann P (2014) Influence of acute normobaric hypoxia on physiological variables and lactate turn point determination in trained men. J Sports Sci Med 13:774–781

Pallarés JG, Morán-Navarro R, Ortega JF, Fernández-Elías VE, Mora-Rodriguez R (2016) Validity and Reliability of Ventilatory and Blood Lactate Thresholds in Well-Trained Cyclists. PLoS One. 11(9):e0163389

Pansold B, Zinner J (1994) Die Laktat-Leistungskurve – ein Analyse- und Interpretationsmodell der Leistungsdiagnostik im Schwimmen. In: Ciasing D, Weicker H, Böning D (Hrsg) Stellenwert der Laktatbestimmung in der Leistungsdiagnostik. Gustav Fischer, Stuttgart, S 47–64

Pelarigo JG, Greco CC, Denadai BS, Fernandes RJ, Vilas-Boas JP, Pendergast DR (2016) Do 5% changes around maximal lactate steady state lead to swimming biophysical modifications? Hum Mov Sci. 49:258–266

Pellerin L, Pellegri G, Bittar PG, Charnay Y, Bouras C, Martin JL, Stella N, Magistretti PJ (1998) Evidence supporting the existence of an activity-dependent astrocyte-neuron lactate shuttle. Dev Neurosci 20:291–299

Pelliccia A, Sharma S, Gati S, Bäck M, Börjesson M, Caselli S, Collet JP, Corrado D, Drezner JA, Halle M, Hansen D, Heidbuchel H, Myers J, Niebauer J, Papadakis M, Piepoli MF, Prescott E, Roos-Hesselink JW, Stuart AG, Taylor RS, Thompson PD, Tiberi M, Vanhees L, Wilhelm M (2021) 2020 ESC guidelines on sports cardiology and exercise in patients with cardiovascular disease. Rev Esp Cardiol (Engl Ed). 74(6):545

Pérez-Tomás R, Pérez-Guillén I (2020) Lactate in the tumor microenvironment: an essential molecule in cancer progression and treatment. Cancers (Basel). 12(11):3244

Petter F, Malatschnig R, Gröschl W, Müller W, Schwaberger G, Hofmann P (2006) Lactate kinetics depend on the on-phase power setting. Isokin Exerc Sci 14:185–186

Philp A, Macdonald AL, Watt PW (2005) Lactate--a signal coordinating cell and systemic function. J Exp Biol. 208(Pt 24):4561–4575

Philp A, Macdonald AL, Carter H, Watt PW, Pringle JS (2008) Maximal lactate steady state as a training stimulus. Int J Sports Med. 29(6):475–479

Phomsoupha M, Laffaye G (2015) The science of badminton: game characteristics, anthropometry, physiology, visual fitness and biomechanics. Sports Med. 45(4):473–495

Pind R, Hofmann P, Mäestu E, Vahtra E, Purge P, Mäestu J (2021) Increases in RPE rating predict fatigue accumulation without changes in heart rate zone distribution after 4-week low-intensity high-volume training period in high-level rowers. Front Physiol. 12:735565

Pind R, Purge P, Mäestu E, Vahtra E, Hofmann P, Mäestu J (2023) Session rating of perceived exertion is different for similar intensity and duration prescribed low-intensity sessions and has a different effect on performance in young cross-country skiers. J Strength Cond Res. 37(1):187–193

Plassnig, L (2021). EKG-Parameter zur Schwellenbestimmung während einer stufenförmig ansteigenden Belastungsergometrie. Unveröff. Masterarbeit Universität Graz

Platonov NV (1999) Belastung – Ermüdung – Leistung. Der moderne Trainingsaufbau. Trainer Bibliothek 34. Philippka Sportverlag, Berlin

Pokan R, Hofmann P, Lehmann M, Leitner H, Eber B, Gasser R, Schwaberger G, Schmid P, Keul J, Klein W (1995) Heart rate deflection related to lactate performance curve and plasma catecholamine response during incremental cycle ergometer exercise. Eur J Appl Physiol Occup Physiol. 70(2):175–179

Pokan R, Hofmann P, Von Duvillard SP, Beaufort F, Schumacher M, Fruhwald FM, Zweiker R, Eber B, Gasser R, Brandt D, Smekal G, Klein W, Schmid P (1997) Left ventricular function in response to the transition from aerobic to anaerobic metabolism. Med Sci Sports Exerc. 29(8):1040–1047

Pokan R, Enne R, Hofmann P, Smekal G, von Duvillard SP, Leitner H, Bachl N, Schmid P (1998) Performance diagnostics in aging women and men. Int J Sports Med 19:28

Pokan R, Hofmann P, von Duvillard SP, Rohrer A, Smekal G, Fruhwald FM et al (2000) Exercise testing in cardiovascular diseased patients – lactate turn points versus gas exchange variables. Med Sci Sports Exerc 32:S143

Pokan R, Hofmann P, Smekal G, Wonisch M, Bachl N, Schmid P (2002) Leistungsdiagnostik zur Trainingssteuerung in der Bewegungstherapie von Herz-Kreislauferkrankungen. Inter Prax 42(4):797–806

Pokan R, Bachl N, Benzer W, Hofmann P, Mayr K, Schmid P, Smekal G, Wonisch M (2004) Leistungsdiagnostik und Trainingsherzfrequenzbestimmung in der kardiologischen Rehabilitation. Journal für Kardiologie 11(11):446–452

Pokan R, Gabriel H, Hörtnagl H, Podolsky A, Vonbank K, Wonisch M, für die AG Kardiologische Rehabilitation und Sekundärprävention der ÖKG und die AG für theoretische und klinische Leistungsmedizin der Universitätslehrer Österreich (2009) Empfehlungen für den internistischen Untersuchungsgang in der Sportmedizin. J Kardiol 16(11–12):404–411

Pokan R, Ocenasek H, Hochgatterer R, Miehl M, Vonbank K, Von Duvillard SP, Franklin B, Würth S, Volf I, Wonisch M, Hofmann P (2014) Myocardial dimensions and hemodynamics during 24-h ultra-endurance ergometry. Med Sci Sports Exerc 46:268–275

Poole DC, Rossiter HB, Brooks GA, Gladden LB (2021) The anaerobic threshold: 50+ years of controversy. J Physiol. 599(3):737–767

Pouysségur J, Marchiq I, Parks SK, Durivault J, Ždralević M, Vucetic M (2022) 'Warburg effect' controls tumor growth, bacterial, viral infections and immunity – Genetic deconstruction and therapeutic perspectives. Semin Cancer Biol. 9:S1044-579X(22)00175-4

Powell CL, Davidson AR, Brown AM (2020) Universal glia to neurone lactate transfer in the nervous system: physiological functions and pathological consequences. Biosensors (Basel). 10(11):183

Primus C, Wonisch M, Berent R, Auer J (2022) Praxisleitlinien Ergometrie und Spiroergometrie // Practice guidelines for exercise testing. Journal für Kardiologie – Austrian Journal of Cardiology 29(1-2):17–26

Prins L, Terblanche E, Myburgh KH (2007) Field and laboratory correlates of performance in competitive cross-country mountain bikers. J Sports Sci. 25(8):927–935

Proia P, Di Liegro CM, Schiera G, Fricano A, Di Liegro I (2016) Lactate as a metabolite and a regulator in the central nervous system. Int J Mol Sci. 17(9):1450

Prusaczyk WK, Cureton KJ, Graham RE, Ray CA (1992) Differential effects of dietary carbohydrate on RPE at the lactate and ventilatory thresholds. Med Sci Sports Exerc. 24(5):568–575

Purge P, Hofmann P, Merisaar R, Mueller A, Tschakert G, Mäestu J, Jürimäe J (2017) The effect of upper body anaerobic pre-loading on 2000-m ergometer-rowing performance in college level male rowers. J Sports Sci Med. 16(2):264–271

Purge P, Valiulin D, Kivil A, Müller A, Tschakert G, Jürimäe J, Hofmann P (2021) The effect of lower body anaerobic pre-loading on upper body ergometer time trial performance. Sports (Basel). 9(6):79

Quittmann OJ, Abel T, Vafa R, Mester J, Schwarz YM, Strüder HK (2021) Maximal lactate accumulation rate and post-exercise lactate kinetics in handcycling and cycling. Eur J Sport Sci. 21(4):539–551

Rabinowitz JD, Enerbäck S (2020) Lactate: the ugly duckling of energy metabolism. Nat Metab. 2(7):566–571. https://doi.org/10.1038/s42255-020-0243-4

Ribeiro LF, Gonçalves CG, Kater DP, Lima MC, Gobatto CA (2009) Influence of recovery manipulation after hyperlactemia induction on the lactate minimum intensity. Eur J Appl Physiol 105:159–165

Riebe D, Franklin BA, Thompson PD, Garber CE, Whitfield GP, Magal M, Pescatello LS (2015) Updating ACSM's recommendations for exercise preparticipation health screening. Med Sci Sports Exerc. 47(11):2473–2479

Rinnerhofer S (2012) Körperliche Leistungsfähigkeit und gemessener Energieverbrauch bei unterschiedlichen berufstypischen Tätigkeiten – Entwicklung von Normwerten. Unveröffentl. Diss., Universität Graz

Robergs RA, Chwalbinska-Moneta J, Mitchell JB, Pascoe DD, Houmard J, Costill DL (1990) Blood lactate threshold differences between arterialized and venous blood. Int J Sports Med 11:446–451

Rodriguez FA, Banquells M, Pons V, Drobnic F, Galilea PA (1992) A comparative study of blood lactate analytic methods. Int J Sports Med 13:462–466

Rogatzki MJ, Ferguson BS, Goodwin ML, Gladden LB (2015) Lactate is always the end product of glycolysis. Front Neurosci. 27(9):22

Rogers B, Berk S, Gronwald T (2022) An index of non-linear HRV as a proxy of the aerobic threshold based on blood lactate concentration in elite triathletes. Sports (Basel). 10(2):25

Roosterman D, Cottrell GS (2020) Astrocytes and neurons communicate via a monocarboxylic acid shuttle. AIMS Neurosci. 7(2):94–106

Rusko H, Luhtanen P, Rahkila P, Viitasalo J, Rehunen S, Härkönen M (1986) Muscle metabolism, blood lactate and oxygen uptake in steady state exercise at aerobic and anaerobic thresholds. Eur J Appl Physiol 55:181–186

Sahlin K, Fernström M, Svensson M, Tonkonogi M (2002) No evidence of an intracellular lactate shuttle in rat skeletal muscle. J Physiol. 541(Pt 2):569–574

Sanders D, Taylor RJ, Myers T, Akubat I (2020) A field-based cycling test to assess predictors of endurance performance and establishing training zones. J Strength Cond Res. 34(12):3482–3488

San-Millán I, Brooks GA (2017) Reexamining cancer metabolism: lactate production for carcinogenesis could be the purpose and explanation of the Warburg Effect. Carcinogenesis. 38(2):119–133

San-Millán I, Brooks GA (2018) Assessment of metabolic flexibility by means of measuring blood lactate, fat, and carbohydrate oxidation responses to exercise in professional endurance athletes and less-fit individuals. Sports Med. 48(2):467–479

San-Millán I, Stefanoni D, Martinez JL, Hansen KC, D'Alessandro A, Nemkov T (2020a) Metabolomics of endurance capacity in world tour professional cyclists. Front Physiol. 11:578

San-Millán I, Julian CG, Matarazzo C, Martinez J, Brooks GA (2020b) Is lactate an oncometabolite? Evidence supporting a role for lactate in the regulation of transcriptional activity of cancer-related genes in MCF7 breast cancer cells. Front Oncol. 9:1536

San-Millan I, Sparagna GC, Chapman HL, Warkins VL, Chatfield KC, Shuff SR, Martinez JL, Brooks GA (2022) Chronic lactate exposure decreases mitochondrial function by inhibition of fatty acid uptake and cardiolipin alterations in neonatal rat cardiomyocytes. Front Nutr. 9:809485

Scherr J, Wolfarth B, Christle JW, Pressler A, Wagenpfeil S, Halle M (2013) Associations between Borg's rating of perceived exertion and physiological measures of exercise intensity. Eur J Appl Physiol. 113(1):147–155

Schneeweiss P, Schellhorn P, Haigis D, Niess AM, Martus P, Krauss I (2022) Effect of two different training interventions on cycling performance in mountain bike cross-country Olympic athletes. Sports (Basel). 10(4):53

Schwaberger G, Pessenhofer H, Schmid P, Kohla B, Sauseng N, Kenner T (1991) Anaerobic two-phase test in cyclists. In: Bachl N, Graham TE, Löllgen H (Hrsg) Advances in ergometry. Springer, Berlin/Heidelberg/New York/Tokyo, S 153–161

Seiler KS, Kjerland GØ (2006) Quantifying training intensity distribution in elite endurance athletes: is there evidence for an "optimal" distribution? Scand J Med Sci Sports 16:49–56

Sejersted OM, Sjogaard G (2000) Dynamics and consequences of potassium shifts in skeletal muscle and heart during exercise. Physiol Rev 80(4):1411–1481

Sheikh-Hamad D (2021) Hints for a kidney lactate shuttle and lactomone. Am J Physiol Renal Physiol 320(6):F1028–F1029

Shushakov V, Stubbe C, Peuckert A, Endeward V, Maassen N (2007) The relationships between plasma potassium, muscle excitability and fatigue during voluntary exercise in humans. Exp Physiol. 92(4):705–715

Sietsema KE, Darryl Y, William W, Stringer WW, Ward S (2020) Wasserman & Whipp's principles of exercise testing and interpretation. Including pathophysiology and clinical applications, 6. Aufl. Lippincott Williams & Wilkins, Philadelphia

Silva A, Cerqueira MC, Rosa B, Sobral C, Pinto-Ribeiro F, Costa MF, Baltazar F, Afonso J (2023) Prognostic value of monocarboxylate transporter 1 overexpression in cancer: a systematic review. Int J Mol Sci. 24(6):5141

Simon G, Berg A, Dickhuth HH, Simon-Alt A, Keul J (1981) Bestimmung der anaeroben Schwelle in Abhängigkeit vom Alter und von der Leistungsfähigkeit. Dtsch Ztschr Sportmed 32(1):7–14

Simpson RJ, Graham SM, Connaboy C, Clement R, Pollonini L, Florida-James GD (2017) Blood lactate thresholds and walking/running economy are determinants of backpack-running performance in trained soldiers. Appl Ergon. 58:566–572

Sjödin B, Jacobs I (1981) Onset of blood lactate accumulation and marathon running performance. Int J Sports Med 2:23–26

Skinner JS, McLellan TH (1980) The transition from aerobic to anaerobic metabolism. Res Q Exerc Sport 51:234–248

Smekal G, Pokan R, von Duvillard SP, Baron R, Tschan H, Bachl N (2000) Comparison of laboratory and "on-court" endurance testing in tennis. Int J Sports Med. 21(4):242–249

Smekal G, von Duvillard SP, Rihacek C, Pokan R, Hofmann P, Baron R, Tschan H, Bachl N (2001) A physiological profile of tennis match play. Med Sci Sports Exerc 33:999–1005

Smekal G, Scharl A, von Duvillard SP, Pokan R, Baca A, Baron R, Tschan H, Hofmann P, Bachl N (2002) Accuracy of neuro-fuzzy logic and regression calculations to determine maximal lactate steady state power output from incremental tests. Eur J Appl Physiol 88:264–274

Smekal G, von Duvillard SP, Pokan R, Lang K, Tschan H, Hofmann P, Bachl N (2003a) Respiratory gas exchange end lactate measures during competitive orienteering. Med Sci Sports Exerc 35(4):682–689

Smekal G, von Duvillard SP, Pokan R, Tschan H, Baron R, Hofmann P, Wonisch M, Bachl N (2003b) Changes in blood lactate and respiratory of gas exchange measures in sports with discontinuous load profiles. Eur J Appl Physiol 89:489–495

Smekal G, von Duvillard SP, Frigo P, Tegelhofer T, Pokan R, Hofmann P, Tschan H, Baron R, Wonisch M, Renezeder K, Bachl N (2007) Menstrual cycle: no effect on exercise cardiorespiratory variables or blood lactate concentration. Med Sci Sports Exerc 39:1098–1106

Smekal G, von Duvillard SP, Pokan R, Hofmann P, Braun WA, Arciero PJ, Tschan H, Wonisch M, Baron R, Bachl N (2012) Blood lactate concentration at the maximal lactate steady state is not dependent on endurance capacity in healthy recreationally trained individuals. Eur J Appl Physiol. 112(8):3079–3086

Sola-Penna M (2008) Metabolic regulation by lactate. IUBMB Life. 60(9):605–608

Sonveaux P, Vegran F, Schroeder T, Wergin MC, Verrax J, Rabbani ZN, De Saedeleer CJ, Kennedy KM, Diepart C, Jordan BF, Kelley MJ, Gallez B, Wahl ML, Feron O, Dewhirst MW (2008) Targeting lactate-fueled respiration selectively kills hypoxic tumor cells in mice. J Clin Invest 118:3930–3942

Spendier F, Müller A, Korinek M, Hofmann P (2020) Intensity thresholds and maximal lactate steady state in small muscle group exercise. Sports (Basel) 8(6):77

Stangier C, Abel T, Mierau J, Gutmann B, Hollmann W, Struder HK (2016) Comparison of sport-specific and non-specific exercise testing in inline speed skating. J Sports Med Phys Fitness. 56(4):406–414

Stegmann H, Kindermann W (1981) Bestimmung der individuellen anaeroben Schwelle bei unterschiedlich Ausdauertrainierten aufgrund des Verhaltens der Lactatkinetik während der Arbeits- und Erholungsphase. Dtsch Z Sportmed 32:213–221

Stegmann H, Kindermann W, Schabel A (1981) Lactate kinetics and individual anaerobic threshold. Int J Sports Med 2:160–165

Strauzenberg SE, Gürtler H, Hannemann D, Tittel K (Hrsg) (1990) Sportmedizin. Grundlagen der sportmedizinischen Betreuung. Johann Ambrosius Barth Verlag, Leipzig

Stühlinger N (2010) Untersuchung der Grundlagen der Dmax Methode zur Bestimmung der anaeroben Schwelle – Vergleich mit Standardmethoden. Unveröffentl. Dipl. Arbeit, Universität Graz

Svedahl K, MacIntosh BR (2003) Anaerobic threshold: the concept and methods of measurement. Can J Appl Physiol. 28(2):299–323

Taoutaou Z, Granier P, Mercier B, Mercier J, Ahmaidi S, Prefaut C (1996) Lactate kinetics during passive and partially active recovery in endurance and sprint athletes. Eur J Appl Physiol 73:465–470

Tauss M (2008) Bestimmung der Laktat Turn Points im Laufbandstufentest und im stufenförmigen 20-m Shuttle Run auf der Laufbahn sowie deren Validierung mittels Laktat Steady. Unveröff. Diplomarbeit, Universität Graz

Tegtbur U, Busse MW, Braumann KM (1993) Estimation of an individual equilibrium between lactate production and catabolism during exercise. Med Sci Sports Exerc 25(5):620–627

Thomas C, Bishop DJ, Lambert K, Mercier J, Brooks GA (2012) Effects of acute and chronic exercise on sarcolemmal MCT1 and MCT4 contents in human skeletal muscles: current status. Am J Physiol Regul Integr Comp Physiol. 302(1):R1-14

Tønnessen E, Svendsen IS, Rønnestad BR, Hisdal J, Haugen TA, Seiler S (2015) The annual training periodization of 8 world champions in orienteering. Int J Sports Physiol Perform 10:29–38

Tran CT, Atanasovska T, Graff C, Melgaard J, Kanters JK, Smith R, Petersen AC, Kjeldsen KP, McKenna MJ (2022) Plasma potassium concentration and cardiac repolarisation markers, Tpeak-

**12**

Tend and Tpeak-Tend/QT, during and after exercise in healthy participants and in end-stage renal disease. Eur J Appl Physiol. 122(3):691–702

Tschakert G, Hofmann P (2013) High-intensity intermittent exercise: methodological and physiological aspects. Int J Sports Physiol Perform 8:600–610

Tschakert G, Kroepfl J, Mueller A, Moser O, Groeschl W, Hofmann P (2015) Ho to regulate the acute physiological response to "aerobe" high-intensity interval exercise. J Sport Sci Med 14(1):29–36

Tschakert G, Kroepfl JM, Mueller A, Harpf H, Harpf L, Traninger H, Wallner-Liebmann S, Stojakovic T, Scharnagl H, Meinitzer A, Pichlhoefer P, Hofmann P (2016) Acute physiological responses to short- and long-stage high-intensity interval exercise in cardiac rehabilitation: a pilot study. J Sports Sci Med. 15(1):80–91

Tschakert G, Handl T, Weiner L, Birnbaumer P, Mueller A, Groeschl W, Hofmann P (2022) Exercise duration: independent effects on acute physiologic responses and the need for an individualized prescription. Physiol Rep. 10(3):e15168

Urbano AM (2021) Otto Warburg: the journey towards the seminal discovery of tumor cell bioenergetic reprogramming. Biochim Biophys Acta Mol Basis Dis. 1867(1):165965

Urhausen A, Coen B, Weiler B, Kindermann W (1993a) Individual anaerobic threshold and maximum lactate steady state. Int J Sports Med 14:134–139

Urhausen A, Weiler B, Kindermann W (1993b) Heart rate, blood lactate, and catecholamines during ergometer and on water rowing. Int J Sports Med. 14(Suppl 1):S20–S23

Valenti D, de Bari L, Atlante A, Passarella S (2002) L-lactate transport into rat heart mitochondria and reconstruction of the L-lactate/pyruvate shuttle. Biochem J. 364(Pt 1):101–104

Valiulin D, Purge P, Hofmann P, Mäestu J, Jürimäe J (2021) Can we improve the functional threshold power test by adding high-intensity priming arm-crank? J Funct Morphol Kinesiol. 6(4):88

Valiulin D, Purge P, Mäestu J, Jürimäe J, Hofmann P (2022) Effect of short-duration high-intensity upper-body pre-load component on performance among high-level cyclists. Sports (Basel). 10(3):32

Vergès S, Flore P, Favre-Juvin A (2003) Blood lactate concentration/heart rate relationship: laboratory running test vs field roller skiing test. Int J Sports Med. 24(6):446–451

Vogler AJ, Rice AJ, Gore CJ (2010) Physiological responses to ergometer and on-water incremental rowing tests. Int J Sports Physiol Perform. 5(3):342–358

Von Duvillard SP, Pokan R, Hofmann P, Plaud JJ, Smith T, Brinkert R (1998) The effect of equal load and different pedal rates on respiratory gas exchange measures and lactate concentration in healthy young males. Med Sci Sports Exerc 30(5, Suppl):14

Vuorimaa T, Häkkinen K, Vähäsöyrinki P, Rusko H (1996) Comparison of three maximal anaerobic running test protocols in marathon runners, middle-distance runners and sprinters. Int J Sports Med 17:109–113

Wahl P, Bloch W, Mester J (2009) Moderne Betrachtungsweisen des Laktats: Laktat ein überschätztes und zugleich unterschätztes Molekül. Schweiz. Ztschr. Sportmed. Sporttraumat. 57(3):101–107

Walberg-Rankin J (1995) Dietary carbohydrate as an ergogenic aid for prolonged and brief competitions in sport. Int J Sport Nutr. 5(Suppl):S13–S28

Wallner D, Simi H, Burgsteiner H, Hofmann P (2013) Validity of Lactate Turn Points of trained and untrained subjects while treadmill running. In: Balague N, Torrents C, Vilanova A et al (Hrsg) Book of abstracts, 18th annual of the annual congress of the European College of Sport Science 26–29 June 2013, p 683.

Wang X, Liu H, Ni Y, Shen P, Han X (2022) Lactate shuttle: from substance exchange to regulatory mechanism. Hum Cell. 35(1):1–14

Wasserman K (1986) The anaerobic threshold: definition, physiological significance and identification. Adv Cardiol 35:1–23

Wasserman K, McIlroy MB (1964) Detecting the threshold of anaerobic metabolism in cardiac patients during exercise. Am J Cardiol 14:844–852

Wasserman K, Hansen JE, Sue DY, Stringer WW, Whipp BJ (2005) Principles of exercise testing and interpretation. Including pathophysiology and clinical applications, 4. Aufl. Lippincott Williams & Wilkins, Philadelphia

Windisch V (2012) Belastungsprofil und Beanspruchung bei Training und Wettkampf in der Sportart „Short Track" und Vergleiche zu leistungsdiagnostischen Kenndaten. Unveröffent. Dipl. Arb., Universität Graz

Wismann J, Willoughby D (2006) Gender differences in carbohydrate metabolism and carbohydrate loading. J Int Soc Sports Nutr. 3(1):28–34. https://doi.org/10.1186/1550-2783-3-1-28

Wonisch M, Hofmann P, Fruhwald FM, Hoedl R, Schwaberger G, Pokan R, von Duvillard SP, Klein W (2002) Effect of ß1-selective adrenergic blockade on maximal lactate steady state in healthy men. Eur J Appl Physiol 87:66–71

Wonisch M, Hofmann P, Schwaberger G, von Duvillard SP, Klein W (2003a) Validation of a field test for the non-invasive determination of badminton specific aerobic performance. Br J Sports Med 37(2):115–118

Wonisch M, Hofmann P, Fruhwald FM, Kraxner W, Hödl R, Pokan R, Klein W (2003b) Influence of beta-blocker use on percentage of target heart rate exercise prescription. Eur J Cardiovasc Prev Rehabil. 10(4):296–301

Wonisch M, Hofmann P, Schmid P, Pokan R (2007) Zusammenhang zwischen „anaerober Schwelle", Katecholaminen und Arrhythmien bei Patienten mit Herzerkrankungen. Österr. J. Sportmedizin 37(2/3):50–56

Wonisch M, Berent R, Klicpera M, Laimer H, Marko C, Pokan R, Schmid P, Schwann H (2008) Praxisleitlinien Ergometrie. Journal für Kardiologie – Austrian Journal of Cardiology 15(Supplementum A – Praxisleitlinien Ergometrie):3–17

Wruntschko M (2018) Zusammenhang der Umstellpunkte 1 und 2 aus unterschiedlichen physiologischen Variablen mit Laktat-Steady-State-Werten aus Dauerversuchen – Eine Analyse mit dem Vienna CPX Tool. Unveröff. Masterarbeit Universität Graz

Wultsch G, Rinnerhofer S, Tschakert G, Hofmann P (2012) Governmental regulations for early retirement by means of energy expenditure cut offs. Scand J Work Environ Health 38(4):370–379

Xue X, Liu B, Hu J, Bian X, Lou S (2022) The potential mechanisms of lactate in mediating exercise-enhanced cognitive function: a dual role as an energy supply substrate and a signaling molecule. Nutr Metab (Lond). 19(1):52

Yang WH, Park SY, Kim T, Jeon HJ, Heine O, Gehlert S (2023) A modified formula using energy system contributions to calculate pure maximal rate of lactate accumulation during a maximal sprint cycling test. Front Physiol. 14:1147321

Yoshida T (1984) Effect of dietary modifications on lactate threshold and onset of blood lactate accumulation during incremental exercise. Eur J Appl Physiol 53:200–205

Yoshida Y, Holloway GP, Ljubicic V, Hatta H, Spriet LL, Hood DA, Bonen A (2007) Negligible direct lactate oxidation in subsarcolemmal and intermyofibrillar mitochondria obtained from red and white rat skeletal muscle. J Physiol. 582(Pt 3):1317–1335

Zechner N (2011) Bestimmung von Umstellpunkten in der Herzfrequenz und Herzfrequenzvariabilität bei stufenförmiger ansteigender Ergometerbelastung im Vergleich zu metabolischen und respiratorischen Umstellpunkten. Dipl. Arb., Universität Graz

Zhang Y, Zhai Z, Duan J, Wang X, Zhong J, Wu L, Li A, Cao M, Wu Y, Shi H, Zhong J, Guo Z (2022) Lactate: the mediator of metabolism and immunosuppression. Front Endocrinol (Lausanne). 13:901495

Zinner C, Gerspitzer A, Düking P, Boone J, Schiffer T, Holmberg HC, Sperlich B (2023) The magnitude and time-course of physiological responses to 9 weeks of incremental ramp testing. Scand J Med Sci Sports. 33(7):1146–1156

Zinner J, Pansold B, Buckwitz R (1993) Computergesteuerte Auswertung von Stufentests in der Leistungsdiagnostik. Leistungssport 2:21–26

Zintl F (1988) Ausdauertraining. Grundlagen, Methoden, Trainingssteuerung. Blv sportwissen Nr. 416. BLV Verlag, München

Zois J, Bishop D, Aughey R (2015) High-intensity warm up improves performance during subsequent intermittent exercise. Int J Sports Physiol Perform 10(4):498–503

**12**

# Grundlagen der Trainingslehre

## Inhaltsverzeichnis

# Allgemeine Grundlagen, Planung und Organisation des Trainings

*Peter Hofmann und Gerhard Tschakert*

## Inhaltsverzeichnis

© Der/die Autor(en), exklusiv lizenziert an Springer-Verlag GmbH, DE, ein Teil von Springer Nature 2025
M. Wonisch et al. (Hrsg.), *Kompendium der Sportmedizin*, https://doi.org/10.1007/978-3-662-68883-0_13

## 13.1 Einführung

Das Wissen um trainingswissenschaftliche Grundlagen ist ein integraler Bestandteil der sportmedizinischen Betreuung von Sportlern und Sportlerinnen aller Leistungs-klassen. Aufgrund der Komplexität und der Vielfalt der unterschiedlichen Trainings-maßnahmen in den verschiedensten Sportarten kann die sportmedizinische Beratung meist nur auf wesentliche Grundlagen, die allen Sportarten gemeinsam sind, einge-hen. Eine Basiskenntnis über die grundlegenden Ziele, Inhalte und Methoden sport-lichen Trainings sowie deren gesetzmäßige Abhängigkeiten und Abläufe ist Voraus-setzung für eine, über die rein klinisch-medizinische Betreuung hinausgehende sport-spezifische Beratung von Sportlern und Sportlerinnen. Im Folgenden werden die Grundlagen der Trainingslehre komprimiert zusammengefasst dargestellt. Für einen umfangreichen Einblick in die Gesetzmäßigkeiten sportlichen Trainings werden die Leser auf die Standardlehrbücher der Trainingslehre verwiesen (Matwejew 1981; Platonov 1999; Harre 1979; Weineck 2019; Hottenrott und Seidel 2017; Ferrauti 2020; Schnabel et al. 2008).

Sportliches Training wird von den Trainingswissenschaften als ein komplexer Handlungsprozess definiert, der das Ziel hat, planmäßig und sachorientiert auf den sportlichen Leistungszustand und auf die Fähigkeit zur bestmöglichen Präsentation der Leistung in der jeweiligen Bewährungs-situationen (üblicherweise ein Wett-kampf) einzuwirken (Weineck 2019; Ferrauti 2020, S. 24–28). Je nach Trainingsziel soll durch Training der Leistungszustand des Sportlers meist erhöht oder erhalten, aber auch – in spezifischen Situationen – gezielt vermindert werden. Die Höhe und Geschwindigkeit der Anpassung an Trainingsbelastungen, die Trainierbarkeit, ist nicht bei allen Personen gleich hoch (Mann et al. 2014; Furrer et al. 2023) und ist ge-netisch festgelegt (Chung et al. 2021; Bouchard et al. 2011). Das „sportliche" Trai-ning wird heute um den Begriff des „therapeutischen Trainings" oder der „Trainings-therapie" (BGBl. I 1989/2012) zur Behandlung und Rehabilitation verschiedenster chronischer Erkrankungen erweitert (Hofmann et al. 2009). Aus sportmedizinischer Sicht sind vor allem die biologischen Wirkungen von körperlicher Aktivität und Trai-ning sowie die methodische Umsetzung dieser Maßnahmen relevant. Die Zielgruppe hat sich in den letzten Jahren von den nach wie vor zu betreuenden klassischen Leistungsathleten in Richtung Hobbyleistungssportler und Gesundheitssportler ver-schoben. Die grundsätzlichen Prinzipien und Regeln der Trainingslehre (Weineck 2019) gelten jedoch für alle Leistungsbereiche in gleichem Ausmaß.

## 13.2 Allgemeine Grundlagen der Anpassungsprozesse durch körperliches Training

Die Anpassung des Organismus auf äußere Trainingsreize erfolgt durch eine ausrei-chend intensive und dauerhafte Störung des inneren Milieus durch Muskelaktivität. Diese körperlichen Belastungen bestimmen die akuten Anpassungsprozesse, um die Körperfunktionen auf den dafür notwendigen stabilen Energiestoffwechsel einzu-stellen (Rivera-Brown und Frontera 2012). Zusätzlich erfolgen Steuerungen in Form von Feedback-Mechanismen, um gefährdende Auslenkungen des internen Milieus zu vermeiden. Zusammen ermöglichen diese akuten Anpassungsmechanismen eine körperlich-sportliche Leistung und bestimmen und limitieren sie.

Training in Form systematischer, geplanter und gezielter Wiederholungen von körperlichen Belastungen induziert eine länger dauernde stabile Anpassung aller beteiligten Körperfunktionen und Strukturen, die in der Folge eine erhöhte Leistungsfähigkeit möglich machen (Viru 1994). Unterschieden wird zwischen einer generellen, unspezifischen und einer spezifischen Anpassungsreaktion (Issurin 2013; Fyfe et al. 2014).

Die unspezifischen Anpassungsreaktionen sind die Grundlage für die allgemeine Anpassung des Organismus an Belastung, die vor allem für die Erhaltung einer stabilen Gesundheit von Bedeutung sind (Viru und Smirnova 1995). Die Hauptkomponenten der allgemeinen Anpassungsreaktion sind die Mobilisation der Energiereserven des Organismus, die Mobilisation von Proteinreserven (Seene et al. 2011; Gibala 2007) und die Aktivierung des Immunsystems (Freidenreich und Volek 2012; Walsh et al. 2011).

Das Ergebnis der Anpassungsreaktion ist eine höhere muskuläre und allgemeine Leistungsfähigkeit aller relevanten Funktionssysteme, was bei einer höheren äußeren Belastung eine gleiche innere Beanspruchung (= gleiche Anstrengung) und eine diagnostisch erfassbare Verschiebung der submaximalen und maximalen Leistungskenndaten hin zu höheren Leistungen ergibt (◘ Abb. 13.1).

Jede Belastungsintensität oder Dauer, die eine kritische Schwelle überschreitet, führt zu einer generellen Mobilisation von Energie- und Proteinressourcen und damit zur Aktivierung der Mechanismen der generellen Anpassung. Bei niedrigen Intensitäten ist die Dauer aber meist deutlich zu gering, um nachhaltige Effekte zu erzielen (Zunzer 2012), kann jedoch bei geeigneter Dauer ebenfalls wirksam werden (Pind

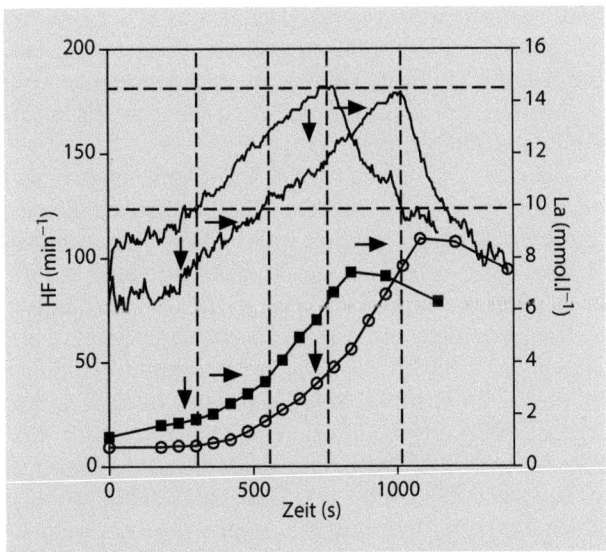

◘ **Abb. 13.1** Einzelbeispiel für Verschiebung der Laktat- und der HF-Leistungs-Kurve durch Training. Ausdauertraining senkt auf definierten submaximalen Belastungsstufen die Herzfrequenz und die Laktat-Konzentration als Zeichen der Verbesserung der aeroben Leistungsfähigkeit mit einer geringeren Laktat-Produktion, einer stärkeren lokalen Laktat-Oxidation und einer Ökonomisierung des Kreislaufs. Gleichzeitig steigt die maximale Leistungsfähigkeit bei gleicher Anstrengung oder aber höherer Mobilisationsfähigkeit

et al. 2023). Strukturelle und funktionelle Veränderungen im Organismus einer trainierenden Person kennzeichnen die langzeitliche Anpassung im Verlauf längerer Perioden von Training. Um die langzeitliche Anpassungsänderungen zu stimulieren, ist es notwendig, zusätzliche neue Proteinmoleküle zu synthetisieren (Gibala 2007; Pitkanen et al. 2003; Poortmans et al. 2012; Seene et al. 2011).

Diese Anpassung betrifft die Strukturmoleküle der aktivsten zellulären Strukturen und der Enzymproteine der wesentlichsten Stoffwechselwege während der akuten Anpassung auf eine Trainingsbelastung. Die spezifische Richtung jeder Trainingsbelastung bestimmt daher auch den Ort und die Art der langfristigen Anpassungsänderungen (Fyfe et al. 2014). Die adaptive Proteinsynthese benötigt ein Ansprechen des genetischen Apparates der Zelle, eine Versorgung mit Bausubstanzen (Aminosäuren usw.), die Zerstörung der alten, physiologisch erschöpften Zellteile und die Unterstützung der Synthese durch eine entsprechende Energieversorgung (Bouchard et al. 2011; Egan und Zierath 2013).

Das Ansprechen des genetischen Zellapparates wird durch die metabolischen Änderungen durch die Belastung sowie durch die dadurch ausgelösten metabolischen und hormonellen Änderungen während Belastung und Erholung ausgelöst. Eine essenzielle Rolle kommt dabei dem Proteinabbau durch die Belastung zu. Die Versorgung mit Bausubstanzen (z. B. Aminosäuren), die Zerstörung der alten, physiologisch erschöpften Zellteile und die Unterstützung der Synthese durch eine entsprechende Energieversorgung stehen in enger Verbindung mit der Aktivierung der Mechanismen der generellen Anpassung. Die einzelne Trainingsbelastung muss daher ausreichend hoch (intensiv und/oder lang) sein, um die Mechanismen der generellen Anpassung inklusive einer deutlichen Auslenkung der endokrinen Funktionen zu aktivieren. Die wesentlichen strukturellen Anpassungen erfolgen unter Nutzung der Energie- und Proteinreserven des Organismus in der Erholungsphase. Pulse erhöhter mRNA während der Erholung nach akuten Belastungen (◨ Abb. 13.2) fördern die Synthese spezifischer Proteine, was zu einer graduellen Umgestaltung und Vergrößerung der aktiven Zellstrukturen mit einer längerfristigen funktionellen Anpassung führt (Egan und Zierath 2013; Viru 1995).

Diese Anpassungen sind spezifisch für die Arbeitsmuskulatur, was insgesamt zur Maximierung der Substratversorgung, der respiratorischen Kapazität der Mitochondrien und der kontraktilen Funktion während der Belastung führt. Als Netto-Effekt ergibt sich eine optimierte Leistungsfähigkeit für eine zukünftige Belastungsherausforderung, die für ein robusteres Gleichgewicht bei metabolischen Störungen sorgt und als Konsequenz eine verbesserte Ermüdungsresistenz ergibt (Egan und Zierath 2013). Neben der direkten Wirkung am Skelettmuskel induziert die muskuläre Aktivität aber auch Botenstoffe, sog. „Myokine" oder „Exerkine", die an verschiedensten Organen Wirkungen induzieren (Magliulo et al. 2022; Sabaratnam et al. 2022). Dieser Mechanismus wird als „Muscle-Organ-Cross-Talk" beschrieben (Severinsen und Pedersen 2020; Bay und Pedersen 2020), wobei diese Wechselwirkungen zwischen Muskeln und Organen bereits für die verschiedensten Organe wie z. B. die Niere (Jenkin und Perry 2022), das Gehirn (Jena et al. 2022), dem Fettgewebe (Rome 2022), den Knochen (Kim 2022), aber auch bei Tumorgewebe (Huang et al. 2022) beschrieben wurden. Diese Wirkungen weisen auf die therapeutische Wirkung von gezielten Trainingsbelastungen hin, wobei jedoch die Forschungsergebnisse erst am Anfang stehen.

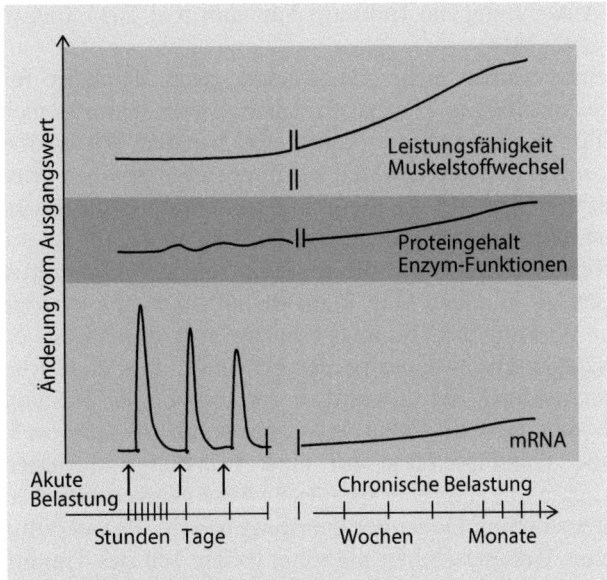

**Abb. 13.2** Die molekulare Anpassung an Belastung. Schematische Darstellung der Änderungen in der mRNA-Expression (unten) und der Proteinbildung (Mitte) als Funktion der Zeit als Konsequenz von akuten und chronisch wiederholten Belastungen, die zu stabilen Änderungen des Proteingehaltes und der Leistungsfähigkeit (oben) führen. Obwohl jeder einzelne Belastungsreiz als Stimulus für die Anpassung notwendig ist, ist ein einzelner Belastungsreiz nicht geeignet, den Muskelphänotyp zu verändern. Diese Anpassung ist eine Folge wiederholter Belastungsreize gleicher Richtung. Ein einzelner Belastungsreiz führt zu einem akuten, aber flüchtigen Anstieg der mRNA-Expression bestimmter Gene während der Erholung. Eine mehrfach erhöhte Auslenkungen der mRNA-Expression sind typischerweise 3–12 h nach dem Ende der Belastung zu finden und gehen innerhalb von 24 h wieder auf den Ausgangswert zurück. Das Reaktionsmuster ist spezifisch für jeweils ein bestimmtes Gen und die Belastung. Translationsprozesse und eine erhöhte Proteinsynthese nach der Belastung ergeben einen moderaten Anstieg des Proteingehaltes in die gleiche Richtung. Die Summation von wiederholten Belastungen führt dann in Abhängigkeit von den wiederholten pulsatilen Anstiegen der mRNA zu einer graduellen Akkumulation des Proteingehaltes. Die längerfristige Anpassung an Training ist die Folge der kumulativen Effekte jeder einzelnen Trainingsbelastung, die zu einer neuen Funktionsschwelle führen. Die durch Training bedingten Änderungen des Proteingehaltes oder der Enzymfunktionen verändern die metabolische Antwort auf Belastungen die zu einer verbesserten Leistungsfähigkeit (oben) führt. Da die Halbwertszeiten für Proteine deutlich länger sind als für die mRNA, können die durch Training bedingten Änderungen im Proteingehalt deutlich schneller detektiert werden als die kurzfristigen Änderungen der Transkription durch die akuten Einzel-Trainingsbelastungen. (Mod. nach Egan und Zierath 2013)

Sportliches Training ist nach Viru (1995) durch systematische Belastungen mit dem Ziel der Verbesserung der körperlichen Fähigkeiten, der Entwicklung von Fertigkeiten (Skills) und der damit verbundenen Entwicklung sportartspezifischer Techniken gekennzeichnet. Meist werden von den Trainern Erfahrung und – zu einem geringen Ausmaß – die Ergebnisse wissenschaftlicher Studien zur Auswahl von Trainingsübungen verwendet. Tests der körperlichen Leistungsfähigkeit, Beobachtung der Technik und Wettkampfleistungen werden üblicherweise als Indikatoren der Effektivität des Trainings verwendet. Dieser Ansatz gilt nicht nur für den Spitzenathleten, sondern auch für das Gesundheitstraining untrainierter Personen oder die therapeutische Anwendung von Training (Ammann et al. 2014; Campbell et al. 2012; Winters-Stone et al. 2014).

Im Allgemeinen werden mehr oder weniger genau definierte Belastungen vorgegeben, um die zugehörigen Ziele zu erreichen. Dieses sehr allgemeine Verständnis von Training führt zu einem Missverhältnis zwischen dem Wissen über die einzelnen Trainingsbelastungen und den Effekten aus ihrer systematischen Wiederholung. Zusätzlich entsteht mit Blick auf die Steuerung des Trainings das essenzielle Problem, dass eine längere Zeit (mehrere Monate) an Training notwendig ist, um nachweisbare und messbare Trainingseffekte auf die physische und technisch-taktische Leistungsfähigkeit erfassen zu können. Man kann deshalb nur eine verzögerte Feedback-Information zur Wirkung des Trainings erhalten, z. B. durch Tests und Wettkampfergebnisse. Zusätzlich erschwerend ist der Umstand, dass diese Rückmeldung nur einen integralen Ausdruck der Gesamtheit des absolvierten Trainings und der verwendeten Methoden darstellt. Einen Ausweg bietet der Ansatz von Viru (1995), der besagt, dass alle Trainingseffekte auf einer belastungsinduzierten Störung des Organismus basieren und dass eine spezifische Abhängigkeit zwischen jeder Störung und der Art, Intensität und Dauer der Belastung besteht. Daraus kann man ableiten, dass jede einzelne Trainingseinheit als wesentlicher Teil des Trainingsprozesses zu sehen ist und dass nur das Wissen über die akuten und chronischen Auswirkungen definierter Belastungen einen gezielten Trainingsprozess sicher stellt. Daher ist die möglichst präzise diagnostische Erfassung aller relevanten Teilkomponenten der Leistung im leistungssportlichen Prozess unumgänglich, ebenso wie in der therapeutischen Anwendung von Training bei Patienten mit chronischen Erkrankungen.

Jedes Training ergibt demnach spezifische Änderungen im Organismus, die notwendig sind, um das vorgegebene Trainingsziel zu erreichen (Fyfe et al. 2014). Zusammengefasste Änderungen durch aneinandergereihte Trainingsbelastungen mit gleicher Belastungsrichtung ergeben einen erhöhten Anpassungsgrad der Leistungsfähigkeit, eine optimale körperliche Entwicklung oder einen erhöhten Gesundheitsschutz. Die praktische Konsequenz ist daher, dass jede Trainingsbelastung das Ziel verfolgt, spezifische Änderungen im Organismus hervorzurufen. Die resultierenden Änderungen erlauben eine Kontrolle der Effektivität jeder einzelnen Trainingsbelastung (oder einer Serie von Belastungsreizen). Auf diese Weise kann „sinnloses" (weil zielloses) Training vermieden und der Trainingsprozess dadurch kontrolliert und gesteuert werden. Das Verständnis der molekularen Prozesse in der Anpassung an akute und chronische Trainingsbelastungen ist die Grundlage für eine zukünftige zielgerichtete Steuerung des Trainings über molekulare Marker (Coffey und Hawley 2006, 2007; Sellami et al. 2022).

## 13.3  Belastung, Ermüdung, Wiederherstellung und Superkompensation

Anpassungseffekte werden immer dann ausgelöst, wenn eine ausreichend hohe Belastung im Training erreicht wird. Der prinzipielle Zusammenhang zwischen Belastung, Ermüdung und Wiederherstellung ist in ◘ Abb. 13.3 dargestellt.

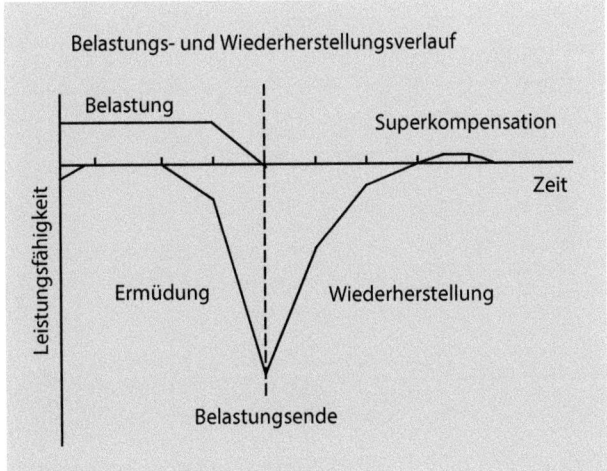

**◻ Abb. 13.3**   Belastung, Ermüdung und Wiederherstellung mit anschließender Superkompensation. Eine ausreichend intensive und lange dauernde Belastung führt zu einer klaren Ermüdung, die im Verlauf der Belastung immer stärker wird und zum Belastungsabbruch zwingt. Nach Beendigung der Belastung kommt es zur Wiederherstellung, die anfangs rasch, später immer geringer erfolgt. Die Rückanpassung erfolgt jedoch nicht nur auf das Ausgangsniveau der Leistungsfähigkeit und der dafür nötigen funktionellen Ressourcen, sondern darüber hinaus. Dieses Phänomen wird als Superkompensation bezeichnet. Abhängig von der Höhe der Belastung kann keine, eine geringe oder eine starke Superkompensation ausgelöst werden, die nach ca. 24–48 h auftritt. (Mod. nach Platonov 1999)

Dieses Muster der Superkompensation, das für den Muskel-Glykogen-Speicher gezeigt wurde, kann auch für eine Reihe anderer funktioneller Ressourcen, wie z. B. den Kreatinphosphat(KP)-Speicher (Robinson et al. 1999) oder aber auch indirekt für die maximale Laktat-Konzentration als Indikator für den verfügbaren Glykogenspeicher (◻ Abb. 13.4) gezeigt werden. Auch für den Glykogenspeicher im Gehirn wurde nach erschöpfenden Belastungen das Phänomen gefunden (Matsui et al. 2012). Dieser Superkompensationseffekt im Glykogen-Speicher der Muskulatur hält bis zu fünf Tagen an (Arnall et al. 2007).

Fast immer verbindet man den Begriff „Belastung" mit der Intensität, was jedoch eine unzulässige Reduktion des Begriffs auf nur diese eine Belastungskenngröße darstellt. Platonov (1999) zeigt in seinem Konzept die kombinierte Wirkung von Intensität **und** Dauer auf Belastung, Ermüdung und Wiederherstellung deutlich auf. ◻ Abb. 13.5 zeigt die Abhängigkeit von Ermüdung, Wiederherstellung und Superkompensation für unterschiedlich lange, aber gleich intensive Belastungen. Als **gering** wird eine **Belastung** eingestuft, wenn sie nur ca. 15–20 % der Dauer bis zur klaren Ermüdung beträgt (◻ Abb. 13.5: Bereich 1). Unabhängig von der Höhe der Intensität hat eine derartig kurze Belastung nur einen Aufwärmeffekt, eine regenerative Wirkung und stabilisiert die Leistungsfähigkeit. Beim einem üblichen Ausdauer- oder Krafttraining entspricht diese Zeitdauer dem Aufwärmen, bei Platonov (1999) auch als Einarbeitungsphase bezeichnet. Als **mittlere Belastung** wird eine Dauer von ca. 40–60 % bis zur klaren Ermüdung beschrieben (◻ Abb. 13.5: Bereich 2). Diese mittlere Belastung ist durch eine stabile Leistungsfähigkeit ohne Ermüdung gekennzeichnet. Sowohl bei einer geringen als auch bei einer mittleren Belastung kommt es durch das Fehlen der Ermüdung auch zu keiner Superkompensation und

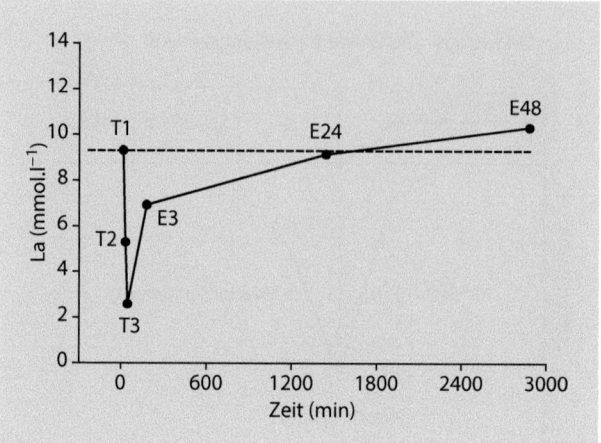

**◘ Abb. 13.4** Blut-Laktat-Konzentration und Superkompensation. Verlauf der maximalen Laktat-Konzentration ($La_{max}$) nach drei aufeinander folgenden maximalen Belastungstests, kombiniert mit jeweils 30 min intensiver Dauerbelastung am $LTP_2$ am Fahrrad-Ergometer (T1–T3) sowie $La_{max}$ bei maximalen Ergometrien nach 3, 24 und 48 h Erholung. Das Muster des Laktat-Verlaufs zeigt indirekt die Höhe des verfügbaren Glykogenspeichers und die Superkompensation nach ca. 48 h an

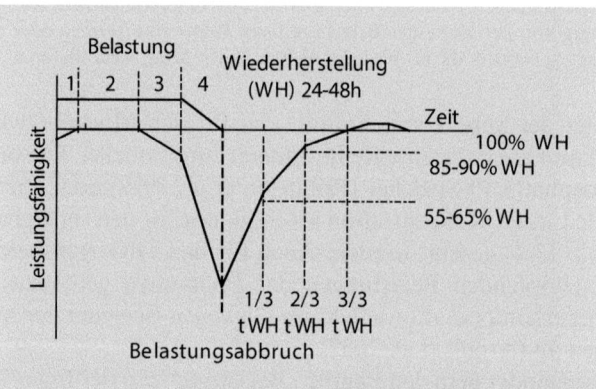

**◘ Abb. 13.5** Zusammenhang zwischen Intensität und Dauer einer Belastung auf Ermüdung, Wiederherstellung (WH) und Superkompensation. 1) Geringe Belastung: 15–20 % des Arbeitsumfangs bis zur klaren Ermüdung – Aufwärmeffekt, stabile Leistungsfähigkeit. 2) Mittlere Belastung: 40–60 % des Arbeitsumfangs bis zur klaren Ermüdung – stabile Leistungsfähigkeit. 3) Bedeutende (submaximale) Belastung: 60–75 % des Arbeitsumfangs bis zur klaren Ermüdung – diskrete Ermüdung, Kompensation. 4) Maximale Belastung: Auftreten der klaren Ermüdung bis zum Belastungsabbruch – Abnahme der Leistungsfähigkeit. Die stärkste Erholung erfolgt mit ca. 55–65 % des Ausgangswertes im ersten Drittel der WH und ist im zweiten (85–90 % des Ausgangswertes) und letzten Drittel 100 % deutlich verlangsamt (Mod. nach Platonov 1999)

damit zu keinem Leistungszuwachs. Erst bei einer bedeutenden oder **submaximalen Belastung** von ca. 60–75 % der Dauer bis zur klaren Ermüdung kommt es zu einer kompensierten Ermüdung, die dadurch gekennzeichnet ist, dass zwar Ermüdung auftritt, die Leistung jedoch mit einem höheren Willens- und energetischen Aufwand noch im gleichen Ausmaß aufrechterhalten werden kann (Abb. 13.5 Bereich 3). Diese

Form der Ermüdung benötigt ca. 24 h zur Wiederherstellung und ergibt eine geringe Superkompensation. Erst die sog. **maximale Belastung** (mit dem Auftreten einer klaren Ermüdung und einem Leistungsabfall bis hin zum Belastungsabbruch) führt durch die starke Auslenkung auch zu einer starken Superkompensation, die nach ca. 48 h beginnt (◘ Abb. 13.5: Bereich 4). Eine geringfügige Verlängerung der Belastungszeit hin zu einer klaren Ermüdung mit einer Leistungsreduktion kann zu einer deutlichen Verlängerung (Verdoppelung) der Wiederherstellungszeit führen. Leitgröße ist das Ausmaß der Ermüdung, die durch die Dauer der Belastung bei vorgegebener Intensität erzeugt wird. Aktuelle experimentelle Ergebnisse mit einer kleinen Probandenzahl bestätigen das Konzept von Platonov (1999) und die Bedeutung der Dauer für die Beschreibung der Belastung (Tschakert et al. 2022; Birnbaumer et al. 2022). Tschakert et al. (2022) zeigten kürzlich, dass im Verlauf verschiedenster physiologischer Kenngrößen Schwellenwerte zur Abgrenzung, dieser zuvor beschriebenen Belastungsgrößen, bestimmt werden können. Diese wurden bereits 1995 von Viru schematisch gezeigt. Interessant zu bemerken ist, dass diese sog. Dauerschwellen, dargestellt als Prozentwert der maximalen Dauer ($t_{max}$) vergleichbar mit den genannten Prozentbereiche von Platonov (1999) gefunden wurden.

Experimentelle Befunde von Irimia et al. (2012) zeigten, dass durch eine chronische niedrigfrequente Stimulation des Tibialis-Muskels von Kaninchen über 1 oder 24 h der Glykogen-Speicher um 10 % bzw. 50 % entleert wurde. In der nachfolgenden Erholung wurde der Glykogen-Speicher der einstündigen Belastung nur wieder bis zum Ausgangsniveau gefüllt, jedoch der nach der 24-Stunden-Belastung im Sinn einer Superkompensation um 50 % über das Ausgangsniveau erhöht. Dieser Anstieg des Glykogen-Speichers stand in einem signifikanten Zusammenhang mit der Änderung wesentlicher Enzyme, wie z. B. einem Anstieg der Hexokinase-2-Aktivität. Eine rezente Studie zeigt jedoch auch, dass bei entsprechender Zufuhr von Kohlenhydraten und Proteinen eine Wiederherstellung der Leistungsfähigkeit innerhalb weniger Stunden zumindest für kurzzeitige hoch-intensive Belastungen möglich ist (Goldstein et al. 2023).

◘ Abb. 13.6 zeigt schematisch das Beispiel der Wiederherstellung relativ zum Ausgangswert anhand verschiedenster physiologischer Kenngrößen bei einer Gruppe trainierter junger männlicher und weiblicher Personen nach unterschiedlich langen, aber gleich intensiven Belastungen (Birnbaumer et al. 2022). Es wurde gefunden, dass bei der niedrigen Belastungsdauer mit nur 20 % der maximalen Dauer ($t_{max}$) dieser intensiven Dauerbelastung knapp unter dem zweiten Laktat-Schwellenwert ($LTP_2$) bereits nach vier Stunden Erholung der Ausgangszustand nicht nur wieder erreicht, sondern sogar überschritten wird, was die von Platonov (1999) postulierte regenerative Wirkung bestätigt. Bei Belastung bis 40 %, 70 und 100 % $t_{max}$ ist nach vier Stunden Erholung noch keine vollständige Erholung erkennbar. Die weiteren Belastungstests nach 24 und 48 h bestätigen den üblichen Erholungsverlauf in Abhängigkeit von der Höhe der Belastung, respektive der Dauer der Belastung in Relation zu $t_{max}$ unabhängig von der Intensität.

Stanley et al. (2013) zeigen in einer Übersicht einen ähnlichen Zusammenhang und stellen aber fest, dass die Reaktivierung des Parasympathikus jedoch nicht mit der Erholung anderer physiologischer Systeme übereinstimmt, z. B. mit den Energiereserven oder dem neuromuskulären System. Ihre Analysen zeigten, dass eine komplette Regeneration der autonomen kardialen Funktion nach einer einzelnen aeroben niedrigintensiven Schwellenbelastung bis zu 24 h dauert, nach einer intensiven

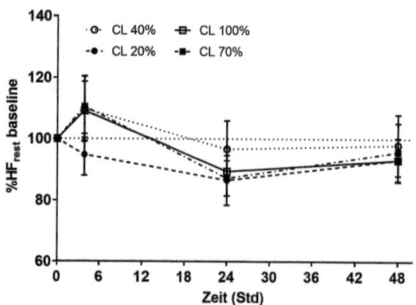 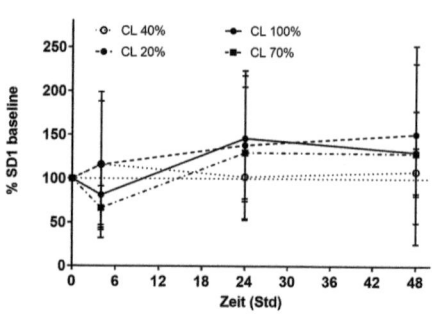

**☑ Abb. 13.6** Prozentuelle Änderungen der Herzfrequenz (HF) und der Herzfrequenz-Variabilität (HFV) (bestimmt über SD1) nach 4, 24 und 48 h Erholung im Vergleich zum Ausgangszustand bei einer Dauer von 20 %, 40 %, 70 % oder 100 % der maximalen Dauer ($t_{max}$) einer intensiven Dauerbelastung bei identischer Intensität knapp unter dem zweiten Laktat Turn Point ($LTP_2$). Wie bei Platonov (1999) beschrieben, ist bei einer Dauer von nur 20 % der $t_{max}$ als Kennzeichen einer regenerativen Wirkung die HF nach 4 h Erholung niedriger als der Ausgangswert und die HF-Variabilität höher und dieser Effekt wirkt 48 h nach. Höhere Belastungen (=längere Dauer bei gleicher Intensität) zeigen vor allem für 70 % und 100 % $t_{max}$ Belastungen auch nach 4 h Erholung noch erhöhte HF-Werte und eine reduzierte HFV. Die HF ist nach 24 aber deutlich reduziert und nach 48 h immer noch unter dem Ausgangswert, ebenso wie die HFV, die nach 48 h deutlich über dem Ausgangswert liegt. Die deutet auf entsprechende Anpassungseffekte hin. Eine mittlere Belastung von 40 % der $t_{max}$ zeigt nur nach 4 h Erholung eine vom Ausgangswert abweichende Höhe, bleibt aber im Wesentlichen über 48 h stabil, was die bei Platonov (1999) beschriebene stabilisierende Wirkung dieser Belastung bestätigt (Mod. nach Birnbaumer et al. 2022)

Schwellenbelastung 24–48 h eintritt und über 48 h nach hochintensiven Belastungen benötigt. Sie schlussfolgern, wie Birnbaumer et al. (2022) und Tschakert et al. (2022), dass die Dauer der Belastung auch die Länge der Erholung bestimmt.

Dieser für definierte Einzelbelastungen und speziell für den Glykogen-Speicher beschriebene Zusammenhang von Belastung und Erholung gilt auch für komplexe und kombinierte Trainingsbelastungen, ist aber bei weitem nicht einfach und direkt zu erklären.

Platonov (1999) zeigt schematisch sowohl die Kombination von Belastungen mit gleicher Charakteristik und unterschiedlicher Belastungshöhe (= Dauer bis zur klaren Ermüdung) als auch jene von kombinierten Belastungen mit unterschiedlicher Richtung und Charakteristik. Als Beispiel wird in Abb. 15.7, aufbauend auf dem Grundmodell von Belastung, Wiederherstellung und Superkompensation, der Einfluss der Belastungsrichtung schematisch dargestellt (☑ Abb. 13.7).

Die Realisierung dieser gezielten und gesteuerten Anpassungseffekte zur Steigerung der sportlichen Leistungsfähigkeit erfolgt in der Trainingspraxis über die methodische Beschreibung des Trainings, die Prinzipien folgt und durch Regeln gekennzeichnet ist.

**13**

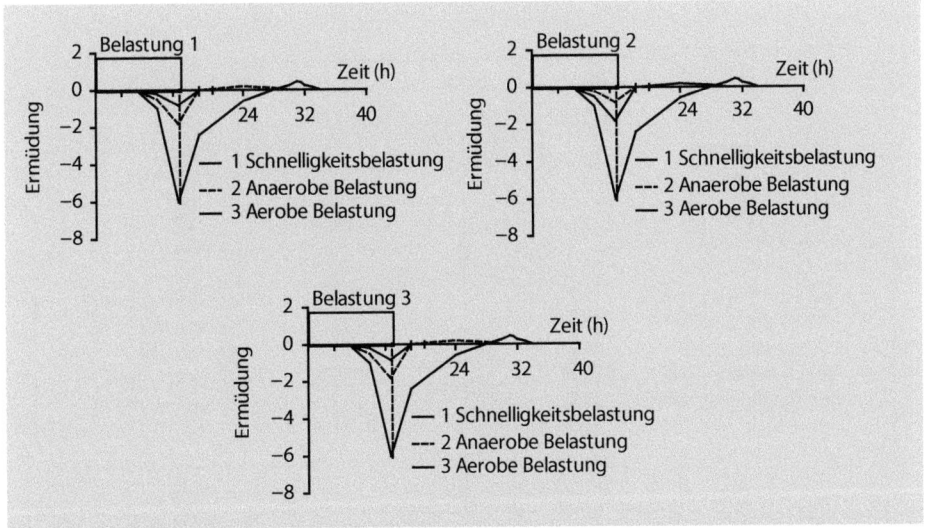

**□ Abb. 13.7** Belastung, Ermüdung, Wiederherstellung und Superkompensation bei maximalen Einzelbelastungen mit unterschiedlicher Belastungsrichtung. (Mod. nach Platonov 1999) (S = Schnelligkeit; An = anaerobe Belastungsrichtung; A = aerobe Belastungsrichtung)

## 13.4 Komponenten der Leistungsfähigkeit – motorische Hauptbeanspruchungsformen

Nach Viru (1995) sind die Hauptkomponenten der menschlichen Leistungsfähigkeit die aerobe Ausdauer, die anaerobe Ausdauer, Schnelligkeit und Kraft. Hollmann und Strüder (2009) ergänzen diese Komponenten um die Flexibilität und die Koordination.

Die bioenergetischen Kriterien für die Leistungsfähigkeit von Athleten sind die Intensität (Power, maximale Energieflussrate), die Kapazität (Menge an Energie, die insgesamt für die Leistungserbringung über eine entsprechende Dauer zur Verfügung steht) und der Wirkungsgrad (Effizienz, technische Ausprägung der Bewegung) der oxidativen Phosphorylierung, der anaeroben Glykolyse und der Phosphokreatin-Mechanismen. Jede Sportart benötigt diese Qualitäten in unterschiedlichem Ausmaß (Brooks et al. 2005).

Die physisch-sportliche Leistungsfähigkeit ist daher der Ausprägungsgrad einer bestimmten sportmotorischen Leistung und wird aufgrund der komplexen Zusammenhänge der Teilkomponenten von vielen beeinflussbaren und nicht beeinflussbaren Faktoren und Wechselwirkungen bestimmt (□ Abb. 13.8).

Die Leistungsfähigkeit ist aufgrund ihrer multifaktoriellen Zusammensetzung deshalb auch nur komplex zu trainieren. Nur die harmonische Entwicklung aller leistungsbestimmenden Faktoren ermöglicht das Erreichen von individuellen Höchstleistungen. Zwischen den einzelnen Komponenten der Leistungsfähigkeit bestehen jedoch fließende Übergänge und Überschneidungen. Aus trainingsmethodischen und -praktischen Gründen wird meist eine begriffliche Trennung vorgenommen, die aus leistungsphysiologischer Sichtweise jedoch nicht begründet werden kann. So ist z. B. die Unterscheidung zwischen Kraftausdauer-Training und

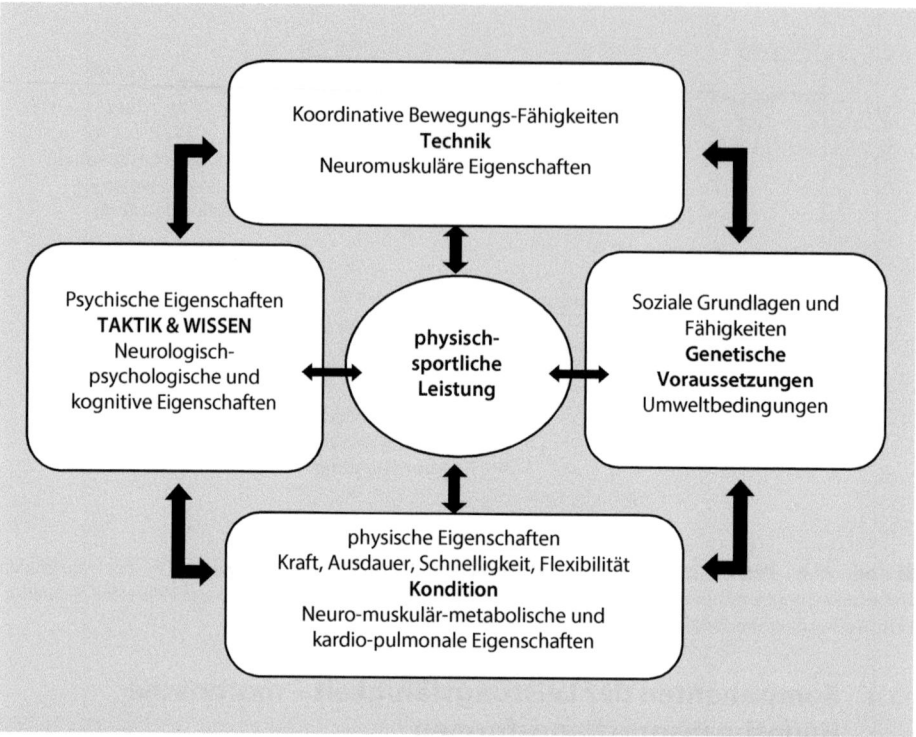

**◻ Abb. 13.8** Modell der Komponenten der sportlichen Leistungsfähigkeit. Die trainingsmethodische Betrachtung wird durch anatomisch-physiologische Eigenschaften bestimmt. So sind technisch-koordinative Fähigkeiten ebenso von neuro-muskulären Bedingungen abhängig, wie die konditionellen Eigenschaften Kraft und Schnelligkeit. Weitere Bedingungen sind die Geschwindigkeit und das Ausmaß der Energiebereitstellung im Sinn einer Aufrechterhaltung des ATP-Flusses. So sind die Kraft und Schnelligkeitsleistungen von der Kapazität und Flussrate der Phosphatspeicher (ATP und CP) abhängig, ebenso wie von einer hohen Fähigkeit zur anaerob-laktaziden Energiegewinnung, die sog. Glykolyse. Länger als zwei Minuten dauernde Belastungen zählen zu den Ausdauerbelastungen, die mit zunehmender Dauer von der aeroben Absicherung der Stoffwechselvorgänge über entsprechende kardiopulmonale Fähigkeiten und ein adäquates Substratangebot sowie deren Verwertung bestimmt wird. Ähnliches gilt für Kraft-, Kraftausdauer- und Schnelligkeitsbelastungen, wo abhängig von der Höhe und der Dauer der Belastung die Leistungsfähigkeit durch die genannten neuro-muskulären und metabolisch-kardio-pulmonalen Bedingungen bestimmt wird. (Mod. nach Weineck 2019)

Intervall-Training physiologisch kaum zu belegen, obgleich trainingsmethodisch klar zwischen Kraft- und Ausdauertraining differenziert wird.

Die trainingsmethodische Entwicklung der sportlichen Leistungsfähigkeit geht von „Trainingszielen" aus und regelt diese durch die Verwendung von „Trainingsinhalten" (auch „Trainingsübungen" genannt) und unter zu Hilfenahme von „Trainingsmitteln" (alle Geräte, Hilfen und Infrastruktur) sowie den „Trainingsmethoden" (Weineck 2019).

## 13.4.1 Belastungskomponenten

Zur Verbesserung der sportlichen Leistungsfähigkeit werden entsprechende Belastungsreize benötigt, die sich aus den Einzelkomponenten Reizintensität, Reizumfang, Reizdauer, Reizdichte und Reizhäufigkeit zusammensetzen und die auch als Belastungsnormative bezeichnet werden (Ferrauti 2020, S. 29). Im englischsprachigen Bereich wie z. B. in den Richtlinien des American College of Sports Medicine (ACSM 2022) werden diese Belastungskomponenten im sog. F.I.T.T.(T.) Prinzip (ACSM 2022, S. 142–166; Medysky et al. 2021; Bland et al. 2021) mit den Komponenten „Frequency" (Häufigkeit der Belastungen), „Intensity" (Intensität der Belastung), Time (Dauer der Belastung), Type (Art der Belastung) und z. T. auch „Timing" (Reid et al. 2019) (Campbell et al. 2012; Winters-Stone et al. 2014) zusammengefasst.

Die **Reizintensität** ist die Stärke des einzelnen Reizes, die in der Praxis meist als Prozentwert der individuellen maximalen Leistungsfähigkeit für Ausdauer-, Kraft-, Schnelligkeits- und Beweglichkeitsbelastungen angegeben wird. So wird z. B. für das Kraftausdauer- und das Maximalkrafttraining ein Prozentwert des sog. Ein-Wiederholungsmaximums (One Repetition Maximum, 1-RM) angegeben und als Standardvergleich verwendet (ACSM 2022; McMaster et al. 2014). Ebenso werden Belastungsvorgaben für Sprint- und Schnelligkeitsbelastungen an der maximal möglichen Leistungsfähigkeit orientiert (Kraemer und Newton 2000). Den Belastungsvorgaben für das Flexibilitätstraining fehlt eine quantitative Angabe, und sie werden meist qualitativ beschrieben (McNeal und Sands 2006).

Bei Ausdauerbelastungen wird hingegen oft ein Prozentwert einer physiologischen Kenngröße als Steuergröße verwendet, etwa die maximale Herzfrequenz ($HF_{max}$) oder die maximale Sauerstoffaufnahme ($VO_{2max}$) (Mann et al. 2013; ACSM 2022, S. 146). Beide Modelle haben klare Limits, da sie weder die individuellen Eigenheiten der Herzfrequenz-Leistungskurve (Hofmann et al. 1997, 2001; Birnbaumer et al. 2020, 2021) noch die individuelle Ausprägung der Sauerstoffaufnahme an Schwellenwerten berücksichtigen (Hofmann und Tschakert 2010; Scharhag-Rosenberger et al. 2010; Iannetta et al. 2020, 2021). Die Vorgabe von individuellen Schwellenwerten ist daher aus physiologisch-trainingswissenschaftlicher Sicht für eine genaue Belastungsbeschreibung für kontinuierliche (Binder et al. 2008; Hofmann und Tschakert 2010) und intervallartige Belastungen (Tschakert und Hofmann 2013) notwendig.

In jedem Fall ist die Wahl der für die Zielstellung richtigen Reizintensität entscheidend für eine optimale Trainingsanpassung (Buchheit und Laursen 2013; Schoenfeld 2013). Die Reizintensität ist daher den anderen Reizkriterien übergeordnet.

Gekoppelt an die Intensität ist ein entsprechend hoher Reizumfang, gekennzeichnet als Dauer und Zahl der Reize pro Trainingseinheit, notwendig für das Auslösen von Anpassungseffekten. Ferrauti (2020, S. 31) beschreibt diesen Zusammenhang als „Training Load" die oft auch als „Trainingsimpuls" (TRIMP) bezeichnet wird. Niedrigdosierte lange Belastungen entwickeln dabei die kapazitive Leistungsfähigkeit, das möglichst lange Durchhalten einer vorgegebenen Intensität (Flueck und Eilers 2010). Die Festlegung der optimalen Dauer einer vorgegebenen Belastungsintensität ist nach wie vor schwierig, kann aber, über die sog. kritische Leistungsfähigkeit (Critical Power) bestimmt werden (Jones et al. 2010; Vanhatalo et al. 2011, Poole und Jones 2023). Nachteil dieser Methode ist die jeweils maximale Ausbelastung bei mehreren unterschiedlich hoch belastenden Dauertests. Die Bestimmung der optimalen Dauer einer Trainingsbelastung aus einem Ergometer-Stufen-Test ist nicht möglich. Leitgröße für die Vorgabe der Belastungsdauer im Training ist das Ausmaß der angestrebten Ermüdung, die die Höhe der Superkompensation und der Anpassung bestimmt (Platonov 1999). Eine klare Ermüdung ist durch die eindeutige Reduktion der Leistung leicht erkennbar; schwierig wird es jedoch bei einer kompensierten Ermüdung, die nur über das zusätzliche Messen physiologischer Kenndaten im Training selbst erkennbar ist (Birnbaumer et al. 2022; Tschakert et al. 2022).

Die **Reizdauer**, die Einwirkungsdauer eines einzelnen Reizes bzw. einer Reizserie ist durch physiologische Limits vorgegeben. Die Grenzwerte für Ausdauerbelastungen sind durch die in einer Spiroergometrie bestimmten ersten ($VT_1$/$LTP_1$/$HRTP_1$) und zweiten ($VT_2$/$LTP_2$/$HRTP_2$) Umstellpunkte/Schwellenwert bzw. gekennzeichnet (Hofmann und Tschakert 2010; Hofmann und Pokan 2010; Binder et al. 2008). So kann die Reizdauer bei einer kontinuierlichen Belastung beinahe beliebig lange durchgehalten werden, wenn die Intensität unter dem ersten Schwellenwert bleibt. Beispiele dafür sind Ultra-Distanz-Belastungen (Pokan et al. 2014) mit Belastungszeiten von bis zu 24 h oder auch schwere körperliche Arbeit (Wultsch et al. 2012; Fasching et al. 2020). Höhere Belastungen zwischen erstem und zweitem Schwellenwert können nur mehr eine begrenzte Zeit durchgehalten werden – die Dauer ist deutlich vom verfügbaren Glykogen-Speicher in der Arbeitsmuskulatur begrenzt (Maassen und Busse 1989). Es stellt sich ein Schein-Gleichgewicht mit einem Laktat-Steady-State ein, andere Kenngrößen wie z. B. die Herzfrequenz oder die Ventilation, zeigen jedoch kein Gleichgewicht mehr und erreichen relativ rasch kritische Grenzwerte, die zum Abbruch zwingen (Tschakert et al. 2022). Belastungen über dem zweiten Schwellenwert sind aufgrund der ansteigenden Azidose nur sehr kurz durchhaltbar, und der Belastungsabbruch erfolgt innerhalb weniger Minuten durch Erschöpfung (Hofmann et al. 2012). Die Splittung der Belastung in kurze Intervalle erlaubt jedoch innerhalb physiologischer Grenzen eine längere Belastungsdauer, als sie bei gleicher Intensität kontinuierlich absolviert werden kann (Tschakert und Hofmann 2013).

Ähnliches gilt für die Wiederholungszahl im Krafttraining. Bei steigender Intensität in Richtung 1-RM sinkt die Zahl der möglichen Wiederholungen bis auf 1 ab. Es wird daher zum Erzielen vieler Wiederholungen die Belastung auf mehrere Serien mit einem je nach der Zielstellung auf Kraftausdauer- oder Maximalkraftentwicklung ausgerichteten Prozentwert des 1-RM aufgeteilt (Campos et al. 2002; Munn et al. 2005). Unter Anwendung des F.I.T.T. Prinzips wird in den ACSM-Richtlinien das allgemeine Krafttraining beschrieben (ACSM 2022, S. 153–158). Diese Empfehlungen sind jedoch sehr allgemein und deshalb für den hohen Leistungsbereich mit seiner hohen Spezifität der Kraftbeanspruchungen und daher auch des Kraft-Trainings wenig geeignet.

Die Wiederholungszahl im Schnelligkeits- oder Sprinttraining orientiert sich an der Qualität der wiederholten Belastungen, mit dem Ziel, eine möglichst hohe Anzahl an Wiederholungen **ohne** Leistungsverlust zu absolvieren. Dies verlangt üblicherweise ein sog. Wiederholungstraining mit langen Pausen bis zur vollständigen Erholung (Haugen et al. 2014; Ross et al. 2001; Ross und Leveritt 2001) bzw. eine Anzahl an Wiederholungen, die 40–60 % der maximal möglichen Wiederholungen nicht überschreitet und zu keiner nennenswerten Ermüdung führt (= sog. mittlere Belastung bei Platonov).

Für das Beweglichkeitstraining werden in den ACSM Richtlinien (ACSM 2022, S. 158–161) verschiedenste Methoden empfohlen, um die sog. „Range of Motion" (ROM) zu verbessern. Neben den Methoden werden die Komponenten des F.I.T.T. Prinzips vorgestellt (ACSM 2022, S. 161). Empfohlen werden mindestens 2–3 Flexibilitäts-Einheiten pro Woche, mit dem Hinweis, dass tägliche Einheiten am höchsten effektiv sind. Die Intensität wird über den subjektiven Eindruck der Spannung bis hin zu einem leicht unangenehmen Empfinden beschrieben und die Dauer wird mit 10–30 s statischer Anspannung beschrieben, wobei längere Zeitspannen der Dehnung von 30–60 s als effektiver dargestellt werden. Als Art der Belastung werden verschiedenste Dehnübungen für die Hauptmuskeln als statische (aktiv oder passiv), dynamische Dehnung empfohlen, ebenso wie die PNF-Technik (ACSM 2022, S. 161).

Damit in Verbindung steht die **Reizdicht**e, die das zeitliche Verhältnis von Belastungs- und Erholungsphasen charakterisiert (Ferrauti 2020, S. 31–32). Diese ist sowohl innerhalb einer Trainingseinheit beim Kraft-, Sprint- und beim Intervalltraining als auch für die Abfolge von Trainingseinheiten innerhalb eines Mikrozyklus/ einer Trainingswoche relevant. So können drei Trainingseinheiten in der Woche auf die ersten drei Tage oder aber gleichmäßig über die Woche verteilt werden. Die unterschiedliche Dichte in der Abfolge beeinflusst die Regeneration und die nachfolgenden Belastungen, sodass die Trainingsanpassung unterschiedlich ausfällt oder sogar z. B. durch Blocktrainingsformen (Costa et al. 2017) eine Überbelastung provoziert werden kann (Judge und Burke 2010; Kenttä und Hassmen 1998).

Die **Reizhäufigkeit** ist die Zahl der Reize pro Tag (Wiederholungen) bzw. Woche (Trainingseinheiten), die damit den Belastungsumfang definiert (Ferrauti 2020, S. 32–33). Die Anzahl der Belastungen pro Trainingseinheit und pro Woche wird sowohl durch die Leistungsfähigkeit als auch die Belastungsverträglichkeit bestimmt. Höher trainierte Personen können sowohl innerhalb der Trainingseinheit als auch bezüglich der Anzahl der Einheiten pro Woche einen größeren Belastungsumfang realisieren (Esteve-Lanao et al. 2005; Muñoz et al. 2014a; Tønnessen et al. 2015; Galán-Rioja et al. 2023; González-Ravé et al. 2021; Casado et al. 2022). Als Grenzwert für das Trainingsvolumens wird, um Überbelastungen zu vermeiden, eine maximale Wochen-Netto-Trainings-Zeit (WNTZ) beschrieben (Haber 2018, S. 132–134). Diese ist jedoch aufgrund der Komplexität des Zusammenhangs zwischen Intensität und Dauer und weiterer Einflussgrößen nicht einfach darstellbar. Der individuell beschreibbare Zusammenhang zwischen gewählter Intensität und maximaler Dauer erlaubt jedoch unter Berücksichtigung des Regenerationsbedarfes eine grobe individuelle Abschätzung des maximalen Trainingsvolumens für einzelnen Trainingsrichtungen (Hofmann und Tschakert 2017; Tschakert et al. 2022), obwohl aussagekräftige experimentelle Befunde noch ausstehen. Eine konsequente Begleitung und Trainingsüberwachung sind daher angeraten.

## 13.5 Allgemeine Trainingsprinzipien

Trainingsprinzipien sind als allgemeingültige Rahmenbedingungen zur Optimierung der methodischen Handlungsfähigkeit von Sportlern und Trainern gedacht. Sie können nicht isoliert, sondern müssen aufgrund ihrer direkten Zusammenhänge komplex betrachtet und in ihrer Gesamtheit beherrscht und angewandt werden. Die Prinzipien beziehen sich auf alle Seiten und Aufgaben des Trainings, sie bestimmen den Inhalt und die Methoden sowie die Organisation. Sie stellen verbindliche Handlungsaufforderungen für den Sportler und Trainer dar. Die Anzahl der Trainingsprinzipien ist von Autor zu Autor unterschiedlich. Es können jedoch die vier Hauptgruppen zusammengefasst werden. Es handelt sich stets um Prinzipien der

- Belastung,
- Zyklisierung,
- Spezialisierung und
- Proportionalisierung.

Die vielen unterschiedlichen in der Literatur dargestellten Prinzipien können auf das Hauptprinzip des trainingswirksamen Reizes reduziert werden (◧ Abb. 13.9). So sind die Prinzipien zur Auslösung von Anpassungseffekten, wie die Prinzipien der ansteigenden Belastung, der individualisierten Belastung, der richtigen Belastungsfolge, der variierenden Belastung, der wechselnden Belastung und der optimalen Relation von Belastung und Erholung diesem Prinzip untergeordnet. Gleiches gilt für

**13**

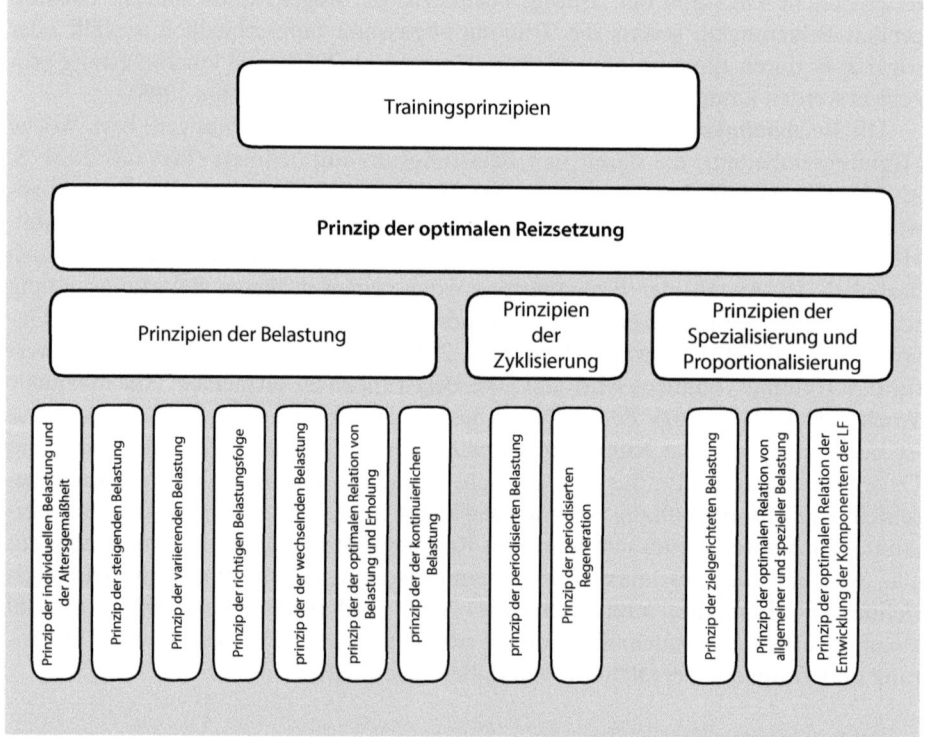

◧ **Abb. 13.9**    Trainingsprinzipien. Das Prinzip der optimalen Reizsetzung ist das oberste Leitprinzip. Es sichert die geplante und systematische Belastung mit dem Zweck allgemeiner und spezifischer Anpassungseffekte auf ein definiertes Ziel hin. Alle anderen Hauptprinzipien (der Belastung, Zyklisierung, Spezialisierung und Proportionalisierung) und Nebenprinzipien (der individuellen und altersgemäße Belastung, der steigenden, variierenden, und wechselnden Belastung, der optimalen Relation von Belastung und Erholung usw.) sind Teilkomponenten, mit dem Ziel, die jeweils für den aktuellen Zeitraum und die Zielstellung optimale Reizsetzung sicherzustellen. (Mod. nach Weineck 2019)

die Prinzipien der Zyklisierung, der kontinuierlichen Belastung, der periodisierten Belastung und der periodisierten Regeneration, ebenso wie für die Prinzipien der Spezialisierung und der Proportionalisierung. Alle sind dem Prinzip des optimalen Reizes untergeordnet und daher aus diesem Prinzip ableitbar (Abb. 15.9). Aus praktischen Gründen empfiehlt es sich aber, die von den meisten Autoren verwendeten Unterteilungen zu verwenden, ohne dabei das übergeordnete Leitprinzip der optimalen Reizsetzung zu vergessen (Weineck 2019).

■ **Prinzip der optimalen Reizsetzung**

Das Prinzip der optimalen Reizsetzung wird meist als Prinzip des „trainingswirksamen" Reizes beschrieben (Weineck 2019, S. 46; Ferrauti 2020, S. 49), wobei die Trainingswirksamkeit nicht zwangsweise immer eine Verbesserung des Zustandes bedeuten muss, sondern auch eine Stabilisierung des erreichten Zustandes oder eine regenerative Wirkung bezwecken kann (Hofmann et al. 2009, S. 329). Aus dieser Sicht wird die Reizsetzung als optimal hinsichtlich des zu erreichenden Zieles definiert. Zur Verbesserung von Eigenschaften geht man jedoch davon aus, dass ein Belastungsreiz Grenzwerte überschreiten muss, um einen Effekt im Sinne eines Zuwachses an Leistung auszulösen. Dies wird in der sog. „Reizstufenregel" (Weineck 2019, S. 48) beschrieben, wobei sich dieser Autor hinsichtlich der Höhe des Reizes nur auf die Intensität bezieht und die Dauer eines Reizes vernachlässigt. Nach Roux (1895: in Ferrauti 2020, S. 49) werden Reize, die unter einem Grenzwert liegen als unwirksam beschrieben, schwach überschwellige Reize als funktionserhaltend und stark überschwellige Reize als optimal wirksam hinsichtlich der Verbesserung des Leistungszustandes. Zu starke Reize werden als funktions-schädigend beschrieben, wobei aber auch strukturelle Schäden erfolgen können (z. B. Muskelkater). Aus aktueller Sicht ist wie bereits gezeigt eine Belastung immer als Kombination der Intensität und der Dauer festgelegt (Platonov 1999; Viru 1995). Man kann daher davon ausgehen, dass geringe Belastungen, d. h. weniger wie 20 % der maximalen Dauer ($t_{max}$) oder Wiederholungszahl unabhängig von der Intensität regenerativ oder stabilisierend wirken, mittlere Belastungen im Bereich 50 % der $t_{max}$ die Leistungsfähigkeit stabilisieren und erst sub-maximale (70 % $t_{max}$) oder maximale (100 % $t_{max}$) Belastungen Anpassungsprozesse auslösen, die durch die Wiederholung gleicher Belastungen mit entsprechenden Pausen zwischen den Einheiten auch nachhaltige strukturelle und funktionelle Anpassungen ergeben. Aus trainingspraktischer Sicht ist es jedoch sinnvoll, jeweils die geeignete Intensität und die dazu passende Dauer oder Wiederholungszahl zu wählen. So wird in einem Regenerationszyklus natürlich neben einer stark reduzierten Dauer auch die Intensität entsprechend niedrig gewählt, welche jedoch in einem Wettkampf-vorbereitenden Zyklus bei stark reduzierter Dauer aber sehr wohl hoch gewählt werden kann. Zusätzlich zur „Reizstufenregel" muss man auch die sog. „Funktionszustandsregel" (Weineck 2019, S. 46) berücksichtigen. Diese besagt, dass Belastungsreize zur Verbesserung bzw. Erhaltung der Leistungsfähigkeit umso höher gesetzt werden müssen, desto höher der Funktionszustand einer Person ist. So beschreiben Hollmann & Strüder (2009, S. 125), dass Untrainierte bereits bei 30 % der individuellen Maximalkraft Anpassungseffekte zeigen (vorausgesetzt die Wiederholungszahl und die Anzahl der Sätze ist ausreichend hoch), gut trainierte Personen jedoch erst bei 70 % der Maximalkraft diese Effekte erreichen können (Weineck 2019, S. 46). Ähnliches gilt für Belastungsumfänge im Ausdauertraining, wo bereits die üblichen Empfehlungen von 150 min pro Woche an moderat intensiver Bewegung beim Untrainierten Anpassungseffekte auslöst, hoch trainierte Athleten/innen jedoch bei vergleichbarer relativer Intensität bis zu 30 h und mehr benötigen, um den Trainingszustand zu erhalten bzw. noch weiter zu entwickeln.

- **Prinzip der individualisierten Belastung und der Altersgemäßheit**

Aus der Reizstufen- und der Funktionszustandsregel ist ableitbar, dass Belastungen im körperlichen Training nur dann optimal sind, wenn sie an die jeweils individuellen psycho-physischen Eigenschaften und Fähigkeiten von Personen angepasst werden (Izquierdo et al. 2021; Hegedus et al. 2022). Objektiv gleiche Trainingsbelastungen, die für eine trainierte Person optimal sind, werden eine untrainierte Person überfordern und umgekehrt. Dies setzt natürlich die Kenntnis der individuellen Leistungsfähigkeit voraus, was eine differenzierte Leistungsdiagnostik erfordert. Ohne individuelle Belastungsvorgaben kann Training, da ineffizient, nicht optimal wirksam werden (Meyler et al. 2023). Die jeweils individuellen Eigenschaften (z. B. Muskeltypologie) und Fähigkeiten (sportliche Techniken) verlangen auch die Anpassung der Inhalte und Methoden an diese individuellen Bedingungen. So werden Sprintertypen mit einem hohen Anteil schnell zuckender Muskelfasern andere Trainingsbelastungen benötigen und auch verkraften, wie Ausdauertypen.

Als Unterkategorie der individualisierten Belastung ist die *Altersgemäßheit* zu sehen, die oft als eigenständiges Prinzip beschrieben wird (Weineck 2019, S. 47). Es ist aber nachvollziehbar, dass aufgrund der vielfältigen psycho-physischen Unterschiede zwischen Kindern, Jugendlichen, Erwachsenen und Senioren eine weitere Differenzierung des Prinzips der individuellen Belastung vorgenommen wird und pädagogische Prinzipien (Prinzip der Bewusstheit des Trainingshandelns, Prinzip der Orientierung der Trainingshandlungen an den Bedürfnissen und Interessen der Personen, Prinzip der Entwicklungsgemäßheit des Handelns, Prinzip der zunehmenden Selbstverantwortung, Prinzip der anschaulichen Präsentation und Nachvollziehbarkeit von Handlungsentscheidungen, u. a.) mit beachtet werden müssen. Bei PatientInnen müssen diese Trainingsprinzipien auch um die medizinischen Prinzipien (Prinzip des minimalen Risikos – nicht zu Schaden, Prinzip der Priorität der medizinischen Behandlung – Training nicht als Selbstzweck, Prinzip der adäquaten Dosierung, Steuerung und Kontrolle, Prinzip der Gesunderhaltung und Gesundheitssicherung) erweitert werden. In diesem Fall der Anwendung von Training als Therapie (BGBl. 2012) geben die medizinischen Prinzipen, sowie der jeweilige Rechtsrahmen, die verbindlichen Vorgaben für Trainingsanwendungen vor.

- **Prinzip der steigenden Belastung**

Um Trainingswirkungen auf längere Sicht aufrecht erhalten zu können, muss bei sich immer besser anpassenden Trainierenden die Belastung ansteigend oder auch „progressiv" gesteigert werden (Weineck 2019, S. 48–50). Ein auf eine längere Trainingsphase angepasster Organismus benötigt demnach höhere Reizsetzungen um neuerliche Homöostase-Störungen und damit weitere Anpassungen auszulösen. Die Anforderungen an Trainierende werden dabei in zyklischen Abläufen erhöht, indem konditionelle, koordinative, technische, taktische und kognitiv-volitive Belastungen systematisch gesteigert werden. Das Beibehalten immer gleicher Belastungen führt zu Stagnation, die Leistungen werden zwar stabilisiert, aber es erfolgen keinen zusätzlichen leistungssteigernden Wirkungen trotz oft hoher Trainingsumfänge. In Abhängigkeit von den individuellen Voraussetzungen (Diagnostik) muss daher die Trainingsbelastung regelmäßig zyklisch und längerfristig kontinuierlich erhöht werden. Die Anpassung der Trainingsbelastungen erfolgt allmählich oder sprunghaft vor allem über die Steigerung des Trainingsvolumens, aber auch der Intensität und der Häufigkeit der Trainingseinheiten. Innerhalb eines vorgegebenen Umfanges an Training können die Anforderungen an die Bewegungskoordination, durch Zusatzbelastungen (Klima, Höhe, Konkurrenzdruck, ..) oder durch die Erhöhung der Anzahl und der Schwierigkeit der Wettkämpfe angepasst werden. Ziel im Hochleistungssport ist das Erreichen der individuellen Grenzbelastungen. Für Personen im Fitness- und Gesundheitssport werden entsprechend relevante und deutlich geringere Zielbelastungen angestrebt, mit dem Ziel der Stabilisierung der erreichten Leistung über möglichst lange Zeiträume. Meist erfolgt die Steigerung der Belastungsanforderungen allmählich, um Überbelastungen und Risiken zu vermeiden. Im Hochleistungssport sind oft nur mehr sprunghafte Änderungen ausreichend belastend, um noch weitere Zuwächse der Leistungsfähigkeit auszulösen. Trotzdem können auch bei untrainierten Personen ungeplante und vor allem nicht erkannte sprunghafte Belastungssteigerungen erfolgen, wie z. B. bei Sportwochen in Schulen, Aktiv-Urlauben aber auch beim Übergang von einem Klinikaufenthalt zu einem Rehabilitationstraining. Eine entsprechende Abstimmung der Belastung auf die individuelle Belastungsverträglichkeit ist daher angebracht.

- **Prinzip der variierenden Belastung**

Da sich der Organismus rasch an regelmäßiges und vor allem gleiches Training gewöhnt, ist es notwendig, die Belastungsanforderungen zu steigern. Um auch innerhalb gegebener Umfänge und Intensitäten immer wieder neue und ungewohnte Reize auf den Körper auszuüben, werden Belastungen innerhalb einer Wirkungsrichtung (z. B. der Entwicklung der Ausdauer) variiert. Dies erfolgt über Veränderungen der Bewegungsstruktur, Zusatzlasten, Änderungen der Belastungsmethoden oder auch variable Pausen (Weineck 2019, S. 50). Wie bei allen Prinzipien verfolgt man das Ziel in zyklischen Abständen ungewohnte Belastungsanforderungen vorzugeben, um Anpassungen zu provozieren.

- **Prinzip der richtigen Belastungsfolge**

Werden in komplexen Trainingseinheiten mehrere unterschiedliche Leistungskomponenten angesprochen, ist die Reihenfolge der Belastungen von Bedeutung (Weineck 2019, S. 50). Grundsätzlich sollen alle Inhalte, die einen psycho-physisch erholten Zustand voraussetzen (z. B. Schnelligkeitstraining, Technik-Training, Explosivkraft-Training), nach einem entsprechenden Aufwärmprogramm, immer am Beginn einer Trainingseinheit. In weiterer Folge können Inhalte der Schnelligkeits- oder Kraft-Ausdauer angeschlossen werden, gefolgt von Inhalten der Ausdauerentwicklung, die jeweils immer am Ende dieser Einheiten geplant werden soll. Auch hier steht die optimale Trainingswirksamkeit im Vordergrund mit dem Prinzip der optimalen Reizsetzung als Leitprinzip aller Überlegungen.

- **Prinzip der wechselnden Belastung**

Jede Übung bzw. Übungsserie führt bei entsprechender Belastungshöhe zu spezifischen funktionellen Störungen, die jeweils einen selektiven Erholungsverlauf aufweisen. So wird z. B. ein intensives Kraft-Training des Oberkörpers zu einer nachhaltigen funktionellen Störung der belasteten Muskulatur führen, andere Muskel-gruppen und nicht oder wenig belastete Funktionen und Strukturen (z. B. die Beinmuskulatur) werden jedoch kaum ermüden. Die belastete Muskulatur benötigt eine entsprechenden Erholungszeit, in der (außer bei Blocktrainingsformen) keine weitere hohe Belastung dieser Muskelgruppe erfolgen sollte. In dieser Erholungszeit können jedoch zuvor nicht oder wenig belastete Funktionen und Strukturen (z. B. die Beinmuskulatur als Ausdauerbelastung) trainiert werden. Ein rationeller Wechsel der Belastungen erlaubt daher ein hohes Trainingspensum zur gleichzeitigen Ansteu-erung unterschiedlicher Ziele, wie es in komplexen Sportarten (Mehrkampf, Sport-spiele) nötig ist. Der zeitlich unterschiedliche Verlauf der Erholung unterschiedlicher Belastungen wird auch als „Heterochronismus der Wiederherstellung" bezeichnet (Weineck 2019, S. 50). Eine gute Kenntnis des Erholungsbedarfes (Regenerations-diagnostik) nach selektiven Belastungen ist Voraussetzung für eine optimale Mikro-Zyklisierung vor allem in Belastungsabschnitten des Trainingsjahres.

- **Prinzip der optimalen Relation von Belastung und Erholung**

Wie bereits in Abb. 13.3 gezeigt führt eine ausreichend intensive und lang dauernde Belastung zu einer nachhaltigen Störung des Organismus (Ermüdung), die je nach Höhe der Auslenkung eine entsprechende Zeit (bis zu 72 h oder länger) zur Wieder-herstellung benötigt. Die Rückanpassung erfolgt meist nicht nur auf das Niveau vor der Belastung, sondern um Reserven für weitere Belastungen zu schaffen, darüber hinaus. Dieses Phänomen, das am Verlauf des Muskel- und Leberglykogenspeichers experimentell belegt wurde, wird als Superkompensation bezeichnet. Man geht also davon aus, dass jede Belastung, die zur Ermüdung führt, eine gewisse Zeit der Wie-derherstellung benötigt und dass danach ein erhöhtes Funktionsniveau erreicht wird, das im weiteren Trainingsverlauf genutzt werden kann. Ein rationeller Wechsel von Belastungen und Erholung ist also Grundvoraussetzung für eine gesicherte länger-fristige Anpassung. Zu kurz aufeinander folgende gleiche Belastungen führen zu einer Verstärkung der Ermüdung (sog. „Overreaching", zu einer Verlängerung der Wiederherstellungszeit, aber auch zu einer höheren Anpassung nach entsprechend längerer Pause. Chronisch zu kurze Erholungsphasen führen zu Überbelastungen und können längerfristig ein Übertraining bewirken. Zu lange Pausen zwischen Be-lastungen mit gleicher Wirkrichtung ergeben keine oder nur geringe Anpassungs-effekte oder sogar Leistungsverlust, wie z. B. bei längeren verletzungsbedingten Unterbrechungen des regulären Trainings (Weineck 2019, S. 52).

Es folgt aus diesem Prinzip, dass Belastung und Erholung immer gemeinsam und abgestimmt geplant werden müssen. Die Kenntnis der Belastungshöhe, der aus-gelösten Ermüdung und des Erholungsbedarfs ist eine Voraussetzung für eine opti-male Belastungsplanung. Der Erholungsbedarf von trainierenden Personen ist die wesentliche limitierende Größe der Belastungsvorgabe.

- **Prinzip der kontinuierlichen Belastung**

Da Unterbrechungen des Trainings zu Stagnation oder sogar Funktionsverlust füh-ren, ist die kontinuierliche Belastung in Form regelmäßiger über mehrere Jahre hin-weg absolvierter Trainingseinheiten eine Grundvoraussetzung für eine langfristig hohe Leistungsentwicklung. Aber auch für den Bereich des Fitness- und Gesund-heitstrainings ist dieses Prinzip gültig. Langfristige, regelmäßige körperliche Aktivität in entsprechendem Ausmaß oder auch regelmäßig durchgeführtes Gesundheitstraining bewirken nachhaltige und evidente gesundheitliche Wirkungen, die das Erkrankungs- und Sterberisiko deutlich reduzieren (Garcia et al. 2023). Langfristig hohe und vor allem einseitige Belastungen können aber auch orthopädische Probleme verursachen, die durch variable Belastungen, Ausgleich, ausreichende Erholungsphasen aber auch rasche therapeutische Versorgung minimiert werden können.

- **Prinzip der periodisierten Belastung**

Da Trainingsbelastungen sowohl physisch als auch psychisch nicht durchgehend auf einem maximalen Niveau gehalten werden können, erfolgt die Belastungsanpassung in Abstimmung auf die jeweiligen Ziele (z. B. Wettkämpfe) in zyklischer Form. Das Trainingsjahr wird dabei in vorbereitende Phasen, Abschnitte mit Wettkämpfen und Übergangsphasen zur Erholung nach Wettkämpfen oder Wettkampfphasen eingeteilt. Je nach Sportart und Anzahl der Wettkämpfe wird der zyklische Ablauf in längeren oder kürzeren Abschnitten geplant. Grundsätzlich sind die Trainingseinheiten und deren Belastungsgestaltung die wesentlichen Trigger für die Höhe der ausgelösten Ermüdung, den Erholungsbedarf und die Höhe und Richtung der Anpassung. Eine logische Grundstruktur von Trainingseinheiten bildet kürzere Abschnitte, sog. Mikrozyklen (MIZ), mit definierten Zielen und Trainingswirkungen. So kann man je nach Belastung Einarbeitungs-MIZ, Belastungs- oder Stoß-MIZ, Wettkampf vorbereitenden MIZ, Wettkampf-MIZ und Regenerations-MIZ unterscheiden. Die Belastungsgestaltung dieser Mikrozyklen und deren Abfolge ergibt in Folge die Zyklusstruktur längerer Abschnitte (Meso-Zyklen, Makro-Zyklen) und bestimmt damit den zyklischen Ablauf, die sog. Periodisierung, des Trainingsjahres. Meist in eine derartig wohl überlegte Zyklus-Struktur nur in leistungssportlichen Trainingsprozessen zu finden, obwohl auch bei therapeutischen Anwendungen des Trainings zyklische Abläufe der Belastungsplanung Sinn machen (Hofmann et al. 2009, S. 346) und auch bereits angewendet werden (Kiesl et al. 2022).

- **Prinzip der periodisierten Regeneration**

Nach mehrjährigem, hoch-belastenden Training entsteht oft eine Leistungsstagnation und es besteht in Einzelfällen der Bedarf und der Wunsch nach längeren Pausen ohne Wettkampftätigkeit (Weineck 2019, S. 55). So kann man in sog. Zwischenjahren ohne große Wettkämpfe (Olympische Spiele, Weltmeisterschaften) ein komplettes Trainingsjahr ohne Wettkämpfe mit eher allgemein gehaltenen reduzierten Trainingsformen und Belastungen eingefügt werden, um nach einer langen psychophysischen Regeneration wieder hoch motiviert in den üblichen Wettkampfzyklus einzusteigen. Aufgrund vertraglicher Verpflichtungen wird eine derartige Trainingsplanung jedoch selten angewendet.

- **Prinzip der zielgerichteten Belastung**

Da jede Sportart oder auch jedes sportliche und oder gesundheitliche Ziel unterschiedliche, für die Tätigkeit eine optimale Ausprägung der jeweils charakteristischen Teilkomponenten der Leistungsfähigkeit erfordert, ist die Auswahl von Übungen, Trainings-Methoden und -mitteln jeweils immer zielgerichtet und spezifisch daraufhin auszurichten. Im Leistungssport orientiert man sich an der sog. Prognose-Leistung und der Struktur der Sportart. In komplexen Sportarten, wie z. B. den Spielsportarten müssen daher mehr unterschiedliche Ziele angesteuert werden, als z. B. in den eher einfach strukturierten Ausdauersportarten mit nur wenigen leistungsrelevanten Zielgrößen. Ähnliches gilt für die Anwendung von Bewegung, Sport und Training im Fitness- und Gesundheitstraining, wo entweder auf eine allgemeine Fitness oder aber ausgewählte spezifische Gesundheitsziele hin das Training ausgerichtet wird. So sind nachweislich Ausdauertrainings-formen und Krafttraining, und vor allem intensivere Belastungen wirksamer als z. B. Gleichgewichts- oder Schnelligkeitstraining als präventive oder therapeutische Anwendungen.

- **Prinzip der optimalen Relation von allgemeiner und spezieller Belastung**

Um eine hohe spezifische Leistung entwickeln zu können, ist eine hohe Belastungsverträglichkeit Voraussetzung. Es wird daher meist neben der technischen Grundausbildung einer Sportart über allgemeine Trainingsbelastungen eine Grundkondition aufgebaut, die als Basis für die, in weiterer Folge sehr hohen spezifischen Belastungen der Sportart dient. Das Verhältnis von allgemeiner und spezifischer Belastung verschiebt sich im Verlauf der Trainingsjahre immer mehr zur fast ausschließlich spezifischen Belastung (Weineck 2019, S. 58). Die Übergänge von dominant allgemeinen Belastungen zu immer spezifischeren ist jeweils individuell aufgrund der bereits erreichten Teilziele des langjährigen Trainings zu planen. Eine zu frühe Spezialisierung soll vermieden werden.

- **Prinzip der optimalen Relation der Entwicklung der Komponenten der Leistungsfähigkeit**

Die unterschiedlichen Komponenten der Leistungsfähigkeit sind jeweils voneinander abhängig. So sind bestimmte konditionelle Eigenschaften wie z. B. Kraft oder Schnelligkeit Voraussetzung für die Durchführung von bestimmten sportlichen Techniken (z. B. eine nötige Sprunghöhe, um einen Doppelsalto erfolgreich durchführen zu können). Die jeweilige Abstimmung der technischen und konditionellen Entwicklung ist daher substanziell für eine optimale Entwicklung hoher Leistungen. Man kann jedoch davon ausgehen, dass das frühe Beherrschen koordinativ-technischer Abläufe günstig für die sportartspezifische Entwicklung der konditionellen Eigenschaften ist (Weineck 2019, S. 58–59). Nebenbei bemerkt ist die Entwicklung der Technik in den meisten Sportarten bereits in sehr jungen Jahren auf hohem Niveau möglich und sollte bereits vor der Pubertät abgeschlossen sein, wohingegen die konditionelle Entwicklung vor allem der Kraft- und Ausdauerfähigkeiten erst ab der Pubertät mit den entsprechenden hormonellen Umstellungen deutliche Effekte zeigt.

## 13.6  Planung, Organisation und Auswertung des Trainingsprozesses

Um einem wissenschaftlichen Anspruch von Training gerecht zu werden, sind eine auf ein Ziel oder mehrere Ziele hin ausgerichtete langfristige Planung, eine planmäßige Gestaltung und Durchführung sowie eine standardisierte Auswertung des Trainings notwendig. Aus sportmedizinischer Sichtweise stehen die Belastungsplanung und deren Kontrolle im Vordergrund. Trainingsplanung ist ein strukturiertes Verfahren, das auf das Erreichen eines Trainingsziels ausgerichtet ist, den individuellen Leistungszustand berücksichtigt, vorausschauend und systematisch ist, sich an trainingspraktischen und vor allem wissenschaftlichen Erkenntnissen orientiert

(Evidenz), um kurz-, mittel- und langfristig den Trainingsprozesses im Sinn einer optimalen Leistungsanpassung unter Berücksichtigung gesundheitlicher Kriterien zu steuern.

Die Vorgabe für Athleten erfolgt schriftlich in Form von verbindlichen Trainingsplänen. Diese werden nach der Zeitdauer des Planungszeitraums in Trainingskonzeption, Rahmentrainingspläne, Gruppentrainingspläne, individuelle Trainingspläne, Mehrjahrespläne, Jahresplan, Makrozyklusplan, Wochentrainingsplan (Mikrozyklusplan) und Trainingseinheitenplan eingeteilt. Die größte Bedeutung für die Zielrichtung der Trainingsanpassung hat die Auswahl der Übungen für jede einzelne Trainingseinheit und die damit verbundene Belastungsplanung, da jede Einzelentscheidung hinsichtlich Auswahl der Übungen und Methoden sowie der jeweiligen Belastungshöhe die Stärke und Richtung der Anpassung bestimmt. Dabei ist es zur Optimierung der Trainingsanpassung substanziell, in jeder Phase des Trainings die gewählte Belastung möglichst genau zu beurteilen, um daraus den zu erwartenden Regenerationsbedarf abschätzen zu können. Das gezielte Zusammenfügen einzelner inhaltlich verbundener Trainingseinheiten mit ausgewählten Übungen und Methoden sowie einer adäquat angepassten Belastung ergibt typische Mikrozyklen (MIZ), die als die grundlegenden Modulbausteine des Trainingsjahres zu betrachten sind. So ergibt eine definierte Zusammenstellung von Übungen mit ausgewählter Belastung je nach Belastungshöhe und -richtung sog. Einarbeitungs-MIZ (Vorbereitung auf hohe Belastungen), Belastungs-(Stoß)-MIZ (hohe und höchste Belastungen), Wiederherstellungs-MIZ (geringe, regenerative Belastungen), wettkampfvorbereitende MIZ (sog. Taperphasen mit einer typischen Belastungsreduktionen und wettkampforientierter Spezialisierung) (Marrier et al. 2017; Rønnestad et al. 2017; Hartmann et al. 2015; Spilsbury et al. 2015; Tønnessen et al. 2014) und Wettkampf-MIZ (höchste Wettkampfbelastungen unter Extrembedingungen). Typische Verteilungsmuster der Belastung für die genannten Mikrozyklus-Typen sind für ausgewählte Sportarten bei Platonov (1999) dargestellt. Grundsätzlich sind Einarbeitungszyklen durch mittlere bis sub-maximale Belastungen (mittlere Intensität und sub-maximale Dauer bis ca. 70 % der maximalen Dauer oder Wiederholungszahl) gekennzeichnet, im Gegensatz zu Belastungs-(Stoß)-MIZ die sowohl durch hohe Intensitäten bis zum sportartspezifischen Maximum und eine maximale Dauer oder Wiederholungszahl gekennzeichnet ist. Regenerative MIZ sind durch eine geringe Belastung charakterisiert, die durch eine geringe Intensität und eine kurze Dauer oder geringe Wiederholungszahl von weniger als 20 % des maximalen Umfangs bestimmt wird. Wettkampfvorbereitenden und Wettkampf-MIZ sind aufgrund der hohen Sportartspezifität allgemein kaum zu beschreiben und orientieren sich an der jeweiligen Wettkampfstruktur und den stark variablen Rahmen- und Umgebungsbedingungen (Rønnestad und Vikmoen 2019). So müssen z. B. die Anreise zu einem Wettkampf, eine Zeit- und Klimaumstellung, Höhenbedingungen (Sharma et al. 2018; Pipe 2011; Forbes-Robertson et al. 2012), u. a. m. jeweils wettkampfspezifisch und individuell angepasst werden (Gibson et al. 2019; Timpka et al. 2020). Wesentlich zur Beurteilung der Effektivität der gewählten Belastungsstruktur und -zyklisierung ist jedoch eine möglichst umfassende Dokumentation des Trainings und der jeweiligen akuten und chronischen physiologischen Reaktionen (Weineck 2019). Ohne eine ausreichende Dokumentation ist eine kausale Zuordnung von Trainingsbelastungen zu Anpassungseffekten sowie erzielten Leistungen nicht möglich (Sylta et al. 2014a, b).

## 13.7  Trainingsregelung und Diagnostik

Trainingsregelung ist die gezielte kurz- und längerfristige Abstimmung aller Maßnahmen der Trainingsplanung, der Trainingsdurchführung, der Wettkampf- und Trainingskontrollen und der Trainings- und Wettkampfauswertung zur Veränderung des sportlichen Leistungszustandes (= Trainingszustand) im Hinblick auf das Erreichen sportlicher Ziele und Leistungen. Das Modell der Trainingssteuerung und -regelung setzt sich aus der „Sportartanalyse", der „Diagnose des momentanen Leistungs- und Trainingszustandes", der „Ziel- und Normsetzung", der „Trainings- und Wettkampfplanung", der „Trainings- und Wettkampfdurchführung", der „Trainings- und Wettkampfkontrollen" und der „Auswertungen, Normvergleiche und Korrekturen" zusammen (Weineck 2019; Ferrauti 2020, S. 69).

Bei der Sportartanalyse werden die leistungsrelevanten Kenngrößen der Sportart(en) analysiert (Konopka et al. 2022). So ist z. B. die Muskelfaser-Verteilung eine wesentliche Größe für die Auswahl der Sportarten und die Prognose der Zielleistung (Hopwood et al. 2023). Die Analyse der leistungsrelevanten Merkmale für die verschiedensten Sportarten wird meist von spezialisierten Instituten gemeinsam mit Fachverbänden durchgeführt. Die Kenntnis dieser leistungsrelevanten Kenngrößen ist jedoch für die Diagnose des momentanen Leistungs- und Trainingszustandes unumgänglich, um eine normwertbasierte Diagnose der Leistungsfaktoren gewährleisten zu können. Eine Reduktion auf allgemeine Leistungskenngrößen wie z. B. die allgemeine Ausdauerleitungsfähigkeit kann im Nachwuchssport noch ausreichen, ist aber im Hochleistungssport nicht adäquat. Neben der Erfassung der Leistungskenngrößen ist vor allem der Vergleich mit Normwerten im Sinn einer realistischen Ziel und Normsetzung der Trainingsausrichtung unumgänglich. Ohne geeignete Normwerttabellen (z. B. des Körpergewichtes oder der Sauerstoffaufnahme) sind erfasste Leistungskenndaten nicht korrekt zuordenbar. Die Leistungskenndaten wiederum sind die Basis für die Trainings- und Wettkampfplanung, die gemeinsam mit Trainern und Betreuern durchgeführt werden kann. Aus sportmedizinischer Sicht ist in der Beratung von Athleten und Trainern vor allem darauf zu achten, dass keine zu starken Belastungssteigerungen, keine grundsätzlich zu hohen Belastungen bzw. keine falschen Belastungsrichtungen geplant und durchgeführt werden. Die Aufgabe der Sportmedizin in der Trainings- und Wettkampfdurchführung liegt im Wesentlichen in der Kontrolle der Belastungsfähigkeit sowie der Sicherung der Gesundheit der Sportler und Sportlerinnen. Trainings- und Wettkampfkontrollen sind übliche Instrumente, um die Entwicklung der sportlichen Leistung aus trainingswissenschaftlicher Sicht zu bewerten und im Rahmen detaillierter Auswertungen und Normvergleiche entsprechende kurz- und mittelfristige Korrekturen vornehmen zu können.

Aus sportmedizinischer Sicht sind die biologischen Steuergrößen der akuten und chronischen Anpassung im Sinn einer Vermeidung von Überbelastungen das Hauptziel. So können akute Belastungen mit einfachen biochemischen (Viru und Viru 2001) oder kardio-zirkulatorischen Größen wie der Blut-Laktat-Konzentration (Hopkins 1991; Heck et al. 2022; Mujika 2017), der Belastungsherzfrequenz (HF) (Buchheit 2014; Achten und Jeukendrup 2003; Sylta et al. 2014a; Hofmann und Pokan 2010; Lundstrom et al. 2023) oder der Herzfrequenzvariabilität (HFV) (Borresen und Lambert 2008; Lundstrom et al. 2023; Rogers und Gronwald 2022; Dü-

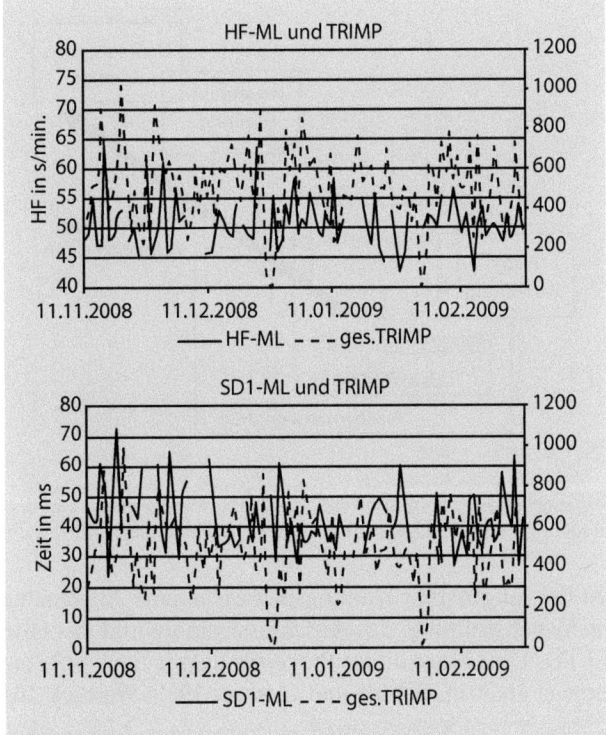

**◘ Abb. 13.10**   Verlauf der Ruhe-Herzfrequenz am Morgen im Liegen in Bezug zum Trainingsimpuls (TRIMP) des Vortrages (links) und der Herzfrequenzvariabilität (SD1) (rechts) im Verlauf mehrerer Mikrozyklen bei einem Leistungsathleten. (Mod. nach Schmid 2014)

king et al. 2021) kontrolliert werden. Die Kontrolle der chronischen Belastung erfolgt oft über Harnstoff und/oder Kreatinkinase(CK)-Messungen (Gleeson 2002; Meeusen et al. 2004; Greenham et al. 2018) oder über die Tag-zu-Tag-Kontrolle der Ruhe-HFV im Trainingsverlauf (Plews et al. 2013). ◘ Abb. 13.10 zeigt den die Herzfrequenz (A) und die Herzfrequenzvariabilität (B) im Verlauf mehrerer Mikrozyklen bei einem Leistungsathleten.

## 13.8   Der langfristige Trainingsprozess

Die Vorbereitung auf höchste Anforderungen im Leistungssport erfordert einen langfristigen, kontinuierlichen Leistungsaufbau, der in vielen Sportarten bereits im Kindes- und Jugendalter beginnt. Dies erfordert vor allem aus sportmedizinischer Sicht ein verantwortungsvolles Abwägen von Entscheidungen hinsichtlich Belastung und Erholung mit einem speziellen Fokus auf die kindliche Entwicklung und deren Einschränkungen (z. B. der passiven Strukturen) (Caine et al. 2014; Vij et al. 2022; Patel et al. 2021) sowie der Gesamtbelastung (Schule) (Carter und Micheli 2011; Nyhus Hagum et al. 2022).

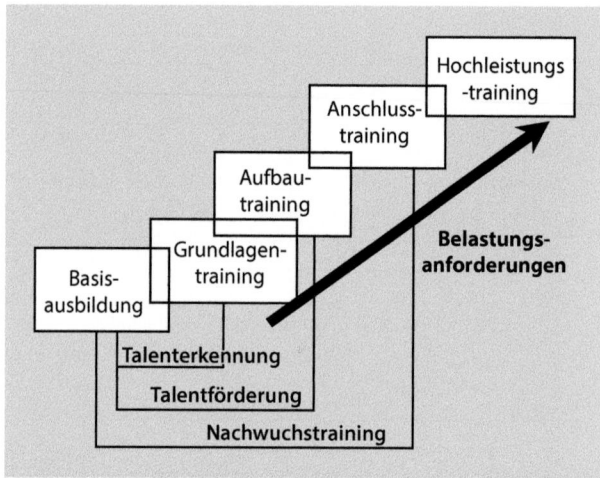

**◘ Abb. 13.11**   Der langfristige Trainingsprozess. Stundenaufwand von 1–3 h in der Basis-Ausbildung auf bis zu 30 h und mehr im Hochleistungstraining. (Mod. nach Weineck 2019)

Gegliedert ist der langfristige Trainingsprozess in eine Allgemeine Grundausbildung, in das Nachwuchstraining, das Anschlusstraining und das Hochleistungstraining (◘ Abb. 13.11). Die Dauer dieses Prozesses liegt je nach Sportart bei ca. 10–15 Jahren (Guillaume et al. 2011; Schulz und Curnow 1988; Weineck 2019).

- **Allgemeine Grundausbildung**

Die Allgemeine Grundausbildung ist die Trainingsstufe der Talentfördermaßnahmen und des motorischen Basistrainings. Die Entwicklung der koordinativen Fähigkeiten steht im Zentrum. Eine polysportive Ausbildung legt die Basis für ein vielfältiges Anwenden in der Spezialdisziplin. Die Aufgaben der Sportmedizin bestehen hier vor allem, die allgemeine Sporttauglichkeit festzulegen bzw. Problembereiche und physische Schwächen zu identifizieren (Headlee et al. 2014; Rice 2008; Luckstead 2002) sowie in Verbindung mit der noch allgemeinen Sportausübung der Kinder beratend für Eltern, Lehrer und Trainer zur Verfügung zu stehen (Rodriguez 2014).

- **Nachwuchstraining**

Das Nachwuchstraining ist zweigeteilt in ein Grundlagentraining mit einer sportartgerichteten Grundausbildung und einem Aufbautraining mit einer zunehmenden Spezialisierung in der gewählten Sportart. Das Aufbautraining verfolgt weiter das Ziel, die Voraussetzungen für den Übergang zum Hochleistungstraining zu setzen. Die strukturierte Einbindung sportmedizinischer Entscheidungen sollte hier erfolgen. Alle Nachwuchssportler sollten einer sportmedizinischen Basisuntersuchung unterzogen werden, damit sowohl Risiken ausgeschlossen (Morse und Funk 2012; Faigenbaum und Myer 2010; Goff et al. 2023; Palermi et al. 2022; Albiński et al. 2022) als auch Potenziale erkannt und systematisch entwickelt werden können (Tucker und Collins 2012).

- **Anschlusstraining**

Diese Etappe kennzeichnet den Übergang vom Nachwuchs- zum Hochleistungstraining. Es umfasst im Allgemeinen einen Zeitraum von 2–4 Jahren. Neben den Basisuntersuchungen sind in dieser Etappe der Leistungsentwicklung darüberhinausgehende sportmedizinische Supportleistungen und Kontrollen sinnvoll und notwendig (García-Pallarés et al. 2009; Maurizi et al. 2021; Fritsch et al. 2018; D'Ascenzi et al. 2021). Gerade in diesem Abschnitt zum Anschluss an die Höchstleistungen sind Kontrollen der Belastungsverträglichkeit ratsam, da die in diesem Bereich erstmals auftretenden Spitzenbelastungen noch instabil und noch nicht erprobt sind. Zusätzliche spezielle Trainingsbelastungen, wie z. B. Höhenaufenthalte, erfordern spezifische sportmedizinische Kontrollmaßnahmen (Girard et al. 2013; Derman et al. 2022; Manferdelli et al. 2020). Daneben ist eine umfassende Beratung hinsichtlich erlaubter und unerlaubter Methoden (Doping) (Morente-Sánchez und Zabala 2009) sowie hinsichtlich der Sinnhaftigkeit zusätzlicher diätetischer Maßnahmen, wie z. B. Supplementierung von Nahrungs-Ergänzungsmitteln, dringend angeraten (Molinero und Márquez 2009; Lambert et al. 2022), da gerade in diesem Leistungsbereich die Versuchung groß ist, zu unerlaubten Mitteln zu greifen (Fürhapter et al. 2013; Morente-Sánchez und Zabala 2013; Uvacsek et al. 2011; Pöppel und Büsch 2022; Nicholls et al. 2020).

- **Hochleistungstraining**

Das Hochleistungstraining hat das Ziel, an die individuelle Höchstleistung heranzuführen, eine Ausnutzung höchstmöglicher Trainingsbelastungen sowie eine Perfektionierung und Stabilisierung auf höchstem Niveau (Weineck 2019). Nur unter Ausnutzung aller (legalen) Möglichkeiten und Potenziale der Athleten ist eine maximale Leistung bei Wettbewerben zu erzielen und stabil zu halten. Je nach Sportart ist der sportmedizinische Beratungs- und Betreuungsaufwand entsprechend hoch und nur durch professionell im Leistungssportsystem integrierte Sportärzte realisierbar (Kristiansen und Roberts 2010). Die sportmedizinischen Aufgabenstellungen sind demnach vielfältig und betreffen an sich banale medizinische Leistungen (Prophylaxe und Behandlung von Banalinfekten) (Engebretsen et al. 2013; Ruedl et al. 2012; Han et al. 2022; Kasashi et al. 2023) bis hin zu komplexen und komplizierten trainings- und vor allem wettkampfbeeinflussenden Entscheidungen in einem komplexen Trainingssystem in Absprache mit allen Betroffenen (Steffen et al. 2012; Ardern et al. 2016).

## 13.9 Trainingsperiodisierung

Da sich Sportler im Verlauf des langjährigen Trainingsprozesses nicht ununterbrochen „in Form" befinden können, wird der Aufbau, die Erhaltung bzw. der Verlust der sportlichen Form in einer sich zyklisch wiederholenden Periodisierung geplant und durchgeführt (Kiely 2012; González-Ravé et al. 2021; Casado et al. 2022; Stone et al. 2021; Torvik et al. 2021). Ein klassischer Trainingszyklus besteht aus einer „Vorbereitungs-", einer „Wettkampf-" und einer „Übergangsperiode". In der Vorbereitungsperiode wird die sportliche Form entwickelt, in der Wettkampfperiode erfolgt die Realisierung auf höchstem Niveau, und in der Übergangsperiode wird durch aktive Erholung (unter Verlust der sportlichen Form) die Basis für die nächste

Vorbereitung gesetzt. Die einzelnen Etappen sind weiter in Makro- und Mikrozyklen unterteilt. Makrozyklen erstrecken sich über mehrere Wochen (2–6), Mikrozyklen über mehrere Tage (3–7) (Weineck 2019). Diese klassische Form der Periodisierung kommt heute nurmehr in wenigen Sportarten mit langer Vorbereitungszeit (z. B. Skilanglauf) und im Nachwuchssport vor. Ein Beispiel des Trainingsaufbaus ist in ◘ Abb. 13.12 zu sehen. In den meisten Sportarten ist durch die Ausweitung des Wettkampfkalenders und die Steigerung der Anzahl der Wettkämpfe, die von Athleten (auch aus finanziellen Gründen) bestritten werden, eine deutlich stärker differenzierte Form der Periodisierung erkennbar (Issurin 2010; Platonov 1999). Gemeinsam ist allen, dass immer ein Vorbereitungsabschnitt und ein Wettkampfabschnitt als eigenständiger Zyklus geplant wird (Tønnessen et al. 2014, 2015; Muñoz et al. 2014b; Torvik et al. 2021). Aus trainingspraktischer Sicht ist es notwendig, ein physiologisch begründetes Modulsystem für die umzusetzenden sportartspezifischen Inhalte und die entsprechenden Intensitäts- und Umfangsverteilungen zu definieren. Als Beispiel ist in ◘ Abb. 13.13 und ◘ Tab. 13.1 ein einfaches System für den Skilanglauf dargestellt (Torvik et al. 2021).

**13**

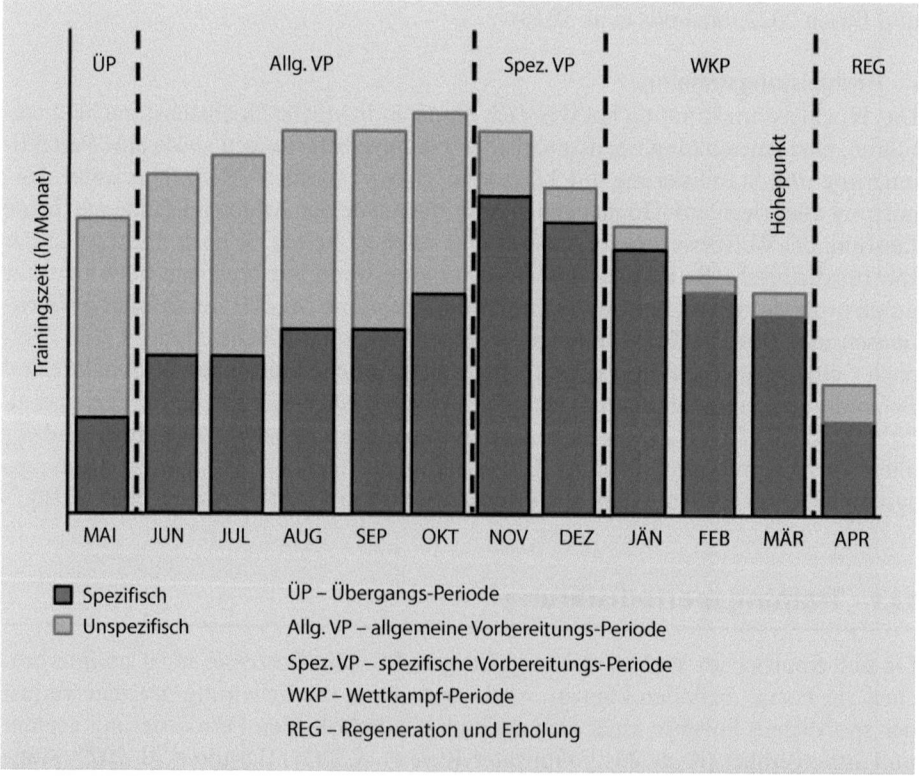

◘ **Abb. 13.12** Periodisierung des Trainingsjahres bei Skilangläufern. Ausdauer- und Sprint-Trainingszeiten sind unterteilt in allgemeine unspezifische (helle Balken – Laufen, Radfahren und andere Aktivitäten) und spezifische (dunkle Balken – Ski und Rollerski) Belastungen für jeden Trainingsmonat und die Trainingsphasen Allgemeine und spezifische Vorbereitungsphase, Wettkampfphase und Regenerations- und Übergangsphase. (Mod. nach Tonnessen 2014)

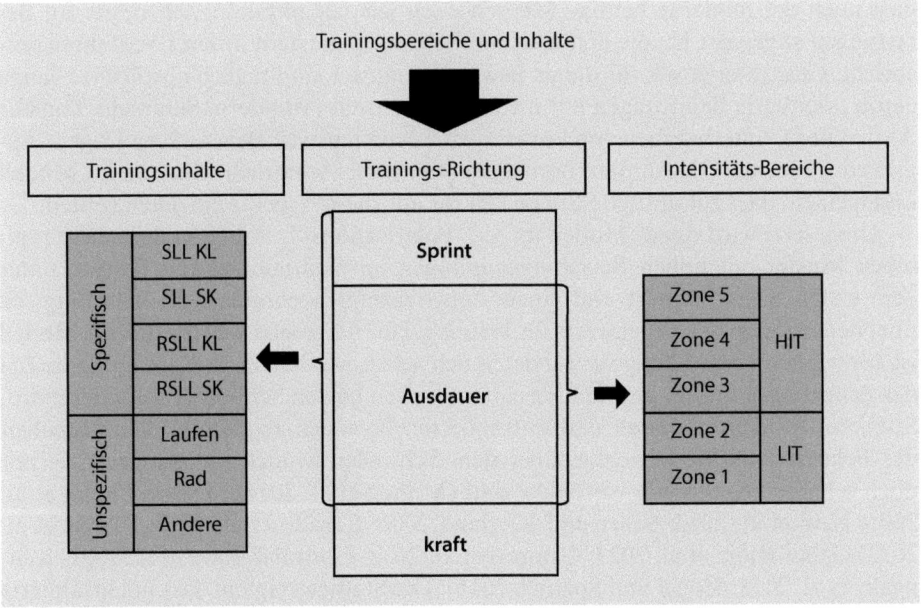

**Trainingsbereiche und Inhalte**

○ **Abb. 13.13** Periodisierung des Trainingsjahres bei Skilangläufern. Die Gesamttrainingszeit wird in die Trainingsbereiche Ausdauer, Sprint und Kraft sowie in fünf Intensitätszonen sowie allgemeine (Laufen, Radfahren und andere Inhalte) und spezifische (Skilanglauf und Skiroller klassisch und Skaten) Inhalte aufgeteilt. Die fünf Intensitätszonen werden in die zwei Blöcke niedrigintensives (Zonen 1–2) und hochintensives Training (Zonen 3–5) geteilt. Die Zonen leiten sich aus den in Stufen-Tests bestimmten Schwellen $VT_1/LTP_1$ bzw. $VT_2/LTP_2$ ab. (Mod. nach Tønnessen et al. 2014)

○ **Tab. 13.1** Intensitätszonen und typische metabolische (Laktat) und kardiale (Herzfrequenz) Trainingszonen für das Ausdauertraining bei norwegischen Skilanglaufläufern. (Mod. nach Tønnessen et al. 2015)

| Intensitäts-zone | Blut-Laktat-Konzentration (mmol. $l^{-1}$) | Herzfrequenz (% $HF_{max}$) | Drei-Phasen-Modell des Metabolismus |
|---|---|---|---|
| 5 | > 5,8 | > 94 | > $VT_2/LTP_2$ |
| 4 | 3,7–5,7 | 89–93 | $VT_1$ bis $VT_2$ |
| 3 | 2,1–3,6 | 84–88 | $LTP_1$ bis $LTP_2$ |
| 2 | 1,3–2,0 | 74–83 | |
| 1 | < 1,2 | 54–73 | < $VT_1/LTP_1$ |

Moderne Periodisierungssysteme beschreiben ein, auf evolutionären Belastungsmustern aufbauendes, sog. Polarisations-Model als optimal (Muñoz et al. 2014a, b; Esteve-Lanao et al. 2005; Neal et al. 2013; Seiler und Kjerland 2006; Campos et al. 2022; Kenneally et al. 2021; Casado et al. 2022) aus, das (Boullosa et al. 2013). Diese Autoren gehen davon aus, dass evolutionär bedingte genetische Änderungen beim Menschen sehr langsam ablaufen, aber sich die Lebensweise rapide und dramatisch seit unseren steinzeitlichen Vorfahren verändert hat. Es wird daher angenommen, dass auch der moderne heutige Mensch nach wie vor physiologisch besser an Belastungen angepasst ist, die den üblichen Belastungsmustern unserer Vorfahren entspricht. Charakteristisch für dieses Bewegungsmuster sind täglich absolvierte, lange aerob orientierte Belastungen mit niedriger Intensität (Wandern, Sammeln, tägliche Aktivitäten), unterbrochen von kurzeitigen hochintensiven Belastungen (Jagen, Aggression, Flucht). Die Autoren bestätigen über wissenschaftliche Studien ihr Modell und meinen, dass zukünftige Studien stärker auf diese Aspekte eingehen sollten.

Umgesetzt wird dieses Modell im sog. Polarisations-Training, in dem diese typischen Muster mit hohen Belastungsumfängen im niedrigintensiven Bereich unter dem ersten Schwellenwert und einem entsprechend hochintensiven Belastungsteil über dem zweiten Schwellenwerte im Trainingsjahr umgesetzt werden. Dieses Modell ist konträr zum sehr häufig verwendeten Schwellen-Modell, in dem ein größerer Teil des Belastungsumfangs im Trainingsjahr zwischen beiden Schwellen absolviert wird. Studien bei hochtrainierten und untrainierten Personen zeigten die Überlegenheit des Polarisations-Modells gegenüber dem Schwellen-Modell auf, obgleich derzeit noch sehr wenige Studien verfügbar sind (Muñoz et al. 2014b; Esteve-Lanao et al. 2005; Neal et al. 2013; Seiler und Kjerland 2006; Casado et al. 2022; Filipas et al. 2022; Galán-Rioja et al. 2023; Campos et al. 2022; González-Ravé et al. 2021; Kenneally et al. 2018; Stöggl und Sperlich 2015). Die Studien zeigten, dass hochtrainierte Athleten ca. 75 % und mehr ihres Jahrestrainingsumfangs mit einer Intensität unter $VT_1/LTP_1$ trainieren und bis zu 20 % in einem hoch-intensiven Bereich über $VT_2/LTP_2$ absolviert werden, aber nur ein geringer Teil als „klassisches" Schwellentraining im Bereich des maximalen Laktat Steady States (knapp unter $VT_2/LTP_2$). Die Trainingsintensität „polarisiert" dabei weg vom moderat harten Schwellenbereich (◘ Abb. 13.14). Andere Studien wiederum zeigen, dass auch eine Kombination aus pyramidenförmiger (Stöggl und Sperlich 2015) und polarisierter Belastungsverteilung angewendet werden kann (González-Ravé et al. 2022). Grundsätzlich kann man aber davon ausgehen, dass eine stärkere Fokussierung auf das Trainingsvolumen mit Umfängen von 30–35 h pro Woche und mehr nur mit entsprechend niedriger Intensität unter $VT_1/LTP_1$ absolviert werden kann, ähnlich wie es für schwere körper-

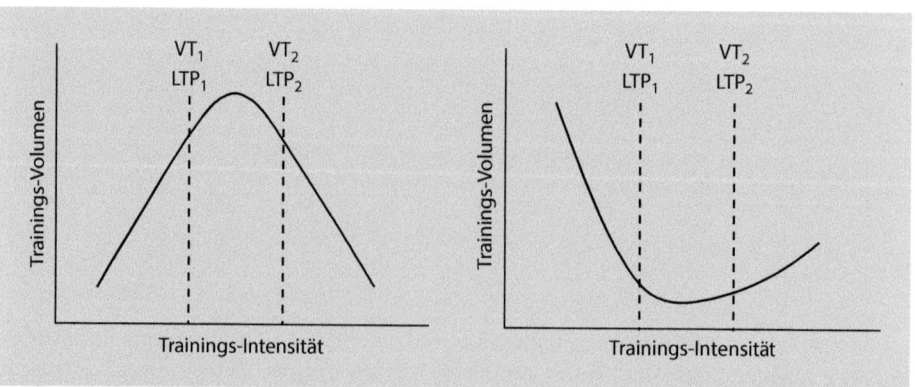

◘ **Abb. 13.14**  Verteilung der Trainingsintensität in Abhängigkeit vom Jahrestrainingsvolumen. Links das „klassische" Schwellen-Modell mit einem hohen Trainingsvolumen zwischen der ersten ($VT_1/LTP_1$) und der zweiten ($VT_2/LTP_2$) Schwelle und rechts das Polarisations-Modell mit einem hohen Trainingsvolumen unter dem ersten Schwellenwert und einem Anteil über dem zweiten Schwellenwert, aber nur geringen Anteilen zwischen beiden Schwellen (Mod. nach Seiler und Kjerland 2006)

liche Arbeit (Fasching et al. 2020; Wultsch et al. 2012) aber auch Ultra-Distanz-Belastungen (Pokan et al. 2014; Jörres et al. 2021) beschrieben wurde.

Ein hohes Maß an hochintensiven Belastungen wird jedoch als substanziell wichtig zur Entwicklung einer maximalen Leistung erachtet, und es ist daher von Bedeutung, dass die Intensität des Basistrainings nicht zu hoch angesetzt wird und unter den angegeben Grenzwerten ($VT_1/LTP_1$) bleibt. Unter dieser Voraussetzung werden die hochintensiven Anteile des Trainings auch von Nachwuchsathleten gut vertragen (Seiler und Kjerland 2006).

## 13.10 Besonderheiten des Trainings bei speziellen Gruppen

Grundsätzlich ist unabhängig von der zu betreuenden Person oder Personengruppe das Training auf gleichen Grundsätzen aufgebaut. Unterschiede ergeben sich vor allem hinsichtlich der Grenzen der Belastung, der Belastbarkeit und der sich daraus ergebenden Schwerpunktsetzungen. So ist das Training im Kindes- und Jugendbereich vor allem durch pädagogische Ziele bestimmt, ähnlich wie bei nicht leistungssportlich orientierten Erwachsenen (Daniels 2007). Die Trainer und alle am Trainingsprozess beteiligten Personen haben eine hohe Verantwortung für die sorgsame Vorbereitung von Kindern und Jugendlichen auf hohe Leistungen (Ratel 2011). Die allgemeine und vielseitige Ausbildung steht im Vordergrund (Weineck 2019), und eine zu frühe Spezialisierung sollte vermieden werden (Jayanthi et al. 2013; Capranica und Millard-Stafford 2011; Malina 2010).

Im Hochleistungstraining müssen Trainer und Sportärzte neben der Ansteuerung maximaler Leistungen zunehmend auch die Gesundheit und Sicherheit der Athleten mit in ihre Überlegungen einbinden, was zu einer Reihe von Konflikten führen kann. Hier ist eine verantwortliche Wahrnehmung der ärztlichen Leistung und Betreuung eine Gewähr für einen sicheren Hochleistungssport mit einer Minimierung der Gesundheitsrisiken (Kirschen et al. 2014; Fuller et al. 2012; Panhuyzen-Goedkoop und Smeets 2014; Headlee et al. 2014).

Die Trainingstherapie wiederum ist eine ärztliche Behandlung, und das Training ist als ein Teil der Gesamttherapie untergeordnet. Die Behandlung der Erkrankung und deren Begleiterscheinungen stehen klar im Vordergrund, eine Ausrichtung des Trainings auf hohe Leistung und Wettkämpfe ist nicht vorgesehen oder sogar ausgeschlossen (Hofmann et al. 2009; Benzer 2008). Grundsätzlich läuft aber das Training in der Trainingstherapie nach den gleichen Regeln ab wie jedes Leistungstraining – mit den Ausnahmen,

- dass die Grenzwerte für die Trainingsbelastung erkrankungsabhängig enger und genauer definiert werden müssen,
- dass dadurch anstelle hoch belastender Stoß-Mikrozyklen wie im Wettkampfsport nur individuell angepasste Belastungs-Mikrozyklen verwendet werden, die die symptomlimitierten Grenzen berücksichtigen,
- dass Wettkampfbelastungen kein Ziel sind und damit auch Wettkampf bezogene Mikrozyklus-Typen keine Verwendung finden und
- dass einzelne Elemente der Trainingsbelastung kontraindiziert sind (Hofmann et al. 2009; Benzer 2008).

Lebensstilverändernde, pädagogisch-psychologische Trainingsziele stehen neben der physischen Verbesserung im Vordergrund. Die Evidenz der Wirkungen von körperlichem Training ist hinreichend umfangreich und genau für Wirkungen auf die Erkrankung selbst, die Symptome, den Fitnesszustand und die Lebensqualität von Patienten für mindestens 26 unterschiedliche chronischen Erkrankungen beschrieben (Pedersen und Saltin 2006, 2015; Kujala 2009; Warburton et al. 2006). Es herrscht daher vor allem dringender Bedarf an einer flächendeckenden Umsetzung geeigneter Trainingstherapie-Angebote für alle chronischen Erkrankungen (Matheson et al. 2011, 2013; Pojednic et al. 2018).

- **Fitness-, Wellness- und Gesundheitstraining**

Eine Zwischenstellung nimmt das Fitness-, Wellness- und Gesundheitstraining ein, das nicht auf die Teilnahme an Wettkämpfen und die Entwicklung der individuellen Höchstleistung, sondern die Ausrichtung der körperlichen Leistungsfähigkeit auf einen gesundheitlich optimalen Bereich abzielt. Das Training gleicht einem Grundlagentraining mit einer vielfältigen Ausbildung, wird jedoch speziell auf ausdauer- und kraftbetonte Trainingsübungen sowie Lifetime-Sportarten fokussiert (Weineck 2019). Gerade in diesem Bereich sollte hinsichtlich der eindeutig wissenschaftlich gesicherten präventiven Wirkung von Sport und Bewegung (Lee et al. 2011, 2014; Kruk 2007; Warburton et al. 2006; Garcia et al. 2023; Seidu et al. 2023; Paluch et al. 2022, 2023; Rietz et al. 2022; Ekelund et al. 2016, 2020; García-Hermoso et al. 2018; Moore et al. 2016) eine geeignete sportmedizinische Beratung und Betreuung für die Bevölkerung sichergestellt und flächendeckend angeboten werden. In diesem Bereich liegt der Fokus aber vor allem auf einer generellen Umsetzung allgemeiner Bewegungsempfehlungen der WHO (Bull et al. 2020).

## Literatur

Achten J, Jeukendrup AE (2003) Heart rate monitoring: applications and limitations. Sports Med 33(7):517–538

Albiński M, Balmer C, Wilhelm M, Meyer P, Gass M, Schmied C, Menafoglio A, Kriemler S, Mivelaz Y, Stambach D, Saubade M, Gremeaux V, Gojanovic B, Brugada J, Baggish A, Gabus V (2022) Paediatric and adolescent athletes in Switzerland: age-adapted proposals for pre-participation cardiovascular evaluation. Swiss Med Wkly. 18(152):w30128. https://doi.org/10.4414/smw.2022.w30128

American College of Sports Medicine (2022) ACSM's guidelines for exercise testing and prescription, 11. Aufl. Wolters Kluwer,

Ammann BC, Knols RH, Baschung P, de Bie RA, de Bruin ED (2014) Application of principles of exercise training in sub-acute and chronic stroke survivors: a systematic review. BMC Neurol 14(1):167

Ardern CL, Glasgow P, Schneiders A, Witvrouw E, Clarsen B, Cools A, Gojanovic B, Griffin S, Khan KM, Moksnes H, Mutch SA, Phillips N, Reurink G, Sadler R, Silbernagel KG, Thorborg K, Wangensteen A, Wilk KE, Bizzini M (2016) Br J Sports Med. 50(14):853–864. https://doi.org/10.1136/bjsports-2016-096278

Arnall DA, Nelson AG, Quigley J, Lex S, Dehart T, Fortune P (2007) Supercompensated glycogen loads persist 5 days in resting trained cyclists. Eur J Appl Physiol 99(3):251–256

Bay ML, Pedersen BK (2020) Muscle-organ crosstalk: focus on immunometabolism. Front Physiol. 9(11):567881. https://doi.org/10.3389/fphys.2020.567881

Benzer W (2008) Guidelines für die ambulante kardiologische Rehabilitation und Prävention in Österreich – Update 2008. Beschluss der Österreichischen Kardiologischen Gesellschaft vom Juni 2008 in Zusammenarbeit mit der Arbeitsgruppe für kardiologische Rehabilitation und Sekundärprävention der ÖKG Journal für Kardiologie 15 (9–10): 298–309

**13**

BGBl. I Nr. 89/2012 Medizinische Assistenzberufe-Gesetz – MABG Bundesgesetz (2012), mit dem das Bundesgesetz über medizinische Assistenzberufe und die Ausübung der Trainingstherapie (Medizinische Assistenzberufe-Gesetz – MABG) erlassen wurde. Ausgegeben am 20.09.

Binder RK, Wonisch M, Corra U, Cohen-Solal A, Vanhees L, Saner H, Schmid JP (2008) Methodological approach to the first and second lactate threshold in incremental cardiopulmonary exercise testing. Eur J Cardiovasc Prev Rehabil 15(6):726–734

Birnbaumer P, Traninger H, Borenich A, Falgenhauer M, Modre-Osprian R, Harpf H, Hofmann P (2020) Heart rate performance curve is dependent on age, sex, and performance. Front Public Health. 2(8):98. https://doi.org/10.3389/fpubh.2020.00098

Birnbaumer P, Traninger H, Sattler MC, Borenich A, Hofmann P (2021) Pattern of the heart rate performance curve in subjects with beta-blocker treatment and healthy controls. J Funct Morphol Kinesiol. 6(3):61. https://doi.org/10.3390/jfmk6030061

Birnbaumer P, Weiner L, Handl T, Tschakert G, Hofmann P (2022) Effects of different durations at fixed intensity exercise on internal load and recovery-a feasibility pilot study on duration as an independent variable for exercise prescription. J Funct Morphol Kinesiol. 7(3):54. https://doi.org/10.3390/jfmk7030054

Bland KA, Neil-Sztramko SE, Zadravec K, Medysky ME, Kong J, Winters-Stone KM, Campbell KL (2021) Attention to principles of exercise training: an updated systematic review of randomized controlled trials in cancers other than breast and prostate. BMC Cancer. 21(1):1179. https://doi.org/10.1186/s12885-021-08701-y

Borresen J, Lambert MI (2008) Autonomic control of heart rate during and after exercise: measurements and implications for monitoring training status. Sports Med 38(8):633–646

Bouchard C, Rankinen T, Timmons JA (2011) Genomics and genetics in the biology of adaptation to exercise. Compr Physiol 1(3):1603–1648

Boullosa DA, Abreu L, Varela-Sanz A, Mujika I (2013) Do Olympic athletes train as in the Paleolithic era? Sports Med 43(10):909–917

Brooks GA, Fahey TD, Baldwin KM (2005) Exercise physiology. Human bioenergetics and its applications, 4. Aufl. McGraw Hill, Boston

Buchheit M (2014) Monitoring training status with HR measures: do all roads lead to Rome? Front Physiol 27:73

Buchheit M, Laursen (2013) PB high-intensity interval training, solutions to the programming puzzle: Part I: cardiopulmonary emphasis. Sports Med 43(5):313–338

Bull FC, Al-Ansari SS, Biddle S, Borodulin K, Buman MP, Cardon G, Carty C, Chaput JP, Chastin S, Chou R, Dempsey PC, DiPietro L, Ekelund U, Firth J, Friedenreich CM, Garcia L, Gichu M, Jago R, Katzmarzyk PT, Lambert E, Leitzmann M, Milton K, Ortega FB, Ranasinghe C, Stamatakis E, Tiedemann A, Troiano RP, van der Ploeg HP, Wari V, Willumsen JF (2020) World Health Organization 2020 guidelines on physical activity and sedentary behaviour. Br J Sports Med. 54(24):1451–1462. https://doi.org/10.1136/bjsports-2020-102955

Caine D, Purcell L, Maffulli N (2014) The child and adolescent athlete: a review of three potentially serious injuries. BMC Sports Sci Med Rehabil. 10:22

Campbell KL, Neil SE, Winters-Stone KM (2012) Review of exercise studies in breast cancer survivors: attention to principles of exercise training. Br J Sports Med 46(13):909–916

Campos GE, Luecke TJ, Wendeln HK, Toma K, Hagerman FC, Murray TF, Ragg KE, Ratamess NA, Kraemer WJ, Staron RS (2002) Muscular adaptations in response to three different resistance-training regimens: specificity of repetition maximum training zones. Eur J Appl Physiol 88(1–2):50–60

Campos Y, Casado A, Vieira JG, Guimarães M, Sant'Ana L, Leitão L, da Silva SF, Silva Marques de Azevedo PH, Vianna J, Domínguez R (2022) Training-intensity distribution on middle- and long-distance runners: a systematic review. Int J Sports Med. 43(4):305–316. https://doi.org/10.1055/a-1559-3623

Capranica L, Millard-Stafford ML (2011) Youth sport specialization: how to manage competition and training? Int J Sports Physiol Perform 6(4):572–579

Carter CW, Micheli LJ (2011) Training the child athlete: physical fitness, health and injury. Br J Sports Med 45(11):880–885

Casado A, González-Mohíno F, González-Ravé JM, Foster C (2022) Training periodization, methods, intensity distribution, and volume in highly trained and elite distance runners: a systematic review. Int J Sports Physiol Perform. 17(6):820–833. https://doi.org/10.1123/ijspp.2021-0435

Chung HC, Keiller DR, Roberts JD, Gordon DA (2021) Do exercise-associated genes explain phenotypic variance in the three components of fitness? A systematic review & meta-analysis. PLoS One. 16(10)):e0249501. https://doi.org/10.1371/journal.pone.0249501

Coffey VG, Hawley JA (2006) Training for performance: insights from molecular biology. Int J Sports Physiol Perform 1(3):284–292

Coffey VG, Hawley JA (2007) The molecular bases of training adaptation. Sports Med 37(9):737–763

Costa VP, Guglielmo LG, Paton CD (2017) The effects of blocktraining on pacing during 20-km cycling time trial. Appl Physiol Nutr Metab. 42(4):391–398. https://doi.org/10.1139/apnm-2016-0072

D'Ascenzi F, Anselmi F, Mondillo S, Finocchiaro G, Caselli S, Garza MS, Schmied C, Adami PE, Galderisi M, Adler Y, Pantazis A, Niebauer J, Heidbuchel H, Papadakis M, Dendale P (2021) The use of cardiac imaging in the evaluation of athletes in the clinical practice: a survey by the Sports Cardiology and Exercise Section of the European Association of Preventive Cardiology and University of Siena, in collaboration with the European Association of Cardiovascular Imaging, the European Heart Rhythm Association and the ESC Working Group on Myocardial and Pericardial Diseases. Eur J Prev Cardiol 28(10):1071–1077. https://doi.org/10.1177/2047487320932018

Daniels AM (2007) Cooperation versus competition: is there really such an issue? New Dir Youth Dev 115:43–56

Derman W, Badenhorst M, Eken M, Gomez-Ezeiza J, Fitzpatrick J, Gleeson M, Kunorozva L, Mjosund K, Mountjoy M, Sewry N, Schwellnus M (2022) Risk factors associated with acute respiratory illnesses in athletes: a systematic review by a subgroup of the IOC consensus on 'acute respiratory illness in the athlete'. Br J Sports Med. 56(11):639–650. https://doi.org/10.1136/bjsports-2021-104795

Düking P, Zinner C, Trabelsi K, Reed JL, Holmberg HC, Kunz P, Sperlich B (2021) Monitoring and adapting endurance training on the basis of heartrate variability monitored by wearable technologies: a systematic review with meta-analysis. J Sci Med Sport. 24(11):1180–1192. https://doi.org/10.1016/j.jsams.2021.04.012

Egan B, Zierath JR (2013) Exercise metabolism and the molecular regulation of skeletal muscle adaptation. Cell Metab 17(2):162–184

Ekelund U, Steene-Johannessen J, Brown WJ, Fagerland MW, Owen N, Powell KE, Bauman A, Lee IM, Lancet Physical Activity Series 2 Executive Committee, Lancet Sedentary Behaviour Working Group (2016) Does physical activity attenuate, or even eliminate, the detrimental association of sitting time with mortality? A harmonised meta-analysis of data from more than 1 million men and women. Lancet 388(10051):1302-10. https://doi.org/10.1016/S0140-6736(16)30370-1

Ekelund U, Tarp J, Fagerland MW, Johannessen JS, Hansen BH, Jefferis BJ, Whincup PH, Diaz KM, Hooker S, Howard VJ, Chernofsky A, Larson MG, Spartano N, Vasan RS, Dohrn IM, Hagströmer M, Edwardson C, Yates T, Shiroma EJ, Dempsey P, Wijndaele K, Anderssen SA, Lee IM (2020) Joint associations of accelero-meter measured physical activity and sedentary time with all-cause mortality: a harmonised meta-analysis in more than 44 000 middle-aged and older individuals. Br J Sports Med. 54(24):1499–1506. https://doi.org/10.1136/bjsports-2020-103270

Engebretsen L, Soligard T, Steffen K, Alonso JM, Aubry M, Budgett R, Dvorak J, Jegathesan M, Meeuwisse WH, Mountjoy M, Palmer-Green D, Vanhegan I, Renström PA (2013) Sports injuries and illnesses during the London Summer Olympic Games 2012. Br J Sports Med 47(7):407–414

Esteve-Lanao J, San Juan AF, Earnest CP, Foster C, Lucia A (2005) How do endurance runners actually train? Relationship with competition performance. Med Sci Sports Exerc 37(3):496–504

Faigenbaum AD, Myer GD (2010) Resistance training among young athletes: safety, efficacy and injury prevention effects. Br J Sports Med 44(1):56–63

Fasching P, Rinnerhofer S, Wultsch G, Birnbaumer P, Hofmann P (2020) The first lactate threshold is a limit for heavy occupational work. J Funct Morphol Kinesiol. 5(3):66. https://doi.org/10.3390/jfmk5030066

Ferrauti A (Hrsg) (2020) Trainingswissenschaft für die Sportpraxis. Lehrbuch für Studium, Ausbildung und Unterricht im Sport. Springer Spektrum, Berlin

Filipas L, Bonato M, Gallo G, Codella R (2022) Effects of 16 weeks of pyramidal and polarized training intensity distributions in well-trained endurance runners. Scand J Med Sci Sports. 32(3):498–511. https://doi.org/10.1111/sms.14101

Flueck M, Eilers W (2010) Training modalities: impact on endurance capacity. Endocrinol Metab Clin North Am 39(1):183–200

**13**

Forbes-Robertson S, Dudley E, Vadgama P, Cook C, Drawer S, Kilduff L (2012) Circadian disruption and remedial interventions: effects and interventions for jetlag for athletic peak performance. Sports Med. 42(3):185–208. https://doi.org/10.2165/11596850-000000000-00000

Freidenreich DJ, Volek JS (2012) Immune responses to resistance exercise. Exerc Immunol Rev 18:8–41

Fritsch P, Ehringer-Schetitska D, Dalla Pozza R, Jokinen E, Herceg-Cavrak V, Hidvegi E, Oberhoffer R, Petropoulos A, European Paediatric Cardiology Working Group Cardiovascular Prevention (2018) Cardiovascular pre-participation screening in young athletes: recommendations of the Association of European Paediatric Cardiology. Cardiol Young. 27(9):1655–1660. https://doi.org/10.1017/S1047951117001305

Fuller CW, Junge A, Dvorak J (2012) Risk management: FIFA's approach for protecting the health of football players. Br J Sports Med 46(1):11–17

Fürhapter C, Blank C, Leichtfried V, Mair-Raggautz M, Müller D, Schobersberger W (2013) Evaluation of West-Austrian junior athletes' knowledge regarding doping in sports. Wien Klin Wochenschr 125(1–2):41–49

Furrer R, Hawley JA, Handschin C (2023) The molecular athlete: exercise physiology from mechanisms to medals. Physiol Rev. 5. https://doi.org/10.1152/physrev.00017.2022

Fyfe JJ, Bishop DJ, Stepto NK (2014) Interference between concurrent resistance and endurance exercise: molecular bases and the role of individual training variables. Sports Med 44(6):743–762

Galán-Rioja MÁ, Gonzalez-Ravé JM, González-Mohíno F, Seiler S (2023) Training periodization, intensity distribution, and volume in trained cyclists: a systematic review. Int J Sports Physiol Perform. 18(2):112–122. https://doi.org/10.1123/ijspp.2022-0302

Garcia L, Pearce M, Abbas A, Mok A, Strain T, Ali S, Crippa A, Dempsey PC, Golubic R, Kelly P, Laird Y, McNamara E, Moore S, de Sa TH, Smith AD, Wijndaele K, Woodcock J, Brage S (2023) Non-occupational physical activity and risk of cardiovascular disease, cancer and mortality outcomes: a dose-response meta-analysis of large prospective studies. Br J Sports Med. 28:bjsports-2022-105669. https://doi.org/10.1136/bjsports-2022-105669

García-Hermoso A, Cavero-Redondo I, Ramírez-Vélez R, Ruiz JR, Ortega FB, Lee DC, Martínez-Vizcaíno V (2018) Muscular strength as a predictor of all-cause mortality in an apparently healthy population: a systematic review and meta-analysis of data from approximately 2 million men and women. Arch Phys Med Rehabil. 99(10):2100–2113.e5. https://doi.org/10.1016/j.apmr.2018.01.008

García-Pallarés J, Sánchez-Medina L, Carrasco L, Díaz A, Izquierdo M (2009) Endurance and neuromuscular changes in world-class level kayakers during a periodized training cycle. Eur J Appl Physiol 106(4):629–638

Gibala MJ (2007) Protein metabolism and endurance exercise. Sports Med 37(4–5):337–340

Gibson OR, James CA, Mee JA, Willmott AGB, Turner G, Hayes M, Maxwell NS (2019) Heat alleviation strategies for athletic performance: a review and practitioner guidelines. Temperature (Austin). 7(1):3–36. https://doi.org/10.1080/23328940.2019.1666624

Girard O, Amann M, Aughey R, Billaut F, Bishop DJ, Bourdon P, Buchheit M, Chapman R, D'Hooghe M, Garvican-Lewis LA et al (2013) Position statement – altitude training for improving team-sport players' performance: current knowledge and unresolved issues. Br J Sports Med 47(Suppl 1):i8–16

Gleeson M (2002) Biochemical and immunological markers of over-training. J Sports Sci Med 1(2):31–41, eCollection 2002 Jun

Goff NK, Hutchinson A, Koek W, Kamat D. (2023) Meta-analysis on the effectiveness of ECG screening for conditions related to sudden cardiac death in young athletes. Clin Pediatr (Phila). 16:99228231152857. https://doi.org/10.1177/00099228231152857

Goldstein ER, Stout JR, Wells AJ, Antonio J, Vasenina E, Fukuda DH (2023) Carbohydrate-protein drink is effective for restoring endurance capacity in masters class athletes after a two-hour recovery. J Int Soc Sports Nutr. 20(1):2178858. https://doi.org/10.1080/15502783.2023.2178858

González-Ravé JM, Hermosilla F, González-Mohíno F, Casado A, Pyne DB (2021) Training intensity distribution, training volume, and periodization models in elite swimmers: a systematic review. Int J Sports Physiol Perform. 16(7):913–926. https://doi.org/10.1123/ijspp.2020-0906

González-Ravé JM, Pyne DB, Del Castillo JA, González-Mohíno F, Stone MH (2022) Training periodization for a world-class 400 meters individual medley swimmer. Biol Sport. 39(4):883–888. https://doi.org/10.5114/biolsport.2022.109954. Epub 2021 Nov 10

Greenham G, Buckley JD, Garrett J, Eston R, Norton K (2018) Biomarkers of physiological responses to periods of intensified, non-resistance-based exercise training in well-trained male athletes: a systematic review and meta-analysis. Sports Med. 48(11):2517–2548. https://doi.org/10.1007/s40279-- 018-0969-2

Guillaume M, Len S, Tafflet M, Quinquis L, Montalvan B, Schaal K, Nassif H, Desgorces FD, Toussaint JF (2011) Success and decline: top 10 tennis players follow a biphasic course. Med Sci Sports Exerc 43(11):2148–2154

Haber P (2018) (4. Aufl.) Leitfaden zur medizinischen Trainingsberatung. Rehabilitation bis Leistungssport. Springer, Berlin/Heidelberg.

Han PD, Gao D, Liu J, Lou J, Tian SJ, Lian HX, Niu SM, Zhang LX, Wang Y, Zhang JJ (2022) Medical services for sports injuries and illnesses in the Beijing 2022 Olympic Winter Games. World J Emerg Med. 13(6):459–466. https://doi.org/10.5847/wjem.j.1920-8642.2022.106

Harre D (Hrsg) (1979) Trainingslehre. Einführung in die Theorie und Methodik des sportlichen Trainings. Sportverlag, Berlin

Hartmann H, Wirth K, Keiner M, Mickel C, Sander A, Szilvas E (2015) Short-term periodization models: effects on strength and speed-strength performance. Sports Med. 45(10):1373–1386. https://doi.org/10.1007/s40279-015-0355-2

Haugen T, Tønnessen E, Hisdal J, Seiler S (2014) The role and development of sprinting speed in soccer. Int J Sports Physiol Perform 9(3):432–441

Headlee D, Nord W, Huntington MK (2014) Preparticipation physical evaluations in youth sports: a systematic review of current recommendations. S D Med 67(7):273–277

Heck H, Bartmus U, Grabow V (2022) Laktat. Stoffwechselgrundlagen, Leistungsdiagnostik, Trainingssteuerung. Springer, Berlin

Hegedus EJ, Hegedus SR, Wright A, Dickson T, Stern BD (2022) Individualized exercise prescription for athletes using a construct-based model. Sports Med. 52(10):2315–2320. https://doi.org/10.1007/s40279-022-01670-7

Hofmann P, Pokan R (2010) Value of the application of the heart rate performance curve in sports. Int J Sports Physiol Perform 5(4):437–447

Hofmann P, Tschakert G (2010) Special needs to prescribe exercise intensity for scientific studies. Cardiol Res Pract 15:209–302

Hofmann P, Tschakert G (2017) Intensity- and duration-based options to regulate endurance training. Front Physiol. 24(8):337. https://doi.org/10.3389/fphys.2017.00337

Hofmann P, Pokan R, von Duvillard SP, Seibert FJ, Zweiker R, Schmid P (1997) Heart rate performance curve during incremental cycle ergometer exercise in healthy young male subjects. Med Sci Sports Exerc 29(6):762–768

Hofmann P, Von Duvillard SP, Seibert FJ, Pokan R, Wonisch M, Lemura LM, Schwaberger G (2001) %HRmax target heart rate is dependent on heart rate performance curve deflection. Med Sci Sports Exerc 33(10):1726–1731

Hofmann P, Jürimäe T, Jürimäe J, Purge P, Maestu J, Wonisch M, Pokan R, von Duvillard SP (2007) HRTP, prolonged ergometer exercise, and single sculling. Int J Sports Med 28(11):964–969

Hofmann P, Wonisch M, Pokan R (2009) Grundprinzipien der therapeutischen Trainingslehre. In: Pokan R, Benzer W, Gabriel H, Hofmann P, Kunschitz E, Mayr K, Samitz G, Schindler K, Wonisch M (Hrsg) Kompendium der kardiologischen Prävention und Rehabilitation. Springer, Wien/Heidelberg/New York, S 329–352

Hofmann P, Tschakert G, Schwarz H, Mueller A, Groeschl W, Pokan R, von Duvillard SP (2012) Three phase response of blood lactate concentration in incremental and constant load exercise. Med Sci Sports Exerc 44:S709–S710. (Abstract)

Hollmann W, Strüder HK (2009) Sportmedizin. Grundlagen für körperliche Aktivität, Training und Präventivmedizin, 5. Aufl. Schattauer, Stuttgart

Hopkins WG (1991) Quantification of training in competitive sports. Methods and applications. Sports Med 12(3):161–183

Hopwood HJ, Bellinger PM, Compton HR, Bourne MN, Minahan C (2023) The relevance of muscle fiber type to physical characteristics and performance in team-sport athletes. Int J Sports Physiol Perform. 7:1–8. https://doi.org/10.1123/ijspp.2022-0235

Hottenrott K, Seidel I (Hrsg) (2017) Handbuch Trainingswissenschaft-Trainingslehre. Beiträge zur Lehre und Forschung im Sport (Bd.200). hofmann Verlag, Schorndorf

Huang Q, Wu M, Wu X, Zhang Y, Xia Y (2022) Muscle-to-tumor crosstalk: the effect of exercise-induced myokine on cancer progression. Biochim Biophys Acta Rev Cancer. 1877(5):188761. https://doi.org/10.1016/j.bbcan.2022

**13**

Iannetta D, Inglis EC, Mattu AT, Fontana FY, Pogliaghi S, Keir DA, Murias JM (2020) A critical evaluation of current methods for exercise prescription in women and men. Med Sci Sports Exerc. 52(2):466–473. https://doi.org/10.1249/MSS.0000000000002147

Iannetta D, Keir DA, Fontana FY, Inglis EC, Mattu AT, Paterson DH, Pogliaghi S, Murias JM (2021) Evaluating the accuracy of using fixed ranges of METs to categorize exertional intensity in a heterogeneous group of healthy individuals: implications for cardiorespiratory fitness and health outcomes. Sports Med. 51(11):2411–2421. https://doi.org/10.1007/s40279-021-01476-z

Irimia JM, Rovira J, Nielsen JN, Guerrero M, Wojtaszewski JF, Cussó R (2012) Hexokinase 2, glycogen synthase and phosphorylase play a key role in muscle glycogen supercompensation. PLoS One 7(7):e42453

Issurin VB (2010) New horizons for the methodology and physiology of training periodization. Sports Med 40(3):189–206

Issurin VB (2013) Training transfer: scientific background and insights for practical application. Sports Med 43(8):675–694

Izquierdo M, Merchant RA, Morley JE, Anker SD, Aprahamian I, Arai H, Aubertin-Leheudre M, Bernabei R, Cadore EL, Cesari M, Chen LK, de Souto Barreto P, Duque G, Ferrucci L, Fielding RA, García-Hermoso A, Gutiérrez-Robledo LM, Harridge SDR, Kirk B, Kritchevsky S, Landi F, Lazarus N, Martin FC, Marzetti E, Pahor M, Ramírez-Vélez R, Rodriguez-Mañas L, Rolland Y, Ruiz JG, Theou O, Villareal DT, Waters DL, Won Won C, Woo J, Vellas B, Fiatarone SM (2021) International exercise recommendations in older adults (ICFSR): expert consensus guidelines. J Nutr Health Aging. 25(7):824–853. https://doi.org/10.1007/s12603-021-1665-8

Jayanthi N, Pinkham C, Dugas L, Patrick B, Labella C (2013) Sports specialization in young athletes: evidence-based recommendations. Sports Health 5(3):251–257

Jena BP, Larsson L, Gatti DL, Ghiran I, Cho WJ (2022) Understanding brain-skeletal muscle crosstalk impacting metabolism and movement. Discoveries (Craiova). 10(1):e144. https://doi.org/10.15190/d.2022.3

Jenkin KA, Perry BD (2022) Skeletal muscle and kidney crosstalk in chronic kidney disease. Cell Physiol Biochem. 56(5):587–601. https://doi.org/10.33594/000000578

Jones AM, Vanhatalo A, Burnley M, Morton RH, Poole DC (2010) Critical power: implications for determination of VO2max and exercise tolerance. Med Sci Sports Exerc 42(10):1876–1890

Jörres M, Gunga HC, Steinach M (2021) Physiological changes, activity, and stress during a 100-km-24-h walking-march. Front Physiol. 12:640710. https://doi.org/10.3389/fphys.2021.640710

Judge LW, Burke JR (2010) The effect of recovery time on strength performance following a high-intensity bench press workout in males and females. Int J Sports Physiol Perform 5(2):184–196

Kasashi K, Sato A, Stuart M, Thomas T, Kim SH, Jang DM, File H, Suzuki S, Rhie SJ (2023) Pharmacy services at the Tokyo 2020 Olympic and Paralympic Games: perspectives of the pharmacy workforce. Br J Sports Med. 57(1):40–45. https://doi.org/10.1136/bjsports-2022-105810

Kenneally M, Casado A, Santos-Concejero J (2018) The effect of periodization and training intensity distribution on middle- and long-distance running performance: a systematic review. Int J Sports Physiol Perform. 13(9):1114–1121. https://doi.org/10.1123/ijspp.2017-0327

Kenneally M, Casado A, Gomez-Ezeiza J, Santos-Concejero J (2021) Training intensity distribution analysis by race pace vs physiological approach in world class middle- and long-distance runners. Eur J Sport Sci. 21(6):819–826. https://doi.org/10.1080/17461391.2020.1773934

Kenttä G, Hassmén P (1998) Overtraining and recovery. A conceptual model. Sports Med 26(1):1–16

Kiely J (2012) Periodization paradigms in the 21st century: evidence-led or tradition-driven? Int J Sports Physiol Perform 7(3):242–250

Kiesl D, Kuzdas-Sallaberger M, Fuchs D, Brunner S, Kommenda R, Tischler C, Hornich H, Akbari K, Kellermair J, Blessberger H, Ocenasek H, Hofmann P, Zimmer P, Vosko MR (2022) Protocol for the exercise, cancer and cognition – the ECCO-study: a randomized controlled trial of simultaneous exercise during neo-/adjuvant chemotherapy in breast cancer patients and its effects on neurocognition. Front Neurol. 25(13):777808. https://doi.org/10.3389/fneur.2022.777808

Kim BJ (2022) Effects of muscles on bone metabolism-with a focus on myokines. Ann Geriatr Med Res. 26(2):63–71. https://doi.org/10.4235/agmr.22.0054

Kirschen MP, Tsou A, Nelson SB, Russell JA, Larriviere D, Ethics, Law, and Humanities Committee, a Joint Committee of the American Academy of Neurology, American Neurological Association, and Child Neurology Society (2014) Legal and ethical implications in the evaluation and management of sports-related concussion. Neurology 83(4):352–358

Konopka MJ, Zeegers MP, Solberg PA, Delhaije L, Meeusen R, Ruigrok G, Rietjens G, Sperlich B (2022) Factors associated with high-level endurance performance: an expert consensus derived via the Delphi technique. PLoS One. 17(12):e0279492. https://doi.org/10.1371/journal.pone.0279492

Kraemer WJ, Newton RU (2000) Training for muscular power. Phys Med Rehabil Clin N Am 11(2):341–68 vii

Kristiansen E, Roberts GC (2010) Young elite athletes and social support: coping with competitive and organizational stress in "Olympic" competition. Scand J Med Sci Sports 20(4):686–695

Kruk J (2007) Physical activity in the prevention of the most frequent chronic diseases: an analysis of the recent evidence. Asian Pac J Cancer Prev 8(3):325–338

Kujala UM (2009) Evidence on the effects of exercise therapy in the treatment of chronic disease. Br J Sports Med 43(8):550–555

Lambert V, Carbuhn A, Culp A, Ketterly J, Twombley B, White D (2022) Interassociation consensus statement on sports nutrition models for the provision of nutrition services from registered dietitian nutritionists in collegiate athletics. J Athl Train. 57(8):717–732. https://doi.org/10.4085/1062-6050-0157.22

Lee DC, Sui X, Ortega FB, Kim YS, Church TS, Winett RA, Ekelund U, Katzmarzyk PT, Blair SN (2011) Comparisons of leisure-time physical activity and cardiorespiratory fitness as predictors of all-cause mortality in men and women. Br J Sports Med 45(6):504–510

Lee DC, Pate RR, Lavie CJ, Sui X, Church TS, Blair SN (2014) Leisure-time running reduces all-cause and cardiovascular mortality risk. J Am Coll Cardiol 64(5):472–481

Luckstead EF Sr (2002) Cardiac risk factors and participation guidelines for youth sports. Pediatr Clin North Am 49(4):681–707

Lundstrom CJ, Foreman NA, Biltz G (2023) Practices and applications of heartrate variability monitoring in endurance athletes. Int J Sports Med. 44(1):9–19. https://doi.org/10.1055/a-1864-9726

Maassen N, Busse MW (1989) The relationship between lactic acid and work load: a measure for endurance capacity or an indicator of carbohydrate deficiency? Eur J Appl Physiol Occup Physiol 58(7):728–737

Magliulo L, Bondi D, Pini N, Marramiero L, Di Filippo ES (2022) The wonder exerkines-novel insights: a critical state-of-the-art review. Mol Cell Biochem. 477(1):105–113. https://doi.org/10.1007/s11010-021-04264-5

Malina RM (2010) Early sport specialization: roots, effectiveness, risks. Curr Sports Med Rep 9(6):364–371

Manferdelli G, Bishop DJ, Franchi MV, Sarto F, Girard O, Porcelli S (2020) Recommendations for altitude training programming to preserve athletes' health after the COVID-19 pandemic. Br J Sports Med. 54(20):1184–1186. https://doi.org/10.1136/bjsports-2020-102561

Mann T, Lamberts RP, Lambert MI (2013) Methods of prescribing relative exercise intensity: physiological and practical considerations. Sports Med 43(7):613–625

Mann T, Lamberts RP, Lambert MI (2014) High responders and low responders: factors associated with individual variation in response to standardized training. Sports Med 44(8):1113–1124

Marrier B, Robineau J, Piscione J, Lacome M, Peeters A, Hausswirth C, Morin JB, Le Meur Y (2017) Supercompensation kinetics of physical qualities during a taper in team-sport athletes. Int J Sports Physiol Perform. 12(9):1163–1169. https://doi.org/10.1123/ijspp.2016-0607

Matheson GO, Klügl M, Dvorak J, Engebretsen L, Meeuwisse WH, Schwellnus M, Blair SN, van Mechelen W, Derman W, Börjesson M, Bendiksen F, Weiler R (2011) Responsibility of sport and exercise medicine in preventing and managing chronic disease: applying our knowledge and skill is overdue. Br J Sports Med 45(16):1272–1282

Matheson GO, Klügl M, Engebretsen L, Bendiksen F, Blair SN, Börjesson M, Budgett R, Derman W, Erdener U, Ioannidis JP et al (2013) Prevention and management of non-communicable disease: the IOC consensus statement, Lausanne 2013. Br J Sports Med 47(16):1003–1011

Matsui T, Ishikawa T, Ito H, Okamoto M, Inoue K, Lee MC, Fujikawa T, Ichitani Y, Kawanaka K, Soya H (2012) Brain glycogen supercompensation following exhaustive exercise. J Physiol 590(Pt 3):607–616

Matwejew LP (1981) Grundlagen des sportlichen Trainings. Sportverlag, Berlin

Maurizi N, Baldi M, Castelletti S, Lisi C, Galli M, Bianchi S, Panzera F, Fumagalli C, Mochi N, Parati G, Olivotto I, Cecchi F (2021) Age-dependent diagnostic yield of echocardiography as a second-line diagnostic investigation in athletes with abnormalities at preparticipation screening. J Cardiovasc Med (Hagerstown). 22(10):759–766. https://doi.org/10.2459/JCM.0000000000001215

**13**

McMaster DT, Gill N, Cronin J, McGuigan M (2014) A brief review of strength and ballistic assessment methodologies in sport. Sports Med 44(5):603–623

McNeal JR, Sands WA (2006) Stretching for performance enhancement. Curr Sports Med Rep 5(3):141–146

Medysky ME, Bland KA, Neil-Sztramko SE, Campbell KL, Sullivan DR, Winters-Stone KM (2021) Attention to the principles of exercise training in exercise studies of persons with lung cancer: a systematic review. J Aging Phys Act. 29(6):1042–1052. https://doi.org/10.1123/japa.2020-0269

Meeusen R, Piacentini MF, Busschaert B, Buyse L, De Schutter G, Stray-Gundersen J (2004) Hormonal responses in athletes: the use of a two bout exercise protocol to detect subtle differences in (over) training status. Eur J Appl Physiol 91(2–3):140–146

Meyler S, Bottoms L, Wellsted D, Muniz-Pumares D (2023) Variability in exercise tolerance and physiological responses to exercise prescribed relative to physiological thresholds and to maximum oxygen uptake. Exp Physiol. https://doi.org/10.1113/EP090878

Molinero O, Márquez S (2009) Use of nutritional supplements in sports: risks, knowledge, and behavioural-related factors. Nutr Hosp 24(2):128–134

Moore SC, Lee IM, Weiderpass E, Campbell PT, Sampson JN, Kitahara CM, Keadle SK, Arem H, Berrington de Gonzalez A, Hartge P, Adami HO, Blair CK, Borch KB, Boyd E, Check DP, Fournier A, Freedman ND, Gunter M, Johannson M, Khaw KT, Linet MS, Orsini N, Park Y, Riboli E, Robien K, Schairer C, Sesso H, Spriggs M, Van Dusen R, Wolk A, Matthews CE, Patel AV (2016) Association of leisure-time physical activity with risk of 26 types of cancer in 1.44 million adults. JAMA Intern Med. 176(6):816–825. https://doi.org/10.1001/jamainternmed.2016.1548

Morente-Sánchez J, Zabala M (2009) Doping in sport: a review of elite athletes' attitudes, beliefs, and knowledge. Sports Med 43(6):395–411

Morse E, Funk M (2012) Preparticipation screening and prevention of sudden cardiac death in athletes: implications for primary care. J Am Acad Nurse Pract 24(2):63–69

Mujika I (2017) Quantification of training and competition loads in endurance sports: methods and applications. Int J Sports Physiol Perform. 12(Suppl 2):S29–S217. https://doi.org/10.1123/ijspp.2016-0403

Munn J, Herbert RD, Hancock MJ, Gandevia SC (2005) Resistance training for strength: effect of number of sets and contraction speed. Med Sci Sports Exerc 37(9):1622–1626

Muñoz I, Cejuela R, Seiler S, Larumbe E, Esteve-Lanao J (2014a) Training-intensity distribution during an ironman season: relationship with competition performance. Int J Sports Physiol Perform 9(2):332–339

Muñoz I, Seiler S, Bautista J, España J, Larumbe E, Esteve-Lanao J (2014b) Does polarized training improve performance in recreational runners? Int J Sports Physiol Perform 9(2):265–272

Neal CM, Hunter AM, Brennan L, O'Sullivan A, Hamilton DL, De Vito G, Galloway SD (2013) Six weeks of a polarized training-intensity distribution leads to greater physiological and performance adaptations than a threshold model in trained cyclists. J Appl Physiol 114(4):461–471

Nicholls AR, Levy AR, Meir R, Sanctuary C, Jones L, Baghurst T, Thompson MA, Perry JL (2020) The susceptibles, chancers, pragmatists, and fair players: an examination of the sport drug control model for adolescent athletes, cluster effects, and norm values among adolescent athletes. Front Psychol. 10(11):1564. https://doi.org/10.3389/fpsyg.2020.01564

Nyhus Hagum C, Tønnessen E, A I Shalfawi S (2022) Progression in training volume and perceived psychological and physiological training distress in Norwegian student athletes: A cross-sectional study. PLoS One. 17(2):e0263575. https://doi.org/10.1371/journal.pone.0263575

Palermi S, Annarumma G, Spinelli A, Massa B, Serio A, Vecchiato M, Demeco A, Brugin E, Sirico F, Giada F, Biffi A (2022) Acceptability and practicality of a quick musculoskeletal examination into sports medicine pre-participation evaluation. Pediatr Rep. 14(2):207–216. https://doi.org/10.3390/pediatric14020028

Paluch AE, Bajpai S, Bassett DR, Carnethon MR, Ekelund U, Evenson KR, Galuska DA, Jefferis BJ, Kraus WE, Lee IM, Matthews CE, Omura JD, Patel AV, Pieper CF, Rees-Punia E, Dallmeier D, Klenk J, Whincup PH, Dooley EE, Pettee Gabriel K, Palta P, Pompeii LA, Chernofsky A, Larson MG, Vasan RS, Spartano N, Ballin M, Nordström P, Nordström A, Anderssen SA, Hansen BH, Cochrane JA, Dwyer T, Wang J, Ferrucci L, Liu F, Schrack J, Urbanek J, Saint-Maurice PF, Yamamoto N, Yoshitake Y, Newton RL Jr, Yang S, Shiroma EJ, Fulton JE, Steps for Health Collaborative (2022) Daily steps and all-cause mortality: a meta-analysis of 15 international cohorts. Lancet Public Health. 7(3):e219–e228. https://doi.org/10.1016/S2468-2667(21)00302-9

Paluch AE, Bajpai S, Ballin M, Bassett DR, Buford TW, Carnethon MR, Chernofsky A, Dooley EE, Ekelund U, Evenson KR, Galuska DA, Jefferis BJ, Kong L, Kraus WE, Larson MG, Lee IM, Matthews CE, Newton RL Jr, Nordström A, Nordström P, Palta P, Patel AV, Pettee Gabriel K, Pieper CF, Pompeii L, Rees-Punia E, Spartano NL, Vasan RS, Whincup PH, Yang S, Fulton JE, Steps for Health Collaborative (2023) Prospective association of daily steps with cardiovascular disease: a harmonized meta-analysis. Circulation 147(2):122–131. https://doi.org/10.1161/CIRCULATIO-NAHA.122.061288

Panhuyzen-Goedkoop NM, Smeets JL (2014) Legal responsibilities of physicians when making participation decisions in athletes with cardiac disorders: do guidelines provide a solid legal footing? Br J Sports Med 48(15):1193–1195

Patel TS, McGregor A, Williams K, Cumming SP, Williams S (2021) The influence of growth and training loads on injury risk in competitive trampoline gymnasts. J Sports Sci. 39(23):2632–2641. https://doi.org/10.1080/02640414.2021.1948259

Pedersen BK, Saltin B (2006) Evidence for prescribing exercise as therapy in chronic disease. Scand J Med Sci Sports 16(Suppl 1):3–63

Pedersen BK, Saltin B (2015) Exercise as medicine – evidence for prescribing exercise as therapy in 26 different chronic diseases. Scand J Med Sci Sports. 25(Suppl 3):1–72. https://doi.org/10.1111/sms.12581

Pind R, Purge P, Mäestu E, Vahtra E, Hofmann P, Mäestu J (2023) Session rating of perceived exertion is different for similar intensity and duration prescribed low-intensity sessions and has a different effect on performance in young cross-country skiers. J Strength Cond Res. 37(1):187–193. https://doi.org/10.1519/JSC.0000000000004180

Pipe AL (2011) International travel and the elite athlete. Clin J Sport Med. 21(1):62–66. https://doi.org/10.1097/JSM.0b013e318205dfc9

Pitkanen HT, Nykanen T, Knuutinen J, Lahti K, Keinanen O, Alen M, Komi PV, Mero AA (2003) Free amino acid pool and muscle protein balance after resistance exercise. Med Sci Sports Exerc 35(5):784–792

Platonov VN (1999) Belastung – Ermüdung – Leistung. Der moderne Trainingsaufbau. Trainerbibliothek 34. Philippka Sportverlag

Plews DJ, Laursen PB, Stanley J, Kilding AE, Buchheit M (2013) Training adaptation and heart rate variability in elite endurance athletes: opening the door to effective monitoring. Sports Med 43(9):773–781

Pojednic R, Bantham A, Arnstein F, Kennedy MA, Phillips E (2018) Bridging the gap between clinicians and fitness professionals: a challenge to implementing exercise as medicine. BMJ Open Sport Exerc Med. 4(1):e000369. https://doi.org/10.1136/bmjsem-2018-000369

Pokan R, Ocenasek H, Hochgatterer R, Miehl M, Vonbank K, Von Duvillard SP, Franklin B, Würth S, Volf I, Wonisch M, Hofmann P (2014) Myocardial dimensions and hemodynamics during 24-h ultraendurance ergometry. Med Sci Sports Exerc 46(2):268–275

Poole DC, Jones AM (2023) Critical power: a paradigm-shift for benchmarking exercise testing and prescription. Exp Physiol. 31. https://doi.org/10.1113/EP091126

Poortmans JR, Carpentier A, Pereira-Lancha LO, Lancha A Jr (2012) Protein turnover, amino acid requirements and recommendations for athletes and active populations. Braz J Med Biol Res 45(10):875–890

Pöppel K, Büsch D (2022) Every young athlete counts: are tailored doping prevention programs necessary in young elite sports? Front Sports Act Living. 4:858730. https://doi.org/10.3389/fspor.2022.858730

Ratel S (2011) High-intensity and resistance training and elite young athletes. Med Sport Sci 56:84–96

Reid RER, Thivel D, Mathieu ME (2019) Understanding the potential contribution of a third "T" to FITT exercise prescription: the case of timing in exercise for obesity and cardiometabolic management in children. Appl Physiol Nutr Metab. 44(8):911–914. https://doi.org/10.1139/apnm-2018-0462

Rice SG (2008) American Academy of Pediatrics Council on Sports Medicine and Fitness. Medical conditions affecting sports participation. Pediatrics 121(4):841–848

Rietz M, Lehr A, Mino E, Lang A, Szczerba E, Schiemann T, Herder C, Saatmann N, Geidl W, Barbaresko J, Neuenschwander M, Schlesinger S (2022) Physical activity and risk of major diabetes-related complications in individuals with diabetes: a systematic review and meta-analysis of observational studies. Diabetes Care. 45(12):3101–3111. https://doi.org/10.2337/dc22-0886

**13**

Rivera-Brown AM, Frontera WR (2012) Principles of exercise physiology: responses to acute exercise and long-term adaptations to training. PM R 4(11):797–804

Robinson TM, Sewell DA, Hultman E, Greenhaff PL (1999) Role of submaximal exercise in promoting creatine and glycogen accumulation in human skeletal muscle. J Appl Physiol 87(2):598–604

Rodriguez CR (2014) Sports medicine in children: preparticipation physical evaluation. FP Essent 417:30–37

Rogers B, Gronwald T (2022) Fractal correlation properties of heart rate variability as a biomarker for intensity distribution and training prescription in endurance exercise: an update. Front Physiol. 9(13):879071. https://doi.org/10.3389/fphys.2022.879071

Rome S (2022) Muscle and adipose tissue communicate with extracellular vesicles. Int J Mol Sci. 23(13):7052. https://doi.org/10.3390/ijms23137052. PMID: 35806052

Rønnestad BR, Vikmoen O (2019) A 11-day compressed overload and taper induces larger physiological improvements than a normal taper in elite cyclists. Scand J Med Sci Sports. 29(12):1856–1865. https://doi.org/10.1111/sms.13536

Rønnestad BR, Hansen J, Vegge G, Mujika I (2017) Short-term performance peaking in an elite cross-country mountain biker. J Sports Sci. 35(14):1392–1395. https://doi.org/10.1080/02640414.2016.1215503

Ross A, Leveritt M (2001) Long-term metabolic and skeletal muscle adaptations to short-sprint training: implications for sprint training and tapering. Sports Med 31(15):1063–1082

Ross A, Leveritt M, Riek S (2001) Neural influences on sprint running: training adaptations and acute responses. Sports Med 31(6):409–425

Ruedl G, Schobersberger W, Pocecco E, Blank C, Engebretsen L, Soligard T, Steffen K, Kopp M, Burtscher M (2012) Sport injuries and illnesses during the first Winter Youth Olympic Games 2012 in Innsbruck. Austria. Br J Sports Med 46(15):1030–1037

Sabaratnam R, Wojtaszewski JFP, Højlund K (2022) Factors mediating exercise-induced organ crosstalk. Acta Physiol (Oxf). 234(2):e13766. https://doi.org/10.1111/apha.13766

Scharhag-Rosenberger F, Meyer T, Gässler N, Faude O, Kindermann W (2010) Exercise at given percentages of VO2max: heterogeneous metabolic responses between individuals. J Sci Med Sport 13(1):74–79

Schmid G (2014) Individuelle Tag zu Tag Analyse ausgewählter Beanspruchungskenngrößen in Abhängigkeit von der Trainingsbelastung – Einzelfallanalyse. Unveröffentl. Dipl. Arb. am Institut für Sportwissenschaft, Universität Graz, Graz

Schnabel G, Harre D, Krug J (Hrsg) (2008) Trainingslehre-Trainingswissenschaft. Leistung – Training – Wettkampf. Meyer & Meyer, Aachen

Schoenfeld BJ (2013) Is there a minimum intensity threshold for resistance training-induced hypertrophic adaptations? Sports Med 43(12):1279–1288

Schulz R, Curnow C (1988) Peak performance and age among superathletes: track and field, swimming, baseball, tennis, and golf. J Gerontol 43(5):P113–P120

Seene T, Kaasik P, Alev K (2011) Muscle protein turnover in endurance training: a review. Int J Sports Med 32(12):905–911

Seidu S, Abdool M, Almaqhawi A, Wilkinson TJ, Kunutsor SK, Khunti K, Yates T (2023) Physical activity and risk of chronic kidney disease: systematic review and meta-analysis of 12 cohort studies involving 1,281,727 participants. Eur J Epidemiol. 10. https://doi.org/10.1007/s10654-022-00961-7

Seiler KS, Kjerland GØ (2006) Quantifying training intensity distribution in elite endurance athletes: is there evidence for an "optimal" distribution? Scand J Med Sci Sports 16(1):49–56

Sellami M, Elrayess MA, Puce L, Bragazzi NL (2022) Molecular big data in sports sciences: state-of-art and future prospects of omics-based sports sciences. Front Mol Biosci. 11(8):815410. https://doi.org/10.3389/fmolb.2021.815410

Severinsen MCK, Pedersen BK (2020) Muscle-organ crosstalk: the emerging roles of myokines. Endocr Rev. 41(4):594–609. https://doi.org/10.1210/endrev/bnaa016. PMID: 32393961

Sharma AP, Saunders PU, Garvican-Lewis LA, Périard JD, Clark B, Gore CJ, Raysmith BP, Stanley J, Robertson EY, Thompson KG (2018) Training quantification and periodization during live high train high at 2100 m in elite runners: an observational cohort case study. J Sports Sci Med. 17(4):607–616

Spilsbury KL, Fudge BW, Ingham SA, Faulkner SH, Nimmo MA (2015) Tapering strategies in elite British endurance runners. Eur J Sport Sci. 15(5):367–373. https://doi.org/10.1080/17461391.2014.955128

Stanley J, Peake JM, Buchheit M (2013) Cardiac parasympathetic reactivation following exercise: implications for training prescription. Sports Med 43(12):1259–1277

Steffen K, Soligard T, Engebretsen L (2012) Health protection of the Olympic athlete. Br J Sports Med 46(7):466–470

Stöggl TL, Sperlich B (2015) The training intensity distribution among well-trained and elite endurance athletes. Front Physiol. 6:295. https://doi.org/10.3389/fphys.2015.00295

Stone MH, Hornsby WG, Haff GG, Fry AC, Suarez DG, Liu J, Gonzalez-Rave JM, Pierce KC (2021) Periodization and block periodization in sports: emphasis on strength-power training-a provocative and challenging narrative. J Strength Cond Res. 35(8):2351–2371. https://doi.org/10.1519/JSC.0000000000004050

Sylta O, Tønnessen E, Seiler S (2014a) From heart-rate data to training quantification: a comparison of 3 methods of training-intensity analysis. Int J Sports Physiol Perform 9(1):100–107

Sylta Ø, Tønnessen E, Seiler S (2014b) Do elite endurance athletes report their training accurately? Int J Sports Physiol Perform 9(1):85–92

Timpka T, Périard JD, Spreco A, Dahlström Ö, Jacobsson J, Bargoria V, Andersson C, Alonso JM, Racinais S (2020) Health complaints and heat stress prevention strategies during taper as predictors of peaked athletic performance at the 2015 World Athletics Championship in hot conditions. J Sci Med Sport. 23(4):336–341. https://doi.org/10.1016/j.jsams.2019.10.024

Tønnessen E, Sylta Ø, Haugen TA, Hem E, Svendsen IS, Seiler S (2014) The road to gold: training and peaking characteristics in the year prior to a gold medal endurance performance. PLoS One 9(7):e101796

Tønnessen E, Svendsen IS, Rønnestad BR, Hisdal J, Haugen TA, Seiler S (2015) The annual training periodization of eight world champions in orienteering. Int J Sports Physiol Perform 10(1):24–38

Torvik PØ, Solli GS, Sandbakk Ø (2021) The training characteristics of world-class male long-distance cross-country skiers. Front Sports Act Living. 3:641389. https://doi.org/10.3389/fspor.2021.641389

Tschakert G, Hofmann P (2013) High-intensity intermittent exercise: methodological and physiological aspects. Int J Sports Physiol Perform 8(6):600–610

Tschakert G, Handl T, Weiner L, Birnbaumer P, Mueller A, Groeschl W, Hofmann P (2022) Exercise duration: independent effects on acute physiologic responses and the need for an individualized prescription. Physiol Rep. 10(3):e15168. https://doi.org/10.14814/phy2.15168

Tucker R, Collins M (2012) What makes champions? A review of the relative contribution of genes and training to sporting success. Br J Sports Med 46(8):555–561

Uvacsek M, Nepusz T, Naughton DP, Mazanov J, Ránky MZ, Petróczi A (2011) Self-admitted behavior and perceived use of performance-enhancing vs psychoactive drugs among competitive athletes. Scand J Med Sci Sports 21(2):224–234

Vanhatalo A, Jones AM, Burnley M (2011) Application of critical power in sport. Int J Sports Physiol Perform 6(1):128–136

Vij N, Naron I, Tolson H, Rezayev A, Kaye AD, Viswanath O, Urits I (2022) Back pain in adolescent athletes: a narrative review. Orthop Rev (Pavia). 14(3):37097. https://doi.org/10.52965/001c.37097

Viru A (1994) Molecular cellular mechanisms of training effects. J Sports Med Phys Fitness 34(4):309–322

Viru A (1995) Adaptation in sports training. CRC Press, Boca Raton

Viru A, Smirnova T (1995) Health promotion and exercise training. Sports Med 19(2):123–136

Viru A, Viru M (2001) Biochemical monitoring of sport training. Human Kinetics, Champaingn

Walsh NP, Gleeson M, Shephard RJ, Gleeson M, Woods JA, Bishop NC, Fleshner M, Green C, Pedersen BK, Hoffman-Goetz L, Rogers CJ, Northoff H, Abbasi A, Simon P (2011) Position statement. Part one: immune function and exercise. Exerc Immunol Rev 17:6–63

Warburton DE, Nicol CW, Bredin SS (2006) Health benefits of physical activity: the evidence. CMAJ 174(6):801–809

Weineck J (2019) Optimales Training: Leistungsphysiologische Trainingslehre unter besonderer Berücksichtigung des Kinder- und Jugendtrainings- Spitta GmbH. Balingen

Winters-Stone KM, Neil SE, Campbell KL (2014) Attention to principles of exercise training: a review of exercise studies for survivors of cancers other than breast. Br J Sports Med 48(12):987–995

Wultsch G, Rinnerhofer S, Tschakert G, Hofmann P (2012) Governmental regulations for early retirement by means of energy expenditure cut offs. Scand J Work Environ Health 38(4):370–379

Zunzer S (2012) Effects of low-intensity, long duration exercise on health and risk profile. Unveröffentl. Dissertation an der Med. Univ. Graz

**13**

# Training der Hauptkomponenten der Leistungsfähigkeit – Trainingsmethoden und Trainingsberatung

*Gerhard Tschakert, Alexander Müller und Peter Hofmann*

## Inhaltsverzeichnis

M. Wonisch et al. (Hrsg.), *Kompendium der Sportmedizin*, https://doi.org/10.1007/978-3-662-68883-0_14

## 14.1 Einführung

Da die Ausdauer diejenige Hauptkomponente der Leistungsfähigkeit darstellt, die für den Sportmediziner das größte Feld für trainingsrelevante Maßnahmen und Beratung bietet, wird ihr ein Großteil des folgenden Kapitels gewidmet. Dabei stehen insbesondere physiologische Akutreaktionen während der Belastung, die dadurch über spezifische Pfade der Signalgebung ausgelösten molekularen Prozesse und die mittel- und langfristigen Trainingsanpassungen (etwa des Skelettmuskels) im Mittelpunkt der Betrachtung und werden mit den durch Krafttraining ausgelösten Adaptionsprozessen verglichen.

Auf die weiteren Hauptkomponenten der Leistungsfähigkeit wie Schnelligkeit, Dehnfähigkeit oder Koordination wird nur überblicksmäßig eingegangen – für detailliertere Informationen zu diesen Leistungsfaktoren wird auf entsprechende trainingswissenschaftliche Lehrbücher verwiesen (s. auch Weiterführende Literatur im Anschluss an die Literaturliste).

## 14.2 Ausdauer

Unter Ausdauer wird allgemein die psycho-physische Ermüdungswiderstandsfähigkeit von Personen verstanden (Weineck 2021).

### 14.2.1 Arten der Ausdauer

Je nach Betrachtungsweise wird die Ausdauer in unterschiedliche Arten unterteilt: in allgemeine und lokale Ausdauer (Aspekt des Anteils der beteiligten Muskulatur), in allgemeine (bzw. Grundlagen-)und spezielle Ausdauer (Aspekt der Sportartspezifität), in aerobe und anaerobe Ausdauer (Aspekt der Energiebereitstellung bzw. des Metabolismus), in Kurz-, Mittel- und Langzeitausdauer (Aspekt der Zeitdauer), in Kraft-, Schnellkraft- und Schnelligkeitsausdauer (Aspekt der beteiligten motorischen Hauptbeanspruchungsformen) und in dynamische und statische Ausdauer (Aspekt der muskulären Arbeitsweise) (◘ Abb. 14.1). In den einschlägigen Lehrbüchern für Trainingslehre werden die Arten der Ausdauer und ihre unterschiedlichen Einteilungsformen dargestellt, wobei eine einheitliche Struktur fehlt (Weineck 2021; Hollmann und Strüder 2009, S. 267–447; Eisenhut und Zintl 2009, S. 30–216).

Obwohl aus physiologischer Sicht sinnvoll, wird eine Unterteilung in aerobe und anaerobe Ausdauer üblicherweise nicht vorgenommen und es werden eher sportpraktische Einteilungen verwendet. Eine eindeutige Zuordnung ist meist nicht möglich, da bei einem Großteil der Ausdauerbelastungen Mischformen von aeroben und anaeroben Stoffwechselprozessen auftreten, deren jeweiliger Beitrag zur Gesamtenergiebereitstellung – je nach Belastungsintensität – unterschiedlich groß ist.

Es ist daher ausgesprochen schwierig, alle Aspekte der Ausdauer und ihrer Verbesserung anzusprechen. Da aber die **allgemeine aerobe dynamische Ausdauer**, auch **Grundlagenausdauer** genannt, in der Sportpraxis von übergreifender Relevanz ist, wird auf sie in weiterer Folge detailliert eingegangen.

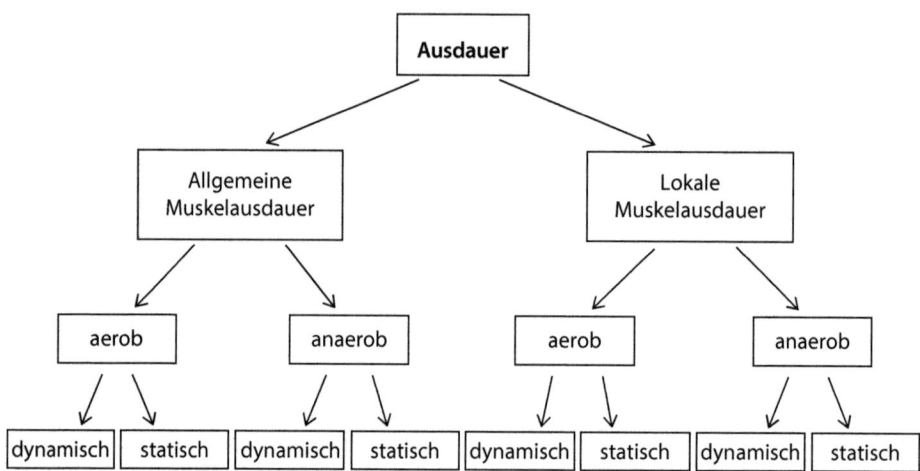

**□ Abb. 14.1** Schematische Darstellung der unterschiedlichen Arten der Ausdauer. (Mod. nach Hollmann und Strüder 2009)

### 14.2.2  Bedeutung der Ausdauer

Die Ausdauerleistungsfähigkeit hat in den meisten Sportarten eine entscheidende Bedeutung, sowohl für die **Wettkampfleistung** als auch für die **Belastbarkeit im Trainingsprozess**.

In Ausdauersportarten soll eine gut ausgeprägte Grundlagen- und spezielle Ausdauer eine möglichst hohe Geschwindigkeit über eine vorgegebene Wettkampfdistanz in einem weitgehend physiologisch balancierten Zustand (abhängig von der jeweiligen Disziplin) ermöglichen. Angesichts der enormen Bandbreite an möglichen Wettkampfdistanzen bzw. -dauern in Ausdauersportarten (von 800 m oder ca. 2 min bis hin zu Ultra-Distanzen über mehrere Tage und sogar Wochen oder Monate (Noakes 2006, 2007) treten extreme Unterschiede in der physiologischen Beanspruchung auf. Die erforderliche metabolische Energie wird – je nach Belastungsintensität und -dauer – durch aerobe und anaerobe Stoffwechselprozesse bereitgestellt, wobei Kohlehydrate und Fette die wichtigsten energieliefernden Substrate darstellen. Diese weisen unterschiedliche Energieumsatz-Raten und -Kapazitäten auf, welche die Belastungsintensität und die Dauer, die diese durchgehalten werden kann, determinieren (Beneke und Böning 2008). Wie hoch der Energieumsatz bei extremen Ausdauerbelastungen ist, zeigten Knechtle et al. (2005) in einer Einzelfallstudie während des Race Across America (RAAM) Bei einer Distanz von insgesamt 4701 km (25.826 Höhenmeter) und einem Tagesschnitt von 372–541 km mit 683–5047 Höhenmeter pro Tag betrug der Gesamtenergieverbrauch 179.650 kcal (15.100–23.280 kcal pro Tag). Die Energiezufuhr lag bei jedoch nur bei 96.124 kcal (7513–12.735 kcal pro Tag), was ein Energiedefizit von 83.526 kcal (4425–13.631 kcal pro Tag) ergab.

Aber auch in anderen Sportarten wie etwa Spiel- bzw. Mannschaftssportarten sowie für die Belastbarkeit im Training in sämtlichen Sportarten wird von einer hohen Relevanz der Ausdauerleistungsfähigkeit ausgegangen, obwohl empirische Befunde dazu kaum zu finden sind. Die **Erholungsfähigkeit**, d. h. der Umfang und die Geschwindigkeit der zwischen den Belastungsphasen stattfindenden Wiederherstellungsprozesse wie etwa der oxidative Abbau von Laktat, die Auffüllung des intrazellulären Kreatinphosphat- und Oxymyoglobin-Speichers oder die Umstellung des vegetativen Nervensystems von einer sympathikotonen auf eine vagotone Lage, nimmt mit der Grundlagenausdauer zu (Weineck 2021). So zeigten Caen et al. (2021), dass die Erholung der Leistungsfähigkeit nach erschöpfender Belastung nicht nur einem zweiphasigen exponentiellen Zeitverlauf folgt, sondern auch von der aeroben Fitness abhängig ist. Eine schnelle erste Erholungsphase wurde auf eine verbesserte aerobe Energiebereitstellung zurückgeführt.

Außerhalb des Leistungs- und Wettkampfsports ist eine optimierte Ausdauerleistungsfähigkeit für die möglichst anstrengungsfreie, freudbetonte und gesunde Absolvierung täglicher bzw. sportlicher Aktivitäten das Ziel (Weineck 2021). Zusätzlich ist eine entsprechende allgemeine Ausdauerleistungsfähigkeit, die auch als kardio-respiratorische Fitness bezeichnet wird, ein wesentlicher Prädiktor von Erkrankung und Sterblichkeit (Laukkanen et al. 2022; Han et al. 2022; Ezzatvar et al. 2021a,b; Lee 2021a, b; Pozuelo-Carrascosa et al. 2019; Vancampfort et al. 2017).

### 14.2.3 Anpassungsprozesse an Ausdauerbelastungen und ihre Regulation auf molekularer Ebene

Ausdauerbelastungen (ebenso wie Kraft- oder Schnelligkeitsbelastungen) lösen im Organismus eine Störung des Gleichgewichtszustandes (Homöostase-Störung) aus und führen zu einer Auslenkung verschiedenster physiologischer Parameter, die man als **physiologische Akutreaktion** bezeichnet. Wie stark diese Auslenkung bzw. Akutreaktion ist, hängt von der konkreten Vorgabe der einzelnen Belastungskomponenten (Intensität, Dauer etc.) ab. Die während der Belastung auftretenden metabolischen, kardiorespiratorischen bzw. molekularen und hormonellen Akutreaktionen stehen letztlich in engem Zusammenhang mit den **langfristigen physiologischen Trainingseffekten und -adaptionen** (Viru 1991, 1994). Wie kommt es zu dieser Verknüpfung? Werden bei körperlichen Belastungen Muskelzellen erregt, werden durch bioenergetische Prozesse bestimmte Signale ausgelöst, die in weiterer Folge zu einer spezifischen Expression von Genen und zur Synthese von Proteinen mit den entsprechenden genetischen Informationen führen (excitation-transcription coupling). Dies bestimmt den Phänotyp des Muskels (Egan und Zierath 2013).

Daran lässt sich erkennen, dass eine exakte und adäquate Belastungsvorgabe nicht nur hinsichtlich der Vermeidung gesundheitlicher Risiken während einer körperlichen Belastung von großer Relevanz ist, sondern auch für die Realisierung gewünschter bzw. optimaler, weil zielgerichteter, Trainingseffekte.

### Regulierung von Genexpression bzw. Proteinsynthese

Die Regulierung des Phänotyps, etwa eines Skelettmuskels, erfolgt durch die Verflechtung von physiologischen Signalen, die durch die körperliche Belastung induziert werden, und den dadurch ausgelösten molekularen bzw. metabolischen Adaptionsprozessen. Diese belastungsinduzierten physiologischen Stimuli werden innerhalb der Zelle vom Zytoplasma in den Zellkern (Nukleus) übertragen und wirken dort als Signalgeber für (allgemeine und spezifische) Transkriptionsfaktoren bzw. andere Proteine, die so-genannten Co-Regulatoren. Diese leiten die Aktivierung (oder die gegenteilige Reprimierung) von bestimmten Genen ein (Initiationsphase).

Bei der Transkription werden die Erbinformationen bestimmter Abschnitte der Desoxyribonukleinsäure (DNA) bzw. spezifischer Gene auf die Messenger-Ribonukleinsäure (mRNA) übertragen. Im Rahmen der anschließenden Translation (der eigentlichen Protein-Neubildung) werden anhand der in der mRNA gespeicherten genetischen Informationen Proteine aus Aminosäuren der Zelle synthetisiert, wobei die Basensequenz der DNA bzw. der mRNA die Abfolge der Aminosäuren des Proteins bestimmt (Egan und Zierath 2013).

Durch Ausdauerbelastungen kommt es u. a. zur Proteinsynthese für Schlüsselenzyme des Kohlenhydrat- und Fettstoffwechsels sowie zur Biogenese von Skelettmuskelfasern und Mitochondrien, um die $O_2$-Aufnahme und die oxidative ATP-Resynthese zu verbessern (Coffey und Hawley 2007). Der Prozess der mitochondrialen Biogenese ist sehr komplex und erfordert die Exprimierung des Erbguts des Nukleus und der Mitochondrien (Hood 2001). Er umfasst

- die Transkription der Gene im Zellkern,
- die Translation der entsprechenden mRNA,
- das Einschleusen der neuen Proteine in die Mitochondrien,
- die Replikation der mitochondrialen DNA (mtDNA),
- die Transkription und Translation mitochondrialer Gene,
- die Biosynthese von mitochondrialen Membran-Phospholipiden und
- den Aufbau des Enzym-Komplexes.

Um beispielsweise Enzym-Komplexe des aeroben Stoffwechsels bzw. deren vielzählige Untereinheiten zu bilden, werden die aus der Zellkern-DNA kodierten mitochondrialen Proteine zum Mitochondrium transportiert, in die entsprechenden Mitochondrium-Kompartments eingeschleust und mit mtDNA-codierten Proteinen zusammengefügt (Egan und Zierath 2013).

Für diese belastungs- bzw. trainingsinduzierte Regulation von metabolischen und mitochondrialen Anpassungen des Skelettmuskels gibt es einige Transkriptions-Co-Aktivatoren bzw. Signalmoleküle, die eine Schlüsselfunktion in der Ansteuerung und Regulation einer Vielzahl weiterer Transkriptionsfaktoren einnehmen. Zu diesen Schlüsselregulatoren zählen u. a.:

- AMP-activated protein kinase (AMPK),
- cyclic AMP response element-binding protein (CREB),
- estrogen-related receptors (ERRs),
- hypoxia-inducible factor-1 alpha (HIF-1α),
- myocyte enhancer factor-2 (MEF2),
- nuclear respiratory factors (NRFs),
- p38 mitogen-activated protein kinases (MAPKs),
- peroxisome proliferator-activated receptor gamma coactivator-1 alpha (PGC-1α),
- Sirtuin (SIRTs) und
- mitochondrial transcription factor A (Tfam).

Um eine Veränderung des Phänotyps – etwa eines Skelettmuskels – durch Genexpression bzw. Proteinsynthese zu erreichen, ist es allerdings notwendig, wiederholte Belastungsreize mit entsprechender Wiederherstellungszeit (▶ Abschn. 15.3) zu setzen. Einzelne Belastungsreize führen lediglich zu akuten, aber flüchtigen Anpassungsprozessen auf molekularer Ebene, die sich beim Fehlen weiterer Belastungen wieder verlieren.

Regelmäßiges Ausdauertraining und seine molekularen Anpassungen erhöhen nicht nur die aerobe Leistungsfähigkeit bei Gesunden bzw. Sportlern, sondern haben auch ein breites Spektrum an positiven Auswirkungen bei chronischen Erkrankungen bzw. altersbedingten Einbußen (O'Keefe et al. 2020; Laukkanen et al. 2022; Han et al. 2022; Ezzatvar et al. 2021a, b; Vancampfort et al. 2017).

## 14.2.4 Verbesserung der Ausdauerleistungsfähigkeit

Durch die genannten Anpassungsprozesse auf molekularer Ebene kommt es zu einer Reihe von physiologischen Effekten, die letztlich die $VO_{2max}$ erhöhen bzw. die aerobe Leistungsfähigkeit verbessern. Dazu zählen nach Egan und Zierath (2013) die im Folgenden aufgeführten.

**Physiologische Effekte, die die aerobe Leistungsfähigkeit verbessern**
- Eine Verbesserung hormoneller Steuerungsvorgänge (Hypertrophie der hormonproduzierenden endokrinen Drüsen wie Nebennierenmark, Hypophysenvorderlappen, Bauchspeicheldrüse etc. sowie eine Anhebung der Sensibilität gegenüber hormoneller Einwirkung)
- Eine Vergrößerung des Glykogen-Speichers in der Skelettmuskulatur und der Leber
- Eine Verbesserung der Diffusionskapazität der Lunge durch verbesserte Kapillarisierung
- Eine Erhöhung des Blutvolumens und/oder der absoluten/relativen Anzahl der roten Blutkörperchen und dadurch eine erhöhte $O_2$-Bindungskapazität
- Eine Verbesserung der Herzleistung (Dilatation und Hypertrophie des Herzen)
- Eine Verbesserung der Diffusionskapazität der Arbeitsmuskulatur durch verbesserte Kapillarisierung
- Eine Erhöhung der Anzahl und der Größe der Mitochondrien (in allen drei Muskelfasertypen, vor allem in Typ I und Typ IIa)
- Eine Erhöhung des aeroben Enzymbesatzes für den Kohlenhydratstoffwechsel (aerob in Mitochondrien und anaerob im Zytoplasma) und den Fettstoffwechsel (β-Oxidation)

Neben der Verbesserung der $VO_{2max}$ kommt es durch die belastungsinduzierte Zunahme der metabolischen Enzymaktivität und der Mitochondrien-Dichte zusätzlich zu einer verbesserten Ökonomisierung verschiedener Prozesse und zu einer Rechtsverschiebung des ersten ($LTP_1$) und zweiten Laktat Turn Points ($LTP_2$) (Heber et al. 2019). In dieser Studie mit PatientInnen zeigten die Autoren, dass Leistungsverbesserungen hauptsächlich den $LTP_1$ betrafen, obwohl die Trainingsintensität in dieser ein Jahr dauernden Trainingsintervention deutlich höhere Intensitäten im Training beinhaltete. Die Autoren vermuten, dass dies darauf hindeutet, dass der größte Teil des Fitnessgewinns auf Verbesserungen des lokalen aeroben Muskelstoffwechsels zurückzuführen ist. Die Verbesserungen am $LTP_2$ und bei $P_{max}$ waren jedenfalls geringer. Weitere Studien mit einem vergleichbaren Protokoll und verschiedensten ProbandInnen-Gruppen sind jedoch für eine allgemeine Bewertung nötig.

Jedenfalls bedeutet eine Rechtsverschiebung der Laktat-Leistungskurve und höhere Leistungswerte an $LTP_1$ und $LTP_2$ eine deutliche Verbesserung der aeroben Leistungsfähigkeit. Weiters ergibt sich eine verbesserte Ökonomisierung aus folgenden Faktoren (Egan und Zierath 2013):

Die Sensitivität der Atem-Regulation wird erhöht, da eine geringere ADP-Konzentration für die gleiche $O_2$-Aufnahme pro Gramm Muskel notwendig ist. Dadurch wird mit geringerer oxidativer Phosphorylierungsrate pro Mitochondrium die gleiche aerobe Stoffwechselrate in der Zelle erlangt (Dudley et al. 1987).

Bei gleicher absoluter muskulärer Leistung kommt es zu einem geringeren Abfall der ATP- und KrP- Konzentrationen und zu einer geringeren Zunahme der ADP-Konzentration (Dudley et al. 1987). Dadurch wird die Bildung von AMP, IMP, Pi und Ammoniak reduziert, und es kommt zu einer Abschwächung der AMP-gesteuerten allosterischen Regulation der Glykogenolyse- und Glykolyse-Rate und der Laktat-Produktion, begleitet von einer erhöhten ATP-Produktion aus dem oxidativen Stoffwechsel (Egan und Zierath 2013).

Durch die erhöhte Sensitivität der Atemkontrolle in Verbindung mit einer belastungsinduzierten abgeschwächten Aktivierung der Pyruvatdehydrogenase (Leblanc et al. 2004) werden bei gleicher absoluter und relativer Intensität die Kohlenhydrat-Oxidation reduziert und die Fett-Oxidation erhöht. Durch die geringere Muskelglykogen-Entleerung wird die Ermüdungswiderstandsfähigkeit erhöht (Talanian et al. 2010).

Eine Verbesserung der Ausdauerleistungsfähigkeit wird letztlich durch die Verbesserung der genannten einzelnen Faktoren erzielt.

Die Limits der Ausdauerleistung sind in den letzten Jahrzehnten deutlich weiter ausgereizt worden und scheinen asymptotisch einen Grenzwert anzustreben (Nevill und Whyte 2005). Trotzdem wurden seit dieser Publikation die Rekorde in den Laufdisziplinen der Leichtathletik weiter verbessert. Ähnliches wurde für Schwimmleistungen (Nevill et al. 2007) und Eisschnelllauf (Mognoni et al. 1982) gezeigt. ◘ Abb. 14.2 zeigt die Entwicklung der Ausdauer-Wettkampfleistungen am Beispiel der Weltbestleistungen bzw. Weltrekorde im Marathonlauf der Männer und Frauen.

**14**

### 14.2.5 Ausdauertraining

Das Training der Ausdauer wird über allgemeine und spezifische Inhalte sowie unterschiedliche Methoden angesteuert. Meist stehen bei der Beschreibung der einzelnen Methoden sportspezifische und trainingsmethodische Aspekte im Vordergrund, denen allerdings eine **physiologische Begründung**, d. h. eine Berücksichtigung der durch die jeweilige Belastung ausgelösten physiologischen Akutreaktionen, meist fehlt. Es wird daher im Folgenden bei allen Methoden darauf geachtet, jeweils von einer physiologischen Begründung auszugehen und die trainingsmethodische Entsprechung so weit wie möglich anzugeben.

Bei intensiven Trainingsformen wird auf eine Verbesserung der Leistung (Weineck 2021) abgezielt, also auf eine Verbesserung der maximalen Sauerstoffaufnahme ($VO_{2max}$), einer Rechtsverschiebung der beiden Schwellen $LTP_1/VT_1$ bzw. $LTP_2/VT_2$ in Richtung höherer Leistungen, unabhängig davon, wie lange die Leistung durch-

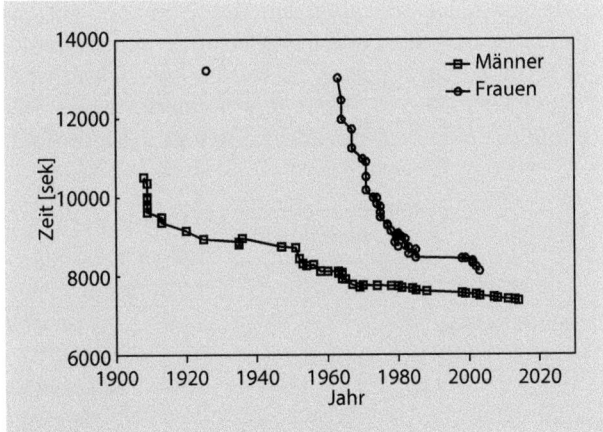

◻ **Abb. 14.2** Entwicklung der Ausdauer-Wettkampfleistungen am Beispiel der Weltbestleistungen bzw. Weltrekorde im Marathonlauf der Männer und Frauen

gehalten werden kann. Bei extensiven und umfangreichen Belastungen steht die Verbesserung der Kapazität im Vordergrund. Diese kapazitiven Fähigkeiten bestimmen, wie lange eine definierte Geschwindigkeit bzw. Leistung durchgehalten werden kann. Dabei spielen vor allem die Ökonomie der Bewegung und die entsprechende Größe der Energiespeicher die entscheidende Rolle. Die Signalpfade bzw. Anpassungsrichtungen sind jedoch bei beiden Extremen der Ausdauerleistungsfähigkeit unterschiedlich (Seene et al. 2011).

Neben der $VO_{2max}$, der Leistung an den Schwellen $LTP_1/VT_1$ und $LTP_2/VT_2$ und der Bewegungsökonomie wird zunehmend häufig auch das Zentralnervensystem (ZNS) als Parameter genannt, der die Ausdauerleistungsfähigkeit begrenzt (Amann et al. 2020). Kayser (2003) beschreibt das ZNS als letztlich entscheidendes Organ für Beginn und Abbruch körperlicher Belastungen. Es integriert Informationen aus unterschiedlichsten Ursprungsorten des Körpers, die mit einer körperlichen Belastung in Zusammenhang stehen, und limitiert die Intensität und Dauer der Muskel-Rekrutierung zum Schutz des Organismus. Die Studie von Amann et al. (2020) lieferte die ersten schlüssigen Belege dafür, dass die Gruppe III/IV Muskel-Afferenzen die Leistung beim Radfahren limitieren, indem sie die neurale Aktivierung der Bewegungsmuskulatur bei gesunden Menschen begrenzen. Die Autoren wiesen jedoch darauf hin, dass die experimentelle Aufdeckung des leistungsbegrenzenden Aspekts dieser sensorischen Neurone noch eine sorgfältige Kontrolle ihrer Auswirkungen auf die $O_2$-Versorgung des Muskels benötigt.

## 14.2.6 Methoden des Ausdauertrainings

Als Methoden des Ausdauertrainings werden die Dauermethoden (kontinuierlich oder variabel, extensiv oder intensiv), die Intervallmethode (als Langzeit-, Mittelzeit- oder Kurzzeitintervalle, extensiv oder intensiv), die Wiederholungsmethode (z. B. Tempoläufe) und die Wettkampfmethode beschrieben (Weineck 2021; Hollmann und Strüder 2009). Aus physiologischer Sicht können zur Verbesserung der

Grundlagenausdauer die Ausdauertrainingsmethoden in zwei Hauptgruppen unterteilt werden: in die Dauermethoden und die intermittierenden Methoden (Tschakert
und Hofmann 2013). In diesem Rahmen lassen sich unterschiedliche Varianten und
Kombinationen entwickeln (◗ Abb. 14.3). Als Sonderform des Ausdauertrainings
ist das Höhentraining zu erwähnen, das aber keine eigene Methode darstellt.

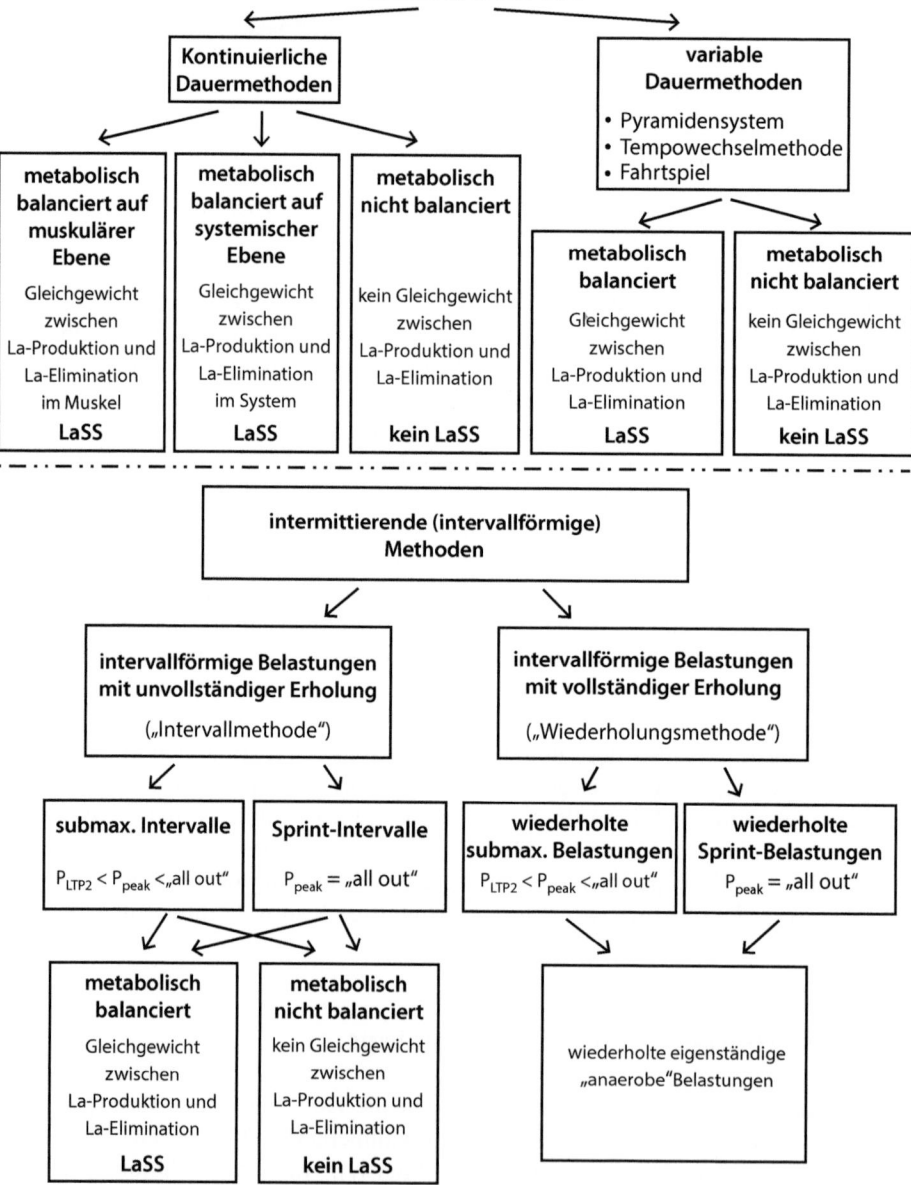

◗ **Abb. 14.3**  Einteilung und empfohlene Nomenklatur der Dauermethoden und intervallförmigen
Methoden. (Mod. nach Tschakert und Hofmann 2013)

## Dauermethode

Die Dauermethode ist die „klassische" Form des Ausdauertrainings. Trainingsmethodisch kann die Dauermethode in die kontinuierliche und die variable Dauermethode unterteilt werden. Kennzeichen aller Dauermethoden ist eine ununterbrochene, mehr oder weniger kontinuierliche Belastung ohne Pausen (Weineck 2021; Hollmann und Strüder 2009).

### Kontinuierliche Dauermethode

Die kontinuierliche Dauermethode wird lediglich durch die zwei Belastungskomponenten Intensität und Dauer konstituiert. Die Vorgabe der Belastungsintensität erfolgt in der Praxis über die Vorgabe einer konstanten Leistung (Watt, Geschwindigkeit) (◘ Abb. 14.4), über eine konstante Belastungsherzfrequenz (◘ Abb. 14.5) oder über eine Kombination beider (◘ Abb. 14.6). Die Vorteile der konstanten Belastungsvorgabe sind die einfache Durchführung und die Erzielung eines metabolischen Gleichgewichtszustandes nach einer Einarbeitungsphase – unter der Voraussetzung, dass die Belastungsvorgabe korrekt durchgeführt wurde. Der Nachteil dieser Methode ist ein thermoregulatorisch ausgelöster oder ermüdungsbedingter Anstieg der Herzfrequenz im Verlauf des Trainings, der „kardiovaskuläre Drift", der zu sehr hohen HF-Werten führen kann. Diese Problematik tritt vor allem bei intensiven kontinuierlichen Dauerbelastungen auf, bei der die Belastungsintensität im Bereich des $LTP_2$ angesetzt wird. Vermieden werden kann dieser HF-Anstieg durch die Vorgabe einer konstanten Belastungs-HF, allerdings mit dem Nachteil, dass die erbrachte Leistung während der Belastung reduziert wird und die metabolische Beanspruchung dadurch sinkt. Dies bedeutet zwar eine für die ProbandInnen sichere Belastungsvorgabe, es wird dadurch aber zunehmend in Richtung einer möglicherweise nicht mehr wirksamen Intensität belastet, was zu unzureichenden bzw. unerwünschten Effekten führen kann.

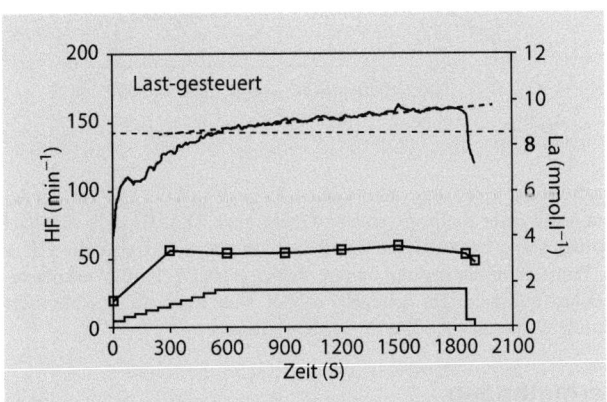

**◘ Abb. 14.4** Herzfrequenz (HF) und Blut-Laktat-Konzentration (La) bei konstanter Leistungsvorgabe. Die HF stellt sich nach dem Belastungsanstieg auf die Zielbelastung proportional zur Belastung ein, steigt aber im Verlauf der Belastung durch den Temperaturanstieg und andere Begleitgrößen als „kardiovaskulärer Drift" weiter an, obgleich die metabolische Beanspruchung, gekennzeichnet durch konstante La-Werte, gleichbleibt

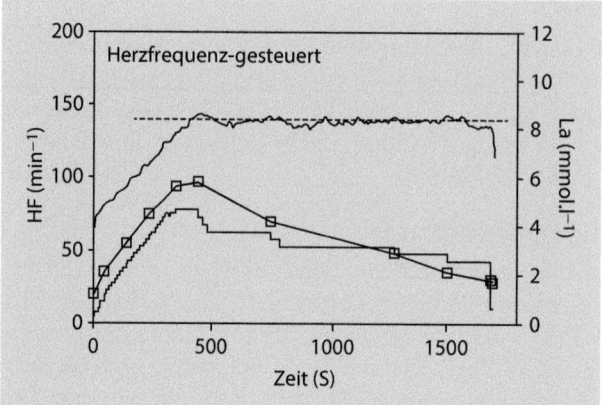

■ **Abb. 14.5** Herzfrequenz (HF) und Blut-Laktat-Konzentration (La) bei Vorgabe einer Zielherzfrequenz. Die HF erreicht nach einem automatisch geregelten Belastungsanstieg rasch die Zielbelastung und bleibt konstant, da die Belastung den temperaturbedingten Anstieg der HF ausgleicht und heruntergeregelt wird. Die metabolische Belastung steigt am Beginn durch den rapiden Belastungsanstieg deutlich an, sinkt aber durch die absinkende Belastung aber wieder ab. Es stellt sich keine stabile metabolische Beanspruchung ein

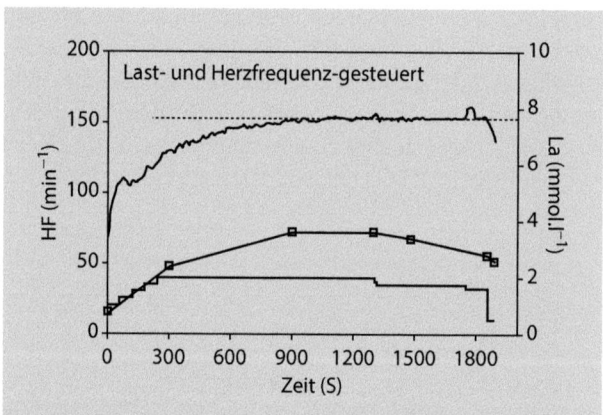

■ **Abb. 14.6** Herzfrequenz (HF) und Blut-Laktat-Konzentration (La) bei Ansteuerung einer Zielbelastung, kombiniert mit einer Zielherzfrequenz-Obergrenze. Die HF stellt sich nach dem Belastungsanstieg auf die Zielbelastung proportional zur Belastung ein, bevor aber die HF im Verlauf der Belastung durch den Temperaturanstieg und andere Begleitgrößen („kardiovaskulärer Drift") weiter ansteigt, wird die Belastung niedriger geregelt, wobei sich aber die metabolische Beanspruchung (gekennzeichnet durch absinkende La-Werte) wieder reduziert

## Variable Dauermethoden

Bei den variablen Dauermethoden wird zwischen höheren und niedrigeren Belastungen gewechselt. Anders als bei der Intervallmethode wird dabei aber der $LTP_2$ meist nicht überschritten, und es gibt auch keine eindeutigen Erholungsphasen. Übliche Formen der variablen Dauermethode sind etwa die Pyramidenform, die Belastungswechselmethode (■ Abb. 14.7) oder das Fahrtspiel (■ Abb. 14.8). Der Vorteil der variablen Formen der Dauermethoden im Vergleich zur kontinuierlichen Vari-

**14**

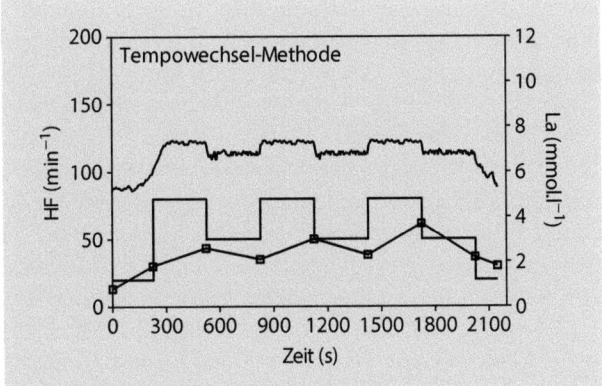

**▫ Abb. 14.7** Herzfrequenz (HF) und Blut-Laktat-Konzentration (La) während eines Belastungswechsel-Trainings. Die Belastung wird dabei regelmäßig zwischen höheren und niedrigeren Belastungen gewechselt, um Athletinnen und Athleten an die Tempowechsel zu gewöhnen, um das Training abwechslungsreicher zu gestalten, oder aber, um sich zunehmend an das Durchhalten einer anstrengenden Dauerbelastung zu gewöhnen

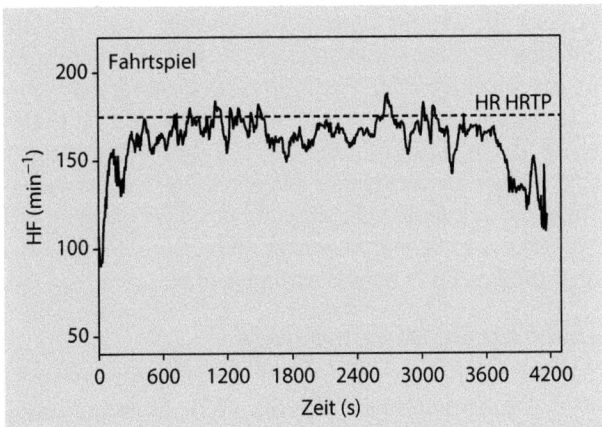

**▫ Abb. 14.8** Herzfrequenz (HF) und Blut-Laktat-Konzentration (La) während eines Fahrtspiel-Trainings. Die Belastung wird dabei unregelmäßig zwischen höheren und niedrigeren Belastungen gewechselt, um Athletinnen und Athleten an ungewohnte Tempowechsel zu gewöhnen und um das Training abwechslungsreicher zu gestalten

ante ist darin zu sehen, dass sie abwechslungsreich sind (Prinzip der Variation der Belastung) und andere, höhere Reize mit entsprechender Wirkung beinhalten, auch wenn die mittlere Intensität identisch ist. Zusätzlich trainiert man die Umstellungsfähigkeit, die bei allen Sportarten mit kontinuierlichen, aber wechselnden Belastungen von Bedeutung sind.

■ **Belastungswechselmethode**

Bei der Belastungswechselmethode wird die Belastung zwischen zwei Belastungshöhen in einem geplanten Wechsel variiert (▫ Abb. 14.7). Der Vorteil dieser Methode ist, dass bei gleicher mittlerer Belastung kurzfristig auch höhere muskuläre Belastungen erreicht werden und die Wirkung des Trainings dadurch erhöht werden kann. Diese Methode ist eine Annäherung an das Intervalltraining, allerdings ohne hohe Spitzenbelastungen und ohne klare Pausen. Es kann als eine Vorbereitung auf ein weiterführendes intervallförmiges Training gesehen werden. Der Nachteil liegt im höheren Steuer- und Kontrollaufwand.

Eine spezielle Form der Belastungswechselmethode ist die Pyramidenform, in der ansteigend und/oder abfallend verschiedene Belastungsintensitäten mit gleichen oder unterschiedlich langen Belastungszeiten vorgegeben werden. Trotz des Wechsels der Intensitäten bleibt die Belastung im Bereich des $LTP_2$. Die Methode kann zur Gewöhnung und zur Annäherung an eine höhere Dauerbelastung verwendet werden (z. B. v $LTP_2$ = 13,5 km/h: Beginn mit 7 min 10 km/h – 5 min 12 km/h – 3 min 14 km/h – 5 min 12 km/h – 7 min 10 km/h – Fortführung 5 min 10 km/h – 5 min 12 km/h – 5 min 14 km/h – 5 min 12 km/h – 5 min 10 km/h; Ziel ist z. B., eine Dauerbelastung bei 14 km/h über 30 min durchzuhalten).

- **Fahrspiel**

Eine weitere Möglichkeit der variablen Belastungsgestaltung innerhalb der variablen Dauermethoden ist das Fahrtspiel (◘ Abb. 14.8) das dadurch gekennzeichnet ist, dass ein ungeplanter Wechsel der Belastungsintensitäten erfolgt. Dieser Wechsel der Intensität erfolgt nach „Lust und Laune" des Sportlers oder ergibt sich aus einer natürlichen Variabilität des Streckenprofils, da die strikte Einhaltung einer konstanten Herzfrequenz beim Laufen oder Radfahren im Gelände nur schwer möglich ist. Die Obergrenze der Belastung sollte bei dieser Methode durch geeignete technische Möglichkeiten wie z. B. eine kontinuierliche Herzfrequenzmessung kontrolliert werden, um Überbelastungen zu vermeiden (Weineck 2021). Zur Kontrolle der metabolischen Belastung, die durch die HF-Messung nur unzureichend erfasst wird, empfiehlt sich die Messung der Laktat-Konzentration im Blut am Beginn, mehrfach während der Belastung und am Ende der Belastungseinheit.

## Belastungsvorgabe für die Dauermethode

Während die Wirkungen der Dauermethode in der trainingswissenschaftlichen Literatur hinreichend dokumentiert sind (Weineck 2021; Hollmann und Strüder 2009) und – insbesondere auf einer molekularen Ebene – in diesem Kapitel bereits besprochen wurden, ist hingegen die Belastungsvorgabe, d. h. die Vorgabe von Belastungsintensität und Belastungsdauer, ein Aspekt, der in der Literatur nach wie vor kontroversiell diskutiert und in der Trainingspraxis sowie in wissenschaftlichen Studien unterschiedlich umgesetzt wurde und wird.

### ▪▪ Vorgabe der Belastungsintensität

Ziel ist es, Belastungsintensitäten möglichst individuell und exakt vorzugeben, um adäquate Trainingsreize setzen und optimale Trainingseffekte erzielen zu können. Damit steigen die Anforderungen an die Leistungsdiagnostik im Hinblick auf die Vorgabe korrekter Belastungshöhen.

Um diesem Anspruch gerecht zu werden, wird empfohlen, die Intensitäten von Ausdauerbelastungen – insbesondere aus einer metabolischen Betrachtungsweise – in Anlehnung an das Drei-Phasen-Modell des Energiestoffwechsels von Skinner und McLellan (1980) und Antonutto und Di Prampero (1995) sowie an die Laktat-Shuttle-Theorie von Brooks (2009) in Relation zu den beiden Laktat-Umstellpunkten

LTP$_1$ und LTP$_2$ (oder den spirometrischen Schwellen VT$_1$ und VT$_2$) vorzugeben (Tschakert und Hofmann 2013):

- **P < P$_{LTP1}$ (Phase I)**
Dominant aerober Stoffwechsel mit überwiegender Beteiligung des Fettstoffwechsels, Gleichgewicht zwischen La-Produktion und La-Elimination (LaSS) auf muskulärer Ebene, daher kein Anstieg der Blut-Laktat-Konzentration über den Ruhewert (◘ Abb. 14.9: Phase I)

- **P$_{LTP1}$ < P < P$_{LTP2}$ (Phase II)**
Vorwiegend aerober Stoffwechsel mit deutlicher Beteiligung des Kohlenhydrat-Stoffwechsels, aber verstärkt anaerob-laktazide Energiebereitstellungsprozesse, dennoch ein LaSS auf systemischer Ebene mit einer konstanten Blut-Laktat-Konzentration über dem Ruhewert (◘ Abb. 14.9: Phase II). Am LTP$_2$/VT$_2$ wird das sog. maximale Laktat Steady State (mLaSS) erreicht

- **P > P$_{LTP2}$ (Phase III)**
Dominant anaerober Stoffwechsel, kein LaSS, d. h., die Laktat-Produktion übersteigt die Laktat-Elimination in Muskel und System, daher kontinuierlicher Anstieg der Blutlaktat-Konzentration (◘ Abb. 14.9: Phase III)

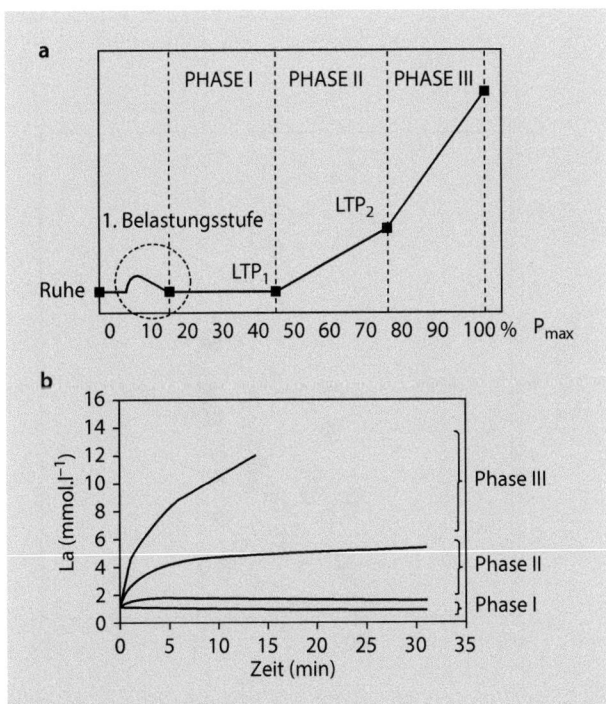

◘ **Abb. 14.9** Schematische Darstellung der drei Phasen des Energiestoffwechsels während eines Stufen-Tests (**a**) und während kontinuierlicher Dauerbelastungen (**b**). (Mod. nach Hofmann et al. 2009 und Tschakert und Hofmann 2013)

Diese drei Phasen sind sowohl im Stufen-Test, in dem die beiden Umstellpunkte bestimmt werden können, als auch in Dauertests, die ein LaSS auf muskulärer oder systemischer Ebene oder eben kein LaSS zeigen, erkennbar (❏ Abb. 14.9).

Eine differenzierte Diagnostik der Schwellenwerte bzw. der Umstellpunkte ist daher notwendig, um die Belastungsintensitäten über Prozentwerte der Schwellen-leistung (% $P_{LTP1}$, % $P_{LTP2}$) oder der Schwellenherzfrequenz (% $HF_{LTP1}$, % $HF_{LTP2}$) in-dividuell und genau vorgeben zu können. Die Vorgabe der Belastungsintensität in dieser Form führt zu einem einheitlichen metabolischen, kardio-pulmonalen und hormonellen Response (Moser et al. 2015).

Andere häufig beschriebene Modelle zur Intensitätsvorgabe wie die Verwendung fixer Prozentwerte der maximalen HF (% $HF_{max}$) bzw. der mittels Karvonen-Formel berechneten HF-Reserve (% HFR) sind ebenso nur Näherungen und daher ungenau (Hofmann et al. 2001; Wonisch et al. 2003) wie die Vorgabe fixer Prozentwerte der $VO_{2max}$ bzw. der $VO_2$R (Scharhag-Rosenberger et al. 2010), da sie eine relativ große Bandbreite an möglichen metabolischen Reaktionen auslösen können. Wie in ❏ Abb. 14.10 klar erkennbar, ist bei einer sehr engen Vorgabe der Belastung zwi-schen 70 und 75 % der $VO_{2max}$ in der Dauerbelastung eine Akutreaktion zwischen Ruhelaktat-Werten und einem Anstieg auf beinahe 10 mmol/l möglich. Eine klare Zuordnung zu einem metabolischen Zielbereich ist nicht möglich (Hofmann und Tschakert 2011). Als Ursache für diese hohe Variabilität ist beschrieben, dass die HF keine rein lineare Beziehung zur Belastungsintensität hat und der HF-Verlauf im Stufentest unabhängig von der Belastungsart (Fahrradergometer, Laufband) nicht nur vom Alter, dem Geschlecht und der Leistungsfähigkeit beeinflusst wird (Birn-

**14**

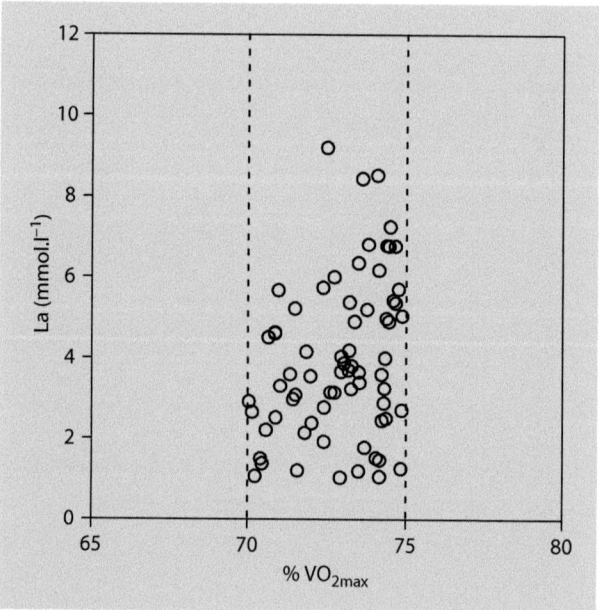

❏ **Abb. 14.10** Laktat-Konzentration im Blut (La) während konstanter Belastungen am Fahrrad-Ergometer bei trainierten Personen bei einer Belastung von 70–75 % der $VO_{2max}$. (Mod. nach Hofmann und Tschakert 2011)

baumer et al. 2020, 2023), sondern auch vom Gesundheitszustand (Birnbaumer et al. 2021; Eckstein et al. 2021).

#### ▪▪ Vorgabe der Belastungsdauer

Bezugnehmend auf das F.I.T.T.-Prinzip (Burnet et al. 2019) bzw. auf das erweiterte F.I.T.T.T.-Prinzip (Reid et al. 2019) wird empfohlen, neben der Intensität auch die Dauer einer Belastung möglichst individuell und exakt vorzugeben, um adäquate Trainingsreize zu setzen und damit optimale Trainingseffekte zu erzielen, aber auch um gesundheitliche Risiken zu vermeiden (Hofmann und Tschakert 2017).

Dennoch ist die Vorgabe der Belastungsdauer in Wissenschaft und Sportpraxis ein häufig unterschätzter Aspekt der Trainingssteuerung, obwohl sie – in Kombination mit der Intensität – einen erheblichen Einfluss auf Ermüdungs- und Wiederherstellungsprozesse sowie auf die Superkompensation hat (Wenger und Bell 1986; Viru 1995; Viru et al. 1996; Platonov 1999; Borsheim und Bahr 2003; Moghetti et al. 2016). Üblicherweise wird die Belastungsdauer sowohl für einzelne AthletInnen als auch für Mannschaften oder Trainingsgruppen mittels fixer Absolut-Werte (z. B. 30, 60, 90 oder 120 min) angegeben, ohne konkreten Bezug auf individuelle Dauerbezogene Leistungsmarker und -grenzen. Während für die Vorgabe der Belastungsintensität die Verwendung individueller submaximaler ($LTP_1/VT_1$, $LTP_2/VT_2$) und maximaler Leistungsmarker ($P_{max}$) als Standard gilt (Hofmann und Tschakert 2011; Scharhag-Rosenberger et al. 2010; Iannetta et al. 2020), werden für die Vorgabe der Belastungsdauer beinahe nie individuelle Leistungsmarker herangezogen bzw. im Vorfeld im Rahmen leistungsdiagnostischer Tests ermittelt.

Eines der wenigen Konzepte zur Individualisierung der Belastungsdauer ist das Konzept von Platonov (1999), der das Ausmaß der Ermüdung als Leitgröße für die Belastung verwendet. Es basiert – bei definierter Belastungsintensität – auf der individuellen maximalen Belastungsdauer ($t_{max}$), die sich in klar differenzierbare Phasen unterteilen lässt, die sich in Bezug auf ihren jeweiligen Einfluss auf Akutreaktion/Ermüdungsausmaß, notwendige Erholungszeit und Trainingseffekt unterscheiden:

1) Phase des Einarbeitens: *von Belastungsbeginn bis 0,5–6 min*
2) Phase der stabilen Leistungsfähigkeit: *von 0,5–6 min bis 60–75 % $t_{max}$* – mit 2 Subphasen:
   a) Phase der geringen Gesamtbelastung: *von 0,5–6 min bis 40–60 % $t_{max}$*
   b) Phase der mittleren Gesamtbelastung: *von 40–60 % $t_{max}$ bis 60–75 % $t_{max}$*
3) Phase der kompensierten (diskreten) Ermüdung = Phase der bedeutenden/submaximalen Gesamtbelastung: *von 60–75 % $t_{max}$ bis 100 % $t_{max}$*
4) Phase der klaren Ermüdung = Phase der großen/maximalen Belastung: *über 100 % $t_{max}$* (mit verringerter Intensität)

Während bei Platonov (1999) das Einarbeiten sowie geringe und mittlere Gesamtbelastungen (die beiden Phasen der stabilen Leistungsfähigkeit) zu keiner Ermüdung und zu keiner Superkompensation im Sinne einer Leistungssteigerung führen, kommt es bei submaximalen Gesamtbelastungen zu einer sogenannten kompensierten Ermüdung, wobei die vorgegebene Intensität durch verschiedene Kompensationsmechanismen wie eine verstärkte Ventilation oder die Beteiligung zusätzlicher Muskulatur trotz verringerter Leistungsfähigkeit noch aufrechterhalten werden kann. Nach einer Wiederherstellungszeit von etwa 24 h tritt eine geringe Superkompensation ein. Maximale Gesamtbelastungen führen zu einer klaren Ermüdung, die eine Ver-

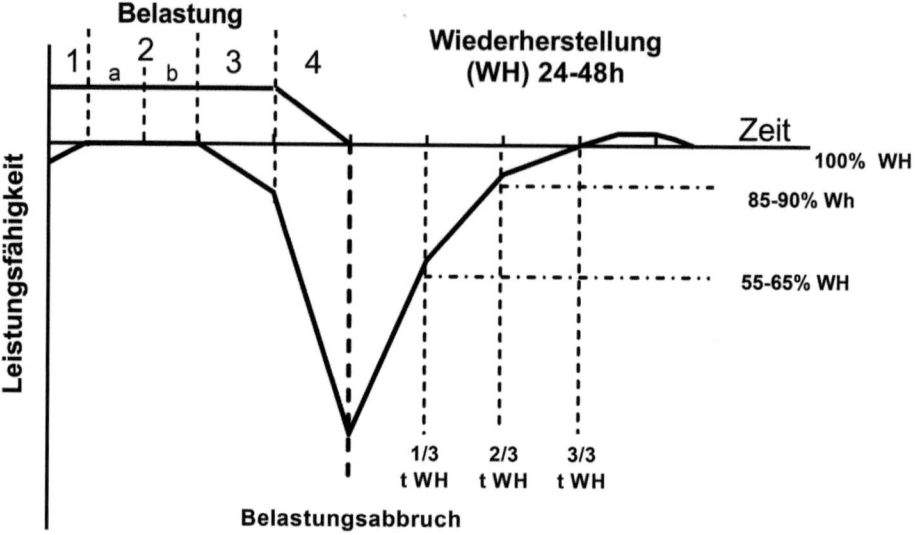

**Abb. 14.11** Ermüdung, Wiederherstellung und Superkompensation dargestellt anhand des Verlaufs der Leistungsfähigkeit während und nach einer maximalen Dauerbelastung bis zur Erschöpfung. Die Intensität der Belastung wird durch den oberen Kurvenverlauf bis zum Belastungsabbruch abgebildet. In der Phase des Einarbeitens (1) und der Phase der stabilen Leistungsfähigkeit (2a, 2b) kommt es lt. Platonov (1999) noch zu keiner Ermüdung und folglich auch zu keiner Abnahme der Leistungsfähigkeit und der Belastungsintensität. In der Phase der kompensierten Ermüdung (3) beginnt die Leistungsfähigkeit bereits abzufallen, während die Belastungsintensität noch konstant gehalten werden. In der Phase der klaren Ermüdung (4) – nach Erreichen der tmax – nehmen sowohl die Leistungsfähigkeit als auch die Belastungsintensität ab. (Mod. nach Platonov 1999)

ringerung der Intensität bzw. einen Belastungsabbruch zur Folge hat (⬤ Abb. 14.11). Die Wiederherstellung erfordert bei derartigen Belastungen etwa 48 h, danach erfolgt eine starke Superkompensation (Platonov 1999, S. 35–67). Eigene Untersuchungen bestätigen diese unterschiedlichen Wirkungen von verschiedenen Belastungsdauern (bei konstanter Intensität) auf Ermüdung und Wiederherstellung (Birnbaumer et al. 2022).

Die von Platonov (1999) beschriebenen Dauerphasen und die entsprechenden Dauerschwellen (DTh's), welche diese Dauerphasen trennen, konnten anhand von Akutreaktionen verschiedener physiologischer Parameter für Ausdauer-Belastungen bestätigt werden (Tschakert et al. 2022) (⬤ Abb. 14.12). Die Phase der klaren Ermüdung wurde hierbei nicht untersucht, da mit Erreichen der $t_{max}$ die Belastung abgebrochen wurde.

Während das Ende der Einarbeitungsphase (DTh1) in keinem Zusammenhang mit der maximalen Dauer steht, besteht zwischen den Zeitpunkten der Dauerschwellen DTh2, DTh3 und $t_{max}$ ein hochsignifikanter Zusammenhang (⬤ Abb. 14.13). Folglich kann die Verwendung fixer Belastungszeiten ohne Relation zu $t_{max}$ zu inadäquaten Trainingsreizen, unpassenden Erholungszeiten und unerwünschten Anpassungen führen. Darüber hinaus ist zu beachten, dass die $t_{max}$ inter-individuell erhebliche Unterschiede aufweisen kann, sogar bei – hinsichtlich der Leistungsfähigkeit – relativ homogenen ProbandInnengruppen. Daher kann sich bei der Vorgabe fixer und einheitlicher Belastungszeiten (z. B. 45 min) für eine gesamte Gruppe zusätzlich das Problem ergeben, dass die einzelnen Personen in unterschiedliche Dauer-

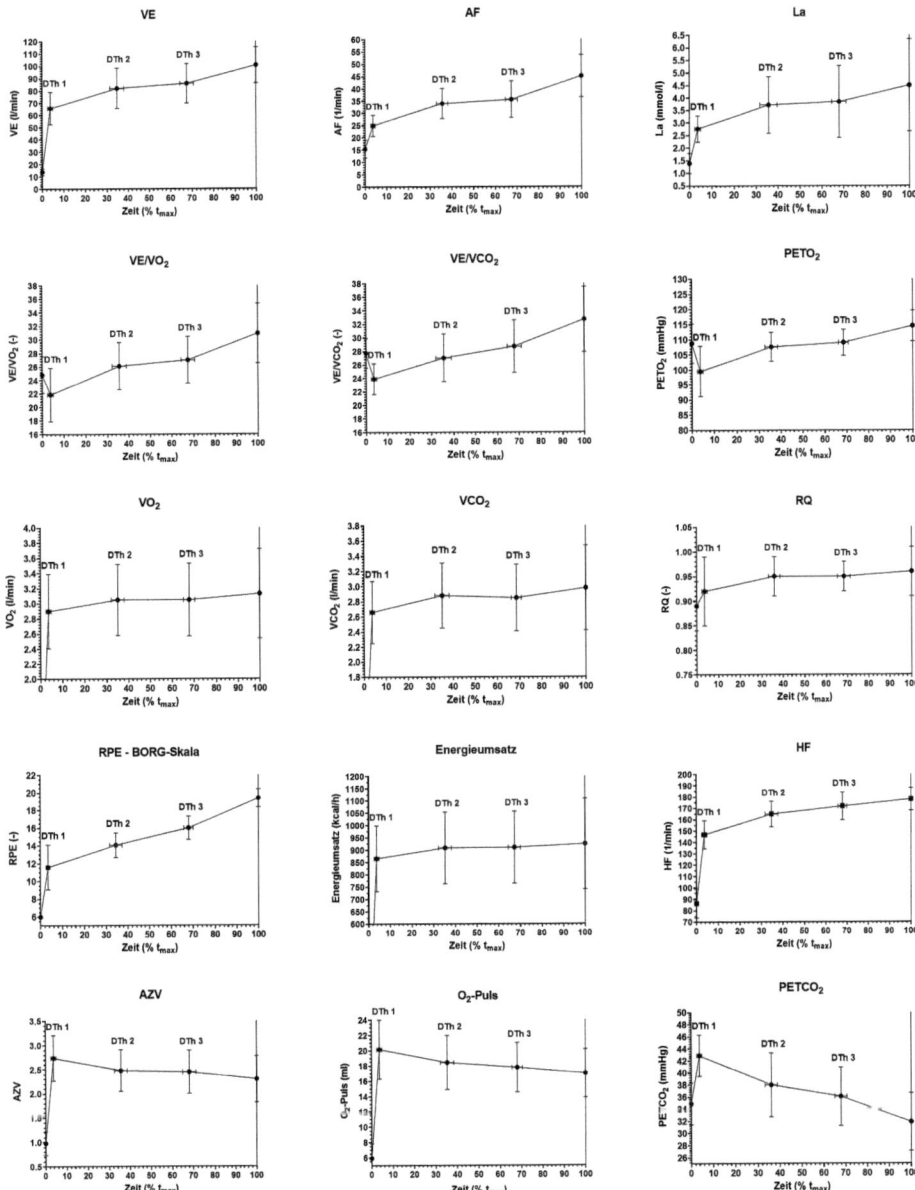

**◘ Abb. 14.12** Klar unterscheidbare Dauerphasen (Phase 1, 2a, 2b und 3) und die entsprechenden Dauerschwellen (DTh1, DTh2, DTh3) während konstanter Dauerbelastung unter dem LTP2 für verschiedenste physiologische Parameter. Nicht bei allen Parametern ist die Phasenstruktur gleich deutlich ausgeprägt. Die Werte sind dargestellt als Mittelwerte mit Standardabweichung. (Mod. nach Tschakert et al. 2022)

phasen „hineintrainieren" und damit völlig heterogenen Trainingsreizen ausgesetzt sind (Tschakert et al. 2022) (◘ Abb. 14.14). Die daraus resultierenden interindividuellen Unterschiede des Ermüdungsausmaßes und der notwendigen Regenerationszeit erschweren eine adäquate Trainingsplanung, insbesondere die Planung von Microzyklen, für Trainingsgruppen erheblich.

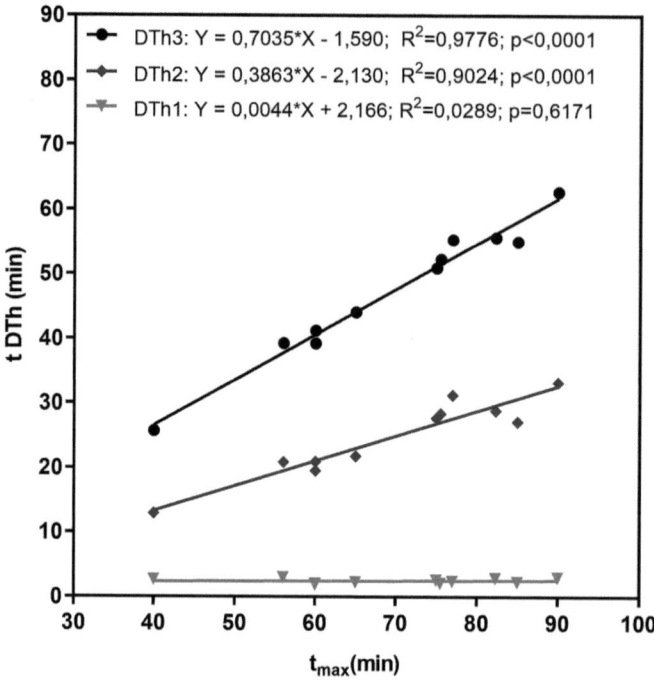

■ **Abb. 14.13** Korrelation zwischen den Zeitpunkten der Dauerschwellen DTh2 bzw. DTh3 mit tmax. R2 ist das Bestimmtheitsmaß, p der Signifikanzwert. (Mod. nach Tschakert et al. 2022)

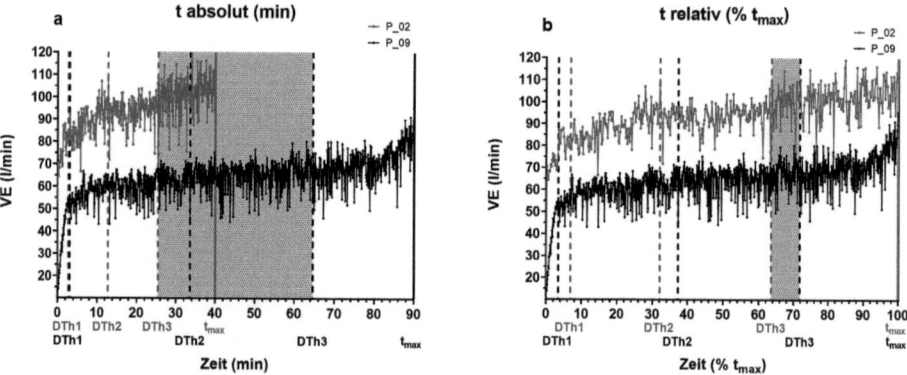

■ **Abb. 14.14a, b** Zeitpunkte der Dauerschwellen DTh1, DTh2 und DTh3 sowie tmax ermittelt anhand der Ventilations-Kurvenverläufe für den Dauertest mit der kürzesten tmax (40 min) und der längsten tmax (90 min) bei gleicher relativer Intensität, dargestellt mittels a) absoluten Zeitwerten (min) and b) relativen Zeitwerten (% tmax). Die graue Fläche repräsentiert jeweils den möglichen Fehlerbereich für den Zeitpunkt der DTh3 über alle ProbandInnen. Dieser Fehlerbereich ist entsprechend groß, wenn die Belastungsdauer mittels fixer Absolutwerte vorgegeben wird, ist jedoch wesentlich kleiner bei einer individuellen Dauer-Vorgabe mittels % tmax. (Mod. nach Tschakert et al. 2022)

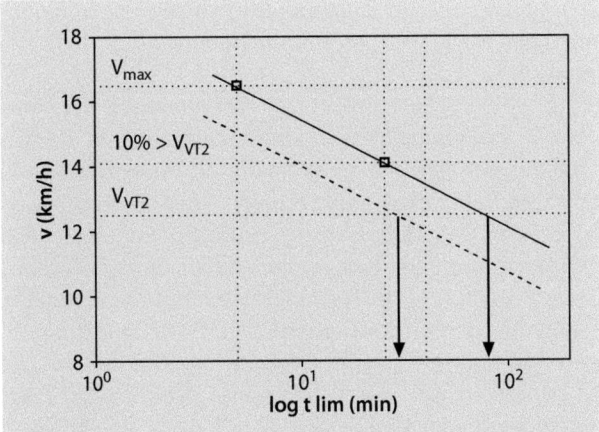

**◘ Abb. 14.15** Kennlinie als Funktion von Belastungsintensität und maximaler Belastungsdauer. Aus zwei maximalen Läufen bei vmax aus einem Stufen-Test und bei einer Geschwindigkeit 10 % über dem zweiten ventilatorischen Umstellpunkt (vVT2) ergibt sich die jeweilige maximale Laufdistanz bzw. Laufzeit (tlim), die in einem semi-logarithmischen Maßstab der X-Achse eine lineare Beziehung haben. Daraus lässt sich dann innerhalb bestimmter Zeitbereiche eine realistische Abschätzung der tlim für andere Intensitäten (z. B. für vVT2) ableiten. Geht man davon aus, dass zumindest 90 % von tlim im Training erreicht werden soll, um eine große Belastung zu realisieren, kann man den Zielbereich der Dauer der Belastung (Pfeile) festlegen

Daher ist eine individualisierte Vorgabe von Belastungsdauern mittels %-Werten der $t_{max}$ oder – noch besser – %-Werten der Zeitpunkte der Dauerschwellen (t DTh2, t DTh3) dringend zu empfehlen (Hofmann und Tschakert 2017; Tschakert et al. 2022).

Für die praktische Umsetzbarkeit dieses Konzepts und die Bestimmung der maximalen bzw. optimalen Dauer für jedmögliche Belastungsintensität stellt das Konzept der Power-Duration-Beziehung ein sehr nützliches Tool dar (Leo et al. 2022). Dieser Zusammenhang zwischen Intensität und entsprechender maximaler Dauer wird als Kurve dargestellt und mathematisch als Logarithmusfunktion beschrieben. Durch Logarithmieren der X-Achse (Zeit) kann die Funktion grafisch als Gerade dargestellt werden; für die Erstellung dieser Geraden ist die Durchführung von zumindest zwei maximalen Dauertests, deren $t_{max}$-Werte nicht zu knapp zusammenliegen sollten, notwendig (◘ Abb. 14.15). Folglich lassen sich durch zwei $t_{max}$-Tests für jede beliebige Intensität die entsprechende maximale Dauer ermitteln und die jeweiligen Dauerschwellen bzw. die optimalen Belastungszeiten berechnen.

## Intervallförmige Belastungen als Ausdauertraining – methodische Aspekte
### Positive Effekte intermittierender Belastungen
Intervallförmige oder intermittierende Belastungen sind charakterisiert durch einen Wechsel von Belastungs- und Erholungsphasen. Während die Phasen der Belastung von sehr hohen Intensitäten geprägt sind, werden die Perioden der Erholung mit ge-

ringen Intensitäten (aktiv) oder in Ruhe (passiv) absolviert, wobei in weiterer Folge näher darauf einzugehen ist, wie „sehr hohe Intensitäten" bzw. „geringe Intensitäten" zu definieren sind.

Intervalltraining wird als Instrument zur **Verbesserung der Ausdauerleistungsfähigkeit** nicht nur in hochintensiven Trainingseinheiten im Leistungssport angewandt, sondern seit einigen Jahren auch vermehrt als Alternative zu herkömmlichem kontinuierlichem Ausdauertraining im Hobby- und Freizeitsport sowie in der Trainingstherapie bzw. in Rehabilitationsprogrammen eingesetzt (Heber et al. 2023; Kiesl et al. 2022). Intermittierende Belastungen haben den gravierenden Vorteil, dass dabei deutlich längere akkumulierte Trainingszeiten mit hochintensiven Belastungen erreicht werden können als bei kontinuierlichen Dauerbelastungen (Gibala et al. 2012; MacDougall und Sale 1981). Eine Vielzahl von Studien aus dem letzten Jahrzehnt zeigt, dass hochintensives intervallförmiges Training die Ausdauerleistungsfähigkeit und das oxidative (aerobe) System in höherem Ausmaß verbessert als konventionelles kontinuierliches Dauertraining bei vergleichbarem Gesamtenergieaufwand bzw. bei identischer mittlerer Belastung (Martin-Smith et al. 2020; Ma et al. 2023). Dies gilt sowohl für gesunde Probanden bzw. Sportler (Helgerud et al. 2007; Daussin et al. 2007; Laursen und Jenkins 2002; Billat 2001; Edwards et al. 2023) als auch für Patienten mit unterschiedlichen chronischen Erkrankungen (Gibala et al. 2012; Iellamo et al. 2013; Meyer et al. 1997; Smart et al. 2013; Wisloff et al. 2007; Okamura et al. 2023). Bei Letzteren ist allerdings der Gesundheitsaspekt bzw. die Vermeidung von gesundheitlichen Risiken vorrangig zu berücksichtigen. In vielen der genannten Studien wurde ein sogenanntes *aerobes* hochintensives Intervalltraining (aerobic high-intensity interval training) durchgeführt, wobei der Begriff „aerob" im Zusammenhang mit intermittierenden Belastungen nur in den seltensten Fällen definiert wurde. Billat (2001) beschrieb aerobes Intervalltraining als ein Training, das aerobe Stoffwechselprozesse in höherem Maße auslöst als anaerobe. Aus physiologischer Sicht kann man von einem „aeroben" Intervall-Training sprechen, wenn die Laktat-Konzentration im Blut über den gesamten Zeitraum der Belastung im Sinn eines Laktat-Steady State konstant bleibt und sich ein metabolisch stabiler Zustand einstellt (Tschakert und Hofmann 2013).

Eine weitere, im letzten Jahrzehnt häufig untersuchte Intervallmethode ist das **Sprint-Intervalltraining** (sprint intervals). Es ist charakterisiert durch wiederholte maximale oder supra-maximale Belastungen über eine Zeitspanne von jeweils 5–30 s. Trotz dieser kurzen Belastungsphasen und einer sehr kurzen Gesamttrainingszeit von maximal 15 min (Gibala und MacInnis 2022) wurden bei dieser Form des Intervalltrainings nicht nur Effekte auf das anaerobe, sondern auch auf das aerobe Stoffwechselsystem erzielt, und zwar in ähnlichem Ausmaß wie bei konventionellem Dauertraining (Burgomaster et al. 2008; Gibala et al. 2012; Gibala und MacInnis 2022; Atakan et al. 2022; Boullosa et al. 2022; Hall et al. 2023; Rosenblat et al. 2020). Die diesbezüglichen physiologischen Hintergründe sind nicht restlos geklärt. Es ist aber evident, dass sowohl zentrale (Verbesserung der Herzleistung und Vergrößerung des Blutvolumens) als auch periphere Anpassungen (Erhöhung der Kapillar- und Mitochondriendichte der Skelettmuskulatur) durch Sprint-Intervalltraining erzielt werden können, wobei aber auch ausschließlich periphere Anpassungen ohne zentrale Effekte die $VO_{2max}$ erhöhen können (Gibala und MacInnis 2022). Allerdings ist

**14**

zu vermuten, dass „All-out"-Intensitäten hinsichtlich des Gesundheitsrisikos für Personen mit chronischen Erkrankungen nicht geeignet sind, und es gibt bis dato auch keine Studien zu Sprint-Intervalltraining bei PatientInnen (Ertürk et al. 2022; Vollaard und Metcalfe 2017).

## Nomenklatur für intervallförmige Belastungen

In der englischsprachigen Literatur gibt es mittlerweile einen regelrechten Wildwuchs an Bezeichnungen für intervallförmige Belastungen. Neben den bereits erwähnten Begriffen „aerobic high-intensity interval training" und „sprint intervals" wird noch eine Vielzahl anderer Termini wie „intermittent exercise", „interval-type exercise", „repeated sprint exercise" oder „low-volume high-intensity interval training" verwendet. Die Missverständlichkeit der verschiedenen Intervall-Bezeichnungen wird noch dadurch verstärkt, dass ein und derselbe Begriff bei verschiedenen Autoren unterschiedliche Bedeutungen hat. So wird bei Burgomaster et al. (2008) der Begriff „low-volume high-intensity interval training" für ein maximales Sprint-Intervalltraining („all-out") über jeweils 30 s verwendet, während Currie et al. (2013) mit dieser Bezeichnung intervallförmige Belastungen mit 89 % der $P_{max}$ (maximale Leistungsfähigkeit aus dem Stufen-Test) für jeweils eine Minute beschreiben.

Darüber hinaus werden im deutschen Sprachraum üblicherweise die Begriffe „Intervallmethode" und „Wiederholungsmethode" für intermittierende Belastungen verwendet (Weineck 2021).

All diesen Namensgebungen ist gemein, dass die aktuelle physiologische Beanspruchung, die durch die jeweilige Intervall-Belastung hervorgerufen wird – insbesondere die akute Stoffwechselreaktion –, nicht berücksichtigt wird (mit Ausnahme des Begriffs „aerob(ic)"). Brooks et al. (2005, S. 197) betonen hinsichtlich der Terminologie von Belastungs- und Trainingsformen:

>> „Das Wissen über die Stoffwechselreaktionen auf eine physische Belastung ist häufig das wichtigste Mittel zur Bewertung der unmittelbaren und langfristigen Auswirkungen einer sportlichen Betätigung auf den Körper. Die Übung selbst wird oft in Bezug auf die metabolische Reaktion beschrieben, die sie auslöst."

Dies ist im Zusammenhang mit intervallförmigen Belastungen bisher leider nicht der Fall gewesen.

Daher empfehlen wir für die Benennung und Klassifizierung intervallförmiger bzw. intermittierender Belastungen die Verwendung des in ◻ Abb. 14.3 dargestellten Modells (Tschakert und Hofmann 2013), das mittlerweile auch von anderen Autoren (Azevedo und Dos Santos 2014) übernommen wurde. Es ist auf dem 3-Phasen-Modell bzw. Turn-Point-Konzept (Hofmann und Tschakert 2011) sowie auf der Laktat-Shuttle-Theorie von Brooks (2009) aufgebaut.

> Hochintensive intervallförmige Belastungen werden demnach als „aerob" bezeichnet, wenn über die Gesamtdauer der Belastung ein systemisches Gleichgewicht zwischen Laktat-Produktion und Laktat-Elimination, d. h. ein Laktat-Steady-State (LaSS) aufrechterhalten werden kann (Tschakert und Hofmann 2013).

In diesem Artikel stehen die „aeroben“ hochintensiven Intervallbelastungen im Mittelpunkt der Betrachtung.

## Bedeutung der methodischen Aspekte intermittierender Belastungen

Trotz der klaren Evidenz hinsichtlich der positiven Effekte intermittierender Belastungen gibt es zur methodischen Herangehensweise bzw. zur Belastungsvorgabe und ihren Konsequenzen auf die physiologischen Akutreaktionen noch viele offene Fragen (Gibala et al. 2012).

Das Ausmaß und die Spezifität der durch hochintensives Intervalltraining ausgelösten mittel- und langfristigen Trainingsadaptionen sowie die möglicherweise dabei auftretenden gesundheitlichen Risiken sind abhängig von der akuten Auslenkung bzw. Beanspruchung des Organismus während der jeweiligen Belastung. Diese physiologischen Akutreaktionen sind wiederum abhängig von der konkreten Vorgabe der einzelnen Belastungskomponenten (dies gilt für intervallförmiges ebenso wie für kontinuierliches Training).

Während eine kontinuierliche Dauerbelastung nur die zwei Belastungskomponenten Intensität und Dauer aufweist, wird eine intervallförmige Belastung durch sechs Belastungskomponenten (Gibala et al. 2012; Tschakert und Hofmann 2013) determiniert (◘ Abb. 14.16):

- die Intensität der Belastungsphasen ($P_{peak}$),
- die Dauer der Belastungsphasen ($t_{peak}$),
- die Intensität der Erholungsphase ($P_{rec}$),
- die Dauer der Erholungsphase ($t_{rec}$),
- die mittlere Belastung ($P_{mean}$), die sich zwar aus den ersten vier Komponenten ergibt, aber per se eine relevante Steuergröße für die Herz-Kreislauf-Beanspruchung darstellt und dadurch als eigenständige Belastungskomponente anzusehen ist, und
- die Anzahl der Intervalle bzw. die Gesamtdauer.

14

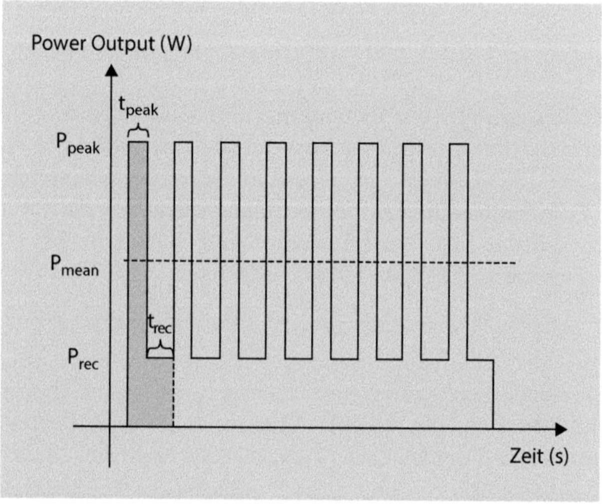


◘ **Abb. 14.16** Schematische Darstellung der einzelnen Komponenten einer intervallförmigen Belastung

Eine Änderung der Vorgabe jeder einzelnen Belastungskomponente hat eine Änderung der kardiorespiratorischen und metabolischen Beanspruchung zur Folge. Daher sollte man in wissenschaftlichen Studien bzw. in der Trainingspraxis (insbesondere bei Intervallbelastungen) stets kritisch hinterfragen, ob die verwendeten Belastungsprotokolle für die jeweiligen Probandinnen und Probanden adäquat und ausreichend individuell sind. Da eine inadäquate Belastungsvorgabe negative Auswirkungen auf die Effektivität des Trainings hat und möglicherweise ein gesundheitliches Risiko für Patienten darstellt, ist es erforderlich, den methodischen Aspekt bzw. die Vorgabe intermittierender Belastungen genauer zu untersuchen (Tschakert und Hofmann 2013).

Ein konsistentes und systematisches Vorgabemodell für aerobe hochintensive Intervallbelastungen ist dringend erforderlich – ein Modell, das im Rahmen des Ausdauertrainings individuell optimale bzw. homogene Trainingsreize innerhalb einer Gruppe gewährleistet. Dies ermöglicht es, die physiologischen Akutreaktionen während einer Intervallbelastung anhand der Belastungsvorgabe im Voraus zu steuern bzw. zu prognostizieren. Bei kontinuierlichen Dauerbelastungen ist dies eine Selbstverständlichkeit, bei intervallförmigen Belastungen bisher noch nicht.

Nachfolgend werden gängige methodische Herangehensweisen an Intervallbelastungen kritisch betrachtet. Anschließend wird zunächst ein alternatives Modell zur Art der Intensitätsvorgabe, welches die tatsächlichen Stoffwechselbedingungen berücksichtigt, vorgestellt. Danach wird beschrieben, welche Relevanz die einzelnen Belastungskomponenten $t_{peak}$, $P_{peak}$, $t_{rec}$, $P_{rec}$ und $P_{mean}$ für die akute physiologische Beanspruchung während intermittierender Belastungen haben und worauf folglich bei der Vorgabe der einzelnen Komponenten zu achten ist.

## Methodische Herangehensweise an intervallförmige Belastungen
### ■■ Gängiges Vorgabemodell in trainingswissenschaftlichen Lehrbüchern

In deutschsprachigen Lehrbüchern für Trainingslehre werden zwei Arten intervallförmigen Trainings beschrieben: die „Intervallmethode" und die „Wiederholungsmethode" (Weineck 2021). Die **Wiederholungsmethode** ist charakterisiert durch lange, vollständige Pausen zwischen wiederholten hochintensiven Belastungen; da man in diesem Fall nicht mehr von einer aeroben Gesamtbelastung sprechen kann, sondern von eigenständigen, anaeroben Belastungen, wird auf diese Methode an dieser Stelle nicht näher eingegangen. Die **Intervallmethode**, die durch unvollständige (sog. „lohnende") Pausen gekennzeichnet ist, wird – in Abhängigkeit von Belastungsintensität und -dauer – folgendermaßen unterteilt (ebd.):

- Extensive Intervallmethode: 60–80 % der Wettkampfgeschwindigkeit
- Intensive Intervallmethode: 80–90 % der Wettkampfgeschwindigkeit
- Kurzzeitintervallmethode (KZI): 15–60 s
- Mittelzeitintervallmethode (MZI): 1–8 min
- Langzeitintervallmethode (LZI): 8–15 min

Dieses Modell der Unterteilung beinhaltet zwei erhebliche Nachteile:

Erstens ist eine Vorgabe der Belastungsintensität mittels Prozent der Wettkampfgeschwindigkeit nur für Ausdauerathleten möglich. Athleten aus anderen Sportarten oder Personen mit chronischen Erkrankungen können auf keine „Wettkampfgeschwindigkeit" als Referenzwert zurückgreifen.

Zweitens weisen sowohl die Intensitäten (innerhalb der extensiven und der intensiven Intervallmethode) als auch die Belastungszeiten (bei KZI, MZI und LZI) jeweils ein sehr breites Spektrum auf, das – jedes für sich – unterschiedliche physiologische Beanspruchungen auslöst. Durch die Kombination von Intensität und Dauer (etwa bei der intensiven Kurzzeitintervallmethode mit einer Intensität von 80–90 % der Wettkampfgeschwindigkeit über Phasen von jeweils 15–60 s) ergibt sich letztlich eine enorme Bandbreite an möglichen metabolischen und auch kardiorespiratorischen Akutreaktionen – ein LaSS mit niedriger laktazider Beanspruchung ist ebenso möglich wie eine stark anaerob-laktazide Energiebereitstellung mit annähernd maximalen Laktatwerten. Insofern ist dieses Modell sowohl für die Unterteilung als auch für die Vorgabe intervallförmiger Belastungen ungeeignet.

#### ■■ Art der Intensitätsvorgabe

In vielen wissenschaftlichen Studien zum Thema Intervalltraining werden für die Vorgabe der Belastungs- und Erholungsintensität fixe Prozentsätze der maximalen Herzfrequenz (% $HF_{max}$), der Herzfrequenzreserve (% HFR), der maximalen Sauerstoffaufnahme (% $VO_{2max}$) oder der Sauerstoffaufnahmereserve (% $VO_2R$) verwendet. Diese Modelle haben den Nachteil, dass die Dreiphasigkeit des Energiestoffwechsels bzw. die beiden individuellen Umstellpunkte ($TP_1$, $TP_2$) der einzelnen Personen nicht berücksichtigt werden. Diese Turn Points (insbesondere der $TP_2$) können aufgrund von individuell unterschiedlichen Verläufen der Herzfrequenzleistungskurve bei verschiedenen Personen bei völlig unterschiedlichen Prozentwerten der $HF_{max}$ oder der HFR auftreten (Hofmann und Tschakert 2011; Hofmann et al. 2001); ebenso können $TP_1$ und $TP_2$ bei unterschiedlichen Prozentwerten der $VO_{2max}$ und der $VO_2R$ liegen (Scharhag-Rosenberger et al. 2010). Dies macht es – bei Verwendung dieser Modelle der Intensitätsvorgabe – im Vorfeld der Belastung unklar, ob die vorgegebene Belastung über oder unter dem individuellen $TP_1$ bzw. $TP_2$ einer Person liegt und welche physiologischen Beanspruchungen und Prozesse durch diese Belastung ausgelöst werden (◘ Abb. 14.17).

**14**

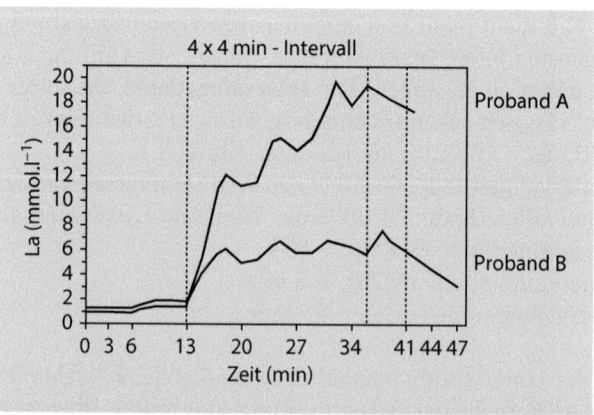

◘ **Abb. 14.17**  Laktat-Verläufe zweier Probanden (**a, b**) während einer intervallförmigen Belastung mit jeweils gleicher Belastungsvorgabe ($t_{peak}$ = 4 min, $P_{peak}$ = Leistung bei 95 % $HF_{max}$, $t_{rec}$ = 3 min, $P_{rec}$ = Leistung bei 70 % $HF_{max}$)

**▪▪ Empfehlung: Intensitätsvorgabe mit Hilfe des Turn-Point-Konzepts**

Das Turn-Point-Konzept (Davis et al. 1983; Hofmann und Tschakert 2011) basiert auf dem Drei-Phasen-Modell des Energiestoffwechsels (Skinner und McLellan 1980) und wird mittlerweile zur Intensitätsvorgabe für kontinuierliche Dauerbelastungen in verschiedenen Anwendungsbereichen (von der Rehabilitation bis hin zum Hochleistungssport) erfolgreich eingesetzt (Binder et al. 2008; Jones et al. 2017; Mezzani et al. 2013; Mezzani 2017). Voraussetzung dafür ist lediglich die Durchführung eines Stufen-Tests bis zur Ausbelastung (bei Patienten bis zu einer symptomlimitierten Ausbelastung), bei dem die beiden Umstellpunkte mittels Laktat ($LTP_1$, $LTP_2$) oder Atemgasparameter ($VT_1$, $VT_2$) individuell bestimmt werden (◘ Abb. 14.18).

Dieses Konzept dient aber nicht nur der Belastungsvorgabe im Rahmen der Trainingsplanung. Es stellt auch ein Referenz- oder Normsystem dar, in das konkrete Beanspruchungen im Sport, in der Freizeit oder am Arbeitsplatz eingebettet werden können – unabhängig davon, ob die Tätigkeiten durch konstante oder intervallförmige Belastungen charakterisiert sind. Dieses Normsystem ermöglicht eine exakte Zuordnung der physiologischen Beanspruchung zu den drei Phasen des Energiestoffwechsels bzw. zu den beiden Umstellpunkten. Daher wird empfohlen, auch die Intensitäten von aeroben hochintensiven Intervallbelastungen ($P_{peak}$, $P_{rec}$, $P_{mean}$) in Relation zu den objektiven individuellen submaximalen ($P_{LTP1}$, $P_{LTP2}$ bzw. $VT_1$, $VT_2$) und maximalen ($P_{max}$) Markern aus einem Stufentest vorzugeben, und zwar wie folgt:

- $P_{peak}$ = % $P_{max}$ aus Stufen-Test
- $P_{rec}$ = % $P_{LTP1}$ aus Stufen-Test
- $P_{mean}$ = % $P_{LTP2}$ aus Stufen-Test

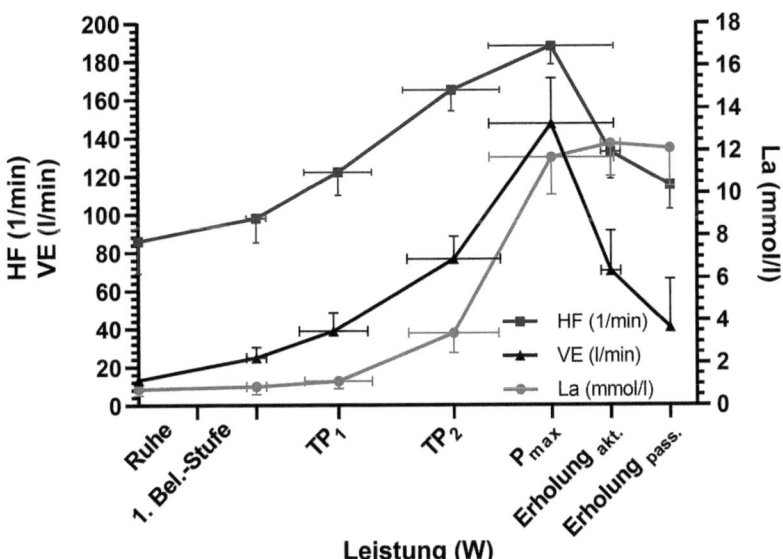

**Mehrstufentest**

◘ **Abb. 14.18** Kurvenverläufe für Laktat (La), Ventilation (VE) und Herzfrequenz (HF) während eines Stufen-Tests mit den beiden Umstellpunkten $TP_1$ und $TP_2$. (Mod. nach Tschakert et al. 2022)

- **P$_{peak}$**

Die Intensität für P$_{peak}$ sollte zwischen P$_{LTP2}$ und P$_{max}$ aus dem Stufen-Test liegen. Das untere Limit für P$_{peak}$ sollte nicht unter P$_{LTP2}$ liegen, denn in diesem Fall könnte man kontinuierliche Dauerbelastungen mit einem LaSS durchführen. Als oberes Limit für P$_{peak}$ kann P$_{max}$ aus dem Stufen-Test zwar theoretisch überschritten werden (bis hin zu „All-out"-Sprints), allerdings gibt es über derartige supramaximale Intensitäten bei „aeroben" Intervallbelastungen kaum Daten aus wissenschaftlichen Studien.

- **P$_{rec}$**

Die Intensität in den Erholungsphasen sollte die Leistung am LTP$_1$ nicht überschreiten, damit während der Erholung nicht zusätzlich La produziert wird, das in die Blutbahn abgegeben werden muss (Laktat-Shuttle-Theorie). Es gibt allerdings noch keine Klarheit über die optimale Erholungsintensität, da die tatsächlichen Bedingungen in den Zellen der Arbeitsmuskulatur für die Laktat-Elimination während der Erholungsphase (intrazellulärer Shuttle, „Cell-to-cell"-Shuttle, Abgabe ins Blut oder Akkumulation in der Zelle) nur schwer feststellbar sind und zusätzlich von der in der hochintensiven Belastungsperiode produzierten Laktat-Menge abhängen. Darüber hinaus tritt das Problem auf, dass Laktat, das in einer der Belastungsphasen produziert wurde, aufgrund seiner verzögerten Kinetik erst in einer der nachfolgenden Erholungsphasen ins Blut gelangt.

- **P$_{mean}$**

Die mittlere Belastung von Intervallen sollte zwischen LTP$_1$ und LTP$_2$ liegen. Bei speziellen Trainingszielen (sehr umfangreiches Grundlagenausdauertraining, Training mit Patienten etc.) kann P$_{mean}$ allerdings auch unter P$_{LTP1}$ liegen (Wallner et al. 2013). Ist P$_{mean}$ größer als P$_{LTP2}$, ist davon auszugehen, dass kein LaSS gehalten werden kann und die Belastung frühzeitig wegen Erschöpfung abgebrochen werden muss.

Das Vorgabemodell orientiert sich an den beiden Umstellpunkten TP$_1$ und TP$_2$, die sich aus den tatsächlichen individuellen metabolischen Bedingungen ergeben, und ermöglicht daher eine auf jede einzelne Person und auf die gewünschte metabolische Beanspruchung abgestimmte Vorgabe von Belastungsintensitäten.

**14**

### ■■ Vorgaben der einzelnen Belastungskomponenten

Ein Blick auf die einschlägige Literatur zeigt, dass die in wissenschaftlichen Intervallstudien verwendeten Belastungsprotokolle ein völlig heterogenes Bild ergeben und dass die Vorgaben der einzelnen Belastungskomponenten ein sehr breites Spektrum aufweisen (◘ Tab. 14.1)

Die Bandbreiten von P$_{peak}$ (von 50 % der im Stufen-Test bestimmten Maximalleistung (P$_{max}$) bis hin zu „All-out"-Sprintleistungen) sowie von t$_{peak}$ und t$_{rec}$ (von wenigen Sekunden bis 10 min) sind enorm (auch innerhalb vergleichbarer Probandengruppen). Bedenkt man, dass bereits geringe Änderungen in der Vorgabe einer einzigen Belastungskomponente Auswirkungen auf die physiologische Beanspruchung haben, ist anzunehmen, dass die metabolischen und kardiorespiratorischen Akutreaktionen ebenfalls entsprechend große Bandbreiten zeigten. Ob die jeweiligen Akutreaktionen auch immer beabsichtigt und gewünscht waren, ist kritisch zu hinterfragen. Jedenfalls wurde bisher in beinahe allen Interventionsstudien mit Intervall-Training der Akutresponse nicht beschrieben und es ist vollkommen unklar, welchen

◻ **Tab. 14.1** Unterschiede in den Belastungsvorgaben von Intervallbelastungen im Rahmen wissenschaftlicher Studien (CHF = chronische Herzinsuffizienz; KHK = koronare Herzkrankheit; MS = metabolisches Syndrom; pAVK = periphere arterielle Verschlusskrankheit; COPD = Chronisch obstruktive Lungenerkrankung; $P_{peak}$ = Maximalleistung beim Stufentest zur Ermittlung der $VO_{2max}$)

| Autoren | Probanden | $P_{peak}$ | $t_{peak}$ | $P_{recovery}$ | $t_{recovery}$ |
|---|---|---|---|---|---|
| Helgerud et al. (2007) | gesund | 85–95 % $HF_{peak}$ | 4 min | 50–75 % $HF_{peak}$ | 3 min |
| Tyldum et al. (2009) | gesund | „Norweger Modell" | | | |
| Rognmo et al. (2012) | KHK | | | | |
| Rognmo et al. (2004) | KHK | | | | |
| Karlsen et al. (2008) | KHK | | | | |
| Wisloff et al. (2007) | CHF | | | | |
| Tjonna et al. (2008) | MS | | | | |
| Bye et al. (2009) | MS | | | | |
| Schjerve et al. (2008) | adipös | | | | |
| Helgerud et al. (2010) | COPD | | | | |
| Helgerud et al. (2007) | gesund | 90–95 % $HF_{max}$ | 15 s | 70 % $HF_{max}$ | 15 s |
| Slordahl et al. (2005) | pAVK | 80 % $VO_{2peak}$ | 2 min | Ruhe | 3 min |
| Ilic et al. (2009) | CHF | 70 % $P_{peak}$ | 30 s | 10 W | 60 s |
| Nilsson et al. (2008) | CHF | 90–95 % $HF_{peak}$ | 5–10 min | 50–60 % $HF_{peak}$ | 5–10 min |
| Koufaki et al. (2014) | CHF | 100 % $P_{peak}$ | 30 s | 25–40 W | 60 s |
| Vogiatzis et al. (2005) | COPD | 100–140 % $P_{peak}$ | 30 s | Ruhe | 30 s |
| Sabapathy et al. (2004) | COPD | 70 % $P_{peak}$ | 1 min | Ruhe | 1 min |
| Coppoolse et al. (1999) | COPD | 90 % $P_{peak}$ | 1 min | 45 % $P_{peak}$ | 2 min |
| Warburton et al. (2005) | KHK | 85–95 % HFR | 2 min | 35–45 % HFR | 2 min |
| Osawa et al. (2014) | gesund | >90 % $VO_{2peak}$ | 1 min | 30 W | 1 min |
| Gibala et al. (2006) | gesund | „all out" | 30 s | 0–30 W | 4 min |
| Bartlett et al. (2012) | gesund | 90 % $VO_{2max}$ | 3 min | 50 % $VO_{2max}$ | 3 min |
| Wallner et al. (2013) | gesund | 111 % $vVO_{2max}$ | 10 s | Ruhe | 20 s |
| Burgomaster et al. (2008) | gesund | „all out" | 30 s | 0–30 W | 4,5 min |
| Trapp et al. (2008) | gesund | „all out" | 8 s | lockeres Treten | 12 s |

relativen Belastungen die ProbandInnen oder PatientInnen ausgesetzt waren. Die erklärt ev. auch die z. T. beträchtlichen Unterschiede in den Trainingseffekten unabhängig von der Interventionsdauer.

Darüber hinaus fällt auf, dass die mittlere Belastung ($P_{mean}$) nur in den seltensten Fällen für die Belastungsvorgabe berücksichtigt oder auch nur berechnet wurde. Dies ist vor allem aber dann wichtig, wenn Intervall-Belastungen mit moderaten kontinuierlichen Belastungen verglichen werden sollen. Wird hier nicht die mittlere Belastung oder der Energieumsatz gematcht, sind Unterschiede in den akuten und chronischen Effekten nicht interpretierbar.

## Die besondere Bedeutung von $P_{mean}$, $t_{peak}$ und $P_{peak}$ sowie $t_{rec}$ und $P_{rec}$ für die physiologischen Akutreaktionen

- **Einfluss der $P_{mean}$**

Die mittlere Belastung ist, neben der Dauer und der Intensität der Belastungs- und Erholungsphasen, für die Planung und Durchführung intermittierender Belastungen von großer Relevanz. Mit folgender Formel lässt sich Mittelbelastung einfach berechnen (Tschakert und Hofmann 2013):

$$P_{mean} = \left( P_{peak}{}^{*}t_{peak} + P_{rec}{}^{*}t_{rec} \right) / \left( t_{peak} + t_{rec} \right)$$

Während einer Intervallbelastung wird mit dieser $P_{mean}$ zwar weder in der Belastungs- noch in der Erholungsphase tatsächlich trainiert, dennoch hat sie eine sehr wichtige Steuerfunktion. Sie gibt die durchschnittliche Herz-Kreislauf-Beanspruchung (etwa die $HF_{mean}$) über die gesamte Intervallbelastung vor. Da die durchschnittliche Herz-Kreislauf-Reaktion eine relevante Größe sowohl für die Trainingsadaptionen als auch für etwaige Gesundheitsrisiken für PatientInnen darstellt, wird empfohlen, die $P_{mean}$ nicht nur aus den übrigen Belastungskomponenten zu berechnen, sondern sie bewusst vorzugeben ($P_{LTP1} < P_{mean} < P_{LTP2}$) und anhand der oben genannten Gleichung eine andere Komponente, etwa die Erholungszeit, zu berechnen (Tschakert und Hofmann 2013):

$$t_{rec} = \left( P_{mean} \cdot t_{peak} - P_{peak} \cdot t_{peak} \right) / \left( P_{rec} - P_{mean} \right)$$

Beispiel:

Bei einer normal trainierten Person mit einer $P_{max}$ von 240 W und Schwellenwerten bei 90 W ($TP_1$) und 170 W ($TP_2$) kann für folgende Intervallbelastung die $P_{mean}$ berechnet werden:

$$P_{peak} = 240\,W; P_{rec} = 85\,W; t_{peak} = 20\,s; t_{rec} = 15\,s; P_{mean} \text{ ist zu berechnen}$$

$$P_{mean} = \left( 240\,W \cdot 20\,s + 85\,W \cdot 15\,s \right) / \left( 20\,s + 15\,s \right) = 173,5\,s$$

In diesem Fall wäre die $P_{mean}$ höher als $P_{LTP2}$. Um das zu vermeiden, ist es ratsam, die gewünschte $P_{mean}$ (je nach Trainingsziel) bewusst festzusetzen und stattdessen z. B. die $t_{rec}$ zu berechnen:

**14**

$$P_{mean} = 160\,W; P_{peak} = 240\,W; P_{rec} = 85\,W; t_{peak} = 20\,s; t_{rec} \text{ ist zu berechnen}$$

$$t_{rec} = \left(160\,W \cdot 20\,s - 240\,W \cdot 20\,s\right) / \left(85\,W - 160\,W\right) = 21,3\,s$$

Auf diesem Weg lässt sich für jede Person eine (hochintensive) Intervallbelastung dem Trainingsziel entsprechend exakt und individuell vorgeben.

- **Einfluss von Dauer und Intensität der Belastungsphasen ($t_{peak}$, $P_{peak}$)**

Nicht nur die $P_{mean}$, sondern auch die Festlegung der übrigen Belastungskomponenten ist hinsichtlich der körperlichen Beanspruchung während Intervallbelastungen von großer Bedeutung, wobei insbesondere $t_{peak}$ und $P_{peak}$ maßgeblichen Einfluss haben. Astrand et al. (1960), Christensen et al. (1960) bzw. Saltin et al. (1976) zeigten bereits vor mehreren Jahrzehnten, wie massiv etwa die **Dauer der Belastungsphasen** die metabolische und peak-kardiorespiratorische Akutreaktion während intervallförmiger Belastungen beeinflusst (**◘** Abb. 14.19). Bei einer $P_{peak}$ nahe $P_{max}$ führten lange Belastungszeiten von 2 oder 3 min zu Laktat-Werten von über 16 mmol/l, während kurze Belastungsdauern einen Blut-Laktat-Spiegel von nur etwa 2 mmol/l induzierten – bei gleicher $P_{peak}$ und $P_{mean}$ und bei identischem Verhältnis von Belastungs- und Erholungszeit.

Diese Ergebnisse konnten durch eigene Studien bestätigt werden (Tschakert et al. 2015). Die Laktat-Produktionsrate (mmol/s) ist zwar ausschließlich von der Belastungsintensität abhängig, die Menge an produziertem Laktat pro Belastungsphase hängt allerdings vom Produkt $P_{peak} \times t_{peak}$ und damit sehr stark von der Belastungsdauer $t_{peak}$ ab. Die Blut-Laktat-Konzentration ergibt sich aus dem Verhältnis von

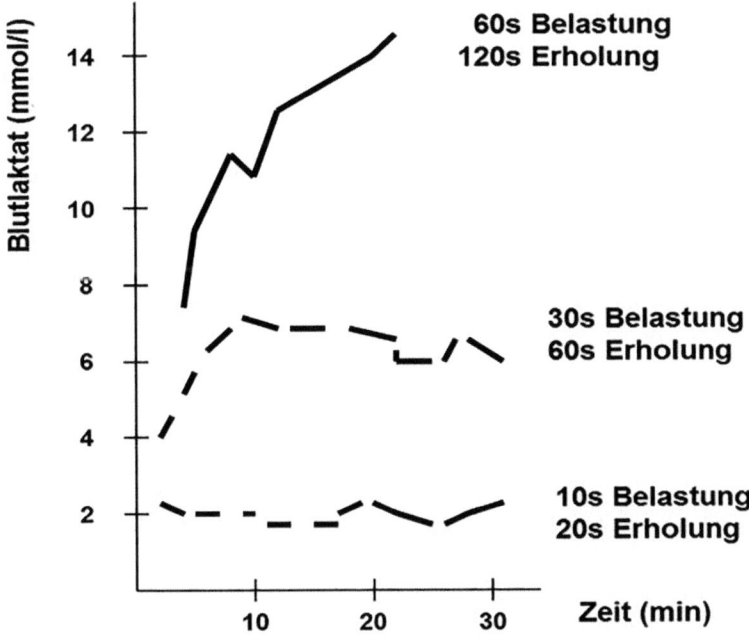

◘ **Abb. 14.19** Abhängigkeit der Blut-Laktat-Konzentration von $t_{peak}$. (Mod. nach Astrand et al. 1960)

Laktat-Produktion in der Arbeitsmuskulatur und Laktat-Elimination in der Arbeits-muskulatur (muskulär) bzw. in anderen Organen wie Herz, Leber, Gehirn, Ruhe-muskulatur (systemisch). Liegt die $P_{peak}$ über $P_{LTP2}$, nimmt die Laktat-Produktion mit der Dauer der Belastungsphase zu. Werden in langen Belastungsphasen große Laktat-Mengen gebildet, reichen – wie in der Studie von Astrand et al. (1960) ge-zeigt – Erholungszeiten von einigen Minuten nicht aus, um das produzierte Laktat wieder zu eliminieren. Ein LaSS kann somit nicht mehr aufrechterhalten werden, folglich kommt es zu einem kontinuierlichen Anstieg der Laktat-Konzentration im Blut. Daher kann bei Intervallen mit langer $t_{peak}$ der Fall eintreten, dass trotz einer unter der $P_{max}$ liegenden $P_{peak}$ und einer niedrigen $P_{mean}$ mit einer dementsprechend ge-ringeren durchschnittlichen Herzfrequenz eine hohe Laktat-Produktion sowie ein deutlicher Abfall des pH-Wertes bzw. eine Übersäuerung der Arbeitsmuskulatur ausgelöst wird, die rasch zum Belastungsabbruch führt.

Bei kurzen Intervallen von maximal 30 s hingegen ist die Laktat-Produktion trotz sehr hoher Belastungsintensitäten (bis $P_{max}$ aus dem Stufen-Test) so gering, dass selbst kurze Erholungsphasen von 20–30 s ausreichend sind, um ein Gleichgewicht zwischen Laktat-Produktion und -Elimination und damit ein LaSS aufrechtzu-erhalten (Tschakert et al. 2015). Eine aktuelle Studie von Rønnestad et al. (2020) zeigte, dass solch kurze Intervalle (3 Serien mit 13 × 30 s Intervalle mit 15 s Pause und 3 min Serienpausen) im Vergleich zu langen Intervallen mit gleicher Anstrengung (4 Serien mit 5 min Intervallen und 2,5 min Erholung) zu deutlich besseren Effekten hinsichtlich der Leistungsentwicklung führten.

> Um ein LaSS während Intervallbelastungen zu gewährleisten, gilt die Regel: Je höher $P_{peak}$ ist, desto kürzer muss $t_{peak}$ sein! Innerhalb bestimmter Grenzen kann man davon ausgehen, dass bei einer gleichen Fläche unter der Kurve ($P_{peak}$ x $t_{peak}$) auch die Laktat-Produktion vergleichbar ist (Oman 2014).

Der Vorteil von Intervallbelastungen im LaSS ist, dass sie länger durchgehalten wer-den können und damit die akkumulierten Trainingszeiten mit sehr hohen Intensi-täten entsprechend lang sind.

Lange Belastungsphasen erhöhen nicht nur die metabolische Beanspruchung, sondern auch die kardiorespiratorischen Beanspruchungsspitzen (Peaks). Während sich bei gleicher $P_{mean}$ die durchschnittlichen Werte der Herz-Kreislauf-Größen zwi-schen langen und kurzen Intervallen nicht unterscheiden, ist das Oszillieren der Werte um den Mittelwert bei langer $t_{peak}$ deutlich stärker ausgeprägt als bei kurzer $t_{peak}$. Dadurch sind die Peak-Werte für HF, $VO_2$ etc. bei langen Intervallen deutlich höher als bei kurzen Intervallen, bei denen die Werte kaum um den Mittelwert schwanken und jenen von kontinuierlichen Dauerbelastungen sehr ähnlich sind (As-trand et al. 1960; Tschakert et al. 2015; Tschakert und Hofmann 2013).

Darüber hinaus konnten Kilpatrick und Greeley (2014) zeigen, dass auch das subjektive Anstrengungsempfinden bei Intervallen mit längerer Belastungsdauer (60 s) signifikant höher war als bei kürzeren Belastungszeiten (30 s), wobei das Ver-hältnis von Belastungs- und Erholungszeit sowie $P_{peak}$, $P_{rec}$, $P_{mean}$ und die Gesamt-dauer identisch waren.

Es soll allerdings nicht unerwähnt bleiben, dass insbesondere im Leistungssport bewusst lange Belastungszeiten bei Intervallen gewählt und damit hohe Laktat- bzw. geringe pH-Werte provoziert werden, um spezifische Trainingseffekte auszulösen.

**14**

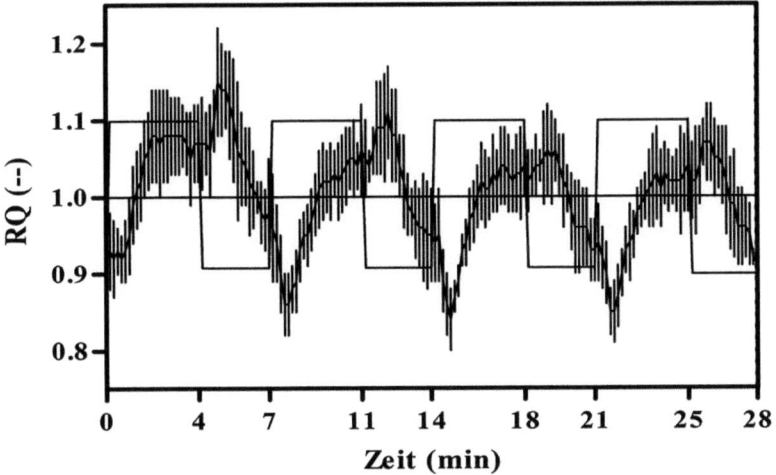

☒ **Abb. 14.20** Absinken des RQ-Wertes während einer Intervallbelastung von 4-mal 4 min. (Mod. nach Tschakert et al. 2015)

Durch das Absinken des pH-Wertes (sowie durch Anhäufung von Citrat in den Erholungsphasen) wird die Aktivität des Enzyms Phosphofruktokinase limitiert und damit eine Inhibierung der Glykolyse ausgelöst. Dadurch wird der Organismus gezwungen, auch bei höheren Belastungsintensitäten verstärkt über aerobe Stoffwechselprozesse die notwendige Energie bereitzustellen (Saltin et al. 1976). Die Inhibierung der Glykolyse bzw. der verstärkt aerobe Energiestoffwechsel bei langen Intervallen spiegeln sich im Verlauf des respiratorischen Quotienten (RQ) wider (von Duvillard et al. 2001), der von Intervall zu Intervall immer mehr abfällt (☒ Abb. 14.20).

Dadurch lässt sich erklären, dass die Verbesserungen der aeroben Leistungsfähigkeit bzw. der $VO_{2max}$ in Trainingsstudien mit langen Intervallen besonders stark ausgeprägt sind. Allerdings ist zu hinterfragen, ob diese Methode für Patienten oder untrainierte Personen geeignet ist. Da erhebliche metabolische Beanspruchungen, die mit einer vermehrten Freisetzung von Katecholaminen in Zusammenhang stehen (Wonisch et al. 2007), sowie erhöhte kardiorespiratorische Peak-Werte ein potenzielles Gesundheitsrisiko für Patienten darstellen können, wird über den Sicherheitsaspekt bei langen Intervallen zunehmend häufig diskutiert (Ketcyian 2012). Wie bereits erwähnt führen aber auch kurze Intervalle zu deutlichen Verbesserungen und sind z. T. den langen Intervallen hinsichtlich des Leistungszuwachses sogar überlegen (Rønnestad et al. 2020). Es gibt jedoch nach wie vor zu wenige Studien mit kurzen Intervallen, um eine Überlegenheit dieser Methode zum aktuellen Zeitpunkt klar belegen zu können.

■ **Einfluss von Dauer und Intensität der Erholungsphasen ($t_{rec}$, $P_{rec}$)**
Neben $t_{peak}$ und $P_{peak}$ hat bei intervallförmigen Belastungen auch die Gestaltung der Erholungsphasen ($t_{rec}$, $P_{rec}$) erheblichen Einfluss auf die physiologischen Akutreaktionen und vor allem auf die Prozesse der Energiebereitstellung.

Um bei hochintensiven Intervallbelastungen die Laktat-Produktion relativ gering zu halten (was mit kurzen Belastungsphasen trotz hoher Intensität möglich ist), muss die notwendige Energie über anaerob-alaktazide (KrP) oder aerobe Stoffwechselprozesse bereitgestellt werden. Letztere benötigen intrazellulär vorrätigen, am Myoglobin gebundenen Sauerstoff (Oxymyoglobin), da die Zeit für den $O_2$-Transport von der Umgebungsluft bis zu den Mitochondrien der Arbeitsmuskulatur nicht ausreicht – insbesondere während kurzer Belastungsphasen. Die Auffüllung der KrP-Speicher sowie die Aufladung des Myoglobins mit $O_2$ müssen in den Erholungsphasen erfolgen. Wie viel Zeit dafür notwendig ist, hängt vom Ausmaß der jeweiligen Speicherentleerung in der vorangegangenen Belastungsphase ab. Gelingt keine ausreichende Wiederauffüllung in der Erholungsphase, sind verstärkt laktazide Stoffwechselprozesse während der nachfolgenden Belastungsphasen die Konsequenz (Saltin et al. 1976). Dies macht die richtige Wahl der Pausenlänge ($t_{rec}$) zu einem relevanten Faktor für die Intervallvorgabe (McCann et al. 1995; Forbes et al. 2009; van den Broek et al. 2007; Layec et al. 2013; Ferguson et al. 2010; Bishop et al. 2008; Glaister 2005; Krumpolec et al. 2020).

Neben der Erholungszeit ist auch die Erholungsintensität ($P_{rec}$) für die physiologische Akutreaktion auf intermittierende Belastungen von Bedeutung, insbesondere die Frage, ob die Erholung aktiv (mit niedrigen Intensitäten) oder passiv (in Ruhe) erfolgen soll. Hermansen und Stensvold (1972) stellten fest, dass eine aktive Erholung die Oxidation von Laktat in der Arbeitsmuskulatur und damit auch die Laktat-Elimination aus dem Blut erleichtert. Seiler und Hetlelid (2005) zeigten, dass moderat-trainierte Läufer, die ihre Pausengestaltung bei Intervallbelastungen frei wählen konnten, aktive Pausen mit niedrig-intensivem Gehen bevorzugten. Wahl et al. (2014) hingegen fanden bei Intervalltraining mit aktiver Erholung eine höhere Stresshormonausschüttung (Cortisol) und ein höheres subjektives Anstrengungsempfinden als bei passiver Erholung. Allerdings unterschied sich bei dieser Studie nicht nur die $P_{rec}$, sondern mit ihr auch die $P_{mean}$ und damit die Gesamtarbeit, was das Ergebnis dieser Studie beeinflusste. Wenn man andererseits mithilfe der oben genannten Gleichung bei gleicher $P_{mean}$ die Pausengestaltung manipuliert, verkürzt sich die Pausendauer bei passiver Erholung deutlich im Vergleich zu aktiver Erholung. Dabei kann es zum oben beschriebenen Problem der unzureichenden KrP- und Oxymyoglobin-Wiederherstellung in den Pausen kommen. Aus praktischer Sicht ist deshalb eine aktive Erholung mit einer Intensität unter dem ersten TP einer passiven Erholung vorzuziehen, auch um einen zu starken Blutdruckabfall, Schwindel und ev. sogar kurzzeitige Bewusstlosigkeit (Synkope) zu vermeiden (Hilz et al. 2002).

Angesichts der Tatsache, dass es in wissenschaftlichen Studien sowie in der Trainingspraxis ein derart breites Spektrum an verschiedenen Belastungsvorgaben für Intervalltraining gibt und diese Unterschiede sich gravierend auf die metabolischen und kardiorespiratorischen Akutreaktionen auswirken, stellt sich die Frage, ob die physiologischen Beanspruchungen, die durch die jeweiligen Belastungsvorgaben induziert wurden, im Voraus absehbar waren. Die Regulierbarkeit und Prognostizierbarkeit der physiologischen Akutreaktionen ist daher bei der Anwendung von hochintensivem Intervalltraining von größter Wichtigkeit.

### ▪▪ Steuerung der physiologischen Beanspruchung mittels $P_{mean}$

In diesem Kapitel soll gezeigt werden, inwieweit die metabolischen und kardiorespiratorischen Akutreaktionen bei Intervallbelastungen mittels $P_{mean}$ gesteuert bzw. prognostiziert werden können.

Bei **kontinuierlichen Dauerbelastungen** hat sich die Verwendung von Schwellen-konzepten bzw. des Turn-Point-Konzepts als Referenzsystem für die geplante Ziel-belastung ($P_{target}$) bewährt, da man dadurch eine exakte Steuerung und Prognostizier-barkeit der physiologischen – insbesondere der metabolischen – Beanspruchung er-zielt (◘ Abb. 14.9). Dies ist von hoher Relevanz, weil dadurch sehr exakt die gewünschten Trainingsreize gesetzt werden können und die Gefahr einer Überbean-spruchung bzw. gesundheitlicher Risiken verringert wird.

Es stellt sich die Frage, ob bzw. wie es auch bei **intervallförmigen Belastungen** möglich ist, trotz der Vielzahl an Einfluss nehmenden Belastungskomponenten die kardiorespiratorischen und metabolischen Akutreaktionen anhand der Belastungs-vorgabe zu steuern bzw. vorherzusagen. Voraussetzung dafür ist, dass die Intervall-belastung zur jeweiligen Leistung an den beiden individuellen Umstellpunkten $TP_1$ und $TP_2$ aus dem Stufen-Test in Relation gesetzt wird. Das Pendant zur $P_{target}$ bei kontinuierlichen Belastungen ist bei intervallförmigen Belastungen die $P_{mean}$.

Wie bereits erwähnt, gibt die $P_{mean}$ die durchschnittliche Herz-Kreislauf-Beanspruchung vor. Insofern ist die Mittelbelastung als steuernde Größe für kardio-respiratorische Parameter prädestiniert. Lässt sich aber auch die metabolische Aku-treaktion auf Intervallbelastungen über die $P_{mean}$ kontrollieren und vorhersagen? Wie oben beschrieben, hat die Kombination von $t_{peak}$ und $P_{peak}$ erheblichen Einfluss auf die Laktat-Produktion, und auch die Pausengestaltung spielt bei der Laktat-Elimination und der Laktat-Produktion im folgenden Intervall eine nicht zu unter-schätzende Rolle.

Eigene Studien (Tschakert et al. 2015, 2016) haben gezeigt, dass sich bei inter-mittierenden Belastungen – unter gewissen Voraussetzungen – die metabolische Aku-treaktion tatsächlich an der $P_{mean}$ orientiert. Ergebnisse von Moser et al. (2015, 2017) bei PatientInnen mit Typ I Diabetes bestätigten, dass bei gleicher mittlerer Belastung sowohl die Laktat-Konzentration im Blut als auch die Katecholamine bei kurzen Intervallen im Vergleich zu einer moderaten kontinuierlichen Belastung vergleich-bare Akutreaktionen zeigen. Ähnliches konnte für kurze Intervall bei einer Gruppe von PatientInnen in der kardialen Rehabilitation gezeigt werden, nicht jedoch für lange Intervalle nach dem „Norwegischen Modell" (Tschakert et al. 2016).

Die Voraussetzungen für eine Steuerung der metabolischen Akutreaktionen an-hand der $P_{mean}$ sind folgende (Tschakert et al. 2015, 2016):

- **Belastungszeiten**
Nur bei Intervallen mit kurzen Belastungszeiten ($t_{peak}$ = 20 s) orientierte sich der Ver-lauf der Blut-Laktat-Konzentration trotz einer hohen $P_{peak}$ ($P_{max}$ aus dem Stufentest) an der $P_{mean}$ ($< P_{LTP2}$) und zeigte folglich – vergleichbar mit einer kontinuierlichen Dauerbelastung mit gleicher $P_{mean}$ – ein Steady State. Bei längeren Belastungsphasen (4 min) wurde trotz identischer $P_{mean}$, geringerer $P_{peak}$ und deutlich längerer $t_{rec}$ (3 min) kein LaSS mehr erreicht, da durch die Kombination von $P_{peak}$ und $t_{peak}$ die Laktat-Produktion die Laktat-Eliminationskapazität überstieg (◘ Abb. 14.21) (Tschakert et al. 2015, 2016).

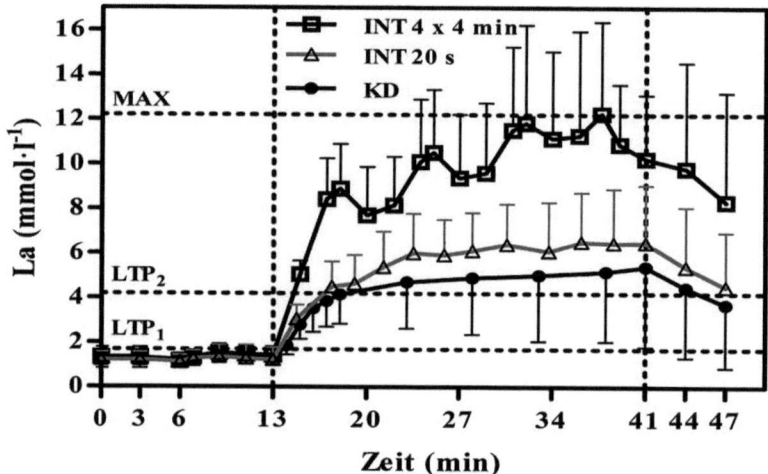

**Abb. 14.21** Laktat-Verläufe bei kontinuierlicher Dauerbelastung (KD) und bei Intervallbelastungen mit kurzer (INT 20 s) und langer (INT 4 × 4 min) $t_{peak}$ bei jeweils identischer $P_{mean}$. (Mod. nach Tschakert et al. 2015)

### ▪ Erholungsphasen

Das bei den hochintensiven kurzen Intervallen erreichte LaSS lässt darauf schließen, dass die Dauer der Erholungsphasen ($t_{rec}$ = 26,7 ± 13,4 s) lang genug war, um a) die KrP-Speicher in ausreichendem Maße aufzufüllen bzw. das Myoglobin in der Arbeitsmuskulatur mit Sauerstoff zu beladen, und b) das in den Belastungsphasen produzierte Laktat zu eliminieren. Allerdings ist davon auszugehen, dass bei Erholungszeiten, die für ein Wiederauffüllen der KrP-Speicher bzw. ein Beladen des Myoglobins mit Sauerstoff nicht ausreichen, trotz kurzer Belastungszeiten kein LaSS gehalten werden kann. Die für ein LaSS notwendige Mindestdauer der Erholungsphasen kann nicht pauschal anhand eines Fixwertes angegeben werden, sondern ist abhängig von der Menge an verbrauchtem KrP (und daher vom Produkt aus $P_{peak}$ x $t_{peak}$) und von der Ausdauerleistungsfähigkeit, da diese die Erholungsfähigkeit beeinflusst.

### ▪ Belastungsintensitäten

Die $P_{peak}$ wurde bei den kurzen Intervallen entsprechend der $P_{max}$ aus dem Stufen-Test festgelegt. Für supramaximale Belastungsintensitäten (> $P_{max}$) gibt es zu dieser Fragestellung nur eine Einzelfallanalyse aus einer Pilotstudie (Oman 2014). Weitere Studien sind nötig, um diesen Bereich der Intensitätsvorgabe ebenso beschreiben zu können.

### Intervallbelastungen mit kurzer $t_{peak}$ als Ausdauertraining

Die bewusste Steuerung der physiologischen Beanspruchung über die mittlere Belastung mithilfe der Gleichung

$$P_{mean} = \left(P_{peak} \times t_{peak} + P_{rec} {}^* t_{rec}\right) / \left(t_{peak} + t_{rec}\right)$$

erlaubt die Anwendung von aeroben hochintensiven Intervallbelastungen mit kurzer $t_{peak}$ als Ausdauertraining bei unterschiedlichsten Zielgruppen. Bei entsprechend niedriger $P_{mean}$ (etwa durch lange $t_{rec}$) ist diese Trainingsform für PatientInnen in der Rehabilitation verschiedener chronischer Erkrankungen (Kiesl et al. 2022) ebenso geeignet wie für Hochleistungssportler, die ihre $P_{mean}$ beliebig festsetzen können. Ausdauerathleten haben beispielsweise die Möglichkeit, kurze Intervalle nicht nur in der unmittelbaren Vorbereitung auf einen Wettkampf (mit einer $P_{mean}$, die der Wettkampfleistung entspricht), sondern auch im Grundlagenausdauertraining (mit niedriger $P_{mean}$ im Bereich des $LTP_1$) einzusetzen und damit eine willkommene Abwechslung mit zusätzlichen Belastungsreizen für die schnellen Muskelfasern in diese üblicherweise niedrig-intensive und eher monotone Trainingsphase zu bringen (Wallner et al. 2013). Dies ist insofern von Bedeutung, als Ausdauersportler einen sehr hohen Anteil (70–80 %) ihrer Gesamttrainingszeit in diesem Intensitätsbereich unter 60 % $VO_{2max}$ bzw. 70 % $HF_{max}$ verbringen (Esteve-Lanao et al. 2005; Seiler 2010; Seiler und Kjerland 2006; Casado et al. 2022; Campos et al. 2022; Kenneally et al. 2018; Stöggl und Sperlich 2015; González-Ravé et al. 2021; Sperlich et al. 2022).

Darüber hinaus bietet sich aerobes hochintensives Intervalltraining auch als Ausdauertraining in sämtlichen Sportarten mit intervallförmigem Charakter an, etwa in Ballsportarten. Hierbei kann – entsprechend des sportartspezifischen Belastungsprofils – eine kurze $t_{peak}$ mit entsprechend hoher $P_{peak}$ festgesetzt werden (Kunz et al. 2019; Clemente et al. 2021). Die Autoren weisen darauf hin, dass sich vor allem hoch-intensive Intervall-Formen dafür eignen, eine Vielzahl von unterschiedlichen Belastungen variabler Spielsituationen im Training abzubilden und zu entwickeln.

Bei der praktischen Durchführung von Intervalltraining im Gelände treten allerdings häufig Schwierigkeiten auf, insbesondere im Hinblick auf die Vorgabe der exakten Belastungs- und Erholungsintensität. Eine Intensitätsvorgabe mittels Herzfrequenz, wie sie bei kontinuierlichen Dauerbelastungen problemlos praktiziert wird, ist bei kurzen Intervallbelastungen nicht möglich, da die Belastungsphasen zu kurz sind, um hohe Zielherzfrequenzen zu erreichen.

Beim Radfahren lassen sich die jeweiligen Intensitäten sehr einfach über die Leistung (km/h mittels Fahrradcomputer bzw. Watt im Labor oder mittels SRM-Messtechnik) steuern. Bei Aktivitäten wie Laufen, Langlaufen, Nordic Walking etc. ist dies schwieriger – aber auch hier ist es möglich, Geschwindigkeiten exakt mithilfe eines Pacers oder durch die Berechnung der Zeit für eine gewisse Distanz vorgeben, zumindest im ebenen Gelände. Eine geeignete Belastungssteuerung ist auch über das Anstrengungsempfinden (die sog. RPE-Skala) möglich (Ciolac et al. 2015; Gaudino et al. 2015; Seiler und Sylta 2017; Kwok et al. 2022).

## Höhentraining

Als Sonderform des Ausdauertrainings ist das Höhentraining zu nennen (Girard et al. 2013; Lundby et al. 2012; Fudge et al. 2012). Als günstigste Form dieses Trainings hat sich das Training nach der Methode „live high – train low" herausgestellt (Stray-Gundersen und Levine 2008; Bejder und Nordsborg 2018; Brocherie et al. 2015; Kettunen et al. 2023). Dabei kann die natürliche Höhe in den Bergen (ebd.) oder auch eine künstliche Simulation der Höhe durch so genannte Höhenhäuser (Richalet und Gore 2008; Carr et al. 2019) genutzt werden, wohingegen die Methode der intermittierenden Hypoxie nicht die gewünschten Erfolge zeigte (Humberstone-Gough et al. 2013). Neuere Ergebnisse zeigten jedoch, dass Athleten, die in einer

Höhe von 1065 m lebten und trainierten und die zusätzlich einer intermittierenden Hypoxie unterzogen wurden, signifikante Verbesserungen der hämatologischen Parameter und der sportlichen Leistung zeigten (Fernández-Lázaro et al. 2022). Höhentraining wird in vielen Ausdauersportarten (Wachsmuth et al. 2013; Christoulas et al. 2011; Chapman et al. 2010), aber auch Spielsportarten (Hinckson et al. 2007; Millet et al. 2013; Girard und Pluim 2013; Garvican-Lewis et al. 2013) regelmäßig angewandt, obwohl nach wie vor sehr viele Fragen zur Effektivität der Methode (Lundby et al. 2012) und zur individuellen Verträglichkeit (Chapman 2013) offen sind.

Die Schwellendiagnostik ist auch bei zunehmenden Höhen von großer Relevanz. Ofner et al. (2014) konnten zeigen, dass auch bei reduziertem $O_2$-Partialdruck entsprechend einer simulierten Höhe von etwa 3500 m die Leistung an den beiden Umstellpunkten $LTP_1$ und $LTP_2$ zwar in absoluten Zahlen abnimmt, relativ zur Maximalleistung jedoch unverändert bleibt.

## 14.3  Kraft und Krafttraining

Die Formulierung einer präzisen Definition von Muskelkraft, die sowohl ihre psychischen als auch physischen Aspekte erfasst, bereitet im Vergleich zur rein physikalischen Definition (F = m.a) einige Schwierigkeiten, da die Arten der Kraft, der Muskelarbeit, der Muskelanspannung bzw. der differenzierte Charakter der Muskelanspannung außerordentlich vielfältig sind und von einer Vielzahl von Faktoren beeinflusst werden (Weineck 2021). Unbestritten ist hingegen, dass die bewegungserzeugenden Kraftkomponenten die Voraussetzung für andere motorischen Hauptbeanspruchungsformen wie Ausdauer, Schnelligkeit, Flexibilität und Koordination darstellen (De Marees 2003).

Geschlechtsspezifisch gibt es in Bezug auf die Kraft klare Unterschiede. Männer verfügen aufgrund eines im Vergleich zu Frauen unterschiedlichen Hormonprofils (z. B. erhöhte Testosteronwerte) über größere Muskelquerschnitte als Frauen. Zusätzlich gibt es – selbst bei gleichen Muskelquerschnitten – hormonell bedingte Unterschiede in der prozentualen Gewebsverteilung. Bei Frauen ist der Anteil des Fettgewebes am Muskel etwa doppelt so hoch. Dadurch beträgt die Kraft der Frau nur bis zu zwei Drittel der Kraft des Mannes. Einschränkend ist allerdings festzuhalten, dass dies nur auf die Skelettmuskulatur der Extremitäten zutrifft, nicht auf die Rumpfmuskulatur, die keine geschlechtsspezifischen Unterschiede aufweist. Darüber hinaus gilt der erwähnte Unterschied nur jeweils für den Altersbereich zwischen 20 und 30 Jahre – für jenen Lebensabschnitt, in dem die Kraft bei Frauen und Männern ihre höchsten Absolutwerte erreicht. Davor und danach sind die jeweiligen Kraftwerte als auch die geschlechtsspezifischen Unterschiede geringer (Weineck 2021; Hollmann und Strüder 2009).

Ein Muskel entwickelt Kraft durch Spannung. Die Haupterscheinungsformen der Kraft beim Menschen sind die statische und die dynamische Kraft. Als wesentliche Arten der Kraft können allgemeine und spezifische Kraft sowie Maximalkraft, Schnellkraft und Kraftausdauer genannt werden. Die dynamische Kraft tritt in Form der Schnellkraft und der Kraftausdauer zugleich im Rahmen der motorischen Hauptbeanspruchungsformen Schnelligkeit bzw. Ausdauer auf (Weineck 2021).

In den Sportarten tritt Kraft nie in Reinform auf, sondern immer in einer Kombination verschiedener konditionell-physischer Leistungsfaktoren.

Die bevorzugte Einteilung der Kraft orientiert sich an der Arbeitsweise der Muskulatur. Man unterscheidet eine statische oder isometrische Beanspruchung (Haltekraft, die Muskellänge bleibt konstant), eine positiv-dynamische oder konzentrische Beanspruchung (überwindende Kraft mit einer Verkürzung der Muskellänge), eine negativ-dynamische oder exzentrische Beanspruchung (nachgebende Kraft, als Bremskraft im Zuge einer Muskelverlängerung) und den sog. Dehnungs-Verkürzungs-Zyklus. Neben den Arbeitsformen des Muskels hängt die aufzuwendende Kraft von den physikalischen Eigenschaften der zu bewegenden Masse ab. Je größer die zu bewegende Masse eines zu beschleunigenden Körpers ist, desto stärker ist der Einfluss der statischen Kraft des Ausführenden (Weineck 2021).

Das Training der Kraft wird – wie das Ausdauertraining – über Methoden und Inhalte angesteuert. Theoretisch kann die Muskelkraft durch Training über fünf unterschiedliche Mechanismen vergrößert werden: durch intermuskuläre Koordination, durch intramuskuläre Koordination, durch Hypertrophie, durch Hyperplasie und durch mechanische Faktoren (ebd.).

## 14.3.1 Anpassungseffekte durch Krafttraining

Krafttraining löst ein breites Spektrum an morphologischen und neurologischen Adaptionen aus, die zu den Veränderungen in der muskulären Funktion hinsichtlich Größe, Kraft und Leistung beitragen (Folland und Williams 2007). Diese Anpassungen sorgen einerseits für eine Steigerung der sportlichen Leistungsfähigkeit und andererseits für eine Verbesserung der gesundheitsrelevanten Funktionen der Skelettmuskulatur sowie für eine Gegensteuerung gegen den Verlust von Muskelmasse und -kraft in pathologischen Zuständen (Macaluso und De Vito 2004). In einer aktuellen Übersichtsarbeit mit 178 Studien (n = 5097; Frauen = 45) zeigten Currier et al. (2023), dass alle Widerstandstrainingsformen gegenüber Kontrollgruppen sowohl bei Muskelkraft als auch Hypertrophie-Wirkungen überlegen waren. Belastungen mit >80 % des 1-Wiederholungs-Maximums (1RM) maximierten den Kraftzuwachs. Während die Effekte der meisten Studien grundsätzlich vergleichbar waren, ergab ein dreimal wöchentliches Training mit höherer Belastung die besten Kraftzuwächse ohne Hypertrophie, und ein zweimal wöchentliches Training mit höherer Belastung die höchsten Effekte für eine Hypertrophie, vor allem bei einem Mehrsatz-Training. Schlussfolgerung: Alle Krafttrainings-Varianten förderten Kraft und Hypertrophie im Vergleich zu keinem Training.

Bereits nach 2–3 Wochen eines effektiven Krafttrainings wird die Kraftleistung durch **neuronale Anpassungsprozesse** deutlich erhöht, ohne nennenswerte Vergrößerung des Muskel- bzw. Muskelfaserquerschnitts. Diese Kraftzunahme ist auf eine Verbesserung der intermuskulären Koordination zurückzuführen (De Marees 2003). Diese beschreibt das Zusammenwirken der an der Kraftentwicklung beteiligten Muskeln, insbesondere das Zusammenspiel von Agonisten und Antagonisten. Je feiner die Abstimmung dieser beiden Gegenspieler bei einer bestimmten Bewegung ist, desto geringer ist dabei der Energieverbrauch. Eine Verbesserung der intermuskulären Koordination wird vor allem durch ein sportartspezifisches Techniktraining erreicht (Weineck 2021).

Ebenfalls bereits nach relativ kurzer Zeit kommt es zu einer Verbesserung der intramuskulären Koordination, und zwar durch die Fähigkeit, eine höhere Anzahl an motorischen Einheiten gleichzeitig rekrutieren und folglich willkürlich mehr Muskelfasern kontrahieren zu können (ebd.). Auch die neuronale Feuerungsrate wird erhöht (Egan und Zierath 2013). Darüber hinaus wird die Pumpleistung des sarkoplasmatischen Retikulums für $Ca^{2+}$-Ionen angehoben und die Aktivität der Enzyme ATPase und Kreatinkinase gesteigert, mit dem Ziel, die Sarkomeraktivierung und die Energiebereitstellung für die Aktin-Myosin-Brückenbildung zu verbessern. Auch die Aktivität der Enzyme der Glykolyse, etwa der Phosphofruktokinase, wird erhöht (De Marees 2003). Um die intramuskuläre Koordination zu verbessern, sind hohe bzw. höchste Belastungsintensitäten notwendig (75–100 % der maximalen einmaligen Kraftleistung, des 1 repitition maximum, 1RM) bzw. auch supramaximale Intensitäten (über 100 % des 1RM bei reaktiven Belastungen). Die Wiederholungszahl (1–5) ist dabei entsprechend gering (Currier et al. 2023).

Wird ein Krafttraining über mehrere Wochen absolviert, werden zusätzlich zu den neuronalen Anpassungen auch morphologische Adaptionen erzielt, die zu einem Muskelwachstum führen. Diese Vergrößerung des Muskelquerschnitts kann entweder durch die Querschnittszunahme der einzelnen Muskelfasern (Hypertrophie) oder, wie ältere Arbeiten beschreiben, zumindest theoretisch durch eine Zunahme der Anzahl der Muskelfasern (Hyperplasie) erreicht werden (McCall et al. 1996; Taylor und Wilkinson 1986). Die Hyperplasie ist beim Menschen umstritten bzw. nicht eindeutig belegt. Allerdings ist es möglich, dass sich so genannte Satellitenzellen zu neuen Muskelfasern zusammenschließen (De Marees 2003). Aufgrund der geringen Anzahl von Studien wird das Thema sehr kontrovers diskutiert. Es werden jedoch zwei Studien beschrieben, die zeigten, dass ein Widerstandstraining auch die Anzahl der Myofasern pro Muskel vergrößern kann (Jorgenson et al. 2020). Bei der Hypertrophie kommt es in der Muskelzelle – vor allem in den FT-Fasern – durch eine Konzentrationssteigerung der kontraktilen Proteine Aktin und Myosin zu einer Vergrößerung des Muskelfaserquerschnitts. Darüber hinaus werden als Effekte des Hypertrophie-Trainings auch eine schnellere Impulsübertragung zu den motorischen Einheiten durch eine Verdickung der isolierend wirkenden Myelinschicht der Neuronen, eine Verdickung des nichtkontraktilen Bindegewebes im Sehnen- und Bänderapparat wie etwa Kollagen (De Marees 2003) und eine Änderung des Ansatzwinkels der Muskelfasern an der Sehne beschrieben (Folland und Williams 2007; Jorgenson et al. 2020). Voraussetzung für die Muskelhypertrophie ist eine optimale Kombination von mechanischer Spannungshöhe und Spannungsdauer bzw. eine entsprechende ATP-Umsatzrate über eine ausreichend lange Dauer. Weineck (2021) empfiehlt diesbezüglich eine Wiederholungszahl von 10–15 und eine Intensität von 40–60 % des 1RM.

## Molekulare Basis von Adaptionsprozessen im Skelettmuskel durch Hypertrophie-Training

Ein einmaliges Krafttraining löst eine erhöhte Rate der Proteinsynthese und einen verhältnismäßig geringeren Anstieg der Proteinabbaurate aus. Diese akute Netto-Proteinsynthese ist die Basis für die belastungsinduzierte Muskelhypertrophie, die erst dann erreicht wird, wenn die Rate der Muskelproteinsynthese die Rate des Proteinabbaus über einen längeren Zeitraum übersteigt.

Die **Muskelhypertrophie** durch Krafttraining steht in engem Zusammenhang mit dem Enzym mTOR (mechanistic target of rapamycin), das Ernährungs- und Stoffwechselstimuli verflechtet, um das Zellwachstum und die Zellvermehrung zu regulieren (Rennie et al. 2004); McIntosh et al. 2023; Zhao und Wu 2023; Hajj-Boutros et al. 2023). Der mTOR-Signalweg kontrolliert die Mechanismen der Proteinsynthese durch die Steigerung der Translation spezifischer mRNAs, was zur Vergrößerung der Muskelfasern führt. mTOR existiert als Teil zweier Multiproteinkomplexe, mTORC1 und mTORC2, wobei mTORC1 für die Signalübertragung zur p70S6-Kinase und zum 4E-binding protein 1, einem Translations-Initiationsfaktor, erforderlich ist und daher hauptverantwortlich für die Synthese von Proteinen ist. Aktiviert wird mTOR etwa durch das Wachstumshormon oder den „Insuline-Like Growth Factor" (IGF-1). Neuerdings wird vermehrt in Richtung Muskelwachstum über eine IGF-1 unabhängige mTOR-Aktivierung und über eine mechanosensorische Regulation geforscht (Philp et al. 2011). Über eine entsprechende Zufuhr von Kohlenhydraten und Aminosäuren bzw. Proteinen über die Nahrung kann durch Aktivierung des mTOR-Signalweges das Muskelwachstum noch verstärkt werden (Rennie et al. 2004).

Die Regulierung des Proteinabbaus im Skelettmuskel (Proteolyse) ist in erster Linie von der Aktivität des Ubiquitin-Proteasom-Signalweges abhängig. Dieser erfolgt über zwei Schlüssel-Regulatoren der Skelettmuskel-Proteolyse, und zwar über muscle atrophy F box (atrogin-1/MAFbx) und muscle RING finger 1 (MuRF1) (Sandri 2008). Nach einer einzelnen Trainingsbelastung wurde in der nachfolgenden Erholung eine mRNA-Expression dieser proteolytischen Gene über einen Zeitraum von 2–4 h (MuRF1) bzw. von mehr als 12 h (atrogin-1/MAFbx) festgestellt. Für diesen Prozess ist die Aktivierung der Forkhead-Box-Protein-Familie (FOXO) notwendig, die wiederum über den mTORC2-Signalweg angesteuert wird (Egan und Zierath 2013).

Zusätzlich sind im Rahmen der trainingsbedingten Muskelhypertrophie die so genannten Satellitenzellen zu erwähnen, deren genaue Rolle dabei allerdings noch unklar ist. Satellitenzellen stellen eine Quelle bzw. einen Ursprungsort neuer Zellkerne dar und heften sich direkt an die Muskelfasern an. Es wird vermutet, dass sie anschließend mit diesen fusionieren, dadurch neue Zellkerne an die bereits bestehenden Muskelfasern anfügen und damit die genetische Gesamtkapazität für die Proteinsynthese anheben. Die großen interindividuellen Unterschiede im Ausmaß der Hypertrophie-Reaktion auf Krafttraining wird mit der unterschiedlichen Fähigkeit, Satellitenzellen zu mobilisieren, erklärt (ebd.).

## 14.3.2 Trainingsmethodische Aspekte

Für die Durchführung des Krafttrainings werden drei Verfahren für maximale Kraftbeanspruchungen angegeben: wiederholtes Heben eines submaximalen Gewichtes bis zur Erschöpfung, einmaliges Heben eines Maximalgewichtes und Heben eines leichten bis mittleren Gewichtes mit einer maximalen Geschwindigkeit. Man bezeichnet diese Methoden auch als Methoden der wiederholten, der maximalen und der dynamischen Krafteinsätze. ◘ Abb. 14.22 zeigt die physiologische Reaktion auf die Bestimmung des 1RM, ◘ Abb. 14.23 die Reaktion auf zwei Sätze Hypertrophie-Training mit 85 % des 1RM und jeweils zehn Wiederholungen bis zum Abbruch. Als

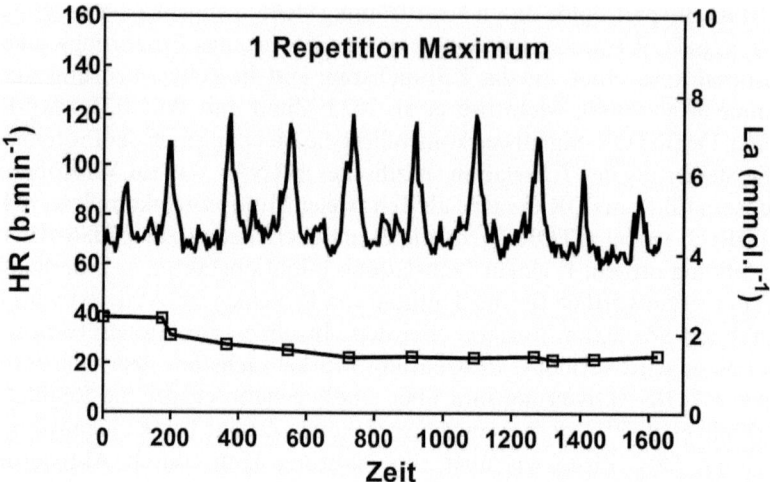

**Abb. 14.22** Verlauf von Herzfrequenz (HF) und Blut-Laktat-Konzentration (La) während der Bestimmung des 1-Wiederholungs-Maximum (1RM) bei einer trainierten Person. Auffallend ist, dass die La-Konzentration nach einem intensiven Aufwärmprogramm deutlich erhöht ist und während der Bestimmung des 1RM wieder abnimmt

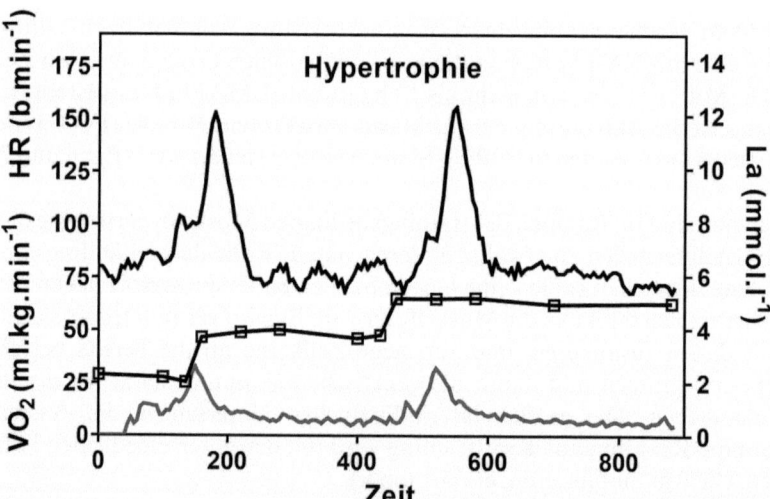

**Abb. 14.23** Verlauf von Herzfrequenz (HF), Blut-Laktat-Konzentration (La) und Sauerstoff-Aufnahme (VO$_2$) während eines Hypertrophie-Trainings mit zwei Sätzen zu jeweils zehn Wiederholungen und 85 % des 1RM bei einer trainierten Person. Die La-Konzentration steigt im Verlauf der beiden Serien moderat an, die HF bleibt im submaximalen Bereich, ebenso wie die VO$_2$

Organisationsformen werden Stationstraining, Pyramidentraining, Training nach dem Bodybuilding-Prinzip, Übungsausführung mit maximaler Wiederholungszahl und Circuit- oder Kreistraining verwendet (Weineck 2021). Aus sportmedizinischer Sicht ist die Beachtung des Blutdrucks unter Belastung eine Zielgröße beim Maximalkraft- und Kraftausdauer-Training.

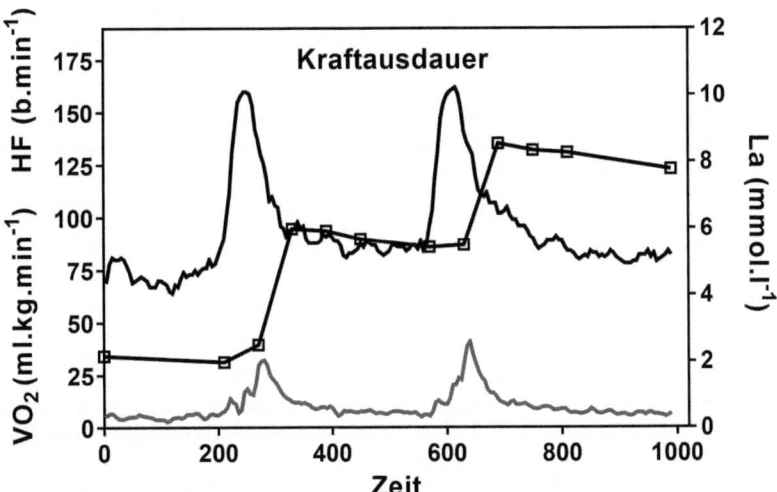

**Abb. 14.24** Verlauf von Herzfrequenz (HF), Blut-Laktat-Konzentration (La) und Sauerstoff-Aufnahme (VO₂) während eines Kraft-Ausdauer-Trainings mit zwei Sätzen zu jeweils 25 Wieder-holungen und 65 % des 1RM bei einer trainierten Person. Die La-Konzentration steigt im Verlauf der beiden Serien deutlich an, die HF bleibt ebenso wie die VO₂ im submaximalen Bereich

Aus trainingsmethodischer Sicht wird empfohlen – allerdings abhängig von der Sportart –, im Rahmen des Maximalkrafttrainings zunächst ein Hypertrophie-Training durchzuführen. Das intramuskuläre Koordinationstraining wird meist dem Muskelaufbautraining angeschlossen, um das mögliche Kraftmaximum zu erreichen (Weineck 2021). Wird durch Training der intramuskulären Koordination keine weitere Kraftsteigerung erreicht, sind wieder Trainingsreize zur Muskelquerschnitts-zunahme zu setzen (De Marees 2003). Allerdings muss betont werden, dass es Sportarten gibt, in denen eine Zunahme der Muskelmasse nicht erwünscht ist, weil dadurch beispielsweise der Sauerstoffbedarf erhöht wird (Langstreckenlauf), die Feinkoordination darunter leidet (Golf) oder die Gewichtszunahme einen Nachteil bedeutet (Skispringen, Sportklettern). Kraft-Ausdauer-betonte Belastungen sind durch eine deutliche höhere Wiederholungszahl (z. B. 20–50) bei einer reduzierten Kraftbelastung gekennzeichnet. Abb. 14.24 zeigt den Verlauf physiologischer Kenngrößen bei einem Kraft-Ausdauer-orientierten Einzeltraining mit zwei Sätzen zu 25 Wiederholungen und 65 % des 1RM bei einer trainierten Person.

Neben den bekannten leistungssteigernden Effekten, werden zunehmend auch die gesundheitlichen Wirkungen von Krafttraining beschrieben (El-Kotob et al. 2020). In dieser Meta-Studie wurden elf systematische Übersichten mit 364 Primärstudien und 382 627 TeilnehmerInnen einbezogen. Krafttraining ergab eine Verringerung der Gesamtmortalität und der Inzidenz von Herz-Kreislauf-Erkrankungen sowie eine Verbesserung der körperlichen Leistungsfähigkeit. Die Auswirkungen auf die gesundheitsbezogene Lebensqualität oder die kognitiven Funktionen waren weniger klar. Das Training war aber sicher, und schwerwiegende Ereignisse waren nicht häufig. Insgesamt verbesserte ein Krafttraining den Gesundheitszustand von Erwachsenen, und die Vorteile überwogen die Nachteile. Mit dieser Zielstellung werden nicht maximale, sondern gesundheitlich optimale Bereich angesteuert, wofür die minimal wirksame Dosis ausreichend ist (Fyfe et al. 2022). Weitere Übersichtsarbeiten bestätigen den Zusammenhang zwischen Krafttraining und Mortalitäts-Risiko (Shailendra et al. 2022; Giovannucci et al. 2021; Nascimento et al. 2021). So wird Krafttraining heute auch begleitend in der Therapie oder in der Rehabilitation von Krebserkrankungen (Cagliari et al. 2022; Clifford et al. 2021) aber auch anderen chronischen Erkrankungen eingesetzt (Rodrigues et al. 2022; Hashmi et al. 2022; Billany et al. 2021; Syed-Abdul 2021).

Zu detaillierteren Informationen zu den Methoden, Inhalten, Prinzipien und Organisationsformen wird auf Lehrbücher der Trainingslehre verwiesen.

## 14.4  Schnelligkeit – Training und Methoden

Die Schnelligkeit ist eine motorische Hauptbeanspruchungsform, die wie die Beweglichkeit eine Zuteilung sowohl zu den konditionellen Fähigkeiten Ausdauer und Kraft als auch zu den koordinativen Fähigkeiten zulässt.

> **Schnelligkeit**
>
> Schnelligkeit ist die Fähigkeit, aufgrund der Beweglichkeit der Prozesse des Nerv-Muskel-Systems und des Kraftentwicklungsvermögens der Muskulatur motorische Aktionen in einem unter den gegebenen Bedingungen minimalen Zeitabschnitt zu vollziehen.

Komponenten der Schnelligkeit sind „reine" Erscheinungsformen wie die Reaktionsschnelligkeit, die Aktionsschnelligkeit (azyklische Bewegungen) und die Frequenzschnelligkeit (zyklische Bewegungen) sowie komplexe Erscheinungsformen wie Kraftschnelligkeit/Schnellkraft, Schnellkraftausdauer und maximale Schnelligkeitsausdauer (Weineck 2021).

## 14.4.1  Psycho-physische Faktoren der Schnelligkeit

Die Kontraktionsschnelligkeit der Muskulatur bzw. die Bewegungsschnelligkeit sind von mehreren Faktoren abhängig (ebd.):

- **Muskelfaserverteilung und die Kraft der Muskulatur**
Durch Training ist zwar die Muskelfaserverteilung kaum veränderbar, aber bei einer Beanspruchung der FT-Fasern durch Schnelligkeits- oder Krafttraining wird deren Querschnitt vergrößert (Hypertrophie), wodurch mehr Brückenbindungen (zwischen Aktin und Myosin) pro Zeiteinheit entstehen können. Auch durch intramuskuläres Koordinationstraining werden die Muskelkraft und damit die Schnelligkeit erhöht. Speziell Krafttraining mit geringem Widerstand scheint nicht nur die Kraftfähigkeiten, sondern auch die Schnelligkeit zu verbessern (Weakley et al. 2023).

- **Biochemische Voraussetzungen**
Durch Schnelligkeitstraining kommt es zu einer Vergrößerung des Kreatinphosphat-Speichers und zu einer Steigerung der Aktivität der am Phosphatstoffwechsel be-

teiligten Enzyme (insbesondere ATP-ase, Myokinase, Kreatinphosphokinase). Durch Schnelligkeitsausdauerbelastungen werden darüber hinaus die Größe des Muskelglykogen-Speichers und die Aktivität der Enzyme des laktaziden Stoffwechsels aber auch des aeroben Stoffwechsels gesteigert (Edgett et al. 2016; Taylor et al. 2016).

■ **Neuromuskuläres Zusammenspiel bzw. Koordination**
Hohe Bewegungsfrequenzen sind nur durch hohe Innervationsgeschwindigkeiten bzw. Impulsfrequenzen möglich. Ein schneller Wechsel von Erregung und Hemmung, ein optimales Zusammenspiel von Agonisten und Antagonisten bzw. von allen an der Bewegung beteiligten Muskeln kann durch ein intermuskuläres Koordinationstraining erreicht werden. Eine Verbesserung der intramuskulären Koordination (erhöhte Zahl der gleichzeitig aktivierten motorischen Einheiten) erhöht – wie bereits erwähnt – zusätzlich die Maximalkraft. Neuromuskuläre Ermüdung limitiert jedoch die Leistungsfähigkeit (Collins et al. 2018).

■ **Elastizität, Dehn- und Entspannungsfähigkeit der Muskulatur**
Eine schlechte Dehn- und Entspannungsfähigkeit verringert die Bewegungsamplitude, verschlechtert die Koordination und erhöht die inneren Reibungskräfte und somit den Energiebedarf der Muskulatur. Es wurde jedoch gezeigt, dass Dehnübungen während des Aufwärmens die Leistungsfähigkeit bei jungen Fußballspielern im Vergleich zu einem normalen Aufwärmprogramm nicht verbesserte (Hernandez-Martinez et al. 2023); andere Autoren beschreiben allerdings leistungsverbessernde Effekte (Huang et al. 2022). In den leichtathletischen Sprintdisziplinen bzw. in hochdynamischen Sportarten werden jedoch Dehnprogramme häufig als Verletzungsprophylaxe verwendet (Edouard et al. 2022).

■ **Psychische Einflüsse**
Eine möglichst hohe Willensanspannung ist zwar im Hinblick auf die Mobilisationsfähigkeit leistungsfördernd, aber nicht hinsichtlich des Bewegungsablaufs an sich. Die willentliche Beeinflussung von Bewegungen, die automatisiert ablaufen sollten, beeinträchtigt die Koordination und damit die Bewegungsschnelligkeit (Shenhav et al. 2017; Tod et al. 2015; Ives und Shelley 2003). Je schlechter eine Bewegung gefestigt ist, desto schneller tritt diese „Entautomatisierung" auf.

■ **Erwärmungszustand**
Im aufgewärmten Zustand laufen sämtliche biochemischen Reaktionen schneller ab. Dadurch werden die Reibung reduziert, die Elastizität erhöht, die Leitungsgeschwindigkeit des Nervensystems gesteigert und unterschiedlichste Steuerungsprozesse verbessert (McGowan et al. 2015). Es wird z. B. für Ballsportarten empfohlen, ein gut strukturiertes Aufwärmprogramm zu verwenden und lange Pausen nach dem Aufwärmen zu vermeiden. Studien empfehlen in der Regel eine kurze aktive Aufwärmstrategie von 10–15 min Dauer, eine allmähliche Steigerung der Intensität auf 50–90 % der maximalen Herzfrequenz und die Verwendung von beheizten Kleidungsstücken kurz nach dem Aufwärmen, um die Muskeltemperatur aufrechtzuerhalten. Bei Pausen, die länger als 15 min dauern, sollten weitere 2 min aktives Aufwärmen mit kurzen Sprints und Sprüngen durchgeführt werden. Die Kombination von beheizten Kleidungsstücken zur Aufrechterhaltung der Muskeltemperatur

und eine aktive Strategie mit explosiven Übungen oder kleinen Spielen für 5 min vor dem Wiedereinstieg in das Spiel führen zu einer besseren Leistung als eine 15-minütige Ruhephase (Silva et al. 2018). Ein wesentliches Ziel des Aufwärmens ist die Verletzungsvorbeugung (Okobi et al. 2022; Ding et al. 2022; Larinier et al. 2020).

■ **Muskelermüdung**

Eine stoffwechselbedingte Übersäuerung (metabolische Azidose) der Muskulatur wird über afferente Bahnen zur Hirnrinde gemeldet. Dadurch wird in den Zentren, die für die motorische Steuerung verantwortlich sind, eine Hemmung ausgelöst, die eine Reduzierung der Entladungsfrequenz der motorischen Neuronen bewirkt. Auch bei zentraler Ermüdung werden die Steuerungsprozesse des ZNS beeinträchtigt. Meist wird zentrale Ermüdung über Fragebögen erfasst, da die messtechnische Erfassung schwierig ist. Als objektive Messgrößen wird in der Praxis am häufigsten der „Conter-Movement-Jump" als Instrument zur Bewertung der neuromuskulären Ermüdung verwendet. Aufgrund seiner hohen Validität und Zuverlässigkeit wird er als Standardtest im Sport im Allgemeinen und insbesondere im Mannschaftssport akzeptiert (Alba-Jiménez et al. 2022).

■ **Reaktionsfähigkeit**

Die Reaktionsfähigkeit setzt sich aus bestimmten sinnesphysiologischen Faktoren zusammen: dem Auftreten einer Erregung im Rezeptor, der Überführung des Signals auf das ZNS, der Bildung des effektorischen Signals, dem Auftreffen des effektorischen Signals am Muskel und der Reizung des Muskels mit der Auslösung der entsprechenden mechanischen Aktivität (Albaladejo-García et al. 2023). Je nachdem, welches Sinnesorgan den Reiz empfängt, kann die Reaktionsfähigkeit einer Person unterschiedlich ausgeprägt sein. Eine Übersichtsarbeit zeigte, dass durch Neuro-Feedback-Training die Reaktionszeit und die Entscheidungsfindung und damit die sportliche Leistung von SportlerInnen verbessert werden kann (de Brito et al. 2022). Oft wird Koffein als unterstützendes Supplement verwendet (Lorenzo Calvo et al. 2021).

Das Training der Schnelligkeit wird über Methoden und Inhalte angesteuert. Der konditionell-koordinative Leistungsfaktor Schnelligkeit ist nach allgemeiner Auffassung stark anlagebedingt und nur in geringem Umfang trainierbar. Methoden zur Verbesserung schnelligkeitsbestimmender Merkmale sind das Training der Reaktionsgeschwindigkeit (Reaktionsübungen), das Training der Startbeschleunigung (Startübungen, Sprünge und Sprungläufe, Krafttraining) und das Training der Aktionsschnelligkeit (Koordinationsübungen, Sprints (vor allem mittels Wiederholungsmethode), Innervationsübungen wie etwa plötzliches Anfersen oder Skippings) (Chen et al. 2023; Hughes et al. 2023; Ramirez-Campillo et al. 2023; Gualtieri et al. 2023). Elementares und komplexes Schnelligkeitstraining sind stets als Einheit zu betrachten und bedingen einander. Erhöhte oder verringerte Widerstände können unterstützend verwendet werden (Weineck 2021).

## 14.5 Beweglichkeits-Training

> **Beweglichkeit**
>
> Die Beweglichkeit (Flexibilität) ist die Fähigkeit und die Eigenschaft des Sportlers, Bewegungen mit großer Schwingungsweite selbst oder unter dem unterstützenden Einfluss äußerer Kräfte in einem oder in mehreren Gelenken ausführen zu können (Weineck 2021).

Leistungsbegrenzende Faktoren sind die Gelenksstruktur, der Umfang der Muskelmasse, die Dehnfähigkeit der Muskulatur und die Dehnfähigkeit der Sehnen, Bänder und Gelenkskapseln sowie der Haut und der Erwärmungszustand (ebd.).

Eine Verbesserung der Flexibilität erfolgt über Dehntechniken, die sowohl dynamisch (federndes wiederholtes Dehnen) als auch statisch (so genanntes Stretching – als neuromuskuläre Dehnübungen oder als passiv statische Dehnübung) erfolgt. Dehnungsübungen vor sportlichen Beanspruchungen können Verletzungen (Muskelriss) vorbeugen, übertriebene Dehnungsübungen können dagegen auch zu Schäden führen (ebd.). Konrad et al. (2023) zeigten in einer aktuellen Meta-Analyse, dass Dehnungstraining die Bewegungsweite („Range of Motion" – ROM) mit einem moderaten Effekt im Vergleich zu Kontrollgruppen erhöhen kann. Subgruppenanalysen zeigten einen signifikanten Unterschied zwischen verschiedenen Dehntechniken, wobei die propriozeptive neuromuskuläre Fazilitation und das statische Dehnen zu einer größeren ROM führten als ballistisches/dynamisches Dehnen. Frauen zeigten im Vergleich zu Männern eine größere Zunahme der ROM. Wenn das Ziel darin besteht, die ROM langfristig zu maximieren, sollte die propriozeptive neuromuskuläre Fazilitation oder statisches Dehnen anstelle von ballistischem/dynamischem Dehnen angewendet werden. Weder das Volumen, die Intensität noch die Häufigkeit des Dehnens hatten einen signifikanten Einfluss auf die ROM-Ergebnisse. Auch exzentrische Belastungen zeigten Verbesserungen der Flexibilität (Diong et al. 2022; Vetter et al. 2022). Widersprüchliche Ergebnisse zur Verbesserung der Flexibilität durch längerfristig angewandtes „Foam-Rolling" zeigte hingegen eine Übersichtsarbeit von Pagaduan et al. (2022). Die Mehrheit der Artikel in dieser Übersicht zeigte keine positiven Auswirkungen von „Foam-Rolling" auf die Leistungsfähigkeit. Die Ergebnisse werden durch Wiewelhove et al. (2019) bestätigt. In dieser Übersicht wurde festgestellt, dass die Auswirkungen des „Foam-Rollings" auf die Leistung und Erholung eher gering und teilweise vernachlässigbar sind, aber in einigen Fällen relevant sein können (z. B. zur Steigerung der Sprintleistung und der Flexibilität oder zur Verringerung des Muskelschmerzempfindens). Die Ergebnisse rechtfertigen den weit verbreiteten Einsatz von „Foam-Rolling" eher als Aufwärmübung aber nicht als Erholungsinstrument.

## 14.6 Training der koordinativen Fähigkeiten und der Technik

> **Koordinative Fähigkeiten**
>
> Die koordinativen Fähigkeiten (Gewandtheit) sind Fähigkeiten, die primär koordinativ, d. h. durch die Prozesse der Bewegungssteuerung und -regelung bestimmt werden (Kimura et al. 2021).

Sie befähigen die Sportler, motorische Aktionen in vorhersehbaren (Stereotyp) und unvorhersehbaren (Anpassung) Situationen sicher und ökonomisch zu beherrschen und sportliche Bewegungen relativ rasch zu erlernen. Man unterscheidet allgemeine und spezielle koordinative Fähigkeiten. Elemente der koordinativen Fähigkeiten sind Steuerungsfähigkeit, Adaptionsfähigkeit und motorische Lernfähigkeit. Zu den Teilkomponenten zählen Kopplungs-, Differenzierungs-, Gleichgewichts-, Orientierungs-, Rhythmisierungs-, Reaktions- und Umstellungsfähigkeit (Weineck 2021). So ist z. B. beim Schwimmen die motorische Koordination und die Leistung durch Faktoren wie Umweltbedingungen (z. B. Wasserwiderstand, Temperatur und Viskosität), organismische Faktoren (z. B. Anthropometrie, Auftrieb) oder aufgabenbezogene Faktoren (z. B. vorgegebene Schwimmgeschwindigkeit oder Schlagfrequenz) beeinflusst. Die motorische Koordination ist demnach eine strukturell organisierte Koppelung innerhalb von Muskeln und zwischen Muskeln. So variiert die Koordination der oberen Gliedmaßen beim Schwimmen je nach organischen, aufgabenbezogenen und umweltbedingten Einschränkungen, was zu mehreren verfügbaren motorischen Lösungen führt, die je nachdem, wie jeder Schwimmer/jede Schwimmerin mit den auftretenden Einschränkungen umgeht, ausgeführt werden. Es gibt demnach kein ideales oder optimales Koordinationsmuster, das Jugendliche, Lernende und weniger geübte Schwimmer nachahmen sollten (Silva et al. 2022).

Methoden und Inhalte der Schulung koordinativer Fähigkeiten sind die Variation der Bewegungsausführung, die Veränderung der äußeren Bedingungen, das Kombinieren von Bewegungsfertigkeiten, das Üben unter Zeitdruck, die Variation der Informationsaufnahme und das Üben unter Vorbelastung. Koordinationstraining erfolgt im langfristigen Trainingsprozess immer vor dem Konditionstraining (ebd.). So zeigten Hébert-Losier et al. (2017), dass zwar die aerobe als auch die anaerobe Kapazität wichtige Eigenschaften für den Schilanglauf-Sprint sind, jedoch schnellere Athleten andere technische Strategien anwenden, wenn sie sich der Höchstgeschwindigkeit nähern. Sie setzen dabei effektivere Techniken ein und haben besser koordinierte Bewegungen, um die Vortriebsleistung aus den resultierenden Ski- und Stockkräften zu optimieren. Ein gewisses Kraftniveau ist jedoch erforderlich, obwohl auch hier gezeigt wurde, dass ein Mehr an Kraft nicht unbedingt zu einer besseren Sprintleistung führt, was auf die ökonomisierenden Effekte einer besseren Koordination hinweist.

Koordinative Fähigkeiten sind von den sportartspezifischen Fertigkeiten (Technik) zu unterscheiden. Unter sportlicher Technik versteht man das meist in der Praxis entwickelte Verfahren, eine bestimmte Bewegungsaufgabe auf möglichst zweckmäßige und ökonomische Weise zu lösen. Die Technik einer sportlichen Disziplin entspricht dabei einem so genannten motorischen Idealtyp, der jedoch unter Erhaltung seiner charakteristischen Bewegungsmerkmale eine den individuellen Gegebenheiten entsprechende Modifizierung (persönlicher Stil) erfahren kann (Silva et al. 2022). Wird die parallele Entwicklung der motorischen Hauptbeanspruchungsformen und der Technik vernachlässigt, kommt es zu einer Diskrepanz zwischen technischem Können und konditionellem Niveau. Eine mangelhaft entwickelte Technik verhindert, dass der Sportler seine zunehmenden physischen Möglichkeiten in höhere sportartspezifische Leistungen umsetzen kann. Im Techniktraining geht es darum, das vorhandene Fertigkeitsniveau (Istwert) an den motorischen Idealtyp (Sollwert) anzunähern. Die Entwicklung der Technik verläuft nach den Schritten Vermitteln und Erfassen, Grobkoordination, Feinkoordination und Festigung, Vervollkommnen und variabel Verfügen. Diese Schritte unterliegen einer klaren Zeitabhängigkeit und bauen streng aufeinander auf. Bei der allgemeinen Technikschulung steht die vielseitige (polysportive) Ausbildung im Vordergrund. Es handelt sich dabei um die Aneignung einer Vielzahl von einfachen Einzeltechniken oder Bewegungsfertigkeiten, die sich günstig auf den Lernprozess spezieller und komplexer Techniken auswirken und die Anzahl der einsetzbaren Trainingsinhalte erhöhen. Eine Frühspezialisierung ist zu vermeiden (ebd.).

## 14.7 Taktik-Training

---
**Taktik**

Unter Taktik versteht man das planmäßige, auf die eigene und gegnerische Leistungsfähigkeit sowie die äußeren Umstände abgestellte Verhalten in einem Einzel- oder Mannschaftswettkampf.

---

Sportliche Taktik baut auf kognitiven, technischen und psycho-physischen Fähigkeiten auf und zielt auf ein optimales Wettkampfverhalten unter Ausnutzung aller individuellen Fähigkeiten und Fertigkeiten. Psychische und kognitiv-taktische Fähigkeiten umfassen ein komplexes, nicht voneinander trennbares inneres Antriebs- und Steuerungssystem, dessen Ausprägungsgrad die Qualität sportlicher Leistungen beeinflusst. Komponenten dieser Steuerungsfähigkeit sind Wille, Entschlusskraft, Selbstbeherrschung, Mut, Beharrlichkeit, Konzentration und Konzentrationsausdauer. Taktische Ausbildung erfordert sowohl theoretische als auch praktische Anteile. Die technische und die taktische Ausbildung sind immer parallel zu entwickeln (Weineck 2021). So werden heute vor allem im Fußball neben den physischen Komponenten auch Daten zu taktischen Verhaltensweisen umfassend und systematisch erfasst und analysiert und zur Leistungsoptimierung eingesetzt (Teixeira et al. 2022; Vella et al. 2022; Clemente et al. 2022).

Zusätzlich zu den genannten Hauptbeanspruchungsformen sind soziale und psychische Fähigkeiten zu berücksichtigen und in Abstimmung auf die jeweilige Sportart und Zielstellung zu entwickeln. Nicht beeinflussbare, unabhängige Größen wie veranlagungsbedingte und konstitutionelle Faktoren sind zu berücksichtigen (ebd.).

Bei allen Trainingsmaßnahmen steht die Gesunderhaltung der Sportler im Vordergrund.

## 14.8 Trainingsberatung

Jede Form der Trainingsberatung erfordert ein umfassendes Eingehen auf die zu beratende Person, unabhängig von der Zielstellung und vom geplanten Ausmaß sportlichen Trainings. Dazu sind im Rahmen einer umfassenden Anamnese geeignete Informationen zu erheben. Allgemeine Trainingsberatung setzt keine aufwändige Diagnostik voraus. Spezielle Trainingsberatung erfordert neben einer detaillierten Anamnese auch die Einbeziehung einer Reihe von diagnostischen Ergebnissen und detaillierte Kenntnisse über die Sportart und ihre Besonderheiten, die zur umfassenden Trainingsberatung zusammengefasst und als komplexes individuelles Gebilde interpretiert werden müssen.

### 14.8.1 Quantitative und qualitative Trainingsberatung

Im Rahmen quantitativer und qualitativer Trainingsberatung werden konkrete Handlungsanweisungen, Norm- und Grenzwerte (z. B. Ober- und Untergrenzen für Intensitäten, Belastungsdauern, Wiederholungszahlen etc.) in schriftlicher und mündlicher Form an die zu beratende Person weitergegeben. Neben Intensitäts- und Umfangsvorgaben sind Fragen der Trainingsmethoden, der Trainingsmittel und der Trainingsinhalte zu behandeln. Die Ergebnisse sind in ein strukturiertes und periodisiertes kurz-, mittel- und langfristiges Trainingskonzept einzugliedern. Die Planung des Trainings berücksichtigt die leistungsdiagnostischen Ergebnisse, den Erfahrungshintergrund sowie die Ziele und das Zeitbudget für das Training von zu beratenden Personen.

Die Ergebnisse sportmedizinischer und leistungsdiagnostischer Ergebnisse sind in Abstimmung mit Trainern und Betreuern unter Einhaltung der rechtlichen Bedingungen hinsichtlich der Weitergabe von Untersuchungsergebnissen vorzunehmen (Hollmann und Strüder 2009).

## Literatur

Alba-Jiménez C, Moreno-Doutres D, Peña J (2022) Trends assessing neuromuscular fatigue in team sports: a narrative review. Sports (Basel) 10(3):33

Albaladejo-García C, García-Aguilar F, Moreno FJ (2023) The role of inhibitory control in sport performance: systematic review and meta-analysis in stop-signal paradigm. Neurosci Biobehav Rev 147:105108

Amann M, Wan HY, Thurston TS, Georgescu VP, Weavil JC (2020) On the influence of Group III/IV muscle afferent feedback on endurance exercise performance. Exerc Sport Sci Rev 48(4):209–216

Antonutto G, Di Prampero PE (1995) The concept of lactate threshold. A short review. J Sports Med Phys Fitness 35(1):6–12

Astrand I, Astrand PO, Christensen EH, Hedman R (1960) Intermittent muscular work. Acta Physiol Scand 48:448–453

Atakan MM, Guzel Y, Shrestha N, Kosar SN, Grgic J, Astorino TA, Turnagol HH, Pedisic Z (2022) Effects of high-intensity interval training (HIIT) and sprint interval training (SIT) on fat oxidation during exercise: a systematic review and meta-analysis. Br J Sports Med. in Druck

Azevedo LF, Dos Santos MR (2014) High-intensity intermittent exercise training for cardiovascular disease. J Nov Physiother 4:199

**14**

Bartlett JD, Joo CH, Jeong T-S, Louhelainen J, Cochran AJ, Gibala MJ, Gregson W, Close GL, Drust B, Morton JP (2012) Matched work high-intensity interval and continuous running induce similar increases in PGC-1α mRNA, AMPK, p38, and p53 phosphorylation in human skeletal muscle. J Appl Physiol 112:1135–1143

Bejder J, Nordsborg NB (2018) Specificity of "live high-train low" altitude training on exercise performance. Exerc Sport Sci Rev 46(2):129–136

Beneke R, Böning D (2008) The limits of human performance. Essays Biochem 44:11–25

Billany RE, Vadaszy N, Lightfoot CJ, Graham-Brown MP, Smith AC, Wilkinson TJ (2021) Characteristics of effective home-based resistance training in patients with noncommunicable chronic diseases: a systematic scoping review of randomised controlled trials. J Sports Sci 39(10):1174–1185

Billat LV (2001) Interval training for performance: a scientific and empirical practice. Special recommendations for middle- and long-distance running. Part I: aerobic interval training. Sports Med 31(1):13–31

Binder RK, Wonisch M, Corra U, Cohen-Solal A, Vanhees L, Saner H, Schmid JP (2008) Methodological approach to the first and second lactate threshold in incremental cardiopulmonary exercise testing. Eur J Cardiovasc Prev Rehabil 15(6):726–734

Birnbaumer P, Traninger H, Borenich A, Falgenhauer M, Modre-Osprian R, Harpf H, Hofmann P (2020) Heart rate performance curve is dependent on age, sex, and performance. Front Public Health 8:98

Birnbaumer P, Traninger H, Sattler MC, Borenich A, Hofmann P (2021) Pattern of the heart rate performance curve in subjects with beta-blocker treatment and healthy controls. J Funct Morphol Kinesiol 6(3):61

Birnbaumer P, Weiner L, Handl T, Tschakert G, Hofmann P (2022) Effects of different durations at fixed intensity exercise on internal load and recovery-a feasibility pilot study on duration as an independent variable for exercise prescription. J Funct Morphol Kinesiol 7(3):54

Birnbaumer P, Dostal T, Cipryan L, Hofmann P (2023) Pattern of the heart rate performance curve in maximal graded treadmill running from 1100 healthy 18–65 years old men and women: the 4HAIE study. Front Physiol 14:1178913

Bishop D, Edge J, Thomas C, Mercier J (2008) Effects of high-intensity training on muscle lactate transporters and postexercise recovery of muscle lactate and hydrogen ions in women. Am J Physiol Regul Integr Comp Physiol 295(6):R1991–R1998

Boullosa D, Dragutinovic B, Feuerbacher JF, Benítez-Flores S, Coyle EF, Schumann M (2022) Effects of short sprint interval training on aerobic and anaerobic indices: a systematic review and meta-analysis. Scand J Med Sci Sports 32(5):810–820

de Brito MA, Fernandes JR, Esteves NS, Müller VT, Alexandria DB, Pérez DIV, Slimani M, Brito CJ, Bragazzi NL, Miarka B (2022) The effect of neurofeedback on the reaction time and cognitive performance of athletes: a systematic review and meta-analysis. Front Hum Neurosci 16:868450

Brocherie F, Millet GP, Hauser A, Steiner T, Rysman J, Wehrlin JP, Girard O (2015) "Live high-train low and high" hypoxic training improves team-sport performance. Med Sci Sports Exerc 47(10):2140–2149

van den Broek NM, De Feyter HM, de Graaf L, Nicolay K, Prompers JJ (2007) Intersubject differences in the effect of acidosis on phosphocreatine recovery kinetics in muscle after exercise are due to differences in proton efflux rates. Am J Physiol Cell Physiol 293(1):C228–C237

Brooks GA (2009) Cell-cell and intracellular lactate shuttles. J Physiol 587(23):5591–5600

Brooks GA, Fahey TD, Baldwin KM (2005) Exercise physiology. Human bioenergetics and its applications. McGraw-Hill, New York, S 197

Burgomaster KA, Howarth KR, Phillips SM, Rakobowchuk M, MacDonald MJ, McGee SL, Gibala MJ (2008) Similar metabolic adaptations during exercise after low volume sprint interval and traditional endurance training in humans. J Physiol 586:151–160

Bye A, Tjonna AE, Stolen TO, Rosbjorgen REN, Wisloff U (2009) Transcriptional changes in blood after aerobic interval training in patients with the metabolic syndrome. Europ J Cardiovasc Prev Rehab 16(1):47–52

Caen K, Bourgois G, Dauwe C, Blancquaert L, Vermeire K, Lievens E, VAN Dorpe JO, Derave W, Bourgois JG, Pringels L, Boone JW (2021) Recovery kinetics after exhaustion: a two-phase exponential process influenced by aerobic fitness. Med Sci Sports Exerc 53(9):1911–1921

Cagliari M, Bressi B, Bassi MC, Fugazzaro S, Prati G, Iotti C, Costi S (2022) Feasibility and safety of physical exercise to preserve bone health in men with prostate cancer receiving androgen deprivation therapy: a systematic review. Phys Ther 102(3):pzab288

Campos Y, Casado A, Vieira JG, Guimarães M, Sant'Ana L, Leitão L, da Silva SF, Silva Marques de Azevedo PH, Vianna J, Domínguez R (2022) Training-intensity distribution on middle- and long-distance runners: a systematic review. Int J Sports Med 43(4):305–316

Carr AJ, Garvican-Lewis LA, Vallance BS, Drake AP, Saunders PU, Humberstone CE, Gore CJ (2019) Training to compete at altitude: natural altitude or simulated live high:train low? Int J Sports Physiol Perform 14(4):509–517

Casado A, González-Mohíno F, González-Ravé JM, Foster C (2022) Training periodization, methods, intensity distribution, and volume in highly trained and elite distance runners: a systematic review. Int J Sports Physiol Perform 17(6):820–833

Chapman RF (2013) The individual response to training and competition at altitude. Br J Sports Med 47(Suppl 1):i40–i44

Chapman RF, Stickford JL, Levine BD (2010) Altitude training considerations for the winter sport athlete. Exp Physiol 95(3):411–421

Chen L, Zhang Z, Huang Z, Yang Q, Gao C, Ji H, Sun J, Li D (2023) Meta-analysis of the effects of plyometric training on lower limb explosive strength in adolescent athletes. Int J Environ Res Public Health 20(3):1849

Christensen EH, Hedman R, Saltin B (1960) Intermittent and continuous running. Acta Physiol Scand 50:269–286

Christoulas K, Karamouzis M, Mandroukas K (2011) "Living high – training low" vs. "living high – training high": erythropoietic responses and performance of adolescent cross-country skiers. J Sports Med Phys Fitness 51(1):74–81

Ciolac EG, Mantuani SS, Neiva CM, Verardi C, Pessôa-Filho DM, Pimenta L (2015) Rating of perceived exertion as a tool for prescribing and self regulating interval training: a pilot study. Biol Sport 32(2):103–108

Clemente FM, Ramirez-Campillo R, Afonso J, Sarmento H, Rosemann T, Knechtle B (2021) A meta-analytical comparison of the effects of small-sided games vs. running-based high-intensity interval training on soccer players' repeated-sprint ability. Int J Environ Res Public Health 18(5):2781

Clemente FM, Aquino R, Praça GM, Rico-González M, Oliveira R, Silva AF, Sarmento H, Afonso J (2022) Variability of internal and external loads and technical/tactical outcomes during small-sided soccer games: a systematic review. Biol Sport. 39(3):647–672. https://doi.org/10.5114/biolsport.2022.107016. Epub

Clifford B, Koizumi S, Wewege MA, Leake HB, Ha L, Macdonald E, Fairman CM, Hagstrom AD (2021) The effect of resistance training on body composition during and after cancer treatment: a systematic review and meta-analysis. Sports Med 51(12):2527–2546

Coffey VG, Hawley JA (2007) The molecular bases of training adaptation. Sports Med 37:737–763

Collins BW, Pearcey GEP, Buckle NCM, Power KE, Button DC (2018) Neuromuscular fatigue during repeated sprint exercise: underlying physiology and methodological considerations. Appl Physiol Nutr Metab 43(11):1166–1175

Coppoolse R, Schols AMWJ, Baarends EM, Mostert R, Akkermans MA, Janssen PP, Wouters EFM (1999) Interval versus continuous training in patients with severe COPD: a randomized clinical trial. Eur Respir J 14:258–263

Currie KD, Dubberley JB, McKelvie RS, MacDonald MJ (2013) Low-volume, high-intensity interval training in patients with coronary artery disease. Med Sci Sports Exerc 45(8):1436–1442

Currier BS, Mcleod JC, Banfield L, Beyene J, Welton NJ, D'Souza AC, Keogh JAJ, Lin L, Coletta G, Yang A, Colenso-Semple L, Lau KJ, Verboom A, Phillips SM (2023) Resistance training prescription for muscle strength and hypertrophy in healthy adults: a systematic review and Bayesian network meta-analysis. Br J Sports Med 6:bjsports-106807. In Druck

Daussin FN, Ponsot E, Dufour SP, Lonsdorfer-Wolf E, Doutreleau S, Geny B, Piquard F, Richard R (2007) Improvement of $VO_{2max}$ by cardiac output and oxygen extraction adaptation during intermittent versus continuous endurance training. Eur J Appl Physiol 101(3):377–383

Davis HA, Bassett J, Hughes P, Gass GC (1983) Anaerobic threshold and lactate turnpoint. Eur J Appl Physiol Occup Physiol 50(3):383–392

De Marees H (2003) Sportphysiologie. Sportverlag Strauß, Köln

Ding L, Luo J, Smith DM, Mackey M, Fu H, Davis M, Hu Y (2022) Effectiveness of warm-up intervention programs to prevent sports injuries among children and adolescents: a systematic review and meta-analysis. Int J Environ Res Public Health 19(10):6336

Diong J, Carden PC, O'Sullivan K, Sherrington C, Reed DS (2022) Eccentric exercise improves joint flexibility in adults: a systematic review update and meta-analysis. Musculoskelet Sci Pract 60:102556

Dudley GA, Tullson PC, Terjung RL (1987) Influence of mitochondrial content on the sensitivity of respiratory control. J Biol Chem 262:9109–9114

von Duvillard SP, Hofmann P, Schwaberger G, Pokan R et al. (2001) Metabolic changes resulting from a series of consecutive supra-maximal laboratory tests in competitive alpine ski racers. In: Müller E, Schwameder H, Raschner C, Lindinger S, Kornexl E (eds) Science and Skiing II. Schriftenreihe Schriften zur Sportwissenschaft Bd. 26, Verlag Dr. Kovac, Hamburg, S 469–479

Eckstein ML, Farinha JB, McCarthy O, West DJ, Yardley JE, Bally L, Zueger T, Stettler C, Boff W, Reischak-Oliveira A, Riddell MC, Zaharieva DP, Pieber TR, Müller A, Birnbaumer P, Aziz F, Brugnara L, Haahr H, Zijlstra E, Heise T, Sourij H, Roden M, Hofmann P, Bracken RM, Pesta D, Moser O (2021) Differences in physiological responses to cardiopulmonary exercise testing in adults with and without type 1 diabetes: a pooled analysis. Diabetes Care 44(1):240–247

Edgett BA, Bonafiglia JT, Baechler BL, Quadrilatero J, Gurd BJ (2016) The effect of acute and chronic sprint-interval training on LRP130, SIRT3, and PGC-1α expression in human skeletal muscle. Physiol Rep 4(17):e12879

Edouard P, Pollock N, Guex K, Kelly S, Prince C, Navarro L, Branco P, Depiesse F, Gremeaux V, Hollander K (2022) Hamstring muscle injuries and hamstring specific training in elite athletics (track and field) athletes. Int J Environ Res Public Health 19(17):10992

Edwards JJ, Griffiths M, Deenmamode AHP, O'Driscoll JM (2023) High-intensity interval training and cardiometabolic health in the general population: a systematic review and meta-analysis of randomised controlled trials. Sports Med. in Druck

Egan B, Zierath JB (2013) Exercise metabolism and the molecular regulation of skeletal muscle adaptation. Cell Metabol 17(5):162–184

Eisenhut A, Zintl F (2009) Ausdauertraining. Grundlagen, Methoden, Trainingssteuerung, 7. Aufl. BLV Buchverlag, München

El-Kotob R, Ponzano M, Chaput JP, Janssen I, Kho ME, Poitras VJ, Ross R, Ross-White A, Saunders TJ, Giangregorio LM (2020) Resistance training and health in adults: an overview of systematic reviews. Appl Physiol Nutr Metab 45(10 (Suppl. 2)):S165–S179

Ertürk G, Günday Ç, Evrendilek H, Sağır K, Aslan GK (2022) Effects of high intensity interval training and sprint interval training in patients with asthma: a systematic review. J Asthma 59(11):2292–2304

Esteve-Lanao J, San Juan AF, Earnest CP, Foster C, Lucia A (2005) How do endurance runners actually train? Relationship with competition performance. Med Sci Sports Exerc 37(3):496–504

Ezzatvar Y, Izquierdo M, Núñez J, Calatayud J, Ramírez-Vélez R, García-Hermoso A (2021a) Cardiorespiratory fitness measured with cardiopulmonary exercise testing and mortality in patients with cardiovascular disease: a systematic review and meta-analysis. J Sport Health Sci 10(6):609–619

Ezzatvar Y, Ramírez-Vélez R, Sáez de Asteasu ML, Martínez-Velilla N, Zambom-Ferraresi F, Lobelo F, Izquierdo M, García-Hermoso A (2021b) Cardiorespiratory fitness and all-cause mortality in adults diagnosed with cancer systematic review and meta-analysis. Scand J Med Sci Sports 31(9):1745–1752

Ferguson C, Rossiter HB, Whipp BJ, Cathcart AJ, Murgatroyd SR, Ward SA (2010) Effect of recovery duration from prior exhaustive exercise on the parameters of the power-duration relationship. J Appl Physiol 108(4):866–874

Fernández-Lázaro D, Mielgo-Ayuso J, Santamaría G, Gutiérrez-Abejón E, Domínguez-Ortega C, García-Lázaro SM, Seco-Calvo J (2022) Adequacy of an altitude fitness program (living and training) plus intermittent exposure to hypoxia for improving hematological biomarkers and sports performance of elite athletes: a single-blind randomized clinical trial. Int J Environ Res Public Health 19(15):9095

Folland JP, Williams AG (2007) The adaptations to strength training: morphological and neurological contributions to increased strength. Sports Med 37:145–168

Forbes SC, Paganini AT, Slade JM, Towse TF, Meyer RA (2009) Phosphocreatine recovery kinetics following low- and high-intensity exercise in human triceps surae and rat posterior hindlimb muscles. Am J Physiol Regul Integr Comp Physiol 296(1):R161–R170

Fudge BW, Pringle JS, Maxwell NS, Turner G, Ingham SA, Jones AM (2012) Altitude training for elite endurance performance: a 2012 update. Curr Sports Med Rep 11(3):148–154

Fyfe JJ, Hamilton DL, Daly RM (2022) Minimal-dose resistance training for improving muscle mass, strength, and function: a narrative review of current evidence and practical considerations. Sports Med 52(3):463–479

Garvican-Lewis LA, Clark SA, Polglaze T, McFadden G, Gore CJ (2013) Ten days of simulated live high: train low altitude training increases Hb mass in elite water polo players. Br J Sports Med 47(Suppl 1):i70–i73

Gaudino P, Iaia FM, Strudwick AJ, Hawkins RD, Alberti G, Atkinson G, Gregson W (2015) Factors influencing perception of effort (session rating of perceived exertion) during elite soccer training. Int J Sports Physiol Perform 10(7):860–864

Gibala MJ, MacInnis MJ (2022) Physiological basis of brief, intense interval training to enhance maximal oxygen uptake: a mini-review. Am J Physiol Cell Physiol 323(5):C1410–C1416

Gibala MJ, Little JP, van Essen M, Wilkin GP, Burgomaster KA, Safdar A, Raha S, Tarnopolsky MA (2006) Short-term sprint interval versus traditional endurance training: similar initial adaptations in human skeletal muscle and exercise performance. J Physiol 575:901–911

Gibala MJ, Little JP, MacDonald MJ, Hawley JA (2012) Physiological adaptations to low-volume, high-intensity interval training in health and disease. J Physiol 590:1077–1084

Giovannucci EL, Rezende LFM, Lee DH (2021) Muscle-strengthening activities and risk of cardiovascular disease, type 2 diabetes, cancer and mortality: a review of prospective cohort studies. J Intern Med 290(4):789–805

Girard O, Pluim BM (2013) Improving team-sport player's physical performance with altitude training: from beliefs to scientific evidence. Br J Sports Med 47(Suppl 1):2–3

Girard O, Amann M, Aughey R, Billaut F, Bishop DJ, Bourdon P, Buchheit M, Chapman R, D'Hooghe M, Garvican-Lewis LA, Gore CJ, Millet GP, Roach GD, Sargent C, Saunders PU, Schmidt W, Schumacher YO (2013) Position statement – altitude training for improving team-sport players' performance: current knowledge and unresolved issues. Br J Sports Med 47(Suppl 1):i8–i16

Glaister M (2005) Multiple sprint work: physiological responses, mechanisms of fatigue and the influence of aerobic fitness. Sports Med 35(9):757–777

González-Ravé JM, Hermosilla F, González-Mohíno F, Casado A, Pyne DB (2021) Training intensity distribution, training volume, and periodization models in elite swimmers: a systematic review. Int J Sports Physiol Perform 16(7):913–926

Gualtieri A, Rampinini E, Dello Iacono A, Beato M (2023) High-speed running and sprinting in professional adult soccer: current thresholds definition, match demands and training strategies. A systematic review. Front Sports Act Living 5:1116293

Hajj-Boutros G, Karelis AD, Cefis M, Morais JA, Casgrain J, Gouspillou G, Sonjak V (2023) Potential mechanisms involved in regulating muscle protein turnover after acute exercise: a brief review. Front Physiol 13:1106425

Hall AJ, Aspe RR, Craig TP, Kavaliauskas M, Babraj J, Swinton PA (2023) The effects of sprint interval training on physical performance: a systematic review and meta-analysis. J Strength Cond Res 37(2):457–481

Han M, Qie R, Shi X, Yang Y, Lu J, Hu F, Zhang M, Zhang Z, Hu D, Zhao Y (2022) Cardiorespiratory fitness and mortality from all causes, cardiovascular disease and cancer: dose-response meta-analysis of cohort studies. Br J Sports Med 56(13):733–739

Hashmi MA, Kazmi SAM, Ali S (2022) Impact of resistance training on FEV1 and functional exercise capacity among COPD patients: a meta-analysis. J Coll Physicians Surg Pak 32(1):68–74

Heber S, Sallaberger-Lehner M, Hausharter M, Volf I, Ocenasek H, Gabriel H, Pokan R (2019) Exercise-based cardiac rehabilitation is associated with a normalization of the heart rate performance curve deflection. Scand J Med Sci Sports 29(9):1364–1374

Heber S, Gleiss A, Kuzdas-Sallaberger M, Hausharter M, Matousek M, Ocenasek H, Fischer B, Volf I, Pokan R (2023) Effects of high-intensity interval training on trajectories of gas-exchange measures and blood lactate concentrations during cardiopulmonary exercise tests in cardiac rehabilitation-a randomized controlled trial. Scand J Med Sci Sports 33(8):1345–1359

Hébert-Losier K, Zinner C, Platt S, Stöggl T, Holmberg HC (2017) Factors that influence the performance of elite sprint cross-country skiers. Sports Med 47(2):319–342

**14**

Helgerud J, Hoydal K, Wang E, Karlsen T, Berg P, Bjerkaas M, Simonsen T, Helgesen C, Hjorth N, Bach R, Hoff J (2007) Aerobic high-intensity intervals improve $VO_{2max}$ more than moderate training. Med Sci Sports Exerc 39:665–671

Helgerud J, Björgen S, Karlsen T, Husby VS, Steinshamn S, Richardson RS, Hoff J (2010) Hyperoxic interval training in chronic obstructive pulmonary disease patients with oxygen desaturation at peak exercise. Scand J Med Sci Sports 20(1):170–176

Hermansen L, Stensvold I (1972) Production and removal of lactate during exercise in man. Acta Physiol Scand 86:191–201

Hernandez-Martinez J, Ramirez-Campillo R, Vera-Assaoka T, Castillo-Cerda M, Carter-Truillier B, Herrera-Valenzuela T, López-Fuenzalida A, Nobari H, Valdés-Badilla P (2023) Warm-up stretching exercises and physical performance of youth soccer players. Front Physiol 14:1127669

Hilz MJ, Marthol H, Neundörfer B (2002) Synkopen – eine systematische Ubersicht zur Klassifikation, Pathogenese, Diagnostik und Therapie [Syncope – a systematic overview of classification, pathogenesis, diagnosis and management]. Fortschr Neurol Psychiatr 70(2):95–107

Hinckson EA, Hamlin MJ, Wood MR, Hopkins WG (2007) Game performance and intermittent hypoxic training. Br J Sports Med 41(8):537–539

Hofmann P, Tschakert G (2011) Special needs to prescribe exercise intensity for scientific studies. Cardiol Res Pract Article ID 209302., 10 pages. https://doi.org/10.4061/2011/209302

Hofmann P, Tschakert G (2017) Intensity- and duration-based options to regulate endurance training. Front Physiol 8:337. https://doi.org/10.3389/fphys.2017.00337

Hofmann P, VonDuvillard SP, Seibert F-J, Pokan R, Wonisch M, LeMura LM, Schwaberger G (2001) %HRmax target heart rate is dependent on heart rate performance curve deflection. Med Sci Sports Exerc 33(10):1726–1731

Hofmann P, Wonisch M, Pokan R (2009) Laktat-Leistungs-Diagnostik. In: Pokan R, Benzer W, Gabriel H, Hofmann P, Kunschitz E, Mayr K, Samitz G, Schindler K, Wonisch M (Hrsg) Kompendium der kardiologischen Prävention und Rehabilitation. Springer, Wien/New York, S 225–246

Hollmann W, Strüder HK (2009) Sportmedizin. Grundlagen für Arbeit, Training und Präventivmedizin, 5. Aufl. Schattauer, Stuttgart

Hood DA (2001) Invited review: contractile activity-induced mitochondrial biogenesis in skeletal muscle. J Appl Physiol 90:1137–1157

Huang S, Zhang HJ, Wang X, Lee WC, Lam WK (2022) Acute effects of soleus stretching on ankle flexibility, dynamic balance and speed performances in soccer players. Biology (Basel) 11(3):374

Hughes W, Healy R, Lyons M, Nevill A, Higginbotham C, Lane A, Beattie K (2023) The effect of different strength training modalities on sprint performance in female team-sport athletes: a systematic review and meta-analysis. Sports Med 53(5):993–1015

Humberstone-Gough CE, Saunders PU, Bonetti DL, Stephens S, Bullock N, Anson JM, Gore CJ (2013) Comparison of live high: train low altitude and intermittent hypoxic exposure. J Sports Sci Med 12(3):394–401

Iellamo F, Manzi V, Caminiti G, Vitale C, Castagna C, Massaro M, Franchini A, Rosano G, Volterrani M (2013) Matched dose interval and continuous exercise training induce similar cardiorespiratory and metabolic adaptations in patients with heart failure. Int J Cardiol 167(6):2561–2565

Ilic MD, Ilic S, Lazarevic G, Kocic G, Pavlovic R, Stefanovic V (2009) Impact of the interval versus steady state exercise on nitric oxide production in patients with left ventricular dysfunction. Acta Cardiol 64(2):219–224

Ives JC, Shelley GA (2003) Psychophysics in functional strength and power training: review and implementation framework. J Strength Cond Res 17(1):177–186

Jones LW, Eves ND, Scott JM (2017) Bench-to-bedside approaches for personalized exercise therapy in cancer. Am Soc Clin Oncol Educ Book 37:684–694

Jorgenson KW, Phillips SM, Hornberger TA (2020) Identifying the structural adaptations that drive the mechanical load-induced growth of skeletal muscle: a scoping review. Cells 9(7):1658

Karlsen T, Hoff J, Stoylen A, Cappelen Skovholdt M, Gulbrandsen Aarhus K, Helgerud J (2008) Aerobic interval training improves $VO_{2peak}$ in coronary artery disease patients; no additional effect from hyperoxia. Scand Cardiovasc J 42:303–309

Kayser B (2003) Exercise starts and ends in the brain. Eur J Appl Physiol 90(3–4):411–419

Kenneally M, Casado A, Santos-Concejero J (2018) The effect of periodization and training intensity distribution on middle- and long-distance running performance: a systematic review. Int J Sports Physiol Perform 13(9):1114–1121

Keteyian SJ (2012) Swing and a miss or inside the park home run: which fate awaits high intensity exercise training? Circulation 126(12):1431–1433

Kettunen O, Leppävuori A, Mikkonen R, Peltonen JE, Nummela A, Wikström B, Linnamo V (2023) Hemoglobin mass and performance responses during 4 weeks of normobaric "live high-train low and high". Scand J Med Sci Sports 33(8):1335–1344

Kiesl D, Kuzdas-Sallaberger M, Fuchs D, Brunner S, Kommenda R, Tischler C, Hornich H, Akbari K, Kellermair J, Blessberger H, Ocenasek H, Hofmann P, Zimmer P, Vosko MR (2022) Protocol for the exercise, cancer and cognition – the ECCO-study: a randomized controlled trial of simultaneous exercise during neo-/adjuvant chemotherapy in breast cancer patients and its effects on neurocognition. Front Neurol 13:777808

Kilpatrick MW, Greeley SJ (2014) Exertional responses to sprint interval training: a comparison of 30-sec. and 60-sec. conditions. Psychol Rep 114(3):854–865

Kimura A, Yokozawa T, Ozaki H (2021) Clarifying the biomechanical concept of coordination through comparison with coordination in motor control. Front Sports Act Living 3:753062

Knechtle B, Enggist A, Jehle T (2005) Energy turnover at the race across America (RAAM) – a case report. Int J Sports Med 26(6):499–503

Konrad A, Alizadeh S, Daneshjoo A, Anvar SH, Graham A, Zahiri A, Goudini R, Edwards C, Scharf C, Behm DG (2023) Chronic effects of stretching on range of motion with consideration of potential moderating variables: a systematic review with meta-analysis. J Sport Health Sci 8:S2095–2546(23)00057-1

Koufaki P, Mercer TH, George KP, Nolan J (2014) Low-volume high-intensity interval training vs continuous aerobic cycling in patients with chronic heart failure: a pragmatic randomised clinical trial of feasibility and effectiveness. J Rehabil Med 46(4):348–356

Krumpolec P, Klepochová R, Just I, Tušek Jelenc M, Frollo I, Ukropec J, Ukropcová B, Trattnig S, Krššák M, Valkovič L (2020) Multinuclear MRS at 7T uncovers exercise driven differences in skeletal muscle energy metabolism between young and seniors. Front Physiol 11:644

Kunz P, Engel FA, Holmberg HC, Sperlich B (2019) A meta-comparison of the effects of high-intensity interval training to those of small-sided games and other training protocols on parameters related to the physiology and performance of youth soccer players. Sports Med Open 5(1):7

Kwok MMY, Poon ETC, Ng SSM, Lai MCY, So BCL (2022) Effects of aquatic versus land high-intensity interval training on acute cardiometabolic and perceptive responses in healthy young women. Int J Environ Res Public Health 19(24):16761

Larinier N, Balaguier R, Vuillerme N (2020) How much do we know about the effectiveness of warm-up intervention on work related musculoskeletal disorders, physical and psychosocial functions: protocol for a systematic review. BMJ Open 10(11):e039063

Laukkanen JA, Isiozor NM, Kunutsor SK (2022) Objectively assessed cardiorespiratory fitness and all-cause mortality risk: an updated meta-analysis of 37 cohort studies involving 2,258,029 participants. Mayo Clin Proc 97(6):1054–1073

Laursen PB, Jenkins DG (2002) The scientific basis for high-intensity interval training: optimising training programmes and maximising performance in highly trained endurance athletes. Sports Med 32(1):53–73

Layec G, Malucelli E, Le Fur Y, Manners D, Yashiro K, Testa C, Cozzone PJ, Iotti S, Bendahan D (2013) Effects of exercise-induced intracellular acidosis on the phosphocreatine recovery kinetics: a 31P MRS study in three muscle groups in humans. NMR Biomed 26(11):1403–1411

Leblanc PJ, Howarth KR, Gibala MJ, Heigenhauser GJ (2004) Effects of 7 wk of endurance training on human skeletal muscle metabolism during submaximal exercise. J Appl Physiol 97:2148–2153

Lee J (2021a) Influence of cardiorespiratory fitness on risk of dementia and dementia mortality: a systematic review and meta-analysis of prospective cohort studies. J Aging Phys Act 29(5):878–885

Lee J (2021b) Cardiorespiratory fitness, physical activity, walking speed, lack of participation in leisure activities, and lung cancer mortality: a systematic review and meta-analysis of prospective cohort studies. Cancer Nurs 44(6):453–464

Lorenzo Calvo J, Fei X, Domínguez R, Pareja-Galeano H (2021) Caffeine and cognitive functions in sports: a systematic review and meta-analysis. Nutrients 13(3):868

Lundby C, Millet GP, Calbet JA, Bärtsch P, Subudhi AW (2012) Does 'altitude training' increase exercise performance in elite athletes? Br J Sports Med 46(11):792–795

Ma X, Cao Z, Zhu Z, Chen X, Wen D, Cao Z (2023) $VO_2max$ ($VO_2peak$) in elite athletes under high-intensity interval training: a meta-analysis. Heliyon 9(6):e16663

Macaluso A, De Vito G (2004) Muscle strength, power and adaptations to resistance training in older people. Eur J Appl Physiol 91:450–472

MacDougall D, Sale D (1981) Continuous vs. interval training: a review for the athlete and the coach. Can J Appl Sport 6(2):93–97

Martin-Smith R, Cox A, Buchan DS, Baker JS, Grace F, Sculthorpe N (2020) High intensity interval training (HIIT) improves cardiorespiratory fitness (CRF) in healthy, overweight and obese adolescents: a systematic review and meta-analysis of controlled studies. Int J Environ Res Public Health 17(8):2955

McCall GE, Byrnes WC, Dickinson A, Pattany PM, Fleck SJ (1996) Muscle fiber hypertrophy, hyperplasia, and capillary density in college men after resistance training. J Appl Physiol 81(5):2004–2012

McCann DJ, Molé PA, Caton JR (1995) Phosphocreatine kinetics in humans during exercise and recovery. Med Sci Sports Exerc 27(3):378–389

McGowan CJ, Pyne DB, Thompson KG, Rattray B (2015) Warm-up strategies for sport and exercise: mechanisms and applications. Sports Med 45(11):1523–1546

McIntosh MC, Sexton CL, Godwin JS, Ruple BA, Michel JM, Plotkin DL, Ziegenfuss TN, Lopez HL, Smith R, Dwaraka VB, Sharples AP, Dalbo VJ, Mobley CB, Vann CG, Roberts MD (2023) Different resistance exercise loading paradigms similarly affect skeletal muscle gene expression patterns of myostatin-related targets and mTORC1 signaling markers. Cells 12(6):898

Meyer K, Samek L, Schwaibold M, Westbrook S, Hajric R, Beneke R, Lehmann M, Roskamm H (1997) Interval training in patients with severe chronic heart failure – analysis and recommendation for exercise procedures. Med Sci Sports Exerc 29(3):306–312

Mezzani A (2017) Cardiopulmonary exercise testing: basics of methodology and measurements. Ann Am Thorac Soc 14(Supplement 1):S3–S11

Mezzani A, Hamm LF, Jones AM, McBride PE, Moholdt T, Stone JA, Urhausen A, Williams MA, European Association for Cardiovascular Prevention and Rehabilitation, American Association of Cardiovascular and Pulmonary Rehabilitation, Canadian Association of Cardiac Rehabilitation (2013) Aerobic exercise intensity assessment and prescription in cardiac rehabilitation: a joint position statement of the European Association for Cardiovascular Prevention and Rehabilitation, the American Association of Cardiovascular and Pulmonary Rehabilitation and the Canadian Association of Cardiac Rehabilitation. Eur J Prev Cardiol 20(3):442–467

Millet GP, Faiss R, Brocherie F, Girard O (2013) Hypoxic training and team sports: a challenge to traditional methods? Br J Sports Med 47(Suppl 1):6–7

Mognoni P, Lafortuna C, Russo G, Minetti A (1982) An analysis of world records in three types of locomotion. Eur J Appl Physiol Occup Physiol 49(3):287–299

Moser O, Tschakert G, Mueller A, Groeschl W, Pieber TR, Obermayer-Pietsch B, Koehler G, Hofmann P (2015) Effects of high-intensity interval exercise versus moderate continuous exercise on glucose homeostasis and hormone response in patients with type 1 diabetes mellitus using novel ultra-long-acting insulin. PLoS One 10(8):e0136489

Moser O, Tschakert G, Mueller A, Groeschl W, Hofmann P, Pieber T, Lawrence J, Koehler G (2017) Short-acting insulin reduction strategies for continuous cycle ergometer exercises in patients with type 1 diabetes mellitus. Asian J Sports Med 8(1):e42160

Nascimento W, Ferrari G, Martins CB, Rey-Lopez JP, Izquierdo M, Lee DH, Giovannucci EL, Rezende LFM (2021) Muscle-strengthening activities and cancer incidence and mortality: a systematic review and meta-analysis of observational studies. Int J Behav Nutr Phys Act 18(1):69

Nevill AM, Whyte G (2005) Are there limits to running world records? Med Sci Sports Exerc 37(10):1785–1788

Nevill AM, Whyte GP, Holder RL, Peyrebrune M (2007) Are there limits to swimming world records? Int J Sports Med 28(12):1012–1017

Nilsson BB, Hellesnes B, Westheim A, Risberg MA (2008) Group-based aerobic interval training in patients with chronic heart failure: Norwegian Ullevaal Model. Phys Ther 88(4):523–535

Noakes TD (2006) The limits of endurance exercise. Basic Res Cardiol 101(5):408–417

Noakes TD (2007) The limits of human endurance: what is the greatest endurance performance of all time? Which factors regulate performance at extreme altitude? Adv Exp Med Biol 618:255–276

O'Keefe EL, Torres-Acosta N, O'Keefe JH, Lavie CJ (2020) Training for longevity: the reverse J-curve for exercise. Mo Med 117(4):355–361

Ofner M, Wonisch M, Frei M, Tschakert G, Domej W, Kröpfl J, Hofmann P (2014) Influence of acute normobaric hypoxia on physiological variables and lactate turn point determination in trained men. J Sports Sci Med 13(4):774–781

Okamura M, Shimizu M, Yamamoto S, Nishie K, Konishi M (2023) High-intensity interval training versus moderate-intensity continuous training in patients with heart failure: a systematic review and meta-analysis. Heart Fail Rev. in Druck

Okobi OE, Evbayekha EO, Ilechie E, Iroro J, Nwafor JN, Gandu Z, Shittu HO (2022) A meta-analysis of randomized controlled trials on the effectiveness of exercise intervention in preventing sports injuries. Cureus 14(6):e26123

Oman M (2014) Untersuchung der Laktatkinetik bei sub- und supramaximalen Belastungen am Fahrradergometer – Eine Einzelfallanalyse. Unveröff. Masterarbeit an der Universität Graz

Osawa Y, Azuma K, Tabata S, Katsukawa F, Ishida H, Oguma Y, Kawai T, Itoh H, Okuda S, Matsumoto H (2014) Effects of 16-week high-intensity interval training using upper and lower body ergometers on aerobic fitness and morphological changes in healthy men: a preliminary study. Open Access J Sports Med 4(5):257–265

Pagaduan JC, Chang SY, Chang NJ (2022) Chronic effects of foam rolling on flexibility and performance: a systematic review of randomized controlled trials. Int J Environ Res Public Health 19(7):4315

Philp A, Hamilton DL, Baar K (2011) Signals mediating skeletal muscle remodeling by resistance exercise: PI3-kinase independent activation of mTORC1. J Appl Physiol 110:561–568

Platonov VN (1999) Belastung – Ermüdung – Leistung. Der moderne Trainingsaufbau. Trainerbibliothek 34. Philippka Sportverlag, Münster

Pozuelo-Carrascosa DP, Alvarez-Bueno C, Cavero-Redondo I, Morais S, Lee IM, Martínez-Vizcaíno V (2019) Cardiorespiratory fitness and site-specific risk of cancer in men: a systematic review and meta-analysis. Eur J Cancer 113:58–68

Ramirez-Campillo R, Thapa RK, Afonso J, Perez-Castilla A, Bishop C, Byrne PJ, Granacher U (2023) Effects of plyometric jump training on the reactive strength index in healthy individuals across the lifespan: a systematic review with meta-analysis. Sports Med 53(5):1029–1053

Rennie MJ, Wackerhage H, Spangenburg EE, Booth FW (2004) Control of the size of the human muscle mass. Annu Rev Physiol 66:799–828

Richalet JP, Gore CJ (2008) Live and/or sleep high: train low, using normobaric hypoxia. Scand J Med Sci Sports 18(Suppl 1):29–37

Rodrigues F, Domingos C, Monteiro D, Morouço P (2022) A review on aging, sarcopenia, falls, and resistance training in community-dwelling older adults. Int J Environ Res Public Health 19(2):874

Rognmo O, Hetland E, Helgerud J, Hoff J, Slordahl SA (2004) High intensity aerobic interval exercise is superior to moderate intensity exercise for increasing aerobic capacity in patients with coronary artery disease. Eur J Cardiovasc Prev Rehabil 11:216–222

Rognmo O, Moholdt T, Bakken H, Hole T, Molstad P, Myhr NE, Grimsmo J, Wisloff U (2012) Cardiovascular risk of high- versus moderate-intensity aerobic exercise in coronary heart disease patients. Circulation 126(12):1436–1440

Rønnestad BR, Hansen J, Nygaard H, Lundby C (2020) Superior performance improvements in elite cyclists following short-interval vs effort-matched long-interval training. Scand J Med Sci Sports 30(5):849–857

Rosenblat MA, Perrotta AS, Thomas SG (2020) Effect of high-intensity interval training versus sprint interval training on time-trial performance: a systematic review and meta-analysis. Sports Med 50(6):1145–1161

Sabapathy S, Kingsley RA, Schneider DA, Adams L, Morris NR (2004) Continuous and intermittent exercise responses in individuals with chronic obstructive pulmonary disease. Thorax 59:1026–1031

Saltin B, Essen B, Pedersen PK (1976) Intermittent exercise: its physiology and some practical applications. Med Sport 9:23–51

Sandri M (2008) Signaling in muscle atrophy and hypertrophy. Physiology (Bethesda) 23:160–170

Scharhag-Rosenberger F, Meyer T, Gäßler N, Faude O, Kindermann W (2010) Exercise at given percentages of $VO_{2max}$: heterogeneous metabolic responses between individuals. J Sci Med Sport 13(1):74–79

Schjerve IE, Tyldum GA, Tjonna AE, Stolen T, Loennechen JP, Hansen HEM, Haram PM, Heinrichs G, Bye A, Najjars SM, Smith GL, Slordahl SA, Kemi OJ, Wisloff U (2008) Both aerobic endurance and strength training programmes improve cardiovascular health in obese adults. Clin Sci 115:283–293

Seene T, Kaasik P, Alev K (2011) Muscle protein turnover in endurance training: a review. Int J Sports Med 32(12):905–911

Seiler S (2010) What is best practice for training intensity and duration distribution in endurance athletes? Int J Sports Physiol Perform 5(3):276–291

Seiler S, Hetlelid KJ (2005) The impact of rest duration on work intensity and RPE during interval training. Med Sci Sports Exerc 37:1601–1607

Seiler S, Kjerland GØ (2006) Quantifying training intensity distribution in elite endurance athletes: is there evidence for an "optimal" distribution? Scand J Med Sci Sports 16(1):49–56

Seiler S, Sylta Ø (2017) How does interval-training prescription affect physiological and perceptual responses? Int J Sports Physiol Perform 12(Suppl 2):S280–S286

Shailendra P, Baldock KL, Li LSK, Bennie JA, Boyle T (2022) Resistance training and mortality risk: a systematic review and meta-analysis. Am J Prev Me 63(2):277–285

Shenhav A, Musslick S, Lieder F, Kool W, Griffiths TL, Cohen JD, Botvinick MM (2017) Toward a rational and mechanistic account of mental effort. Annu Rev Neurosci 40:99–124

Silva LM, Neiva HP, Marques MC, Izquierdo M, Marinho DA (2018) Effects of warm-up, post-warm-up, and re-warm-up strategies on explosive efforts in team sports: a systematic review. Sports Med 48(10):2285–2299

Silva AF, Seifert L, Fernandes RJ, Vilas Boas JP, Figueiredo P (2022) Front crawl swimming coordination: a systematic review. Sports Biomech 12:1–20

Skinner JS, McLellan TH (1980) The transition from aerobic to anaerobic metabolism. Res Q Exerc Sport 51(1):234–248

Slordahl SA, Wang E, Hoff J, Kemi OJ, Amundsen BH, Helgerud J (2005) Effective training for patients with intermittent claudication. Scand Cardiovasc J 39:244–249

Smart NA, Dieberg G, Giallauria F (2013) Intermittent versus continuous exercise training in chronic heart failure: a meta-analysis. Int J Cardiol 166(2):352–358

Sperlich B, Treff G, Boone J (2022) Training intensity distribution in endurance sports: time to consider sport specificity and waking hour activity. Med Sci Sports Exerc 54(7):1227–1228

Stöggl TL, Sperlich B (2015) The training intensity distribution among well-trained and elite endurance athletes. Front Physiol 6:295

Stray-Gundersen J, Levine BD (2008) Live high, train low at natural altitude. Scand J Med Sci Sports 18(Suppl 1):21–28

Syed-Abdul MM (2021) Benefits of resistance training in older adults. Curr Aging Sci 14(1):5–9

Talanian JL, Holloway GP, Snook LA, Heigenhauser GJ, Bonen A, Spriet LL (2010) Exercise training increases sarcolemmal and mitochondrial fatty acid transport proteins in human skeletal muscle. Am J Physiol Endocrinol Metab 299:180–188

Taylor NA, Wilkinson JG (1986) Exercise-induced skeletal muscle growth. Hypertrophy or hyperplasia? Sports Med 3(3):190–200

Taylor CW, Ingham SA, Hunt JE, Martin NR, Pringle JS, Ferguson RA (2016) Exercise duration-matched interval and continuous sprint cycling induce similar increases in AMPK phosphorylation, PGC-1α and VEGF mRNA expression in trained individuals. Eur J Appl Physiol 116(8):1445–1454

Teixeira JE, Forte P, Ferraz R, Branquinho L, Silva AJ, Monteiro AM, Barbosa TM (2022) Integrating physical and tactical factors in football using positional data: a systematic review. PeerJ 10:e14381

Tjonna AE, Lee SJ, Rognmo O, Stolen TO, Bye A, Haram PM, Loennechen JP, Al-Share QY, Skogvoll E, Slordahl SA, Kemi OJ, Najjar SM, Wisloff U (2008) Aerobic interval training versus continuous moderate exercise as a treatment for the metabolic syndrome: a pilot study. Circulation 118:346–354

Tod D, Edwards C, McGuigan M, Lovell G (2015) A systematic review of the effect of cognitive strategies on strength performance. Sports Med 45(11):1589–1602

Trapp EG, Chisholm DJ, Freund J, Botcher SH (2008) The effects of high-intensity intermittent exercise training on fat loss and fasting insulin levels of young women. Int J Obes 32:684–691

Tschakert G, Hofmann P (2013) High-intensity intermittent exercise: methodological and physiological aspects. Int J Sports Physiol Perform 8(6):600–610

Tschakert G, Kroepfl J, Mueller A, Moser O, Groeschl W, Hofmann P (2015) How to regulate the acute physiological response to "aerobic" high-intensity interval exercise. J Sport Sci Med 14:29–36

Tschakert G, Kroepfl JM, Mueller A, Harpf H, Harpf L, Traninger H, Wallner-Liebmann S, Stojakovic T, Scharnagl H, Meinitzer A, Pichlhoefer P, Hofmann P (2016) Acute physiological responses to short- and long-stage high-intensity interval exercise in cardiac rehabilitation: a pilot study. J Sports Sci Med 15(1):80–91

Tschakert G, Handl T, Weiner L, Birnbaumer P, Mueller A, Groeschl W, Hofmann P (2022) Exercise duration: independent effects on acute physiologic responses and the need for an individualized prescription. Physiol Rep 10(3):e15168. https://doi.org/10.14814/phy2.15168

Tyldum GA, Schjerve IE, Tjonna AE, Kirkeby-Garstad I, Stolen TO, Richardson RS, Wisloff U (2009) Endothel dysfunction induced by post-prandial lipemia: complete protection afforded by high-intensity aerobic interval exercise. J Am Coll Cardiol 53(2):200–206

Vancampfort D, Rosenbaum S, Schuch F, Ward PB, Richards J, Mugisha J, Probst M, Stubbs B (2017) Cardiorespiratory fitness in severe mental illness: a systematic review and meta-analysis. Sports Med 47(2):343–352

Vella A, Clarke AC, Kempton T, Ryan S, Coutts AJ (2022) Assessment of physical, technical, and tactical analysis in the australian football league: a systematic review. Sports Med Open 8(1):124

Vetter S, Schleichardt A, Köhler HP, Witt M (2022) The effects of eccentric strength training on flexibility and strength in healthy samples and laboratory settings: a systematic review. Front Physiol 13:873370

Viru A (1991) Adaptive regulation of hormone interaction with receptor. Exp Clin Endocrinol 97(1):13–28

Viru A (1994) Molecular cellular mechanisms of training effects. J Sports Med Phys Fitness 34(4):309–322

Vogiatzis I, Terzis G, Nanas S, Stratakos G, Simoes DCM, Georgiadou O, Zakynthinos S, Roussos C (2005) Skeletal muscle adaptations to interval training in patients with advanced COPD. Chest 128:3838–3845

Vollaard NBJ, Metcalfe RS (2017) Research into the health benefits of sprint interval training should focus on protocols with fewer and shorter sprints. Sports Med 47(12):2443–2451

Wachsmuth NB, Völzke C, Prommer N, Schmidt-Trucksäss A, Frese F, Spahl O, Eastwood A, Stray-Gundersen J, Schmidt W (2013) The effects of classic altitude training on hemoglobin mass in swimmers. Eur J Appl Physio 113(5):1199–1211

Wahl P, Mathes S, Achtzehn S, Bloch W, Mester J (2014) Active vs. passive recovery during high-intensity training influences hormonal response. Int J Sports Med 35:583–589

Wallner D, Simi H, Tschakert G, Hofmann P (2013) Acute physiological response to aerobic short interval training in trained runners. Int J Sports Physiol Perform 9(4):661–666

Warburton DER, McKenzie DC, Haykowsky MJ, Taylor A, Shoemaker P, Ignaszewski AP, Chan SY (2005) Effectiveness of high-intensity interval training for the rehabilitation of patients with coronary artery disease. Am J Cardiol 95:1080–1084

Weakley J, Schoenfeld BJ, Ljungberg J, Halson SL, Phillips SM (2023) Physiological responses and adaptations to lower load resistance training: implications for health and performance. Sports Med Open 9(1):28

Weineck J (2021) Optimales Training. Leistungsphysiologische Trainingslehre unter besonderer Berücksichtigung des Kinder- und Jugendtrainings, 17. Aufl. Spitta GmbH, Balingen

Wiewelhove T, Döweling A, Schneider C, Hottenrott L, Meyer T, Kellmann M, Pfeiffer M, Ferrauti A (2019) A meta-analysis of the effects of foam rolling on performance and recovery. Front Physiol 10:376

Wisloff U, Stoylen A, Loennechen JP, Bruvold M, Rognmo O, Haram PM, Tjonna AE, Helgerud J, Slordahl SA, Lee SJ, Videm V, Bye A, Smith GL, Najjar SM, Ellingson O, Skjaerpe T (2007) Superior cardiovascular effect of aerobic interval training versus moderate continuous training in heart failure patients: a randomized study. Circulation 115:3086–3094

Wonisch M, Hofmann P, Fruhwald FM, Kraxner W, Hödl R, Pokan R, Klein W (2003) Influence of beta-blocker use on percentage of target heart rate exercise prescription. Eur J Cardiovasc Prev Rehab 10(4):296–301

Wonisch M, Hofmann P, Schmid P, Pokan R (2007) Zusammenhang zwischen „anaerober Schwelle", Katecholaminen und Arrhythmien bei Patienten mit Herzerkrankungen. Öster J Sportmed 2:6–12

Zhao YC, Wu YY (2023) Resistance training improves hypertrophic and mitochondrial adaptation in skeletal muscle. Int J Sports Med 44(9):625–633

**14**

## Weiterführende Literatur

Harre D (Hrsg) (1979) Trainingslehre. Einführung in die Theorie und Methodik des sportlichen Trainings. Sportverlag, Berlin

Komi PV (Hrsg) (1993) Strength and power in sport, Volume III of the Encyclopaedia of sports medicine. An IOC Medical Commission Publication. Blackwell Scientific Publications, Oxford

Kreider RB, Fry AC, O'Toole ML (Hrsg) (1998) Overtraining in sport. Human Kinetics, Champaign

Lehmann M, Foster C, Gastmann U, Keizer H, Steinacker JM (Hrsg) (1999) Overload, performance incompetence, and regeneration in sport. Kluwer Academic/Plenum Publishers, New York

Matwejew LP (1981) Grundlagen des sportlichen Trainings. Sportverlag, Berlin

Schnabel G, Harre D, Borde A (Hrsg) (1994) Trainingswissenschaft. Leistung – Training – Wettkampf. Sportverlag, Berlin

Shephard RJ, Astrand P-O (Hrsg) (1993) Endurance in Sport, Volume II of the Encyclopaedia of sports medicine. An IOC Medical Commission Publication. Blackwell Scientific Publications, Oxford

Steinacker JM, Ward SA (Hrsg) (1996) The physiology and pathophysiology of exercise tolerance. Plenum Press, New York

Verchoshanskij J (1992) Ein neues Trainingssystem für zyklische Sportarten. Ein neuer Weg der Gestaltung und Programmierung des Trainingsprozesses. Trainerbibliothek 29. Philippka Verlag, Münster

Viru A, Viru M (2001) Biochemical monitoring of sport training. Human Kinetics, Champaign

# Praktische Umsetzung der Leistungsdiagnostik und des Trainings am Beispiel Triathlon

*Christian Almer, Peter Hofmann und Manfred Wonisch*

## Inhaltsverzeichnis

## 15.1 Einführung

Der Triathlonsport hat besonders im Breitensport eine enorme Popularität erlangt und gilt als besondere sportliche, aber auch sportmedizinische Herausforderung (O'Keefe et al. 2020; Main et al. 2010; Nilssen et al. 2023; Guevara et al. 2023) hinsichtlich der körperlichen und mentalen Einflussgrößen (Vleck et al. 2006; Jeukendrup 2005). Als Kombination der drei Einzelausdauersportarten, Schwimmen, Radfahren und Laufen, werden sie in dieser Reihenfolge ohne Pausen über verschiedene Distanzen und als unterschiedliche Wettkampfformate ausgetragen (Cushman et al. 2022). In ◘ Tab. 15.1 finden sich die bekanntesten und gängigsten Triathlon-Disziplinen mit ihren genormten Streckenlängen (Turnwald et al. 2023; Bock 2020, S. 16). Kritisch kann man dazu bemerken, dass die Bezeichnung „Sprintdistanz" nicht durch trainingswissenschaftliche Erkenntnisse gedeckt ist und man eigentlich von einer Ultra-Kurz-Distanz oder ähnlich sprechen sollte (siehe auch ▶ Kap. 15 und 16).

Dieses unmittelbare Aufeinanderfolgen als auch die Übergänge zwischen den Einzeldisziplinen ziehen eine komplexe Beanspruchung für den Körper nach sich, welche durch ein spezifisches und durch die drei Disziplinen auch hoch umfangreiches Training abgedeckt werden muss (Bales et al. 2012; Sinisgalli et al. 2021). Dadurch ist neben dem Training der Einzeldisziplinen auch das Koppeltraining und das Training der Wechselzone von Bedeutung (Millet und Vleck 2000).

Das Anforderungsprofil an die AthletInnen ist sehr vielseitig und umfasst sowohl physiologische als auch psychologische Komponenten, technische Grundlagen, die Materialwahl und aerodynamische Gesichtspunkte, aber auch taktische Überlegungen und Verpflegungsstrategien (Barbosa et al. 2023). Die unterschiedlichen Fähigkeiten und Fertigkeiten werden nicht nur durch die Kombination der drei Einzeldisziplinen bedingt, sondern bekommen über die verschiedenen Distanzen hinweg eine unterschiedliche Gewichtung (Barbosa et al. 2023; Turnwald et al. 2023; Papavassiliou et al. 2019). Grundsätzlich können sich besonders TriathletInnen im Elitebereich heutzutage nicht mehr erlauben, in einer der drei Disziplinen markante Schwächen aufzuweisen. Dennoch hat jeder Athlet und jede Athletin Stärken und Schwächen, die unterschiedlich ausgeprägt sind und in den unterschiedlichen Triathlon-Distanzen mehr oder weniger Einfluss haben. Sousa et al. (2021) analysierten, welche Disziplin im Kontext der jeweiligen Distanz prognostisch für die beste Gesamtleistung sorgt. Dabei wird Schwimmen und Laufen im olympischen

◘ Tab. 15.1 Übersicht über die gängigsten Distanzen im Triathlon-Sport

| Triathlondisziplin | Schwimmen | Radfahren | Laufen |
|---|---|---|---|
| Sprintdistanz | 750 m | 20 km | 5 km |
| Kurzdistanz (Olympische Distanz) | 1500 m | 40 km | 10 km |
| Mitteldistanz | 1900 m | 90 km | 21,1 km |
| Langdistanz | 3800 m | 180 km | 42,195 km |

*Anmerkung.* In Anlehnung an Bock 2020, S. 16

Triathlon als maßgeblich, Radfahren bei Sprint- und Mitteldistanzrennen und die Marathonleistung bei der Langdistanz als bedeutend beschrieben (Wu et al. 2016).

Generell gilt es, auf Basis der eigenen Fähigkeiten eine individuell bestmögliche Renneinteilung zu treffen. Eine Stärken-Schwächen-Analyse und ein Abgleich mit dem Anforderungsprofil auf die jeweilige Triathlon-Distanz stellen eine wichtige Basis dar, um ein zielgerichtetes Training aufbauen zu können. Auch das Leistungspotenzial sollte mit in Betracht gezogen werden, d. h. wie viel sich ein Athlet oder Athletin auf Grundlage der bisherigen Trainingsjahre und Trainingsinhalte bzw. des aktuellen Leistungszustandes noch verbessern kann. Aus diagnostischer Sicht ist daher im Triathlon eine aufwändige, alle drei Disziplinen umfassende Leistungsbestimmung nötig (Price et al. 2022; Wiecha et al. 2022; Barrero et al. 2014a). Aufgrund der Komplexität des Trainings gilt es, die eigenen Ressourcen bestmöglich und effizient für das Training einzusetzen.

Um eine optimale Leistungsfähigkeit sicherzustellen, sind leistungsdiagnostische Ist-Zustandsanalysen und Verlaufskontrollen als auch die Betrachtung weiterer leistungsrelevanter Punkte wie ein Bike-Fitting oder eine Laufstilanalyse, bedeutend. Die Wichtigkeit einer leistungsdiagnostischen Erhebung ist damit für eine effiziente Trainingsplanung und -gestaltung hervorzuheben. Dazu ist das Wissen um das sportartspezifische Anforderungsprofil im Triathlon und deren Disziplinen sowie der damit verbundenen leistungsbestimmenden Faktoren notwendig, um dies mit dem momentanen Ist-Zustand abzugleichen. Nur so kann durch diese Kombination eine optimale Trainingsplanung und zielgerichtete Leistungsentwicklung erreicht werden.

## 15.2　Leistungsbestimmende Faktoren im Triathlon und wissenschaftlicher Hintergrund

Das Wissen um die leistungsbestimmenden Faktoren ist ein essenzieller Punkt für AthletInnen und BetreuerInnen, um ein effizientes Training durchführen zu können und so Leistungssteigerungen zu erzielen. Dabei gibt es Faktoren, die allgemein für die Leistungsfähigkeit ausschlaggebend sind, und wiederum jene, die auf den verschiedenen Triathlon-Distanzen hinweg mit einer bestimmten Gewichtung einfließen. Bei einer Kurzdistanz sind im Vergleich zu einer Langdistanz z. B. andere Leistungsfaktoren von größerer Bedeutung, die dadurch auch stärker in den Trainingsfokus genommen werden müssen. Ein hohes Schwimmtempo, eine gute Radtechnik aufgrund des Gruppenfahrens und eine hohe Schwellengeschwindigkeit beim Lauf, sind beispielsweise bei der Kurzdistanz von Bedeutung. Hingegen benötigen Langdistanz-AthletInnen unter anderem eine hohe aerobe Kapazität sowie eine gute Belastbarkeit und Ökonomie des Bewegungsapparates aufgrund der Langzeitbelastung (Sousa et al. 2021; Knechtle et al. 2015; Sleivert und Wenger 1993). Durch die Komplexität des Triathlonsports ergeben sich somit viele Einflussfaktoren, die sich jeweils mit einem Anteil an der Gesamtleistung auswirken, sich aber auch gegenseitig beeinflussen. Dass auch die Zielzeiten immer schneller werden, liegt neben trainingswissenschaftlichen Erkenntnissen auch an der immer weiter fortschreitenden technischen Entwicklung (Jolicoeur Desroches und Goulet 2022; Muniz-Pardos et al. 2020; Jones et al. 2021). Die wichtigsten leistungsbestimmenden Faktoren werden in Folge näher beschrieben.

**15**

## 15.2.1 Konditionelle Komponenten

- **Maximale Sauerstoffaufnahme**

Die maximale Sauerstoffaufnahme ($VO_{2max}$) ist die wichtigste leistungsphysiologische Messgröße, da sie die aerobe Leistungsfähigkeit von AthletInnen in Ausdauersportarten wesentlich bestimmt. Sie ist prädiktiv am stärksten im Zusammenhang mit der Gesamtleistung bei einem Triathlon zu sehen (Borrego-Sánchez et al. 2021). AusdauersportlerInnen weisen vor allem aufgrund des höheren Schlagvolumens, einer besseren Ventrikel-Compliance und einer daraus resultierenden verstärkten enddiastolischen Füllung eine erhöhte $VO_{2max}$ auf (Levine 2008). Zwischen Frauen und Männern zeigen sich unterschiedlich hohe $VO_{2max}$ – Werte, die vor allem der Körperzusammensetzung und kardialer Faktoren zu Grunde liegen (Martins et al. 2023; Trinschek et al. 2022; Puccinelli et al. 2020, 2022). Bunc et al. (1996) berichteten Referenzwerte für junge männliche und weibliche TriathletInnen am Laufband, mit einer mittleren $VO_{2max}$ von $67,9 \pm 5,9$ ml.kg$^{-1}$.min$^{-1}$ bei männlichen und $56,1 \pm 2,4$ ml.kg$^{-1}$.min$^{-1}$ weiblichen AthletInnen. Die maximale Laufgeschwindigkeit lag im Mittel bei $18,6 \pm 1,2$ km.h$^{-1}$ bei den jungen Männern und $15,4 \pm 0,6$ km.h$^{-1}$ bei den jungen Frauen. Die maximale Laktat-Konzentration im Blut ($LA_{max}$) war vergleichbar bei $12,5 \pm 2,3$ mmol.l$^{-1}$ (Männer) und $12,6 \pm 1,2$ mmol.l$^{-1}$ (Frauen). Die zweite ventilatorische Schwelle ($VT_2$) lag bei diesen ca. 17 Jahre alten Männern und Frauen bei $56 \pm 5,4$ und $46,6 \pm 2,6$ ml.kg$^{-1}$.min$^{-1}$, entsprechend $82,4 \pm 2,1$ % und $83,1 \pm 1,7$ % der $VO_{2max}$ und einer Laufgeschwindigkeit bei $15,2 \pm 1,4$ und $12,7 \pm 0,7$ km.h$^{-1}$, entsprechend $81,8 \pm 2,6$ % und $82,3 \pm 1,6$ % der maximalen Laufgeschwindigkeit ($v_{max}$). Aus den eigenen Ergebnissen und der Literatur geben Bunc et al. (1996) Referenzwerte als notwendige Voraussetzung für spätere Erfolge im internationalen Triathlon-Sport an. Für junge Männer und Frauen wird eine $VO_{2max}$ von mindestens 65 bzw. 60 ml.kg$^{-1}$.min$^{-1}$, eine $v_{max}$ am Laufband von mindestens 18 bzw. 16 km.h$^{-1}$ und eine $LA_{max}$ von mindestens 12 bzw. 11 mmol.l$^{-1}$ als Voraussetzung beschrieben. Die Laufgeschwindigkeit an der $VT_2$ sollte über 15 bzw. 13 km.h$^{-1}$ liegen.

Je höher die $VO_{2max}$ ist, desto größer ist auch die Fähigkeit der aeroben Energiegewinnung, vor allem über die nahezu unerschöpflichen Fettreserven. Dies macht vor allem auf der Mittel- und Langdistanz einen entscheidenden Vorteil aus, wenn auch bei höherer Intensität der Anteil der Fettoxidation noch hoch gehalten werden kann (Frandsen et al. 2017). Dadurch können die Glykogenreserven geschont werden und eine mehrstündige Belastung ist energetisch auch bei hohen Intensitäten ohne eine wesentliche Leistungsminderung gut möglich. Ergebnisse von Hue et al. (2000) zeigten z. B. keine statistisch signifikanten Unterschiede der $VO_{2max}$ am Fahrrad-Ergometer ($69,1 \pm 7,2$ ml.kg$^{-1}$.min$^{-1}$) im Vergleich zum Laufband ($70,2 \pm 6,2$ ml.kg$^{-1}$.min$^{-1}$) aber deutlich höhere Werte als die Vergleichsdaten von Bunc et al. (1996) von jüngeren AthletInnen. Die Ergebnisse von Top-Athleten lagen bei $75,9 \pm 5,2$ ml.kg$^{-1}$.min$^{-1}$ für Fahrrad-Ergometer und $78,5 \pm 3,6$ ml.kg$^{-1}$.min$^{-1}$ für Laufband-Tests. Die Ergebnisse sind vergleichbar mit Leistungsdaten von Spitzenathleten in den jeweiligen Einzeldisziplinen (Hue et al. 2000).

- **Maximale Fett(säure)oxidation**

Als maximale Fett(säure)oxidation (MFO) wird die maximal verstoffwechselbare Rate an Fetten bezeichnet, wobei diese in einem engen Zusammenhang zur $VO_{2max}$

und zur Leistung im Triathlon steht (Frandsen et al. 2017). Die Intensität, bei der die höchste Fettsäureoxidation stattfindet, wird als $FAT_{max}$ bezeichnet und findet sich je nach Literatur im Bereich von 45–65 % der $VO_{2max}$ (Purdom et al. 2018; Jeukendrup 2005; González-Haro et al. 2007). Marzouki et al. (2011) fanden heraus, dass es keinen signifikanten Unterschied hinsichtlich der prozentuellen Relation der MFO zur $VO_{2max}$ zwischen Rad- und Laufbandergometrien gibt. Die $FAT_{max}$ ist nicht direkt mit der Intensität am ersten Umstellpunkt ($TP_1$) gleichzusetzen, da hier nicht unbedingt immer die höchste Fettoxidationsrate stattfinden muss (Özgünen et al. 2019). Es besteht jedoch eine hohe Korrelation zwischen der Intensität am $TP_1$ und der $FAT_{max}$ (Peric et al. 2018; González-Haro 2011). Mit steigender Intensität ab dem $TP_1$ wird die MFO aufgrund der beginnenden Azidose zunehmend gehemmt und damit vermindert (Achten und Jeukendrup 2004).

Die MFO bei der $FAT_{max}$ ist nicht mit der absoluten Menge an Fetten, die pro Zeiteinheit verwertet werden kann, gleichzusetzen. Bei höheren Intensitäten und dem damit höheren Energieumsatz ist die MFO und damit der prozentuelle Anteil der Fettverbrennung zwar geringer, allerdings kann aufgrund des höheren Energieumsatzes die verstoffwechselbare Menge an Fetten höher sein (Scharhag-Rosenberger 2012). Je höher die Intensität von TriathletInnen ist, bei der der Fettstoffwechsel noch verstärkt zur Energiegewinnung beiträgt, desto vorteilhafter ist dies besonders bei Langzeit-Ausdauerbelastungen (Lima-Silva et al. 2010; Jeukendrup 2005; Frandsen et al. 2017). Eine Studie von Frandsen et al. (2017) beschäftigte sich mit dem Einfluss der MFO auf die Leistung im Langdistanz-Triathlon, wobei die TriathletInnen am Radergometer in den Tagen vor einer Langdistanz getestet wurden. Dabei hat sich gezeigt, dass gerade bei Langzeit-Ausdauerbelastungen beobachtete Leistungsunterschiede über die maximale Fettoxidationsrate und die $VO_{2max}$ erklärt werden können. Da die abschließende Laufdisziplin auch bereits durch die Vorbelastungen mit deutlich reduzierten Glykogenspeichern gestartet wird, führt dies zu einer Erhöhung der Fettoxidationsrate, die allerdings zeit- und intensitätsabhängig ist. Ein ausreichend trainierter und adaptierter Fettstoffwechsel und damit eine hohe MFO bzw. $FAT_{max}$ für die Leistungsfähigkeit in Langzeit-Ausdauerbelastungen von Bedeutung (Brun et al. 2022; Rauch et al. 2022).

- **Disziplinspezifische Schwellenleistungen**

Im Triathlon und deren Einzeldisziplinen ist die Fähigkeit bedeutend, eine möglichst hohe Leistung oder Intensität über die Belastungsdauer des Wettkampfes aufrechthalten zu können (Friel und Vance 2013, S. 188 ff.; Laursen und Rhodes 2001). Die Schwellenleistung ist die durch eine Leistungsdiagnostik ermittelbare Intensität an den ersten ($LTP_1$, $VT_1$, $HRTP_1$) und zweiten Umstellpunkten ($LTP_2$, $VT_2$, $HRTP_2$) und wird als Bezugspunkt für die Trainingssteuerung als auch Renneinteilung im Ausdauersport herangezogen (Hue et al. 2000). Besonders bei Langdistanz-Triathlon und Ultra-Ausdauerbelastungen ist die Schwellenleistung am ersten Umstellpunkt in Kombination mit der $FAT_{max}$ ein wichtiger Leistungsparameter, wobei Unterschiede zwischen Fahrrad-Ergometer- und Laufband-Tests berichtet wurden (Price et al. 2022). Deshalb sollte die Testung der Schwellenleistung möglichst sportartspezifisch erfolgen. In der Literatur sind jedoch meist nur Ergebnisse zu Fahrrad-Ergometer und Laufband-Tests zu finden, über schwimmspezifische Stufentests wird jedoch kaum berichtet. Je nach Wettkampflänge kann eine sportartspezifische Intensität an oder mit einer bestimmten prozentuellen Relation als Dauerleistung unterhalb des zweiten Umstellpunktes gehalten werden. Bei kürzerer Belastungsdauer kann die Intensität auch durchaus über dem zweiten Umstellpunktes und damit über dem maximalen Laktat-Steady-State durchgeführt werden (Aoyagi et al. 2021; Muñoz et al. 2014) (siehe auch Schwellenleistung im Triathlon).

## 15.2.2 Technisch-koordinative Komponenten

- **Schwimmtechnik und Ökonomie im Wasser**

Das Schwimmen stellt im Triathlonsport die zeitlich kürzeste aber auch technisch anspruchsvollste Teildisziplin dar. Da der zu überwindende Wasserwiderstand mit der Schwimmgeschwindigkeit proportional zur dritten Potenz zunimmt, ist eine gut entwickelte Schwimmtechnik von großer Bedeutung. Eine gesteigerte Schwimmgeschwindigkeit ist also mit mehr Arbeit hinsichtlich der Überwindung des hydrodynamischen Widerstandes, zum Zwecke des Vortriebes verbunden (Jolicoeur Desroches und Goulet 2022). Zur Steigerung der Schwimmgeschwindigkeit ist neben dem Techniktraining auch ein spezifisches Krafttraining im Wasser zu empfehlen (Amara et al. 2021). Hinsichtlich der Reduktion des Widerstandes beim Gleiten sind speziell entwickelte Schwimmanzüge und auch Neoprenanzüge von Vorteil, um höhere Geschwindigkeiten bei geringerem Krafteinsatz zu erreichen (Ulsamer et al. 2014). Eine weitere taktische Möglichkeit bietet das Schwimmen im Wasserschatten der vorderen AthletInnen, um besonders auf längeren Distanzen möglichst energiesparend eine hohe Schwimmgeschwindigkeit aufrechterhalten zu können. Die Reduktion des so zu überwindenden Wasserwiderstandes würde eine Steigerung der Schwimmgeschwindigkeit von 3,2–6,9 % bei einer Energieeinsparung von etwa 5–10 % ergeben (Jolicoeur Desroches und Goulet 2022). Dies wirkt sich positiv auch auf die nachfolgende Rad- und Laufleistung aus. Der Effekt ist am größten, wenn TriathletInnen in einem Abstand von etwa 50 cm bis einem Meter hinten nachschwimmen.

- **Radtechnik und Ökonomie**

Da das Radfahren speziell im Triathlon zeitlich die längste Distanz darstellt, ist eine optimale Sitzposition von besonderer Bedeutung. Dahingehend gibt es einige biomechanische als auch aerodynamische Gesichtspunkte, die für eine Sitzpositionsanalyse und die damit verbundene individuelle Anpassung des Rades an die AthletInnen sprechen. Um effizient und mit dem geringstmöglichen Energieverbrauch, besonders auf flachen Strecken, eine bestimmte Geschwindigkeit aufrechtzuerhalten, ist eine optimale aerodynamische Position von Wichtigkeit. Für 65–80 % des Luftwiderstandes sind die SportlerInnen mit ihrer Position am Rad verantwortlich. Um den Luftwiderstand zu reduzieren, sollte durch die Sitzposition am Rad, der Luft eine möglichst geringe Anströmfläche geboten werden. Um die Stirnfläche gering zu halten, ist der Oberkörper in einer flachen Position mit den Unterarmen auf den Aufliegern der sogenannten Aerobars positioniert. Auch die Kopfhaltung ist nach unten geduckt, wobei der Kopf in einer hochzervikalen Hyperextension aktiv gehalten wird (Friel und Vance 2013, S. 80 ff.). Dahingehend unterscheiden sich auch die üblichen Rennräder von den speziellen Zeitfahrrädern markant. Der große Unterschied bei den Zeitfahrrädern ist der steilere Sitzrohrwinkel und die daraus resultierende weiter nach vorne verschobene Sattelposition. Überdies verlagert sich der Körperschwerpunkt vermehrt in Richtung Vorderrad, wodurch eine aerodynamische

Körperhaltung mit den Unterarmen auf den Aufliegern des Triathlonlenkers möglich ist. Durch den in weiterer Folge vergrößerten Hüftwinkel wird eine bessere Kraftübertragung auf das Pedal sichergestellt, und auch Atmung und Verdauung können hiermit in dieser flachen Zeitfahrposition besser erfolgen (Bock 2020, S. 143). Eine aerodynamische Sitzposition ist bei einer Sitzpositionsanalyse und -optimierung allerdings nicht das alleinige Ziel. Die Position sollte auch bei optimaler Kraftübertragung möglichst komfortabel über die zu fahrende Distanz aufrecht gehalten werden können (Priego Quesada et al. 2019). Hierbei sind individuelle Gegebenheiten wie anthropometrische Voraussetzungen, muskuläre Verhältnisse wie eine optimale Kraftfreisetzung und Aktivierung der Muskulatur, als auch die Beweglichkeit zu beachten und miteinzubeziehen (Holliday und Swart 2021). Eine Steigerung der Kraftübertragung auf das Pedal durch eine verlängerte Druckphase über den Kurbelkreis, kann durch eine Veränderung der Beckenkippung und einer damit verbundenen gesteigerten Hüftflexion effizienter erfolgen. Dafür gilt es allerdings, aufgrund individueller Voraussetzungen wie der Beweglichkeit z. B. der Muskel-Längenverhältnisse der ischiocruralen Muskulatur, eine eventuell nicht so aerodynamische Position in Betracht zu ziehen. Dies kann jedoch zu einer besseren Aktivität der relevanten Muskulatur führen und damit steigt in Summe der Wirkungsgrad (Jongerius et al. 2022; Swart und Holliday 2019). Körperliche Beschwerden, wie z. B. das patellofemorale Schmerzsyndrom, sind häufig durch eine nicht passende Sattelhöhe bedingt und können über eine Anpassung der individuellen Sitzposition reduziert werden. Bini et al. (2011) hoben hervor, dass eine Veränderung der Sattelhöhe um 5 % zu einer Veränderung der Kniegelenkskinematik um 35 % und der wirkenden Kraftmomente um 16 % führte. Ein professionelles Bike Fitting unter Zuhilfenahme von Videoanalyse, Druckmesssensoren und EMG-Messungen kann daher zu einer Verbesserung der Beschwerdesymptomatik und Steigerung der Ökonomie am Rad führen.

Die Wahl der geeigneten Sitzposition muss neben kinetischer und kinematischer Betrachtungsweise auch intrinsische Faktoren wie das Leistungsniveau und gewohnte Trainingsumfänge sowie -intensitäten beinhalten (Tang et al. 2022; Swart und Holliday 2019). In einer Studie von Lucía et al. (2002) wurde ein inverser Zusammenhang zwischen Ökonomie bzw. mechanischer Effizienz am Rad und der $VO_{2max}$ bei Rennradfahrern in der Weltspitze beschrieben. Demnach können über eine höhere mechanische Effizienz geringere $VO_{2max}$-Werte kompensiert werden bzw. besonders Topfahrer den $O_2$-Verbrauch bei einer definierten Wattleistung geringer halten, wodurch eine höhere Leistungsausschöpfung resultieren kann. Ein Bike Fitting ist daher unter Einbeziehung multifaktorieller Gegebenheiten jedenfalls eine wichtige Intervention zur Steigerung der Gesamtleistungsfähigkeit.

### ■ Lauftechnik und Laufökonomie

Das Laufen hat als dritte Disziplin, gerade bei Langdistanz im Triathlon, den größten Anteil an der Gesamtperformance (Sousa et al. 2021). Aber auch auf der Kurzdistanz spielt die individuelle Laufstärke eine entscheidende Rolle (Papavassiliou et al. 2019). Die mögliche Laufleistung wird zum einen von den leistungsphysiologischen Parametern wie $VO_{2max}$ und Schwellentempo bestimmt, und zum anderen von einer möglichst ökonomischen und energieeffizienten Lauftechnik (Sperlich et al. 2015). Aufgrund der individuellen biomechanischen Voraussetzungen unterscheiden sich die Laufstile untereinander, die jedoch mit Vorsicht bezüglich ihrer Laufökonomie bewertet werden sollten (Chochrum et al. 2022). Ein ökonomischer

Laufstil ist wesentlich für die Leistungsfähigkeit, da weniger Sauerstoffbedarf für eine höhere Geschwindigkeit resultiert (Barnes und Kilding 2015). Auch Casacdo et al. (2022) fanden heraus, dass eine höhere Laufgeschwindigkeit bei gleicher $VO_{2max}$ über eine effizientere Laufbewegung zustande kommt. Als leistungsbeschreibender quantitativer Parameter wird für die Laufökonomie der Sauerstoffverbrauch in Bezug zum Körpergewicht ($VO_2$ in ml.kg$^{-1}$.min$^{-1}$) bzw. zum Körpergewicht pro Kilometer ($VO_2$ in ml.kg$^{-1}$.km$^{-1}$) bei konstanter Laufgeschwindigkeit gesetzt und kann mittels einer Spiroergometrie am Laufband ermittelt werden (Pfeiffer et al. 2016). Je geringer der Sauerstoffverbrauch bei einer definierten Geschwindigkeit ist, desto höher ist die Laufökonomie. Sie ist daher auch besonders bei länger werdenden Distanzen im Triathlon und im Laufsport mit ihrem Einfluss auf die Leistungsfähigkeit zu betrachten (Sperlich et al. 2015).

In einer Review Arbeit von Barnes und Kilding (2015) wurden Laufökonomiewerte von LäuferInnen aus den verschiedenen Leistungsniveaus bei unterschiedlichen Geschwindigkeiten geschlechtsspezifisch dargestellt (◘ Abb. 15.1).

Positive Vorteile, nicht nur auf die Lauftechnik und Laufökonomie, hat ein laufspezifisches Krafttraining (Beattie et al. 2014). Da gerade auch bei steigenden Laufumfängen die Wahrscheinlichkeit von laufrelevanten Verletzungen proportional steigt, senkt ein begleitendes Krafttraining das Verletzungsrisiko (Šuc et al. 2022). Eine verstärkte Pronation des Fußes, eine unzureichende Stabilisation der gesamten Beinachse in der Standbeinphase oder muskuläre Dysbalancen der unteren Extremität als auch des Rumpfes, sind nur einige in der Literatur genannte Risikofaktoren, die unter anderem durch eine Laufstilanalyse erkannt werden können (Newman et al. 2013; Moen et al. 2009). Die Kräftigung und Stabilisation der Beinachse ist neben der Verletzungsprophylaxe auch für einen koordinierten Bewegungsablauf und effizienteren Laufstil von Vorteil (Semciw et al. 2016; Saunders et al. 2004). In

| Runner classification | Speed (km·hr$^{-1}$) | Male mean (range) | | Female mean (range) | |
|---|---|---|---|---|---|
| | | Running economy (ml·kg$^{-1}$·min$^{-1}$) | VO$_2$max (ml·kg$^{-1}$·min$^{-1}$) | Running economy (ml·kg$^{-1}$·min$^{-1}$) | VO$_2$max (ml·kg$^{-1}$·min$^{-1}$) |
| Recreational [19,77,202,220-223] | 10 | 36.7 (35.4-38.8) | 54.2 (51.0-57.8) | 37.7 (32.8-42.6) | 49.7 (45.2-54.1) |
| | 12 | 42.2 (40.4-45.3) | | 43.2 (38.5-48.1) | |
| | 14 | 47.4 (46.0-49.5) | | 47.3 (40.1-51.9) | |
| Moderately trained [94,224-229] | 12 | 40.7 (37.4-48.1) | 62.2 (56.6-69.1) | 41.9 (28.9-41.7) | 55.8 (50.5-59.4) |
| | 14 | 46.8 (42.0-55.5) | | 47.9 (41.3-53.5) | |
| | 16 | 51.4 (51.6-62.3) | | 52.9 (45.7-61.0) | |
| Highly trained [1,21,23,27,31,230,231] | 12 | n/a | 70.8 (65.3-80.2) | 41.3 (33.3-50.2) | 61.7 (56.2-72.3) |
| | 14 | 45.0 (32.4-56.5) | | 48.3 (39.0-56.7) | |
| | 16 | 50.6 (40.5-66.8) | | 54.5 (46.2-61.9) | |
| | 18 | 58.1 (48.0-72.0) | | 58.6 (54.4-67.1)) | |
| | 20 | 66.5 (65.7-71.6) | | n/a | |
| Elite [21,22,29,31,58,232] | 14 | 39.9 (36.1-44.5) | 75.4 (68.2-84.1) | 41.9 (38.7-46.9) | 66.2 (61.1-74.2) |
| | 16 | 47.9 (43.2-53.4) | | 48.9 (45.1-55.8) | |
| | 18 | 55.9 (50.5-62.3) | | 56.1 (51.8-63.8) | |
| | 20 | 63.91 (57.5-71.2) | | n/a | |

◘ **Abb. 15.1** Übersichtsgrafik zu Geschlechtsspezifischen Laufökonomiewerten in unterschiedlichen Leistungsniveaus bei definierten Geschwindigkeiten. In Anlehnung an Barnes und Kilding (2015). (Anmerkung: n/a: keine Angabe)

vielen Studien wird zudem die Bedeutung eines begleitenden Krafttrainings in Form eines plyometrischen Trainings hervorgehoben. Durch die bessere muskuläre Voraktivierung und zeitliche Verkürzung des Dehnungs-Verkürzungs-Zykluses, sinkt die Bodenkontaktzeit womit ein ökonomischerer Laufstil gefördert wird (Gómez-Molina et al. 2018; Friel und Vance 2013, S. 176). Maximalkrafttraining und Plyometrisches Training zeigten auch in Studien die höchsten prozentualen Verbesserungen auf die Laufökonomie bei trainierten LaufsportlerInnen (Sperlich et al. 2015).

### 15.2.3  Einfluss und Stellenwert des Materials

Nicht nur die Gesamtzeiten, sondern auch die Split-Zeiten werden im Triathlon über die verschiedenen Distanzen hinweg immer schneller. Neben der Optimierung des Trainings auf konditioneller Ebene, sind es auch technologische Material-Verbesserungen, die eine wichtige Rolle in der Weiterentwicklung der Sportart spielen. Projekte wie das Unterbieten der 2 h-Barriere im Marathon oder der 7 h-Zielzeit bei einem Langdistanz-Triathlon zeigen dieses Potenzial auf (Jolicoeur Desroches und Goulet 2022). Besonders in einer Sportart wie Triathlon, in der das Material in allen drei Disziplinen einen zusätzlichen Einflussfaktor darstellt, summieren sich hierbei kleine Optimierungen in diesen Teilbereichen zum Zwecke einer positiven Gesamt-Leistungsoptimierung.

▪ **Schwimmen**

Durch das Tragen von Neoprenanzügen ergeben sich Leistungsvorteile beim Schwimmen. Der generelle Vorteil der Anzüge ist das Herabsetzen des hydrodynamischen Widerstandes, eine Verbesserung der Wasserlage durch das erhöhte Auftriebsverhalten des Materials, woraus eine höhere Schwimmgeschwindigkeit bei gleichem oder geringerem Krafteinsatz und $O_2$-Verbrauch resultiert (Quagliarotti et al. 2021; Ulsamer et al. 2014). In einer Studie von Gay et al. (2019) wurde eine Steigerung der Schwimmgeschwindigkeit um 6 % durch den Einsatz von Neoprenanzügen gemessen. Dies basierte auf einer Steigerung der Zuglänge bei Reduktion der Zugfrequenz aufgrund des reduzierten Wasserwiderstandes, womit es zu einer Steigerung der Schwimmeffizienz kommt. Hingegen kamen Zacca et al. (2022) zum Schluss, dass Neoprenanzüge zwar die Leistung im Open-Water Schwimmen steigern, diese Steigerung jedoch abhängig vom individuellen Schwimmstil ist. Im Gegensatz zu Gay et al. (2020) wurde durch das Tragen von Neoprenanzügen eine höhere Zugfrequenz bei geringerer Zuglänge geschwommen, was wiederum auf den bewegungseinschränkten Effekt der Anzüge zurückgeführt wurde. In einer Studie von Tomikawa et al. (2008) konnte ein reduzierter Energieverbrauch von 7,5–14,4 % bei submaximalen Geschwindigkeiten (60–80 % der $VO_2max$) durch das Tragen von Neoprenanzügen gemessen werden, wobei auch hier eine Steigerung der Zugfrequenz bei unveränderter Zuglänge beobachtet wurde. Quagliarotti et al. (2021) schlussfolgerten, dass das Ausmaß des leistungssteigernden Effektes abhängig von den individuellen Gegebenheiten, wie dem Schwimmstil oder dem passenden Neoprenanzug-Modell ist.

- **Radfahren**

Beim Radfahren haben vor allem technologische Weiterentwicklungen in den letzten Jahren zu einer Verbesserung der Wettkampf-Zeiten geführt. Neben einer möglichst aerodynamischen Position und damit Reduktion des bremsenden Luftwiderstandes (siehe auch unter Radtechnik und Ökonomie), ist es vor allem auch der Rollwiderstand der Reifen durch den Kontakt zum Boden, der zu einem bremsenden Widerstand führt. Eine Reduktion dieser Einflüsse resultiert letztlich in einer höheren Geschwindigkeit bei gleicher Wattleistung und damit gleichem Krafteinsatz (Jolicoeur Desroches und Goulet 2022). Für rund 80 % des Luftwiderstandes sind die AthletInnen mit ihrer Körperform und -position verantwortlich und etwa 20 % macht die Radgeometrie bzw. die Gesamtradkonstruktion mit der Position der Trinkflaschen aus (Crouch et al. 2017). Je höher das Gewicht des Rades und der AthletInnen und je unebener der Untergrund ist, desto höher ist der Rollwiderstand. Damit ist ein zusätzlicher Krafteinsatz notwendig, um diesen bei gleicher Geschwindigkeit zu überwinden. Auch die Materialeigenschaften des Reifens und der Reifendruck haben Einfluss auf den Rollwiderstand und sollten auf die jeweiligen Straßenverhältnisse passend abgestimmt werden (Grappe et al. 1999). Auf flachen und besonders auf hügeligen Radstrecken, ist es daher von Vorteil, auch das Gesamtgewicht des Rades und der AthletInnen bei gleicher Wattleistung zu reduzieren. So wurden z. B. von DiGioacchino DeBate et al. (2002) Charakteristika subklinischer Essstörungen bei 583 männlichen und weiblichen Triathleten untersucht. Die Studie zeigte, dass 28 % der Frauen und 11 % der Männer im Eating Attitude Test-26 (EAT-26) bei der Frage „Beschäftigung mit Essen und Gewicht" unter dem Mittelwert lagen und 39 bzw. 23 % unter dem Mittelwert für das Konstrukt „Kalorienkontrolle". Alle ProbandInnen waren mit ihrem Body-Mass-Index (BMI) unzufrieden und die StudienteilnehmerInnen gaben an, dass sie versuchen durch Energierestriktion, starke Einschränkung von Lebensmittelgruppen und übermäßige Bewegung, das Körpergewicht zu reduzieren. Zusätzlich gaben sie an, die Nahrungsaufnahme auf Grundlage strenger Ernährungsregeln zu kontrollieren. Triathlon ist eine Sportart, die anfällig für eine erhöhte Prävalenz von Essstörungen ist. Daher sollte aus sportmedizinischer Sicht die Gewichts- und Ernährungsstrategie von AthletInnen beobachtet und im Grenzfall interveniert werden (DiGioacchino DeBate et al. 2002).

- **Laufen**

Da sich auch gerade in der Laufschuhentwicklung ständig Neuerungen ergeben, ist im Laufsport die Bedeutung der Schuhkonstruktion und deren positiver Einfluss auf die Biomechanik der Laufbewegung und auf die Laufökonomie hervorzuheben (Lin et al. 2022; Sun et al. 2020; Fuller et al. 2015). Seit Einführung der karbonunterstützten Laufschuhe gab es signifikante Verbesserungen der Marathonzeiten bei Männern und Frauen (Bermon et al. 2021), als auch neue Bestzeiten auf allen klassischen Distanzen von 5 km bis zum Marathon bei beiden Geschlechtern (Muniz-Pardos et al. 2021). Die eingearbeitete Karbonplatte in der Mittelsohle erhöht die Steifigkeit (Ortega et al. 2021) und führt zu einer Erhöhung der Laufökonomie um bis zu 4 % bei unterschiedlichen Schuhmodellen (Barnes und Kilding 2019). Die Variabilität in der Laufökonomie zwischen den unterschiedlichen Schuhmodellen ist auf individuelle Unterschiede der AthletInnen zurückzuführen, womit nicht jeder Schuh den Laufstil optimal unterstützen kann (Hébert-Losier et al. 2022). Der energiesparende Effekt und des Weiteren die Leistungssteigerungen sind auch besonders auf flachen Strecken und weniger auf Strecken mit Höhenmetern nachweisbar (Whiting et al. 2022). In einer Studie von Healey und Hoogkamer (2022) kam man allerdings zum Schluss, dass die gesteigerte Laufökonomie nicht direkt auf die Steifigkeitseffekte der Karbonplatte selbst zurückzuführen ist, sondern in Kombination mit der Laufschuhkonstruktion (Geometrie und Dämpfung) zur Geltung kommt. Auch die Position der Karbonplatte sowie das Abstimmen der Laufschuhkonstruktion auf Körpergewicht oder Fußaufsatzverhalten sind wichtige Punkte, um das Leistungspotenzial auch in Zukunft individuell besser unterstützen zu können (Lin et al. 2022; Ortega et al. 2021).

Es sind besonders biomechanische Parameter wie z. B. eine vergrößerte Schrittlänge, eine verkürzte Bodenkontaktzeit oder eine veränderte muskuläre Aktivierung, die zur technologisch bedingten Leistungssteigerung beitragen (Ko et al. 2023; Muniz-Pardos et al. 2021; Moore 2016). Wie bereits zum Radfahren erwähnt, spielt natürlich auch beim Laufen das Körpergewicht der AthletInnen eine wesentliche Rolle. Der Versuch, über eine starke Kontrolle des Ernährungsverhaltens Gewicht zu reduzieren, kann im Einzelfall zu einem gestörten Essverhalten und gesundheitlichen Problemen führen (DiGioacchino DeBate et al. 2002).

### 15.2.4  Umgebungsbedingungen (Temperatur, Luftfeuchtigkeit)

Die körperliche Leistungsfähigkeit ist bei ungewohnt heißen Umgebungstemperaturen und/oder erhöhter Luftfeuchtigkeit wesentlich vermindert. Mit steigender Belastungsintensität bei definierter Belastungsdauer steigt auch die körpereigene Wärmeproduktion. Je heißer die Umgebungstemperatur im Vergleich zur Hauttemperatur ist und je höher die Luftfeuchtigkeit ist, desto schwieriger ist die Wärmeabgabe aufgrund eines unzureichenden Austauschgradienten. Als Schutz vor Hyperthermie (> 38,5 °C) ist jedoch eine ausreichende Wärmeabgabe notwendig (Hermand et al. 2019; Che Muhamed et al. 2016). Thermoregulationsmechanismen wie eine erhöhte Schweißproduktion, eine Wärmeableitung über Konvektion oder Konduktion, aber auch eine optimale Hydration sind besonders bei einer langen Belastungsdauer wie z. B. der Triathlon-Langdistanz oder Ultra-Ausdauerbelastungen von großer Bedeutung für Leistungsfähigkeit und Gesundheit. Verschiedenste Kühlstrategien oder auch Akklimatisationstraining an ungewohnte Umgebungsbedingungen können negative Hyperthermie-Effekte vermeiden und damit die Leistungsverluste geringhalten (Bouscaren et al. 2021; Hermand et al. 2019; Baillot und Hue 2015).

Beim Schwimmen können sowohl Kälte als auch Wärme zu einem Problem für die unmittelbare Leistungsfähigkeit werden bzw. die Leistung in den jeweils nachfolgenden Disziplinen im Triathlon negativ beeinflussen. Das Tragen von Neoprenanzügen folgt dabei temperaturbedingten Regulativen. Ein Neoprenverbot besteht meist bei Temperaturen ab 24,5 °C, da die schlechte Wärmeabgabefähigkeit besonders in wärmeren Gewässern und einer längeren Schwimmstrecke zu einer verminderten Leistungsfähigkeit führt und durch die steigende Körperkerntemperatur das Risiko für eine Hyperthermie steigt (Laursen 2006). Der Neoprenanzug soll durch seine isolierende Wirkung die Wärmabgabe der Haut über das Wasser vermindern und damit vor Hypothermie (< 36 °C) schützen (Høiseth et al. 2021). Dahingehend gibt es mit 12 °C eine kritische Minimaltemperatur für den Start von Wettkämpfen und bei Temperaturen zwischen 12–16 °C muss ein Anzug verpflichtend getragen werden (Saycell et al. 2018). In einer Studie von Melau et al. (2019) mussten TriathletInnen im Rahmen des Norseman Xtreme Triathlon bei einer Wassertemperatur von 10 °C eine Schwimmstrecke von 3,8 km zurücklegen. Dabei wurde auch mit Neoprenanzug ein Abfall der Körperkerntemperatur bei den AthletInnen um bis zu 2 °C gemessen, wobei die körperliche Reaktion auf die kalten Bedingungen individuell unterschiedlich war.

Beim Radfahren geschieht die Wärmeabgabe über die Haut unter anderem über Konvektion durch die umströmende Luft. Die Effektivität der Wärmeabgabe ist abhängig von der Umgebungstemperatur und der Luftfeuchtigkeit, und folgt einem thermodynamischen Austauschgradienten (Hermand et al. 2019). Schon bei einer Stunde Radfahren bei submaximaler Intensität unter tropischen Bedingungen (70–75 % Luftfeuchtigkeit, 31–33 °C Lufttemperatur), ist die Wärmeabgabe durch Schweißverdunstung als Thermoregulationsmechanismus nicht mehr effizient. Es resultieren eine erhöhte Körperkerntemperatur, eine gesteigerte Herzfrequenz, eine ineffektive Schweißproduktion und folglich das Risiko einer Dehydration (Saat et al. 2005; Voltaire et al. 2003). Auch kalte Umgebungsbedingungen vermindern die Leistungsfähigkeit aufgrund einer sinkenden Körperkerntemperatur durch eine zu starke Wärmeabgabe, mit negativen Einflüssen auf die $VO_{2max}$, die Herzfrequenz und anderen Leistungsparametern (Riera et al. 2021).

Das Laufen birgt aufgrund des schlechten Verhältnisses zwischen Wärmeproduktion und -abgabe die größte Gefahr für eine Hyperthermie. Die optimale Umgebungstemperatur für die Leistungsfähigkeit bei einem Marathon liegt zwischen 10–12 °C (Maughan 2010). Da im Zuge der Energieproduktion etwa 75 % als Wärme verloren geht, ist die Belastungsintensität ein wichtiger Einflussfaktor, der unter anderem mit einer Erhöhung der Körperkerntemperatur zusammenhängt (del Coso et al. 2014). In einer Studie von Olcina et al. (2019) trat im abschließenden Marathon bei Triathleten auf der Langdistanz (Kona, Hawaii) eine messbare Hyperthermie auf, wobei die Körperkerntemperatur mit der Platzierung negativ korrelierte. Baillot und Hue (2015) zeigten ebenfalls, dass trotz ausreichender Flüssigkeitsversorgung die Körperkerntemperatur von Athleten während eines Half-Ironman Triathlon unter heißen Bedingungen bei 27,2 ± 0,5 °C und einer Luftfeuchte von 80 ± 2 %, von 37,1 ± 0,7 °C beim Start auf 37,8 ± 0,9 °C nach dem Schwimmen, 37,8 ± 1,0 °C nach dem Radfahren und 38,4 ± 0,7 °C nach dem Laufen anstieg. Die final gemessene Körperkerntemperatur stieg im Mittel auf 38,8 ± 0,7 °C nach dem Bewerb an, aber die Athleten zeigten keine Anzeichen von Hitze-bedingten Erkrankungszeichen.

Wenn AthletInnen sich auf Wettkämpfe an Orten mit für sie ungewohnten Umgebungsbedingungen vorbereiten möchten, ist z. B. eine Hitzeakklimatisation eine Möglichkeit, um die durch die Umgebungstemperatur bedingte Leistungseinschränkung zu minimieren. Ein bewusstes Trainieren unter Hitzebedingungen in der Vorbereitungsphase oder in den Tagen vor dem Wettkampf am Wettkampfort, kann dabei sinnvoll sein. Bereits ein kurzzeitiges Hitzetraining von 5 Tagen erhöht die Ausdauerleistungsfähigkeit bei Läufen über 5 km unter Hitzebedingungen (James et al. 2017). Eine Akklimatisation führt zu einer verbesserten kardiovaskulären Funktion (Anstieg des Schlagvolumens und verringerte Herzfrequenz), einem vergrößerten Blutplasma- und Hämoglobinvolumen, einer verringerten Körperkerntemperatur und einer gesteigerten Schweißproduktion (Rønnestad et al. 2022; Périard et al. 2016). In einer Hitze-Adaptations-Studie von Kelly et al. (2023) wurden bei Frauen physiologische Anpassungen dann beobachtet, wenn eine Dauer von 451–900 min und/oder 8–14 Tagen bei einer Belastungsintensität von ≥ 3,5 kcal.min$^{-1}$, einem Gesamtenergieverbrauch von ≥ 3038 kcal, einer täglichen Anwendung und einer Gesamtwärmedosis von ≥ 23.000 °C.min betrug. Ähnliche Ergebnisse wurden von Hermand et al. (2019) für Männer und Ultra-Distanz-Triathlon berichtet. Die Hitze-akklimatisierung vor einem Wettkampf wurde als wirksames Mittel, um den Leistungsabfall in einer heißen Umgebung zu begrenzen, gesehen, wobei die physiologischen Anpassungen vom fünften Tag bis zu einer Spanne von zwei Wochen reichen. Diese Anpassungen durch eine Hitzeakklimatisation führen zu verbesserten kardiovaskulären Funktionen (Leistung, Schlagvolumen, Herzfrequenz) und einer niedrigeren Körperkerntemperatur in Ruhe als auch während des Trainings. Dies ist teilweise auf eine erhöhte Schweißrate und ein größeres Plasmavolumen zurückzu-führen. Zusätzlich kann eine Hitzeakklimatisation den Natriumverlust durch Schwit-zen verringern (Buono et al. 2018; Knechtle et al. 2019). Allerdings kann die Hitze-akklimatisation die Lang- bis Ultra-Langzeit-Ausdauerleistung nicht vollständig auf das Niveau wiederherstellen, das die SportlerInnen unter gemäßigten Bedingungen erreichen (Hermand et al. 2019). Weitere Strategien, um die Hitzebedingungen unter Belastung besser zu managen, sind Kühlstrategien wie z. B. das Herunterkühlen be-stimmter Körperregionen, vor oder während der körperlichen Belastung (Wegmann et al. 2012). In einer Studie von Ansley et al. (2008) konnte durch das Kühlen des Kopfes die Zeit bis zur subjektiven Erschöpfung am Rad bei einer submaximalen Be-lastung von 75 % VO$_{2max}$ um 51 % verlängert werden. Auch bei einem 75-minütigen Dauerlauf bei 60 % VO$_{2max}$ konnte durch das Kühlen des Nackens die Laufdistanz im Gegensatz zur Kontrollgruppe signifikant vergrößert werden (Tyler und Sunderland 2011).

Zusammengefasst kann die Leistungsfähigkeit aufgrund gewohnter oder un-gewohnter Umgebungsbedingungen individuell unterschiedlich sein. Eine Akklima-tisation an die Bedingungen des Wettkampftages wird für das Vermeiden von Hypo- oder Hyperthermie, und den begleitenden negativen Auswirkungen auf die Gesund-heit und Leistungsfähigkeit, empfohlen. Neben der optimalen Hydration sind Kühlstrategien und optimal angepasste Bekleidung in allen drei Disziplinen für eine optimale Thermoregulation bei möglichst geringem Energie-Mehraufwand für den Körper wichtig. Schlussendlich ist eine angepasste Rennstrategie und Intensitäts-gestaltung in Abhängigkeit von den Umgebungsbedingungen zu treffen. Eine opti-male Flüssigkeitsversorgung während des Wettkampfes sollte bereits im Vorfeld in Zusammenarbeit mit SportmedizinerInnen und erfahrenen ErnährungsexpertInnen vorbereitet werden (Logan-Sprenger 2019; Bentley et al. 2008).

### 15.2.5   Taktik und Renneinteilung

Die taktische Auslegung und Renngestaltung spielt vor allem bei kürzeren Distanzen wie der Sprint- oder Kurzdistanz eine bedeutende Rolle. Da sich bei der Kurzdistanz nach dem Schwimmen aufgrund der Windschattenfreigabe meist eine größere Rad-gruppe formiert, kann hierbei energiesparend im Feld mitgefahren werden (Bentley et al. 2002). Voraussetzung ist dabei eine sehr gute Schwimmleistung, um den An-schluss nach dem ersten Wechsel an die Gruppe zu halten. Wenn im Radsplit zu viel Arbeit geleistet werden muss, kann sich das negativ auf die nachfolgende Laufleistung auswirken (Vleck et al. 2006). Die abschließende Laufleistung ist daher, neben der Schwimmleistung, bei kürzeren Distanzen die entscheidende Komponente in Hinblick auf die Gesamtleistung. Demnach sollen AthletInnen eine hohe laufspezifische Schwellengeschwindigkeit und eine möglichst hohe relative $VO_{2max}$ aufweisen (Papavassiliou et al. 2019). Beim Langdistanz-Triathlon spielt die Schwimmleistung aufgrund des zeitlichen Ausmaßes in Bezug auf die Gesamtwettkampfdauer eine eher untergeordnetere Rolle. Auf der Mittel- und Langdistanz findet allerdings in der nachfolgenden Raddisziplin das Radfahren als windschattenfreies Einzelzeitfahren statt. Hierbei zählt eine möglichst aerodynamische Sitzposition zur Verringerung des Luftwiderstandes eine wesentliche Rolle, um bei möglichst geringem Energieaufwand die höchstmögliche Geschwindigkeit über die Distanz zu sichern (Priego Quesada et al. 2019; Knechtle et al. 2015). Ein Fahren im Windschatten bewirkt eine Reduktion des Luftwiderstandes von bis zu 50 %. Eine optimale und trotzdem komfortable Sitzposition ist aufgrund der langen Wettkampfzeiten ebenso von Bedeutung (Jolicoeur Desroches und Goulet 2022). Im Gegensatz zu den kurzen Wettkampfformaten ist bei den längeren Distanzen das richtige Pacing in Bezug zur Schwellenleistung ein noch wichtigeres Kriterium, um eine optimale Gesamtleistung zu erreichen (Allen und Coggan 2016, S. 253–264).

### 15.2.6  Ernährung und Wettkampfverpflegung

Die Ernährung im Wettkampf und auch in den Tagen davor (Tapering) trägt entscheidend zur Leistungsfähigkeit bei und nimmt mit zunehmender Wettkampfdauer an Wichtigkeit zu. Bei Ausdauerbelastungen ab 30 min Dauer sind Dehydration und eine Verarmung der Glykogenreserven mitverantwortlich für körperliche Ermüdung und Leistungsminderung (Jeukendrup 2011). Neben einem ausreichend trainierten Fettstoffwechsel, um auch bei steigenden Intensitäten noch hohe Fettoxidationsraten aufrechtzuerhalten, ist eine ausreichende Kohlenhydratversorgung substanziell. Bei Sprint- und Kurzdistanzbewerben kann der energetische Bedarf aufgrund der begrenzten Belastungsdauer, meist noch optimal über eine gute kohlenhydratreiche Ernährungsstrategie in den Tagen vor dem Wettkampf als auch durch eine geringe Zufuhr, während des Rennens selbst, optimal gedeckt werden. Bei einer Wettkampflänge von mehr als 2,5 h wird eine Kohlenhydrataufnahme von bis zu 90 g/h empfohlen (Burke et al. 2011). So zeigten McGawley et al. (2012), dass die Aufnahme von 202 ± 20 ml einer Lösung mit 1,2 g.min$^{-1}$ Maltodextrin plus 0,6 g.min$^{-1}$ Fruktose in einer Konzentration von 14,4 % Kohlenhydraten (CHO) während des Radfahrens im Vergleich zu einem zuckerfreien Getränk die Laufleistung um 4 % ± 1,3 % (38:43 ± 1:10 min vs. 40:22 ± 1:18 min) signifikant (p = 0,010) verbesserte. Die Blutzuckerkonzentration war in der CHO-Gruppe höher als in der Placebo-Gruppe (p < 0,001). Zwischen den Gruppen gab es keine Unterschiede hinsichtlich Magenverstimmung. Eine kombinierte Aufnahme von Glukose und Fruktose kann die Gesamtverfügbarkeit von exogenen Kohlenhydraten weiter erhöhen und somit höhere Oxidationsraten von exogenen Kohlenhydraten ermöglichen (Fuchs et al. 2019). Besonders im Langdistanz-Bereich und bei Ultra-Ausdauerbewerben ist aufgrund der zeitlich begrenzten körperlichen Aufnahmeraten von Kohlenhydraten, bei entsprechend hohem Mehrverbrauch, mit einem zunehmenden Energiedefizit über die mehrstündige Belastung zu rechnen (Barrero et al. 2014b). Beim Langdistanz-Triathlon nimmt beispielsweise der Gesamt-Energieverbrauch ein Ausmaß von mehr als 10.000 kcal ein. Daher sollte speziell bei den langen Disziplinen von Beginn an auf eine individuell ausreichende Versorgung geachtet werden, um im abschließenden Marathon noch ausreichend Glykogenreserven zu haben. Abgesehen vom Wasserhaushalt und dem Elektrolytgleichgewicht ist die Verarmung von Glykogenreserven negativ an die Wettkampfleistung gekoppelt (Knechtle et al. 2015).

### 15.2.7  Psychologische Faktoren und mentale Einstellung

Ein Multisportevent wie Triathlon fordert meist über viele Stunden der Belastung hinweg vor allem die psychologischen Eigenschaften wie Konzentration, Willenskraft und Schmerztoleranz. Diese mentale Widerstandsfähigkeit (Ausdauer) und die gerade bei längeren Distanzen notwendige Resilienz, bedarf in der Vorbereitung ebenfalls Beachtung (Boucher et al. 2021). Je länger ein Wettkampf dauert, desto mehr Situationen werden auftreten, die vor allem in Einzelsportarten wie Triathlon oder Ultra-Ausdauerbewerben durch psychologische Komponenten individuell gelöst werden müssen (Méndez-Alonso et al. 2021). Da sich mentale Ermüdung auch besonders auf die körperliche Leistungsfähigkeit auswirkt, gilt es hier die Leistungsfähigkeit durch geeignete Mentaltechniken positiv zu unterstützen (Pageaux und Lepers 2018). Zu den gängigsten mentalen Strategien zählen Visualisierungstraining, Selbstwirksamkeitstraining, Autosuggestion sowie Zielsetzungstraining und Fokussierung (Friel und Vance 2013, S. 573–582). Der häufigste Faktor, der mit der mentalen Ermüdbarkeit einhergeht und damit auch die Ausdauerleistungsfähigkeit negativ beeinflusst, ist die empfundene Anstrengung (Van Cutsem et al. 2017). Des Weiteren sei auch zu erwähnen, dass eine adäquate mentale Vorbereitung bereits Tage vor dem Wettkampf und die Auseinandersetzung mit den spezifischen Gegebenheiten, die Leistung aufgrund einer besseren Antizipation möglicher Szenarien positiv beeinflussen kann (Bales und Bales 2012).

### 15.2.8  Komplexe Fähigkeiten im Triathlon

■ **Wechselzonentraining**

Die Wechselzone gilt im Triathlon als die 4. Disziplin und die dafür benötigte Zeit für die Übergänge vom Schwimmen auf das Rad sowie vom Rad auf die Laufstrecke wird zur Gesamtzeit dazugezählt. Daher sollten die dabei notwendigen Handgriffe möglichst eingeübt und automatisiert sein, um unter körperlicher Belastung keine unnötigen Fehler zu machen bzw. zu lange für diese Wechsel zu benötigen. Vor allem bei der Sprint- und Kurzdistanz sind schnelle Wechselzeiten mitbestimmend für die Gesamtleistung (Walsh 2019). Die häufigsten Probleme sind Orientierungsschwierigkeiten und kognitive Beeinträchtigungen nach dem Schwimmausstieg, und damit unter anderem das Auffinden des Wechselplatzes. Dies ist meist bedingt durch die Schwimmvorbelastung und eine lagebedingte orthostatische Dysregulation (Manninen et al. 2021; Riekert 2003). Es ist daher wichtig, dass sich AthletInnen zuvor die

Wechselzone und die Lage des eigenen Wechselplatzes aus verschiedensten Blickwinkeln ansehen und eine Wechselstrategie festlegen. Vor allem die Orientierung an Festpunkten wie Bäumen oder anderen markanten Elementen hilft entsprechend, wenn sich viele Räder in der Wechselzone befinden. Die Reihenfolge der Handgriffe in der Wechselzone, das Ausziehen des Neoprenanzuges im Laufen sowie das sichere Absteigen vom Rad und Schieben in die Wechselzone können als Wechselzonentraining separat oder auch in das Koppeltraining integriert werden (Bock 2020, S. 404–408). Es eignet sich im Training auch ein Aufbau der Wechselzone, vergleichbar mit dem Wettkampftag und dem verwendeten Material, um die Reihenfolge der Handgriffe einzuüben. So kann auch unter intensiver Belastung ein zielgerichtetes und effizientes Wechseln stattfinden.

- **Koppeltraining**

Die Wechsel zwischen den einzelnen Disziplinen stellen den Körper vor spezielle Herausforderungen, vor allem hinsichtlich der physiologischen als auch biomechanischen Veränderungen. Das Koppeltraining legt daher den Fokus auf die Fähigkeit, dass sich der Körper und dessen physiologische Prozesse möglichst schnell anpassen. Daher ist die Gewöhnung an die Belastungswechsel ein nicht zu unterschätzender Aspekt, der durch spezifische Koppeltrainingseinheiten trainiert werden kann. Da die Wechselzeiten zur Gesamtzeit dazu zählen, sind möglichst schnelle Wechselzeiten gerade bei den kürzeren Wettkampfdistanzen wie Sprint- und Kurzdistanz-Triathlon entscheidend (Walsh 2019).

Der Wechsel zwischen Schwimmen in horizontaler Wasserlage und das Aufrichten in die darauffolgende Laufbewegung in der Wechselzone sowie die nachfolgende zyklische Radbelastung, wird durch mehrmaliges Wiederholen trainiert. Hier sollte vor allem auf den letzten Metern des Schwimmens zum Ausstieg die Beinschlagfrequenz angehoben werden, um die Durchblutung der Beine zu erhöhen. Zudem unterstützt die höhere Frequenz gegen Ende des Schwimmens den Laufschritt nach dem Ausstieg aufgrund einer neuromuskulären Voraktivierung (Ambrosini et al. 2022). Besonders die orthostatischen Reaktionen durch den Lagewechsel und die sich änderten Schwerkraftbelastungen mit denen der Körper konfrontiert wird, können durch mehrmalige Landgänge und kurze Laufwege gezielt trainiert werden.

Der zweite Wechsel stellt vor allem den Bewegungsapparat vor Herausforderungen, da nach dem Radfahren der anschließende Lauf bereits unter muskulärer Vorermüdung erfolgt. Da bei jedem Laufschritt ein Vielfaches des Körpergewichtes einwirkt und der Körper zudem aktiv gegen die Schwerkraft aufgerichtet werden muss, verlangt dies eine gute Stützmuskulatur. Das Koppeltraining der zweiten Wechselzone verfolgt das Ziel, möglichst schnell in einen guten Laufrhythmus zu finden (Weich et al. 2019). Dafür sollte man gegen Ende der Radbelastung die Trittfrequenz anheben, um wiederum den Laufschritt neuromuskulär optimal vorzubereiten (Millet 2000).

Ein lauforientiertes Koppeltraining kann im Training direkt nach einer Radeinheit angeschlossen werden, wobei eine kurze Laufdistanz für das Training der neuromuskulären Umstellungsfähigkeit ausreichend ist. Auch eine reine Koppeleinheit mit mehrfachem Wechsel zwischen Rad und Lauf eignet sich als Vorbereitung (Hue et al. 2002).

## 15.3 Schwellenleistung im Triathlon

Um ein möglichst zielgerichtetes und effizientes Training im Triathlon sicherzustellen, bedarf es einer optimalen Festlegung der Trainingsbereiche und dahingehend nicht zuletzt einer Ermittlung der metabolischen als auch spirometrischen Schwellenwerte mittels einer standardisierten Leistungsdiagnostik. Neben der Ableitung der Trainingsbereiche, besteht bei bekannten Schwellenleistungen auch die Möglichkeit einer prognostischen Zielzeitrechnung oder eine Festlegung der Pacing-Strategie zur optimalen Intensitätsgestaltung in Abhängigkeit von der Wettkampfdistanz (Hausswirth et al. 2010; Meur et al. 2011; Sousa et al. 2020).

Da es generell im Ausdauersport unter anderem um die Fähigkeit geht, eine möglichst hohe Leistung oder Intensität über einen disziplinspezifischen Zeitraum auf Dauer aufrechthalten zu können, spielt die Kenntnis der jeweiligen Schwellenleistungen eine bedeutende Rolle. Der Bestimmung des zweiten Umstellpunktes, als Laktat Turn Point 2 ($LTP_2$), dem zweiten Umstellpunkt der Ventilation ($VT_2$) oder der Heart Rate Turn Point ($HRTP_2$), wird daher im Triathlon und deren Einzeldisziplinen immer wieder eine zentrale Bedeutung beigemessen (Friel und Vance 2013, S. 188 ff.). Da allerdings bei längeren Distanzen bis hin zu Ultra-Ausdauerbelastungen die aerobe Stoffwechselleistung und eine möglichst hohe $FAT_{max}$ eine große Rolle spielen, ist die Leistung am ersten Umstellpunkt ($LTP_1$, $VT_1$, $HRTP_1$) hier eventuell bedeutender. Je höher die Leistung an diesem Umstellpunkt ist, desto höher ist die maximale Fettoxidation (Martinez-Navarro et al. 2022; Laursen und Rhodes 2001). Die Umstellpunkte bzw. Schwellen können in einer leistungsdiagnostischen Ergometrie am Rad, am Laufband oder auch als Stufentestverfahren im Schwimmen sportartspezifisch ermittelt werden. Vor allem der Verlauf der Laktat-Leistungs-Kurve und die dadurch sichtbare metabolische Reaktion im Stufentestverfahren, wird unter Anwendung der Laktat-Shuttle-Theorie (Brooks 2009) und dem Modell der Dreiphasigkeit der Energiebereitstellung beschrieben, ausgewertet und interpretiert (Binder et al. 2008; Hofmann et al. 2010).

Da der $LTP_2$ den Übergang von Phase II auf Phase III der Energiebereitstellung darstellt, besteht hier noch ein systemischer Gleichgewichtszustand hinsichtlich Laktatproduktion und -elimination (Grundlagen siehe auch ► Kap. 14: Laktat-Leistungsdiagnostik: Durchführung und Interpretation). Damit ist bei der zugehörigen Intensität bis zum $LTP_2$ eine Dauerleistung möglich, bei der sich metabolisch noch immer ein Gleichgewicht einstellt. Diese höchstmögliche Belastung, bei der gerade noch ein Gleichgewichtszustand herrscht, wird auch als Maximales Laktat Steady State (mLaSS) bezeichnet und entspricht der Schwellenleistung am zweiten Umstellpunkt $TP_2$ (Beneke 2003). Deshalb wird dem mLaSS eine bedeutende Rolle in der Bewertung der Schwellenleistung zugeordnet. In der Leistungsdiagnostik kann die erhobene Schwellenleistung aus dem Stufentest mittels zweier Dauertestungen um den $LTP_2$ (jeweils mit geringfügig höherer und geringfügig niedriger Belastung) validiert werden. Die Dauertestverfahren sind für die Bestimmung der Leistung am mLaSS reliabel und stellen eine Gold-Standard-Methode dar (Hauser et al. 2014). Ein mLaSS ist dann vorhanden, wenn in einer 30-minütigen Dauerbelastung die Laktat-Konzentration im Blut in den letzten 20 min um nicht mehr als 0,5 mmol.l$^{-1}$ (Faude et al. 2009; Billat et al. 2003) oder 1 mmol.l$^{-1}$ (Beneke 2003) ansteigt. Diese Validierung der ermittelten Schwellenleistung aus der sportartspezifischen Ergometrie ist allerdings aufgrund der mehrmaligen Labordiagnostik mit hohem Aufwand verbunden und daher eher nur im Leistungssport sinnvoll, wenn noch Unklarheiten bezüglich der ermittelten Schwelle aus dem Stufentest besteht. Bei einer geeigneten Durchführung (geeignetes Testprotokoll), Auswertung (computergestützte Verfahren und definierte Auswertebereiche) und Interpretation von Stufentests erübrigt sich meist die Validierung der Schwellen.

Die Schwellenleistungen müssen im Triathlon in den jeweiligen Einzelsportarten spezifisch ermittelt werden, um darauf basierend trainingsrelevante Ableitungen treffen zu können (Barrero et al. 2014a; Price et al. 2022). Dafür eignen sich sowohl Feld- als auch Labortests. In der Disziplin Schwimmen bieten sich die Möglichkeiten der Schwellenermittlung über ein Stufentestverfahren im Wasser als auch Tests zur Bestimmung der Schwellengeschwindigkeit wie Critical Swimming Speed Tests (CSS-Test) an, die z. B. über eine 400 m oder 3 min All-Out Belastung ausgeführt werden (Espada et al. 2021; Piatrikova et al. 2018; Cellini et al. 1986). Hierbei ist das Schwellentempo (Zeit in s/100m) für die Ausdauerleistungsfähigkeit ein entscheidender Leistungsparameter, wonach die Belastung im Training und Wettkampf gesteuert wird (Hering und Stepan 2021). Dekerle et al. (2005) fanden allerdings in ihrer Studie heraus, dass das im Schwimmen erhobene Schwellentempo durch einen CSS-Test nicht unbedingt mit dem mLaSS übereinstimmt. Dies könnte damit zusammenhängen, dass ein höheres Schwimmtempo oberhalb des $LTP_2$ über die Testlänge möglich ist, aber dies metabolisch per Definitionskriterien kein mLaSS mehr darstellt (Martin und Whyte. 2000). Ein CSS-Test ist zwar eine beliebte praktische Anwendung in der Sportpraxis, um das Schwellentempo für die Trainingssteuerung zu ermitteln (Toubekis und Tokmakidis 2013), es muss jedoch ein mit der Schwellenleistung übereinstimmendes mLaSS erfassbar sein, um von einer validen Leistungsbestimmung auszugehen (Gorostiaga et al. 2022; Dekerle et al. 2005). Der Nachteil ist dabei allerdings, ähnlich dem Functional Threshold Power (FTP) Test am Rad, die fehlende Einsicht die der Leistungserbringung zu Grunde liegenden physiologischen Reaktionen. Zudem ist es beim Schwimmen aufgrund der Komplexität der Sportart und der einwirkenden Einflussfaktoren schwierig, gut reproduzierbare Ergebnisse zu erhalten. Bereits die Zugfrequenz oder auch Schwimmbadlänge, beeinflussen die metabolischen und respiratorischen Reaktionen der AthletInnen (Monteiro et al. 2023; Funai et al. 2019).

Für die Ermittlung der radspezifischen Schwellenleistungen kommen Rad-Ergometrien im Labor als auch ein FTP-Test als Feldtestung in Frage. Die dabei ermittelte interessante Steuergröße im Triathlon und Radsport ist die Leistung an beiden Schwellen ($LTP_1$/$LTP_2$; $VT_1$/$VT_2$; $HRTP_1$/$HRTP_2$) angegeben in Watt. Die relative Leistung in Watt/kg Körpergewicht macht zusätzlich als Vergleichsparameter Sinn und definiert auch Leistungsfortschritte, da eine höhere Wattleistung bei geringerem Körpergewicht eine höhere Leistungsfähigkeit bedeutet. Ein FTP-Test ist eine praktikable Möglichkeit, die Funktionsleistungsschwelle zu ermitteln. Diese ist als die höchste Leistung definiert, die AthletInnen über eine Dauer von einer Stunde leisten können (Allen und Coggan 2016, S. 60). Aus leistungsphysiologischer Betrachtung ist sie nicht direkt mit der Leistung am zweiten Umstellpunkt ($TP_2$) gleichzusetzen, da es sich dabei um die Änderung metabolischer Zielbereiche in einem Stufentestverfahren handelt und man damit das mLaSS abschätzt (Jeffries et al. 2021; Valenzula et al. 2018). Tschakert et al. (2022) fanden zudem heraus, dass die Belastungsdauer am $TP_2$ individuell sehr unterschiedlich sein kann, wodurch bei einem FTP-Test, bedingt durch die Testdauer, AthletInnen durchaus unter- oder überschätzt werden können. Da keine physiologischen Kenngrößen gemessen werden, können SportlerInnen mit einer identischen Leistungsschwelle jedoch eine unterschiedliche $VO_{2max}$, Laktatkinetik aber auch $VLa_{max}$ oder $FAT_{max}$ aufweisen. Es fehlt daher sowohl die Interpretation der hintergründig ablaufenden physiologischen Prozesse als auch die Betrachtung des Stoffwechsels, unter denen die Leistung zustande kommt.

Wenn eine Abwägung der leistungsdiagnostischen Verfahren zur Ermittlung der Ausdauerleistungsfähigkeit getroffen werden muss, überwiegt aufgrund der leistungsphysiologischen Genauigkeit sowie der Bewertbarkeit der Stoffwechselleistung, immer eine Spiroergometrie mit Laktatmessung im Labor gegenüber einer FTP-Testung. (Jeffries et al. 2021; Valenzula et al. 2018).

Die Schwellenleistung beim Laufen lässt sich mittels einer Laufbandergometrie im Labor, als auch im Feldtestverfahren feststellen. Als relevante laufspezifische Schwellenleistung ist (für die kürzeren Distanzen) besonders das Tempo ($km.h^{-1}$) an der zweiten Schwelle von Interesse und wird auch als Pace in $min.km^{-1}$ angegeben und zur Belastungssteuerung im Laufsport verwendet. Analog zur Labordiagnostik am Rad ist die Kenntnis über die genauen physiologischen Hintergründe im Zuge der Ermittlung der Schwellenleistung bei einer Laufleistungsdiagnostik im Labor den Feldtestungen vorzuziehen. Jedoch kann ein einfacher Feldtest, wie der Conconi-Test, als praktikable Möglichkeit zur Bestimmung des Schwellentempos gesehen werden (De Assis Pereira et al. 2016; Kjertakov et al. 2016). Über die Ermittlung des Herzfrequenz-Deflektionspunktes ($HF_d$) und der dabei gelaufenen Geschwindigkeit, besteht eine einfache, aber auch reliable Möglichkeit zur Bestimmung der intensitätsabhängigen Trainingsbereiche (De Assis Pereira et al. 2016; Kjertakov et al. 2016; Bodner und Rhodes 2000). Anzumerken ist allerdings, dass aufgrund von individuellen physiologischen Variationen nicht bei allen AthletInnen ein $HF_d$ über den gemessenen Herzfrequenzverlauf ermittelbar ist (Hofmann et al. 1997).

Bei einer Sprintdistanz ist es möglich, die Intensität an der zweiten Schwelle über die Distanz von 20 km aufrechtzuhalten. Aufgrund der kurzen Wettkampfdauer von je nach Leistungsbereich etwa einer Stunde, sind diesbezüglich keine großen taktischen Überlegungen notwendig. Kleine Zeitrückstände durch eine zu verhaltene Renneinteilung können große Unterschiede in der Platzierung bedeuten. Im Gegensatz dazu kann auf der Olympischen Distanz nicht zu nahe an der Schwellenleistung gefahren werden, da die Leistungsfähigkeit im abschließenden Lauf bereits negativ beeinflusst werden würde. Auf der Mittel- und Langdistanz ist das Pacing anhand der individuellen Leistungsfähigkeit wesentlich und aufgrund der Belastungsdauer entscheidend (siehe ◘ Tab. 15.2). Fehler hinsichtlich einer zu hohen Intensitätsgestaltung am Rad, machen sich besonders im abschließenden Lauf bemerkbar (Stewart et al. 2022).

Neben den ermüdungsbedingten Auswirkungen der Radbelastung auf den nachfolgenden Lauf, ist auch die Schwimmvorbelastung auf die anschließende Raddisziplin zu beachten. Studien zeigen, dass eine erhöhte Laktatakkumulation durch eine Armvorbelastung zu einer Reduktion der anaeroben Leistung in einer nachfolgenden Beinbelastung führt. Dies könnte bei kurzen intensiven Belastungen hinderlich sein, jedoch die Leistungsfähigkeit auf langen Distanzen aufgrund einer verstärkten aeroben Stoffwechseltätigkeit begünstigen. Fraglich bleibt allerdings, wie hoch die Laktatwerte individuell sein dürfen, um die nachfolgende Beinbelastung

◼ **Tab. 15.2** Empfehlungen für die radspezifische Leistung in Bezug zur Schwellenleistung am zweiten Umstellpunkt (TP$_2$)

| Triathlon-Disziplin | Rad-distanz | Durchschnittliche Leistung ( % Schwellenleistung) | Beispiel für einen Athleten mit 280W Schwellenleistung |
|---|---|---|---|
| Sprintdistanz | 20 km | 93–103 | 260–288W |
| Kurzdistanz (Olympische Distanz) | 40 km | 87–92 | 244–257W |
| Mitteldistanz | 90 km | 78–82 | 218–230W |
| Langdistanz | 180 km | 68–78 | 190–218W |

*Anmerkung.* In Anlehnung an Allen und Coggan 2016, S. 254; S. 272–280

auf den jeweiligen Distanzen nicht negativ zu beeinflussen (Valiulin et al. 2022; 2021; Bailey et al. 2016).

Zusammengefasst ist die Kenntnis der sportartspezifischen Schwellenleistungen für die Belastungssteuerung, die optimale Leistung und das geeignete Pacing im Wettkampf ein entscheidender Parameter.

## 15.4 Bedeutung der Bewegungsfrequenz

Die Bewegungsfrequenz ist in zyklischen Sportarten wie den Teildisziplinen des Triathlons eine wichtige Kenngröße für eine ökonomische Bewegungsausführung. Die jeweilige Zug-, Tritt- und Schrittfrequenz ist aufgrund individueller biomechanischer Voraussetzungen, des Trainingsniveaus mit gewohnten Trainingsinhalten, und verschiedener Wettkampflängen mit topografischen Charakteristika, unterschiedlich. Hierbei allgemeingültige Aussagen zu treffen ist kaum möglich. Trainierte und automatisierte Bewegungsmuster sind als Basis für eine effiziente Bewegungsausführung wichtig, obwohl AthletInnen auch eine gewisse Variabilität besitzen müssen, um sich an wechselnde Anforderungen anpassen zu können (Schnitzler et al. 2021). Für die AthletInnen gilt es daher ein Optimum hinsichtlich Energieeffizienz und Krafteinsatz zu finden, um damit die bestmögliche Leistungsfähigkeit zu entfalten (Leirdal und Ettema 2011; Galna und Sparrow 2006).

Im Schwimmen ist die Zugfrequenz (Anzahl der Bewegungszyklen pro Minute) ein quantitativer Parameter, der auch von individuellen Voraussetzungen abhängig ist. Um die optimale Leistungsfähigkeit zu erbringen, muss eine geeignete Zugfrequenz in Abhängigkeit von Streckenlänge und Schwimmgeschwindigkeit gefunden werden (Schnitzler et al. 2021; Komar et al. 2012). Für die Steigerung der Schwimmgeschwindigkeit ist die Möglichkeit der individuellen Variation der Zugfrequenz allerdings wichtig (Simbaña-Escobar et al. 2020). In einer Studie zu Veränderungen von Zugfrequenz und Zuglänge im Bereich des mLaSS konnte gezeigt werden, dass es bereits etwas oberhalb des mLaSS zu signifikanten Veränderungen der Zugparamter kommt (Pelarigo et al. 2011). Die Autoren schlussfolgerten, dass der metabolische Einfluss zu einer gesteigerten Zugfrequenz führte und dies eine

Strategie für die Aufrechterhaltung der Schwimmgeschwindigkeit ist. Da die Zug-frequenz und die Zuglänge in einem direkten Zusammenhang stehen und in einer be-stimmten Schwimmgeschwindigkeit resultieren, gilt es auch hier, ein Optimum zu fin-den. Morais et al. (2022) untersuchten diesen Zusammenhang und fanden heraus, dass die optimale Frequenz bei 0,80 Hz für beide Geschlechter liegt, und sich Unter-schiede in der Schwimmgeschwindigkeit zwischen beiden Geschlechtern durch die unterschiedliche Zuglänge und damit dem Krafteinsatz und der Technik ergeben.

Aufgrund unterschiedlicher Schwimmgeschwindigkeiten und Streckenlängen sowie den individuellen körperlichen Voraussetzungen gibt es kein allgemein gültiges Koordinationsmuster, an das sich SchwimmerInnen unterschiedlicher Leistungs-klassen halten können (Silva et al. 2022). Grundsätzlich ist eine größere Zuglänge ökonomischer und der Steigerung der Frequenz vorzuziehen.

Die Trittfrequenz ist im Rad- und Triathlonsport, neben der Wattleistung und der Herzfrequenz, ein weiterer wichtiger Parameter, der auch zur Belastungsvorgabe und Trainingssteuerung verwendet wird. Sie ist als Anzahl der kompletten Kurbel-umdrehungen pro Minute (U.min$^{-1}$) definiert und wird auch als Kadenz bezeichnet. Je höher die Trittfrequenz, desto größer ist generell auch der zurückgelegte Weg (bei gleicher Übersetzung), da sich dies aus der Kurbelumdrehung multipliziert mit der Anzahl ergibt. Die mechanische Leistung ergibt sich aus dem Quotienten der ver-richteten Arbeit in einer dafür benötigten Zeit ($P = W.t^{-1}$). Die Arbeit ist dabei als Kraft multipliziert mit dem Weg definiert ($W = F.s$) (Friel und Vance 2013, S. 71 ff.). Daher ist nicht nur die aufgebrachte Pedalkraft bestimmend für die resultierende Ge-schwindigkeit, sondern auch die Trittfrequenz mitentscheidend, wodurch mehr Weg pro Zeit zurückgelegt wird. Aufgrund dieses physikalischen Bezuges ist bei höherer Trittfrequenz und dabei größerem zurückgelegtem Weg, weniger Kraft aufzubringen. Ob jetzt allerdings eine höhere oder niedrigere Trittfrequenz optimaler und effizien-ter ist, kann hinsichtlich biomechanischer und energetischer Gesichtspunkte subjek-tiv unterschiedlich sein (Whitty et al. 2016). Die gewählte Trittfrequenz hängt zumal von der Ökonomie der Muskelarbeit ab. Einerseits ist diese genetisch bedingt (Muskelfaserverteilung) und andererseits wird diese durch den Trainingszustand und die Trainingsadaption bestimmt. Eine niedrige Trittfrequenz und eine höhere Pedal-kraft und ein dadurch kraftvollerer Tritt führt daher zu einer stärkeren muskulären Belastung (Bock 2020, S. 163 ff.). Bei höherer Trittfrequenz wird jedoch das kardio-respiratorische System als auch das neuromuskuläre Zusammenspiel stärker gefor-dert (Mitchell et al. 2019). Es kommen Studien zum Schluss, dass höhere Tritt-frequenzen energetisch günstiger sind und diese im Bereich zwischen 100–110 U.min$^{-1}$. liegen sollten (Hansen und Smith 2009). Gerade bei Radsportanfängern sind hohe Umdrehungszahlen aber oft nicht bewältigbar, da das neuromuskuläre Zu-sammenspiel durch Trittfrequenz- oder Sprinttraining erst ausreichend ökonomisiert werden muss (Mater et al. 2021; Blake und Wakeling 2015). Auf der anderen Seite kann ein höheres Kurbeldrehmoment mit stärkerer Muskelaktivierung bei niedrigen Trittfrequenzen besser aufgebracht werden und auch die Ökonomie hinsichtlich mi-nimaler Sauerstoffaufnahme ist bei niedrigeren Trittfrequenzen < 85 U.min$^{-1}$ besser (Lai et al. 2020; Vercruyssen und Brisswalter 2010; Brisswalter et al. 2000). Eine Stu-die von Valenzuela et al. (2022) konnte auch zeigen, dass die höchste durchschnitt-liche Leistung auf Anstiegen mit einer Steigerung von 6–7 % im Gegensatz zu flachen Strecken erreicht werden konnte, und mit einer besseren muskulären Aktivierung vor allem der Beinstrecker in Zusammenhang steht. Hinsichtlich der optimalen Tritt-

15

frequenz gibt es keine allgemein geltende Empfehlung, da individuelle Unterschiede zu beachten sind. Das Training und damit die Adaption an unterschiedliche Trittfrequenzen ist eine wichtige Komponente, um je nach Anforderungen und Streckencharakteristik eine optimale Leistungsfähigkeit abrufen zu können (Whitty et al. 2016; Menaspà et al. 2015; Abbiss et al. 2006).

Um beim Laufen eine bestimmte Geschwindigkeit aufrechtzuerhalten, kann entweder die Schrittfrequenz oder die Schrittlänge verändert werden. Im Sinne einer möglichst effizienten Arbeitsweise hinsichtlich des Energieverbrauches bei einer definierten Geschwindigkeit, wird diese aufgrund der individuellen biomechanischen und anthropometrischen Voraussetzungen unterschiedlich sein. Snyder und Farley (2011) kamen zum Schluss, dass sich das elastisch gespeicherte Energiepotenzial (Stiffness) bei gleichzeitig verminderter Kraftfreisetzung mit steigender Schrittfrequenz erhöht. Allerdings steigt auch der Energieverbrauch, um mit höherer Schrittfrequenz zu laufen, wodurch im Sinne der Energieeffizienz eine mittlere Frequenz angestrebt werden sollte. Je trainierter ein Läufer ist, desto eher wählt er intuitiv eine optimal effiziente Schrittfrequenz, bei der sich der Energieaufwand minimal hält (de Ruiter et al. 2014). In einer Studie von Lieberman et al. (2015) fand man heraus, dass eine Schrittfrequenz von 85 Bodenkontakten/Bein und Minute und eine Landung am Ende der Schwungphase mit vertikaler Tibiastellung, metabolisch optimal ist. Dies ist zusätzlich natürlich auch geschwindigkeitsabhängig und in Bezug zur Körpergröße zu betrachten. Auch bezüglich der Verletzungsprävention spielt eine optimale Schrittfrequenz eine wichtige Rolle, da gerade in der Laufbewegung bei jedem Schritt das Mehrfache des Körpergewichtes speziell auf die untere Extremität einwirkt (van Poppel et al. 2021; Kozinc und Sarabon 2017). Eine höhere Schrittfrequenz bei reduzierter Schrittlänge steht in Zusammenhang, relevante biomechanische Faktoren zu begünstigen, die mit Lauf-assoziierten Verletzungen in Verbindung stehen (Schubert et al. 2014).

## 15.5 Praktische Umsetzung

Die grundlegende Trainingslehre sowie die Trainingsmethoden des Ausdauertrainings sind in den ▶ Kap. 15 und 16 mit den entsprechenden trainingswissenschaftlichen Basisinformationen dargestellt. Nachfolgend werden die für die Praxis wichtigsten sportartspezifischen Besonderheiten der Einzeldisziplinen im Triathlon betrachtet.

### 15.5.1 Schwimmtraining

Da die Triathlonbewerbe in den meisten Fällen in offenen Gewässern wie Seen oder im Meer stattfinden, gibt es hier für die AthletInnen einige spezielle Herausforderungen (Baldassarre et al. 2017). Während konditionelle und technische Inhalte meist verstärkt über die Wintermonate im Schwimmbecken auf Bahnen absolviert werden, gilt es in der wettkampfspezifischen Vorbereitung, das Freiwassertraining in unseren Breiten ab dem Frühjahr zu forcieren. Neben der Gewöhnung an das Schwimmen mit Neoprenanzug sind richtiges Orientieren, möglichst geradliniges

Schwimmen und das längere Dauerschwimmen unter den Besonderheiten des Freiwassers von Bedeutung. Gerade das Orientieren kann sehr gut in einer längeren Grundlageneinheit integriert werden. Hierbei empfiehlt es sich, mehrere Richtungswechsel auf dem offenen Gewässer durchzuführen und bestimmte Orientierungspunkte an Land gezielt anzuschwimmen. Auch vorhandene Bojen oder Festpunkte im Wasser dienen für das Orientierungstraining. Das geradlinige Schwimmen muss in Kombination mit dem Atmen und einem effizienten kurzen Aufblicken nach vorne eingeübt werden (Depmeyer 2012, S. 48 ff.). Somit sollte die möglichst kürzeste Distanz geschwommen werden, um keinen unnötigen Mehraufwand zu betreiben.

Das Schwimmen mit dem Neoprenanzug ist aufgrund des etwas veränderten Bewegungsablaufes ebenfalls zu trainieren (Zacca et al. 2022). Es entsteht dabei ein etwas anderes Wassergefühl im Gegensatz zum Schwimmtraining im Becken ohne Anzug. Des Weiteren ist man mit einer geänderten Wärmeregulation durch das isolierende Neoprenmaterial konfrontiert. An das Schwimmen in kalter als auch warmer Umgebung muss sich der Körper akklimatisieren, um die optimale Leistungsfähigkeit am Wettkampftag abrufen zu können (Tipton und Bradford 2014). Daher ist es von Vorteil, wettkampfähnliche Distanzen hinsichtlich der Gesamtzeitdauer, als auch bei längeren Triathlonbewerben zumindest Teildistanzen, in der angepeilten Wettkampfgeschwindigkeit (sog. Unterdistanz-Training) unter wettkampftypischen Bedingungen zu trainieren. Das Abdecken der spezifischen Anforderungen hinsichtlich der Umgebungseinflüsse sollte daher Trainingsinhalt im Freiwassertraining sein (Kleanthous 2012, S. 167 ff.).

Nachdem beim Freiwasserschwimmen im Gegensatz zum Training im Schwimmbecken die Wenden wegfallen, empfiehlt es sich, die Wettkampfdistanzen oder Teildistanzen regelmäßig als Dauertraining zu integrieren. Da sich durch die Wenden als auch durch die Serienpausen bei intervallförmigen Belastungen im Schwimmbecken zumindest kurze Erholungseffekte für die Antriebsmuskulatur ergeben, muss so durch ein gezieltes Dauerschwimmen die Schwimmtechnik über längere Zeit möglichst effizient aufrecht gehalten werden. Dieses Belastungsprofil gilt es zu trainieren, wobei auch hier die Belastungsdauer progressiv und zyklisch (Clemente-Suárez und Ramos-Campo 2019; Cejuela und Sellés-Pérez 2022) gesteigert werden sollte, um sich an die Wettkampflänge heranzutasten (Bock 2020, S. 133).

### 15.5.2  Radtraining

Die Raddisziplin hat im Triathlon die längste Belastungsdauer, und dies beeinflusst die nachfolgende Laufleistung aufgrund der physiologischen und mechanischen Vorbelastung auf den Bewegungsapparat (Stewart et al. 2022; Etxebarria et al. 2013). Die Intensitäts- und Umfangsverteilung richtet sich nach der jeweiligen Triathlon-Distanz und deren für die spezifische Leistungsfähigkeit wichtigen Kerneinheiten. Als relevante Steuergröße für die Trainingseinheiten und deren Reizsetzung wird im radspezifischen Training sowohl die Leistung in Watt als auch die Herzfrequenz verwendet. Da die Herzfrequenz allerdings vielen Umwelteinflüssen unterworfen ist und sich auch mit der Belastungsdauer bei konstanter Intensität verändert, sollte sie für die Belastungssteuerung im Training nicht allein verwendet werden (Tschakert et al. 2022; Brayson et al. 2019). Wenn die Radstrecken technisch herausfordernd sind und Anstiege mit unterschiedlicher Länge und Steigung vorhanden sind, ist eine wattgesteuerte Belastungsvorgabe vor allem in Relation zu den Schwellenleistungen an $TP_1$ und $TP_2$ eine Notwendigkeit für optimale und zielgerichtete Trainingsreize (Allen und Coggan 2016, S. 253 ff.). Die einzelnen Trainingsinhalte orientieren sich vor allem in der speziellen Vorbereitungsperiode, zunehmend an den disziplinspezifischen Herausforderungen der Radstrecken im Wettkampf. Daher ist es auch besonders wichtig, das Anforderungsprofil der Strecken hinsichtlich Länge und Steigung der Anstiege, technischen Voraussetzungen, Richtungswechseln und sonstigen Einflüssen zu analysieren. Darauf basierend werden die spezifischen Elemente trainiert und je nach Gewichtung, in der individuellen Trainingsplanung eingebaut.

Durch z. B. ein radspezifisches Kraftausdauertraining ergeben sich auch für flache Strecken Vorteile über eine Verbesserung der aeroben Kapazität und einer effizienteren Kraftübertragung auf das Pedal (Hovorka et al. 2022). Begleitend zu den relevanten Ausdauereinheiten am Rad hat ein unterstützendes Maximalkrafttraining der unteren Extremität im Radsport Relevanz. Neuromuskuläre Trainingseffekte führen unter anderem zu einem besseren Leistungsverhältnis in Bezug zum Körpergewicht (Vikmoen et al. 2016; Rønnestad und Mujika 2014). Auch kurze Sprintbelastungen (5–10 s) können z. B. in den Grundlageneinheiten integriert werden, um die neuromuskuläre Ansteuerung zu trainieren und durch die kurze Belastungsdauer auch die metabolischen Trainingseffekte der Grundlagentrainingseinheit nicht negativ zu beeinflussen. Durch die kurze Belastungsdauer der Sprints bleiben die Laktatwerte im Ruhebereich, wodurch dies mit dem metabolischen Profil einer moderaten bis niedrig-intensiven Dauerbelastung vergleichbar ist (Wallner et al. 2014).

Eine weitere wichtige Trainingseinheit am Rad, vor allem auf der Mittel- und Langdistanz, sind Zeitfahrtrainings. Da es beim Zeitfahren um die Leistungserbringung in der wettkampfspezifischen aerodynamischen Zeitfahrposition geht, sollte dies vor allem mit näherkommenden Wettkämpfen verstärkt miteingeplant werden, damit sich auch der Körper an die Position unter Wettkampfbedingungen gewöhnen kann (Faulkner und Jobling 2021; Fintelman et al. 2015). Unabhängig von der Triathlon-Distanz, sollten AthletInnen die aerobe Leistung sowie die individuellen Schwellenleistungen steigern, um eine bessere Zeitfahrleistung im Wettkampf zu generieren zu können (Borszcz et al. 2018).

### 15.5.3 Lauftraining

Generell sollten die Lauftrainingseinheiten hinsichtlich Intensitäts- und Umfangsverteilung an die jeweilige Triathlon-Distanz angepasst werden, um eine optimale Leistungsfähigkeit bei möglichst geringen Mehrbelastungen sicherzustellen (Selles-Perez et al. 2019; Aoyagi et al. 2021). Spezielle Lauftrainingseinheiten sollten vor allem im Zuge der spezifischen Vorbereitung auf den Hauptwettkampf überlegt werden. Bei Wettkampfformaten wie Cross-Triathlon oder einer technisch anspruchsvollen Laufstrecke mit vielen Höhenmetern, sind diese Gegebenheiten im und durch das Training in der speziellen Vorbereitungsperiode und der unmittelbaren Wettkampfperiode abzudecken. Das können Laufeinheiten wie Kraftausdauerintervalle bergauf sein, sollte der Triathlon vermehrt Anstiege aufweisen. Dazu gehören beispielsweise Bergsprints, intensive Kurz- oder Langzeitintervalle bergauf sowie lange aerobe Kraftausdauerbelastungen bergauf (Jornet et al. 2020, S. 266). Diese

Trainingsformen verbessern auch die Laufleistungsfähigkeit auf flachen Strecken (Vernillo et al. 2017). Da die Herzfrequenz von vielen Einflussfaktoren bestimmt wird und in Abhängigkeit von der Belastungsdauer Veränderungen zeigt, sollte daher auch die Laufgeschwindigkeit als Intensitätsparameter herangezogen werden (Billat et al. 2022; Tschakert et al. 2022; Mann et al. 2013; Achten und Jeukendrup 2003).

Im Triathlon gibt es hinsichtlich der Intensitätsverteilung und den Trainingsumfängen disziplinspezifische als auch individuelle Unterschiede, wodurch generelle Aussagen in der Literatur fehlen. In Vorbereitung auf die olympischen Spiele 2012 wurde die Intensitätsverteilung einer Triathletin analysiert und eine Einteilung in Z1 (unterhalb ILT – indvdual lactate threshold), Z2 (zwischen ILT und OBLA – onset of lactate accumulation) und Z3 (oberhalb OBLA) getroffen (Mujika 2014). Es zeigte sich eine Verteilung der Trainingsumfänge (Z1, Z2, Z3) im Schwimmen (74 % ± 6 %, 16 % ± 2 %, 10 % ± 2 %), Radfahren (88 % ± 3 %, 10 % ± 1 %, 2,1 % ± 0,2 %) und Laufen (85 % ± 2 %, 8,0 % ± 0,3 %, 6,7 % ± 0,3 %). Dabei wurde ein Trainingsumfang von 1230 km (25 ± 8 km/Woche) im Schwimmen, 427 h (9 ± 3 h/Woche) im Radfahren und 250 h (5 ± 2 h/Woche) in der Laufdisziplin über eine 50-wöchige Periode trainiert. Selles-Perez et al. (2019) zeigten mit ihrer Arbeit, dass z. B. in der spezifischen Vorbereitung auf einen Half-Ironman, ein pyramidales dem polarisierten Trainingskonzept hinsichtlich einer besseren Leistungsfähigkeit zu bevorzugen ist. Sie vergleichten zwei Trainingsgruppen, deren Intensitätsverteilung einerseits nach dem polarisierten (POL) und andererseits nach dem pyramideln (PYR) Trainingsmodell vorgenommen wurde (Zone 1: $< VT_1$; Zone 2: $VT_1 – VT_2$; Zone 3: $> VT_2$). Bei signifikant gleichem Gesamt-Wochentrainingsumfang (POL 11,9 ± 3,5 h vs. PYR 11,9 ± 3,6 h) war die Gesamt-Trainingszeit in Zone 2 bei PYR höher (POL: 84,5 ± 1,3 h Zone 1, 4,2 ± 1,5 h Zone 2, 11,3 ± 0,5 h Zone 3; PYR: 77,9 ± 0,5 h Zone 1, 18,8 ± 0,7 h Zone 2, 3,3 ± 0,5 h Zone 3), womit eine bessere Leistungsfähigkeit bei Amateur-Triathleten in einem Half-Ironman geschlussfolgert wurde. Muñoz et al. (2014) untersuchten bei 19 Athleten den Zusammenhang der saisonbezogenen Verteilung des Trainingsumfanges auf die Leistung in einer Ironman-Langdistanz und folgerten, dass eine stärkere Gewichtung in der Zone 1 (68 % ± 14 %) zu einer besseren Wettkampfleistung führte, obwohl der Ironman selbst in Bezug auf die Intensitätsverteilung verstärkt in Zone 2 (59 % ± 22 %) durchgeführt wird. Hingegen würde eine Erhöhung des Radtrainingsumfanges im Intensitätsbereich der Zone 2 zu einer schlechteren Gesamtleistung beitragen. Es zeigte sich ein signifikant inverser Zusammenhang zwischen beiden, der Gesamttrainingszeit als auch der Trainingszeit in Zone 1, in Bezug auf die Ironman-Wettkampfzeit. In der Vorbereitung auf einen Wettkampf ändert sich allgemein auch die Intensitätsverteilung, wobei die meisten AthletInnen in der Wettkampfphase einen höheren Umfang in Zone 2 und 3 trainieren und in der allgemeinen Vorbereitungsphase die Zone 1 mehr Gewichtung bekommt (Sperlich et al. 2023).

**15**

## 15.6 Sportmedizinisch-klinische Besonderheiten des Triathlon-Sports

Triathlon wird mittlerweile von sehr vielen AthletInnen ausgeübt, wobei nur eine relativ geringe Anzahl an AthletInnen diese Sportart professionell ausüben (Turnwald et al. 2023).

Durch die drei Disziplinen und den sehr großen Trainingsumfang, der für eine erfolgreiche Teilnahme bei Bewerben nötig ist, ergeben sich auch eine Reihe von klinisch relevanten Beeinträchtigungen, die sportmedizinisch Beachtung finden sollten. So zeigten Pallikadavath et al. (2023), dass lebenslange körperliche Betätigung und Schwimmen in einer multivariablen Analyse unabhängig von anderen Risikofaktoren mit Vorhofflimmern verbunden waren und Vorhofflimmern stand mit Schlaganfall signifikant in Zusammenhang, selbst bei Personen mit einem niedrigen Risiko-Score.

Eine aktuelle Übersichtsstudie von Guevara et al. (2023) zeigte bei 42 ausgewählten Publikationen eine Inzidenzrate für Verletzungen von 15,7–24,3 pro 1000 Athletenexpositionen und eine Inzidenzrate für Erkrankungen bei 1,8–13,1 pro 1000 Athleten-Tage. Die Prävalenz von Verletzungen und Erkrankungen lag zwischen 2 und 15 % bzw. zwischen 6 und 84 %. Die meisten gemeldeten Verletzungen traten beim Laufen auf (45–92 %), und die am häufigsten gemeldeten Erkrankungen betrafen das Magen-Darm-System (7–70 %), das Herz-Kreislauf-System (14–59 %) und die Atemwege (5–60 %). Die Autoren kamen zum Schluss, dass die am häufigsten berichteten Gesundheitsprobleme bei KurzstreckentriathletInnen Überbeanspruchung, Verletzungen der unteren Extremität im Zusammenhang mit dem Laufen, Magen-Darm-Erkrankungen und eine veränderte Herzfunktion, bzw. infektionsbedingte Atemwegserkrankungen waren.

Zusätzlich ergeben sich aus dem Schwimmen im freien Wasser Risiken, die auch zum Tod führen können. So berichten DI Masi et al. (2022), dass zwischen 2009 und 2019 insgesamt 12 Todesfälle bei Freiwasserschwimmwettkämpfen einschließlich Triathlon-Wettkämpfen in Brasilien beobachtet wurden. Der Durchschnitt lag bei 1,1 Todesfällen pro Jahr, wobei in den letzten 3 Jahren der Untersuchung der Durchschnitt bei 3 Todesfällen pro Jahr lag. Männliche Teilnehmer waren mit 11 Todesfällen (91,7 %) deutlich häufiger betroffen, wobei das Durchschnittsalter bei 47 Jahren lag, und erfahrene Athleten häufiger betroffen (80 %) waren.

Gimunová et al. (2022) zeigten eine hohe Prävalenz von 0 bis 61 % von Menstruationsstörungen in einer Übersichtsstudie wobei die höchste Prävalenz einer sekundäre Amenorrhoe im Radsport (56 %) und im Triathlon (40 %) gefunden wurde.

Obwohl Triathlon eine hoch beanspruchende Belastung darstellt und einzelne gesundheitsrelevante Marker deutlich ausgelenkt sind, bleiben diese Marker jedoch meist innerhalb der physiologischen Grenzen (Teległów et al. 2022).

Als weiterer Risikofaktor wurde erkannt, dass das Risiko einer belastungsinduzierten Knochenverletzung durch Überbelastung mit einer Inzidenz zwischen 3,9 und 19 % bei jugendlichen Sportlern gefunden wurde, wobei die Wiederverletzungsrate bis zu 21 % betrug. Eine anhaltend negative Energiebilanz kann bei extremen Ausdauersportarten (Langstreckenlauf und Triathlon) das Risiko von Ermüdungsbrüchen durch die extrem wiederholten mechanischen Belastungen der Knochen und zusätzlich negativer Auswirkungen durch hormonelle Störungen erhöhen (Beck und Drysdale 2021). Einhundertzwanzig von 174 (69 %) Athleten berichteten von einer Verletzung seit Beginn ihres Trainings, und 95 (54,6 %) berichteten über eine Verletzung im Vorjahr. Pro 1000 h Triathlon-Training gab es 2,39 Verletzungen, wobei die häufigsten Verletzungen Muskelkontusionen (31,5 %) und entzündliche Verletzungen (19,2 %) waren, die im Knie (22,3 %) und im Bein (18,5 %) lokalisiert waren. Übertraining (43,1 %) war der Mechanismus, der zu den meisten Verletzungen führte. 10,8 % der Verletzungen traten beim Schwimmen auf, 17,7 % beim Radfahren und 71,5 % beim Laufen. Triathlon hat daher eine hohe Prävalenz für Verletzungen, wobei Prellungen, Knieverletzungen und Übertraining die häufigsten Verletzungsarten, -orte und -mechanismen sind (Minghelli et al. 2020; Wu und Huang 2019). Es ist daher notwendig, in der Betreuung Strategien zur Verletzungsvorbeugung, einschließlich eines spezifischen Trainings und geeigneter Materialien für die Sportler zu entwickeln.

Aus kardiologischer Sicht sind klinisch-elektrokardiographische (EKG) Ergebnisse aus dem Sport von hoher Relevanz. In einer Längsschnitt-Studie zeigten Dawkins et al. (2020) den Einfluss von Ausdauertraining auf das EKG und die Prävalenz von EKG-Anomalien. Eine Gruppe von 66 trainingsunerfahrenen Personen absolvierte ein sechsmonatiges Trainingsprogramm, wobei Ruhe-EKGs und kardiopulmonale Belastungstests zu Beginn und im Follow-up durchgeführt wurden. Als EKG-Veränderungen wurden Bradykardie ($60 \pm 12$ vs. $53 \pm 8$ Schläge.min$^{-1}$), eine kürzere P-Wellen-Dauer ($106 \pm 10$ vs. $103 \pm 11$ ms), eine reduzierter QTc ($413 \pm 27$ vs. $405 \pm 22$ ms) und ein erhöhter linksventrikulärer Sokolow-Lyon-Index ($2,45 \pm 0,66$ vs. $2,62 \pm 0,78$ mV) gefunden. 85 % der Teilnehmer wiesen nach sechs Monaten einen $\geq 1$ „trainingsbezogenen" EKG-Befund auf, gegenüber 68 % zu Beginn der Studie. Unter Verwendung der Seattle-Kriterien von 2013 waren 4 EKGs bei Studienbeginn und 3 nach sechs Monaten „abnormal", gegenüber 2 bei Studienbeginn und 1 nach sechs Monaten unter Verwendung des internationalen Konsensus von 2017. Die Prävalenz der „grenzwertigen" Befunde nahm mit dem Training nicht zu (11 % bei Studienbeginn und nach sechs Monaten). Die Autoren schlussfolgern, dass ein sechsmonatiges Ausdauertraining zu einer höheren Prävalenz von „trainingsbedingten", aber nicht von „grenzwertigen" oder „trainingsunabhängigen" EKGs führt (Dawkins et al. 2020).

Die Kinetik, Moderatoren und Referenzgrenzen für belastungsinduzierte Erhöhungen des kardialen Troponin T (cTnT) sind in Bezug zu sportlichen Belastungen noch immer unklar. Li et al. (2021) zeigten in einer systematischen Überprüfung der aktuellen Literatur die Konzentration von hochsensitivem kardialen Troponin T (hs-cTnT) vor und nach sportlichen Belastungen bei SportlerInnen. Die Meta-Analyse ergab Mittelwerte und eine obere Referenzgrenze von 4,4 bzw. 19 ng.L$^{-1}$ für hs-cTnT vor dem Training. Deutliche Erhöhungen von hs-cTnT waren zwischen 0,7 bis 25 h zu erkennen und erreichten ihren Höhepunkt ca. 3 h nach einer 2,5-stündigen Laufeinheit, mit mittleren bzw. oberen Referenzwerten für hs-cTnT von 33 und 390 ng.L$^{-1}$. Eine Vervierfachung der Trainingsdauer führte zu einem deutlichen Anstieg des hs-cTnT-Wertes nach dem Training (Li et al. 2021). Auch in einer Untersuchung von Danielsson et al. (2019) konnte eine Erhöhung kardialer Biomarker (C reactive protein – CRP, kardialem Troponin T – cTnT, Kreatinkinase – CK, myosin heavy chain α – MHC-α) bei AmateursportlerInnen nach einem Langdistanz-Tiathlon nachgewiesen werden. Besonders die Erhöhung von MHC-α, $1,33 \pm 0,53$ μg.L$^{-1}$ (vor dem Start), $2,57 \pm 0,78$ μg.L$^{-1}$ (direkt nach dem Triathlon), $1,51 \pm 0,53$ μg.L$^{-1}$ (1.

Tag danach), $2{,}74 \pm 0{,}55$ µg.L$^{-1}$ (4. Tag danach) and $1{,}83 \pm 0{,}76$ µg.L$^{-1}$ (6. Tag danach), weißt auf einen belastungsinduzierten myokardialen Zelltod durch die unmittelbare Langzeitbelastung hin.

Eine Fülle von wissenschaftlicher Literatur belegt den einzigartigen therapeutischen Nutzen von Bewegung für die Lebensqualität, die kardiovaskuläre Gesundheit und die Lebenserwartung. Man geht daher davon aus, dass mehr Bewegung immer besser ist. Chronisch übermäßiges Ausdauertraining wie z. B. Triathlon-Training kann sich jedoch nach O'Keefe et al. (2020) auch nachteilig auf die Gesundheit des Herz-Kreislauf-Systems auswirken. Ultra-Ausdauerläufe können zu akuten Herzmuskelschäden führen, wie erhöhte Troponin- und BNP-Werte zeigen. Außerdem kommt es bei Marathons und Triathlons häufiger zu einem plötzlichen Herzstillstand als bei kürzeren Rennen (Witham und Babbitt 2017). Zusätzlich wurde gezeigt, dass erfahrene Ausdauersportler häufig ein abnormales kardiales Remodeling mit einem erhöhten Risiko für eine Myokardfibrose und Koronarverkalkung aufweisen. Chronisch exzessive körperliche Betätigung wird auch mit einem erhöhten Risiko für Vorhofflimmern und einer gewissen Abschwächung der Vorteile für die Lebenserwartung in Verbindung gebracht. Die optimale Dosis an körperlicher Betätigung ist nach wie vor unbekannt und wahrscheinlich von Person zu Person unterschiedlich. Aktuelle Studien deuten darauf hin, dass 2,5 bis 5 h pro Woche mäßige oder intensive körperliche Betätigung den größten Nutzen bringen; mehr als 10 h pro Woche können diesen gesundheitlichen Nutzen jedoch möglicherweise wieder verringern (O'Keefe et al. 2020). Eine Übersicht zu den kardialen Risiken ist bei Pokan und Hofmann (2023) im Buch Sportkardiologie (Niebauer 2023) zusammengefasst.

Den wenigsten SportlerInnen ist das Risiko einer erhöhten Sonnenexposition bekannt (Buljan et al. 2020) und es sollte in der sportmedizinischen Beratung darauf eingegangen werden. Laut einer Übersichtsarbeit von Kliniec et al. (2023) weisen besonders Wasser- und BergsportlerInnen ein höheres Risiko auf Basalzellkarzinome zu entwickeln. Bei SchwimmerInnen und MarathonläuferInnen konnte ein gehäuftes Auftreten von malignen Melanomen beobachtet werden. Da gerade OutdoorsportlerInnen einer höheren UV-Strahlung ausgesetzt sind, sollten hier effektive Schutzmaßnahmen vorgenommen werden, um gesundheitliche Risiken zu minimieren (Snyder et al. 2020).

Ein weiteres häufiges Gesundheitsproblem von TriathletInnen ist eine belastungsinduzierte Bronchokonstriktion (EIB), definiert als $\geq 10$ %ige Reduktion des forcierten Exspirationsvolumens in einer Sekunde (FEV1) und einer belastungsinduzierten arteriellen Hypoxämie (EIAH), definiert als $\geq 4$ %ige Reduktion der Sauerstoffsättigung (SpO2). Von 63 untersuchten TriathletInnen im Alter von $40{,}3 \pm 9{,}0$ Jahren wiesen 26 TeilnehmerInnen (46 %) direkt nach dem Wettkampf bzw. 16 (28 %) einen Tag nach dem Wettkampf eine EIB auf. Die Lungenfunktionsvariablen waren im Vergleich zur Ausgangssituation vor dem Wettkampf direkt danach und einen Tag später signifikant reduziert. Fünfunddreißig TeilnehmerInnen (65 %) wiesen Anzeichen einer leichten bis mittelschweren EIAH auf. Die Ergebnisse zeigten, dass 46 % der Teilnehmer nach dem Norseman Xtreme Triathlon eine EIB und 65 % eine EIAH aufwiesen (Stensrud et al. 2020).

Knechtle et al. (2019) weisen auf einen weiteren klinisch relevanten Problembereich beim Triathlon-Sport hin. Eine belastungsassoziierte Hyponatriämie (EAH) wird als eine Natriumkonzentration im Plasma von $< 135$ mmol.l$^{-1}$ während oder nach Ausdauer- und Ultra-Ausdauerleistungen bezeichnet. Sie wurde erstmals von

Timothy Noakes beschrieben, als er sie Mitte der 1980er-Jahre bei Ultramarathon-läufern beim Comrades Marathon in Südafrika beobachtete. Es ist bekannt, dass es bei übermäßiger Flüssigkeitszufuhr zu einem Abfall der Plasmanatriumkonzentration < 135 mmol.l$^{-1}$ kommt. Klinisch gesehen führt eine leichte Hyponatriämie zu keinen oder sehr unspezifischen Symptomen. Eine ausgeprägte Hyponatriämie (< 120 mmol.l$^{-1}$) führt zu zentralnervösen Symptomen und kann aufgrund eines Hirnödems und Atemversagen auch zum Tod führen, wenn die Plasma-Natriumkonzentration Werte von < 110–115 mmol.l$^{-1}$ erreicht.

## Literatur

Abbiss CR, Quod MJ, Martin DT, Netto KJ, Nosaka K, Lee H, Surriano R, Bishop D, Laursen PB (2006) Dynamic pacing strategies during the cycle phase of an ironman triathlon. Med Sci Sports Exerc 38(4):726–734. https://doi.org/10.1249/01.mss.0000210202.33070.55

Achten J, Jeukendrup AE (2003) Heart rate monitoring: applications and limitations. Sports Medicine (Auckland, N.Z.) 33(7):517–538. https://doi.org/10.2165/00007256-200333070-00004

Achten J, Jeukendrup AE (2004) Relation between plasma lactate concentration and fat oxidation rates over a wide range of exercise intensities. Int J Sports Med 25(1):32–37. https://doi.org/10.1055/s-2003-45231

Allen H, Coggan A (2016) Wattmessung im Radsport und Triathlon (S. Kohler, Übers.), 7. Aufl. spomedis

Amara S, Barbosa TM, Negra Y, Hammami R, Khalifa R, Chortane SG (2021) The effect of concurrent resistance training on upper body strength, sprint swimming performance and kinematics in competitive adolescent swimmers. a randomized controlled trial. Int J Environ Res Public Health 18(19):10261. https://doi.org/10.3390/ijerph181910261

Ambrosini L, Presta V, Galli D, Mirandola P, Vitale M, Gobbi G, Condello G (2022) Interlink between physiological and biomechanical changes in the swim-to-cycle transition in triathlon events: a narrative review. Sports Med – Open 8(1):129. https://doi.org/10.1186/s40798-022-00521-z

Ansley L, Marvin G, Sharma A, Kendall MJ, Jones DA, Bridge MW (2008) The effects of head cooling on endurance and neuroendocrine responses to exercise in warm conditions. Physiol Res 57(6):863–872

Aoyagi A, Ishikura K, Nabekura Y (2021) Exercise intensity during olympic-distance triathlon in well-trained age-group athletes: an observational study. Sports 9(2):18. https://doi.org/10.3390/sports9020018

Bailey SJ, Vanhatalo A, Black MI, DiMenna FJ, Jones AM (2016) Effects of priming and pacing strategy on oxygen-uptake kinetics and cycling performance. Int J Sports Physiol Perform 11(4):440–447. https://doi.org/10.1123/ijspp.2015-0292

Baillot M, Hue O (2015) Hydration and thermoregulation during a half-ironman performed in tropical climate. J Sports Sci Med 14(2):263–268

Baldassarre R, Bonifazi M, Zamparo P, Piacentini MF (2017) Characteristics and challenges of open-water swimming performance: a review. Int J Sports Physiol Perform 12(10):1275–1284. https://doi.org/10.1123/ijspp.2017-0230

Bales J, Bales K (2012) Triathlon: how to mentally prepare for the big race. Sports Med Arthrosc Rev 20(4):217–219. https://doi.org/10.1097/JSA.0b013e31825efdc5

Bales J, Bales K, Deakon R, Johnson D (2012) The triathlon tips from the top: practical tips for racing and training for a triathlon. Sports Med Arthrosc Rev 20(4):237–238. https://doi.org/10.1097/JSA.0b013e318271c4fb

Barbosa JG, de Lira CAB, Vancini RL, Dos Anjos VR, Vivan L, Seffrin A, Forte P, Weiss K, Knechtle B, Andrade MS (2023) Physiological features of olympic-distance amateur triathletes, as well as their associations with performance in women and men: a cross-sectional study. Healthcare (Basel, Switzerland) 11(4):622. https://doi.org/10.3390/healthcare11040622

Barnes KR, Kilding AE (2015) Running economy: measurement, norms, and determining factors. Sports Med – Open 1(1):8. https://doi.org/10.1186/s40798-015-0007-y

Barnes KR, Kilding AE (2019) A randomized crossover study investigating the running economy of highly-trained male and female distance runners in marathon racing shoes versus track spikes. Sports Med 49(2):331–342. https://doi.org/10.1007/s40279-018-1012-3

Barrero A, Chaverri D, Erola P, Iglesias X, Rodríguez F (2014a) Intensity profile during an ultra-endurance triathlon in relation to testing and performance. Int J Sports Med 35(14):1170–1178. https://doi.org/10.1055/s-0034-1374601

Barrero A, Erola P, Bescós R (2014b) Energy balance of triathletes during an ultra-endurance event. Nutrients 7(1):209–222. https://doi.org/10.3390/nu7010209

Beattie K, Kenny IC, Lyons M, Carson BP (2014) The effect of strength training on performance in endurance athletes. Sports Med 44(6):845–865. https://doi.org/10.1007/s40279-014-0157-y

Beck B, Drysdale L (2021) Risk factors, diagnosis and management of bone stress injuries in adolescent athletes: a narrative review. Sports (Basel, Switzerland) 9(4):52. https://doi.org/10.3390/sports9040052

Beneke R (2003) Maximal lactate steady state concentration (MLSS): Experimental and modelling approaches. Eur J Appl Physiol 88(4):361–369. https://doi.org/10.1007/s00421-002-0713-2

Bentley DJ, Cox GR, Green D, Laursen PB (2008) Maximising performance in triathlon: applied physiological and nutritional aspects of elite and non-elite competitions. J Sci Med Sport 11(4):407–416. https://doi.org/10.1016/j.jsams.2007.07.010

Bentley DJ, Millet GP, Vleck VE, McNaughton LR (2002) Specific aspects of contemporary triathlon: implications for physiological analysis and performance. Sports Med 32(6):345–359. https://doi.org/10.2165/00007256-200232060-00001

Bermon S, Garrandes F, Szabo A, Berkovics I, Adami PE (2021) Effect of advanced shoe technology on the evolution of road race times in male and female elite runners. Front Sports Active Living 3:653173. https://doi.org/10.3389/fspor.2021.653173

Billat VL, Sirvent P, Py G, Koralsztein J-P, Mercier J (2003) The concept of maximal lactate steady state: a bridge between biochemistry, physiology and sport science. Sports Med 33(6):407–426. https://doi.org/10.2165/00007256-200333060-00003

Billat V, Palacin F, Poinsard L, Edwards J, Maron M (2022) Heart rate does not reflect the %VO2max in recreational runners during the marathon. Int J Environ Res Public Health 19(19):12451. https://doi.org/10.3390/ijerph191912451

Binder RK, Wonisch M, Corra U, Cohen-Solal A, Vanhees L, Saner H, Schmid J-P (2008) Methodological approach to the first and second lactate threshold in incremental cardiopulmonary exercise testing. Eur J Cardiovasc Prev Rehabil 15(6):726–734. https://doi.org/10.1097/HJR.0b013e-328304fed4

Bini R, Hume PA, Croft JL (2011) Effects of bicycle saddle height on knee injury risk and cycling performance. Sports Med 41(6):463–476. https://doi.org/10.2165/11588740-000000000-00000

Blake OM, Wakeling JM (2015) Muscle coordination limits efficiency and power output of human limb movement under a wide range of mechanical demands. J Neurophysiol 114(6):3283–3295. https://doi.org/10.1152/jn.00765.2015

Bock N (2020) Die Triathlon Bibel: Das Standardwerk für alle Triathleten, 3. Aufl. Delius Klasing.

Bodner ME, Rhodes EC (2000) A review of the concept of the heart rate deflection point. Sports Med 30(1):31–46. https://doi.org/10.2165/00007256-200030010-00004

Borrego-Sánchez A, Vinolo-Gil MJ, de-la-Casa-Almeida M, Rodríguez-Huguet M, Casuso-Holgado MJ, Martín-Valero R (2021) Effects of training on cardiorespiratory fitness in triathletes: a systematic review and meta-analysis. Int J Environ Res Public Health 18(24):13332. https://doi.org/10.3390/ijerph182413332

Borszcz FK, Tramontin AF, de Souza KM, Carminatti LJ, Costa VP (2018) Physiological correlations with short, medium, and long cycling time-trial performance. Res Q Exerc Sport 89(1):120–125. https://doi.org/10.1080/02701367.2017.1411578

Boucher VG, Caru M, Martin S-M, Lopes M, Comtois AS, Lalonde F (2021) Psychological status during and after the preparation of a long-distance triathlon event in amateur athletes. Int J Exercise Sci 14(5):134–148

Bouscaren N, Faricier R, Millet GY, Racinais S (2021) Heat acclimatization, cooling strategies, and hydration during an ultra-trail in warm and humid conditions. Nutrients 13(4):1085. https://doi.org/10.3390/nu13041085

Brayson D, Frigiola A, Clark JE (2019) Dynamic heart rate response to multi-day unsupported ultra-endurance cycle racing: a case report. Exp Physiol 104(2):174–179. https://doi.org/10.1113/EP087341

Brisswalter J, Hausswirth C, Smith D, Vercruyssen F, Vallier JM (2000) Energetically optimal cadence vs. freely-chosen cadence during cycling: Effect of exercise duration. Int J Sports Med 21(1):60–64. https://doi.org/10.1055/s-2000-8857

Brooks GA (2009) Cell-cell and intracellular lactate shuttles. J Physiol 587(Pt 23):5591–5600. https://doi.org/10.1113/jphysiol.2009.178350

Brun J-F, Myzia J, Varlet-Marie E, Raynaud De Mauverger E, Mercier J (2022) Beyond the calorie paradigm: taking into account in practice the balance of fat and carbohydrate oxidation during exercise? Nutrients 14(8):1605. https://doi.org/10.3390/nu14081605

Buljan M, Kolić M, Šitum M, Šekerija M, Franceschi N (2020) Do athletes practicing outdoors know and care enough about the importance of photoprotection? Acta Dermatovenerologica Croatica: ADC 28(1):41–42

Bunc V, Heller J, Horcic J, Novotny J (1996) Physiological profile of best Czech male and female young triathletes. J Sports Med Phys Fitness 36(4):265–270

Buono MJ, Kolding M, Leslie E, Moreno D, Norwood S, Ordille A, Weller R (2018) Heat acclimation causes a linear decrease in sweat sodium ion concentration. J Therm Biol 71:237–240. https://doi.org/10.1016/j.jtherbio.2017.12.001

Burke LM, Hawley JA, Wong SHS, Jeukendrup AE (2011) Carbohydrates for training and competition. J Sports Sci 29(Sup1):S17–S27. https://doi.org/10.1080/02640414.2011.585473

Cejuela R, Sellés-Pérez S (2022) Road to Tokyo 2020 olympic games: training characteristics of a world class male triathlete. Front Physiol 13:835705. https://doi.org/10.3389/fphys.2022.835705

Cellini M, Vitiello P, Nagliati A, Ziglio P, Martinelli S, Ballarin E, Conconi F (1986) Noninvasive determination of the anaerobic threshold in swimming. Int J Sports Med 07(06):347–351. https://doi.org/10.1055/s-2008-1025790

Che Muhamed AM, Atkins K, Stannard SR, Mündel T, Thompson MW (2016) The effects of a systematic increase in relative humidity on thermoregulatory and circulatory responses during prolonged running exercise in the heat. Temperature (Austin, Tex) 3(3):455–464. https://doi.org/10.1080/23328940.2016.1182669

Clemente-Suárez VJ, Ramos-Campo DJ (2019) Effectiveness of reverse vs. traditional linear training periodization in triathlon. Int J Environ Res Public Health 16(15):2807. https://doi.org/10.3390/ijerph16152807

Crouch TN, Burton D, LaBry ZA, Blair KB (2017) Riding against the wind: a review of competition cycling aerodynamics. Sports Eng 20(2):81–110. https://doi.org/10.1007/s12283-017-0234-1

Cushman DM, Dowling N, Ehn M, Kotler DH (2022) Triathlon considerations. Phys Med Rehabil Clin N Am 33(1):81–90. https://doi.org/10.1016/j.pmr.2021.08.006

Danielsson T, Schreyer H, Woksepp H, Johansson T, Bergman P, Månsson A, Carlsson J (2019) Two-peaked increase of serum myosin heavy chain-α after triathlon suggests heart muscle cell death. BMJ Open Sport Exerc Med 5(1):e000486. https://doi.org/10.1136/bmjsem-2018-000486

Dawkins TG, Shave RE, Baggish AL, Drane AL, Parisi EJ, Roberts MG, Roberts JD (2020) Electrocardiographic changes following six months of long-distance triathlon training in previously recreationally active individuals. Eur J Sport Sci 20(4):553–562. https://doi.org/10.1080/17461391.2019.1641556

De Assis Pereira PE, Piubelli Carrara VK, Mello Rissato G, Pereira Duarte JM, Fernandes Guerra RL, Silva Marques DE, Azevedo PH (2016) The relationship between the heart rate deflection point test and maximal lactate steady state. J Sports Med Phys Fitness 56(5):497–502

De Ruiter CJ, Verdijk PWL, Werker W, Zuidema MJ, De Haan A (2014) Stride frequency in relation to oxygen consumption in experienced and novice runners. Eur J Sport Sci 14(3):251–258. https://doi.org/10.1080/17461391.2013.783627

DeBate RD, Wethington H, Sargent R (2002) Sub-clinical eating disorder characteristics among male and female triathletes. Eat Weight Disord 7(3):210–220. https://doi.org/10.1007/BF03327459

Dekerle J, Pelayo P, Clipet B, Depretz S, Lefevre T, Sidney M (2005) Critical swimming speed does not represent the speed at maximal lactate steady state. Int J Sports Med 26(7):524–530. https://doi.org/10.1055/s-2004-821227

Del Coso J, González C, Abian-Vicen J, Salinero Martín JJ, Soriano L, Areces F, Ruiz D, Gallo C, Lara B, Calleja-González J (2014) Relationship between physiological parameters and performance during a half-ironman triathlon in the heat. J Sports Sci 32(18):1680–1687. https://doi.org/10.1080/02 640414.2014.915425

Depmeyer, C. (2012). Trainingsgestaltung Triathlon: Schwimmen und Aquarunning, 1. Aufl. Books on Demand.

DI Masi F, Costa E Silva G, DE Mello DB, Szpilman D, Tipton M (2022) Deaths in open water swimming races in Brazil from 2009 to 2019. Int J Exercise Sci 15(4):1295–1305

Espada MC, Alves FB, Curto D, Ferreira CC, Santos FJ, Pessôa-Filho DM, Reis JF (2021) Can an incremental step test be used for maximal lactate steady state determination in swimming? clues for practice. Int J Environ Res Public Health 18(2):477. https://doi.org/10.3390/ijerph18020477

Etxebarria N, Anson JM, Pyne DB, Ferguson RA (2013) Cycling attributes that enhance running performance after the cycle section in triathlon. Int J Sports Physiol Perform 8(5):502–509. https://doi.org/10.1123/ijspp.8.5.502

Faude O, Kindermann W, Meyer T (2009) Lactate threshold concepts: how valid are they? Sports Med 39(6):469–490. https://doi.org/10.2165/00007256-200939060-00003

Fintelman DM, Sterling M, Hemida H, Li F-X (2015) The effect of time trial cycling position on physiological and aerodynamic variables. J Sports Sci 33(16):1730–1737. https://doi.org/10.1080/02 640414.2015.1009936

Frandsen J, Vest S, Larsen S, Dela F, Helge J (2017) Maximal fat oxidation is related to performance in an ironman triathlon. Int J Sports Med 38(13):975–982. https://doi.org/10.1055/s-0043-117178

Friel J, Vance J (Hrsg) (2013) Triathlon science. Human Kinetics, Inc,

Fuchs CJ, Gonzalez JT, van Loon LJC (2019) Fructose co-ingestion to increase carbohydrate availability in athletes. J Physiol 597(14):3549–3560. https://doi.org/10.1113/JP277116

Fuller JT, Bellenger CR, Thewlis D, Tsiros MD, Buckley JD (2015) The effect of footwear on running performance and running economy in distance runners. Sports Med 45(3):411–422. https://doi.org/10.1007/s40279-014-0283-6

Funai Y, Matsunami M, Taba S (2019) Physiological responses and swimming technique during upper limb critical stroke rate training in competitive swimmers. J Human Kinetics 70(1):61–68. https://doi.org/10.2478/hukin-2019-0026

Galna B, Sparrow WA (2006) Learning to minimize energy costs and maximize mechanical work in a bimanual coordination task. J Mot Behav 38(6):411–422. https://doi.org/10.3200/JMBR.38.6.411-422

Gay A, López-Contreras G, Fernandes RJ, Arellano R (2020) Is swimmers' performance influenced by wetsuit use? Int J Sports Physiol Perform 15(1):46–51. https://doi.org/10.1123/ijspp.2018-0891

Gimunová M, Paulínyová A, Bernaciková M, Paludo AC (2022) The prevalence of menstrual cycle disorders in female athletes from different sports disciplines: a rapid review. Int J Environ Res Public Health 19(21):14243. https://doi.org/10.3390/ijerph192114243

Gómez-Molina J, Ogueta-Alday A, Camara J, Stickley C, García-lópez J (2018) Effect of 8 weeks of concurrent plyometric and running training on spatiotemporal and physiological variables of novice runners. Eur J Sport Sci 18(2):162–169. https://doi.org/10.1080/17461391.2017.1404133

González-Haro C (2011) Maximal fat oxidation rate and cross-over point with respect to lactate thresholds do not have good agreement. Int J Sports Med 32(05):379–385. https://doi.org/10.1055/s-0031-1271763

González-Haro C, Galilea PA, González-de-Suso JM, Drobnic F, Escanero JF (2007) Maximal lipidic power in high competitive level triathletes and cyclists. Br J Sports Med 41(1):23–28. https://doi.org/10.1136/bjsm.2006.029603

Gorostiaga EM, Sánchez-Medina L, Garcia-Tabar I (2022) Over 55 years of critical power: Fact or artifact? Scand J Med Sci Sports 32(1):116–124. https://doi.org/10.1111/sms.14074

Grappe F, Candau R, Barbier B, Hoffman MD, Belli A, Rouillon J-D (1999) Influence of tyre pressure and vertical load on coefficient of rolling resistance and simulated cycling performance. Ergonomics 42(10):1361–1371. https://doi.org/10.1080/001401399185009

Guevara SA, Crunkhorn ML, Drew M, Waddington G, Périard JD, Etxebarria N, Toohey LA, Charlton P (2023) Injury and illness in short-course triathletes: a systematic review. J Sport Health Sci S2095-2546(23):00022–00024. https://doi.org/10.1016/j.jshs.2023.03.002

Hansen EA, Smith G (2009) Factors affecting cadence choice during submaximal cycling and cadence influence on performance. Int J Sports Physiol Perform 4(1):3–17. https://doi.org/10.1123/ijspp.4.1.3

Hauser T, Adam J, Schulz H (2014) Comparison of calculated and experimental power in maximal lactate-steady state during cycling. Theor Biol Med Model 11:25. https://doi.org/10.1186/1742-4682-11-25

Hausswirth C, Le Meur Y, Bieuzen F, Brisswalter J, Bernard T (2010) Pacing strategy during the initial phase of the run in triathlon: Influence on overall performance. Eur J Appl Physiol 108(6):1115–1123. https://doi.org/10.1007/s00421-009-1322-0

Healey LA, Hoogkamer W (2022) Longitudinal bending stiffness does not affect running economy in Nike Vaporfly Shoes. J Sport Health Sci 11(3):285–292. https://doi.org/10.1016/j.jshs.2021.07.002

Hébert-Losier K, Finlayson SJ, Driller MW, Dubois B, Esculier J-F, Beaven CM (2022) Metabolic and performance responses of male runners wearing 3 types of footwear: Nike Vaporfly 4 %, Saucony Endorphin racing flats, and their own shoes. J Sport Health Sci 11(3):275–284. https://doi.org/10.1016/j.jshs.2020.11.012

Hering GO, Stepan J (2021) The maximal lactate steady state workload determines individual swimming performance. Front Physiol 12:668123. https://doi.org/10.3389/fphys.2021.668123

Hermand E, Chabert C, Hue O (2019) Ultra-endurance events in tropical environments and countermeasures to optimize performances and health. Int J Hyperth 36(1):752–759. https://doi.org/10.1080/02656736.2019.1635718

Hofmann P, Pokan R, von Duvillard S, Schmid P (1997) The conconi test. Int J Sports Med 18(05):397–398. https://doi.org/10.1055/s-2007-972654

Hofmann P, Tschakert G, Pokan R, von Duvillard SP (2010) Three-phase time course of physiological variables during incremental cycling in young male and female subjects: 1619 Board

Høiseth LØ, Melau J, Bonnevie-Svendsen M, Nyborg C, Eijsvogels TMH, Hisdal J (2021) Core temperature during cold-water triathlon swimming. Sports (Basel, Switzerland) 9(6):87. https://doi.org/10.3390/sports9060087

Holliday W, Swart J (2021) Anthropometrics, flexibility and training history as determinants for bicycle configuration. Sports Med Health Sci 3(2):93–100. https://doi.org/10.1016/j.smhs.2021.02.007

Hovorka M, Leo P, Simon D, Prinz B, Nimmerichter A (2022) Effects of flat and uphill cycling on the power-duration relationship. Int J Sports Med 43(08):701–707. https://doi.org/10.1055/a-1749-5884

Hue O, Gallais DL, Chollet D, Préfaut C (2000) Ventilatory threshold and maximal oxygen uptake in present triathletes. Can J Appl Physiol 25(2):102–113. https://doi.org/10.1139/h00-007

Hue O, Valluet A, Blonc S, Hertogh C (2002) Effects of multicycle-run training on triathlete performance. Res Q Exerc Sport 73(3):289–295. https://doi.org/10.1080/02701367.2002.10609022

James CA, Richardson AJ, Watt PW, Willmott AGB, Gibson OR, Maxwell NS (2017) Short-term heat acclimation improves the determinants of endurance performance and 5-km running performance in the heat. Appl Physiol Nutr Metab 42(3):285–294. https://doi.org/10.1139/apnm-2016-0349

Jeffries O, Simmons R, Patterson SD, Waldron M (2021) Functional threshold power is not equivalent to lactate parameters in trained cyclists. J Strength Cond Res 35(10):2790–2794. https://doi.org/10.1519/JSC.0000000000003203

Jeukendrup AE (2005) Fettverbrennung iund körperliche Aktivität. Deutsche Zeitschrift für Sportmedizin 56(9):337–338

Jeukendrup AE (2011) Nutrition for endurance sports: marathon, triathlon, and road cycling. J Sports Sci 29(sup1):S91–S99. https://doi.org/10.1080/02640414.2011.610348

Jolicoeur Desroches A, Goulet EDB (2022) Is a sub 7-h IronmanTM possible? Front Sports Active Living 4:866599. https://doi.org/10.3389/fspor.2022.866599

Jones AM, Kirby BS, Clark IE, Rice HM, Fulkerson E, Wylie LJ, Wilkerson DP, Vanhatalo A, Wilkins BW (2021) Physiological demands of running at 2-hour marathon race pace. J Appl Physiol 130(2):369–379. https://doi.org/10.1152/japplphysiol.00647.2020

Jongerius N, Wainwright B, Walker J, Bissas A (2022) The biomechanics of maintaining effective force application across cycling positions. J Biomech 138:111103. https://doi.org/10.1016/j.jbiomech.2022.111103

Jornet K, House S, Johnston S (2020) Uphill athlete: training für Skibergsteiger und Bergläufer (L. Bodora & B. Bierling, Übers.; Originalausgabe, 1. Aufl. riva

Kelly MK, Bowe SJ, Jardine WT, Condo D, Guy JH, Snow RJ, Carr AJ (2023) Heat adaptation for females: a systematic review and meta-analysis of physiological adaptations and exercise performance in the heat. Sports Medicine (Auckland, N.Z.) 53(7):1395–1421. https://doi.org/10.1007/s40279-023-01831-2

Kjertakov M, Dalip M, Hristovski R, Epstein Y (2016) Prediction of lactate threshold using the modified Conconi test in distance runners. Acta Physiol Hung 103(2):262–270. https://doi.org/10.1556/036.103.2016.2.12

Kleanthous M (2012) Triathlon—Das große Praxisbuch. Meyer & Meyer,

Knechtle B, Chlíbková D, Papadopoulou S, Mantzorou M, Rosemann T, Nikolaidis PT (2019) Exercise-associated hyponatremia in endurance and ultra-endurance performance-aspects of sex, race location, ambient temperature, sports discipline, and length of performance: a narrative review. Medicina (Kaunas, Lithuania) 55(9):537. https://doi.org/10.3390/medicina55090537

Knechtle B, Knechtle R, Stiefel M, Zingg M, Rosemann T, Rüst CA (2015) Variables that influence Ironman triathlon performance – what changed in the last 35 years? Open Access J Sports Med 6:277–290. https://doi.org/10.2147/OAJSM.S85310

Ko M, Ma T, Xiong S (2023) Acute effects of carbon fiber insole on three aspects of sports performance, lower extremity muscle activity, and subjective comfort. Sensors 23(4):2154. https://doi.org/10.3390/s23042154

Komar J, Leprêtre PM, Alberty M, Vantorre J, Fernandes RJ, Hellard P, Chollet D, Seifert L (2012) Effect of increasing energy cost on arm coordination in elite sprint swimmers. Hum Mov Sci 31(3):620–629. https://doi.org/10.1016/j.humov.2011.07.011

Lai AKM, Dick TJM, Brown NAT, Biewener AA, Wakeling JM (2020) Lower- limb muscle function is influenced by changing mechanical demands in cycling. J Exp Biol 224(3):jeb.228221. https://doi.org/10.1242/jeb.228221

Laursen PB (2006) Core temperature and hydration status during an Ironman triathlon * Commentary * Commentary. Br J Sports Med 40(4):320–325. https://doi.org/10.1136/bjsm.2005.022426

Laursen PB, Rhodes EC (2001) Factors affecting performance in an ultraendurance triathlon. Sports Med 31(3):195–209. https://doi.org/10.2165/00007256-200131030-00004

Leirdal S, Ettema G (2011) The relationship between cadence, pedalling technique and gross efficiency in cycling. Eur J Appl Physiol 111(12):2885–2893. https://doi.org/10.1007/s00421-011-1914-3

Levine BD (2008) What do we know, and what do we still need to know?: Maximal oxygen uptake. J Physiol 586(1):25–34. https://doi.org/10.1113/jphysiol.2007.147629

Li F, Hopkins WG, Wang X, Baker JS, Nie J, Qiu J, Quach B, Wang K, Yi L (2021) Kinetics, moderators and reference limits of exercise-induced elevation of cardiac troponin t in athletes: a systematic review and meta-analysis. Front Physiol 12:651851. https://doi.org/10.3389/fphys.2021.651851

Lieberman DE, Warrener AG, Wang J, Castillo ER (2015) Effects of stride frequency and foot position at landing on braking force, hip torque, impact peak force and the metabolic cost of running in humans. J Exp Biol 218(21):3406–3414. https://doi.org/10.1242/jeb.125500

Lima-Silva AE, Bertuzzi RCM, Pires FO, Gagliardi JFL, Barros RV, Hammond J, Kiss MAPDM (2010) Relationship between training status and maximal fat oxidation rate. J Sports Sci Med 9(1):31–35

Lin S, Song Y, Cen X, Bálint K, Fekete G, Sun D (2022) The implications of sports biomechanics studies on the research and development of running shoes: a systematic review. Bioengineering 9(10):497. https://doi.org/10.3390/bioengineering9100497

Logan-Sprenger HM (2019) Fluid balance and thermoregulatory responses of competitive triathletes. J Therm Biol 79:69–72. https://doi.org/10.1016/j.jtherbio.2018.12.003

Lucía A, Hoyos J, Pérez M, Santalla A, Chicharro JL (2002) Inverse relationship between VO2max and economy/efficiency in world-class cyclists. Med Sci Sports Exerc 34(12):2079–2084. https://doi.org/10.1249/01.MSS.0000039306.92778

Mann T, Lamberts RP, Lambert MI (2013) Methods of prescribing relative exercise intensity: physiological and practical considerations. Sports Med 43(7):613–625. https://doi.org/10.1007/s40279-013-0045-x

Manninen I, Jutila T, Hirvonen T, Mäkinen LK, Blomgren K, Hyytiä T, Klockars T (2021) Dizzy triathlete–evidence supporting vestibular etiology. Scand J Med Sci Sports 31(12):2267–2271. https://doi.org/10.1111/sms.14041

Martin L, Whyte. (2000) Comparison of critical swimming velocity and velocity at lactate threshold in elite triathletes. Int J Sports Med 21(5):366–368. https://doi.org/10.1055/s-2000-3786

Martinez-Navarro I, Montoya-Vieco A, Collado E, Hernando B, Hernando C (2022) Ultra trail performance is differently predicted by endurance variables in men and women. Int J Sports Med 43(07):600–607. https://doi.org/10.1055/a-1255-3083

Martins HA, Barbosa JG, Seffrin A, Vivan L, Souza VRDA, De Lira CAB, Weiss K, Knechtle B, Andrade MS (2023) Sex differences in maximal oxygen uptake adjusted for skeletal muscle mass in amateur endurance athletes: a cross sectional study. Healthcare (Basel, Switzerland) 11(10):1502. https://doi.org/10.3390/healthcare11101502

Mater A, Clos P, Lepers R (2021) Effect of cycling cadence on neuromuscular function: a systematic review of acute and chronic alterations. Int J Environ Res Public Health 18(15):7912. https://doi.org/10.3390/ijerph18157912

Maughan RJ (2010) Distance running in hot environments: A thermal challenge to the elite runner: Distance running in hot environments. Scand J Med Sci Sports 20:95–102. https://doi.org/10.1111/j.1600-0838.2010.01214.x

McGawley K, Shannon O, Betts J (2012) Ingesting a high-dose carbohydrate solution during the cycle section of a simulated Olympic-distance triathlon improves subsequent run performance. Appl Physiol Nutrition Metabol = Physiologie Appliquee, Nutrition Et Metabolisme 37(4):664–671. https://doi.org/10.1139/h2012-040

Melau J, Mathiassen M, Stensrud T, Tipton M, Hisdal J (2019) Core temperature in triathletes during swimming with wetsuit in 10 °C cold water. Sports (Basel, Switzerland) 7(6):130. https://doi.org/10.3390/sports7060130

Menaspà P, Quod M, Martin D, Peiffer J, Abbiss C (2015) Physical demands of sprinting in professional road cycling. Int J Sports Med 36(13):1058–1062. https://doi.org/10.1055/s-0035-1554697

Méndez-Alonso D, Prieto-Saborit JA, Bahamonde JR, Jiménez-Arberás E (2021) Influence of psychological factors on the success of the ultra-trail runner. Int J Environ Res Public Health 18(5):2704. https://doi.org/10.3390/ijerph18052704

Meur YL, Bernard T, Dorel S, Abbiss CR, Honnorat G, Brisswalter J, Hausswirth C (2011) Relationships between triathlon performance and pacing strategy during the run in an international competition. Int J Sports Physiol Perform 6(2):183–194. https://doi.org/10.1123/ijspp.6.2.183

Millet GP (2000) Physiological and biomechanical adaptations to the cycle to run transition in Olympic triathlon: Review and practical recommendations for training. Br J Sports Med 34(5):384–390. https://doi.org/10.1136/bjsm.34.5.384

Millet GP, Vleck VE (2000) Physiological and biomechanical adaptations to the cycle to run transition in Olympic triathlon: Review and practical recommendations for training. Br J Sports Med 34(5):384–390. https://doi.org/10.1136/bjsm.34.5.384

Minghelli B, Jesus C, Martins I, Jesus J (2020) Triathlon-related musculoskeletal injuries: a study on a Portuguese triathlon championship. Revista Da Associacao Medica Brasileira (1992) 66(11):1536–1541. https://doi.org/10.1590/1806-9282.66.11.1536

Mitchell RA, Boyle KG, Ramsook AH, Puyat JH, Henderson WR, Koehle MS, Guenette JA (2019) The impact of cycling cadence on respiratory and hemodynamic responses to exercise. Med Sci Sports Exerc 51(8):1727–1735. https://doi.org/10.1249/MSS.0000000000001960

Moen MH, Tol JL, Weir A, Steunebrink M, De Winter TC (2009) Medial tibial stress syndrome: a critical review. Sports Med 39(7):523–546. https://doi.org/10.2165/00007256-200939070-00002

Monteiro AS, Magalhães JF, Knechtle B, Buzzachera CF, Vilas-Boas JP, Fernandes RJ (2023) Acute ventilatory responses to swimming at increasing intensities. PeerJ 11:e15042. https://doi.org/10.7717/peerj.15042

Moore IS (2016) Is there an economical running technique? a review of modifiable biomechanical factors affecting running economy. Sports Med 46(6):793–807. https://doi.org/10.1007/s40279-016-0474-4

Morais JE, Barbosa TM, Nevill AM, Cobley S, Marinho DA (2022) Understanding the role of propulsion in the prediction of front-crawl swimming velocity and in the relationship between stroke frequency and stroke length. Front Physiol 13:876838. https://doi.org/10.3389/fphys.2022.876838

Mujika I (2014) Olympic preparation of a world-class female triathlete. Int J Sports Physiol Perform 9(4):727–731. https://doi.org/10.1123/ijspp.2013-0245

Muniz-Pardos B, Sutehall S, Angeloudis K, Guppy FM, Bosch A, Pitsiladis Y (2021) Recent improvements in marathon run times are likely technological, not physiological. Sports Med 51(3):371–378. https://doi.org/10.1007/s40279-020-01420-7

Muñoz I, Cejuela R, Seiler S, Larumbe E, Esteve-Lanao J (2014) Training-intensity distribution during an ironman season: relationship with competition performance. Int J Sports Physiol Perform 9(2):332–339. https://doi.org/10.1123/ijspp.2012-0352

15

Newman P, Witchalls J, Waddington G, Adams R (2013) Risk factors associated with medial tibial stress syndrome in runners: a systematic review and meta-analysis. Open Access J Sports Med 4:229–241. https://doi.org/10.2147/OAJSM.S39331

O'Keefe EL, Torres-Acosta N, O'Keefe JH, Lavie CJ (2020) Training for longevity: the reverse J-curve for exercise. Mo Med 117(4):355–361

Olcina G, Crespo C, Timón R, Mjaanes JM, Calleja-González J (2019) Core temperature response during the marathon portion of the ironman world championship (Kona-Hawaii). Front Physiol 10:1469. https://doi.org/10.3389/fphys.2019.01469

Ortega JA, Healey LA, Swinnen W, Hoogkamer W (2021) Energetics and biomechanics of running footwear with increased longitudinal bending stiffness: a narrative review. Sports Med 51(5):873–894. https://doi.org/10.1007/s40279-020-01406-5

Özgünen KT, Özdemir Ç, Korkmaz-Eryılmaz S, Kılcı A, Günaştı Ö, Kurdak SS (2019) A comparison of the maximal fat oxidation rates of three different time periods in The Fatmax stage. J Sports Sci Med 18(1):44–51

Pageaux B, Lepers R (2018) The effects of mental fatigue on sport-related performance. In: Progress in Brain Research, Bd Bd. 240. Elsevier, S 291–315. https://doi.org/10.1016/bs.pbr.2018.10.004

Pallikadavath S, Richards C, Bountziouka V, Sandilands AJ, Graham-Brown MPM, Robinson T, Singh A, McCann GP (2023) The AFLETES study: atrial fibrillation in veteran athletes and the risk of stroke. Clin J Sport Med 33(3):209–216. https://doi.org/10.1097/JSM.0000000000001115

Papavassiliou T, Zacharogiannis E, Soultanakis H, Paradisis G, Dagli Pagotto F (2019) Contribution of select physiological variables to sprint triathlon performance. J Sports Med Phys Fitness 59(8):1311–1318. https://doi.org/10.23736/S0022-4707.19.09190-4

Pelarigo JG, Denadai BS, Greco CC (2011) Stroke phases responses around maximal lactate steady state in front crawl. J Sci Med Sport 14(2):168.e1–168.e5. https://doi.org/10.1016/j.jsams.2010.08.004

Périard JD, Travers GJS, Racinais S, Sawka MN (2016) Cardiovascular adaptations supporting human exercise-heat acclimation. Auton Neurosci 196:52–62. https://doi.org/10.1016/j.autneu.2016.02.002

Peric R, Meucci M, Bourdon PC, Nikolovski Z (2018) Does the aerobic threshold correlate with the maximal fat oxidation rate in short stage treadmill tests? J Sports Med Phys Fitness 58(10):1412–1417. https://doi.org/10.23736/S0022-4707.17.07555-7

Piatrikova E, Sousa AC, Gonzalez JT, Williams S (2018) Validity and reliability of the 3-minute all-out test in national and international competitive swimmers. Int J Sports Physiol Perform 13(9):1190–1198. https://doi.org/10.1123/ijspp.2018-0018

Pokan R, Hofmann P (2023) Viel hilft viel; schädigt Sport das Myokard? In: Niebauer J (Hrsg) Sportkardiologie. Springer, Berlin Heidelberg, S 55–64. https://doi.org/10.1007/978-3-662-65165-0_5

Price S, Wiecha S, Cieśliński I, Śliż D, Kasiak PS, Lach J, Gruba G, Kowalski T, Mamcarz A (2022) Differences between treadmill and cycle ergometer cardiopulmonary exercise testing results in triathletes and their association with body composition and body mass index. Int J Environ Res Public Health 19(6):3557. https://doi.org/10.3390/ijerph19063557

Priego Quesada JI, Kerr ZY, Bertucci WM, Carpes FP (2019) The association of bike fitting with injury, comfort, and pain during cycling: an international retrospective survey. Eur J Sport Sci 19(6):842–849. https://doi.org/10.1080/17461391.2018.1556738

Puccinelli PJ, de Lira CAB, Vancini RL, Nikolaidis PT, Knechtle B, Rosemann T, Andrade MS (2022) The performance, physiology and morphology of female and male olympic-distance triathletes. Healthcare (Basel, Switzerland) 10(5):797. https://doi.org/10.3390/healthcare10050797

Puccinelli PJ, Lima GHO, Pesquero JB, De Lira CAB, Vancini RL, Nikolaids PT, Knechtle B, Andrade MS (2020) Previous experience, aerobic capacity and body composition are the best predictors for Olympic distance triathlon performance. Physiol Behav 225:113110. https://doi.org/10.1016/j.physbeh.2020.113110

Purdom T, Kravitz L, Dokladny K, Mermier C (2018) Understanding the factors that effect maximal fat oxidation. J Int Soc Sports Nutr 15(1):3. https://doi.org/10.1186/s12970-018-0207-1

Quagliarotti C, Cortesi M, Gatta G, Bonifazi M, Zamparo P, Baldassarre R, Vleck V, Piacentini MF (2021) Wetsuit use during open water swimming. does it "Suit" everybody? a narrative review. Int J Sports Physiol Perform 16(9):1217–1224. https://doi.org/10.1123/ijspp.2020-0808

Rauch CE, McCubbin AJ, Gaskell SK, Costa RJS (2022) Feeding tolerance, glucose availability, and whole-body total carbohydrate and fat oxidation in male endurance and ultra-endurance runners in response to prolonged exercise, consuming a habitual mixed macronutrient diet and carbohydrate feeding during exercise. Front Physiol 12:773054. https://doi.org/10.3389/fphys.2021.773054

Riekert H (2003) Das Orthostasesyndrom. DEUTSCHE ZEITSCHRIFT FÜR SPORTMEDIZIN, Jahrgang 54(12)

Riera F, Bellenoue S, Fischer S, Méric H (2021) Impact of a cold environment on the performance of professional cyclists: a pilot study. Life 11(12):1326. https://doi.org/10.3390/life11121326

Rønnestad BR, Mujika I (2014) Optimizing strength training for running and cycling endurance performance: A review: Strength training and endurance performance. Scand J Med Sci Sports 24(4):603–612. https://doi.org/10.1111/sms.12104

Rønnestad BR, Urianstad T, Hamarsland H, Hansen J, Nygaard H, Ellefsen S, Hammarström D, Lundby C (2022) Heat training efficiently increases and maintains hemoglobin mass and temperate endurance performance in elite cyclists. Med Sci Sports Exerc 54(9):1515–1526. https://doi.org/10.1249/MSS.0000000000002928

Saat M, Tochihara Y, Hashiguchi N, Sirisinghe RG, Fujita M, Chou CM (2005) Effects of exercise in the heat on thermoregulation of japanese and malaysian males. J Physiol Anthropol Appl Hum Sci 24(4):267–275. https://doi.org/10.2114/jpa.24.267

Saunders PU, Pyne DB, Telford RD, Hawley JA (2004) Factors affecting running economy in trained distance runners. Sports Med 34(7):465–485. https://doi.org/10.2165/00007256-200434070-00005

Saycell J, Lomax M, Massey H, Tipton M (2018) Scientific rationale for changing lower water temperature limits for triathlon racing to 12°C with wetsuits and 16°C without wetsuits. Br J Sports Med 52(11):702–708. https://doi.org/10.1136/bjsports-2017-098914

Scharhag-Rosenberger F (2012) Fettstoffwechseltraining—training to enhance fat. Metabolism 63:357–359. https://doi.org/10.5960/dzsm.2012.043

Schnitzler C, Seifert L, Button C (2021) Adaptability in swimming pattern: how propulsive action is modified as a function of speed and skill. Front Sports Active Living 3:618990. https://doi.org/10.3389/fspor.2021.618990

Schubert AG, Kempf J, Heiderscheit BC (2014) Influence of stride frequency and length on running mechanics: a systematic review. Sports Health 6(3):210–217. https://doi.org/10.1177/1941738113508544

Selles-Perez S, Fernández-Sáez J, Cejuela R (2019) Polarized and pyramidal training intensity distribution: relationship with a half-ironman distance triathlon competition. J Sports Sci Med 18(4):708–715

Semciw A, Neate R, Pizzari T (2016) Running related gluteus medius function in health and injury: a systematic review with meta-analysis. J Electromyogr Kinesiol 30:98–110. https://doi.org/10.1016/j.jelekin.2016.06.005

Silva AF, Seifert L, Fernandes RJ, Vilas Boas JP, Figueiredo P (2022) Front crawl swimming coordination: a systematic review. Sports Biomechanics, 1–20 https://doi.org/10.1080/14763141.2022.2125428

Simbaña-Escobar D, Hellard P, Seifert L (2020) Influence of stroke rate on coordination and sprint performance in elite male and female swimmers. Scand J Med Sci Sports 30(11):2078–2091. https://doi.org/10.1111/sms.13786

Sinisgalli R, De Lira CAB, Vancini RL, Puccinelli PJG, Hill L, Knechtle B, Nikolaidis PT, Andrade MS (2021) Impact of training volume and experience on amateur Ironman triathlon performance. Physiol Behav 232:113344. https://doi.org/10.1016/j.physbeh.2021.113344

Sleivert GG, Wenger HA (1993) Physiological predictors of short-course triathlon performance. Med Sci Sports Exerc 25(7):871–876. https://doi.org/10.1249/00005768-199307000-00017

Snyder A, Valdebran M, Terrero D, Amber KT, Kelly KM (2020) Solar Ultraviolet Exposure in Individuals Who Perform Outdoor Sport Activities. Sports Med – Open 6(1):42. https://doi.org/10.1186/s40798-020-00272-9

Snyder KL, Farley CT (2011) Energetically optimal stride frequency in running: the effects of incline and decline. J Exp Biol 214(12):2089–2095. https://doi.org/10.1242/jeb.053157

Sousa CV, Aguiar S, Olher RR, Cunha R, Nikolaidis PT, Villiger E, Rosemann T, Knechtle B (2021) What is the best discipline to predict overall triathlon performance? an analysis of sprint, olympic, Ironman® 70.3, and Ironman® 140.6. Front Physiol 12:654552. https://doi.org/10.3389/fphys.2021.654552

Sousa CV, Nikolaidis PT, Knechtle B (2020) Ultra-triathlon—Pacing, performance trends, the role of nationality, and sex differences in finishers and non-finishers. Scand J Med Sci Sports 30(3):556–563. https://doi.org/10.1111/sms.13598

**15**

Sperlich B, Engel F, Zinner C (2015) Trainingsinterventionen zur Modifikation der Laufökonomie im Mittel- und Langstreckenlauf. Deutsche Zeitschrift für Sportmedizin 2015(09):229–234. https://doi.org/10.5960/dzsm.2015.192

Sperlich B, Matzka M, Holmberg H-C (2023) The proportional distribution of training by elite endurance athletes at different intensities during different phases of the season. Front Sports Active Living 5:1258585. https://doi.org/10.3389/fspor.2023.1258585

Stensrud T, Rossvoll Ø, Mathiassen M, Melau J, Illidi C, Østgaard HN, Hisdal J, Stang J (2020) Lung function and oxygen saturation after participation in Norseman Xtreme Triathlon. Scand J Med Sci Sports 30(6):1008–1016.10.1111/sms.13651

Stewart JA, Merritt EK, Lidstone DE, McBride JM, Zwetsloot KA (2022) Prolonged cycling lowers subsequent running mechanical efficiency in collegiate triathletes. BMC Sports Sci Med Rehabilitat 14(1):149. https://doi.org/10.1186/s13102-022-00543-w

Šuc A, Šarko P, Pleša J, Kozinc Ž (2022) Resistance exercise for improving running economy and running biomechanics and decreasing running-related injury risk: a narrative review. Sports 10(7):98. https://doi.org/10.3390/sports10070098

Sun X, Lam W-K, Zhang X, Wang J, Fu W (2020) Systematic review of the role of footwear constructions in running biomechanics: implications for running-related injury and performance. J Sports Sci Med 19(1):20–37

Swart J, Holliday W (2019) Cycling biomechanics optimization—The (R) evolution of bicycle fitting. Curr Sports Med Rep 18(12):490–496. https://doi.org/10.1249/JSR.0000000000000665

Tang C-K, Huang C, Liang K-C, Cheng Y-J, Hsieh Y-L, Shih Y-F, Lin H-C (2022) Effects of different pedaling positions on muscle usage and energy expenditure in amateur cyclists. Int J Environ Res Public Health 19(19):12046. https://doi.org/10.3390/ijerph191912046

Teległów A, Marchewka J, Tota Ł, Mucha D, Ptaszek B, Makuch R, Mucha D (2022) Changes in blood rheological properties and biochemical markers after participation in the XTERRA Poland triathlon competition. Sci Rep 12(1):3349. https://doi.org/10.1038/s41598-022-07240-1

Tipton M, Bradford C (2014) Moving in extreme environments: open water swimming in cold and warm water. Extreme Physiol Med 3(1):12. https://doi.org/10.1186/2046-7648-3-12

Tomikawa M, Shimoyama Y, Nomura T (2008) Factors related to the advantageous effects of wearing a wetsuit during swimming at different submaximal velocity in triathletes. J Sci Med Sport 11(4):417–423. https://doi.org/10.1016/j.jsams.2007.02.005

Toubekis AG, Tokmakidis SP (2013) Metabolic responses at various intensities relative to critical swimming velocity. J Strength Cond Res 27(6):1731–1741. https://doi.org/10.1519/JSC.0b013e31828ddele

Trinschek J, Zieliński J, Zarębska EA, Kusy K (2022) Male and female athletes matched for maximum oxygen uptake per skeletal muscle mass: equal but still different. J Sports Med Phys Fitness 63(1):95–103. https://doi.org/10.23736/S0022-4707.22.13605-4

Tschakert G, Handl T, Weiner L, Birnbaumer P, Mueller A, Groeschl W, Hofmann P (2022) Exercise duration: independent effects on acute physiologic responses and the need for an individualized prescription. Phys Rep 10(3):e15168. https://doi.org/10.14814/phy2.15168

Turnwald J, Sousa CV, Andrade MS, Thuany M, Cuk I, Nikolaidis PT, Weiss K, Knechtle B (2023) Participation and performance trends in short-, medium-, and long-distance duathlon. Sci Rep 13(1):9303. https://doi.org/10.1038/s41598-023-36050-2

Tyler CJ, Sunderland C (2011) Neck cooling and running performance in the heat: single versus repeated application. Med Sci Sports Exerc 43(12):2388–2395. https://doi.org/10.1249/MSS.0b013e318222ef72

Ulsamer S, Rüst CA, Rosemann T, Lepers R, Knechtle B (2014) Swimming performances in long distance open-water events with and without wetsuit. BMC Sports Sci Med Rehabilitat 6(1):20. https://doi.org/10.1186/2052-1847-6-20

Valenzuela PL, Mateo-March M, Muriel X, Zabala M, Lucia A, Pallares JG, Barranco-Gil D (2022) Road gradient and cycling power: an observational study in male professional cyclists. J Sci Med Sport 25(12):1017–1022. https://doi.org/10.1016/j.jsams.2022.10.001

Valiulin D, Purge P, Hofmann P, Mäestu J, Jürimäe J (2021) Can we improve the functional threshold power test by adding high-intensity priming arm-crank? J Function Morphol Kinesiol 6(4):88. https://doi.org/10.3390/jfmk6040088

Valiulin D, Purge P, Mäestu J, Jürimäe J, Hofmann P (2022) Effect of short-duration high- intensity upper-body pre-load component on performance among high-level cyclists. Sports (Basel, Switzerland) 10(3):32. https://doi.org/10.3390/sports10030032

Van Cutsem J, Marcora S, De Pauw K, Bailey S, Meeusen R, Roelands B (2017) The effects of mental fatigue on physical performance: a systematic review. Sports Med 47(8):1569–1588. https://doi.org/10.1007/s40279-016-0672-0

van Poppel D, van der Worp M, Slabbekoorn A, van den Heuvel SSP, van Middelkoop M, Koes BW, Verhagen AP, Scholten-Peeters GGM (2021) Risk factors for overuse injuries in short- and long-distance running: a systematic review. J Sport Health Sci 10(1):14–28. https://doi.org/10.1016/j.jshs.2020.06.006

Vercruyssen F, Brisswalter J (2010) Which factors determine the freely chosen cadence during submaximal cycling? J Sci Med Sport 13(2):225–231. https://doi.org/10.1016/j.jsams.2008.12.631

Vernillo G, Giandolini M, Edwards WB, Morin J-B, Samozino P, Horvais N, Millet GY (2017) Biomechanics and physiology of uphill and downhill running. Sports Med 47(4):615–629. https://doi.org/10.1007/s40279-016-0605-y

Vikmoen O, Ellefsen S, Trøen Ø, Hollan I, Hanestadhaugen M, Raastad T, Rønnestad BR (2016) Strength training improves cycling performance, fractional utilization of VO 2max and cycling economy in female cyclists: strength training and cycling performance. Scand J Med Sci Sports 26(4):384–396. https://doi.org/10.1111/sms.12468

Vleck VE, Bürgi A, Bentley DJ (2006) The consequences of swim, cycle, and run performance on overall result in elite olympic distance triathlon. Int J Sports Med 27(1):43–48. https://doi.org/10.1055/s-2005-837502

Voltaire B, Berthouze-Aranda S, Hue O (2003) Influence of a hot/wet environment on exercise performance in natives to tropical climate. J Sports Med Phys Fitness 43(3):306–311

Wallner D, Simi H, Tschakert G, Hofmann P (2014) Acute physiological response to aerobic short-interval training in trained runners. Int J Sports Physiol Perform 9(4):661–666. https://doi.org/10.1123/ijspp.2013-0385

Walsh JA (2019) The rise of elite short-course triathlon re-emphasises the necessity to transition efficiently from cycling to running. Sports (Basel, Switzerland) 7(5):E99. https://doi.org/10.3390/sports7050099

Wegmann M, Faude O, Poppendieck W, Hecksteden A, Fröhlich M, Meyer T (2012) Pre- cooling and sports performance: a meta-analytical review. Sports Med 42(7):545–564. https://doi.org/10.2165/11630550-000000000-00000

Weich C, Jensen RL, Vieten M (2019) Triathlon transition study: quantifying differences in running movement pattern and precision after bike-run transition. Sports Biomechanics 18(2):215–228. https://doi.org/10.1080/14763141.2017.1391324

Whiting CS, Hoogkamer W, Kram R (2022) Metabolic cost of level, uphill, and downhill running in highly cushioned shoes with carbon-fiber plates. J Sport Health Sci 11(3):303–308. https://doi.org/10.1016/j.jshs.2021.10.004

Whitty AG, Murphy AJ, Coutts AJ, Watsford ML (2016) The effect of low- vs high-cadence interval training on the freely chosen cadence and performance in endurance-trained cyclists. Appl Physiol Nutr Metab 41(6):666–673. https://doi.org/10.1139/apnm-2015-0562

Wiecha S, Price S, Cieśliński I, Kasiak PS, Tota Ł, Ambroży T, Śliż D (2022) Transferability of cardiopulmonary parameters between treadmill and cycle ergometer testing in male triathletes-prediction formulae. Int J Environ Res Public Health 19(3):1830. https://doi.org/10.3390/ijerph19031830

Witham BR, Babbitt K (2017) Cardiovascular risks in long distance runners. J Christ Nurs 34(2):97–101. https://doi.org/10.1097/CNJ.0000000000000371

Wu C-C, Huang T-H (2019) The effects of a 226-km ironman triathlon race on bone turnover in amateur male triathletes. J Sports Med Phys Fitness 59(10):1709–1715. https://doi.org/10.23736/S0022-4707.19.09564-1

Wu SSX, Peiffer JJ, Peeling P, Brisswalter J, Lau WY, Nosaka K, Abbiss CR (2016) Improvement of sprint triathlon performance in trained athletes with positive swim pacing. Int J Sports Physiol Perform 11(8):1024–1028. https://doi.org/10.1123/ijspp.2015-0580

Zacca R, Mezêncio B, De Souza Castro FA, Nakamura FY, Pyne DB, Vilas-Boas JP, Fernandes RJ (2022) Case study: comparison of swimsuits and wetsuits through biomechanics and energetics in elite female open water swimmers. Int J Sports Physiol Perform 17(1):130–136. https://doi.org/10.1123/ijspp.2021-0044

**15**

# Ernährung

In den folgenden Kapiteln wird ein wissenschaftlich fundierter Überblick als auch praxisrelevante Maßnahmen und Handhabungen über Aspekte der Ernährung im Leistungssport vorgestellt.

**Sporternährung** beschäftigt sich mit der **Zusammensetzung** und **Qualität** einer bedürfnis- und bedarfsgerechten Nahrung für Sportler, unter der Berücksichtigung des Faktors **Zeit** (vorher, während, nachher).

## Inhaltsverzeichnis

# Kohlenhydrate und Sport

*Manfred Lamprecht und Lisa Meixner-Götz*

## Inhaltsverzeichnis

© Der/die Autor(en), exklusiv lizenziert an Springer-Verlag GmbH, DE, ein Teil von Springer Nature 2025
M. Wonisch et al. (Hrsg.), *Kompendium der Sportmedizin*, https://doi.org/10.1007/978-3-662-68883-0_16

## 16.1   Kohlenhydrate und Sport

Die Kohlenhydrate sind der wichtigste Energieträger im Belastungsstoffwechsel. Energetisch verwertbar ist ausschließlich die Glukose. Alle anderen Saccharide müssen zu Glukose aufgeschlossen werden, um Energie in Form von ATP liefern zu können.

Die zelluläre Speicherform der Kohlenhydrate, das Glykogen, ist in Leber- und Muskelzellen eingelagert. Regelmäßiges Training vergrößert die Glykogenspeicher in Leber und beanspruchter Muskulatur. Die Glykogenspeicher in der Muskulatur betragen beim Untrainierten etwa 200 g. Durch Ausdauertraining können sie auf ca. 400 g vergrößert werden. In der Leber können die Glykogenspeicher durch Ausdauertraining von 60 g auf 120 g erhöht werden (Neumann 2009).

Diese Energiespeicher ermöglichen bei trainierten Ausdauerathleten eine intensive Leistungserbringung von 90–120 min ohne Nahrungsaufnahme. Länger dauernde intensive Belastungen erfordern eine zusätzliche Kohlenhydrataufnahme. Es werden freie Fettsäuren, Aminosäuren, Glycerol und Laktat in den Energiestoffwechsel vermehrt einbezogen. Die Bildung von Glukose aus den drei letztgenannten Substraten wird als Glukoneogenese bezeichnet.

Die prozentuale Zufuhrempfehlung für Kohlenhydrate bei Athleten befindet sich zwischen 60–65 % der gesamten täglichen Kalorienzufuhr. Diese Werte stellen einen Richtwert dar, in der Praxis sollte eine individuelle Zufuhrempfehlung anhand der Belastungsintensität berechnet werden (Lamprecht et al. 2017)

Die empfohlene tägliche Zufuhrmenge an Kohlenhydraten bei Sportlern wird in einem Bereich von 5–10g/kg Körpergewicht/Tag angegeben. Athleten die 5–6x die Woche 2–3 h intensives Training betreiben, sollten 5–8 g Kohlenhydrate pro kg Körpergewicht konsumieren, um ihre Glykogenspeicher in Muskulatur und Leber aufrechtzuerhalten. Athleten mit einem hohen Umfang an intensivem Training (3–6 h/Tag, 5–6x/Woche) profitieren von einer Kohlenhydratzufuhr von 8–10 g pro kg Körpergewicht (Kerksick et al. 2017). Bei extrem hohen Trainingsbelastungen (4–5 h/Tag) können sogar bis zu 12 g Kohlenhydrate pro kg Körpergewicht notwendig sein (Lamprecht et al. 2017).

Der Anteil unverdaulicher Kohlenhydrate (Ballaststoffe) soll 30 g pro Tag betragen, was ca. 7 Scheiben Vollkornbrot entspricht. Dies ist in intensiven Trainings- und Wettkampfperioden oft schwer realisierbar. Trotz allem sollte der Ballaststoffanteil in diesen Phasen nicht unter 20 g/Tag sinken, sofern die Verträglichkeit mitspielt.

**16**

## 16.2   Kohlenhydrataufnahme vor Belastungen

### 16.2.1   Kohlenhydrataufnahme im Mikrozyklus vor Wettkämpfen

Durch die in der folgenden Übersicht dargestellten Methoden können die Glykogenreserven bei Spitzensportlern in der Skelettmuskulatur und in der Leber bis auf 700 g angehoben werden. Dadurch entsteht eine Kohlenhydrat-Energiereserve von ca. 3000 kcal/12.600 kJ zur Verfügung. Gleichzeitig entsteht eine Wasserreserve von ca. 2 L (1 g Glykogen bindet 2,7 g $H_2O$) und 15 g Kalium (1 L $H_2O$ bindet ca. 7 g Kalium), was einen zusätzlichen positiven Nutzen gegen die Dehydratation bei Ausdauerbelastungen bringt.

#### ▪▪ Superkompensation („carbohaydrate loading")

Sportler, die sich für Wettkämpfe mit einer Wettkampfdauer von unter 90 min vorbereiten, müssen ihre Kohlenhydratzufuhr nicht anpassen und können sich weiterhin anhand der beschrieben Zufuhrempfehlungen in ▶ Abschn. 18.1 ernähren. Bei einer Wettkampfdauer von über 90 min kann allerdings in den Tagen vor Wettkampfbeginn durch eine Erhöhung der Kohlenhydratmenge eine Leistungsverlängerung erreicht werden. Diese Methode zielt auf die Zunahme der Glykogenspeicher ab und wird Superkompensation oder „carbohydrate loading" bezeichnet.

Die derzeit gängigste Variante der Superkompensation involviert, in der Woche vor Wettkampfstart, auf der einen Seite eine Reduktion der Trainingsumfänge und auf der anderen Seite eine individuelle Erhöhung der Kohlenhydratzufuhr. Durch diese Methode kann der Muskelglykogenspeicher um 10–15 % erhöht werden.

Weitere Varianten der Superkompensation beinhalten eine deutliche Erhöhung der Kohlenhydratzufuhr (10–12 g pro kg Körpergewicht) im Zeitraum von 36–48 h vor Wettkampfbeginn oder eine intensive Ausdauerbelastung 72 h vor Wettkampfstart. Die intensive Ausdauerbelastung führt zu einer Entleerung der Glykogenspeicher, wodurch die Aktivität des Glukosetransporters GLUT-4 hochreguliert wird. Die darauffolgende kohlenhydratreiche Ernährung führt zu einer maximalen Auffüllung der die Glykogenspeicher.

Die Entscheidung welche Variante der Superkompensation gewählt wird, sollte immer auf einer individuellen Ebene stattfinden und in der Vorbereitungsphase getestet werden um etwaige negative Effekte des „carbohydrate loadings" (z. B. Magen-Darm Probleme) zu vermeiden (Lamprecht et al. 2017).

#### ▪▪ Kohlenhydrataufnahme bei der letzten Hauptmahlzeit vor dem Training/Wettkampf

Trainingseinheiten und Wettkämpfe über 90 min Dauer erfordern eine spezifische Kohlenhydrataufnahme bei der letzten Hauptmahlzeit vor der Belastung. 2–4 h vor Belastungsbeginn ist eine kohlenhydratbetonte Hauptmahlzeit empfehlenswert, wobei die Menge 3–4 g Kohlenhydrate/kg Körpergewicht ausmachen soll. Die geeigneten Nahrungsmittel sind – im Unterschied zur Basisernährung – ballaststoffarm und mit möglichst wenig Volumen behaftet. Geeignet sind Nudel- und Reisgerichte (parboiled), Mischbrote, mehlige Kartoffel, Gries, Polenta, Biskuit – immer kombiniert mit reichlich Flüssigkeit. Übermäßige Salat-, Gemüse- und Vollkorngerichte sowie fruktosereiche Gerichte sind zur letzten Hauptmahlzeit vor der Belastung ungeeignet. Vorsicht geboten ist auch mit Obst (Ausnahme: reife Bananen), wegen der erwähnten Fruktose (Durchfallgefahr) und der schweren Verdaulichkeit der Fruchtsäuren (◘ Tab. 16.1).

#### ▪▪ Kohlenhydrataufnahme unmittelbar vor Belastungsbeginn

Unmittelbar vor Belastungsbeginn (= 30 min bis 5 min davor, bei Belastungen > 90 min) sind kleine kohlenhydratreiche Snacks mit einem ausgewogenen Gemisch aus Einfach-/Zweifachzuckern, Oligosacchariden und Polysacchariden sowie einem hohen glykämischen Index (Brouns 1993) empfehlenswert. Energieriegel/-bars, Bananen, ein Stück Mischbrot oder Zwieback sowie Energiegetränke sind passend. Die

**◘ Tab. 16.1**   Verdaulichkeit der Kohlenhydrate

| | Anzahl der Hexosen | Max. Oxidationsrate (g/min) | Risiko gastrointestinaler Beschwerden |
|---|---|---|---|
| Monosaccharide | | | |
| Glukose | 1 | 1,1 | Gering |
| Fruktose | 1 | 0,7 | Hoch |
| Galaktose | 1 | 0,4 | Hoch |
| Disaccharide | | | |
| Saccharose | 2 | 0,9 | Gering |
| Maltose | 2 | 1,0 | Gering |
| Laktose | 2 | – | Gering |
| Glucosepolymere | | | |
| Maltodextrine | 3–20 | 1.0 | Gering |
| Amylopectin | > 100 | 1,1 | Gering |
| Amylose | > 100 | < 0,4 | Hoch |

geeigneten Mengen müssen individuell erprobt werden. 1 g/kg Körpermasse erscheint als Maximum (Neumann 2009). Der Füllungszustand des Magens darf vom Athleten keinesfalls als unangenehm empfunden werden. Wichtig ist auch die dazugehörige adäquate Flüssigkeitsaufnahme.

Diese Maßnahmen führen bei trainierten Athleten nicht zu den früher publizierten hypoglykämischen Zuständen. Die Abgabe von Insulin an das Blut hält sich unter Belastungsbedingungen in physiologischen Grenzen, vor allem durch die Aktivität des Adrenalins – ein Antagonist zum Insulin –, welches bei Belastung ausgeschüttet wird. Dadurch bleibt der Blutzuckerspiegel bei nachfolgender sportlicher Belastung konstant (Levine et al. 1983). Spitzenathleten sollten trotzdem einen GTT (Glukose-Toleranz-Test) durchführen, um ihre individuelle metabolische Reaktion zu bestimmen.

Vorteile der Kohlenhydratsnacks unmittelbar vor Belastung ist die vorläufige Schonung des Leber- und Muskelglykogens in der ersten Stunde der Dauerbelastung.

## 16.3   Kohlenhydrataufnahme während der Belastung

Die Zufuhr von kohlenhydratreichen Snacks und Getränken während einer anhaltenden Ausdauerbelastung sichert die Leistungsfähigkeit und verlängert die Belastungszeit signifikant. Die kontinuierlich zugeführten Kohlenhydrate halten die Oxidationsrate der Glukose aufrecht und verhindern bei langen intensiven Belastungen eine Hypoglykämie und somit einen Belastungsabbruch. Die damit einhergehende Schonung der Leberglykogenspeicher ist vor allem in Belastungen mit intensiven Schlussphasen wesentlich, da auf diese Glykogenspeicher am Ende der Belastung zurückgegriffen werden kann (Lamprecht et al. 2017).

Fällt der Blutglukose-Spiegel unter 63 mg/dl ab, können Funktionsstörungen des Zentralnervensystems auftreten. Gleichgewichtsstörungen, Koordinationsstörungen, Dysmetrie und eingeengtes Bewusstsein sind die Erscheinungsbilder (Neumann 2009).

Die empfohlenen Aufnahmemengen zur Aufrechterhaltung einer intensiven Ausdauerbelastung liegen bei 40–80 g/Stunde (Neumann 2009; Murray 1997). Mehr als 40 g KH/Stunde sind mit Getränken jedoch schwer aufzunehmen (zu große Volumina, Süße), weshalb reife Bananen, Energie-/Müsliriegel oder Energiegels als Kohlenhydratträger während der Belastung praktikabel sind. Bei Bananen ist auf den Reifegrad zu achten, bei Energie- und Müsliriegeln auf die Substratanalyse auf der Verpackung: Grüne Bananen liefern weniger Energie (◘ Tab. 16.2). Einige der im Handel erhältlichen Müsli- und Energieriegel weisen einen zu geringen KH-Anteil, dafür einen zu hohen Fettanteil auf (◘ Tab. 16.3). Abhängig von der KH-Zusammensetzung der Nahrungsmittel bzw. Riegel sind jene Produkte die brauchbarsten KH-Spender, die sowohl eine hohe KH-Dichte als auch einen hohen KH-Gehalt aufweisen.

Die effizientesten KH-Spender sind die Energiegels. Jedoch muss bei der Aufnahme dieser Gels genügend Wasser dazu getrunken werden (mind. 500 ml/40 g Gel), da ansonsten die Teilchenkonzentration im Magen-Darm-Trakt zu hoch wird (Hypertonie). Dehydratation, Leistungseinbuße bis hin zu Blähungen und Durchfällen sind die möglichen Folgen, wenn zu wenig Wasser getrunken wird.

60 min nach Belastungsbeginn sollte mit der Kohlenhydrataufnahme begonnen werden, danach alle 15 min ca. 15–20 g weiter supplementieren, sodass sich pro Stunde eine Kohlenhydratzufuhr von 60–80 g ergibt.

◘ **Tab. 16.2** Veränderung in der Kohlenhydrat-Zusammenstellung während der Bananenreifung (nach Brouns ► 1997)

|  | 0 Tage | 2 Tage | 4 Tage | 6 Tage | 8 Tage |
|---|---|---|---|---|---|
| Reifegrad | Grün + etwas gelb | Gelb + etwas grün | Gelb | Gelb mit einigen schwarzen Punkten | Gelb mit vielen schwarzen Punkten |
| KH (g/100g) | 28 | 29 | 28 | 27 | 26 |
| Stärke (%) | 82 | 41 | 26 | 9 | 3 |
| Glukose (%) | 7 | 48 | 63 | 81 | 88 |
| Übrige KH (%) | 11 | 11 | 11 | 10 | 9 |
| Verdaubarkeit | Schlecht | Mäßig | Ziemlich gut | Gut | Sehr gut |

**◻ Tab. 16.3** Nahrungsmittel, Kohlenhydratdichte (= % der Kalorien) und Kohlenhydratgehalt (nach Worm 1991)

| Nahrungsmittel | Prozentanteile der Kalorien aus KH | KH-Gehalt/100 g Nahrungsmittel |
|---|---|---|
| Traubenzucker | 100 % | 91,0 g |
| Banane | 94,5 % | 28,0 g |
| Apfel | 92,5 % | 12,4 g |
| Reis gekocht | 91,9 % | 19,5 g |
| Kartoffeln gekocht | 91,2 % | 15,4 g |
| Mischbrot | 85,8 % | 50,0 g |
| Nudeln gekocht | 64,6 % | 18,2 g |
| Energieriegel „H" | 67,4 % | 65,0 g |
| Energieriegel „N" | 54,6 % | 65,5 g |
| Müsliriegel | 46,8 % | 48,3 g |
| Vollkornkeks | 40,6 % | 43,9 g |
| Kornland Apfel | 66,1 % | 70,7 g |
| Kornland Schokomüsli-riegel | 51,2 % | 60,0 g |
| Kornland Jokorn | 61,7 % | 67,0 g |
| Ovomaltine-Riegel | 59,9 % | 65,1 g |
| Ovomaltine-Pulver | 82,1 % | 74,8 g |
| Corny Schoko-Banane | 64,1 % | 65,0 g |
| Ruma 7 Früchte Müsli-riegel | 56,7 % | 43,5 g |

Entscheidend ist auch die Art der zugeführten Kohlenhydrate: Glukose (Traubenzucker) besitzt den höchsten glykämischen Index und kommt, adäquat mit Wasser und Natrium zugeführt, bereits nach weniger als

10 min im Energiestoffwechsel der Skelettmuskulatur zur Verwertung.

Fruktose hingegen wird sehr langsam resorbiert und ist in großen Mengen schwer magenverträglich. Der Fruktoseanteil sollte < 50 % aller aufgenommenen Zuckerarten betragen (Murray 1997).

Am effektivsten ist die Aufnahme einer Glukose/Fruktose-Mischung, die eine Kohlenhydratresorption bis zu 1,3 g/min zulässt (Jentjens et al. 2004).

Bei Problemen mit der Fruktose-Resorption können Maltose (Disaccharid) und Maltodextrine (Triosen, Tetrosen) als Alternative verwendet werden. Diese sind im Gegensatz zur Fruktose gut magenverträglich. Sie werden etwas langsamer resorbiert und entfalten ihre Wirkung über einen längeren Zeitraum. Sie sind in diversen Sportgetränken und Energieriegeln enthalten bzw. werden in Pulverform vertrieben.

**16**

## 16.4 Kohlenhydrataufnahme nach der Belastung

In der Nachbelastungsphase spielen die Menge und der Zeitpunkt der Kohlenhydratzufuhr eine wichtige Rolle, um sicherzustellen, dass es zu einer schnellen und kompletten Wiederauffüllung der Glykogenspeicher kommt. Die Glukoseaufnahmekapazität der Muskulatur ist durch die gesteigerte Aktivität des GLUT-4 Glukosetransporters direkt nach der Belastung höher, was zu einer schnelleren Glykogenresynthese führt. Daher wird empfohlen 1–1,2 g Kohlenhydrate pro kg Körpergewicht direkt nach der Belastung und 2–4 h nach Belastungsende zu sich zu nehmen (Lamprecht et al. 2017).

Diesen Tatsachen entgegen steht die Appetitlosigkeit nach Belastungsende. Daher ist die Aufnahme schneller Zucker, das sind Zuckerarten mit einem hohen glykämischen Index (s. ◘ Tab. 16.4) in Form von Kohlenhydratlösungen die beste Variante. Getränke werden am ehesten angenommen. Auch kleine Snacks wie Bananen, kohlenhydratreiche Riegel, Ovomaltine, Brötchen, Gels etc. sind geeignet. Die Aufnahme solcher Snacks kann in der Vorbereitungsphase über mehrere Monate „geübt" werden.

Wichtig ist hier anzumerken, dass eine zusätzliche Proteingabe, wie bei Tour-de-France-Athleten diagnostiziert, die Glykogensynthese (Wagenmakers et al. 1997) noch weiter verbessert. Ein Verhältnis von 4:1 bis 3:1 zugunsten der Kohlenhydrate,

◘ **Tab. 16.4**  Glykämischer Index von verschiedenen Nahrungsmitteln

| Hoher glykämischer Index (> 70) | Mittlerer glykämischer Index (50–70) | Niedriger glykämischer Index (< 50) |
|---|---|---|
| Weißbrot | Nudeln (Spaghetti, Makkaroni etc.) | Linsen |
| Mischbrot | Haferflocken | Bohnen |
| Sirup | Vollkornprodukte | Erbsen |
| Cornflakes | Biskuit | Tomaten |
| Reis (parboiled) | Müsli natur | Feigen |
| Kartoffeln püriert | Kartoffeln speckig | Pflaumen |
| Rosinen | Kartoffelchips | Fruktose |
| Bananen (reif) | Bananen (grün) | Milch |
| Energiebars/Müsliriegel | Reis (vollkorn) | Joghurt |
| Honig | Mais | Eiscreme |
| Traubenzucker (Glukose) | Weintrauben | Käse |
| Haushaltszucker (Saccharose) | Orangen | Pfirsich |
| Energiegels | Trockenobst | Apfel |

mengenmäßig als auch energetisch, wird als optimal erachtet (Abschn. 20.6). Der Kohlenhydratanteil sollte energetisch > 65 % sein, der Proteinanteil bei 20–25 % und der Fettanteil idealerweise < 5 %.

Im Interesse der schnellen Regeneration ist die Aufnahme von ballaststoffreichen Nahrungsmitteln, welche in der Regel einen niedrigen glykämischen Index aufweisen, auf die nächste Hauptmahlzeit (1–2 h nach Belastungsende) zu verlegen.

Für die optimale Aufladung der verbrauchten Kohlenhydrat-Energievorräte, auch als „Recharging" bezeichnet, sollten kohlenhydratreiche Snacks, Drinks bzw. Mahlzeiten (> 70 % KH-Anteil) über mehrere Stunden nach dem Training zugeführt werden. 1 g KH pro kg Körpergewicht und Stunde über die ersten vier Folgestunden nach dem Training gelten als Standardempfehlung, um optimale Verhältnisse für die Glykogen-Wiederaufladung zu schaffen (Worm 1991).

## 16.5  Glykämischer Index und Glykämische Ladung

Der glykämische Index ist ein Maß für die Verdauungs- und Resorptionsgeschwindigkeit von Kohlenhydraten. Glukose gelangt enteral am schnellsten ins Blut und bewirkt deshalb eine rasche Insulin-Response. Sie wird gleich 100 gesetzt. Alle anderen Nahrungsmittel gehen langsamer ins Blut über und werden in % der Glukose-Resorptionsgeschwindigkeit angegeben. Der Einfachheit halber wird nur mit ganzen Zahlen, die jedoch Prozentwerten entsprechen, gearbeitet.

Die Zufuhr von Lebensmitteln mit hohem glykämischem Index führt in Ruhe zu einer zu starken Insulin-Response und daher zu einem reaktiven Hypoglykämierisiko (Williams 1995). Während der sportlichen Belastung und unmittelbar danach wird ebenfalls eine erhöhte, jedoch moderatere (und erwünschte) Insulin-Response gefunden (Stephens und Braun 2008). Die Ursache dafür ist nicht eindeutig geklärt; hypothetisch dürfte der – durch die Belastung induzierte – Katecholamin-Anstieg im Plasma eine Rolle spielen. Katecholamine sind Antagonisten des Insulins.

In den letzten Jahren wird auch vermehrt auf die **„Glykämische Ladung"** (GL) Rücksicht genommen. Die Glykämische Ladung von Lebensmitteln gibt an, wie vollgepackt mit Kohlenhydraten das Produkt, die Portion oder die Mahlzeit ist. Die GL berücksichtigt den glykämischen Index (GI) und errechnet sich aus dem Produkt aus GI × Kohlenhydratgehalt (in g) pro Portion, dividiert durch 100 – ist also auch ein dimensionsloser Index.

Die Skalierung lautet:
- > 20 = hoch
- 11–19 = mittel
- bis 10 = niedrig

Als Beispiel für die GL soll die Wassermelone dienen: Der Zucker in der Frucht hat einen mittleren bis hohen GI (72). Eine Portionsgröße von 120 g hat jedoch nur 6 g verfügbaren Zucker, d. h., die GL ist niedrig (4). In Maßen kann also auch eine Wassermelone konsumiert werden.

> Für die Sporternährung sind beide Indizes von Bedeutung.

◩ Tab. 16.4 führt den glykämischen Index verschiedener Nahrungsmittel auf.

---

**Überprüfen Sie Ihr Wissen**
- Wann macht die Superkompensation Sinn und welche Varianten kennen Sie?
- Wann, wie viele und welche Kohlenhydrate sollten Sportler vor, während und nach der Belastung zu sich nehmen?
- Was bedeuten die Begriffe „Glykämische Ladung" und „glykämischer Index"?

---

## Literatur

Brouns F (1993) Die Ernährungsbedürfnisse von Sportlern. Springer, Berlin/Heidelberg

Jentjens RLPG, Moseley L, Waring RH, Harding LK, Jeukendrup AE (2004) Oxidation of combined ingestion of glucose and fructose during exercise. J Appl Physiol 96:1277–1284

Kerksick CM, Arent S, Schoenfeld BJ, Stout JR, Campbell B, Wilborn CD, Taylor L, Kalman D, Smith-Ryan AE, Kreider RB, Willoughby D, Arciero PJ, VanDusseldorp TA, Ormsbee MJ, Wildman R, Greenwood M, Ziegenfuss TN, Aragon AA, Antonio J (2017) International society of sports nutrition position stand: nutrient timing. J Int Soc Sports Nutr 29(14):33. https://doi.org/10.1186/s12970-017-0189-4. PMID: 28919842; PMCID: PMC5596471

Lamprecht M, Holasek S., Konrad M, Seebauer W, Hiller-Baumgartner D (2017) Lehrbuch Der Sporternährung (Vol. 1). CLAX Fachverlag GmBH, Graz

Levine L, Evans WJ, Cadarette BS, Fisher EC, Bullen BA (1983) Fructose and glucose ingestion and muscle glycogen use during submaximal exercise. J Appl Physiol 55:1767–1771

Murray R (1997) Electrolyte replacement solutions: formulation issues. In: Ibc, joint meeting of clinical biochemists. Padova, Italy

Neumann G (2009) Ernährung im Sport, 6. Aufl. Meyer und Meyer, Aachen

Stephens BR, Braun B (2008) Impact of nutrient intake timing on the metabolic response to exercise. Nutr Rev 66(8):473–476

Wagenmakers AJM, Pannemans DLE, Jeukendrup AE, Gijsen AP, Senden JMG, Halliday D, Saris WHM (1997) The effect of exercise on protein metabolism is tracer dependent. In: Ibc, joint meeting of clinical biochemists. Padova, Italy

Williams MH (1995) Nutrition for fitness and sport. Brown & Benchmark Publ, USA

Worm N (1991) Richig essen, richtig fit. Sportinform Verlag, München

### Weiterführende Literatur

Jeukendrup AE (1999) Wirksamkeit verschiedener Kohlenhydratquellen zur Energiebereitstellung während sportlicher Aktivität. Insider Vol 7, Nr 2, Oktober 1999

# Fette und Sport

*Manfred Lamprecht und Lisa Meixner-Götz*

**Inhaltsverzeichnis**

© Der/die Autor(en), exklusiv lizenziert an Springer-Verlag GmbH, DE, ein Teil von Springer Nature 2025
M. Wonisch et al. (Hrsg.), *Kompendium der Sportmedizin*, https://doi.org/10.1007/978-3-662-68883-0_17

Die Zufuhr an Fett in der westlichen Zivilisation entspricht im Durchschnitt knapp 40 % der Gesamtenergiezufuhr pro Tag und übersteigt somit weit die Empfehlung der Deutschen, Österreichischen und Schweizer Gesellschaft für Ernährung (D-A-CH Referenzwerte für die Nährstoffzufuhr). Laut Empfehlung sollte die Zufuhr an Fett ≤ 30 % der Gesamtenergiezufuhr betragen (▶ https://www.dge.de/wissenschaft/referenzwerte/).

Im Ausdauerleistungssport und in Spielsportarten sollte der tageskalorische Fettanteil über ca. 70 % des Trainingsjahres 25 % nicht übersteigen. Bei fehlender Ernährungsmotivation, in der Übergangsperiode, evtl. in der Aufbauphase, können kürzere Phasen mit höherem Fettanteil, zum Zwecke der Motivation und Abwechslung, eingeschoben werden. In der Wettkampfphase wäre eine Reduktion des Fettkalorienanteils auf 20–25 % leistungsoptimierend. Sehr fettarme Ernährungsinterventionen (< 20 % der Tagesenergieaufnahme aus Fett) sollten jedoch nicht länger als einen Monat durchgeführt werden, da der Aufwand dafür, die in der Regel fehlende geschmackliche Komponente in der Nahrung, die Athleten demotiviert, und die Motivation für das Training rauben kann.

Eine dauerhafte Fettzufuhr von weniger als 20 % ist nicht ratsam – auch deshalb, da es dabei fast unmöglich wird, den Bedarf an fettlöslichen Vitaminen, Mineralstoffen und Spurenelementen abzudecken. In Kraftsportarten wie Schwerathletik, Gewichtheben oder Kraftdreikampf (Ausnahme: Bodybuilding) kann der Fettanteil bis zu 30 % ausmachen, in der Praxis liegt er oft darüber.

Die Fettspeicher für den Energiestoffwechsel („Betriebsfett") liegen vorwiegend im Unterhautfettgewebe und in der Skelettmuskulatur. Baufette um Herz, Nieren, Gelenke etc. sollten nicht zur Energiebereitstellung herangezogen werden, da Organschädigungen folgen könnten. Der Körperfettanteil von Weltklasseausdauerathleten liegt unter 10 % (Armstrong et al. 2002).

Morphologisch sind die Fettdepots in den Muskelzellen in Granula in der Nähe der Mitochondrien anzutreffen. Ausdauertrainierte Muskelfasern enthalten 2,5-mal mehr Fett als untrainierte Muskelfasern (Konopka 2009).

Ein 75 kg schwerer, normalgewichtiger Mann mit einem diagnostizierten Körperfettanteil von 20 % hat ca. 15 kg Fettgewebe (Frauen + 5 %, da weniger Muskelmasse vorhanden ist). 1 kg Fettgewebe liefert ca. 7000 kcal, da Fettgewebe neben Fett vor allem noch Wasser (23 %) enthält. Dies ergäbe ein Fettenergiedepot von ca. 100.000 kcal, was eine Energieverfügbarkeit an Fettsäuren für ca. 30 Marathons bedeutet.

Fettsäuren benötigen jedoch Kohlenhydrate, um oxidiert werden zu können („Fette verbrennen im Feuer der Kohlenhydrate"). Oxalacetat, ein Salz des Zitratzyklus, wird aus dem Glukoseabbau gewonnen und ist für die Funktion dieses biochemischen Zyklus essenziell. Fettsäuren können daher über AcetylCoenzym-A nicht in den Zitratzyklus gelangen, wenn nicht ein geringfügiger Anteil an Kohlenhydraten für die Energiegewinnung zur Verfügung gestellt wird. Extremer Leistungsabfall, Konzentrations- und Kognitionsstörungen sowie die Ansammlung von Ketonkörpern sind die Folge einer Kohlenhydratdepletion.

**17**

## 17.1   Körperfettreduktion und „Fettstoffwechseltraining"

Während bei der Körperfettreduktion der Verlust von Körperfett im Vordergrund steht, geht es beim Fettstoffwechseltraining um die Ausnutzung von Fettsäuren bei möglichst hohen Intensitäten, um Kohlenhydratreserven zu schonen. Nichtsdestotrotz sind Körperfettreduktion und Fettstoffwechseltraining in enger Wechselwirkung.

Fettsäuren können nur aerob Energie liefern, daher muss die Belastungsintensität im aeroben Bereich liegen, um möglichst viele Fettsäuren für die Energiegewinnung heranziehen zu können. Diese Energiegewinnung aus Fettsäuren lässt sich gezielt trainieren und ist im Ausdauerleistungssport sehr sinnvoll, um die Glykogenreserven zu schonen und zu einem späteren Zeitpunkt während der Belastung zur Verfügung zu haben („Fettstoffwechseltraining").

Entscheidend für eine effektive Reduktion des Körperfetts und auch für ein effektives Fettstoffwechseltraining im Hobby- bzw. Leistungssport sind mehrere Komponenten, die im Folgenden aufgeführt werden.

---

**Komponenten eines effektiven Fettstoffwechseltrainings**
- Eine negative Energiebilanz muss über eine festgelegte Zeitschiene erzielt werden
- Man sollte den Ausdauer- bzw. Kraftausdauertrainingszustand optimieren
- Belastungskomponenten: Reizdichte, Umfang, Intensität, Dauer, Häufigkeit abstimmen
- Ernährung: Verteilung und Qualität der Energieträger/Makronährstoffe abstimmen
- Ernährung: Mikronährstoffversorgung und Flüssigkeitsbilanz abstimmen
- Zeitliche Anordnung des Trainings bzw. der Mahlzeitaufnahme beachten
- Sinnvoller Einbau in die Trainingsperiodisierung
- Sinnvolle Auswahl der Nahrungsmittel

---

**▪▪ Negative Energiebilanz und Energiesubstratverteilung**

Häufig – vor allem bei Hobbyausdauersportlern – ist eine gezielte Körperfettreduktion, gekoppelt mit Gewichtsreduktion, das Trainingsziel. Weniger Gewicht bedeutet oft mehr Leistung pro kg Körpergewicht. Bei den meisten Sportarten sollte die Tagesenergiebilanz leicht negativ sein (500 „Negativkilokalorien"), was einer wöchentlichen Gewichtsreduktion von ca. 0,5–1 kg entspricht. Die tägliche Energiesubstratverteilung richtet sich nach den Empfehlungen zur gesunden Basisernährung (KH: 55 %, EW: 15 %, Fett: 30 %). In acht Wochen ist dabei ein Gewichtsverlust von 5 kg, bei gleichzeitiger Leistungsverbesserung, möglich (Armstrong et al. 2002). Sinnvoller wäre es für Hobby- und Gesundheitssportler jedoch, das Körperfett-Reduktionsprogramm auf 16 Wochen anzusetzen. Durch die langsamere Gewichts- und Körperfettreduktion erhöht sich die Wahrscheinlichkeit auf eine Lebensstilumstellung und dadurch auch die einer nachhaltigen Wirkung der eingesetzten Maßnahmen.

Im Spitzensport (Rad, Langlauf, Triathlon etc.) wird häufig mit einem radikaleren Energiebilanzprotokoll bzw. -Substratverteilung zur Körperfettreduktion gearbeitet: In einem Zeitraum von 10–14 Tagen werden 1000 Negativkilokalorien oder nur ca. 60 % der passenden täglichen Energieaufnahme aufgebürdet. Die Makronährstoffverteilung verschiebt sich zugunsten der Eiweißaufnahme, um durch die verminderte Energiezufuhr – und die damit in Relation stehende niedrigere Proteinaufnahme – einen Abbau an Muskulatur zu verhindern bzw. deren Aufbau sogar zu fördern. Der Kohlenhydratanteil wird leicht reduziert, der Fettanteil deutlich: KH: 40–50 %, EW: 30–35 %, Fett: 20 %. Für die Proteinaufnahme ist die Empfehlung in g/kg Körpergewicht geeigneter: 1,5 g–2,5 g pro kg Körpergewicht sollten pro Tag an Eiweiß aufgenommen werden (Mettler et al. 2010). Diese Empfehlungen gelten ab mindestens vier Trainingseinheiten pro Woche von mindestens einer Stunde Dauer während der 2-wöchigen Körperfettreduktionsphase. Anwendungsbeobachtungen zeigten die effektivsten Ergebnisse bei 6–8 Trainingseinheiten pro Woche, Ausdauer- und Krafttrainingseinheiten kombiniert.

#### ▪▪ Trainingszustand

Einen wesentlichen Einfluss auf die Fettsäurenutilisation nimmt vor allem der Ausdauertrainingszustand ein. Je besser ausdauertrainiert der Organismus ist, desto effizienter ist die Fähigkeit, sogar bei höheren Trainingsintensitäten Fette zu verbrennen. In speziellen Trainingsabschnitten in der Vorbereitungsphase wird dies bei Ausdauersportarten (Langlauf, Rad) im Hochleistungssport praktiziert. Außerdem liegt es auf der Hand, dass dadurch auch mehr Fett insgesamt verbraucht wird und die Körperfettdepots im Unterhautfettgewebe reduziert werden. Vom Trainingszustand der einzelnen Personen wird auch der Trainingsumfang determiniert.

Der physische Fitnesszustand im Ausdauerbereich bestimmt die Effizienz der Fettsäurenutilisation am wesentlichsten. Die Entwicklung einer adäquaten kardiozirkulatorischen Leistungsfähigkeit (Durchhalten einer aeroben Leistung von mindestens 30 min) stellt die Voraussetzung für die Durchführung eines Fettstoffwechseltrainings dar. Hobby- und Gesundheitssportler sollten zunächst primär ausdauerbetont agieren, während Leistungssportler in diesem 2-Wochen-Abschnitt von Anfang an Krafttrainingseinheiten einbauen. Die Gefahr des Verlustes an Muskelmasse bzw. an Kraft wäre sonst zu groß.

#### ▪▪ Reizdichte

Hobby- und Gesundheitssportler sollten nach Trainingseinheiten vollständig regenerieren (2–3 Tage Pause nach der Trainingseinheit). Dabei geht es eher darum, möglichst bald und effektiv ein kardiozirkulatorisches Fitneslevel zu erreichen, welches es ermöglicht, viel Energie durch Training zu verbrauchen.

Leistungssportler verwenden häufig absichtlich kurze Pausen während der Körperfettreduktionsarbeit. Je kürzer die Pausen zwischen den Trainingseinheiten sind (24 h und weniger), desto größer ist auch der Effekt des Fettstoffwechseltrainings. Die Glykogendepots haben nicht die Möglichkeit, sich aufzufüllen, und bei höheren Intensitäten werden eher die Fette als Kohlenhydrate für die Energiebereitstellung herangezogen. Dadurch möchte man bewirken, dass die Kohlenhydrate eingespart und erst in einer späteren, wichtigeren Zeitspanne utilisiert werden.

#### ▪▪ Belastungsumfang

Eine Erhöhung des Belstungsumfangs (z. B. Laufkilometer, Höhenmeter) bewirkt eine Verlängerung der Belastungsdauer, sofern die Intensität gleich bleibt. Die Justierung des Belastungsumfangs ist beim Fettstoffwechseltraining nicht so wesentlich wie die Regulierung der anderen Belastungskomponenten.

#### ▪▪ Belastungsintensität

Der ideale Intensitätsbereich, um quantitativ am meisten Fettsäuren zu oxidieren, liegt nach Achten und Jeukendrup (2002) bei einer Belastungsintensität von 55–65 % der $VO_{2max}$. Dies entspricht ca. 75–85 % der maximalen Herzfrequenz und ist unabhängig vom Trainingszustand und auch unabhängig davon, ob die gemäßigte Variante für Hobby- und Gesundheitssportler (8–16 Wochen) oder die radikale Variante für (Hoch-)Leistungssportler (10–14 Tage) gewählt wird (◘ Tab. 17.1).

#### ▪▪ Belastungsdauer

Die Utilisation der freien Fettsäuren steigt mit Fortdauer der Belastung ständig an (Brouns 1993). Nach ca. 30 min ist der Fettstoffwechsel voll aktiviert. Je länger die Belastung bei mittlerer Intensität gehalten wird, desto mehr Fettkalorien werden utilisiert. Bei kurzen Belastungen (30–40 min), wenn die Tagesenergiebilanz negativ bleibt, wird im geringen Umfang bereits Fettgewebe abgebaut.

Beim Laufen wird eine Stunde als Minimum erachtet, beim Radfahren zwei Stunden. Beim Langzeittriathlon (3,8 km Schwimmen, 180 km Rad, 42 km Laufen, Dauer: 8–10 h in der Weltklasse) deckt die Fettsäureverbrennung 65–75 % des Energiebedarfs (Neumann 2009). „The longer, the better."

Fachgesellschaften wie das American College of Sports Medicine oder die Österreichische Gesellschaft für Ernährung empfehlen mindestens 150 min/Woche körperliche Aktivität für Hobby- und Gesundheitssportler. Eine Vorgabe, die auch für die Körperfettreduktion effektiv sein dürfte.

Für Leistungssportler sollte die Wochenbelastungsdauer mindestens 360 min betragen und die Dauer einer Trainingseinheit mindestens 60 min.

◘ **Tab. 17.1** Substratverteilung und Energiebilanz bei unterschiedlicher Trainingsdauer und Trainingsintensitäten

| | F : KH in % | Gesamt in kcal | F : KH in kcal |
|---|---|---|---|
| 1 h Training, je nach Intensität | | | |
| Etwa 40 % der $VO_{2max}$ = extensives Training | 50:50 | 300 | 150:150 |
| Etwa 60 % der $VO_{2max}$ = mittelintensives Training | 30:70 | 600 | 180:420 |
| 2 h Training, je nach Intensität | | | |
| 40 % der $VO_{2max}$ = extensives Training | 70:30 | 600 | 420:180 |
| 55–65 % der $VO_{2max}$ = mittelintensives Training | 60:40 | 1200 | 720:480 |

#### ▪▪ Belastunghäufigkeit

Je häufiger im Mikrozyklus trainiert wird, desto effektiver wird die Fettsäureutilisation:

- Minimum: 3-mal/Woche für Hobby- und Gesundheitssportler;
- Optimum: 6- bis 8-mal/Woche für Leistungs- und Hochleistungssportler (Armstrong et al. 2002).

#### ▪▪ Ernährung: Makro- und Mikronährstoffe, Flüssigkeitsbilanz

Es ist bei der Körperfettreduktion und beim Fettstoffwechseltraining auch wichtig, auf die Aufnahme der Mikronährstoffe wie Vitamine, Mineralstoffe und auf die Aufnahme von Wasser zu achten. Durch die negative Energiebilanz sollten Lebensmittel ausgewählt werden, die auch eine hohe Nährstoffdichte aufweisen. Sofern die vollwertige Nahrung nicht vertragen wird, können Vitamin- und/oder Mineralstoffsupplemente indiziert sein. Die Aufnahme von genügend Flüssigkeit ist in den Phasen des Fettstoffwechseltrainings besonders wichtig. Die verringerte Aufnahme von Nahrung bedingt eine niedrigere Versorgung mit Makro- und Mikronährstoffen. Dadurch kann auch der begleitende Flüssigkeitskonsum zurückgehen. Dadurch wird Muskelmasse schneller abgebaut, was man aber vermeiden will. In dieser Phase sollte man besonders auf die 35–40 ml/kg Körpergewicht und Tag an Flüssigkeitsaufnahme achten. Die Hälfte davon in sichtbarer Flüssigkeit.

#### ▪▪ Zeitliche Anordnung des Trainings und der Mahlzeitaufnahme

Der Effekt der Fettutilisation wird nach einer Overnight-fast-Phase optimiert. 12–14 h nach der letzten Nahrungsaufnahme ist die Empfehlung für gesunde Sportler. Allerdings: Es nutzt nichts, im nüchternen Zustand eine Trainingseinheit anzulegen, wenn die Tages- und Wochenenegiebilanz nicht negativ sind. Die negative Energiebilanz bleibt die oberste Prämisse.

Während des Trainings sollte man nur energielose bzw. -arme Getränke zuführen und nach dem Training vor allem Flüssigkeit zuführen. Kleine, sogar kohlenhydratreiche Snacks haben sich für Hobby- und Gesundheitssportler als praktikabel erwiesen, da sie den Heißhunger vor der nächsten Hauptmahlzeit dämpfen. Fressattacken werden dadurch vermieden, und die Energiebilanz wird somit eher nicht positiv.

#### ▪▪ Sinnvoller Einbau in die Trainingsperiodisierung

Fettstoffwechseltraining wird bei Leistungssportler in der Regel in der Vorbereitungsperiode oder in einer Übergangsperiode, Zwischensaison etc. durchgeführt. Das Programm sollte mindestens vier Wochen vor einer Wettkampfphase abgeschlossen sein.

#### ▪▪ Nahrungsmittel

Die geeigneten Fettnahrungsmittel für Leistungssportler unterscheiden sich nicht von jenen für den Normalverbraucher: hochwertige pflanzliche Öle (Distelöl, Maiskeim-, Sonnenblumenöl) und Omega-3-Fettsäuren (Eicosapentaensäure, Docosahexaensäure, alpha-Linolensäure) aus Kaltwasserfischen wie Lachs, Makrele, Hering bzw. Raps- und Leinöl bevorzugen. Sichtbare Fette und nicht sichtbare Fettträger (Erdnüsse, Chips, Torten, Schokolade, Salami-Pizza etc.) reduzieren und ein Verhältnis von gesättigten zu einfach ungesättigten zu mehrfach ungesättigten Fettsäuren von 1 : 1 : 1 wahren (laut ÖGE jeweils 10 % der Energiezufuhr in der Basisernährung).

Fette mit einem hohen Anteil an mehrfach ungesättigten Fettsäuren weisen folgende Eigenschaften auf (Geiss und Hamm 2001):
— weiche bis flüssige Konsistenz,
— niedriger Schmelzpunkt,
— leicht verdaulich,
— Schutzeffekt gegenüber Erhöhung des Cholesterinspiegels.

Einige mehrfach ungesättigte Fettsäuren (MUFS) sind essenziell. Die wichtigste essenzielle Fettsäure ist die 2-fach ungesättigte Linolsäure, eine Omega-6-Fettsäure aus Keimölen. Die Aufnahme von Omega-6-Fettsäuren und Omega-3-Fettsäuren sollte laut verschiedenen Ernährungsinstitutionen in einem Verhältnis von 6:1 bis 2:1 stehen. Omega-3-Experten und das National Institute of Health (NIH, USA) empfehlen ein Verhältnis von 1:1. Die Zufuhrempfehlung für Erwachsene beträgt 10 g essenzielle Fettsäuren/Tag. Für Leistungssportler ist diese Empfehlung entsprechend dem Energieverbrauch unter Berücksichtigung des kalorischen Fettanteils aufzurechnen (◘ Tab. 17.2).

◘ **Tab. 17.2**  Zusammenfassung: Körperfettreduktion und Fettstoffwechsel im Hobby- vs. Leistungssport

| Hobby- und Gesundheitssport | Leistungs- und Hochleistungssport |
|---|---|
| Gesamtdauer des Programms: mindestens 8 Wochen, eher 16 Wochen | Gesamtdauer des Programms: 10–14 Tage |
| Energie: minus 500 kcal/Tag | Energie: ca. 60 % der adäquaten Tagesenergie |
| Fett: ca. 30 % der Tagesenergie | Fett: ca. 20 % der Tagesenergie |
| KH: ca. 55 % der Tagesenergie | KH: ca. 50 % der Tagesenergie |
| EW: ca. 15 % der Tagesenergie | EW: ca. 30 % der Tagesenergie |
| Training: Zunächst ausdauerbetont, danach (evtl. erst nach Wochen) Kraftelemente einbauen | Training: Kraft-, Kraftausdauer- und Ausdauertraining im Gleichgewicht von Beginn an kombinieren |
| Reizdichte: vollständige Pausen zwischen Trainingseinheiten | Reizdichte: häufig unvollständige Pausen zwischen Trainingseinheiten |
| Intensität: auch mittelintensive Trainingseinheiten einbauen | Intensität: vor allem im mittleren und höheren Intensitätsbereich |
| Trainingsdauer: mind. 150 min/Woche, mind. 30 min pro Trainingseinheit | Trainingsdauer: mind. 360 min/Woche, mind. 60 min pro Trainingseinheit |
| Trainingshäufigkeit: mind. 3-mal/Woche | Trainingshäufigkeit: mind. 6-mal/Woche |
| Einbau in den Trainingsplan: primär nach Motivationslage, da keine Wettkampfperiode | Einbau in den Trainingsplan: In Aufbauphase einbauen und mind. 4 Wochen vor Wettkampfperiode beenden |
| Ernährung gemäß Ernährungspyramide der ÖGE, DGE etc. | Ernährung mit Unterstützung von Sportnahrungsprodukten |

Während sich sowohl Hobby- und Gesundheitssportler als auch Leistungssportler am besten an den nationalen Ernährungspyramiden hinsichtlich Essverhalten orientieren sollten, werden bei Leistungssportlern in der Regel auch Sportnahrungsprodukten (v. a. Eiweiß-/Kohlenhydrat-Shakes) zum Einsatz kommen, um die angestrebte Makronährstoffverteilung zu erreichen.

## 17.2 Fettsäurepräparate

Im Handel sind Kapseln mit Nachtkerzenöl (γ-Linolensäure) und Fischöl, Lachsöl, Krillöl etc. (Omega-3-Fettsäuren) als Nahrungsergänzung erhältlich. Besonders bekannt sind Omega-3 Supplemente, die aufgrund ihrer gesundheitlichen Bedeutung und der von Querschnittstudien gedeuteten Unterversorgung in den letzten Jahren immer mehr an Beliebtheit gewonnen haben. Die Forschung im Bereich Sporternährung hat sich in den letzten Jahren auch dem Thema Omega-3 Supplementation gewidmet. Besonders die antiinflammatorischen, antioxidativen und immunstabilisierenden Effekte der Omega-3 Fettsäuren wurden betrachtet. Insgesamt ist hier die Evidenz durch die unterschiedlich hohen Dosierungen, Interventionsdauern und dem Verteilungsmuster der Omega-3 Fettsäuren noch nicht eindeutig (Lamprecht et al. 2017). Bei Sportlern, die durch ihre Basisernährung nicht genug Omega-3 Fettsäuren zu sich führen und deren Fettsäureverhältnis laut Analyse als ungünstig diagnostiziert wurde, ist eine Supplementation empfehlenswert, bei gleichzeitiger Reduktion der gesättigten Fettsäuren. Allerdings muss vor einer „Mehrfach-ungesättigte-Fettsäuren-Hysterie" gewarnt werden. MUFS mit mehr als zwei Doppelbindungen sind vor allem für Attacken freier Radikale an ihrem allylischen C-Atom sehr anfällig, was Lipidperoxidationsprozesse initiiert (Lamprecht 1997; Mlekusch et al. 1998). „The more, the better" ist also fraglich bzw. abzulehnen.

Die orale Gabe von Fettsäuren mittlerer Kettenlänge (medium chained triglycerides, MCTs) brachte keine leistungssteigernden Erfolge. MCTs sind semisynthetische Ölmischungen, die auf chemischem Weg aus natürlichen Produkten (Kokosöl) gewonnen werden. Hilfreich sind MCTs bei Erkrankungen mit Störungen des Verdauungstraktes. Sie sind hydrophiler und schneller resorbierbar, da sie schneller, weil direkt in die Blutbahn gelangen. Von der Blutbahn werden sie mit Acetylcarnitin als Cofaktor direkt in die Mitochondrien der Muskulatur geliefert. Dies findet jedoch im Austausch gegen langkettige Fettsäuren statt, sodass im Endeffekt nicht mehr Fett als unter kohlenhydratbetonter Ernährung verbrannt wird. Der Glykogenverbrauch ändert sich dabei nicht wesentlich (Seebauer 2000).

**17**

**Überprüfen Sie Ihr Wissen**
- Was sind die Komponenten des Fettstoffwechseltrainings?
- Wie lautet die oberste Prämisse bei der Körperfettreduktion?
- Worin bestehen die Unterschiede bei der Körperfettreduktion zwischen Hobby- und Leistungssportler?
- Welchen Nutzen haben Fettsäurepräparate?

# Literatur

Achten J, Jeukendrup A (2002) Optimising fat oxidation through diet and exercise. ATKL Symposium – Update Ernährung, Supplementation im Sport, Wien, Dezember 2002

Armstrong L, Carmichael C, Nye PJ (2002) Das Lance Armstrong Trainingsprogramm. Bastei Lübbe, Bergisch Gladbach

Brouns F (1993) Die Ernährungsbedürfnisse von Sportlern. Springer, Berlin/Heidelberg. Behrs Verlag, Hamburg

Geiss KR, Hamm M (2001) Handbuch Sportlerernährung, 5. Aufl. rororo Sport, Reinbek b./Hamburg

Konopka P (2009) Sporternährung: Leistungsförderung durch bedarfsangepasste und vollwertige Ernährung. BLV Buchverlag, München

Lamprecht M (1997) Der Einfluss definierter sportlicher Belastungen in Verbindung mit Vitaminsupplementierung auf den antioxidativen Status des Blutes. Dissertation am Inst f Med Chem u Pregl Lab, Graz, Österreich

Lamprecht M, Holasek S, Konrad M, Seebauer W, Hiller-Baumgartner D (2017) Lehrbuch Der Sporternährung, Bd 1. CLAX Fachverlag GmBH, Graz

Mettler S, Mitchell N, Tipton KD (2010) Increased protein intake reduces lean body mass loss during weight loss in athletes. Med Sci Sports Exerc 42(2):326–337

Mlekusch W, Tillian M, Lamprecht M, Öttl K, Krainz H, Reibnegger G (1998) The life-shortening effect of reduced physical activity is abolished by a fat rich diet. Mech Ageing 105:61–73

Neumann G (2009) Ernährung im Sport, 6. Aufl. Meyer und Meyer, Aachen

Seebauer W (2000) Nahrungssupplementation, Vollwerternährung und oxidativer Stress im Hochleistungssport. Triathlon 15:95–178

## Internetadressen

D-A-CH Referenzwerte für Personen zwischen 19 und 65 Jahren, männlich und weiblich. https://www.dge.de/wissenschaft/referenzwerte. Zugegriffen am 20.12.2022

## Weiterführende Literatur

Costill DL (1979) Le metabolisme lipidique pendant l'exercise de longue durée. In: Lacour JR (ed) Comptes rendus du colloque de St. Etienne, p 42

# Proteine und Sport

*Manfred Lamprecht und Tobias Ziegler*

## Inhaltsverzeichnis

Proteine sind in erster Linie Baustoffe. Für die Energiebereitstellung spielen sie eine untergeordnete Rolle. Die Einbeziehung von Aminosäuren in den Energiestoffwechsel erfolgt erst bei mehrstündigen Langzeitbelastungen (im energetischen Notfall), was durch die Zunahme von Harnstoff und Kreatinin im Serum messbar ist.

Der menschliche Organismus besitzt große Fettspeicher und auch Kohlenhydratspeicher. Für Proteine gibt es keine Reserven/Speicher dieser Art. Alle Proteine, die sich im Organismus befinden, sind funktionelle Proteine, d. h., sie sind Bestandteile der Gewebestrukturen oder gehören Stoffwechselsystemen an (z. B. Transportsystemen, Hormonsystemen, Enzymsystemen etc.) (Brouns 1993; I. und C. 2015)

Im Organismus findet ein ständiger Auf-, Ab- und Umbau von Eiweißstrukturen statt. Bei gesunden Menschen herrscht ein dynamisches Gleichgewicht zwischen Aufbau (Anabolie) und Abbau (Katabolie). Dadurch entsteht eine dynamische Eiweißreserve, man spricht auch vom dynamischen Aminosäurenpol mit ca. 600–700 g Protein, den der Organismus ständig zur Verfügung hat.

Der dynamische Aminosäure-Pool (Lamprecht und Smekal 2004) besteht aus Enzymen, Immunproteinen, Transportproteinen und Strukturproteinen. Sie speisen den Pool und beziehen Aminosäuren aus ihm. Hormone beziehen nur Aminosäuren daraus, ohne solche zu „spenden" (◧ Abb. 18.1).

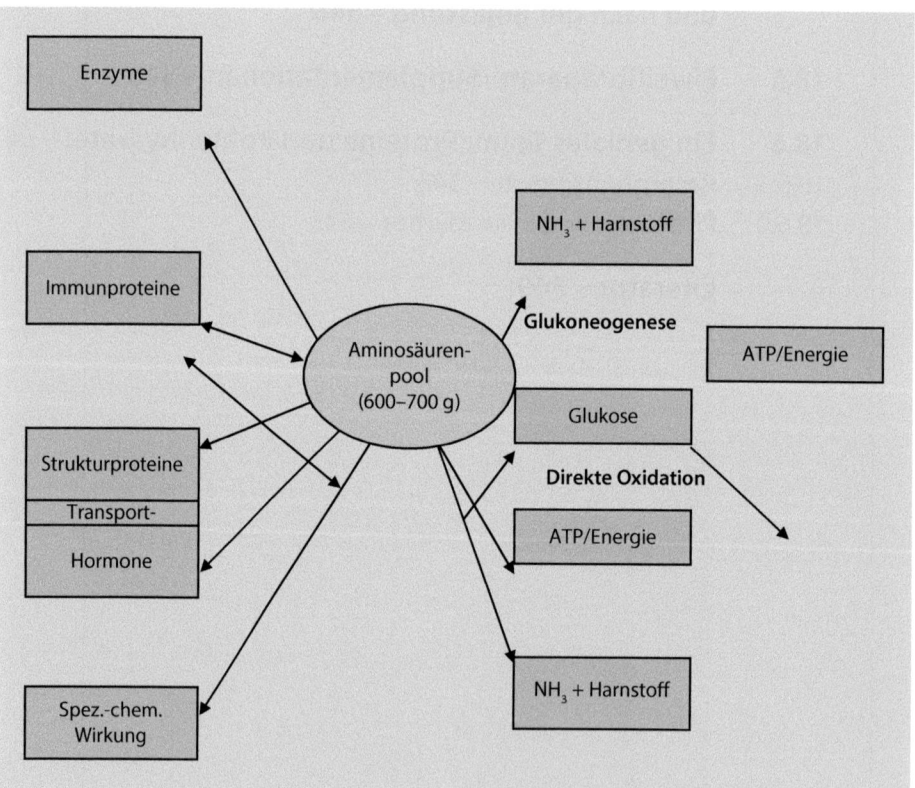

**◧ Abb. 18.1**   Der dynamische Aminosäure-Pool. (Aus Lamprecht und Smekal 2004)

Aminosäuren können teilweise zu Glukose umgewandelt und können auch energetisch verwendet werden. Dabei entsteht als weiteres Stoffwechselendprodukt Ammoniak ($NH_3$).

Insbesondere die Transportproteine des Plasmas (v. a. Albumin) und die Strukturproteine in Muskulatur und Eingeweide sind jene Proteine, aus denen unter Stressbedingungen (z. B. Nahrungsentzug, Energiedepletion) Aminosäuren verfügbar gemacht werden.

## 18.1 Proteinbedarf

Die Empfehlungen der Österreichischen und der Deutschen Gesellschaft für Ernährung (0,8 g Eiweiß/kg Körpergewicht) sind für Leistungssportler zu geringgehalten. Die Proteinmenge, die der Athlet täglich benötigt, ist abhängig von Belastungsumfang, Sportart, Alter und Geschlecht. Die tägliche Proteinbilanz (= intake vs. output) sollte bei „Normalverbrauchern" ausgeglichen sein und entspricht ca. 60 g : 60 g (◘ Abb. 18.2). Bei Leistungssportlern entspricht eine ausgeglichene Proteinbilanz im Durchschnitt etwa 90 g:90 g, aber vor allem in der Muskelaufbauphase ist eine positive Bilanz anzustreben (intake > output). Um diese positive Bilanz zu gewährleisten bzw. um Muskelmasse aufzubauen oder zu erhalten, empfiehlt die International Society of Sports Nutrition daher in dieser Phase 1,4–2,0 g Eiweiß/kg Körpergewicht zu sich nehmen (Jager et al. 2017). Diese anabolen Prozesse können zum Beispiel mit 4 Mahlzeiten am Tag zu je 0,4 g Eiweiß/kg/Mahlzeit maximiert werden (Morton et al. 2015).

Stickstoffbilanzstudien bei Kraftathleten ergaben eine positive Stickstoffbilanz ab 1,6 g Eiweiß/kg Körpergewicht (Brouns 1993). Die meisten Studien postulieren Eiweißmengen von 1,5–2,5 g/kg Körpergewicht bei Kraftsportlern für optimale Leistung und optimales Wohlbefinden (Lemon 1991; Lemon et al. 1992; Tarnopolsky et al. 1992; Neumann 2009; Geiss und Hamm 2001).

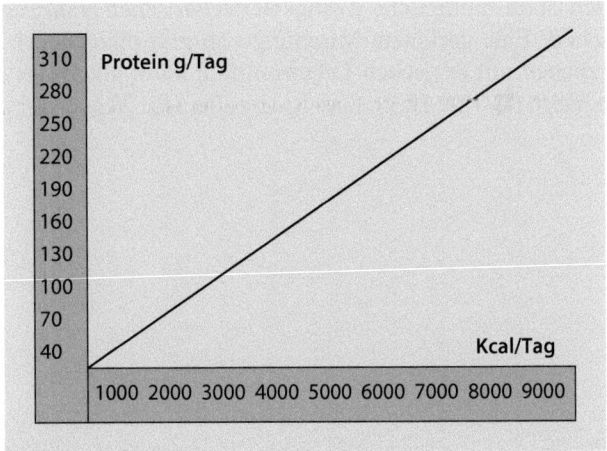

◘ **Abb. 18.2**  Proteinbedarf ist direkt proportional zum Energieverbrauch. (Aus Lamprecht und Smekal 2004)

Bei Extremausdauerathleten (Langtriathlon, Mehrfachlangtriathlon) und Radprofis während der Tour de France mit Energieverbrauchswerten von > 7000 kcal/Tag werden zum Teil Proteinbedarfsmengen von 3 g/kg Körpergewicht empfohlen (Neumann 2009). Bei Eiweißbedarfsmengen von ca. 220 g/Tag und einem Körpergewicht von 70 kg sind diese Angaben plausibel. Der höhere Anteil der Aminosäuren an der Energiebereitstellung (Glukoneogenese) und die Resynthese von verschlissenem Gewebematerial (Sehnen, Bänder, Knorpel) tragen zu diesen hohen Bedarfsmengen bei.

### 18.1.1 Überdosierung

Zu hohe Proteingaben führen zu histologischen Veränderungen der Nierentubuli, zu einem Anstieg der Nierendurchblutung und zu einer erhöhten glomerulären Filtrationsrate (Geiss und Hamm 2001; Marckmann et al. 2015) aber auch Intraglomerulärer Bluthochdruck, Hyperfiltration, glomeruläre Verletzungen sowie Proteinurie wurden als Nebeneffekte beobachtet(Ko et al. 2020). Nicht nur Schädigungen der Nieren können Folgen von Proteinüberdosierungen sein, auch Leber und Zentralnervensystem können in Mitleidenschaft gezogen werden. Beim Abbau der Aminosäuren entsteht Ammoniak ($NH_3$), ein Zellgift, auf welches vor allem die Zellen des Zentralnervensystems sensibel reagieren (Delimaris 2013; Dasarathy et al. 2017).

### 18.2 Biologische Wertigkeit

Magermilch oder Halbfettmilch, Magertopfen (10–20 % Fett i Tr.), Magerjoghurt, Käse, Putenbrust, mageres Rind- oder Schweinefleisch, Fisch, Sojabohnen sind Eiweißspender mit einer hohen **biologischen Wertigkeit (BW)**, d. h., sehr viel von dem im Nahrungsmittel enthaltenen Eiweiß kann in Körpereiweiß transferiert werden (◘ Tab. 18.1).

Grundsätzlich ist die biologische Wertigkeit bei tierischen Nahrungsmitteln höher als bei pflanzlichen. Eine geeignete Mischung von rein pflanzlichen Lebensmitteln oder von pflanzlichen mit tierischen Lebensmitteln kann allerdings die biologische Wertigkeit verbessern (◘ Tab. 18.2). Dies ist vor allem für Vegetarier von Bedeutung.

**18**

**⬛ Tab. 18.1** Biologische Wertigkeit von Nahrungsmitteln (Neumann 2009)

| Nahrungsmittel | Biologische Wertigkeit (%) |
|---|---|
| Vollei | 100 |
| Fleisch | 95 |
| Fisch | 94 |
| Milch | 88 |
| Käse | 85 |
| Sojabohnen | 84 |
| Reis | 70 |
| Brot | 70 |
| Kartoffeln | 70 |
| Weizen | 56 |
| Mais | 54 |

**⬛ Tab. 18.2** Nahrungsmittelmischungen mit einer hohen BW. (Nach Konopka 2009)

| Nahrungsmittelmischung | Mischungsverhältnis | BW der Mischung |
|---|---|---|
| Bohnen und Mais | 52%/48% | 101 |
| Milch und Weizen (Müsli!) | 75%/25% | 105 |
| Vollei und Weizen | 68%/32% | 118 |
| Vollei und Milch | 71%/ 29% | 122 |
| Vollei und Kartoffel | 35%/65% | 137 |

## 18.3 Unerwünschte Begleitstoffe

### 18.3.1 Fett und Cholesterin

Wichtig ist die Vermeidung von versteckten Fetten in Schinken-, Käse- und Wurst-sorten. Fettreiche, tierische Lebensmittel sind zusätzlich sehr cholesterinreich. Auch Butter sollte nur in Maßen genossen werden.

### 18.3.2 Purin

Außerdem sind Eiweißspender sehr oft auch purinhältig. Das Stoffwechselend-produkt des Purinabbaues ist die Harnsäure, welche zur Bildung von Harnsedimenten führt. Die Purine in den Nahrungsmitteln stammen vor allem aus der DNA der Zellkerne, d. h., purinhaltige Lebensmittel bestehen aus vielen Zellen mit Kernen: Hirn, Leber, Nieren, Zunge, Heringe, Sardellen und Sardinen sind sehr purinhaltig und sollen selten zugeführt werden.

## 18.4   Eiweißaufnahme vor, während und nach der Belastung

Vor Belastungen mit hohem Kraftanteil ist eine eiweißreiche Mahlzeit empfehlenswert, etwa 3–4 h vor dem Wettkampf. Mageres Fleisch, Käse, Müsli und fettarme Milchprodukte in vernünftigen Mengen sind gut verdaulich und liefern die Proteine mit der benötigten BW.

Denaturiertes Eiweiß ist für die Verdauungsenzyme leichter zugänglich als natives Eiweiß. Bei Milch, Soja und hitzebehandeltem Fleisch und Fisch (gut gegart ist besser als halbroh) liegt das Eiweiß in denaturiertem Zustand vor.

Unmittelbar vor dem Krafttraining empfiehlt sich ein Proteinriegel oder ein Eiweißshake mit Magermilch, da „natürliche" Nahrungsmittel durch die Volumenbelastung zu schwer verdaulich wären.

Unmittelbar nach dem Krafttraining gilt die gleiche Empfehlung wie unmmittelbar davor: Eiweißshake, Proteinbar, Proteinriegel, aber auch Brote mit Käse, Quark und magerem Schinken sind geeignet. Die Aufnahme von geeigneten Eiweiß-Kohlenhydrat-Mischungen im richtigen Verhältnis zueinander, vor allem in der ersten Stunde nach dem Training, optimiert die Anpassungsprozesse.

## 18.5   Eiweißpräparate/Supplementationen

Für die meisten Gesundheits- und Hobbysportler sind Eiweißsupplementationen kein Thema, da durch normale, ausgewogene, frische Ernährung sehr leicht ein Eiweißkonsum von 1,5 g/kg Körpergewicht und Tag möglich ist (Geiss und Hamm 2001). Eine höhere Bedarfsmenge bzw. Supplementation könnte bei folgenden Zielgruppen im Leistungssport gegeben sein:

- Ultralangzeitausdauerathleten (Triathlon, 24-Stunden-Lauf, Extremsport),
- Etappenrennen (Rad, Laufen etc.),
- Sportarten mit Gewichtsklassen, wo ein niedrigeres Körpergewicht einen sportlichen Vorteil bringen kann (Boxen, Ringen, Karate etc.), d. h. bei energiereduzierter Diät,
- Sportarten mit konstant geringer Energieaufnahme, wo vor allem auf Kosten der Fette eine adäquate Proteindichte notwendig ist (Skisprung, Ballett, Sportgymnastik, Turnen),
- Kraftsport (Bodybuilding, Schwerathletik, Kraftdreikampf),
- Rehabilitation,
- bei Veganern, die kein tierisches Eiweiß zuführen,
- andere spezielle Ernährungsformen, die hochwertiges Eiweiß bzw. Eiweißkombinationen meiden.

**18**

Üblicherweise enthalten die im Handel angebotenen Eiweißpräparate alle essenziellen Aminosäuren und liefern eine biologische Wertigkeit > 100. Mehrkomponentenproteine sind die beste Option, da sie sowohl schnell als auch langsam resorbierbares Eiweiß liefern. Das führt zur schnellen Synthese und vermindert nach Stunden noch immer den Proteinabbau.

Die Eiweißsupplementation wirkt am effektivsten, wenn sie unmittelbar vor und/oder unmittelbar nach dem Training durchgeführt wird.

Die Anwenderempfehlungen auf den Verpackungen/Dosen sind jedoch für die meisten Athleten zu hoch. Eine individuelle Ernährungsanalyse des Sportlers sollte einer möglichen Supplementation vorausgehen, um die Dosierung nicht fehlerhaft zu gestalten.

## 18.6 Ein geniales Team: Proteine und Kohlenhydrate!

Im letzten Jahrzehnt konnte wissenschaftlich eindeutig bewiesen werden, dass sowohl ein Ausdauersportler von einer Proteinzugabe im Kohlenhydratpräparat als auch ein Kraftsportler von einer Kohlenhydratzugabe im Proteinpräparat profitiert. Der prozentuelle oder energetische Anteil des Proteins ist jedoch nicht eindeutig geklärt: Positive Effekte (effizienterer Proteinaufbau, erhöhte Glykogen-Einlagerung und Glykogensynthase-Aktivität etc.) werden mit Mischungsverhältnissen Kohlenhydrate : Protein von 1:1 bis 6:1 beschrieben (Jeukendrup und Gleeson 2010). Die Industrie reagiert mit Shakes, Pulver, Energieriegel etc. Für Ausdauersport wird ein Verhältnis von 4:1 bzw. 3:1, für Kraftsportler ein Verhältnis von 3:1 bis 1:1 empfohlen. Tatsache ist, dass der Kohlenhydratanteil nie niederiger sein darf als der Eiweißanteil, um einen positiven Effekt zu erzielen (auch beim Kraftsportler!).

Reine Proteinshakes wirken also effektiver, wenn sie mit einem Kohlenhydratträger (z. B. Banane, Saccharose) versetzt werden. Zudem scheinen bestimmte Aminosäuren den Muskelaufbau besonders zu fördern. Hier sind vor allem Milchprotein und die darin reichlich vorkommende Aminosäure Leucin begehrte Untersuchungsgüter in der aktuellen Sporternährungsforschung. Proteinpräparate zeigen – mit Leucin fortifiziert – einen verstärkten Effekt auf die Synthese des Muskelproteins im Vergleich zu herkömmlichen Protein- und Aminosäurepräparten (Josse et al. 2010; Pasiakos et al. 2011).

Die effektivste Proteinsynthese ist in der Kinetik mit den Kohlenhydraten zu vergleichen: Proteingaben innerhalb der ersten Stunde nach dem Training fördern den Proteinaufbau bzw. verhindern den Proteinabbau am effektivsten (Rasmussen et al. 2000). Zusätzlich kann aber auch Proteinzufuhr bis ca. 25 g unmittelbar vor dem Schlafengehen den Zuwachs von Muskelmasse und Kraft fördern (Snijders et al. 2015).

Eine Eiweißsupplementation kann trotzdem indiziert sein, selbst wenn die Tagesbilanz über die Kostaufnahme ausgeglichen ist (z. B. 1,5 g/kg Körpergewicht über die Basisernährung). Der Faktor Zeit wird oft nicht berücksichtigt, indem man die Chance auslässt, die effektivste Eiweißsynthese in der ersten Stunde, vor allem nach einem Kraft- bzw. Kraftausdauertraining, auszunutzen. Hier kann die Verwendung proteinhaltiger Snacks oder von Sportnahrungsprodukten Vorteile bringen, welche höchstwertiges Eiweiß im optimalen Mischungsverhältnis mit Kohlenhydraten liefern.

### 18.6.1 Resorptionsgrenze

Ähnlich wie bei den Kohlenhydraten gibt es auch bei der Protein-/Aminosäuren-resorption Grenzen, die in Lehrbüchern mit 6 bis 15 g/Stunde angegeben werden. Untersuchungen mit Proteingaben bis zu 40 g (essenzielle und gemischte Amino-säuren; Tipton et al. 1999) ein und drei Stunden nach einem Krafttraining zeigten signifikante Effekte auf die Proteinsynthese. Dieses „Protein-Flodding" mit weit mehr als 40 g in der ersten Stunde nach der Belastung hat sich in der Praxis ein-gebürgert, vor allem im Bodybuilding. Zurzeit gibt es allerdings noch keine kontrol-lierten Studien, die die Langzeitauswirkungen der regelmäßigen Verwendung der-artiger Dosierungen auf Niere, Leber, Zentralnervensystem usw. untersuchten. Daher sollte man mit Empfehlungen derart hoher Dosierungen zurückhaltend sein. Neuere Studien zeigen allerdings, dass die repetitive Aufnahme kleinerer Dosierun-gen effektiver zu sein scheint: die Verabreichung von 4 × 20 g Molkenprotein alle 3 h führte zur höchsten Muskelproteinsynthese. Wohingegen höhere Dosen wie z. B. 2 x 40 g im Abstand von 6 h keine Steigerung der Muskelproteinsynthese mit sich brachten (Areta et al. 2013).

### 18.6.2 Proteincycling – ein Mythos

Proteincycling ist eine Methode, bei der durch die vorübergehende Absenkung der Eiweißzufuhr und die nachfolgende hohe Proteinzufuhr eine überschießende Reak-tion postuliert wird. Es wird also ein ähnlicher Effekt wie bei der Kohlenhydrat-Superkompensation (Glykogensynthese) erwartet, mit dem Erfolg der erhöhten Proteineinlagerung in den Muskel und des stärkeren Muskelaufbaus. Es gibt jedoch keine Evidenz für diese Theorie und in der Praxis oft verwendeten Methode. Durch die vorübergehende Proteinunterversorgung über mehrere Tage kommt es zu einem verstärkten Proteinabbau. Die nachfolgende Überversorgung gleicht diesen Abbau nur aus. Fazit: Man tritt beim Proteincycling auf der Stelle.

Eine Nahrungs- und somit auch Proteinkarenz von bis zu zwölf Stunden führt hingegen zu keinem wesentlichen **Proteinabbau/-katabolismus** (Fryburg et al. 1990). Diese Erkenntnis ist vor allem hinsichtlich des bei der Verstoffwechselung ent-stehenden Ammoniaks wesentlich. Ammoniak ist eine zytotoxische Substanz und kann Nerven-, Leber- und Nierenzellen schädigen. Hohe Eiweißdosierungen, über 30 g, mit schnell resorbierbarem Eiweiß (z. B. Molkeprotein) vor der Nachtruhe sind daher abzuraten, da dann – aufgrund der basalen Stoffwechsellage während der Nachtruhe – Aminosäuren nicht zu Harnstoff abgebaut werden, sondern Ammo-niak als Zwischenprodukt „liegen bleibt".

Hinsichtlich der Geschwindigkeit der Eiweißverwertung/-umsetzung gibt es in der Tat Unterschiede: Molkeprotein ist die am schnellsten resorbierte Eiweißart. Ca-sein (Milchprotein) ist eher am anderen Ende angesiedelt. Trotzdem scheinen Mehr-komponenten-Proteinpräparate die beste Lösung hinsichtlich Effektivität zu bieten, da diese eine schnelle und auch kontinuierlich lange Versorgung mit hochwertigem Eiweiß sicherstellen.

**18**

# Literatur

Areta JL, Burke LM, Ross ML, Camera DM, West DW, Broad EM, Jeacocke NA, Moore DR, Stellingwerff T, Phillips SM, Hawley JA, Coffey VG (2013) Timing and distribution of protein ingestion during prolonged recovery from resistance exercise alters myofibrillar protein synthesis. J Physiol 591(9):2319–2331

Brouns F (1993) Die Ernährungsbedürfnisse von Sportlern. Springer, Berlin/Heidelberg

Dasarathy S, Mookerjee RP, Rackayova V, Rangroo Thrane V, Vairappan B, Ott P, Rose CF (2017) Ammonia toxicity: from head to toe? Metab Brain Dis 32(2):529–538

Delimaris I (2013) Adverse effects associated with protein intake above the recommended dietary allowance for adults. ISRN Nutr 2013: 126929

Fryburg DA, Barrett EJ, Louard RJ, Gelfand RA (1990) Effect of starvation on human muscle protein metabolism and its response to insulin. Am J Physiol Endocrinol Metab 259:E477–E482

Geiss KR, Hamm M (2001) Handbuch Sportlerernährung, 5. Aufl. rororo Sport, Reinbek b. Hamburg. Behrs Verlag, Hamburg

Elmadfa I, Leitzmann C (2015) Ernährung des Menschen (6., vollst. überarb. Aufl.). Verlag Eugen Ulmer, Stuttgart

Jager R, Kerksick CM, Campbell BI, Cribb PJ, Wells SD, Skwiat TM, Purpura M, Ziegenfuss TN, Ferrando AA, Arent SM, Smith-Ryan AE, Stout JR, Arciero PJ, Ormsbee MJ, Taylor LW, Wilborn CD, Kalman DS, Kreider RB, Willoughby DS, Hoffman JR, Krzykowski JL, Antonio J (2017) International Society of Sports Nutrition Position Stand: protein and exercise. J Int Soc Sports Nutr 14:20

Jeukendrup AE, Gleeson M (2010) Sport nutrition, 2. Aufl. Human Kinetics, München

Josse AR, Tang JE, Tarnopolsky MA, Phillips SM (2010) Body composition and strength changes in women with milk and resistance exercise. Med Sci Sports Exerc 42(6):1122–1130

Ko GJ, Rhee CM, Kalantar-Zadeh K, Joshi S (2020) The effects of high-protein diets on kidney health and longevity. J Am Soc Nephrol 31(8):1667–1679

Konopka P (2009) Sporternährung: Leistungsförderung durch bedarfsangepasste und vollwertige Ernährung. BLV Buchverlag, München

Lamprecht M, Smekal G (2004) Sport und Ernährung. In: Pokan et al (Hrsg) Kompendium der Sportmedizin. Springer, Wien New York, S 179–226

Lemon PWR (1991) Protein and amino acids needs of the strength athlete. Int J Sport Nutr 1:127–145

Lemon PWR, MacDougall JD, Tarnopolsky MA, Atkinson SA (1992) Protein requirements and muscle mass/strength changes during intensive training in novice body builders. J Appl Physiol 73:767–775

Marckmann P, Osther P, Pedersen AN, Jespersen B (2015) High-protein diets and renal health. J Ren Nutr 25(1):1–5

Morton RW, McGlory C, Phillips SM (2015) Nutritional interventions to augment resistance training-induced skeletal muscle hypertrophy. Front Physiol 6:245

Neumann G (2009) Ernährung im Sport, 6. Aufl. Meyer und Meyer, Aachen

Pasiakos SM, McClung HL, McClung JP et al (2011) Leucine-enriched essential amino acid supplementation during moderate steady state exercise enhances postexercise muscle protein synthesis. Am J Clin Nutr 94:809–818

Rasmussen BB, Tipton KD, Miller SL, Wolf SE, Wolfe RR (2000) An oral essential amino acid-carbohydrate supplement enhances muscle protein anabolism after resistance exercise. J Appl Physiol 88:386–392

Snijders T, Res PT, Smeets JS, van Vliet S, van Kranenburg J, Maase K, Kies AK, Verdijk LB, van Loon LJ (2015) Protein ingestion before sleep increases muscle mass and strength gains during prolonged resistance-type exercise training in healthy young men. J Nutr 145(6):1178–1184

Tarnopolsky MA, Atkinson SA, MacDougall JD (1992) Evaluation of protein requirements for trained strength athletes. J Appl Physiol 73(5):1986–1995

Tipton KD, Ferrando AA, Phillips SM et al (1999) Postexercise net protein synthesis in human muscle from orally administered amino acids. Am J Physiol Endocrinol Metab 276:E628–E634

## Weiterführende Literatur

Lamprecht M, Holasek S, Konrad M, Seebauer W, Hiller-Baumgartner D (2017) Lehrbuch Der Sporternährung (Vol. 1). CLAX Fachverlag GmBH

# Mikronährstoffe und Sport

*Manfred Lamprecht und Lisa Meixner-Götz*

**Inhaltsverzeichnis**

## 19.1   Vitamine und Sport

Vitamine sind essenzielle Nahrungsbestandteile, d. h., sie können im Körper nicht selbst oder nicht im benötigten Ausmaß aufgebaut werden und müssen deshalb mit der Nahrung zugeführt werden. Sie werden, wie die Mineralstoffe, als Mikronährstoffe bezeichnet.

Von den meisten Vitaminen ist die Funktion bekannt: Fast alle biochemischen Stoffwechselvorgänge werden von Enzymen, durch Herabsetzung der Aktivierungsenergie, katalysiert. Den Enzymen stehen Hilfskatalysatoren (Coenzyme) zur Verfügung. Viele Vitamine ($B_1$, $B_2$, Niacin, $B_6$, etc.) sind Bestandteile dieser Coenzyme. Ohne Vitamine könnten also viele biochemischen Rektionen im Organismus nicht ablaufen.

### 19.1.1   Einteilung der Vitamine

Nach der Löslichkeit unterteilt man die Vitamine in zwei Gruppen (offizielle, von der WHO anerkannte Vitamine) (◘ Abb. 19.1).

Erhöhte Vitaminaufnahmen, auch hoch dosiert, führen zu keiner unmittelbaren Leistungssteigerung, sofern kein Mangel vorausging. Beim Leistungssportler geht es vielmehr darum, Mangelerscheinungen zu begegnen. Der Leistungssportler muss bei der Nahrungmittelauswahl sorgfältig auf die Nährstoffdichte (= Menge der zugeführten Mikronährstoffe pro 1000 kcal) achten, um schleichende Vitaminmängel vorzubeugen. Werden Mangelerscheinungen manifest, kann der Vitaminmangel schon Monate oder Jahre vorgeherrscht haben.

Der Vitaminbedarf bei Athleten ist im Leistungssport bis zu einem Vielfachen höher als beim Normalverbraucher. Die in der Literatur als Bedarfsmengen für Leistungssportler vorgeschlagenen Konzentrationen sind erstaunlich divergent.

### 19.1.2   Funktion/Vorkommen/Bedarf

In ◘ Tab. 19.1 sind Funktion/Wirkung, Vorkommen, Mangelerscheinungen, minimale toxische Dosis und die variierenden Bedarfsmengen für Leistungssportler (ab 5000 kcal Mehrenergieverbrauch durch sportliches Training pro Woche) der Vitamine zusammengefasst. Die angegebenen Referenzwerte für den täglichen Bedarf

**19**

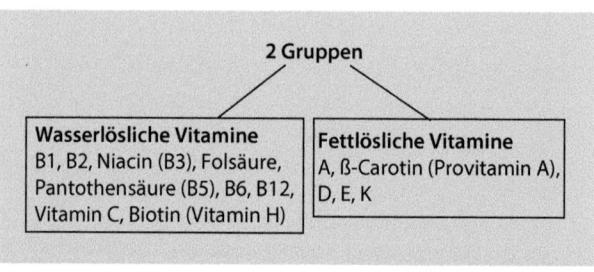

◘ **Abb. 19.1**   Zwei Vitamin-Gruppen

**◻ Tab. 19.1** Funktion, Wirkung, Vorkommen Bedarfsmengen, Mangelerscheinungen und minimale toxische Dosis der Vitamine. (Mod. nach Neumann 2000; Konopka 2001; Lamprecht et al. 2017)

| Vitamin | Funktion/Wirkung | Vorkommen | Tägl. Bedarf Normalverbraucher | Tägl. Bedarf Leistungssportler | Mangelerscheinung | Minimale toxische Dosis |
|---|---|---|---|---|---|---|
| Vitamin C | Kollagenbildung, Antioxidans, Hormon- und Neurotransmittersynthese | Zitrusfrüchte, Kiwi, Petersilie, Grüngemüse, Kartoffeln | m: 110 mg w: 95 mg | 300–500 mg | Infektanfälligkeit Störungen im Bindegewebswachstum | 5 g |
| B₁ (Thiamin) | Kohlenhydratstoffwechsel | Vollkornprodukte, Schweinefleisch, Hülsenfrüchte, Reis, Mais | m: 1,2 mg w: 1,0 mg | 4–8 mg | „Beri-Beri": Ödembildung, Muskellähmung, Gedächtnis- und Nervenstörungen | 300 mg |
| B₂ (Riboflavin) | Bestandteil von FAD, FMN | Milch, Milchprodukte, Fleisch, Hülsenfrüchte, Vollkorn | m: 1,4 mg w: 1,1 mg | 8 mg | Wachstumsstörungen, Schleimhauterkrankungen | 1 g |
| Niacin (B₃) | Bestandteil von NAD, NADP | Schweinefleisch, Leber, Vollkorn, Röstkaffee, Kartoffeln | m: 15 mg w: 12 mg | 30 mg | „Pellagra" (3-D-Krankheit): Dermatitis, Diarrhoe, Dementia | 1 g |
| Folat | Aminosäurestoffwechsel, Nukleinsäureaufbau, Zellenaufbau, Blutbildung | Grünes Blattgemüse, Hefe, Leber, Weizenkeime | 300 µg | 600 µg | Anämie, Leukopenie, Thrombopenie | 400 mg |
| Pantothensäure (B₅) | Bestandteil von Coenzym A | Ubiquitär; v. a. in Leber, Innereien, Fleisch, Vollkorn, Broccoli | 5 mg | 20 mg | Leistungsabfall, sehr selten | 10 g |
| B₆ (Pyridoxin) | Aminosäurenstoffwechsel (Abbau und Synthese) | Fisch, Fleisch, Getreide, Mais, Reis | m: 1,6 mg w: 1,4 mg | 10 mg | Störungen des ZNS, Hauterkrankungen | 2 g |

(Fortsetzung)

■ **Tab. 19.1** (Fortsetzung)

| Vitamin | Funktion/Wirkung | Vorkommen | Tägl. Bedarf Normalverbraucher | Tägl. Bedarf Leistungssportler | Mangelerscheinung | Minimale toxische Dosis |
|---------|------------------|-----------|-------------------------------|-------------------------------|-------------------|------------------------|
| $B_{12}$ (Cobalamin) | Zellbildung, Erythrozytenaufbau, DNA-Synthese, Carnitin-Synthese | nur in tierischen Lebensmitteln: Schwein, Rind, Leber | 4,0 μg | 6 μg | Perniziöse Anämie | 20 mg |
| Biotin | Bestandteil von Carboxylasen | Milch, Innereien, Eier | 40 μg | bis 300 μg | Dermatitis, Haarausfall, brüchige Nägel | 50 mg |
| Vitamin A (Retinol) | Sehvorgang, Wachstum der Haut | nur in tierischen Nahrungsmitteln: Milchprodukte, Leber, Eigelb | m: 0,85 mg w: 0,7 mg | bis 4,5 mg | Nachtblindheit, Verhornung von Haut und Schleimhäuten | 7,5 mg |
| ß-Carotin | Wird im Darm zu Vitamin A umgewandelt, Antioxidans | Rote, gelbe und grüne Obst- und Gemüsesorten | k. A. | bis 4,5 mg | Nachtblindheit, Verhornung von Haut und Schleimhäuten | 30 mg |
| Vitamin D (Calciferol) | Kalzium-Phosphat- Stoffwechsel, Knochenaufbau | Butter, Käse, Leber, Seefisch, Eigelb | 20 μg | k. A. | Rachitis, Osteomalazie | 1,2 g |
| Vitamin E (Tocopherol) | Antioxidans, Proteinsynthese, Immunfunktion | Pflanzliche Öle, Nüsse, Eier, Naturreis | m: 14 mg w: 12 mg | Bis 50 mg | Niedriger Vitamin-E- Spiegel als Risikofaktor für radikalinduzierte Erkrankungen | 1,2 g |
| Vitamin K (Phyllochinon) | Blutgerinnung | Ubiquitär, durch Darmbakterien synthetisiert | m: 75 μg w: 62,5 μg | 150 μg | Blutgerinnungsstörungen | 2 g |

**19**

(Spalte „Täglicher Bedarf Normalverbraucher"[1]) entsprechen den Angaben der Deutschen Gesellschaft für Ernährung, Österreichischen Gesellschaft für Ernährung und Schweizer Gesellschaft für Ernährung (D-A-CH Referenzwerte für die Nährstoffzufuhr) für Personen zwischen 19 und 65 Jahren, männlich (m) und weiblich (w) (▶ https://www.dge.de/wissenschaft/referenzwerte). Der „tägliche Bedarf" für Leistungssportler fußt auf aktuellen Recherchen in der einschlägigen Fachliteratur für Sporternährung.

Die anderen Angaben (Funktion/Wirkung, Funktion, Mangelerscheinungen, minimale toxische Dosis) wurden aus den einschlägigen Lehrbüchern der Ernährungslehre zusammengefasst.

- Normalverbraucher = gesunde Personen unter Ruhebedingungen ohne außergewöhnliches tägliches Stressprofil
- Leistungssportler = Personen, die mehr als acht Stunden pro Woche trainieren, mit einem Mindest-Mehrverbrauch an Energie für das Training von 5000 kcal pro Woche

Bei unterschiedlichen Werten zwischen den Altersgruppen wurde ein Mittelwert errechnet, bei geschlechtsspezifischen Unterschieden werden die Werte für Männer und Frauen separat angeführt.

### 19.1.3  Supplementationen/Überdosierungen

Zielgruppe von Vitaminsupplementationen sind vor allem Sportler, die ein niedrigeres Körpergewicht anstreben. Bei ständig niedriger oder zu geringer Energiezufuhr bzw. negativer Energiebilanz kann die Vitamin- und Mineralstoffversorgung inadäquat sein. Dies gilt ebenso bei einem zu niedrigen Konsum von Nahrungsmittel-Vitaminträgern (Gemüse, Obst, Vollkorn). Zeigt eine Verzehranalyse Unterversorgungen an, ist eine Supplementation indiziert. Geeignet sind häufig Multivitaminpräparate auf pflanzlicher Basis (z. B. fortifizierte Tee-, Beeren-, Gemüseextrakte), in Einzelfällen aber auch Monopräparate (z. B. Vitamin-D-Präparate).

Bei Tagesenergieverbrauchsmengen im Sport zwischen 2400 und 4800 kcal ist, bei ausgewogener Ernährung, keine Vitamin- und Mineralstoffsupplementation notwendig (Geiß und Hamm 2001). Allerdings ist nicht ganz geklärt, ob nicht unmittelbar nach sehr schweren und langen Belastungen, z. B. in Wettkampfperioden, eine Supplementation mit Vitaminpräparaten (v. a. Kombinationen von Vitamin C mit sekundären Pflanzenstoffen), zur Immunstabilisierung vorteilhaft sein könnte.

Bevor „blind" supplementiert wird, muss also prinzipiell eine Ernährungsanalyse stattfinden. Ein ausgewertetes, mindestens 7-tägiges, genau geführtes Ernährungsprotokoll und die Plasmakonzentrationen verschiedener wasser- und fettlöslicher Vitamine sollten, im Idealfall, als Bewertungsgrundlage für eine Supplementation die-

---

1    1 µg Folatäquivalent enspricht 1 µg Nahrungsfolat und 0,5 µg Folsäure,

  1 µg Retinolaktivitätsäquivalent = 1 µg Retinol = 12 µg β-Carotin = 24 µg andere Provitamin-A-Carotinoide.;

  1 mg RRR-α-Tocopherol-Äquivalent = 1 mg RRR-α-Tocopherol = 1,49 IE; 1 IE = 0,67 mg RRR-α-Tocopherol = 1 mg all-rac-α-Tocopherylacetat.

nen. Ebenso sind das „Tages- und Wochenstressprofil", welche vor allem vom Trainingsplan und der beruflichen/privaten Situation abhängig sind, in die Evaluation einzubeziehen. Ist eine Supplementation indiziert, sollte das Präparat im Regelfall zu den Mahlzeiten eingenommen werden (v. a. die fettlöslichen Vitamine). Dies gilt insbesondere bei Sportarten und Trainingsperioden mit sehr hohen Energieverbrauchswerten (> 5000 kcal/Tag). Wie erwähnt, kann bei sehr harten Trainingsbelastungen eine Supplementation unmittelbar nach Belastungsende indiziert sein.

Wichtig als Entscheidungsgrundlage pro/contra Vitaminsupplementierung ist auch die Trainingsperiode bzw. der Makrozyklus mit den vorrangigen Trainingszielen: In einem Makrozyklus, in dem die Adapatation im Vordergrund steht, ist eine Supplementation möglicherweise kontraproduktiv, da Anpassungprozesse gehemmt werden könnten. In Phasen, wo eine Immunstabilisierung im Vordergrund steht, z. B. in einer Wettkampfperiode, ist die Adaptation u. U. sekundär und eine Supplementation indiziert.

Sportlern, die sich nicht immer auf eine qualitativ hochwertige Nahrungsmittelzusammensetzung verlassen können (z. B. Tennisspieler, welche auf allen Kontinenten Turniere spielen und von den lokalen Gastlichkeiten abhängig sind), kann auch zu einer Vitaminsupplementation (als „Baseline-Präparat") geraten werden. Dadurch kann einer kurzfristig auftretenden Unterversorgung begegnet werden.

Ein wichtiger Punkt bei Vitaminsupplementen ist die Bioverfügbarkeit der einzelnen Vitamine. Hohe Vitaminkonzentrationen oder gute Vitaminverteilungsmuster sagen nichts über den Prozentsatz der Aufnahme ins Blut aus. Es macht Sinn, Vitaminpräparate zu bevorzugen, deren Wirkung von unabhängigen Forschungsteams in international anerkannten Fachzeitschriften publiziert wurde.

Andererseits sind die von den Vertretern der Nahrungsmittelindustrie vorgeschlagenen Zufuhrmengen zwar nicht toxisch, jedoch oft zu hoch angesetzt und physiologisch nicht notwendig. Überdosierungen sind nur bei den fettlöslichen Vitaminen A und D bekannt. Vitamin A wirkt toxisch auf das Zentralnervensystem, Vitamin-D-Überdosierungen führen zu Verknöcherungen des Bindegewebes.

Die Vitamine ß-Carotin und Vitamin E scheinen bei höheren Dosierungen prooxidativ zu wirken (Lamprecht 1997). Langfristige Nebenwirkungen werden postuliert (▶ *Abschn.* 23.1).

---

**Überprüfen Sie Ihr Wissen**
- Wie teilt man Vitamine ein?
- Bestimmen Sie die Funktion, das Vorkommen und den Bedarf an Vitaminen.
- Wann ist eine Supplementation mit einem Vitaminpräparat indiziert?

---

## 19.2  Mineralstoffe und Sport

**19**

Mineralstoffe sind anorganische Substanzen, können also vom Körper selbst nicht synthetisiert werden und sind für die Entwicklung des Skeletts und der Zähne, für die Funktion der Muskulatur und aller Zellen unentbehrlich. Sie gehen über Schweiß, Harn und Stuhl verloren und müssen über die Nahrung ausgeglichen werden.

Mineralstoffe werden auch als Elektrolyte bezeichnet, weil sie geladene Teilchen, also Ionen sind und deshalb den elektrischen Strom leiten. Zahlreiche physiologische Funktionen, wie osmotischer Druck, Nervenimpulsübertragung, Muskelkontraktion, Enzymaktivitäten etc. sind ohne Mineralstoffe nicht möglich.

### 19.2.1 Einteilung der Mineralstoffe

Mineralstoffe werden in Mengen- und Spurenelemente eingeteilt. Der Körperpool der Mengenelemente beträgt >50 mg pro kg Körpergewicht und der Bedarf pro Tag liegt über 100 mg. Handelt es sich um Spurenelemente beträgt der Körperpool der ≤50 mg pro kg Körpergewicht (Ausnahme Eisen) und der tägliche Bedarf liegt unter 100 mg.
(◘ Abb. 19.2).

Erhöhte Mineralstoffaufnahmen führen zu keiner unmittelbaren Leistungssteigerung, sofern kein Mangel vorausging. Für den Sport sind nicht so sehr die absoluten Bilanzen der Mineralstoffe von Bedeutung, sondern die zum Zeitpunkt der Belastung verfügbaren Konzentrationen.

Der Mineralstoffbedarf bei Athleten ist im Leistungssport, wie bei den Vitaminen, zu einem Vielfachen höher als beim Normalverbraucher. Zum Unterschied zu den Vitaminen sind die in der Literatur als Bedarfsmengen für Leistungssportler vorgeschlagenen Konzentrationen nicht divergent.

### 19.2.2 Funktion/Vorkommen/Bedarf

#### Mengenelemente

In ◘ Tab. 19.2 sind Funktion/Wirkung, Vorkommen, Mangelerscheinungen, minimale toxische Dosis und die variierenden Bedarfsmengen für Leistungssportler (ab 5000 kcal Mehrenergieverbrauch durch sportliches Training pro Woche) der Mengenelemente zusammengefasst. Die angegebenen Referenzwerte für den täglichen Be-

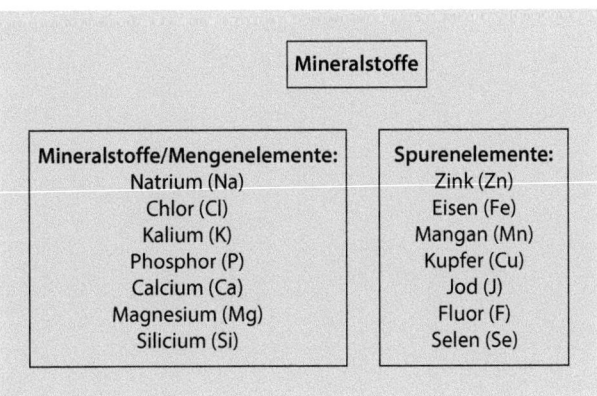

◘ **Abb. 19.2** Unterteilung der Mineralstoffe in Mengen- und Spurenelemente

◘ **Tab. 19.2** Mengenelemente: Funktion, Wirkung, Vorkommen, Bedarfsmengen, Mangelerscheinungen, minimale toxische Dosis und die variierenden Bedarfsmengen für Leistungssportler (ab 5000 kcal Mehrenergieverbrauch durch sportliches Training pro Woche). (Mod. nach Neumann 2000; Konopka 2001; Lamprecht et al. 2017)

| Mineral-stoff | Funktion/Wirkung | Vorkommen | Tägl. Bedarf Normalver-braucher | Tägl. Bedarf Leistungssport-ler | Mangelerscheinung | Minimale to-xische Dosis |
|---|---|---|---|---|---|---|
| Na | Osmotischer Druck, Enzymaktivierung | Kochsalz, gesalzene Speisen | 1500 mg | 6 g | Muskelkrämpfe, Hirnödem | > 40 g |
| Cl | Osmotischer Druck, Magensäurebildung | Kochsalz, gesalzene Speisen | 2300 mg | 9 g | Muskelkrämpfe | > 60 g |
| K | Osmotischer Druck, Muskelkontraktion | Bananen, Trockenfrüchte, Fruchtsäfte, Zitrusfrüchte | 4000 mg | 5 g | Muskelschwäche, Durch-fälle Herzrhythmus-störungen | 12 g |
| P | Knochenaufbau, energie-reiche Phosphate | Milch-, Fleisch- u. Fisch-produkte, Vollkorn | 700 mg | 2,5 g | Müdigkeit, Knochen-erweichung | 12 g |
| Ca | Knochenaufbau, Muskel-kontraktion, Blut-gerinnung | Milch und Milchprodukte, Vollkorn | 1000 mg | bis 3 g | Muskelkrämpfe | 12 g |
| Mg | Muskelkontraktion, Eiweißsynthese, Knochenaufbau | Kakaopulver, Bierhefe, Erd-nüsse, Haferflocken, Bohnen, Reis (unpoliert) | 350 mg | bis 700 mg | Wadenkrämpfe, Herz-rhythmusstörungen, Nackenschmerzen | 6 g |

**19**

darf („Täglicher Bedarf Normalverbraucher"[2]) entsprechen den Angaben der Deutschen Gesellschaft für Ernährung, Österreichischen Gesellschaft für Ernährung und Schweizer Gesellschaft für Ernährung (D-A-CH Referenzwerte für die Nährstoffzufuhr) für Personen zwischen 19 und 65 Jahren, männlich (m) und weiblich (w) (▶ https://www.dge.de/wissenschaft/referenzwerte).

Der „tägliche Bedarf" für Leistungssportler fußt auf aktuelle Recherchen in der einschlägigen Fachliteratur für Sporternährung. Die anderen Angaben (Funktion/Wirkung, Funktion, Mangelerscheinungen, minimale toxische Dosis) wurden aus den einschlägigen Lehrbüchern der Ernährungslehre zusammengefasst.

Bei unterschiedlichen Werten zwischen den Altersgruppen wurde ein Mittelwert errechnet, bei geschlechtsspezifischen Unterschieden werden die Werte für Männer und Frauen separat angeführt.

## Spurenelemente

In ◘ Tab. 19.3 sind Funktion/Wirkung, Vorkommen, Mangelerscheinungen, minimale toxische Dosis und die variierenden Bedarfsmengen für Leistungssport ler (ab 5000 kcal Mehrenergieverbrauch durch sportliches Training pro Woche) der Spurenelemente zusammengefasst. Die angegebenen Referenzwerte für den täglichen Bedarf (Spalte „Täglicher Bedarf Normalverbraucher") entsprechen den Angaben der Deutschen Gesellschaft für Ernährung, Österreichischen Gesellschaft für Ernährung und Schweizer Gesellschaft für Ernährung (D-A-CH Referenzwerte für die Nährstoffzufuhr) für Personen zwischen 19 und 65 Jahren, männlich (m) und weiblich (w) (▶ https://www.dge.de/wissenschaft/referenzwerte/).

Der „tägliche Bedarf" für Leistungssportler fußt auf aktuelle Recherchen in der einschlägigen Fachliteratur für Sporternährung. Die anderen Angaben (Funktion/Wirkung, Funktion, Mangelerscheinungen, minimale toxische Dosis) wurden aus den einschlägigen Lehrbüchern der Ernährungslehre zusammengefasst.

Bei unterschiedlichen Werten zwischen den Altersgruppen wurde ein Mittelwert errechnet, bei geschlechtsspezifischen Unterschieden werden die Werte für Männer und Frauen separat angeführt.

### 19.2.3　Bioverfügbarkeit/Interaktionen

90–100 % des eingenommenen Kaliums wird im Darm resorbiert und geht in den Kreislauf ein (National Research Council 1989).

Das intestinale Magnesium-Resorptionsrate kann stark schwanken und ist umgekehrt proportional zur Aufnahme (Bei niedriger Aufnahme wird über 60 % des Magnesiums resorbiert, bei hoher Aufnahme <15 %). Im Jejunum und Ileum werden 30–40 % des Nahrungsmagnesiums resorbiert (Lamprecht et al. 2017). Die Magnesium-Aufnahme wird durch Kalzium, Phosphor, Fett, Protein, Alkohol und einseitige vegetarische Ernährung (Phytinsäure, Ballaststoffe) verschlechtert. Auch

---

2　Normalverbraucher = gesunde Personen unter Ruhebedingungen ohne außergewöhnliches tägliches Stressprofil; bei geschlechtsspezifischen Unterschieden werden die Werte für Männer und Frauen separat angeführt.

**□ Tab. 19.3** Spurenelemente: Funktion, Wirkung, Vorkommen, Bedarfsmengen, Mangelerscheinungen, minimale toxische Dosis und die variierenden Bedarfsmengen für Leistungssportler (ab 5000 kcal Mehrenergieverbrauch durch sportliches Training pro Woche). (Mod. nach Neumann 2000; Konopka 2001; Lamprecht et al. 2017)

| Mineralstoff | Funktion/Wirkung | Vorkommen | Tägl. Bedarf Normalverbraucher | Tägl. Bedarf Leistungssportler | Mangelerscheinung | Minimale toxische Dosis |
|---|---|---|---|---|---|---|
| Fe | Enzymbaustein, Hämoglobin-, Myoglo binaufbau | Fleisch, Leber Schnittlauch, Petersilie, Vollkorn, Hülsenfrüchte | m:10 mg w:13,3 mg | 30 mg | Müdigkeit, Anämie | > 100 mg |
| Zn | Enzymbaustein | Fleisch, Leber Seefisch, Erbsen, Milch, Eier | m: 11 mg w: 7 mg | 25 mg | Geschmacks- und Geruchsstörungen, Appetitlosigkeit, Hautveränderungen, Müdigkeit | 500 mg |
| Mn | Enzymbaustein | Vollkorn, Beeren- und Hülsenfrüchte, Spinat | 2–5 mg | k. A. | k. A. | k. A. |
| Cu | Enzymbildung, Blutbildung, Melaninbildung Elastinbildung | Leber, Fisch, Hülsenfrüchte, Nüsse | 1,0–1,5 mg | 4 mg | Gewebeaufbaustörungen | 100 mg |
| J | Bildung der Schilddrüsenhormone | Seefisch, Milch, Eier | 193 µg | 0,25 mg | Kälteempfindlichkeit, Struma (Hypothyreose) | 2 g |
| F | Kariesverhütung, Zahnschmelzbildung | Fleisch, Eier, Obst, Gemüse | m: 3,8 mg w: 3,1 mg | 2-4 mg | Karies | 20 mg |
| Se | Bestandteil der Glutathionperoxidase | Fleisch, Fisch, Vollkorn, Obst, Gemüse, Knoblauch, Zwiebeln | m: 70 µg w: 60 µg | 200 µg | Kälteempfindlichkeit, Struma, Zelldefekte | 1 mg |
| Cr | Glykogenspeicherbildung, Freisetzung von Fettsäuren | Käse, Vollkorn, Mais, Leber, Ei; Kartoffeln, Schwarztee | 30–100 µg | 200 µg | Verminderte Glukosetoleranz, erhöhtes zirkulierendes Insulin, herabgesetzte Insulinrezeptorenzahl | 2 mg |

**19**

Vitamin-$B_1$- und -$B_6$-Mangel verringern die Bioverfügbarkeit von Magnesium (Geiß und Hamm 2001).

Das Kalziumresorption im Darm liegt zwischen 20 % und 60 %. Die Kalzium-Resorption wird durch Vitamin D und Laktose positiv und durch Phytat (v. a. in Kleie) und Oxalat (Rhabarber, Spinat, Kakaopulver) negativ beeinflusst. Möglicherweise können auch höhere Eiweißkonzentrationen die Kalzium-Aufnahme beeinträchtigen. Bei geringer Kalzium-Aufnahme und zugleich erhöhter Phosphatzufuhr (Cola-Limonaden, Wurst- und Fleischwaren, Schmelzkäse) sind Störungen des Kalzium-Stoffwechsel möglich (Lamprecht et al. 2017).

Im Durchschnitt werden nur 10 % des mit der Nahrung zugeführten Eisens im Darm resorbiert. Frauen im Leistungssport und Frauen in der Menstruation haben den höchsten Eisenbedarf (30–40 mg/Tag). Ernährungsgewohnheiten beeinflussen die Eisen-Resorption. Bei vegetarischer Kost werden nur 3–8 % des zugeführten Eisens resorbiert, während bei Fleischverzehr (= Hämeisen) 15–22 % resorbiert werden. Die Phytinsäure der Pflanzen (Reis, Soja, Getreide) behindert die Eisen-Resorption durch Komplexbildung. Tannine in Kaffee, Tee und Rotwein sowie Cola sind Resorptionsblocker für Eisen. Auch Alginate (in Instantpulver, Suppen etc.), Kalziumsalze (Milchprodukte), Salycilate und Antazida (ACC, Ionentauscher) sind Eisenresorptionshemmer. Die Kombination von Hämeisenquellen mit pflanzlichen Eisenlieferanten fördert die Eisen-Resorption. Gleichzeitige Einnahme von Vitamin C (75 mg) verbessert die Eisenaufnahme um das Doppelte bis Vierfache (Seebauer 2000).

Die Zinkresorption erfolgt vorwiegend im Duodenum und Jejunum und die Resorptionsrate liegt zwischen 15 % und 40 %. Vegetarische Ernährung, Kalzium und Eisen verschlechtern die Zink-Resorption, Vitamin C und gewisse Aminosäuren (Cystein, Methionin, Glutamin und Histidin) fördern die Resorption. Hohe Kupferdosierungen hemmen den Zinkeinbau in Enzyme (Lamprecht et al. 2017).

Umgekehrt hemmt Zink, ebenso wie Vitamin C, Kalzium, Eisen, Protein, Fruktose und Balaststoffe, die Kupfer-Resorption (Brouns 1993).

Die Resorption von Chrom schwankt zwischen 0,3 und 1 % für anorganisches Chrom und zwischen 5 und 15 % für organisch gebundenes Chrom (z. B. in Hefe), wobei sich die Resorption bei normaler Tageszufuhr umgekehrt proportional zur eingenommenen Menge verhält. Die Bioverfügbarkeit von Chrom wird durch Eisen und Zink gehemmt (ebd.).

Die Aufnahme von organischen, selenhaltigen Hefen ist zu bevorzugen. Damit kann die eventuelle Unverträglichkeit des anorganischen Selens umgangen werden (Ziegler 1997). Die Aufnahme von 1 mg Selenhefe entspricht der Menge von 1 µg anorganischen Selens. Die Selenresorption aus pflanzlichen Quellen ist höher (ca. 90 %) als die Resorption aus tierischen Quellen (ca. 15 %) und ist stark von dem Selengehalt des Anbaubodens abhängig (Lamprecht et al. 2017). In Österreich und Deutschland sind die Äcker selenärmer als in Nordamerika.

## 19.2.4  Supplementationen

Zielgruppe von Mineralstoff-Supplementationen sind vor allem Sportler, die ein niedrigeres Körpergewicht anstreben. Bei ständig niedriger oder zu geringer Energiezufuhr bzw. negativer Energiebilanz kann die Vitamin- und Mineralstoffversorgung inadäquat sein. Multimineralstoff-Substitutionen sind gegenüber selektiven Supplementationen (nur Mg, Ca, NaCl etc.) und aufgrund nahezu unzähliger Interaktionen zu bevorzugen.

Die Form der Verabreichung kann in Kapselform (schlucken), in Tablettenform (kauen bzw. auf der Zunge zergehen, lutschen) und gelöst in Getränken erfolgen. Die Getränkevariante ist grundsätzlich zu bevorzugen, da bei Lösungen das Wasser-Mineralstoff-Verhältnis meist besser getroffen wird, als wenn zu Tabletten oder Kapseln „nach Gefühl" dazu getrunken werden soll.

Bei Tagesenergieverbrauchsmengen im Sport zwischen 2400 und 4800 kcal ist, bei ausgewogener Ernährung, keine Mineralstoff-Supplementation notwendig (Geiß und Hamm 2001).

Bevor „blind" supplementiert wird, muss – wie bei den Vitaminen – prinzipiell eine Ernährungsanalyse stattfinden. Ein ausgewertetes, mindestens 7-tägiges, genau geführtes Ernährungsprotokoll und die Plasmakonzentrationen der wichtigsten Minerastoffe sollten, im Idealfall, als Bewertungsgrundlage für eine Supplementation dienen. Ebenso ist das „Tages- und Wochenstressprofil", welches vor allem vom Trainingsplan und der beruflichen bzw. privaten Situation abhängig ist, in die Evaluation einzubeziehen. Mineralstoff-Supplementationen sind bei großen Schweißverlusten und bei hohen Energieverbrauchswerten (> 5000 kcal/Tag) ratsam.

Sportlern, die sich nicht immer auf eine hohe Nährstoffdichte an ihrem jeweiligen Aufenthaltsort verlassen können (z. B. Fußballern, welche in anderen Ländern/Kontinenten Spiele absolvieren oder im Trainingslager sind), kann auch zu einer Mineralstoff-Supplementation (als „Baseline-Präparat") geraten werden. Dadurch kann einer kurzfristig auftretenden Unterversorgung begegnet werden.

## 19.3  Überdosierungen

Eine zu hohe NaCl- und Kalium-Aufnahme führt zu einer hypertonen Blutzusammensetzung. Bluteindickung, Leistungsminderung, Belastung des Herz-Kreislauf-Systems sind die Folge.

Zu hohe Magnesium-Gaben können zu Unwohlsein, Übelkeit und Durchfällen führen.

Übertriebene Kalzium- und Phosphat-Substitutionen belasten die Nieren (z. B. > 250 g Käse/tägl.) und können, in Kombination mit einem Übermaß an Vitamin D, zur Verknöcherung von Bindegewebe führen.

Zahlreiche Studien warnen vor Eisenüberdosierungen, welche sogar bei Tour de France Radprofis festgestellt wurden (Zoller 2002). Überschüssiges Eisen wird zum Großteil in der Leber gespeichert und spielt in der Pathobiochemie des Radikalstoffwechsels eine entscheidende Rolle. Hochgiftige Hydroxylradikale, die alle Biomoleküle zerstören können, resultieren aus den „Fenton-Reaktionen", bei welchen Eisen eine zentrale Rolle spielt. Leberschädigungen sind die Folge. Grundlage für eine Eisen-Supplementation sollte eine komplette Eisendiagnostik sein: Zn-Protoporphyrin-Spiegel bestimmen + Transferrin-Status + DD (Reticulozyten, Bilirubin) + Ferritin-Status. Zeigen diese Messdaten zu geringe Werte, muss substituiert werden.

**19**

Überschüssig aufgenommenes Kupfer führt zu Durchfall, Krämpfen und Blutarmut (hämolytische Anämie). Bei Wasser mit ph-Werten unter 7,3 sollten keine Kupferrohre verwendet werden. Der Kupfergehalt sollte unter 2 mg/L Trinkwasser liegen (Seebauer 2000).

Konservennahrung weist, infolge der Verarbeitung und Lagerung in Metallbehältern, einen erhöhten Chromgehalt auf (Brouns 1993). Chrom-Aufnahme in größeren Mengen führt zu Leberschädigungen. Das 6-wertige Chrom der Autoindustrie (Verchromungsprozesse) wirkt – im Gegensatz zum 3-wertigen Nahrungsmittelchrom – kanzerogen.

Ist die Selen-Supplementation – bei gleichzeitigem Jodmangel – zu hoch, werden Dejodasen vermehrt T4 zu T3 umsetzten, damit die TSH-Freisetzung hemmen, was zu einer Hypothyreose führen kann und eine Schilddrüsenunterversorgung verursacht (Vanderpas et al. 1993).

### Überprüfen Sie Ihr Wissen
- Wie lautet die Einteilung der Mineralstoffe?
- Was wissen Sie über Funktion, Vorkommen von und Bedarf an Mineralstoffen?
- Wann ist eine Supplementation mit einem Mineralstoffpräparat indiziert?

## Literatur

Brouns F (1993) Die Ernährungsbedürfnisse von Sportlern. Springer, Berlin/Heidelberg

Geiß K-R, Hamm M (2001) Handbuch Sportler-Ernährung (5., überarb. Aufl.). Behrs Verlag, Hamburg

Konopka P (2001) Sporternährung: Leistungsförderung durch vollwertige und bedarfsangepasste Ernährung. BLV Buchverlag, München

Lamprecht M (1997) Der Einfluss definierter sportlicher Belastungen in Verbindung mit Vitaminsupplementierung auf den antioxidativen Status des Blutes. Dissertation am Inst f Med Chem u Pregl Lab, Graz

Lamprecht M, Holasek S, Konrad M, Seebauer W, Hiller-Baumgartner D (2017) Lehrbuch Der Sporternährung, Bd 1. CLAX Fachverlag GmBH, Graz

National Research Council (1989) Recommended dietary allowances, 10. Aufl. National Academy Press, Washington, DC

Neumann G (2000) Ernährung im Sport. Meyer & Meyer, Aachen

Seebauer W (2000) Nahrungssupplementation, Vollwerternährung und oxidativer Stress im Hochleistungssport. Triathlon 15:95–178

Vanderpas JB et al (1993) Selenium deficiency mitigates hypothyroxinemia in iodine-deficient subjects. Am J Clin Nutr 57:271S–275S

Ziegler R (1997) Selen – vom Insider-Tip zur Präventiv-Empfehlung. TW Sport + Med 9:137–140

Zoller H (2002) Indikation und Kontraindikation der Eisensupplementation. ATKL Symposium: Update Ernährung – Supplementation im Sport. Wien, Dezember 2002

### Internetadressen

D-A-CH Referenzwerte für Personen zwischen 19 und 65 Jahren, männlich und weiblich. https://www.dge.de/wissenschaft/referenzwerte. Zugegriffen am 20.12.2022

# Flüssigkeitshaushalt und Thermoregulation

*Manfred Lamprecht und Tobias Ziegler*

## Inhaltsverzeichnis

## 20.1 Körperwasser

Die Gesamtkörpermasse des normalgewichtigen erwachsenen Menschen besteht zu ca. 55–60 % aus Wasser, welches in verschiedenen Flüssigkeitsräumen verteilt ist. Bei einem 70 kg schweren Mann wären dies ca. 40 l Wasser, wobei sich zwei Drittel des Wassers innerhalb der Zellen (intrazelluläre Flüssigkeit) befindet, ein Drittel außerhalb der Zellen (extrazelluläre Flüssigkeit). Im Zellraum befinden sich demnach ca. 30 l Wasser (in der Muskulatur 20–25 l), die Flüssigkeit des Extrazellulärraumes liegt im Blutplasma (ca. 3 l) und im Zwischenzellraum (Interstitium, ca. 8 l) (◘ Abb. 20.1).

Die Verteilung des Wassers im Organismus wird durch osmotisch wirksame Teilchen (Mineralstoffe, Kohlenhydrate, Proteine) gesteuert. Die kleinsten dieser Teilchen sind die Mineralstoffe (Ionen), welche, im Unterschied zu den Kohlenhydraten und den Proteinen, mit dem Schweiß verloren gehen. Sie sind klein genug, um die Schweißporen verlassen zu können. Der Mineralstoffhaushalt ist deshalb eng mit dem Wasserhaushalt verbunden.

Der Wasserhaushalt des Körpers wird hormonell reguliert. Aldosteron, Atriales Natriuretisches Peptid (ANP), Antidiuretisches Hormon (ADH) und Katecholamine sind die Regulationshormone. Um den Körper vor Wasserverlust zu schützen, steigen die Hormone während der Belastung an. Wasser wird z. B. in der Niere durch ADH zurückgehalten. Diese hormonelle Kontrolle bewirkt außerdem, dass nur wenig Wasser zusätzlich im Organismus gespeichert wird. Überschüssig aufgenommenes Wasser wird sofort wieder ausgeschieden. Kennzeichen der Überwässerung ist der sehr verdünnte (helle) Harn.

Zwischen den einzelnen Flüssigkeitskompartimenten finden ständig Austauschprozesse statt. Starke Flüssigkeitsverschiebungen kommen nicht nur bei psychophysischer Beanspruchung vor, sondern auch in Ruhe, z. B. im Magen-Darm-Trakt: Mit Verdauungssekreten werden täglich mehrere Liter Wasser in den Magen-Darm-Trakt abgesondert, die dann im unteren Dünndarm und im Dickdarm wieder weitgehend resorbiert werden.

Der Wasserbedarf eines Menschen ergibt sich im Wesentlichen als Summe der für die Wärmeregulation und die Ausscheidung von Stoffwechselendprodukten und Salzen, welche nur in einer bestimmten Konzentration über die Nieren ausgeschieden werden können, erforderlichen Wassermenge (◘ Tab. 20.1).

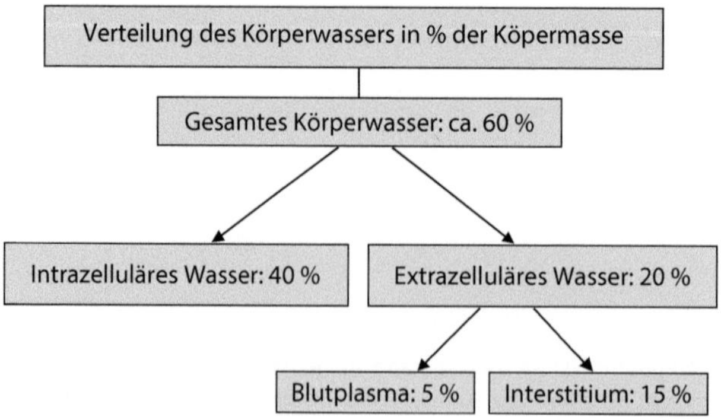




◘ **Abb. 20.1** Die Verteilung des Körperwassers

| ◻ Tab. 20.1 | Beispiel einer ausgeglichenen Tageswasserbilanz. (Ohne Training) |
|---|---|
| **Wasseraufnahme** | **Wasserabgabe** |
| Trinkflüssigkeit: 1500 ml | Harn: 1300 ml |
| Wasseranteil in Speisen: 700 ml | Stuhl: 200 ml |
| Oxidationswasser (= Oxidation von Nährstoffen): 300 ml | Haut und Lungen (Schwitzen, Abatmung): 1000 ml |
| Gesamt: 2500 ml | Gesamt: 2500 ml |

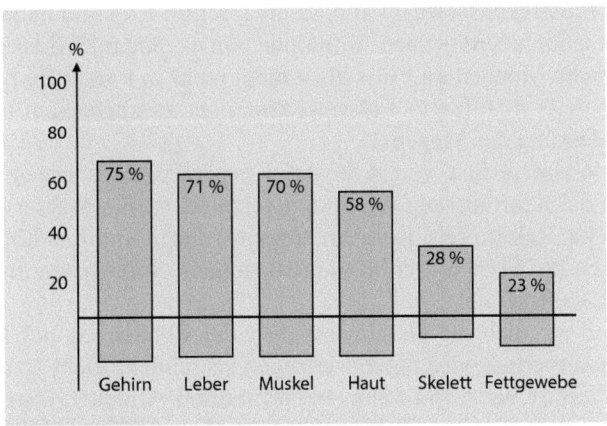

◻ **Abb. 20.2**  Wassergehalt von Organen und Geweben

Die wasserreichsten Organe sind Gehirn, Leber und Muskulatur, weshalb diese Organe gegen Wasserverlust besonders empfindlich sind (◻ Abb. 20.2).

## 20.1.1 Schweiß

Starker Wasserverlust über den Schweiß führt zur Entwässerung (Dehydratation) und Bluteindickung (Hypovolämie).

Die Schweißverdunstung ist der wirksamste Weg, die im Körper angestaute Wärme (Körperkerntemperaturen bei Marathons von ca. 40 °C) abzuführen (Lamprecht et al. 2017). Der Kühleffekt entsteht nicht durch den Schweiß selbst, sondern bei seiner Verdunstung durch die „Verdunstungskälte". Die Verdunstung entzieht dem Organismus Wärme, indem der Schweiß vom flüssigen in den gasförmigen Zustand übergeht. Bei hoher Luftfeuchtigkeit (über 80 %) ist die Verdunstung erschwert. Der Schweiß tropft ab und kann dadurch keinen Mehrwert an Kühlung erreichen. Neben Wasser gehen mit dem Schweiß in erster Linie Mineralstoffe verloren (Na, K, Mg). Der Mineralstoffverlust steigt mit Zunahme der Schweißmenge. Der Salzgeschmack des Schweißes dokumentiert die Kochsalz-Ausscheidung (NaCl).

Bei sportlichen Belastungen bis zu 30 min Dauer beruhen die messbaren Gewichtsabnahmen überwiegend auf dem Wasserverlust. Nach 10–30 min intensiver

Belastung, in warmer Umgebung, kann der Schweißverlust bereits mehr als 1 l betragen (Neumann 2009). Bei längeren Belastungen geht der Gewichtsverlust mit Substratabbau und Wasserverlust einher. Pro Stunde werden 200–250 g Glykogen und Triglyzeride abgebaut. Die Glykogenspeicher in Muskulatur und Leber reichen bei trainierten Personen bis etwa 120 min Belastungsdauer aus. Mit einem Gramm Glykogen werden dabei 2,7 g Wasser frei. Der Massenverlust ist daher in der Anfangsphase einer Dauerbelastung wesentlich höher als nach dem Glykogenabbau, weil dann 60–70 % der Energiebereitstellung aus der Verbrennung der wasserärmeren Fettsäuren erfolgt.

Bei einem Wasserverlust von 2 % des Körpergewichts sinkt die Ausdauerleistungsfähigkeit und erzeugt ein Durstgefühl. Bei Auftreten von Durst sind die Chancen gleich null, über einen längeren Belastungszeitraum die Leistung noch konstant hoch zu halten. Der Flüssigkeitsverlust kann nämlich schon 1,5 l und mehr betragen, das Durstgefühl ist jedoch bereits nach Aufnahme von ca. 500 ml wieder gestillt. Außerdem können solche Mengen an Flüssigkeit nicht mehr in kurzer Zeit resorbiert werden, um den bereits manifesten Flüssigkeitsmangel auszugleichen (abgesehen von der Volumenbelastung des Magens).

Bei einem Wasserverlust von 4 % des Körpergewichtes treten Krämpfe auf, woraufhin sich die Kraftleistung signifikant vermindert. Ein Wasserverlust von 6 % erzeugt Schwäche, Reizbarkeit, Koordinationsstörungen und Erschöpfung. Verluste von 10 % führen zu Nierendurchblutungsstörungen, Somnolenz, Bewusstlosigkeit und bedeuten Lebensgefahr.

Entscheidend ist auch die Geschwindigkeit der Entstehung der Dehydratation. Langsamer Wasserverlust wird besser vertragen als schnelle Dehydratation.

Ein Wasserverlust bis zu 4 l kann, bei trainierten Athleten, über Nacht wieder ausgeglichen werden. Höhere Wasserverluste verlangen überproportional längere Regenerationszeiten (> 2–4 Tage).

Trainierte Athleten vertragen Wasserverluste besser als untrainierte Personen. Die Schweißdrüsen trainierter Sportler sind in der Lage, einige Mineralstoffe effizient zurückzuresorbieren (v. a. Natrium). Kalium und Magnesium gehen jedoch im Schweiß in gleichen Konzentrationen verloren, wie sie im Plasma vorgefunden werden. Die Konzentration der anderen Mineralstoffe ist im Schweiß niedriger als im Plasma (◘ Tab. 20.2 und 20.3).

Der Schweißproduktion und -abgabe ist vorrangig abhängig von

- Belastungsintensität,
- eingesetzter Muskelmasse,
- Dauer der Belastung,
- Temperatur,
- Luftfeuchtigkeit,
- Körperoberfläche,
- Trainingszustand (Glykogen-Reserven).

Je nach Belastungsintensität kann der Schweißverlust zwischen 0,2 und 2,5 l pro Stunde liegen. Mit Fortdauer der Belastung erhöhen sich diese Werte – jedoch nicht proportional, wegen des geringeren Wassergehaltes der Fettsäuren, die bei längeren Belastungen primär für die Energiegewinnung herangezogen werden.

Die Außentemperatur kann zu einer Verdopplung der Schweißproduktion führen. Je höher die Luftfeuchtigkeit, desto schlechter die Verdunstung. Die Schweiß-

**20**

◻ **Tab. 20.2** Anorganische Bestandteile im Schweiß. (Nach Neumann 2009)

| Anorganische Bestandteile | Maßeinheit | Pro Liter Schweiß |
|---|---|---|
| Na | G | 1,2 |
| Cl | G | 1,0 |
| K | G | 0,3 |
| Ca | G | 0,16 |
| Mg | mg | 36 |
| S | mg | 25 |
| P | mg | 15 |
| Zn | mg | 1,2 |
| Fe | Mg | 1,2 |
| Cu | Mg | 0,06 |

◻ **Tab. 20.3** Organische Bestandteile im Schweiß. (Nach Neumann 2009)

| Organische Bestandteile | Maßeinheit | Pro Liter Schweiß |
|---|---|---|
| Laktat | g | 1,5 |
| Harnstoff | g | 0,7 |
| Ammoniak | g | 0,08 |
| Vitamin C | g | 0,05 |
| Kohlenhydrate | g | 0,05 |
| Pyruvat | g | 0,04 |

produktion und der nachfolgende Schweißverlust werden dadurch erhöht. Je größer die Körperoberfläche, desto mehr Schweiß kann abgegeben werden.

Hochtrainierte Athleten können pro Stunde bis zu 3 l Schweiß produzieren. Untrainierte Personen produzieren weniger als die Hälfte.

## 20.2 Flüssigkeitsaufnahme

### 20.2.1 Flüssigkeitsmengen

Bei normaler Umgebungstemperatur (18–22 °C) benötigen Erwachsene 35–40 ml Wasser pro Kilogramm Körpergewicht und Tag. Beim Mann sind das ca. 3 l, bei der Frau ca. 2 l. Die benötigte Wassermenge setzt sich aus Getränken, aus Wasser in festen Nahrungsmitteln und Oxidationswasser zusammen. Bei Auffüllung der Glykogenspeicher oder z. B. bei Kreatin-Supplementation steigt der Bedarf an. 1 g Glykogen bindet fast 3 g Wasser, 1 g Kreatin bindet bis zu 23 g Wasser.

Die Flüssigkeitsmenge, die aufgenommen werden kann, hängt vor allem von der Beschaffenheit des Getränks ab (Isotonie, Temperatur) und von der Belastungsintensität (Lamprecht et al. 2017). In Ruhe und bei extensiven Belastungen an der aeroben Schwelle (ca. 70 % d. $HF_{max}$) kann pro Stunde (theoretisch) bis zu 1,5 l Flüssigkeit aufgenommen werden. Der Flüssigkeitsverlust bei diesen Belastungen wird selbst bei heißen Außentemperaturen unter dieser Menge liegen, was bedeutet, dass Belastungen dieser Art kein Dehydratationsproblem darstellen.

Bei Belastungen an der anaeroben Schwelle (ca. 90 % d. $HF_{max}$) und darüber, kann pro Stunde nur ca. 0,7 l Flüssigkeit resorbiert werden (Costill 1990). Begründet wird dies durch den Antagonismus zwischen verminderter Durchblutung des Verdauungstraktes und erhöhter Durchblutung der Skelettmuskulatur während der Belastung. Der Flüssigkeitsverlust kann bei diesen Belastungen jedoch bis zu 3 l pro Stunde betragen, was bedeutet, dass Belastungen dieser Art sehr wohl ein Dehydratationsproblem darstellen. Im Extremfall tritt ein Defizit von über 2 l pro Stunde ein, was bei einem 70 kg schweren Mann bereits 3 % seines Körpergewichts ausmacht. Athleten, die diesen Belastungen ausgesetzt sind, müssen also „trainiert" werden, ständig genug zu trinken.

Aufnahmen von Flüssigkeitsvolumina > 1000 ml/Std während sportlicher Belastungen führen häufig zu Magenbeschwerden oder gar Durchfällen. Die obere „Verträglichkeitsgrenze" von Flüssigkeitsmengen unter Belastungebedingungen dürfte daher im Mittel bei ca. 1000 ml/Std liegen.

Auch die Temperatur des Getränkes hat Einfluss auf die Magenverweildauer. Sehr kalte Getränke (0–5 °C) und sehr heiße Getränke (> 45 °C) werden langsam resorbiert. Getränke mit Temperaturen von 5–8 °C passieren den Magen schneller als warme Flüssigkeiten (Neumann 2009). Allerdings können diese relativ kalten Getränke Magenbeschwerden verursachen. Getränke mit Temperaturen zwischen 10 und 15 °C scheinen den besten Kompromiss zu liefern und werden von den Sportlern auch als angenehm empfunden. Sind die Außentemperaturen sehr kalt (z. B. beim Langlauf), werden wärmere Getränke als bekömmlich empfunden.

Keine Unterschiede in der Magenentleerung und Resorptionskinetik wurden zwischen trainierten und untrainierten Personen gefunden, ebenso keine Unterschiede zwischen Laufen und Radfahren (Rehrer et al. 1994).

### 20.2.2 Zeitliche Handhabung

In der Regel weiß der Athlet vor der Belastung, wie lange diese dauern wird. Bei hohen Außentemperaturen und Belastungen ab 40 min soll bereits vor Belastungsbeginn mit dem Trinken begonnen werden.

Um Dehydratationseffekten während der Belastung optimal begegnen zu können, werden 400–600 ml Flüssigkeit oder 8 ml/kg Körpergewicht in den letzten 20 min vor Belastungsbeginn vorgeschlagen (Brouns 1996).

Wird 1 l Flüssigkeit pro Stunde zugeführt, sollte dies in 250-ml-Portionen stattfinden. Besser noch sind 6–10 kleinere Portionen – sie werden als angenehmer empfunden. Bei den meisten Belastungen sind 600–800 ml/Std zu je 100-ml-Portionen ausreichend.

Unmittelbar nach Belastungsende kann bei hohen Schweißverlusten ruhig ein halber Liter Flüssigkeit auf einmal getrunken werden. Je schneller die Flüssigkeitsbilanz wieder ausgeglichen wird, desto schneller wird der Athlet regenerieren (◘ Abb. 20.3).

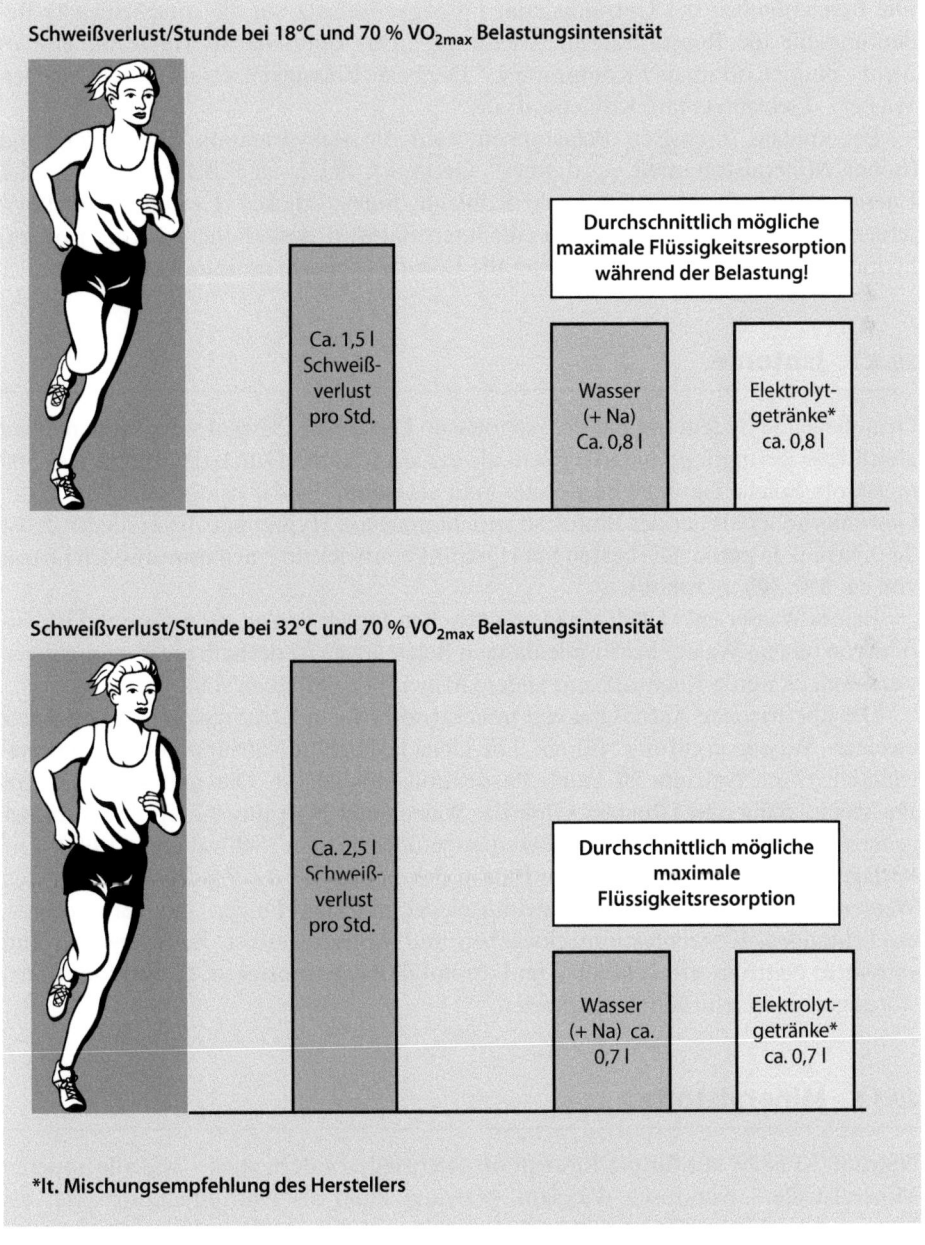

Schweißverlust/Stunde bei 18°C und 70 % VO$_{2max}$ Belastungsintensität

Durchschnittlich mögliche maximale Flüssigkeitsresorption während der Belastung!

Ca. 1,5 l Schweißverlust pro Std.

Wasser (+ Na) Ca. 0,8 l

Elektrolytgetränke* ca. 0,8 l

Schweißverlust/Stunde bei 32°C und 70 % VO$_{2max}$ Belastungsintensität

Ca. 2,5 l Schweißverlust pro Std.

Durchschnittlich mögliche maximale Flüssigkeitsresorption

Wasser (+ Na) ca. 0,7 l

Elektrolytgetränke* ca. 0,7 l

*lt. Mischungsempfehlung des Herstellers

◘ **Abb. 20.3** Schweißverluste bei unterschiedlichen Außentemperaturen und Belastungsintensitäten. (Mod. nach Worm 1991)

Eine praxisrelevante Orientierung für die optimale Rehydratation ist die Überprüfung des Körpergewichtes: 4–5 h nach Belastungsende soll dieses gleich wie vor der Belastung sein.

## 20.3    Getränke im Leistungssport

Die Beschaffenheit des Getränks zum Flüssigkeitsersatz hat die entscheidenste Bedeutung für die Rehydratation. Allerdings: „Das optimale Sportgetränk gibt es nicht – nur den optimalen Kompromiss." Der beste Flüssigkeitsersatz enthält – neben Wasser – Elektrolyte und Kohlenhydrate.

Bei kurzen, intensiven Belastungen steht die Rehydratation im Vordergrund (hoher Mineralstoffanteil – „dünnes" Getränk), bei langen Belastungen ist der Energienachschub wesentlich (mehr Kohlenhydrate – „dickes" Getränk). Mit Fortdauer der Belastung und je niedriger die Intensität wird, desto höher wird der Kohlenhydratanteil und desto konzentrierter die Lösung (höherer osmotischer Druck).

### 20.3.1    Isotonie

Grundlegende Bedeutung hat der osmotische Druck des Getränks. Er sollte in etwa gleich bzw. geringfügig niedriger sein als der osmotische Druck des Blutes (ca. 300 mOsmol). Solche Geränke bezeichnet man als **isoton.** Ist der osmotische Druck des Getränks höher als der des Blutes, so spricht man von **Hypertonie.** Ist er niedriger, ist das Getränk **hypoton.** Die besten Sportgetränke entwickeln einen osmotischen Druck von ca. 250–300 mOsmol/l.

Reines Wasser entwickelt einen osmotischen Druck von ca. 50 mOsmol. Die Zufuhr von reinem Wasser bei stundenlangen Belastungen ist deshalb nicht empfehlenswert, weil zu wenig Kochsalz und andere Mineralien enthalten sind.

Die übertriebene Aufnahme von mineralstoffarmem Leitungswasser kann sogar zu einer „Wasservergiftung" führen. Die Ursache liegt im Natriummangel (Hyponatriämie). Ohne Natrium ist kaum Resorption möglich ist. Dies gilt vor allem für Wassermoleküle und Glukose. Glukose, Wasser und Natrium sollten daher immer gemeinsam in isotonischen Getränken zugeführt werden (Schwaberger 1993). Die Verlagerung von Natrium aus dem Blut in den Darm (für die Resorption des reinen Wassers) vermindert den Blutnatriumspiegel mit den Folgen von Ermüdungserscheinungen, Konzentrationsschwächen und Antriebsverlust. Bei schnellem und extremem Natriumverlust können im Extremfall Bewusstlosigkeit, Gehirnfunktionsstörungen und Gehirnödeme auftreten.

### 20.3.2    Mineralstoffe

Natrium ist nicht nur für die Resorption essenziell, sondern auch – wie alle anderen Mineralstoffe – osmotisch wirksam. Natrium kann als Natriumchlorid oder als Natriumbikarbonat im Getränk enthalten sein.

☐ **Tab. 20.4**   Mineralstoffgehalt eines guten Sportgetränkes zur Förderung der Rehydratation und Regeneration. (Senay Jr. 1998)

| Na | 0,5–0,7 g/l |
|---|---|
| Cl | 0,7–1,1 g/l |
| K | 120–225 mg/l |
| Ca | 50–225 mg/l |
| Mg | 50–100 mg/l |
| Osmolarität | 250–300 mOsmol/l |
| ph-Wert | > 4,0 |

Neben Natrium müssen in einem Sportgetränk vor allem die im Schweiß vermehrt ausgeschiedenen Mengenelemente enthalten sein, also Kalium und Magnesium sowie Eisen (ca. 6 mg/l mit Vitamin C zur besseren Resorption) (☐ Tab. 20.4). Zusätzlich werden auch noch Spuren von Kupfer (0,5 mg/l), Chrom (30 µg/l) und Zink (4 mg/l) empfohlen (Seebauer 2000).

Überdosierungen von Mineralstoffen führen zu Leistungseinbußen, Belastung des Herz-Kreislauf-Systems (Hypervolämie) bis zur Diarrhoe.

### 20.3.3   Kohlenhydrate

Die Kohlenhydratkonzentrationen in Sportgetränken sollten zwischen 30 und 60 g pro Liter liegen. Dies sind z. B. 3–6 %ige Glukoselösungen. Bei sehr heißen Außentemperaturen und hohen Intensitäten ist an die Untergrenze zu gehen, bei niedrigeren Außentemperaturen und Intensitäten an die Obergrenze.

Die Wasserresorption ist bei intensiven Belastungen mit ca. 30 g KH/l maximiert (Brouns 1993) und für Ausdauersportler am empfehlenswertesten.

Kohlenhydrate sind – wie die Mineralstoffe oder Aminosäuren – osmotisch wirksam. Deshalb ist auch die Art der Kohlenhydrate im Getränk von Bedeutung. Mono- und Disaccharide sind stärker osmotisch wirksam als Oligo- und Polysaccharide. Beispielsweise sind 100 g Glukose (Monosaccharid) doppelt so stark osmotisch wirksam wie 100 g Maltose (Disaccharid), da in 100 g Glukose doppelt so viele osmotisch wirksame Moleküle enthalten sind als wie in 100 g Maltose.

Unter der Berücksichtigung, dass in einem Sportgetränk auch zumindest Natrium enthalten sein muss (500 mg Na/l entwickeln einen osmotischen Druck von ca. 20 mOsmol/l, 1,2 g NaCl/l entwickelt einen osmotischen Druck von ca. 40 mOsmol/l), gelten folgende **maximale Kohlenhydratkonzentrationen** pro Liter Getränk (nach Brouns 1993).

**Maximale Kohlenhydratkonzentrationen**

- Fruktose: bis 20 g
- Glukose: bis 60 g
- Saccharose: bis 80 g
- Maltose: bis 100 g
- Maltodextrine (Oligosaccharide): bis 100 g
- Lösliche Stärke (Polysaccharid): bis 100 g

Zu beachten ist bei diesen Angaben, dass dies für jeden angeführten Zucker als Monoapplikation gedacht ist. Mischungen sind aber durchaus üblich und empfohlen, z. B. Glukose/Fruktose/Oligosaccharide. Bei zu hohen Fruktosekonzentrationen (> 20 g/l) kommt es häufig zu Unverträglichkeitsreaktionen in Form von Bauchschmerzen und Durchfällen. Zu beachten ist auch, dass die Mehrfachzucker letztlich aufgeschlossen werden und als Glukose oder Fruktose resorbiert werden, weshalb man die Stoffmenge (z. B. für Maltodextrine) nicht einfach mit dem Faktor 3 oder 4 – gemessen an der Glukose – multiplizieren kann. Folglich ist entsprechend Wasser nachzutrinken, um die optimalen osmotischen Kriterien für die Resorption zu schaffen.

### 20.3.4  Vitamine

Neben Mineralstoffen und Kohlenhydraten sollten Getränke für Belastungen von mehr als zwei Stunden Dauer zusätzlich Vitamine enthalten. Für die Immunstabilisierung, im Energiestoffwechsel oder als Antioxidantien spielen sie eine bedeutende Rolle. Die Konzentrationsvorschläge in der Literatur sind jedoch sehr unterschiedlich. Nach Seebauer (2000) sollte die Vitamin-C-Konzentration zwischen 50 und 225 mg/l liegen, die ß-Carotin-Konzentration bei 1–3 mg/l, Vitamin E zwischen 20 und 35 mg/l und $B_2$ 4–5 mg/l betragen.

Um die Qualität der Vitamine möglichst lange aufrechtzuerhalten, sollten sie vor Licht, Sauerstoff und Wärme geschützt sein. Es ist empfehlenswert, dunkle Trinkflaschen mit Thermowänden zu verwenden und diese nach dem Trinken nicht geöffnet zu lassen.

### 20.3.5  Kohlensäure

Es steht zur Diskussion, ob Kohlensäure in Getränken die Resorption behindert oder beschleunigt. Tatsache ist jedoch, dass kohlensäurehältige Getränke, unmittelbar vor bzw. während der Belastung verabreicht, oft als belastend empfunden werden.

Trifft die Kohlensäure im Magen auf die Magensäure, dissoziiert sie – als schwächere Säure – sofort ($H_2CO_3 \rightarrow H_2O + CO_2$). Kohlendioxid als Gas wird frei und überbläht dabei den Magen. Es kommt zu einem Zwerchfellhochstand, was zum Unwohlsein führt. Diese Überblähung kann auch ein verringertes Sättigungsgefühl vortäuschen, da das Sättigungszentrum im ZNS von Dehnungsrezeptoren im Magen versorgt wird. Zu geringe Nahrungsaufnahme bei langen Belastungen wäre die Folge.

**20**

Die Kohlensäure reduziert auch das Durstgefühl, was zur verringerten Flüssigkeitsaufnahme verleitet.

## 20.3.6 Getränkearten

Gute Sportgetränke können zum Teil selbst hergestellt werden oder im Handel gekauft werden. Je nach Außentemperatur, Luftfeuchtigkeit, Intensität und Dauer der Belastung ist der Wasseranteil zu regulieren: Bei hohen Außentemperaturen (> 25 °C), hoher Intensität (im Bereich der anaeroben Schwelle) und kürzerer Dauer (40 min bis 2 h) sollte man einen hohen Wasseranteil (+ Mineralien) wählen, bei niedrigen Temperaturen, niedrigerer Intensität und längerer Dauer (ab 2 h) soll der Teilchenanteil hoch sein (+ Kohlenhydrate und Vitamine, höherer osmotischer Druck).

---

**Vorschläge für Getränke beim Sport**

- Apfelsaft (pasteurisiert) + Wasser + Messerspitze/Brise NaCl im Verhältnis 50 : 50 bis 30 : 70 (je nach Witterung, Intensität etc.) zugunsten des Wassers
- Fruchtmolke + Wasser + Messerspitze/Brise NaCl im Verhältnis 40 : 60 bis 20 : 80 zugunsten des Wassers
- Johannisbeersaft + Wasser + Messerspitze/Brisel NaCl im Verhältnis 40 : 60 bis 20 : 80 zugunsten des Wassers
- Sportgetränke-Pulver wie auf den Verpackungen vorgeschlagen aber Achtung: Die vorgeschlagenen Mischungsverhältnisse ergeben bei stöchiometrischer Umrechnung meist die Höchstkonzentrationen! Bei heißen und intensiven Belastungen können die Vorgaben bis auf ein Drittel reduziert werden. Sportgetränke müssen ebenso die erwähnten Kriterien hinsichtlich Nährstoff- und Mineralstoffkonzentrationen erfüllen!
- Sportgetränke-Fertigmischungen in Flaschen: Hier gilt das Gleiche wie für die Pulver. Es handelt sich in der Regel um 6 %ige Zuckerlösungen; eine Zuckerkonzentration, die an der Obergrenze liegt.

---

Die meisten Athleten benutzen während des Wettkampfes nicht nur ein Getränk, sondern variieren ihre Flüssigkeitsträger. Koffein- und taurinhaltige Sportgetränke sollten, bei täglichem Gebrauch, nicht im Übermaß konsumiert werden. Hobbysportler sollten davon nicht mehr als 1 l pro Tag trinken.

## 20.3.7 Mineralwasser

Mineralwasser eignen sich in der Regel gut zum Mischen mit Fruchtsäften und Molke. Allerdings sollte auf die Konzentration der Mineralien geachtet werden. Manche Mineralwasser haben sehr geringe Konzentrationen an Mineralien, andere sehr hohe. Je höher die Konzentration der Mineralstoffe im Mineralwasser ist, desto höher muss der Mineralwasseranteil im Gemisch mit dem Fruchtsaft sein, um die Isotonie zu gewährleisten.

Kohlensäurehältige Mineralwasser sollten für Getränke unmittelbar vor Belastungsbeginn und für Getränke während der Belastung, aus den oben angeführten Gründen, vermieden werden.

**Kriterien für geeignete Mineralwasser**
- Ohne Kohlensäure
- 200–250 mg Na/l
- 50–100 mg Mg/l
- Ca : Mg < 3 : 1
- Na : K < 10 : 1

### 20.3.8 Brausetabletten

Brausetabletten haben zwar häufig vernünftige Mineralstoff- und Kohlenhydratzusammensetzungen, sind jedoch wegen des Kohlensäureanteils oft schwer bekömmlich. Die Mischungsvorgaben sind zu meist für die jeweiligen Gegebenheiten zu stark konzentriert, was zur Herstellung von hypertonen Lösungen führt.

### 20.3.9 Bier, Cola, Powerdrinks

Diese Getränke sind unmittelbar vor und während der Belastung auf keinen Fall zu gebrauchen. Bier ist bis zum 4-Fachen hyperton (bis 1200 mOsmol/l) und müsste daher mit bis zu drei Anteilen Wasser verdünnt werden, um isoton zu werden. Cola und andere Limonaden haben 11–12 % Zuckeranteil (mindestens doppelt hyperton) und zu wenige Mineralstoffe. Außerdem enthalten sie Kohlensäure. Für „Radler" gilt das Gleiche.

Power-, Energy- oder Designerdrinks enthalten ebenfalls zu viel Zucker und Kohlensäure. Überdies sind die aufputschenden Substanzen (Koffein, Guarana) wesentlich höher konzentriert als in den fertigen Sportgetränken. Auch diese Getränke sind vor und während der Belastung unbrauchbar, zumal sie auch meistens keine adäquate Mineralstoffzusammensetzung bieten.

Unmittelbar nach dem Belastungsende kann man doch gelegentlich beobachten, dass, z. B. nach einer Tour-de-France-Zielankunft, ein Profi Cola trinkt. Dies ist evtl. geeignet, da der Athlet innerhalb kurzer Zeit noch große Mengen anderer, passender Elektrolytgetränke trinkt. Die Kohlensäure nimmt jedoch das Durstgefühl, was dazu verleiten könnte, zu wenig zu trinken. Cola hat einen hohen glykämischen Index, der Zucker geht schnell ins Blut, die Glykogen-Resynthese wird beschleunigt, sofern viel Wasser und Mineralwasser dazu getrunken wird.

Auch Bier ist bei der folgenden Hauptmahlzeit nach dem Training geeignet, um die Regeneration zu verbessern (Maltose + Mineralstoffe), sofern genug Mineralwasser eine Stunde vor und nach dem Bierkonsum getrunken wird. Außerdem ist auf den Alkoholgehalt des jeweiligen Bieres zu achten. Alkohol behindert die Glykogen-Resynthese.

**20**

## Überprüfen Sie Ihr Wissen

- Was sind die Folgen von Schweiß- und Wasserverlust?
- Flüssigkeitsaufnahme: Menge und zeitliche Handhabung?
- Welche Sportgetränkemischungen sind geeignet?

## Literatur

Brouns F (1993) Die Ernährungsbedürfnisse von Sportlern. Springer-Verlag, Heidelberg

Brouns F (1996) 15. Jahrestagung der AKE und der DGEM. Innsbruck, März 1996

Costill DL (1990) Fluid homeostasis during exercise. In: Gisolfi CV, Lamb DR (Hrsg) Perspectives in exercise science and sports medicine, Bd 3. Benchmark Press, Carmel, Indiana, S 97–121

Lamprecht M, Holasek S, Konrad M, Seebauer W, Hiller-Baumgartner D (2017) Lehrbuch Der Sporternährung, Bd 1. CLAX Fachverlag GmBH, Graz

Neumann G (2009) Ernährung im Sport, 6. Aufl. Meyer und Meyer, Aachen

Rehrer NJ, Brouns F, Beckers EJ, Saris WHM (1994) The influence of beverage composition and gastrointestinal function on fluid and nutrient availability during exercise. Scand Journal of Med & Sci in Sports, 159–172

Schwaberger G (1993) Skriptum für Arbeits- und Sportphysiologie. Med Uni, Graz

Seebauer W (2000) Nahrungssupplementation, Vollwerternährung und oxidativer Stress im Hochleistungssport. Triathlon 15:95–178

Senay C Jr (1998) Water and electrolytes during physical activity. In: Wolinsky I (Hrsg) Nutrition in exercise and sport. CRC Press, Boca Raton, Florida, S 252–276

Worm N (1991) Richig essen, richtig fit. Sportinform, München

# Nahrungsergänzung und Sport

*Manfred Lamprecht und Tobias Ziegler*

## Inhaltsverzeichnis

**21**

Dieses Kapitel beschreibt die aktuellen Erkenntnisse zu speziellen Substanzen, Inhaltsstoffen, Nährstoffsupplementen und Präparaten, die im Sport häufig verwendet werden.

## 21.1 Antioxidantien

Antioxidantien sind Moleküle, welche biologische Systeme vor übermäßigen Oxidationen und/oder Reduktionen schützen (= Abgabe bzw. Zufuhr von Elektronen). Diese Oxidations- und Reduktionsprozesse werden vor allem von reaktiven Sauerstoff- und Stickstoffspezies (RONS = „reactive oxygen and nitrogen species") verursacht. Der Volksmund simplifiziert und reduziert die Bezeichnung dieser Moleküle sehr häufig auf „Freie Radikale".

RONS kommen physiologisch in bestimmten Konzentrationen vor und sind lebensnotwendig (z. B. bei der Immunabwehr durch Makrophagen). Tritt ein Übermaß an RONS in einem Kompartiment des Organismus oder im Blut auf, so spricht man von einem lokalen bzw. systemischen oxidativen Stress, da die meisten verursachenden RONS so genannte Sauerstoffradikale sind. Oxidativer Stress geht mit Schädigungen an molekularen und morphologischen Strukturen einher, welche nachfolgend in Zelltod, Gewebeschädigungen, Organschädigungen, Mutationen etc. übergehen können.

Beim Sport sind der erhöhte Sauerstoffdurchsatz in den Muskelzellen – ca. 3 % des Sauerstoffs wird in der Atmungskette unvollständig zu Superoxidanion ($O_2^-$) anstatt zu Sauerstoff, reduziert –, aber auch Luftverschmutzung, UV-Strahlung, Katecholamin-Ausschüttung (Autoxidation) usw. sind Quellen für RONS-/Radikalakkumulationen.

Antioxidantien wurden deshalb zu „beliebten" Supplementen im Leistungssport, um RONS-induzierte Schädigungen und oxidativen Stress zu verhindern bzw zu vermindern.

### 21.1.1 Beispiele antioxidativer Supplementationen

Viele Forschungsergebnisse der letzten Jahrzehnte führten zu der Erkenntnis, dass Antioxidantien nicht mehr als Mono- oder Disupplemente angewendet werden sollten. Vitamin E als starkes Antioxidans kann, selektiv supplementiert, auch als Prooxidans, also als RONS/Radikal fungieren (Diplock 1994). Ähnliches gilt auch für hohe Dosen von Vitamin C (ab 700 mg/Tag) + N-Acetylcystein (Childs et al. 2001) und ß-Carotin > 20 mg/Tag (Lamprecht 1997).

Zu berücksichtigen ist auch, dass bei Verabreichung von hohen Dosen wirkungsvoller Antioxidantien die Gefahr besteht, dass die internen antioxidativen Enzymsysteme (z. B. das Glutathionperoxidase-System) „downregulieren" bzw. sogar zusätzliche Oxidationsprozesse ausgelöst werden (Lamprecht et al. 2006, 2009, 2017).

Weiters gibt es starke Evidenz, dass die für die Trainingsadaptation notwendigen Signaltransduktionsprozesse durch hoch dosierte Antioxidantien-Supplementationen negativ beeinflusst werden. Dabei werden die durch Trainingsreize ausgelösten adaptiven Prozesse abgeschwächt. Dies ist für bestimmte Trainingsphasen, wie z. B. in der

Aufbauperiode, zu berücksichtigen. In Wettkampfperioden stehen jedoch die Immunstabilisierung und Regeneration in der Prämissenliste meist höher als die Adaptation, weshalb in diesen Phasen eine Supplementation mit niedrigen Konzentrationen adäquater Antioxidantien-Präparate häufig induziert sein kann.

Gemüse- oder Beerenextrakte, Tomatensaftkonzentrate, Knoblauchextrakte und andere pflanzenbasierte Präparate mit gesicherter Qualitätskontrolle, geringgradig fortifiziert z. B. mit Vitamin C, E, Polyphenolen oder Ubichinon, sind geeignete antioxidative Supplementationsmodelle im Sport (Lamprecht et al. 2005, Lamprecht und Frauwallner 2012, Lamprecht et al. 2017). Allerdings kann eine direkte Leistungssteigerung durch die Applikation durch Antioxidantien nicht erzielt werden (Nikolaidis et al. 2012).

Zusammenfassend kann festgehalten werden, dass eine gut bzw. eher niedrig dosierte antioxidative Mischung, idealerweise zum Snack oder zur Mahlzeit supplementiert, die Konzentration von oxidativ modifizierten Substanzen (Oxylipine, Carbonylproteine etc.) im Blut als auch im Gewebe reduziert (◻ Abb. 21.1).

## 21.1.2  Antioxidantien-Supplementation: Sekundäre Pflanzenstoffe

Sekundäre Pflanzenstoffe („phytochemicals") zählen zur Gruppe der „bioaktiven Substanzen" (zusammen mit den Ballaststoffen und den Substanzen in fermentierten Lebensmitteln) und kommen – wie im Namen enthalten – vor allem in Obst, Ge-

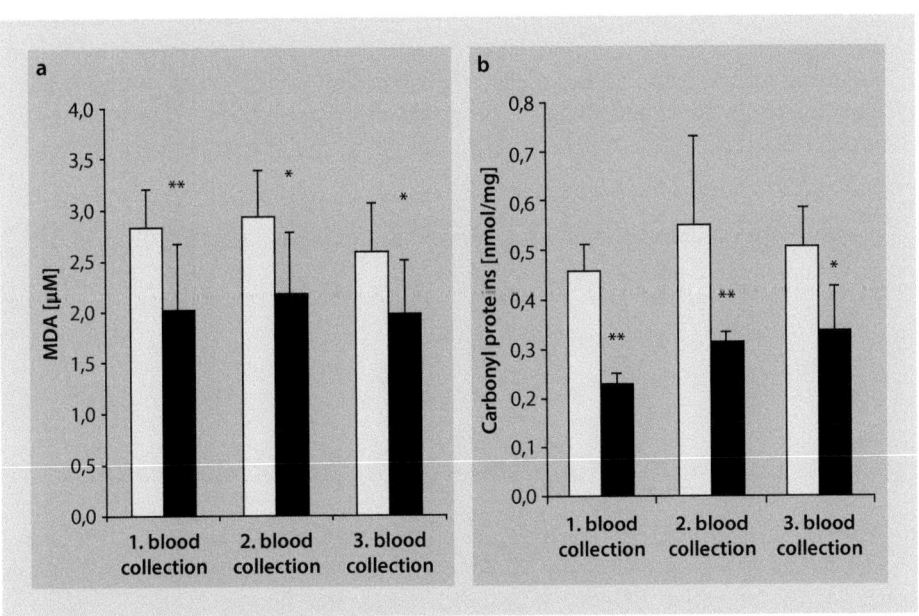

◻ **Abb. 21.1**  Einfluss einer Supplementation aus Obst- und Gemüsesaftkonzentrat in Kapselform auf die Plasmakonzentrationen von Oxidativen Stress Markern. **a**: MDA; **b**: Carbonyl Proteine (CP); helle Säulen: nicht supplementiert; dunkle Säulen: supplementiert. (Mod. nach Lamprecht et al. 2005)

**21**

müse und Getreide vor. Bekannt wurden sie jedoch durch das „Französische Parado-
xon" in zahlreichen Rotweinstudien (u. a. Maxwell et al. 1994).

---

**Sekundäre Pflanzenstoffe mit antioxidativer Wirkung (Beispiele)**
- Carotinoide: $\alpha$-Carotin, ß-Carotin, Lykopin, Zeaxanthin, Lutein etc., wobei
  ß-Carotin die beste Bioverfügbarkeit aufweist
- Phytosterine: ß-Sitosterin, Stigmasterin, Campesterin; chemische Struktur dem tie-
  rischen Cholesterin ähnlich
- Polyphenole: Phenole, Phenolsäuren und Flavonoide (Flavone, Flavonole, Flava-
  nole/OPCs, Flavanone, Isoflavonoide, Anthozyane) sind die Hauptgruppen.
  Zudem zählen die Lignane, Lignine und die Hydroxyzimtsäuren zu dieser Stoff-
  gruppe.
- Phytoöstrogene: Resveratrol, Pterostilbene, Isoflavonoide und Lignane
- Glucosinolate (Glucoiberin, Sinigrin, Sinalbin etc.)
- Sulfide: Allicin, Alliin
- Protease-Inhibitoren
- Monoterpene
- Saponine

---

Nahrungsmittel, in denen relativ hohe Konzentrationen an sekundären Pflanzenstoffen identifiziert werden, sind: Knoblauch, Zwiebel, Schnittlauch, Kohlgemüse,
Kürbiskerne, Sauerkraut, Rotwein und rote Trauben, Sesam, Tomaten, Erdbeeren
und Himbeeren sowie Vollkornprodukte.

Wie bereits erwähnt, zeigt die momentane Evidenzlage effektivere Wirkungen mit
naturähnlichen Antioxidantien-Präparaten – also solchen, welche Phytochemicals
beinhalten – im Vergleich zu den klassischen Antioxidantien-Präparaten mit Vitamin
E, ß-Carotin und Vitamin C. Beispielsweise haben sich Obst-, Gemüse- und Beeren-
saftpräparate gut zur Immunstabilisierung von sportlich aktiven Männern bewährt
(Lamprecht 2012).

---

**Dosierungsempfehlungen der wichtigsten Antioxidantien (pro Tag)**
- Vitamin C: 200–500 mg
- Vitamin E: 15–60 mg
- ß-Carotin: 6–15 mg
- Selen: 50–100 µg

---

### 21.1.3 Antioxidantien-Supplementation: Acetylsalicylsäure

In Acetylsalicylsäure, als „Aspirin" oder „Aspro" bekannt, wurden antioxidative
Eigenschaften in vitro und in vivo (Steinberg et al. 2002) nachgewiesen. Allerdings
können Dosierungen ab 500 mg Magenbeschwerden hervorrufen.

In der Sportpraxis werden Aspirin und Aspro gerne in Spielsportarten, vor
Matchbeginn, eingesetzt. Aspirin steht auf der Liste der erlaubten Medikamente

gegen Fieber, grippale Infekte und Schnupfen. Sportlern, die Acetylsalicylsäure vertragen, kann diese anti-inflammatorische, radikalvernichtende, wasserlösliche Verbindung auch als Antioxidans verabreicht werden, wenn die zu Beginn dieses Kapitels angeführten Voraussetzungen für Supplementationen gegeben sind.

### 21.1.4  Antioxidantien-Supplementation: Ubichinon (Coenzym Q$_{10}$)

Das Ubichinon ist eine vitaminähnliche, fettlösliche Substanz und wird vom Körper selbst gebildet. Es kommt in praktisch allen Nahrungsmitteln vor (Präfix ubi-).

Ubichinon ist an der Elektronenübertragung in der Atmungskette beteiligt und wird auch als Redoxpuffer bezeichnet, da es, im Vergleich zu anderen Komponenten der Atmungskette, bei gesunden Menschen in 10- bis 15-fachem Überschuss vorhanden ist (Karlson 1988).

Ubichinon ist ein kleines, hydrophobes, in der Lipiddoppelschicht gelöstes Molekül und kommt vor allem im Herzmuskel vor. Es wird auch als Coenzym Q (CoQ) bezeichnet, hat starke antioxidative Eigenschaften (kann ein oder zwei Elektronen aufnehmen oder abgeben) und wird deshalb als Antioxidans gegen KHK und bei Herzinfarkt-Patienten eingesetzt.

Der Einsatz im Sport gegen belastungs-induzierten Oxidativen Stress ist umstritten. Malm et al. (1996) fanden nach intensiven anaeroben Fahrrad-Ergometer-Tests sogar einen negativen Einfluss der CoQ-Supplementation.

Die wissenschaftliche Literatur belegt jedoch klar, dass kein leistungssteigernder Effekt durch Ubichinon-Supplementation zu erwarten ist (Laaksonen et al. 1995).

### 21.1.5  Kreatin

Kreatin ist eine Eiweißsubstanz, die für die Muskelkontraktion unentbehrlich ist. Die körpereigene Bildung des Kreatins erfolgt in Leber, Nieren und Bauchspeicheldrüse aus den Aminosäuren Arginin, Glycin und Methionin. Die Hauptlieferanten in der Nahrung sind Fleisch und Fisch.

Die tägliche Eigensynthese von Kreatin beträgt 1–2 g (Balsom et al. 1994). Eine ausgewogene Mischkost enthält im Tagesdurchschnitt ca. 1 g Kreatin. Milchprodukte und pflanzliche Kost liefern wenig Kreatin, sodass Vegetarier auf die Eigensynthese angewiesen sind.

Der tägliche Bedarf eines 70 kg schweren Normalverbrauchers beträgt 2–3 g und kann durch die Eigensynthese und eine normale, ausgewogene Ernährung leicht abgedeckt werden.

Kreatin wird für hochintensive anaerobe Belastungen, Kraft- und Schnellkraftbelastungen benötigt. Supplementationen, richtig dosiert, haben bei einem Teil von Sportlern bei diesen Belastungsformen positive Ergebnisse gebracht (Tarnopolsky 2010). Um die Leistungsfähigkeit im alaktaziden Bereich zu verbessern, wird eine Zunahme des Phosphokreatinspeichers von über 8 % angesehen (Neumann 2009). Dabei muss beachtet werden, dass ein Teil der Sportler auf die erhöhte Kreatin-

Aufnahme nicht reagiert. Man spricht von „Respondern" (reagieren) und „Non-Respondern" (reagieren nicht). Eine Steigerung der Kraftleistungsfähigkeit wird vor allem bei Personen beobachtet, welche einen niedrigen Muskelkreatin-Gehalt vor dem Versuch aufweisen. Insgesamt dürfte das Verhältnis von Respondern zu Non-Respondern bei ca. 50:50 liegen.

Auch in Ausdauersportarten, bei denen Intervallbelastungen und Kraft als Grunddeterminante für die sportliche Leistung gelten (z. B. Kajak, Radfahren), wird Kreatin eingesetzt. Allerdings sollte die Tatsache bekannt sein, dass 1 g Kreatin bis zu 23 g Wasser im Muskelgewebe binden kann, was in einem höheren Körpergewicht resultiert und bei Ausdauersportarten meistens von Nachteil ist. Auch die häufig berichteten Muskelkrämpfe (Juhn 2003) werden der Wasserbindung und dem damit einhergehenden erhöhten Druck im Muskelgewebe zugeschrieben.

Ähnlich wie bei den Antioxidantien sind auch beim Kreatin niedrigere Dosierungen zu empfehlen. 20 g Kreatin/Tag haben keine signifikanten besseren Ergebnisse erbracht als die Gabe von 3–5 g/Tag über 28 Tage bzw 10 Wochen (Hultman et al. 1996).

Vorteil der niedrigeren Dosierungen ist vor allem die geringere Gewichtszunahme, welche nur in wenigen Sportarten wirklich erwünscht ist. Außerdem können Hochdosierungen zu Muskelkrämpfen, Erbrechen und Durchfällen führen, was bei der moderaten Supplementationsform nicht beobachtet wurde. Eine gleichzeitige Gabe von Kohlenhydraten scheint die muskuläre Kreatin-Einlagerung zu optimieren (Green et al. 1996).

Seit einigen Jahren werden gepufferte Kreatin-Präparate, so genanntes KreAlkalyn, angeboten. Die Industrie postuliert eine bessere Speicherung des Kreatins im Körper (durch die Pufferung soll die Verdauung durch Magensäuren reduziert werden), bessere Verträglichkeit und einen schnelleren und effektiveren Kraftzuwachs im Vergleich zum üblichen Kreatin-Monohydrat. Außerdem wird eine geringere Gewichtszunahme beworben, weil die Dosierungen wesentlich geringer sind als beim Kreatin-Monohydrat. Fazit: Seriös durchgeführte Studien (z. B. Jagim et al. 2012) zeigen keine Unterschiede zwischen KreAlkalyn und Kreatin-Monohydrat hinsichtlich Muskelspeicherung, Kraftentwicklung, Verträglichkeit, aerober Leistungsfähigkeit oder Körpermassenzusammensetzung (in der Bodybuilding-Szene häufig postuliert). Diese wurde selbst bei äquivalenten Dosierungen bestätigt.

Wird eine Kreatin-Supplementation gewählt, ist jedoch eine gleichzeitige Mehrzufuhr an Magnesium indiziert, um das Risiko der häufig auftretenden Krampferscheinungen zu reduzieren.

Der Supplementationszeitraum sollte zwei Monate nicht übersteigen, da die Eigensynthese einer Downregulation unterliegt. Kreatin-Supplementationen eignen sich deshalb für die Aufbauphase, um Maximalkraft, Schnellkraft oder alaktazide Kapazität zu entwickeln, und sollten danach wieder ausgesetzt werden.

Beachtung sollte man den unterschiedlichen Kreatinpräparaten schenken: über 90 % des im Handel, u. v. a. im Internet gehandelten Kreatins, kommt aus Ländern mit niedrigeren Standards für Qualitätskontrollen. Verunreinigungen sind daher möglich und für Spitzensportler, die Dopingkontrollen unterliegen, eine existenzielle Gefahr. Es sollten nur Präparate, die den Qualitäts- und Sicherheitsstandards der EU entsprechen, z. B. „Made in Germany", ausgewählt werden.

## 21.2 Verzweigtkettige Aminosäuren

Die verzweigtkettigen Aminosäuren Valin, Leucin und Isoleucin sind, nach Alanin, die wichtigsten Aminosäuren für die Glukoneogenese, weil aus ihnen Pyruvat gebildet werden kann. Diese so genannten BCAAs (für „Branched Chained Amino Acids") wurden und werden in zahlreichen Forschungsprojekten untersucht. Die Ergebnisse und Aussagen sind divergent. Hier ein paar Beispiele:

Untersuchungen von Blomstrand et al. (1991) zeigten, dass die Aufnahme von 4–16 g an verzweigtkettigen Aminosäuren bereits während eines Marathonlaufs glukosestabilisierend und leistungsfördernd wirkte. Zugleich wurde durch die Aufnahme dieser Aminosäuren die Abnahme des Glutamins, ein Ermüdungssubstrat, vermindert. Die gleichzeitige Aufnahme von Vitamin B6, Biotin und Pantothensäure erhöht die Wirkung der verzweigtkettigen Aminosäuren.

Hingegen berichtet Wagenmakers (1999) von keiner wichtigen Rolle der verzweigtkettigen Aminosäuren als Energiequellen, da eine gezielte Kohlenhydrat-Aufnahme während der Belastung die Aminosäurenoxidation verhindert und durch das bessere Sauerstoffäquivalent leistungsoptimierender wirkt als die Aminosäurenoxidation.

Faktum ist, dass es bei Langzeitausdauerbelastungen zu einem Abfall von verzweigtkettigen Aminosäuren im Serum kommt, was den Einstrom der Aminosäure Tryptophan ins Gehirn erhöht. Dies bewirkt die vermehrte Serotonin-Freisetzung aus der Epiphyse, was die zentrale Ermüdung fördert (Newsholme 1990).

Theorien und Hypothesen zu den BCAAs sind vielfältig. Die wohl 3 meist diskutierten Wirkungsweisen/Effekte werden an dieser Stelle kurz zusammengefasst:

- BCAAs als Energiequelle,
- BCAAs gegen Proteinabbau,
- BCAAs als Ermüdungsprophylaxe.

### ▪ BCAAs als Energiequelle

Tracermethoden mit $^{13}$C-Leucin haben gezeigt, dass die Oxidation von BCAAs bei Belastung um das 2- bis 3-Fache ansteigen kann. Die Oxidation der Kohlenhydrate und der Fette kann hingegen bis zum 20-Fachen ansteigen. Ebenso kann die Kohlenhydrat-Gabe während der Belastung den Anstieg in der BCAA-Oxidation hemmen. Folglich ist eine Supplementation von BCAAs, um zusätzliche Energie während der Belastung in die arbeitende Muskulatur zu bringen, nicht notwendig (Wagenmakers 1999).

### ▪ BCAAs gegen Proteinabbau

Mehrere In-vivo-Studien konnten keinen Nachweis erbringen, dass die Applikation von BCAAs den Proteinabbau bei gesunden Personen hemmen können. Keine randomisierte, plazebokontrollierte Doppelblind-Studie konnte bis dato eine verbesserte Stickstoffbilanz während oder nach der Belastung demonstrieren. Somit gibt es kaum Evidenz, dass die orale Verabreichung von BCAAs einen antikatabolen Effekt während und nach Belastungen bewirkt oder dass derartige Supplemente die Reparatur der Muskelschädigung nach Belastungen beschleunigen könnten (Wagenmakers 1999).

**21**

■ **BCAAs als Ermüdungsprophylaxe**

Die zentrale Ermüdungstheorie geht von der oben erwähnten Tatsache aus, dass bei lange andauernden Belastungen die Konzentration der verzweigtkettigen Aminosäuren im Serum abfällt und dadurch Tryptophan ins Gehirn gelangt, um die Freisetzung von Serotonin zu bewirken. Serotonin fördert die Ermüdung, wirkt beruhigend und nimmt dem Athleten den Biss und die Aggressivität. Sowohl Tryptophan als auch Fettsäuren binden kompetitiv an Albumin. Wenn bei längeren Belastungen mehr Fettsäuren im Serum vorhanden sind, binden diese häufiger an Albumin als Tryptophan. Infolgedessen erhöht sich das Serumverhältnis freies Tryptophan : BCAAs. Tryptophan und BCAAs binden wiederum kompetitiv an einen Aminosäurentransporter im zentralen Nervensystem. Wenn nun die Konzentration an Tryptophan deutlich erhöht ist (weil ursprünglich die Konzentration der freien Fettsäuren [FFS] ansteigt), gelangt mehr Tryptophan ins ZNS und führt zur Synthese von Serotonin – mit dem nachfolgenden Effekt der schnelleren Ermüdung. So die vernünftige Hypothese. Die kontrollierten Studien zur Prüfung dieser Hypothese mussten allerdings zu dem Ergebnis kommen, diese zu falsifizieren. Keine Untersuchung mit BCAAs hatte einen Effekt gegen die Ermüdung gezeigt, nicht einmal, wenn Tryptophan hoch supplementiert wurde (Jeukendrup und Gleeson 2010).

## 21.3 L-Carnitin

L-Carnitin ist eine körpereigene Substanz, die aus den Aminosäuren Methionin und Lysin in Leber, Nieren und Hoden gebildet wird. 98 % des gesamten Körpercarnitins findet man in der Skelettmuskulatur und im Herzmuskel. 1,6 % in Leber, Nieren und Hoden, den Rest im Blutstrom. Das Gesamtkörpercarnitin beträgt ca. 27 g. Im Plasma findet man ca. 40–60 µMol/l, im Muskel 4–5 mMol/l, d. h., die Aufnahme in die Muskulatur erfolgt entgegen einen großen Konzentrationsgradienten.

In der Nahrung wird L-Carnitin mit Fleisch (Carne = Fleisch), Milch und Getreideprodukten aufgenommen.

Carnitin ist ein Endprodukt des Stoffwechsels und wird über Harn und geringfügiger über den Stuhl ausgeschieden. Die Ausscheidungsrate richtet sich nach der Ernährungsform: bei fleischloser Kost ca. 20 mg/Tag, bei fleischreicher Kost bis zu 60 mg/Tag. Die Biosyntheserate liegt bei ca. 20 mg/Tag.

L-Carnitin wird vordergründig für den Transport der langkettigen Fettsäuren vom Zytoplasma durch die Mitochondrienmembran benötigt, welche die Membran nur in Form von Acylcarnitinestern passieren können. Die Carnitin-Palmityl-Transferase katalysiert die Koppelung der Fettsäure an Carnitin (Jeukendrup und Gleeson 2010).

Die Idee einer Supplementation ist eine erhöhter Fettsäurenabbau und dadurch ein Glykogen-Spareffekt im Leistungs- und Hochleistungssport, um am Ende von Belastungen (z. B. Sprints) mit den gesparten Glykogen-Reserven einen Vorteil zu haben. Berühmt wurde diese Substanz 1982, als man die Topleistung der italienischen Fußballweltmeister L-Carnitin zuschrieb.

Herstellerfirmen postulieren in erster Linie, dass L-Carnitin die Utilisation von Fettsäuren fördert, Fettmasse reduziert und Muskelmasse erhöht. Es wird generell als „Fatburner" angepriesen. Außerdem soll es auch die $VO_2$max erhöhen und die Laktatproduktion mindern.

Zusammenfassend kann als Ergebnis aller seriösen Studien gesagt werden, dass eine Carnitin-Supplementation nur dann einen positiven Einfluss auf die Fettsäurenverbrennung hatte, wenn ein Mangel vorlag oder wenn mindestens 24 Wochen lang 4 g in Kombination mit 160 g Mono- und Disaccharide (!) in 1,4-l-Lösung (Wall et al. 2011) supplementiert wurden. Eine kurze und sporadische Applikation, wie in der Praxis üblich und postuliert, bringt hinsichtlich „weight management" nichts, da die Konzentrationen im Muskelgewebe schon um das 100-Fache höher sind als im Plasma. Daher liegt kein passender L-Carnitin-Gradient vor (Achten et al. 2002). Offensichtlich kann dieser jedoch bei lange anhaltender, konsequenter, hoch dosierter Supplementation überwunden werden. Im Lehrbuch der Sporternährung (Lamprecht et al. 2017) wird allerdings vor Langzeitanwendungen gewarnt weil dauerhaft höhere Konzentrationen des kardiopathogenen Trimethylaminoxid (TMAO) anfallen könnten. Erhöhte TMAO-Spiegel im Blut korrelieren mit dem steigenden Herzerkrankungsrisiko. Auch Einschränkungen in der Insulinsensitivität, Diabetes II, Leber- und Nierenschädigungen können Langzeitfolgen übertriebener L-Carnitin Anwendungen sein.

Neuere Forschungsinitiativen zur Wirkung von L-Carnitin gehen in Richtung Gefäß-Endothelfunktion: Eine verbesserte Endothelfunktion würde den Blutfluss zum Gewebe erhöhen und dadurch hypoxischen Stress (Azidose) reduzieren (Huang und Owen 2012). Dies führt zu einer Reduktion der RONS-Produktion, zu verminderten Entzündungsprozessen und Gewebeschädigungen im Muskel nach harten Belastungsreizen. L-Carnitin kommt also, wissenschaftlich betrachtet, eher hinsichtlich Regeneration ins Spiel.

Eine weitere, theoretisch fundierte Hypothese besagt, dass Carnitin den Acetyl-CoA/CoA-Quotienten verbessert, praktisch die Akkumulation von Acetyl-CoA bei hochintensiven Belastungen vermindert und dadurch die Pyruvat-Dehydrogenase-Aktivität (PDH) fördert (folglich würde die Laktatkonzentration langsamer ansteigen und die Leistung bei hochintensiven Belastungen verbessert sein. Dies konnte durch wissenschaftliche Untersuchungen allerdings (noch) nicht belegt werden.

## 21.4  Koffein

Koffein zählt zu den Genussmitteln und ist der Wirkstoff von Kaffee, Tee und Guarana. Koffein aktiviert das Zentralnervensystem und den Sympathikus. Koffein erhöht den Adrenalinspiegel, wodurch vermehrt freie Fettsäuren freigesetzt werden. Gleichzeitig wird der Glykogen-Abbau gehemmt. Zudem fördert Koffein bei einigen Personen die Diurese sowie die Transpiration und beschleunigt dadurch auch die Dehydratation.

Koffein wurde im Januar 2004 von der Dopingliste genommen. Bis dahin galten Athleten mit Konzentrationen von $> 12\,\mu g/ml$ Harn als gedopt. Dies enspricht einer Koffeinmenge von 9–10 mg/kg. Eine Tasse Kaffee enthält in der Regel 100–120 mg, eine Tasse Schwarztee 20–50 mg und eine Dose Cola beinhaltet ca mg. Auch Sportgetränke enthalten häufig Koffein (◘ Abb. 21.2).

◘ **Abb. 21.2** Chemische Strukturformel von Koffein (Trimethylxanthin)

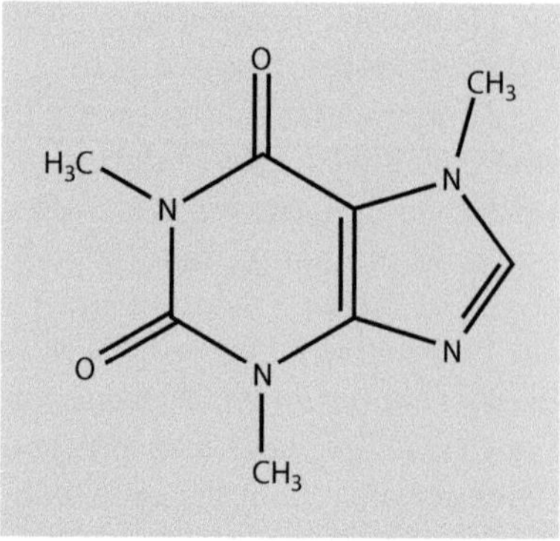

Koffein wird schnell resorbiert, und der Peak im Blutspiegel stellt sich 45–60 min nach der Supplementation ein. Die Halbwertszeit im Plasma beträgt zwischen 2 und 10 h, je nach Konzentration der vorangegangenen Supplementation.

Koffein wird primär in der Leber abgebaut und im Harn ausgeschieden. Auch im Schweiß wurde Koffein nachgewiesen (Kovacs et al. 1998).

Von leistungssteigernden Effekten wird bei intensiven Belastungen von 85–100 % der $VO_{2max}$ (Jeukendrup und Gleeson 2010), bei Langzeitausdauerleistungen und bei der motorischen Koordination berichtet (Tarnopolsky 2010; Neumann 2009). Wirklich evident gilt die Wirkung von Koffein hinsichtlich der Vigilanz, was indirekt eine Leistungssteigerung ausmachen kann (Tarnopolsky 2010). Bei den meisten Versuchen wurde in der Regel reines Koffein in Tabletten- oder Pulverform aufgenommen. Die verwendeten Konzentrationen befanden sich zwischen 3 und 9 mg pro kg Körpergewicht und wurden zum Teil mit Kohlenhydraten und/oder Elektrolyten verabreicht. Sinnvollste Konzentrationen scheinen bei 3–5 mg/kg KG zu sein. Höhere Dosierungen brachten keine positiven Effekte – im Gegenteil: Koordinationsstörungen und Harndrang wirkten sich nachteilig aus.

Die Zufuhr von 1–2 Tassen Kaffee, zwei Stunden vor der Belastung bei normalen Witterungsbedingungen, ergeben keinen leistungssteigernden oder fettstoffwechselfördernden Effekt. Ein leistungssteigender Effekt bzw. verbesserte Fettsäuren-Utilisation wird bei diesen geringen Mengen nur bei Personen erreicht, die den Konsum von Kaffee nicht gewohnt sind. Regelmäßiger Kaffeeeinsatz hingegen bewirkt keine Beeinflussung der Leistung bzw. der Fettsäuren-Utilisation.

Koffein-Supplementationen können auch Nebenwirkungen haben. Athleten, welche Koffein-Konsum nicht gewohnt sind, könnten gastrointestinale Beschwerden, Kopfschmerzen, Tachykardie, Irritation, Tremor, Blutdrucksteigerung und andere Beschwerden erfahren. Koffein kann unter Ruhebedingungen stark diuretisch wirken, bei Belastung – durch den Antagonismus der Katecholamine – wirkt es normalerweise geringfügiger entwässernd. Koffein-Supplementationen könnten aber bei sportlichen Belastungen in großer Hitze kontraproduktiv sein.

Problematisch könnte die routinemäßige Aufnahme von kohlenhydrat- und koffeinhaltigen Braindrinks sowie „shots" werden. Die meisten Produkte enthalten mindestens 80 mg Koffein. Selbst wenn diese Koffein-Konzentration bereits Wirkung zeigen könnte, ist die Zucker-Konzentration viel zu hoch (> 11 %), was bedeutet, dass auf in jedem Fall mit Mineralwasser verdünnt werden muss, ansonsten sogar eine Leistungseinbuße erfahren wird (osmotische Kriterien).

Zusammenfassend kann zur Koffein-Supplementation festgehalten werden, dass jene Konzentrationen, die eine wirkliche Leistungssteigerung, verbesserte Vigilanz bzw. Fettsäurenausnutzung bringen, auch Nebenwirkungen haben können und Supplementationsvarianten zunächst dosiert in der Aufbau-/Vorbereitungsperiode getestet werden müssen.

## 21.5  Glutamin

Glutamin ist eine nicht-essentzielle Aminosäure, die vom Körper selbst hergestellt werden kann. Nichtsdestotrotz ist sie proteinogen. Von allen 20 proteinogenen Aminosäuren ist Glutamin jene Aminosäure, die in höchster Konzentration in der Muskulatur vorkommt (Lamprecht et al. 2017). Glutamin wurde fast als „Alleskönner" postuliert: dehydratationsvorbeugend, schützt vor belastungsbedingter Endotoxämie, stimuliert die Muskelprotein- und Glykogensynthese, wirkt antiinflammatorisch, unterstützt das Immunsystem oder wirkt als Puffer. Vor allem die Rolle im Immunsystem, die Effekte auf das Säuren-Basen-Gleichgewicht und die Precursor-Funktion zum antioxidativen Tripeptid Glutathion wurden häufig wissenschaftlich untersucht.

Die meisten Studien mit Glutamin verwendeten 5–20 g als Akut- bzw. Einmalgabe bzw. 8–20 g pro Tag über mehrere Wochen bis Monate bei Ausdauersportlern. Die hohen Tagesdosen (10 g und mehr) wurden auf mehrere Gaben pro Tag aufgeteilt und die Zufuhr von Aktugaben erfolgte i. d. R. unmittelbar nach anstrengenden Belastungen wie z. B. Marathonläufen (Lamprecht et al. 2017). Bei Kraftsportlern wurde in randomisierten Doppelblindstudien sogar mit Dosierungen bis zu 80 g pro Tag über 6 Wochen experimentiert. Allerdings blieben all diese Versuche hinsichtlich Verbesserung der Kraft- oder Ausdauerleistung ohne messbaren Erfolg.

Auch die meisten anderen Hypothesen und eingereichten Health Claims mussten verworfen werden. Hinsichtlich Flüssigkeitsresorption bzw. -retention mit Glutamin und der Frage, ob die Glykogen-Synthese nach Belastungsende beschleunigt werden kann, fehlen aber noch entsprechende Studien.

Es gibt aber Anzeichen für eine immunstabilisierende Wirkung: Nach anstrengenden Lauf- und Rudereinheiten scheint eine mehrmalige Gabe von jeweils 5 g L-Glutamin – als Getränk mit Mincralwasser – die Infektanfälligkeit für Verkühlungen und grippalen Infekten zu reduzieren (Castell et al. 1996). Leider wurden in den letzten 2 Jahrzehnten kaum peer-reviewed Studien zu diesem Thema publiziert weil z. B. andere immunstabilisierende Substanzen (z. B. Antioxidantien oder Probiotika) den Forschern vielversprechender erschienen.

## 21.6  L- Arginin, L-Citrullin, Stickstoffmonoxid (NO)

Die beiden Aminosäuren L-Arginin und L-Citrullin spielen eine bedeutende Rolle bei der Synthese von Stickstoffmonoxid (NO). NO erfüllt einige, für Sportler interessante, Funktionen: es führt zur Erweiterung der Gefäße, ist an der Modulation der Muskelkontraktion und der Glukosehomöostase beteiligt und beeinflusst den Sauer-

**21**

stoffverbrauch bei physischen Belastungen. Eine verbesserte Gefäßerweiterung während der Belastung würde die Sauerstoffversorgung in der Muskulatur unterstützen bzw. unter Ruhebedingungen die Regeneration fördern. Bei Kraft-Ausdauerleistungen wird eine Ökonomisierung des Sauerstoffverbrauchs postuliert. Im Prinzip geht es also bei der Supplementation dieser Aminosäuren darum die NO-Konzentrationen im Gefäßsystem und Gewebe zu erhöhen.

L-Arginin ist eine proteinogene Aminosäure, die über die Nahrung aufgenommen oder endogen über L-Citrullin synthetisiert wird. Es hat den höchsten Masseanteil an Stickstoff unter allen proteinogenen Aminosäuren. Bei der Verdauung und Resorption wird im Enterozyten ein großer Teil in L-Citrullin umgewandelt, welches dann ins Blut aufgenommen wird. Gelangt oral aufgenommenes L-Arginin dennoch ins Blut, wird ein weiterer großer Anteil in Leberzellen zu Harnstoff abgebaut, da die Arginaseaktivität in der Leber sehr hoch ist (Lamprecht et al. 2017).

L-Citrullin ist der Precursor von L-Arginin, eine nicht-proteinogene Aminosäure, die sowohl über die Nahrung aufgenommen werden kann bzw. auch vom Körper selbst synthetisiert wird. Da ein großer Anteil des nutritiv aufgenommenen L-Arginins bereits im Dünndarm in L-Citrullin übergeführt wird und im Stoffwechsel ohnehin aus Citrullin gebildet wird, ist L-Citrullin für die NO-Synthese interessanter. L-Citrullin wird im höheren Maße aus dem Darm aufgenommen als L-Arginin.

Viele Studien, die mit L-Citrullin durchgeführt wurden, erfolgten in Kombination mit Malat, als L-Citrullin-Malat. Obwohl Einmalgaben zwischen 3–10 g, 2–3 h vor intensiven Ausdauerbelastungen die L-Arginin-Konzentrationen im Plasma erhöhen konnten, sind kaum ergogene Effekte beobachtet worden. Auch bei längeren Supplementationszeiträumen über 3 Wochen ist die Datenlage inhomogen. L-Citrullin-Malat-Supplemente zeigten, wie L-Citrullin alleine, kaum direkte Leistungssteigernde Effekte. Das Lehrbuch der Sporternährung (Lamprecht et al. 2017) kategoriert die Möglichkeit leistungssteigernde Effekte durch L-Arginin und L-Citrullin(-Malat) Supplementationen zu erzielen, über einen Anstieg der NO-Konzentrationen, als „unwahrscheinlich" ein (Lamprecht et al. 2017).

## 21.7 Alkalisalze/Basenpulver

Das Interesse an puffernden Substanzen ist bei intensiven sportlichen Belastungen sehr groß. Die natürliche Pufferkapazität des Blutes setzt sich aus Kohlensäurebikarbonatpuffer, Hämoglobin, den Phosphaten und Serumproteinen zusammen.

Vor allem Präparate mit Bikarbonaten und Phosphaten sind im Handel erhältlich. Die verwendeten Dosierungen und Designs in den vorliegenden Studien sind sehr unterschiedlich (von 150 mg in einer Stunde bis > 14 g/Tag). Die Präparate selbst lassen auch keinen selektiven Schluss auf die Wirkung von Alkalisalzen zu, da meistens andere Inhaltsstoffe zugesetzt sind (Vitamin C, Vitamin E, B-Vitamine, Taurin, Süßstoffe etc.).

Positive Effekte auf die Leistungsfähigkeit wurden mit Natriumhydrogenkarbonat ($NaHCO_3$) bei kürzeren, intensivsten Belastungen, von 60 s bis zu einer Zeitdauer von ca. 10 min erzielt. Teilweise in Kombination mit Koffein (Carr et al. 2011). Allerdings sind die dafür notwendigen Dosierungen sehr hoch: 200 mg/kg Körpergewicht, verdünnt mit Wasser, 1–2 h vor Belastungsbeginn eingenommen, wird als Mindestdosierung beschrieben (Lamprecht et al. 2017). Bei niedrigeren Dosierungen wurden nur Anstiege um Blut-$HCO_3$- und im Blut-pH-Wert gemessen, ohne Effekte auf die Leistungsfähigkeit zu zeigen (Cameron et al. 2010).

Bei Na-Bikarbonat-Anwendungen, muss daher beachtet werden, dass bei höheren Konzentrationsgaben Magenbeschwerden, Blähungen, Diarrhoe, Muskelkrämpfe auftreten können oder werden. Zudem wird das natürliche Säuremilieu des Magens gestört.

In der Werbung angepriesene Effekte, wie „Änderung Ihres Säure-Basen-Haushaltes" oder „Geringere Übersäuerung durch Basenpulver" sind unsinnig, da der ph-Wert des Blutes genau zwischen 7,37 und 7,43 geregelt sein muss.

## 21.8 ß-Alanin

Im Zusammenhang mit Pufferung erscheint die Aminosäure ß-Alanin interessant. Einige Studien sind in den letzten Jahren dazu erschienen und konnten Evidenzbeitragende Ergebnisse vorzeigen.

ß-Alanin ist ein Precursor des Dipeptides Carnosin, welches im Zytoplasma der Muskelzelle als Puffer und als Antioxidans fungiert. Die zweite Aminosäure in Carnosin ist Histidin, welche aber ausreichend vom Körper synthetisiert werden kann und deshalb keine limitierende Determinante für die Synthese von Carnosin darstellt.

Harris und Sale (2012) berichten in einem Review, dass die Supplementation mit ß-Alanin Leistungssteigerungen zwischen 1 und 16 % bewirkt – je nach Sportart (Sprint-Ergometrie, Kurzdistanz-Rudern, Kajak und Schwimmen, Laufsprints). Die Leistungssteigerungen korrelierten mit einem Carnosin-Anstieg im Muskel bis über 80 %. Die ß-Alanin-Konzentrationen rangierten zwischen 1,6 und 6,4 g pro Tag, über eine Zeitdauer zwischen drei und zwölf Wochen verabreicht.

Die International Society of Sports Nutrition fasst die wichtigsten ergogenen Effekte von ß-Alanin in einem review/position stand (Trexler et al. 2016) folgendermaßen zusammen:

- 4 Wochen Supplementation mit 4–6 g/Tag erhöhen die Muskel-Carnosin-Konzentrationen;
- Beta-Alanin supplementationen sind, sofern die Präparate die Qualitätsstandards erfüllen, sicher;
- Die wenigen beobachteten Nebenwirkungen umfassten Parästesie (v. a. Kribbeln), Magenschmerzen und Blähungen;
- Leistungssteigernde Effekte werden bei Belastungen von 1–4 min Dauer angegeben, wenn 4–6 g/Tag ß-Alanin mindestens 2–4 Wochen lang eingenommen wurden;
- Beta-Alanin reduziert die neuromuskuläre Ermüdung, v. a. in älteren Personen.

Die Verabreichung von Carnosin scheint hingegen keine Effekte zu haben, da die Substanz schnell durch die Carnosinase der Darmwand verdaut wird. Vegetarier haben niedrigere Muskelcarnosin-Konzentrationen und könnten bei hochintensiven Belastungen durch eine Supplementation mehr profitieren als Tierproteinesser und Karnivoren.

**21**

## 21.9 Probiotika

Probiotika sind lebende Mikroorganismen, die – wenn in adäquaten Konzentrationen angewendet – einen gesundheitlichen Benefit für den Wirt bewirken.

Probiotika-Supplementationen entwickelten sich in den letzten Jahren zu einem begehrten Thema in der Sporternährungsforschung und die praktische Anwendung im Feld ist nunmehr weit verbreitet, vor allem im Ausdauersport. Ausdauersportler leiden häufig unter Bauchschmerzen, Stuhlproblemen, Blähungen, Infektanfälligkeit und Allergien. Diese Outcomes werden mit einer verschlechterten Darmwandintegrität bzw. Dysbiose in Verbindung gebracht. Ist die Funktion der Darmwand insofern eingeschränkt als dass die Durchlässigkeit erhöht ist, spricht man von einem „leaky gut" (Syndrom), was zum Durchtritt von Toxinen in das Blut (Endotoxämie) und nachfolgend zur Destabilisierung des Immunsystems führt (Lamprecht und Frauwallner 2012).

Probiotika-Supplementationen können die Integrität der Darmwand wiederherstellen bzw die leaky gut Syndrome und die Dysbiose abfedern/lindern als auch die Beschwerden und die Infektanfälligkeit bei den betroffenen Gruppen reduzieren (Lamprecht et al. 2017). Vor allem *Laktobakterien* und *Bifidobakterien* scheinen positive Effekte zu zeigen. Positive Wirkungen werden aber erst bei Mindestdosierungen von $10^9$ CFUs (colony-forming units) vermehrt beobachtet. Es ist also bei Präparaten darauf zu achten, dass diese Konzentration (CFU-Zahl) bis zum Ende der Ablaufzeit garantiert ist (diese Information muss auf der Verpackung zu finden sein!). Eine Normalisierung des Stuhlgangs kann sich schon innerhalb von 48 h einstellen, eine Prophylaxe gegen leaky gut ist erst über eine Mindesteinnahmedauer von 4–8 Wochen gegeben. (Jäger et al. 2019)

Die International Society of Sports Nutrition hat 2019 (Jäger et al. 2019) einen Review/position statement zur Anwendung von Probiotika im Sport publiziert und kommt dabei (u. a.) zu folgenden Schlussfolgerungen:

- Die gesundheitlichen Vorteile der Probiotika sind von der Dosis und den verwendeten Stämmen abhängig;
- Athleten haben – im Vergleich zu untrainierten Personen – eine andere Zusammensetzung des Darm-Mikrobioms. Dieser Unterschied korreliert v. a. mit dem Trainingsumfang und der Proteinaufnahme;
- Spezielle probiotische Stämme können die Resorption von wichtigen Nährstoffen wie Aminosäuren erhöhen;
- Probiotika-Supplementationen können die Funktionen des Immunsystems von Athleten unterstützen indem sie die Anzahl, Schwere und Dauer von Infektionen der oberen Atemwege reduzieren;
- Intensive und lange Belastungen, v. a. in der Hitze, erhöhen die Darmwandpermeabilität, welche in eine systemische Toxämie übergehen kann. Spezielle Probiotika können die Integrität und Funktion der Darmwand verbessern;
- Die Anwendung anti-inflammatorischer probiotischer Stämme verbessern die Regeneration von muskelschädigenden Belastungsmodellen (Muskelkater).

Mittlerweile gibt es unzählige Anbieter von Probiotika-Präparaten, auch für Sportler. Die meisten Länder in der EU verwenden aus rechtlichen Gründen den Begriff „lebende Mikroorganismen". Man sollte auf alle Fälle checken ob es zum Präparat oder zumindest zu den Stämmen peer-reviewed Publikationen gibt, die die Effekte evidenzbasiert belegen können.

## Literatur

Achten J, Gleeson M, Jeukendrup AE (2002) Determination of the exercise intensity that elicits maximal fat oxidation. Medicine & Science in Sports & Exercise 34(1):92–97

Balsom PD et al (1994) Kreatine in humans with special reference to Kreatine supplementation. Sports Med 18:268–280

Blomstrand E, Hassmen P, Eckblom B, Newsholme EA (1991) Administration of amino acids during sustained exercise-effects on performance and on plasma concentration of some amino acids. Eur J Appl Physiol 63:83–88

Cameron SL, McLay-Cooke RT, Brown RC et al (2010) Increased blood pH but not performance with sodium bicarbonate supplementation in elite rugby union players. Int J Sport Nutr Exerc Metab 20(4):307–321

Carr AJ, Gore CJ, Dawson B (2011) Induced alkalosis and caffeine supplementation: effects on 2000 m rowing performance. Int J Sport Nutr Exerc Metab 21(5):357–364

Castell LM, Poortmans JR, Newsholme EA (1996) Does glutamine have a role in in reducing infections in athletes? Eur J Appl Physiol 73:488–490

Childs A, Jacobs C, Kaminski T, Halliwell B, Leeuwenburgh C (2001) Supplementation with Vitamin C and N-Acetylcysteine increases oxidative stress in humans after an acute muscle injury induced by eccentric exercise. Free Radical Biol Med 31(6):745–753

Diplock T (1994) Antioxidants and free radical scavengers. In: Rice-Evans CA, Burdon RH (Hrsg) Free radical damage and its control. Elsevier Science BV, Amsterdam, S 113–130

Green AL, Simpson EJ, Littlewood JJ, MacDonald IA, Greenhaff PL (1996) Carbohydrate ingestion augments creatine retention during creatin feeding in man. Acta Physiol Scand 158:195–202

Harris RC, Sale C (2012) Beta-Alanine supplementation in high-intensity exercise. In: Lamprecht M (Hrsg) Acute topics in sport nutrition. Karger, Basel, S 1–17

Huang A, Owen K (2012) Role of supplementary L-Carnitine in exercise and exercise recovery. In: Lamprecht M (Hrsg) Acute topics in sport nutrition. Karger, Basel, S 135–142

Hultman E, Soderlund K, Timmons JA, Cederblad G, Greenhaff PL (1996) Muscle creatine loading in men. J Appl Physiol 81(1):232–237

Jäger R, Mohr AE, Carpenter KC, Kerksick CM, Purpura M, Moussa A, Townsend JR, Lamprecht M, West NP, Black K, Gleeson M, Pyne DB, Wells SD, Arent SM, Smith-Ryan AE, Kreider RB, Campbell BI, Bannock L, Scheiman J, Wissent CJ, Pane M, Kalman DS, Pugh JN, Ter Haar JA, Antonio J (2019) International society of sports nutrition position stand: probiotics. J Int Soc Sports Nutr 16(1):62. https://doi.org/10.1186/s12970-019-0329-0. PMID: 31864419; PMCID: PMC6925426

Jagim AR, Oliver JM, Sanchez A et al (2012) A buffered form of creatine does not promote greater changes in muscle creatine content, body composition, or training adaptations than creatine monohydrate. J Int Soc Sports Nutr 9:43

Jeukendrup AE, Gleeson M (2010) Sport Nutrition, 2. Aufl. Human Kinetics, München

Juhn MS (2003) Popular sports supplements and ergogenic aids. Sports Med 33(12):921–939

Karlson P (1988) Kurzes Lehrbuch der Biochemie, 13. Aufl. Thieme, Stuttgart

Kovacs EMR, Stegen JHCH, Brouns F (1998) Effect of caffeinated drinks on substrate metabolism, caffeine excretion, and performance. J Appl Physiol 85:709–715

Laaksonen R, Fogelholm M, Himberg JJ, Laakso J, Salorinne Y (1995) Ubiquinone supplementation and exercise capacity in trained young and older men. J Appl Physiol 72:95–100

**21**

Lamprecht M (1997) Der Einfluss definierter sportlicher Belastungen in Verbindung mit Vitaminsup-plementierung auf den antioxidativen Status des Blutes. Dissertation am Inst f Med Chem u Pregl Lab, Graz

Lamprecht M (2012) Supplementation with mixed fruit and vegetable concentrates in relation to athle-te's health and performance: scientific insight and practical relevance. In: Lamprecht M (Hrsg) Acute Topics in Sport Nutrition. Karger, Basel, S 70–85

Lamprecht M, Frauwallner A (2012) Exercise, intestinal barrier dysfunction and probiotic supplemen-tation. In: Lamprecht M (Hrsg) Acute topics in sport nutrition. Medicine and sport science (book series). Karger, Basel, S 47–56

Lamprecht M, Oettl K, Schwaberger G, Hofmann P, Greilberger J (2005) Supplementation with mixed fruit and vegetable juice concentrate attenuates oxidative stress markers in trained athletes. Med Sci Sports Exerc (Abstract), presented at the Annual ACSM Meeting 2005, Nashville, USA

Lamprecht M, Greilberger J, Hofmann P, Schwaberger G, Mlekusch W (2006) Supplementation with an-tioxidants attenuates glutathione peroxidase activities at rest, during and after endurance exercise (abstract). Presented at the 4th Congress of the European Interdisciplinary Society for Clinical and Sports Application, Graz

Lamprecht M, Hofmann P, Greilberger JF, Schwaberger G (2009) Increased lipid peroxidation in trai-ned men after 2 weeks of antioxidant supplementation. Int J Sport Nutr Exerc Metab 19:385–399

Lamprecht M, Holasek S, Konrad M, Seebauer W, Hiller-Baumgartner D (2017) Lehrbuch Der Sport-ernährung, Bd 1. CLAX Fachverlag GmBH, Graz

Malm C, Svensson M, Sjöberg B, Ekblom B, Sjödin B (1996) Supplementation with ubiquinone-10 cau-ses cellular damage during intense exercise. Acta Physiol Scand 157:511–512

Maxwell S, Cruickshank A, Thorpe G (1994) Red wine and antioxidant activity in serum. Lancet 344:193–194

Neumann G (2009) Ernährung im Sport. Meyer & Meyer, Aachen

Newsholme EA (1990) Effects of exercise on aspects of carbohydrate, fat, and amino acid metabolism. In: Bouchard C, Shephard R, Stephens T et al (Hrsg) Exercise, fitness and health. Human Kinetics, Champaign

Nikolaidis MG, Kerksick CM, Lamprecht M et al (2012) Does vitamin C and E supplementation im-pair the favourable adaptations to regular exercise? In: Nikolaidis MG, Kerksick CM, Lamprecht M, McAnulty SR (guest eds) Redox biology of exercise – oxidative medicine and cellular longevity. Hindawi Publishing Corporation, New York. , Article ID 707941, Vol 2012

Steinberg J, Gainnier M, Michel F, Faucher M, Arnaud C, Jammes Y (2002) The post-exercise oxidative stress is depressed by acetylsalicylic acid. Resp Physiol Neurobiol 130(2):189–199

Tarnopolsky MA (2010) Caffeine and creatine use in sport. Annals of Nutr & Metab 57(2):1–8

Wagenmakers AJ (1999) Amino acid supplements to improve athletic performance. Curr Opin Clin Nutr Metab Care 2(6):539–544

Wall BT, Stephens FB, Constantin-Teodosiu D et al (2011) Chronic oral ingestion of L-carnitine and carbohydrate increases muscle carnitine content and alters muscle fuel metabolism during exercise in humans. J Physiol 589(4):963–973

### Weiterführende Literatur

Brouns F (1997) "Functional foods" für Sportler. Insider Vol 5, Nr 3, Juli 1997

Castell LM, Poortmans JR, Newsholme EA (1996) Does glutamine have a role in in reducing infections in athletes? Eur J Appl Physiol 73:488–490

Lamprecht M (2012) Exercise, intestinal barrier dysfunction and probiotic supplementation. In: Lam-precht M (Hrsg) Acute topics in sport nutrition. Karger, Basel, S 47–56

Lamprecht M, Bogner S, Schippinger G et al (2012) Probiotic supplementation affects markers of intes-tinal barrier, oxidation, and inflammation in trained men; a randomized, double-blinded, placebo-controlled trial. J Int Soc Sports Nutr 9:45

Lamprecht M, Holasek S, Konrad M, Seebauer W, Hiller-Baumgartner D (2017) Lehrbuch Der Sport-ernährung (Vol 1) CLAX Fachverlag GmBH

# Immunsystem

## Inhaltsverzeichnis

# Sport und Immunsystem

*Christian Puta, Simon Haunhorst und Holger Gabriel*

## Inhaltsverzeichnis

© Der/die Autor(en), exklusiv lizenziert an Springer-Verlag GmbH, DE, ein Teil von Springer Nature 2025
M. Wonisch et al. (Hrsg.), *Kompendium der Sportmedizin*, https://doi.org/10.1007/978-3-662-68883-0_22

Das Immunsystem bietet eine wichtige Verteidigung gegen Krankheitserreger und besteht bei Wirbeltieren aus einem fein regulierten System von Molekülen, Proteinen und Prozessen. Es wird zwischen zwei Hauptkomponenten unterschieden: dem angeborenen und dem adaptiven Immunsystem. Das Immunsystem schützt uns mit mehreren komplex organisierten und wirksamen Abwehrebenen gegen virale, bakterielle, parasitäre und Pilzinfektionen. Im Falle einer Aktivierung des Immunsystems wird ein adaptierbarer Zustand von Immunität (lat.: immunitas, frei sein von) erreicht, d. h., das Immunsystem lernt hinzu, behält Krankheitserreger im Gedächtnis und wird in seiner Infektionsabwehr effektiver. Das angeborene Immunsystem ist bei prokaryotischen und eukaryotischen Lebensformen sowie sogar bei Riesenviren vorhanden. Das angeborene Immunsystem erkennt verschiedene Hinweise auf die Bedrohung durch Krankheitserreger, darunter eine Vielzahl von körperfremden molekularen Strukturen. Darüber hinaus entwickelten sich bei kieferlosen und kiefertragenden Wirbeltieren unabhängig voneinander zwei Arten von Lymphozyten, aus denen letztendlich die Komponenten des das adaptiven Immunsystems hervorgingen. Eine wichtige evolutionäre Innovation, die durch die Entstehung von Lymphozyten hervorgerufen wurde, ist eine besondere Art der Immunerkennung, die auf Antigenrezeptoren basiert. Dadurch konnten Lymphozyten bestimmte mikrobielle Antigene erkennen und angeborene immunologische Effektorfunktionen nutzen, um Krankheitserreger durch Spezifität, Verstärkung und die Entwicklung eines Gedächtnisses zu eliminieren.

## 22.1 Immunsystem als Gesundheitsressource

Das Immunsystem ist aus körperlicher Sicht eine zentrale Gesundheitsressource. Zur Erfüllung seiner lebensnotwendigen Aufgaben ist es auf die Integrität der körperlichen Grenzflächen wie der Haut und den Schleimhäuten, angemessene Zellfunktionen sowie hinreichende Bewegungsmöglichkeiten der Immunzellen im Organismus angewiesen. Das Immunsystem entwickelt sich über die Lebensspanne hinweg. In seiner Entwicklung über die Lebensspanne hinweg ist es eng mit dem muskuloskelettalen System verbunden. Muskelmasse und Immunfunktionen nehmen im Alter ab. Das autonome Nervensystem hat ebenfalls eine entscheidende Verbindung zum Immunsystem. Der Sympathikus wirkt entzündungsfördernd (proinflammatorisch), der Parasympathikus wird entzündungshemmend (antiinflammatorisch). Körperliche Beanspruchung durch Bewegung und Aktivität prägen das Immunsystem sowohl akut und damit kurzfristig als auch chronisch und damit langfristig. Fehlfunktionen des Immunsystems äußern sich in Krankheiten wie Infektionen, Arteriosklerose, Krebserkrankungen, Allergien und Autoimmunerkrankungen. Folgen sind Beeinträchtigungen der Organ- und Körperfunktionen, der lokalen oder allgemeinen Leistungsfähigkeit und Regeneration, des Wohlbefindens und der sozialen Teilhabe. Gravierende Fehlfunktionen des Immunsystems führen zum Tod. Ein optimal funktionierendes Immunsystem ermöglicht – quasi unbemerkt – Vitalität und damit Bewegung, Aktivität, Leistungsfähigkeit und Regeneration. ◼ Tab. 22.1 verdeutlicht zusammenfassend allgemeine Aufgaben, Eigen-

**22**

| ◻ **Tab. 22.1** Allgemeine Aufgaben, Eigenschaften und Funktionen sowie Ursachen für die Entstehung immunologischer Krankheiten (mod. nach Rich et al. 2012) | |
|---|---|
| Allgemeine Aufgaben des Immunsystems | 1. Wirt – Mikroorganismus – Interaktion<br>2. Zelluläre Wirksamkeit<br>3. Interzelluläre Wirksamkeit<br>4. Beginn und Ende des zellulären Lebens<br>5. Ausgewogenheit und Gleichgewicht der Immunfunktionen (lokal und allgemein) |
| Eigenschaften und Funktionen des Immunsystems | Antigenbindung<br>Phagozytose, Antigenprozessierung<br>Antigenpräsentation<br>Zellaktivierung und -proliferation<br>Zellulär vermittelte Immunreaktionen<br>Antikörpervermittelte Immunreaktionen<br>Interzelluläre Kommunikation (Rezeptoren, Mediatoren)<br>Zelluläre Adhäsion, Diapedese und Bewegung in Geweben<br>Diversität<br>Spezifität<br>Gedächtnis<br>Unterscheidung Selbst/Nichtselbst<br>Dosierung der Immunantwort (Induktion, Aufrechterhaltung, Begrenzung, Apoptose)<br>Pro- und antiinflammatorische Wirksamkeit<br>Regenerative und destruktive Wirksamkeit (Gewebewiederherstellung, Narbe)<br>Entwicklungs- und Wandlungsfähigkeit (Stammzellen, Blutzellen, Organzellen)<br>Begrenzte Wirksamkeit, Fragilität<br>Möglichkeit der Immundefizienz (angeboren, erworben, vorübergehend, dauerhaft) |
| Entstehung immunologischer Krankheiten | Immundefekt oder -fehlfunktion<br>Angeboren<br>Erworben<br>Maligne Transformation<br>Immunologische Dysregulation<br>Autoimmunität<br>Unpassende Folgen der physiologischen Immunfunktion |

schaften und Funktionen des Immunsystems sowie mögliche Ursachen für die Entstehung immunologische assoziierter Krankheiten.

## 22.2 Wesentliche Komponenten des körpereigenen Abwehrsystems (Immunsystem)

Die körpereigene Abwehr des menschlichen Organismus ist gestaffelt in mehreren Ebenen angeordnet, d. h., mehrere Ebenen sind neben- und hintereinander geschaltet (◻ Abb. 22.1). Unspezifisch wirksame und spezifisch ausgerichtete Komponenten sind auf ein reibungsloses Zusammenarbeiten angewiesen. Das Herzstück stellen die sogenannten Immunzellen dar. Sie arbeiten entweder als durch den Körper wan-

| **Angeborene unspezifische Immunität** | **Erworbene spezifische Immunität** |
|---|---|

**Immunität**

| | |
|---|---|
| > Resistenz nach wiederholten Infektionen unverändert | > Resistenz nach wiederholten Infektionen verbessert |
| > Fixierte Rezeptoren | > Klonal variable Rezeptoren |
| > Basierend auf molekularen Mechanismen der Pathogene | > Basierend auf Genrearrangement |
| | > Folge der B- und/oder T-Zellaktivierung |
| > Geringes oder kein Gedächtnis | > Immunologisches Gedächtnis |
| > Beinhaltet die physikalischen Barrieren für Pathogene | > Antikörper und zytotoxische T-Zellen |

**Lösliche Faktoren**

| *Strukturen* | *Funktionen* | *Strukturen* | *Funktionen* |
|---|---|---|---|
| > Lysozym<br>> Komplement System<br>> Akute-Phase-Proteine<br>(z.B. C-reaktives Protein) | > Krankheitserreger abtöten<br>> Opsonierung<br>> Reparatur/Regeneration<br>> Signalweiterleitung<br>(systemisch, lokal) | > Antikörper | Spezifität (antigenspezifisch):<br>> Krankheitserreger erkennen<br>und markieren,<br>> bindet Antigen (variable<br>Domäne) und Immunzelle<br>(konstante Domäne)<br>> Neutralisierung von Viren<br>(Reduzierung der Replikation,<br>Blockade der Zellbindung,<br>Verhindung der<br>Zellwandpenetration) |

**Immunzellen**

| | | | |
|---|---|---|---|
| > Phagozyten<br>(Dendritische Zellen*,<br>Monozyten/Makrophagen,<br>Granulozyten)<br>> Natürliche Killerzellen<br>> Angeborene lymphoide<br>Zellen<br><br>* Dendritische Zellen bilden eine<br>Schlüsselverbindung<br>zwischen dem angeborenen<br>Immunsystem<br>und dem adaptiven Immunsystem | > Phagozytose, Abtötung:<br>Mikroorganismen,<br>(virusbefallene) körpereigene<br>(Krebs-)Zellen<br>> Antigenprozessierung,<br>> Antigenpräsentation<br>(MHC-Moleküle),<br>> Zell-Zell-Kontakt,<br>> Zytokinsekretion | > T-Lymphozyten<br>> B-Lymphozyten | > Selbstregulation der<br>Immunantwort,<br>> Adaptation,<br>Differenzierung, Spezifität,<br>Gedächtnis,<br>> Antikörperbildung,<br>Infektions-,<br>Krebszellbekämpfung,<br>> Zytokinsekretion |

**◻ Abb. 22.1** Wesentliche Komponenten des Immunsystems differenziert dargestellt nach Strukturen und Funktionen.

dernde „Patrouillengänger" oder stationär in den einzelnen Organen. Sie kommunizieren über direkten Kontakt mit anderen Immun- und Organzellen, können sich aber auch durch sogenannte Botenstoffe sowohl lokal, d. h. in einem Organ vor Ort, als auch systemisch, also im ganzen Körper verteilt, ihre Botschaften übermitteln (Baumann und Gauldie 1994; Whicher und Evans 1990).

## 22.2.1 Subjektives Empfinden und Symptome des Immunsystems

Die **Aktivierungszeichen des Immunsystems** lassen sich grundsätzlich in lokale und systemische Aktivierungszeichen einteilen. Lokale Aktivierungszeichen (Tumor, Color, Dolor, Rubor, Functio laesa) beziehen sich auf das lymphatische Gewebe und Grenzflächen. Systemische Aktivierungszeichen betreffen das generelle Empfinden und sind: Abgeschlagenheit, Schmerzen (Weichteile, Gelenke inkl. Wirbelsäule, Kopf), Müdigkeit, Schüttelfrost, Fieber (Aktivierung des sympathischen Nervensystems, des Stoffwechsels, des Herz-Kreislauf-Systems und des Atemsystems), Erschöpfung („Fatigue") Leistungsreduktion oder/und eine veränderte oder verzögerte Regeneration mit und ohne Verschlimmerung von Symptomen.

Mittels der Labordiagnostik lassen sich anhand von 3 Stufen objektive Laborparameter zur Diagnostik erheben:

**Stufe 1:** Blutsenkung, großes Blutbild, C-reaktives Protein, Urinstatus

**Stufe 2:** Monozytensubpopulationen, T-Zell-Subpopulationen, erregerspezifische Immunglobuline, klinische Chemie

**Stufe 3:** Funktionstests in vitro, molekularbiologische Tests, Komplementfaktoren, weitere Zelloberflächenantigene.

Die nachfolgende Zusammenstellung bietet einen grundlegenden Überblick für Anzeichen einer guten Immunität und Symptome der Aktivierung oder Defizienz der Immunität.

**Anzeichen einer optimalen Immunität:**
- Vitalität
- Funktions- und Leistungsfähigkeit
- Angemessene Erholungsfähigkeit nach immunologischer Beanspruchung
- Gute Wundheilung
- Angemessene Impfreaktion
- Abwesenheit von Erkrankungen des Immunsystems
- Wenige Infektionserkrankungen pro Jahr, gute Infektresistenz
- Geringe Mortalität, hohe Langlebigkeit

**Symptome der Aktivierung oder Defizienz der Immunität:**
- Lymphatische Symptome (Lymphödem, Lymphknotenschwellungen, Veränderungen lymphatischer Organe)
- Bewusstseinstrübung
- Dyspnoe und sonstige Atembeschwerden
- Blutungen
- Sekretionsstörungen (vermehrter/verminderter Schleimfluss der Drüsen und Schleimhäute)
- Vegetative Symptome (Herzfrequenzveränderungen: z.B. Anstieg der niedrigsten Ruheherzfrequenz nachts, Herzklopfen), orthostatische Intoleranz
- Organbezogene Symptome (kardial, pulmonal, gastrointestinal, urogenital, zentral oder peripher neurologisch, Sinnesorgane, Haut und Bindegewebe)
- Infektionsassoziierte Symptome: Temperaturerhöhung und Fieber, Schüttelfrost und Frösteln, Schwitzen (Schweißausbrüche, Nachtschweiß), Schwächegefühl, Müdigkeit, Herzklopfen und Herzrasen, akute Belastungsintoleranz, Leistungsabfall und verzögerte Regeneration, Gliederschmerzen, Arthralgien, Rückenschmerzen, Inappetenz, Kopfschmerzen, Verwirrtheit, Halluzinationen, Fieberdelir, Reaktivierung Herpes simplex (Herpes labialis) oder/und Epstein-Barr-Virus (EBV)-Reaktivierung, Fieberkrämpfe, Fieberschübe, post-exertionellen Malaise, Autoimmunerkrankungen

## 22.2.2 Die erste Abwehrlinie – Aufgabe des unspezifischen Immunsystems

Besondere Bedeutung kommt den Grenzflächen des Organismus zur Außenwelt zu, da hier Fremdkörper und Krankheitskeime durch die Unversehrtheit von Haut, Schleimhäuten und Tränenflüssigkeit in einer ersten Barriere abgewehrt werden können. Schleimhäute befinden sich in den Luftwegen, im Mund-, in Nasen- und Rachenraum, in den Bronchien und in der Lunge. Weiterhin sind der gesamte Verdauungstrakt (Mund- und Rachenraum, Speiseröhre, Magen, Dünn- und Dickdarm) und die ableitenden Harnwege von den Nieren über die Harnleiter und die Harnblase bis hin zur Harnröhre mit Schleimhaut ausgekleidet. Wenn beispielsweise durch eine Stich- oder eine Schnittverletzung diese Grenzschicht unterbrochen wird, treten Infektionen rascher auf. Dies sei am Beispiel eines Insektenstichs verdeutlicht. Durch einen Insektenstich wird die Haut als Barriere durchbrochen. Normalerweise führt das mit Krankheitserregern infizierte Sekret zu keinen Auswirkungen im Organismus, wenn es quasi nur auf die intakte Haut „geträufelt" wird. Die Haut stellt eine physikalische Barriere dar, die so schnell nicht durchdrungen werden kann. Darüber hinaus sind auf der Haut ständig verschiedene Arten von Mikroorganismen zu Hause. Diese rufen keine Erkrankungen hervor, da ihnen der Zutritt in den Körper verwehrt ist, solange die Haut intakt bleibt. Die zusätzlich beispielsweise im Insektensekret vorhandenen Mikroorganismen können u. a. dem menschlichen Körper deshalb nichts anhaben, da sie keine Nahrung zum Überleben mehr bekommen. Diese Nahrung bleibt den normalerweise auf der Haut angesiedelten Mikroorganismen vorbehalten, sodass die zusätzlichen Mikroorganismen nicht überleben können. Die normalerweise auf Haut und Schleimhäuten vorhandenen Mikroorganismen, man nennt sie physiologische Schleimhautflora, bilden ein geordnetes Gleichgewicht. Störungen dieses Gleichgewichtes schwächen die erste Abwehrlinie des Organismus.

Weiterhin gibt es für zusätzliche Mikroorganismen schädigende Substanzen, die mit dem Schweiß und den übrigen Sekreten der Haut abgesondert werden. Letztlich braucht jeder Mikroorganismus, der durch die aus mehreren Zellschichten bestehende Haut eindringen will, eine „Andockstelle" auf der Haut, um überhaupt durch sie hindurchgelangen zu können. Dazu müsste der Mikroorganismus den richtigen Schlüssel für das auf der Haut befindliche Schlüsselloch haben, um sich den Zutritt in die Hautzellen zu ermöglichen oder durch die Zellschicht hindurchschlüpfen zu können.

Zurück zu dem Beispiel mit dem Insektensekret auf der Haut: Da die im Sekret vorhandenen Bakterien nicht den richtigen Schlüssel für die „Eingangstür" besitzen, können sie keinen Schaden anrichten. Im ungünstigen Fall bleiben sie gemeinsam mit den anderen Mikroorganismen auf der Haut und warten quasi darauf, dass sich eine Schwachstelle in der Haut auftut. Diese Schwachstelle kann jede Art der Hautverletzung sein, von der Stich- über die Schnitt- oder Risswunde bis zur Verbrennung. In diesem Fall ist die erste Abwehrlinie – nämlich die unversehrte Haut mit ihren Abwehrmechanismen – durchbrochen, und die nächste Abwehrlinie muss aktiviert werden. Wenn die Hautverletzung nur oberflächlich ist, verläuft die Abwehrreaktion wie bei der „Injektion" der Mikroorganismen bei einem Insektenstich.

Das Insekt sondert sein Sekret unter die ersten Schichten der Haut ab, in dem sich häufig mikroskopisch kleine Krankheitserreger befinden. Der Körper reagiert mit Rötung, die einer vermehrten Durchblutung entspricht, um gezielt und vermehrt Zellen – die kleinsten Bausteine – des körpereigenen Abwehrsystems an den Eindringungsort der Krankheitserreger zu bringen. Die Überwärmung am Einstichort ermöglicht eine bessere Funktion der Abwehrkräfte, die Schwellung ist Ausdruck einer vermehrten Ansammlung von Gewebeflüssigkeit und eben von Immunzellen. Vorrangiges Ziel der Abwehrreaktion ist es, den Krankheitserreger nicht weiter in den Organismus eindringen zu lassen und möglichst schnell und effizient aus dem

Körper zu entfernen. Wenn nur wenige Mikroorganismen durch den Insektenstich unter die Haut injiziert wurden, d. h. die Dosis ist gering, können die Abwehrzellen am Injektionsort schon für eine Beseitigung sorgen. Dazu „fressen" sie die Mikroorganismen auf und verdauen sie, sodass sie keinen weiteren Schaden anrichten können. Die Abwehrzellen selbst verlassen den Eichstichort wieder, Rötung und Schwellung verschwinden.

Ist die Dosis der eingedrungenen Mikroorganismen größer, als dass eine eventuell auf „Sparflamme" laufende körpereigene Abwehr damit fertig werden könnte, sind die Auswirkungen auch stärker, und die Abwehrkräfte müssen vermehrt arbeiten. Jetzt wird auch die Staffelung des körpereigenen Abwehrsystems besser erkennbar; denn es wird eine nächste Abwehrebene benötigt, um die Mikroorganismen möglichst wenig in den Körper eindringen zu lassen und damit den Schaden gering zu halten.

Diese nächste Staffelung kann sich beispielsweise in Form von schmerzhaften Rötungen und Schwellungen oder als Eiteransammlungen unter der Haut bemerkbar machen. Dieser Eiter wird von weißen Immunzellen, den sogenannten Leukozyten, und hier insbesondere den Neutrophilen (neutrophile Granulozyten), angegriffen. Diese neutrophile Granulozyten werden auch als Fresszellen bezeichnet; sie können den Krankheitserreger in sich aufnehmen und zerstören und sind Immunzellen der ersten Abwehrlinie (◘ Abb. 22.1, 22.2, und 22.3).

Gleichzeitig werden auch aggressive Substanzen in die Umgebung, d. h. in das infizierte Gewebe, abgegeben. Dadurch kommt es zu einer Gewebezerstörung, ein Eiterherd hat sich gebildet. Typische Beispiele dafür sind ein Furunkel oder Abszess. Andere Fresszellen (sogenannte Makrophagen) transportieren den Krankheitserreger (z. B. Viren im Rahmen eines grippalen Infekts, Bakterien bei einer eitrigen Mandelentzündung) auf den hinführenden Lymphbahnen zum nächstgelegenen Lymphknoten. Wenn der Eintrittsort im Nasen-/Rachen-Bereich liegt (Infektion der oberen Atemwege), sind die Lymphknoten im Unterkiefer-, Nacken- und Halsbereich Ziel der Makrophagen, bei dem Beispiel des Insektenstichs würden bei einem Stich im Fuß-/Beinbereich vorzugsweise Leistenlymphknoten anschwellen. Zwischenzeitlich wurde der „aufgefressene" Krankheitserreger im Zellinneren verarbeitet und auf der Zelloberfläche wieder präsentiert. Makrophagen haben in diesem Fall die Funktion als antigenpräsentierende Zelle (◘ Tab. 22.2 und ◘ Abb. 22.3).

| | Unmittelbare Antwort | Intermediäre Antwort | Verzögerte Antwort |
|---|---|---|---|
| **Charakteristik** | - Unspezifisch<br>- Angeboren<br>- Kein Gedächtnis<br>- Keine spezifische T-Zell-Antwort | - Unspezifisch<br>- Kein Gedächtnis<br>- Keine T-Zell-Antwort | - Spezifisch<br>- Gedächtnis<br>- Spezifische T-Zell-Antwort<br>- Spezifische Antikörperproduktion |
| **Mechanismus** | - Natürliche Killerzellen<br>- Immunglobuline A, M (B-Zellen)<br>- Monozyten-Makrophagen System<br>- Neutrophile | - Zytokine, z. B. INF-$\gamma$, TNF-$\alpha$, IL-1, IL-6<br>- durch Zytokine aktivierte NK-Zellen<br>- Akute-Phase-Reaktion<br>- Monozyten-/Makrophagen-System<br>- Neutrophile | - Zytotoxische T-Zellen<br>- Spezifische B-Zellen/Plasmazellen<br>- Gedächtniszellen |
| **Chronologie** | < 4 Stunden | 4-96 Stunden | > 96 Stunden |

◘ **Abb. 22.2** Chronologie der Immunreaktion auf virale Infekte. Schematische Darstellung der wichtigen immunologischen Reaktionen bei der erstmaligen Abwehr viraler Infektionen mit zeitlicher Zuordnung nach Eintritt einer Infektion

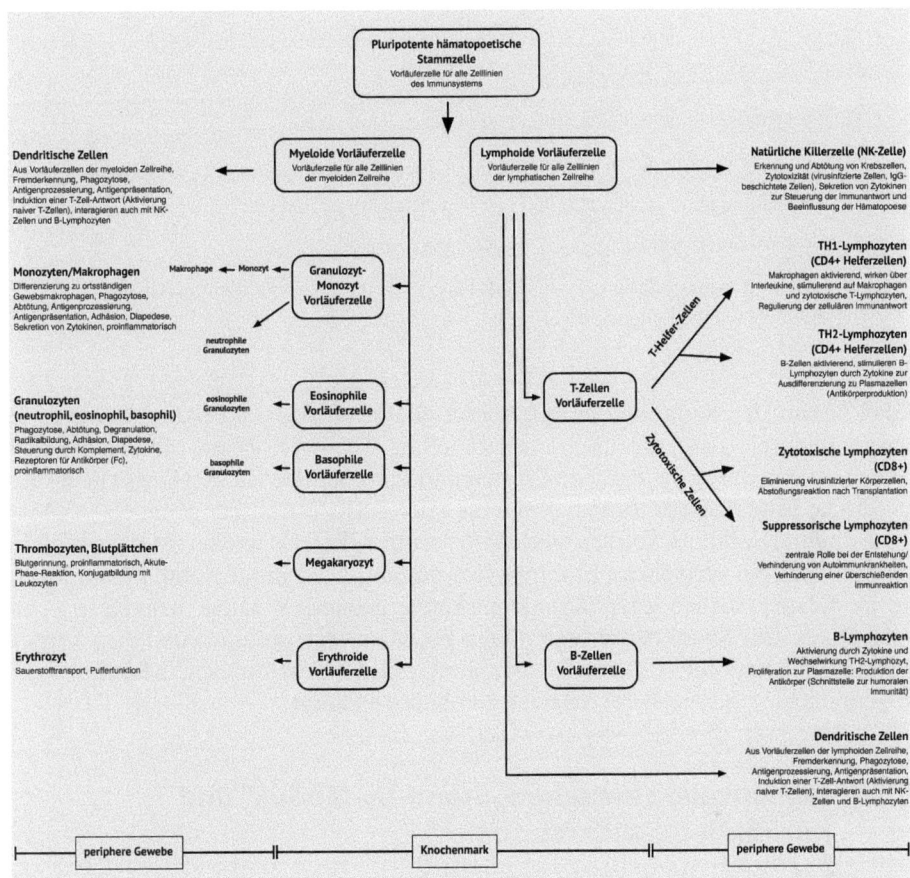

**◘ Abb. 22.3** Wichtige Zellen des Immunsystems und ihre Hauptaufgaben (modifiziert nach Goldsby et al. 2003)

### 22.2.3 Spezifische Immunität – eine Aufgabe für Lymphozyten

Die zum Beispiel durch dendritische Zellen präsentierten Bruchstücke der Krankheitserreger werden durch Lymphozyten erkannt. Lymphozyten patrouillieren, teilweise über Jahrzehnte (als sogenannte Gedächtniszellen) hinweg, durch den Organismus und insbesondere durch die Lymphknoten. Damit die Lymphozyten bessere Gelegenheit haben, Kontakt mit den Makrophagen oder dendritischen Zellen aufzunehmen, sammeln sich bei einer Infektion immer mehr Lymphozyten im Lymphknoten an, der Lymphknoten schwillt merk- und fühlbar an. „Helfende" T-Lymphozyten (T-Helfer/Inducer-Zellen) erkennen die von den Makrophagen präsentierten Bruchstücke der Krankheitserreger und übernehmen die Regulation der weiteren Immunantwort (◘ Abb. 22.2 und 22.3). Bis zu diesem Zeitpunkt waren lediglich Teile des angeborenen unspezifischen Teils des Immunsystems in die Bekämpfung der Krankheitserreger eingebunden.

Mit der Kontaktaufnahme zu den helfenden T-Zellen kommt nun der (antigen) spezifische (adaptive oder erworbene) Teil des Immunsystems hinzu. Dessen Aufgabe

**◘ Tab. 22.2** Akute dynamische Belastungen mit vorübergehender und in der Regel weniger als 24 h andauernder Regulation der Immunzellfunktion

| Art der Belastung | Beispiel |
| --- | --- |
| Erschöpfende mehr- bis vielstündige Ausdauerbelastungen | Marathonwettkampf, Ultraausdauerleistungen (Triathlon, Radfahren, Laufen) |
| Hochintensive Ausdauerbelastungen | Tempodauerlauf |
| Längere Belastungen mit hoher anaerober Komponente | Intensives Intervalltraining, Tempoläufe |

besteht darin, den Krankheitserreger spezifisch und effizient zu bekämpfen. Dies geschieht dadurch, dass spezifische zellabtötende T-Lymphozyten gebildet werden. Zudem werden durch die B-Lymphozyten und Plasmazellen für den Krankheitskeim spezifische Eiweißkörper, Immunglobuline oder auch Antikörper genannt, gebildet. Diese Immunglobuline können innerhalb weniger Tage in großer Menge gebildet werden, wozu ein vermehrter Eiweißbedarf besteht. Die Immunglobuline werden an die im Körper vorhandenen Krankheitskeime gebunden. Diese Komplexe – bestehend aus dem Krankheitserreger (auch Fremdantigen genannt) und dem körpereigenen Immunglobulin – werden von Fresszellen (Neutrophilen, Makrophagen) aufgenommen (phagozytiert), verdaut und damit entsorgt.

## 22.2.4 Immunzellen zwischen „Stand-by-Modus" und hochaktivem Killerstatus

Normalerweise befinden sich die Immunzellen in einem weitgehend inaktiven Status, quasi im „Stand-by-Modus". Durch den direkten Kontakt mit den Krankheitserregern, ihren eventuellen Giften oder durch Botenstoffe (Zytokine) anderer Immunzellen oder durch Stimulation während körperlicher Aktivität werden diese in einen hochaktiven Zustand versetzt (Effektorzellen). Sie können schneller und engeren direkten Kontakt miteinander aufnehmen, Signale weiterleiten für andere Zellen (z. B. virusbefallene Zellen), giftige und zerstörende Stoffe freisetzen, Krankheitskeime auffressen (phagozytieren) und abtöten.

Ein Hauptgrund für die Aktivierung von Immunzellen sind Antigene, aber auch körperliche Aktivität (siehe Abschn. ▶ 22.3). Das Eindringen eines Krankheitserregers (Virus, Bakterium, Pilz, Parasit) in den Körper mit Vermehrung und Verursachung einer immunologischen Reaktion wird Infektion genannt. In ◘ Abb. 22.2 ist der Zeitablauf der Abwehrreaktion auf eine Infektion dargestellt. Erkennbar ist, dass von den Immunzellen die Fresszellen (Monozyten/Makrophagen, Neutrophile) und die natürlichen Killerzellen für die unspezifische Sofortreaktion verantwortlich sind. Durch von ihnen freigesetzte Botenstoffe werden andere Immunzellen an den Ort der Infektion gelockt. Am Infektionsort werden die Gewebe entzündlich verändert, d. h. vermehrt durchblutet, Flüssigkeit eingelagert und Entzündungsbotenstoffe freigesetzt. Dies äußert sich in einer Rötung, Schwellung und in Schmerzen.

Letztere entstehen z. B. durch Sensibilisierung von Nozizeptoren. Bei starken Abwehrreaktionen kommt es zu einer Aussendung der Botenstoffe in den gesamten Organismus. Unter anderem wird das Temperaturregulationszentrum im Gehirn aktiviert, wodurch im Falle eines grippalen Infekts Kältegefühl, Schüttelfrost und erhöhte Temperatur bzw. Fieber ausgelöst werden. Zur Regulation der Infektion gehört auch die Auflösung der Infektion.

## 22.2.5  Selbstregulation – ein Selbstschutz des Organismus

Damit die Entzündungsreaktion im Rahmen einer Infektion nicht überschießt, d. h. unangemessen stark ausfällt, reguliert der Organismus sich selbst, indem er – diesmal entzündungshemmende – Botenstoffe und Hormone wie beispielsweise Cortisol ausschüttet und regulatorische Zellen (z. B. regulatorische T-Zellen) aktiviert. Diese pro- und antientzündlichen Mechanismen sind in Art, Ort und Zeit exakt und mit ständiger Selbstüberprüfung aufeinander abgestimmt. Gravierende Störungen dieses feinregulierten Gleichgewichts führen zu einer verminderten Abwehrleistung des Immunsystems gegenüber dem Krankheitserreger und folglich zu einer Verschlechterung der Krankheitssymptome und einer Verzögerung des Heilungsverlaufs. Da nicht jede Infektion auch mit subjektiv bemerkbaren Symptomen einhergehen muss, kann dies bedeuten, dass durch eine Störung des Abwehrprozesses eine Infektion überhaupt erst relevante Ausmaße annimmt.

■ **Stresshormone hemmen den Transport der Immunzellen**

Eine wesentliche, bislang noch nicht erwähnte Voraussetzung zur effektiven Arbeitsweise des Immunsystems ist, dass die Immunzellen rasch und zeitgerecht durch den Organismus transportiert werden können. Hierbei kommt dem Blut eine wesentliche Funktion zu. Im Blut selbst sind jedoch nur etwa 1 bis 2 % aller im Organismus befindlichen Immunzellen vorhanden, der tägliche Durchsatz durch das Blut ist jedoch erheblich. Fresszellen wie die Neutrophilen verweilen nur etwa 8 h im Blut, bevor sie in die Organe auswandern, bei den Lymphozyten sind es nur etwa 30 min (Westermann et al. 1990).

Durch die Zufuhr von außen (z. B. medikamentös) oder die innere Ausschüttung von Stresshormonen wie Adrenalin oder Cortisol wird das Zirkulationsverhalten der Immunzellen teils deutlich verändert (Athens et al. 1961). Neutrophile verweilen bis zu 20 h im Blut und werden daran gehindert, an den entzündlich veränderten Geweborten auszuwandern, da sie an den Wänden der Blutgefäße nicht anhaften können (Cupps und Fauci 1982). Manchmal kann dies von therapeutischem Nutzen sein, wenn eine übermäßige Immunreaktion und – da Neutrophile das Gewebe sehr stark zerstören können – damit eine Gewebezerstörung unerwünscht ist. Im Rahmen von für den Sportler relevanten Infektionen ist dies jedoch kontraproduktiv, d. h., die Abwehrzellen erreichen nicht zum notwendigen Zeitpunkt den Infektionsort, um die Erreger entsorgen zu können. Eine verzögerte Abwehrreaktion mit Verschleppung und Verschlechterung des Krankheitsverlaufs kann die Folge sein.

Ähnliches wie für die Neutrophilen trifft auf die Lymphozyten zu. Der Unterschied zu den Neutrophilen besteht darin, dass sie vermehrt in den lymphatischen

Organen organisiert sind und sich nicht im Blut anreichern können. Durch dieses „Festhalten" in den Geweben können sie nicht zielgerecht und in ausreichender Menge in den lymphatischen Geweben erscheinen (Cupps und Fauci 1982). Die dort antigenpräsentierenden Zellen (Makrophagen, dendritische Zellen) haben nicht genügend Ansprechpartner, um eine optimale Signalweiterleitung an den spezifischen Teil des Immunsystems weitergeben zu können. Über die Verlangsamung der „Verkehrsgeschwindigkeit" der Immunzellen bewirken Stresshormone wie Adrenalin und Cortisol auch eine Hemmung ihrer Funktion, d. h., die Immunzellen können schwerer aus ihrem „Stand-by-Modus" in einen effizienten hochaktiven Zustand gebracht werden. Damit wird selbst bei zeitgerechtem Eintreffen der Immunzellen am Ort des Krankheitsgeschehens die Abwehrreaktion nicht so effektiv ausfallen, da eine qualitativ reduzierte Funktionsweise vorliegt.

Werden dauerhaft hohe Mengen Stresshormone ausgeschüttet (z. B.: : chronischer physischer oder psychischer Stress), ohne dass ausreichend Regenerationsphasen zur Verminderung der Stresshormonspiegel eingehalten werden, können eine chronische Unterdrückung (Suppression) des Immunsystems und gehäuft auftretende Infektionen die Folge sein. Dies trifft zum Beispiel im Rahmen des Non-functional Overreaching/Übertrainings oder bei postakuten Infektionssyndromen zu.

### 22.2.6   Infektionen der oberen Atemwege

Erkältungen, grippale Infekte und die echte Grippe (Influenza) sind neben den Magen-Darm-Infektionen die häufigsten Infektionen bei Menschen (Eccles 2005). Die Ursachen der Infektionen der oberen Atemwege können in Viren, Bakterien oder Pilzen liegen. Die klassischen Übertragungswege sind Tröpfcheninfektionen, zum Beispiel beim Niesen oder durch Sekrete der „laufenden" Nase. Erwachsene haben ca. 2–5 Infektionen der oberen Atemwege pro Jahr. Bei Schulkindern wird davon ausgegangen, dass 7–10 Erkältungen auftreten können (Johnston und Holgate 1996). Ca. 200 verschieden Virustypen sind ursächlich für die Infektionen der oberen Luftwege verantwortlich. Bakterielle Infektionen folgen häufig im Zuge von viralen Infektionen und sind durch Bakterien der physiologischen Schleimhautflora bedingt. Das heißt, der viralen Infektion folgt durch die Beeinträchtigung der Schleimhaut eine bakterielle Infektion. Pilzinfektionen treten nur bei einer Immunschwäche auf. Die Symptome treten so häufig auf, dass eine „Selbstdiagnostik" als normal angesehen wird bzw. oft scheinbar nicht schwerfällt.

#### ▪ Symptome

Bei der Charakterisierung der Symptome kann in frühe und späte Symptome im Verlauf der Infektion eingeteilt werden. Beispielsweise erreicht das Niesen innerhalb der ersten beiden Tage nach der Infektion auf einem Symptomscore die höchsten Werte. Danach fällt die Stärke der Symptome und damit der Scorewert innerhalb weniger Tage um etwa die Hälfte ab. Demgegenüber steigt das Husten von vergleichbarem Ausgangswert zum Niesen kontinuierlich bis zum 6. Tag und darüber hinaus an (Jackson et al. 1958). Frühe Symptome von Infektionen der oberen Luftwege sind: Halsschmerzen, Kältegefühl und Fieber, Niesen, laufende Nase. Zu den späteren

Symptomen zählen: verstopfte Nase, Schmerzen der Nasennebenhöhlen, tränende Augen, Husten (bis zu 3 Wochen), Kopfschmerzen. Etwa 50 % der betroffenen Personen weisen Muskel- und Gliederschmerzen auf.

- **Zytokine und Akute-Phase-Reaktion bei Erkältung und Influenza**

Die proinflammatorischen Zytokine IL-1 und IL-6 werden als die Zytokine angesehen, welche für Fieber die höchste Bedeutung haben (Leon 2002). Es wird davon ausgegangen, dass Zytokine die Blut-Hirn-Schranke passieren können und in Interaktion mit den Endigungen des N. vagus die Temperaturregulation über den Hypothalamus beeinflussen (Netea et al. 2000). Der Hypothalamus initiiert das Zittern, die Konstriktion der Blutgefäße der Haut und führt zum Kältegefühl.

- **Psychologische Effekte der Zytokine**

Das Bestehen der physiologischen Auswirkungen von Infektionen der oberen Luftwege (z. B. verstopfte Nase, Husten, betroffenen Nasennebenhöhle, Kopf- und Gliederschmerzen) kann mit teils erheblichen psychischen Veränderungen assoziiert sein. Hierzu zählen Unwohlsein, Aufmerksamkeitsdefizite, Stimmungsänderungen, veränderte soziale Interaktion. Getragen werden die psychologischen Veränderungen durch die Wirkung der Zytokine auf das zentrale Nervensystem (Mahoney und Ball 2002). Reduzierte subjektive „Alarmbereitschaft" und psychomotorische verlängerte Reaktionszeiten, beeinträchtigter Schlaf und verminderte Nahrungs- und Wasseraufnahme sind zum Beispiel die Folge (Smith et al. 1998).

## 22.2.7 Infektionen der oberen Atemwege und körperliche Aktivität

Atemwegsinfektionen stellen neben den Verletzungen und Beschwerden des Bewegungsapparates die häufigste Ursache für Trainings- und Wettkampfausfälle im Leistungssport dar. In der Saisonvorbereitung auftretende leichte Infekte werden häufig in Eigenregie (ausreichend) therapiert, da genügend Zeit zum Auskurieren vorhanden ist. Bei bevorstehenden Trainingslagern und Wettkämpfen werden die Fragen nach der Startfähigkeit einschließlich des Ausschlusses einer Gesundheitsgefährdung und der Wunsch nach schnellstmöglicher Wiederherstellung der Leistungsfähigkeit häufig an den Sportarzt herangetragen. Darüber hinaus fragen die Sportler immer wieder nach dem oder den „Wundermittelchen". Diese Substanzen oder auch „therapeutischen" Maßnahmen sollen entweder den akuten Infekt rasch bekämpfen oder aber vorbeugend gegen den nächsten wirken. Häufig helfen jedoch einfache Maßnahmen oder „Hausrezepte" am besten. Manchmal sind aber auch spezielle, ärztlich verordnete Maßnahmen sinnvoll und notwendig, die dann konsequent durchgeführt und hinsichtlich ihrer Wirksamkeit überprüft werden müssen. In diesem Zusammenhang ist die wohl häufigste Frage des Sportlers an den Sportarzt, ob, und wenn ja, wie viel Sport während eines Infekts betrieben werden kann. Da es sich um ein für den Athleten gesundheitsrelevantes Thema handelt, sind Kenntnisse über die Zusammenhänge zwischen Belastung und Training einerseits und medizinischen und immunologischen Grundlagen andererseits von Relevanz. Wissenschaftliches

Detailwissen kann in den zitierten Literaturstellen nachgelesen werden. Übersichts-arbeiten und Lehrbuchbeiträge sind folgenden Quellen zu entnehmen: Rich et al. (2012); Gleeson et al. (2013); Gleeson et al. (2011); Walsh et al. (2011a, b); Goldsby et al. (2003); Gabriel und Kindermann (1995, 1997a); Hoffmann-Goetz und Peder-sen (1994); Nieman (1994). Da die Sportimmunologie ein sich rasant entwickelndes Forschungsgebiet ist, stellen die derzeitigen Erkenntnisse eine Momentaufnahme dar. Manche Fragen müssen unbeantwortet bleiben oder können nur in Teilen Lösungsansätze bieten.

Der Zusammenhang zwischen Infektionen (insbesondere der oberen Atemwege) und körperlicher Aktivität, Bewegung und (Leistungs-) Sport ist aus verschiedenen Gründen interessant. Erstens wird immer wieder der Zusammenhang zwischen Trainingsumfang bzw. -intensität und dem Auftreten von Infektionen der oberen Luftwege diskutiert. Zweitens treten bei Leistungssportlern oft infektbasierte und belastungsinduzierte immunologische Stressreaktionen auf und bilden ggf. den Aus-gangspunkt für ein Übertrainingssyndrom oder ein postakutes Infektionssyndrom (z. B. durch eine verringerte Immuntoleranz im Rahmen einer EBV-Reaktivierung). Drittens bedeuten Infektionen der oberen Atemwege bei unzureichender Schonung ein gesundheitliches Risiko. Beispielsweise können Herzmuskelentzündungen die Folge sein. Nachfolgend werden Grundlagen dargelegt, welche für die Interaktion zwischen belastungsinduzierter und infektbasierter immunologischer Stress-regulation von Bedeutung sind,

## 22.3 Akute dynamische körperliche Belastung und Immunantwort

Körperliche Belastung führt zu einer hormonellen Regulation, die abhängig von Intensität und Dauer der Belastung ist (Gabriel und Kindermann 1997a; Galbo 1983). Bei Menschen induzieren akute dynamische Belastungen von $\geq$ 20–60 min Dauer oder hoch intensive intermittierende Belastungen eine biphasische immunolo-gische Antwort, insbesondere der Lymphozyten. Die initiale Reaktion ist dabei durch eine deutlich ausgeprägte Lymphozytose gekennzeichnet, die hauptsächlich natürliche Killerzellen betrifft, deren Werte im Blut um ein Vielfaches über den Aus-gangswert ansteigen (Campbell und Turner 2018; Campbell et al. 2009). Aus immuno-logischer Sicht sind die belastungsassoziierten Ausschüttungen der Stresshormone Adrenalin, Noradrenalin und Cortisol für diese erste Phase und für die darauf-folgende zweite Phase (Neutrophilie und Lymphozytopenie) besonders relevant. Sie tragen wesentlich zur belastungsinduzierten immunologischen Akutreaktion bei, wobei hohe Stresshormonmengen eine wesentliche Rolle bei der Beeinflussung von Immunfunktionen nach intensiven körperlichen Belastungen spielen. Bei körper-lichen Belastungen von weniger als 1,5 h Dauer lassen sich die belastungsinduzierten immunologischen Veränderungen im Wesentlichen in 2 separate Phasen einteilen, und zwar in eine sofortige und eine verzögerte Reaktion (Gabriel und Kindermann 1997a; McCarthy und Dale 1988).

*Die biphasische Immunzellreaktion auf dynamische akute körperliche Belastung*
Die biphasische Reaktion der Immunzellen lässt sich insbesondere bei dynami-schen akuten Belastungen beobachten (z. B. Radfahren und Laufen). Die Lympho-

zytose, die hauptsächlich natürliche Killerzellen (NK-Zellen), CD8$^+$ T-Zellen und γδ-T-Zellen betrifft – ist durch belastungsinduzierten Blutdruckanstieg und Scherkräfte (die zu einer Entleerung von Gefäß- oder Gewebespeichern führen: Lunge, Leber und Milz) gekennzeichnet. Die Mobilisierung wird neben den benannten Effekten (Blutdruck, Scherkräfte) hauptsächlich durch die Stimulation durch Adrenalin von β2-adrenergen Rezeptoren auf der Oberfläche von Lymphozyten initiiert, was zur Ablösung der Lymphozyten vom Endothel führt und eine Rückführung der Lymphozyten in den Blutstrom bedingt (Fiuza-Luces et al. 2023). Die Ausschüttung des Stresshormons Adrenalin ist in erster Linie von der Belastungsintensität abhängig. Bei gleicher Belastungsdauer sind im Vergleich zu einem Kontrollwert ohne körperliche Belastung die Adrenalinanstiege bis zur individuellen anaeroben Schwelle (IAS = individuelles Maß für den aerob-anaeroben Übergangsbereich; stellt das maximale Laktat-Steady-State dar; ◘ Abb. 22.5 Stegmann et al. 1981; Urhausen 1994) annähernd gleich. Bei einer Belastungsintensität von 10 % oberhalb der individuellen anaeroben Schwelle – entsprechend einer hochintensiven Kurzzeitausdauerbelastung oder kurzen intensiven Intervallbelastungen – kommt es neben einer kontinuierlichen Laktatanhäufung und Übersäuerung des Organismus zu einem überproportionalen Anstieg der Adrenalinkonzentration. Ein vergleichbarer Effekt ist auch für Noradrenalin nachweisbar. Die Befunde sind als übermäßige Aktivierung des sympathischen Nervensystems und damit als physiologischer, hormoneller und immunologischer Breakpoint zu deuten (Urhausen 1994). Die besonders gut auf Adrenalin ansprechenden natürlichen Killerzellen, aber auch Lymphozyten und Monozyten, werden im ähnlich überproportionalen Maß wie Adrenalin in die Blutbahn mobilisiert. Die generelle Zellmobilisation in die Blutbahn ist zunächst eine positive Eigenschaft. Am Ende einer körperlichen Belastung befinden sich insgesamt mehr aktive Immunzellen (Effektorzellen) – T-Lymphozyten, natürliche Killerzellen, Monozyten und Neutrophile – in der Blutzirkulation als vor Belastungsbeginn (Gabriel und Kindermann 1997a; Hofmann-Goetz und Pedersen 1994; Nieman 1994). Die zugrunde liegenden molekularen Mechanismen, welche durch akute körperliche Belastung und die Katecholaminsignalübertragung eine Mobilisierung, Umverteilung und Funktion von Immunzellen beeinflussen, sind noch nicht vollständig geklärt.

Nach Ende der akuten Belastung folgt eine vorübergehende (innerhalb von 24 h) Lymphopenie (verzögerte Immunreaktion, zweite Phase der biphasischen Immunzellreaktion), bei der zuvor mobilisierte Zellen in Zielgewebe umgelenkt werden. Ende der 80er-Jahre wurde von der Arbeitsgruppe um B. K. Pedersen (Dänemark) nach einer einstündigen Fahrradergometrie die Beobachtung gemacht, dass in den Stunden nach Belastungsende die Konzentration der natürlichen Killerzellen niedriger lag als vor Belastungsbeginn (Pedersen et al. 1990). In ◘ Abb. 22.4 ist die biphasische Immunzellreaktion auf akute dynamische körperliche Belastung schematisch dargestellt. Darüber hinaus wiesen die noch im Blut nachweisbaren natürlichen Killerzellen eine verminderte Fähigkeit auf, Tumorzellen abzutöten. Das Phänomen der in der Nachbelastungsphase verminderten Zellkonzentrationen und zelltötenden Eigenschaft wurde als das „open window" bezeichnet, eine die Entstehung von Infektionen, insbesondere der oberen Luftwege, begünstigende Zeitspanne von mehreren Stunden nach Belastungsende (Gabriel und Kindermann 1997a). Diese Lymphozytopenie führte vormals zu der der Annahme, dass akute intensive Belastungen mit

**22**

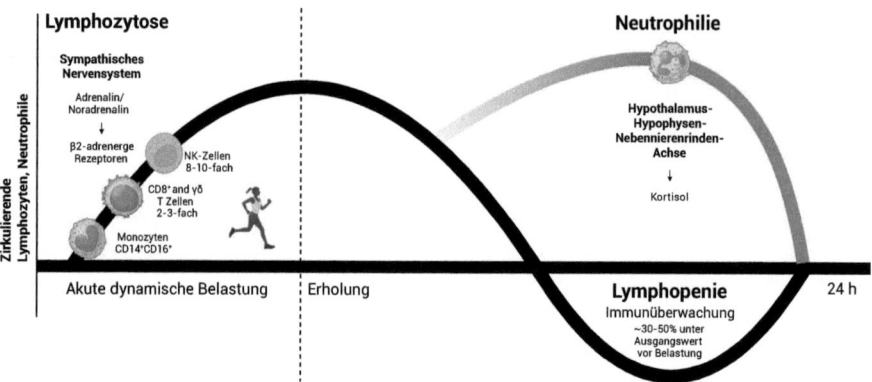

□ **Abb. 22.4** Die biphasische Immunzellreaktion auf dynamische akute körperliche Belastung. Die Lymphozytose (Sofortreaktion), die hauptsächlich natürliche Killerzellen (NK-Zellen), CD8⁺-T-Zellen und γδ-T-Zellen betrifft, wird im Wesentlichen durch erhöhten Blutdruck und durch Adrenalinstimulation der β2-adrenergen Rezeptoren auf der Oberfläche der Lymphozyten induziert. Darauf folgt eine vorübergehende, bis zu ca. 24-stündige Lymphopenie (verzögerte Immunreaktion), bei der zuvor mobilisierte Zellen in Zielgewebe umgelagert werden. Möglicherweise verbessert diese Lymphopenie die Immunüberwachung. (Created in BioRender. Puta, C. (2025) ▶ https://BioRender.com/l87d474)

einem kurzfristigen Fenster der Immunsuppression (auch als „Open-Window-Theorie" bezeichnet) einhergeht, in der eine Empfänglichkeit für Infektionen der oberen Atemwege erhöht ist (Pedersen und Ullum 1994). Nach aktuellem Kenntnisstand wird allerdings davon ausgegangen, dass die in den Stunden nach der akuten Belastung beobachtete „Verringerung" der Lymphozyten nicht als eine immunsuppressive Phase einzuordnen ist (Campbell und Turner 2018). Stattdessen geht man davon aus, dass sich das Immunsystem in einem erhöhten Zustand der Immunüberwachung und -regulierung befindet (Krüger und Mooren 2007; Campbell und Turner 2018, 2019; Simpson et al. 2020).

■ **Immunologische Auswirkungen von akuter dynamischer körperlicher Belastung – die Sofortreaktion**

Die Sofortreaktion ist durch die Mobilisierung der Immunzellen gekennzeichnet. Im körperlichen Ruhezustand bewegen sich im Blut etwa die Hälfte aller Immunzellen mit dem Blutstrom, die andere Hälfte befindet sich an den Gefäßwänden haftend – wie Kletten in einem Teppich. Bereits wenige Minuten nach Belastungsbeginn wird die Mehrzahl der an den Gefäßwänden anhaftenden Zellen abgelöst und in die Blutzirkulation transportiert. Die erste Phase (Sofortreaktion) ist durch eine Lymphozytose gekennzeichnet, die hauptsächlich die natürlichen Killerzellen (NK-Zellen) betrifft. Die NK-Zellen steigen um ein Mehrfaches (bis zu 9-fach) über die Ausgangswerte im Blut an (Campbell und Turner 2018; Campbell et al. 2009). CD8⁺-T-Zellen und γδ-T-Zellen (Anstieg um das 2–3-fache) (Batatinha et al. 2023; Anane et al. 2009) sowie Neutrophile (ca. 2-facher Anstieg) werden ebenfalls als Reaktion auf eine akute Belastung mobilisiert. Akute Bewegung mobilisiert bevorzugt Untergruppen von CD8⁺-T-Zellen (Batatinha et al. 2023) und CD3⁺CD56⁺ NK-T-ähnlichen Zellen (Fiuza-Luces et al. 2023), die Genexpressionsprogramme aufweisen, die mit antitumoraler Aktivität assoziiert sind (vorwiegend tierexperimentell gezeigt). Darüber hinaus mobilisiert akute körperliche Belastung außerdem bevorzugt $CD14^+CD16^+$-Monozyten gegenüber klassischen $CD14^+CD16^-$-Monozyten (Simpson et al. 2015; Simpson et al. 2020). Innerhalb des T-Zellen-Kompartiments werden hoch differenzierte Untergruppen von $CD4^+$- und $CD8^+$-T-Zellen (wie Effektorgedächtnis-(EM) und CD45RA+CCR7-Effektorgedächtnis (EMRA)-Zellen) vorzugsweise gegenüber ihren weniger differenzierten T-Zellen (wie naive und zentrale Gedächtniszellen) mobilisiert (Simpson et al. 2015).

In ◘ Abb. 22.4 sind die entsprechenden Zellkonzentrationsanstiege für Neutrophile und natürliche Killerzellen stellvertretend für sämtliche Untergruppen der Leukozyten (weiße Blutkörperchen = Immunzellen) während der Belastung zu erkennen. Nach dem Belastungsende findet ein rascher Konzentrationsabfall der im Blut zirkulierenden Immunzellen stat. In Abhängigkeit von der Belastungsdauer und der Belastungsintensität sind für natürliche Killerzellen und Lymphozyten in der Regel innerhalb von 30 min wieder Vorbelastungswerte erreicht.

- **Immunologische Auswirkungen von akuter körperlicher Belastung – verzögerte Immunreaktion**

Die verzögerte Immunreaktion als Auswirkung akuter körperlicher Belastung ist mit einer Abnahme der Anzahl der Lymphozyten im Blut während der Erholung assoziiert und erreicht den niedrigsten Wert etwa 45 min bis 2 h nach Ende der Belastung. Eine vorübergehende Lymphopenie unterhalb der Werte vor der Belastung ist häufig und betrifft vor allem NK- und $CD8^+$-T-Zellen und kehrt in der Regel innerhalb von 24 h nach Belastung zu den Ausgangswerten zurück (Campbell und Turner 2018). Diese zeitabhängige Regulation bis 24 h nach Belastung unterscheidet sich zeitlich deutlich von einer infektbasierten immunologischen Regulation, welche meistens länger als 24 h andauert (siehe ◘ Tab. 22.2). Ebenso wie für die natürlichen Killerzellen werden für die Lymphozyten in den ersten 4 (bis 8) h nach Belastungsende erniedrigte Zellkonzentrationen gemessen. Die erniedrigten Zellkonzentrationen für Lymphozyten und natürliche Killerzellen sind durch die hormonelle Regulation bedingt. Sowohl Adrenalin als auch Cortisol können in einem Zeitabstand von 1–2 h eine verminderte Blutkonzentration für beide Immunzellarten auslösen, wobei Cortisol die wichtigere Rolle spielt (Athens et al. 1961; Cupps und Fauci 1982; Yednock und Rosen 1989). Diese verminderte Konzentration ist Ausdruck eines verstärkten „Homing". Dieses „Homing" wird heute als Phase der Immunüberwachung interpretiert. Diese Immunüberwachung beinhaltet eine verstärkte Rückführung der Immunzellen in die Gewebe (Campbell und Turner 2018). Ein weiterer wesentlicher Bestandteil der verzögerten Immunreaktion nach körperlicher Belastung ist der Anstieg der Neutrophilen. Hauptgrund für den Anstieg der Neutrophilen ist die Cortisolausschüttung (Gabriel und Kindermann 1997a; McCarthy und Dale 1988). Einerseits führt Cortisol zu einer Rekrutierung von Neutrophilen aus dem Entstehungsort, dem Knochenmark, andererseits bedingt dieses Nebennierenrindenhormon eine verlängerte Verweilzeit der Neutrophilen in der Blutzirkulation von normalerweise etwa 8 h auf bis zu 20 h. Die längere Verweildauer ist dadurch bedingt, dass die Neutrophilen daran gehindert werden, an den Gefäßwänden anzuhaften und damit gezwungen werden, in der Blutzirkulation zu verweilen. Insgesamt resultiert aus der Cortisolwirkung ein vermehrter Einstrom von Neutrophilen in die Blutbahn, während wiederum weniger Zellen diese verlassen können (Athens et al. 1961; Cupps und Fauci 1982). Bei gleicher Belastungsdauer ist die Cortisolaus-

**22**

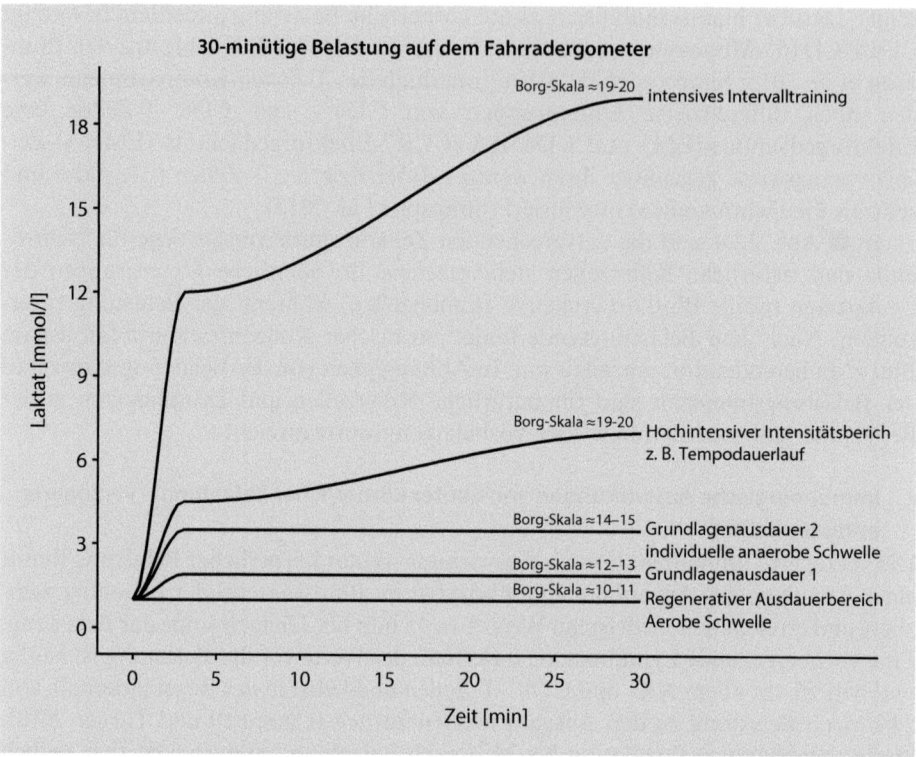

**30-minütige Belastung auf dem Fahrradergometer**

Borg-Skala ≈19-20 intensives Intervalltraining

Borg-Skala ≈19-20 Hochintensiver Intensitätsberich z. B. Tempodauerlauf

Borg-Skala ≈14–15 Grundlagenausdauer 2 individuelle anaerobe Schwelle
Borg-Skala ≈12–13 Grundlagenausdauer 1
Borg-Skala ≈10–11 Regenerativer Ausdauerbereich Aerobe Schwelle

Laktat [mmol/l]

Zeit [min]

◻ **Abb. 22.5**    Modellhafte Darstellung der Laktatverläufe bei verschiedenen Belastungen

schüttung abhängig von der Belastungsintensität, ein überproportionaler Anstieg bei Belastungsintensitäten oberhalb der individuellen anaeroben Schwelle ist jedoch nicht klar erkennbar (◻ Abb. 22.6). Demgegenüber ist bei gleichbleibender Belastungsintensität ein linearer Anstieg der Cortisolkonzentration im Blut nachweisbar. Bei ultralangen Belastungen können die Anstiege auf das deutlich mehr als 10-fache ansteigen. In direkter Beziehung dazu steigen die Neutrophilenkonzentrationen im Blut aufgrund des zuvor genannten Mechanismus an und können im venösen Blut nach vielstündigen Belastungen wie beispielsweise 100-km-Läufen oder Ultratriathlonwettkämpfen jenseits von 20000 Zellen/μl liegen, d. h. ebenfalls um mehr als das 10-fache ansteigen (Gabriel et al. 1994a; Gabriel und Kindermann 1997a; McCarthy und Dale 1988) (◻ Abb. 22.5).

▪ **Abhängigkeit der Immunzellantwort von der Belastungsintensität**
Bei extensiven Ausdauerbelastungen bis zu 1 h Dauer und Belastungen von maximal 30-minütiger Dauer bei maximaler Intensität von 100 % der individuellen anaeroben Schwelle wird in der Nachbelastungsphase nahezu keine Beeinflussung des Immunzelltransports festgestellt (Gabriel und Kindermann 1997a). Ebenso führen einmalige maximale anaerobe Belastungen nur zu geringen Zellkonzentrationsver-

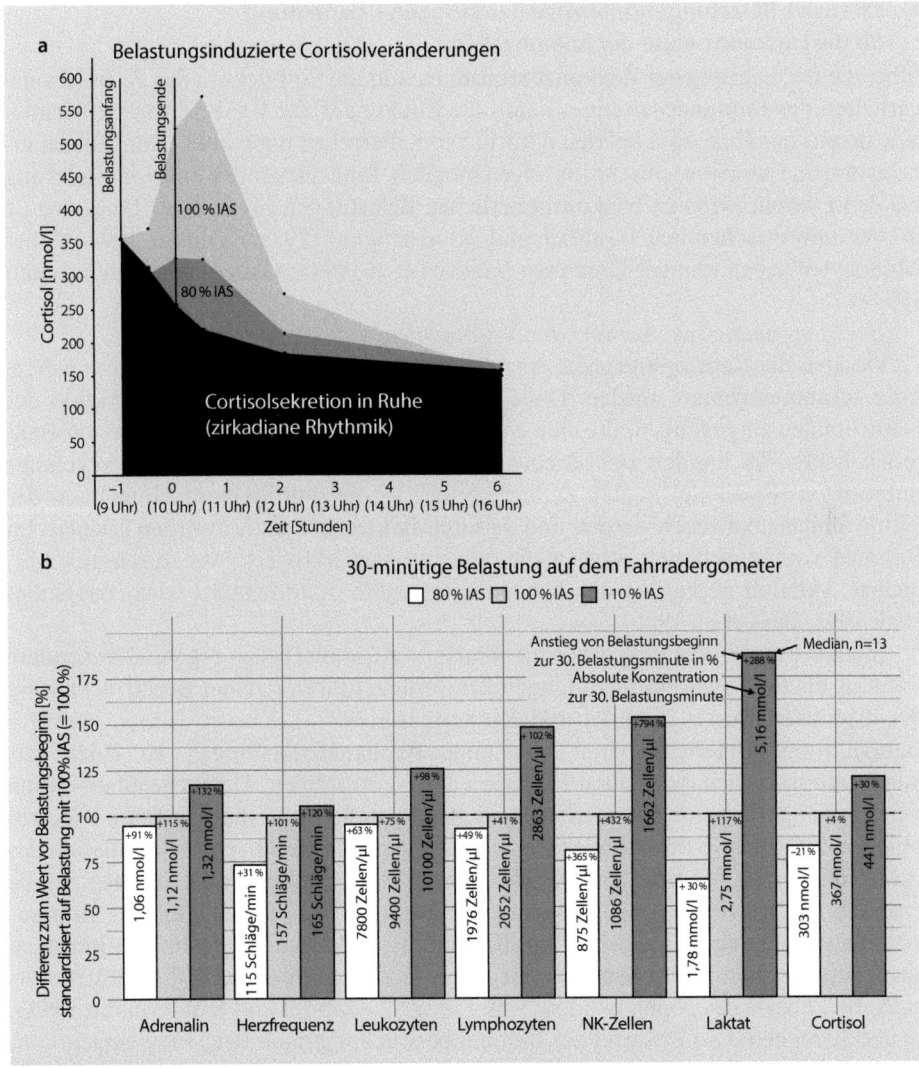

**Abb. 22.6** **a** Darstellung der belastungsinduzierten Cortisolverläufe bei unterschiedlicher Belastungsintensität und Belastungsdauer (Fahrradergometer mit 80 % IAS und 100 % IAS für 60 oder 30 min Belastungsdauer). **b** Absolute Werte (Herzfrequenz, Konzentrationen für Adrenalin, Leukozyten, Lymphozyten, NK-Zellen, Laktat, Cortisol); Anstiege von Belastungsbeginn bis zur 30. Belastungsminute sowie Angabe des Medians für eine 30-minütige Belastung auf dem Fahrradergometer bei verschiedenen Belastungsintensitäten (80 %, 100 % und 110 % der IAS)

änderungen in der Nachbelastungsphase. Demgegenüber gehen intensive Intervalltrainingseinheiten mit Veränderungen einher, die mit denen nach erschöpfenden intensiven Dauerläufen oder Tempodauerläufen vergleichbar sind. Die eingeschränkte Mobilität der Immunzellen ist ein Teil der verzögerten Immunreaktion (Gabriel und Kindermann 1997a; Abb. 22.4).

■ **Extensive Belastungen/intensive Belastungen – Bedeutung**
   **für die Funktionsweise der Immunzellen**

Über die Betrachtung der Zellkonzentrationen und die Einblicke in das Zirkulationsverhalten der Immunzellen hinaus sind die Effekte auf die Funktionsweise wichtig.
Wie bereits erwähnt, sind bei den natürlichen Killerzellen nach intensiven Ausdauerbelastungen Funktionseinschränkungen möglich. Eine relevante Funktionsänderung
bei den Lymphozyten ist bei kontinuierlichen Belastungen bis zu einer Dauer von 2
h eher unwahrscheinlich (Gabriel und Kindermann 1997a; Nieman 1994). Über
Monozyten liegen weniger Daten vor (Gabriel et al.1994a; Gabriel und Kindermann
1997a).

*Belastungsinduzierte Antwort der Neutrophilen*

Da über die Neutrophilen eine Anzahl von Untersuchungen existiert, sollen diese
kurz zusammengefasst werden. Dabei wird im Wesentlichen auf die Funktion der
Neutrophilen eingegangen, die eine entscheidende Aufgabe beim Abtöten von Bakterien haben. Es handelt sich dabei um den **oxidativen Burst**, bei dem aggressive
Substanzen (Radikale) in das Zellinnere und in die unmittelbare Umgebung der
Neutrophilen abgegeben werden und dadurch Bakterien zerstört werden können. Im
Rahmen von Infektionen werden die Neutrophilen aktiviert, was durch eine vermehrte Aktivität gegenüber den Krankheitserregern dokumentiert wird (Baggiolini
et al. 1993; Bass et al. 1986).

Intensive und hochintensive (intervallartige) Ausdauerbelastungen, insbesondere
wenn sie bis zur Erschöpfung durchgeführt werden, führen zu einer Beeinträchtigung
des oxidativen Bursts (Gabriel und Kindermann 1997a). Ebenso führen intensive
Intervalltrainingseinheiten und ultralange Ausdauerbelastungen zu einer verminderten bakterienabtötenden Funktion der Neutrophilen. Demgegenüber wirken
sich einmalige anaerobe Belastungen nicht wesentlich auf die Funktion Neutrophilen aus. Extensive Belastungen bis zu 1 h hingegen führen zu einer Stimulation des
oxidativen Bursts (Gabriel und Kindermann 1997b). Damit wurde in einer Studie
erstmals nachgewiesen, dass moderate Belastungen auf diesen Teil des Immunsystems stimulierende, intensive bzw. hochintensive Ausdauerbelastungen hingegen
einen suppressiven Effekt haben können. Der letztere suppressive Effekt stützte for-
mals die Theorie des „open window" (◘ Tab. 22.2; Gabriel und Kindermann 1997a,
b) und kann heute als Zustand der Immunüberwachung nach Belastung eingeordnet
werden (Campbell und Turner 2018).

## 22.4   (Über-)Training und Immunsystem

Durch besonders anstrengende körperliche Belastungen wie Marathonwettkämpfe
und längere, insbesondere erschöpfende Belastungen steigt das Risiko, in den Wochen danach an Infekten der oberen Luftwege zu erkranken (Nieman 1994). Darüber
hinaus bergen hohe Trainingsumfänge im Ausdauerbereich von mehr als 100 Lauf-
kilometern pro Woche ebenso das Risiko einer erhöhten Infektanfälligkeit in sich
(Brenner et al. 1994; Nieman 1994; Weidner 1994). Zu häufiges Training im an-

aeroben Bereich kann zur Überlastung mit der eventuellen Folge eines Übertrainings-syndroms führen (Urhausen et al. 1995); in der Leistungssportpraxis werden immer wieder Infektionen im Zusammenhang mit Überbelastung und Übertraining be-obachtet, die bisherigen wissenschaftlichen Studien konnten dies bislang nicht be-legen (Gabriel et al. 1998). Es darf dabei jedoch nicht unerwähnt bleiben, dass die bislang durchgeführten (Über-)Trainingsstudien methodische Schwächen aufweisen und meist nicht an Spitzenathleten durchgeführt wurden, sodass das Ausbleiben eines wissenschaftlichen Nachweises keineswegs den Ausschluss eines Zusammen-hangs zu überbelastendem Training bedeuten muss, insbesondere wenn weitere Stressfaktoren wie während der unmittelbaren Vorbereitungsphase auf wichtige Wettkämpfe hinzukommen. Offensichtlich führt jedoch das Missverhältnis zwischen aktueller Belastung und Belastbarkeit zur Beeinträchtigung der Infektabwehr. Wünschenswert wäre es, für die aktuelle Belastbarkeit ein objektives Maß zu haben. Dieses existiert jedoch derzeit nicht. Deshalb geben die subjektive Einschätzung und Erfahrung von Athlet, Trainer und betreuendem Arzt den Ausschlag über Umfang und Intensität der zu leistenden aktuellen Belastungen und deren stete Anpassungen an sich ändernde Umstände wie z. B. den Gesundheitszustand. Dabei müssen die in ◘ Tab. 22.3 aufgeführten, das Immunsystem belastenden Faktoren bei der Festle-gung von Trainings- und Wettkampfplanung Berücksichtigung finden. Sicherlich ist es nicht praktikabel, wegen eines erhöhten (abstrakten) Risikos den geplanten wich-tigen Wettkampf abzusagen. Das Ziel des Leistungssportlers wäre ad absurdum ge-führt. Wichtig ist es jedoch, die Wettkampfvorbereitung und -nachbereitung in Kenntnis der wesentlichen negativen Einflussgrößen auf das Immunsystem durchzuführen (◘ Tab. 22.4, 22.5). Das entspricht einer Gratwanderung, wenn man an die Kumulation von Belastungsumfängen und -intensitäten beispielsweise im Rahmen eines Trainingslagers denkt. Darüber hinaus kann die Belastbarkeit einzel-ner Anteile des Körpers unterschiedlich sein, sodass leistungslimitierende Faktoren vom Bewegungsapparat bis zur passageren Reduktion der Immunität reichen kön-

---

**◘ Tab. 22.3** Häufige das Immunsystem belastende Einflussfaktoren bei Sporttreibenden

| |
|---|
| Unzureichende körperliche und psychische Regeneration |
| Zu hohe Umfänge und Belastungsdauer |
| Zu häufiges anaerobes Training (z. B. hoch intensives Intervalltraining) |
| Infektionen, zu früher Wiedereinstieg nach Infektionen, Allergien |
| Höhenaufenthalte |
| Psychischer Disstress |
| Fehlernährung oder unausgewogene Ernährung vor, während und nach dem Training |
| Zu geringe Schlafdauer, Schlafqualität und Irregularität |
| Zu geringe Berücksichtigung des weiblichen Zyklus in der Belastungssteuerung |

22

| **Tab. 22.4** Kategorien und zugeordnete Warnzeichen und Symptome des Übertrainings | |
|---|---|
| **Kategorie** | **Warnzeichen & Symptome** |
| Individuelle Leistungs-aspekte | Sportlicher Leistungsrückgang<br>Vorzeitiger Trainingsabbruch<br>Reduzierte Belastungstoleranz<br>Geringere muskuläre Kraft<br>Koordinationsschwierigkeiten |
| Kardiovaskuläre und mus-kuläre Aspekte | Veränderte Ruheherzfrequenz (bis ~ 10 Schläge)<br>Veränderter Blutdruck<br>„muscle soreness" (Muskelkater)<br>Verringerter Körperfettanteil |
| Psychologische Aspekte | Konzentrationsschwierigkeiten<br>Schlafstörungen<br>Länger andauernde (chronische) allg. Müdigkeit<br>Verändertes Hungergefühl, Appetitlosigkeit<br>Depressives Verhalten, Motivationsverlust<br>Gleichgültigkeit<br>Geringeres/Mangel an Selbstvertrauen Emotionale Instabilität<br>Wettkampfangst<br>Allgemeine Stimmungsänderungen<br>„loss of vigor" (Verlust von Tatkraft/Vitalität) Erhöhte Reizbar-keit/leicht erregbar |
| Immunologische Aspekte | Wiederkehrende (überhäufige) Infektionen der oberen Atemwege pro Jahr (> 5)Magen-Darm-Störung |

nen. Ein Übertrainingssyndrom geht mit negativen Folgen für Gesundheit und Leistungsfähigkeit einher. Dieses ist häufig Folge unzureichender Regeneration während oder im Anschluss an intensive Trainingsphasen, insbesondere wenn dem zusätzlichen Erholungsbedarf beim Auftreten von Infekten nicht ausreichend Rechnung getragen wird (Urhausen 1994).

Es konnte bislang keine wesentliche Beeinflussung auf Zellkonzentrationen der Immunzellen durch überbelastendes Training gezeigt werden; so scheint ein diesbezüglicher Einfluss ausgeschlossen. Übertrainierte Ausdauerathleten weisen eine normale Transportfunktion für Immunzellen auf (Gabriel et al. 1998). Eine relevante Aktivierung oder Hemmung von Lymphozyten findet nicht statt. Die potenziell beeinträchtigte Funktion der für die Bekämpfung von Virusinfektionen wichtigen natürlichen Killerzellen wurde bislang nicht ausreichend untersucht, um eine robuste Aussage zu formulieren.

Die Funktion der Monozyten und Neutrophilen wurde demgegenüber besser untersucht. In einer intensivierten Trainingsphase von Eliteschwimmern konnte eine Beeinträchtigung der bakterienabtötenden Eigenschaften gemessen werden (Mackinnon und Hooper 1995). Im Saisonverlauf von Profifußballern wurde ebenfalls von einer Beeinträchtigung der Neutrophilenfunktion berichtet, auch wenn in dieser Untersuchung methodische Fragen offenblieben (Bury et al. 1998). In einer eigenen

**◻ Tab. 22.5** Warnzeichen und Symptome von Infekten der oberen Atemwege

| | |
|---|---|
| **Kopf/Stirn** | Kopfschmerzen<br>Schwindel |
| **Augen** | Geschwollene Augen<br>Tränende Augen<br>Juckende Augen<br>Schmerzende oder brennende Augen |
| **Nase** | Verstopfte Nase (behinderte Nasenatmung)<br>Schnupfen („laufende Nase")<br>Teilweiser oder vollständiger Verlust des Geruchsinns |
| **Ohren** | Verstopfte Ohren (beeinträchtigtes Hören)<br>Ohrenschmerzen oder Druck auf den Ohren |
| **Mund/Rachen/Hals** | Heiserkeit<br>Halsschmerzen<br>Schwellung oder Rötung der Mandeln<br>Vereiterte oder belegte Mandeln<br>Schluckbeschwerden<br>Schmerzhafte vordere Halslymphknoten<br>Zahnschmerzen<br>Teilweiser oder vollständiger Verlust des Geschmacksinns<br>Blaue Lippen oder Schleimhäute des Mundes (Zyanose) |
| Gesicht | Stauungs- oder Schwellungsgefühl im Gesichtsbereich<br>Gesichtsschmerz (hauptsächlich im Oberkiefer- und Stirnbereich)<br>Außergewöhnliche Gesichtsblässe<br>Verstärkte Beschwerden beim Neigen des Kopfes nach vorne |

Untersuchung an 12 Ausdauerathleten wurde im Vergleich zu einer normalen Trainingsphase am Ende eines vierwöchigen intensivierten Trainings mit deutlicher Umfangs- und Intensitätssteigerung und Anzeichen von Überbelastung bei den Athleten eine eingeschränkte Funktion von Immunzellen der ersten Abwehrlinie (Monozyten, Neutrophile) festgestellt. Diese verminderte Abwehrleistung des Immunsystems war nach einer 2-wöchigen Regenerationsphase wieder vollständig aufgehoben, tendenziell lag sogar eine verbesserte Abwehrbereitschaft vor (Gabriel und Kindermann 1997b). Die Herabregulation der Neutrophilenfunktion findet ihre Ursache wahrscheinlich darin, dass häufiger längere und intensive Trainingseinheiten durchgeführt wurden, die mit einer für mehrere Stunden herabgesetzten Neutrophilenfunktion einhergehen. Die Regenerationszeiten zwischen den Trainingseinheiten waren offensichtlich nicht ausreichend, um eine vollständige Erholung herbeizuführen, wodurch eine länger dauernde Beeinträchtigung der Immunzellfunktionen die Folge war.

Die Befunde weisen auf eine durch überbelastendes Training verminderte immunologische Abwehrbereitschaft hin. Im Rahmen des überbelastenden Trainings traten jedoch Infektionen nicht gehäuft auf, sodass die Funktionsminderung sich nicht in vermehrten Infektionen auszuwirken scheint. Dazu war das Ausmaß der

Funktionsminderung nicht groß genug. Zu vermuten ist, dass sie eher eine bedeutsame gesundheitliche Relevanz bekommen, wenn ein Übertrainingssyndrom vorliegt. Darüber hinaus ist für den Fall eines herangetragenen Infekts die Abwehrbereitschaft vermindert, da der Organismus auf eine rasche und uneingeschränkte Funktionsweise angewiesen ist. Die Relevanz der verminderten immunologischen Abwehrleistung kommt – ähnlich wie bei der belastungsinduzierten Herabregulation der Neutrophilenfunktion – erst im Erkrankungsfall zum Tragen.

Ein weiteres wesentliches Ergebnis war, dass die negativen immunologischen Effekte durch eine ausreichende Regenerationsphase wieder behoben werden können. Während sich die Erholung der Immunzellfunktionen nach akuter körperlicher Belastung auf mehrere Stunden erstreckt, umfasst sie bei Überbelastungszuständen wahrscheinlich mehrere Tage. Im Fall eines Übertrainingssyndroms – der Übergang zwischen Überbelastungszustand und Übertrainingssyndrom ist fließend – kann nur spekuliert werden, dass die Erholung des Immunsystems wahrscheinlich deutlich länger braucht, d. h. im mehrwöchigen Bereich liegt.

- **Warnzeichen und Symptome eines Übertrainings**

Warnzeichen und Symptome des Übertrainings lassen sich in mehrere Kategorien anhand der evidenzbasierten Literatur kategorisieren (z. B. Purvis et al. 2010; Alves et al. 2006; Smith 2000; Gleeson 2002; Uhrhausen und Kindermann 2002). Übergeordnete Kategorien sind folgende:

- Individuelle Leistungsaspekte
- Kardiovaskuläre und muskuläre Aspekte
- Psychologische Aspekte
- Immunologische Aspekte

Einige der Warnzeichen und Symptome der benannten Kategorien besitzen hohe praktische Relevanz und sind fragebogenbasiert erfassbar. Daher ist es sinnvoll, Warnzeichen und Symptome der benannten Kategorien zu kennen.

## 22.5 Infektionshäufigkeit des Athleten – das Modell der „J-förmigen" Kurve

Die Mehrzahl der Infektionen bei Sportlern sind sogenannte banale Infekte mit Reizzuständen im Nasen-Rachen-Raum, Fließschnupfen, behinderter Nasenatmung und leichten Halsschmerzen. Allgemeinsymptome wie Gliederschmerzen, Schüttelfrost und Fieber treten dabei in aller Regel nicht auf. Zur Verdeutlichung des Zusammenhangs zwischen Sport und Infektionshäufigkeit der oberen Luftwege wird das Modell der „J-förmigen" Kurve herangezogen (Nieman 1994, ◘ Abb. 22.7). Dieses Modell beinhaltet, dass körperlich inaktive Personen ein mittleres Ri-

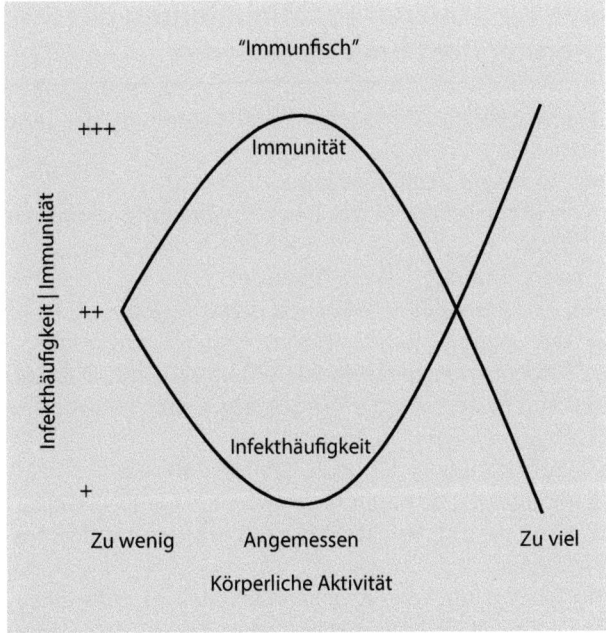

■ **Abb. 22.7**  J-fömige Kurve. (Modifiziert nach Nieman 1994)

siko besitzen, eine Infektion zu bekommen. Sportler mit einem individuell moderaten und nicht überbelastenden Trainingsumfang haben ein geringeres Risiko, zu erkranken. Demgegenüber besitzen übertrainierte Sportler und solche, die einmalige überfordernde Belastungen durchführen, das höchste Risiko. Dieses Modell wird jedoch nicht durch alle Untersuchungen gestützt (Brenner et al. 1994). Neben Umfang und Intensität des Trainings müssen auch weitere wichtige Einflussgrößen, die das Immunsystem in seiner Funktion belasten können, berücksichtigt werden (■ Tab. 22.4).

Darüber hinaus ist zu den der „J-förmigen" Kurve zugrunde liegenden Untersuchungen kritisch anzumerken, dass Leistungssportler milde Infektsymptome verändert (ggf. deutlicher) wahrnehmen und deshalb in Untersuchungen, die auf Befragungen basieren, Infektsymptome häufiger angeben, als dies Untrainierte tun würden (Brenner et al. 1994).

Abschließend verdeutlicht die „J-förmige" Kurve den Zusammenhang zwischen Sport und Infektionen der oberen Atemwege in seiner Grundtendenz und stellt ein aus didaktischer Sicht geschicktes Modell dar. Gleichwohl können Einzelfälle davon abweichen.

**22**

## 22.6   Strategien für Athleten zur Minimierung des Risikos für eine Verminderung der Immunfunktion

Die folgenden Aspekte sollen helfen, eine Beeinträchtigung der Immunfunktion zu reduzieren.

1. Vermeidung sehr langer Trainingseinheiten (> 2 h)
2. Reduktion von psychischem Stress bzw. Entwicklung geeigneter Strategien im Umgang mit Stress
3. Monitoring von Stimmung, Stress, Angst
4. Kenntnis vom Zusammenhang zwischen Belastungsintensität, -umfang und der Aktivierung des sympathischen Nervensystems sowie der Hypothalamus-Hypophysen-Nebennierenrinden-Achse; Faktoren, die Stresshormoneantwort stark beeinflussen: Fasten, geringe Glykogenspeicher, Dehydration, Hitze, Kälte, Höhe, psychologischer Stress, Schlafmangel
5. Ausreichende Schlafdauer (~ 8 h) und Schlafregularität
6. Vermeidung von massiven Diäten und schnellem Gewichtsverlust
7. Vermeidung/Minimierung von Kontakt mit erkrankten Personen (Erwachsene und Kinder), Tieren
8. Kenntnis und Umsetzung von Hygieneregeln (bes. Mundhygiene 2-mal tgl.) und Desinfektionstechniken (Handdesinfektion)
9. Kein Teilen von Trinkflaschen, Handtüchern, Besteck u. ä.
10. Vermeidung von Berührung von Händen in Nasen- und Mundbereich
11. Kenntnis von Warnzeichen und Symptomen von Infektionen der oberen Atemwege sowie des Übertrainings

## 22.7   Ich habe einen Infekt – was tun? Vermeidung der Ursachen für Infektionen

Die beste Möglichkeit, eine Infektion zu vermeiden, ist, den Übertragungsweg der Erreger zu verhindern. Angaben über eine vermehrte Exposition, z. B. durch häufigen engen Kontakt zu Erkrankten, unangemessene Verhaltensweisen wie das gemeinsame Benutzen von Trinkgefäßen, unzureichende Bekleidung und Auskühlung nach Belastungen usw., ungünstige klimatische oder Umweltbedingungen insbesondere auf Lehrgangs-, Trainingslager- oder Wettkampffahrten, sollten Anlass geben, individuell eine bestmögliche Problemlösung herbeizuführen. Diese kann einerseits eine allgemeine Aufklärung über Entstehung, Übertragung und Folgen von Infektionen sein (Gabriel 1994) und andererseits eine konkrete sowie auf den Einzelnen zugeschnittene Beratung hinsichtlich der Änderung ungünstiger Lebens- und Verhaltensweisen bedeuten.

Dazu gehört auch eine eingehende Ernährungsberatung infektanfälliger Sportler, um einseitige und ungünstige Ernährungsformen zu erkennen und zu beseitigen. Hierbei können Ernährungsprotokollierungen analog oder digital durch den Athleten hilfreich sein. Anschließend sollte das persönliche Gespräch weiteren Aufschluss über Schwachstellen bei der Ernährung im Kontext von Übung, Training, Sport geben. Dabei ist hinsichtlich einer eventuell bestehenden Infektanfälligkeit darauf zu achten, dass keine hypokalorische Kost (z. B. Turnen, Sportarten mit Gewichtsklassen mit zu wenig hochwertigem Eiweiß bzw. Nahrungsmittel mit zu geringer Nährstoffdichte zugeführt werden. In problematischen Fällen kann es sinnvoll sein, während infektgefährdeter Jahreszeiten eine Substitution mit sogenannten anti-oxidativ wirksamen Vitaminen (Pro-Vitamin A, Vitamin C und E) durchzuführen. Bei vollwertorientierter Ernährung mit ausreichender Energiezufuhr ist dies nicht notwendig. Deshalb kann eine generelle Substitution mit antioxidativ wirksamen Vitaminen für Sportler nicht empfohlen werden.

Innerhalb der Mineralstoffe besitzt das Eisen wegen der guten Feststellbarkeit eines Eisenmangels und der klinischen Relevanz eine Sonderrolle. Ausdauer-athletinnen, insbesondere im jugendlichen oder Heranwachsendenalter, sind am ehesten gefährdet, einen manifesten Eisenmangel zu entwickeln (Haymes und Reb-stock 1989). Eine entsprechende Laboruntersuchung ist in regelmäßigen Abständen, mindestens einmal jährlich, aus präventiven Gründen notwendig. Aufgrund der schwierigen Definition und Diagnose einer Mangelsituation bei für die Immunab-wehr wichtigen Spurenelementen wie Selen, Zink, Magnesium und Kupfer und damit verbundener Schwierigkeiten, wissenschaftliche Zusammenhänge zwischen Infekt-häufigkeit und Substitution valide zu untersuchen, erscheint es bei diesen Spuren-elementen wenig sinnvoll, allgemeine grundsätzliche Empfehlungen zur Substitution zu geben. Zum Beispiel wurde für Zinkacetat gezeigt, dass bei beginnenden Er-kältungssymptomen bis zu 75 mg/Tag den Infektverlauf positiv beeinflussen (Hemilä et al. 2017). Allerdings existieren keine Daten für Empfehlungen von Infekt und Trai-ning und Sport. Es bleibt zu bedenken, dass für hohe Einnahmedosen dieser poten-ziell toxischen Spurenelemente langfristig negative gesundheitliche Auswirkungen re-sultieren könnten. Eine Gesamtzufuhr von Spurenelementen, die sich im Rahmen der Ernährungsempfehlungen der Deutschen Gesellschaft für Ernährung bewegt, ist wohl als unbedenklich anzusehen (DGE 1997).

Es liegt nahe, bei einer offensichtlichen Infektanfälligkeit nach einer gründlichen Ausschlussuntersuchung und der Beseitigung eventueller Ursachen auch nach Mit-teln zu suchen, die die Infektabwehr stärken können. Im Allgemeinen ist die ge-zielteste Maßnahme zur Förderung der Immunität die aktive Schutzimpfung. Des-halb gehört zu jeder präventiv orientierten Beratung des Sportlers wie des Nicht-sportlers die Überprüfung des Impfstatus nach den allgemein gültigen Kriterien. Bei Auslandsreisen sind die speziellen Infektionsgefährdungen einschließlich not-wendiger Impfungen im Vorfeld abzuklären. Hier ist auch, obwohl es sich nicht um eine Impfung handelt, die Malariaprophylaxe einzubeziehen. Generell ist die aktive Schutzimpfung der passiven Immunisierung durch Gabe von Immunglobulinen vor-zuziehen.

Ein etablierter Ansatz, die immunologische Entzündungsreaktion günstig zu be-einflussen, ist die Substitution mit Kohlenhydraten. So konnte basierend auf einem systematischen Review gezeigt werden, dass die Stresshormonantwort (Kortisol, Epinephrin, Norepinephrin) als Reaktion auf eine längere kontinuierliche Ausdauer-aktivität abhängig von der Substitution von Kohlenhydraten ist (Christ et al. 2024). Eine Kohlenhydrataufnahme von mindestens 30 g pro Stunde konnte den Anstieg der Kortisolkonzentration in der Mehrzahl der einbezogenen Studien abschwächen. Die Adrenalinwerte waren bei der Einnahme von Kohlenhydraten im Vergleich zu Placebo in allen Studien deutlich niedriger. Es lässt sich festhalten, dass die Ein-nahme von Kohlenhydraten vor und während der Belastung eine wirksame Er-nährungsstrategie zu sein schient, um den Anstieg des Kortisol- und Adrenalinspiegels zu dämpfen. Demzufolge führt eine gezielte Einnahme von Kohlenhydraten zu einer verminderten hormonellen belastungsinduzierten Antwort. Diese verminderte hormonelle Antwort steht in einem Zusammenhang zu einer verringerten proentzündlichen Immunregulation bei akuten dynamischen Belastungen. Aus der Sicht des Stoffwechsels ist dies keine neue Maßnahme. Bei 2,5-stündigen Dauerläufen wurden im Placebovergleich Botenstoffe wie Interleukin-6, dem eine zentrale Rolle bei der akuten Entzündungsreaktion zukommt, nach Substitution mit einem 6-prozentigen Kohlenhydratgetränk deutlich gemindert (Nieman 1998a, b). Scheinbar können auch Funktionen von Immunzellen günstig verändert werden.sSomit stellt sich die Frage, wie eine Substitution mit welchen Kohlenhydraten aussehen müsste, um die Immunregulation positiv zu beeinflussen. Generell ist nach aktuellem Kenntnisstand anzumerken, dass körperliche Belastung nicht zwangsläufig zu vermehrten Infekten führt (Nieman und Wentz 2019). Bei Berücksichtigung der notwendigen Regenerationszeiten und entsprechender Gestaltung nachfolgender Trainingseinheiten sowie einer angepassten Ernährungsstrategie resultiert *keine* vermehrte Infektanfälligkeit.

Die Kenntnis der Warnzeichen und Symptome von Infektionen der oberen Atemwege (z. B. Barrett et al. 2002, 2005; ◻ Tab. 22.5) sowie deren individueller Kinetik (z. B. Eccles 2005; siehe ▶ Abschn. 2.6) ist eine Grundvoraussetzung für immunologische Aspekte der Trainingssteuerung.

- **Der Infektionsherd als Ursache einer Infektanfälligkeit**

Neben Allergien können Infektionsherde eine Ursache für die Infektanfälligkeit von Sportlern sein. Die Suche nach Infektionsherden im Bereich der Zähne oder der oberen Luftwege sind in der sportmedizinischen Praxis eine immer wiederkehrende Aufgabe. Neben offenen und sichtbaren Eintrittspforten sind andere infektiöse Ursachen im Bereich der Zähne durch zahnärztliche Untersuchungen abzuklären. Neben Entzündungen der Nasennebenhöhlen, die häufig ebenfalls nur durch fachärztliche Untersuchungen diagnostiziert werden können, stellt die chronische Mandelentzündung mit krankhaftem eitrigem Ausfluss und Lymphknotenschwellungen im Unterkieferbereich eine relativ häufige Ursache für Infektionsherde dar.

Dabei ist besonderes Augenmerk auf mögliche organbezogene Folgeerkrankungen (Mitbeteiligung von Herz, Nieren, Leber, Milz) zu richten, um für den Betroffenen unter Umständen lebenswichtige Diagnosen wie Herzmuskelentzündungen, Leberschädigungen, Milzvergrößerung, organbezogene Abszesse u. a. m. zu stellen und der gezielten Therapie zuzuführen.

## 22.8    Sport bei Infektionen

Besondere Verantwortung obliegt dem betreuenden Arzt, aber auch den Athleten selbst und ihren Trainern, bei der Entscheidung über die Art und den Umfang der körperlichen Belastung während akuter Infektionen. Die gesundheitlichen Gefahren, v. a. einer Mitbeteiligung des Herzens auch bei scheinbar banalen Infektionen, dürfen nicht unterschätzt werden. In diesem Bereich hat die Prävention einen besonderen Stellenwert. Das Nichtbeachten einer notwendigen körperlichen Schonung kann neben der Beteiligung innerer Organe, v. a. des Herzmuskels, auch ein Übertrainingssyndrom induzieren. Dieses kann, abhängig von Schweregrad und Dauer, eine wochen- bis monatelange eingeschränkte körperliche Leistungsfähigkeit zur Folge haben. Fieber, Schüttelfrost, schmerzhaft geschwollene Lymphknoten, ausgeprägte Allgemeinsymptome, erkennbare Infektionsherde (z. B. vereiterte Mandeln), über die normale Ermüdung hinausgehende Erschöpfung, Symptomverschlimmerung nach Belastungen und auftretende Herzrhythmusstörungen bei Infekten sollten die besondere Aufmerksamkeit auf die Entscheidung lenken, ob und in welchem Maß eine körperliche Belastung durchgeführt werden sollte. Erst nach dem ärztlichen Einverständnis darf wieder trainiert werden!

In wenigen erfahrenen und entsprechend apparativ ausgestatteten sportmedizinischen Zentren sind infektbegleitende immunologische Untersuchungen möglich, um den richtigen Zeitpunkt für Trainingsreduktion zu finden und die Entscheidung zur Rückkehr in den normalen Trainings- und Wettkampfprozess zu ermöglichen. Eine goldene Regel für die richtige Dosis der körperlichen Aktivität existiert nicht, da zu viele individuelle Unterschiede bestehen. Zu beachten ist jedoch: Wenn bei einem akuten Infekt dem Organismus keine ausreichende Regeneration zugestanden wird, nimmt er sich die ihm zustehende Pause zwangsläufig von allein! l 1994). Im nachfolgenden ▶ Abschn. 22.9 wird am Beispiel einer SARS-CoV-2-Infektion die Rückkehr zum Sport dargestellt.

## 22.9 Aktuelle Empfehlungen zur Rückkehr zum Sport nach mildem/moderatem COVID-19

Akute Atemwegsinfektionen (ARTI) sind ein häufiger Grund für Arztbesuche bei Sportlern. Während olympischer Wettkämpfe machen akute Erkrankungen, die überwiegend auf Infektionen der Atemwege zurückzuführen sind, etwa 50 % der Arztbesuche aus (Schwellnus et al. 2022). Ihre allgemeine Inzidenz entspricht etwa 1,8 Infektionen pro Athlet und Jahr, wobei die durchschnittliche Symptomdauer bei 7,1 Tagen liegt (Snyders et al. 2022). Da es verschiedene infektiöse Erreger gibt, variiert die Zahl der durch ARTI verursachten Trainingsausfälle je nach Studie. In diesem Zusammenhang ist jedoch anzumerken, dass genaue Schätzungen schwierig sind, da in der klinischen Praxis und in den meisten Studien in der Regel kein Labornachweis einer Infektion durchgeführt wird, sodass nicht infektiöse Atemwegserkrankungen die Tage des Trainingsausfalls potenziell verfälschen können.

Es wird geschätzt, dass ARTI in über 80 % der Fälle durch Viren verursacht werden, die daher im Folgenden im Mittelpunkt stehen. Die häufigsten Viren, mit denen sich Sportler infizieren, entsprechen denen in der Allgemeinbevölkerung und umfassen Rhinoviren, Nicht-SARS-Coronaviren, Influenzaviren A und B sowie Respiratory Syncytial Virus (RSV) (Schwellnus et al. 2022). Seit dem erstmaligen Auftreten Ende 2019 hat sich das schwere akute respiratorische Syndrom Coronavirus 2 (SARS-CoV-2) zu einer dominierenden Virusart entwickelt, die mit einer hohen Inzidenz von ARTI in Zusammenhang steht. Auch wenn die Übertragung aufgrund der weit verbreiteten erworbenen Immunität einen endemischen Zustand erreicht hat, bleibt es für Sportmediziner aufgrund der sich entwickelnden Varianten, der drohenden Epidemien in der Wintersaison und der potenziellen Folgeerscheinungen relevant. Krzywański et al. (2022) berichteten, dass 88 % der Athleten, die sich mit

SARS-CoV-2 infiziert hatten, durch die Infektion in ihrem Training beeinträchtigt wurden und im Durchschnitt 8,1 Trainingstage verloren (Krzywński et al. 2022). Andere Studien berichteten sogar über eine durchschnittliche Abwesenheit vom Training von 18 Tagen (Hull et al. 2022). Darüber hinaus wurde dokumentiert, dass eine Infektion mit SARS-CoV-2, im Vergleich zu einer gewöhnlichen ARTI, mit mehr Symptomen während der akuten Erkrankung sowie mit einer deutlich längeren Zeitspanne bis zur Rückkehr zum Spielbetrieb verbunden ist (durchschnittlich 30 Tage SARS-CoV-2 gegenüber 10 Tagen ARTI im Allgemeinen; [Hull et al 2022; Schwellnus et al. 2021]). Ebenso muss darauf hingewiesen werden, dass Langzeitfolgen von COVID-19 die Fähigkeit, wieder körperlich aktiv zu sein, beeinträchtigen können, zum Beispiel im Zusammenhang mit akuter Belastungsintoleranz und postexertionaler Symptomverschlechterung (PEM) (Puta et al. 2021). Dieser Abschnitt soll sich demzufolge mit aktuellen evidenzbasierten Empfehlungen (Haunhorst et al. 2023a) für den Prozess der Rückkehr zum Sport bei Sportlern nach einer leichten ARTI im Kontext einer SARS-CoV-2-Infektion auseinandersetzen.

### 22.9.1 Charakterisierung der Symptome und der immunologischen Antwort bei COVID-19

■ **Minuten nach der Infektion bis ~ 2 Tage nach Auftreten der Symptome**

SARS-CoV-2 initiiert die Infektion der Wirtszellen durch Bindung der rezeptorbindenden Domäne seines Spike-Proteins an den Angiotensin-Converting-Enzyme-2 (ACE2-)-Rezeptor (Tay et al. 2020). Die frühe Immunreaktion auf die Primärinfektion umfasst die Aktivierung angeborener Immunzellen wie Neutrophile und Monozyten durch die Erkennung pathogener oder schadensassoziierter molekularer Muster innerhalb weniger Stunden nach der Infektion (Sette und Crotty 2021). Gleichzeitig produzieren im Gewebe ansässige Makrophagen, Epithelzellen und infiltrierende Zellen des angeborenen Immunsystems Chemokine und proinflammatorische Zytokine (IL-6, TNF, IL-1, INFe), um ein antivirales Umfeld zu schaffen und andere Leukozyten an den Infektionsort zu locken (Hope und Bradley 2021; Tay et al. 2020). Der systemische Anstieg der proinflammatorischen Zytokinwerte ist auf die Induktion der sogenannten „sickness behaviour" und typischen Symptomen wie Fieber, Kopfschmerzen und Myalgien in Zusammenhang zu bringen, die in den ersten Tagen von COVID-19 auftreten (Kelley et al. 2003; Schwellnus et al. 2022). In der akuten Infektionsregulation hat sich gezeigt, dass vor allem die frühe Typ-I- und Typ-III-Interferon-Antwort wichtig ist, um das Fortschreiten der Krankheit zu verhindern, und dass die Verzögerung dieser angeborenen Immunreaktion ein Mechanismus ist, den SARS-CoV-2 zur Umgehung der Immunantwort nutzen kann (Sette und Crotty 2021).

■ **Die akute adaptive Effektorantwort (bis ~ 10 Tage nach Symptombeginn)**

Die ersten SARS-CoV-2-spezifischen Helfer-T-Zellen (CD4$^+$) können 2–4 Tage nach Symptombeginn nachgewiesen werden, begleitet von einer meist weniger ausgeprägten zytotoxischen T-Zell-Reaktion (CD8$^+$) (Sette und Crotty 2021). Die Expansion der B-Zellen nimmt längere Zeit in Anspruch, wobei IgM- und IgA-Antikörper erstmals 5–7 Tage nach Symptombeginn und IgG-Antikörper 7–10 Tage nach Symptombeginn nachweisbar sind. Nach 6–10 Tagen hat die Zahl der adaptiven Effektorzellen in der Regel eine Anzahl erreicht, die ausreicht, um die virale Infektion zu kontrollieren (Sette und Crotty 2021). Dementsprechend wurde berichtet, dass die Viruslast in den Tagen 5–6 ihren Höhepunkt erreicht hat (Tay et al. 2020), wobei etwa 90 % der Personen bis zum Tag 10 infolge einer orchestrierten T- und B-Zell-Reaktion serokonvertieren (Sette und Crotty 2021).

- **Immunologisches Gedächtnis**

Nach der viralen Eliminierung bildet eine kleine Anzahl von T-Zellen Gedächtnis-T-Zell-Pools, die innerhalb von 2 Wochen ihren Höhepunkt erreichen, aber noch mehr als 100 Tage nach der Infektion nachweisbar sind (Hope und Bradley 2021). Ebenso wandeln sich die B-Zellen in Gedächtniszellen und langlebige Plasmazellen um (Hope und Bradley 2021). Auf diese Weise erleichtert ein virusspezifisches immunologisches Gedächtnis die schnellere Eliminierung des Virus bei einem zweiten Antigenkontakt. Folglich sind Reinfektionen oder Durchbruchsinfektionen mit weniger schweren Erkrankungen und besseren klinischen Ergebnissen verbunden. Dennoch ist der klinische Krankheitsverlauf bei Personen, die eine Immunität durch Impfung erworben haben, weniger schwerwiegend (Puhach et al. 2023). Zusammenfassend lässt sich sagen, dass die Vorhersage von Immunitätsverläufen bei wiederholten Infektionen nach wie vor schwierig ist, da sie von mehreren Faktoren wie dem Impfstatus, der seit dem Erwerb der Immunität verstrichenen Zeit und der übertragenen Variante abhängt (Koutsakos et al. 2022).

- **Rückkehr zu Sport nach SARS-CoV-2-Infektion**

Es wird immer wieder empfohlen, dass Sportler mit leichten bis mittelschweren COVID-19-Symptomen eine Trainingspause einlegen sollten, bis eine vollständige klinische Genesung und ein Abklingen der Symptome erreicht ist (Burgstahler und Nieß 2021; Steinacker et al. 2022). Einige Artikel betonen, dass mindestens 7 aufeinanderfolgende symptomfreie Tage vergangen sein sollten, bevor das Training wieder aufgenommen werden kann (z. B.: Burgstahler und Nieß 2021; Salman et al. 2021). Steinacker und Kollegen (2022) veröffentlichten beispielsweise eine Konsenserklärung, die auf 18 zusammengefassten Artikeln und dem klinischen Fachwissen eines Gremiums basiert. Sie empfahlen, dass bei einer leichten Erkrankung das Training nach 3 aufeinanderfolgenden symptomfreien Tagen wieder aufgenommen werden kann. Athleten mit einer asymptomatischen Infektion wird empfohlen, das Training für mindestens 3 Tage nach der Diagnose zu unterbrechen. Außerdem sollten Wettkämpfe erst nach 10 symptomfreien Tagen wieder aufgenommen werden, wenn die Athleten beschwerdefrei sind und eine Belastungssteigerung tolerieren (Steinacker et al. 2022) Auch Elliott et al. (2022) haben in der aktualisierten Version ihrer zuvor veröffentlichten Leitlinie diese Stratifizierung der Entscheidungsfindung auf der Grundlage der Symptompräsentation weiterverfolgt. Insbesondere für Sportler mit Symptomen der unteren Atemwege („below the neck") empfahlen sie eine anfängliche Ruhezeit von mindestens 5 Tagen, während Sportler mit Symptomen der oberen Atemwege („above the neck") leichte Aktivitäten ohne komplette Bewegungspause fortsetzen können (Elliott et al. 2022).

Aus immunbiologischer Sicht scheint es angezeigt zu sein, ein Gleichgewicht zwischen den früheren empfohlenen längeren Ruhezeiten und den neueren Ansätzen zu finden, die wichtige Zeitfenster der angeborenen und adaptiven immunologischen

Infektionsregulation nach einer SARS-CoV-2-Infektion berücksichtigen. Wie bereits erwähnt, erreichen die Effektorreaktionen während der Primärinfektion ihren Höhepunkt zwischen dem 7. und 10. Tag nach Symptombeginn, wobei sie bei der Mehrheit der in Studien untersuchten Personen bis zum 10. Tag andauert. In diesem Zusammenhang ist eine schnelle SARS-CoV-2-spezifische CD4$^+$-T-Zell-Antwort bei akuter COVID-19-Infektion mit einer milden Erkrankung und einer beschleunigten Viruseliminierung assoziiert (Tan et al. 2021). Im Gegensatz dazu war das auffallend lange Fehlen von SARS-CoV-2-spezifischen CD4$^+$-T-Zellen mit einer schweren oder tödlichen COVID-19 assoziiert (in einigen Fällen > 22 Tage nach Symptombeginn) (Braun et al. 2020; Tan et al. 2021). Bemerkenswert ist, dass diese immunologische Kinetik auch weitere physiologische Korrelate aufweist. So zeigten die Analysen der Daten von Fitnesstrackern bei COVID-19-positiven Personen mit teils persistierenden Symptomen, dass die mittlere Veränderung der Schlafdauer und die akute relative Bradykardie um Tag 10 herum (bei persistierenden Symptomen ca. Tag 18 nach der Infektion) ihren Höhepunkt erreichten (Radin et al. 2021) und (Ledebur et al. 2025).

Die Wiederaufnahme sportlicher Aktivitäten innerhalb dieses Zeitraums der akuten Infektionsregulation könnte das Risiko bergen, die virale Clearance, das Abklingen der Entzündung und die langfristige sportliche Leistung zu beeinträchtigen. In der Tat ist es eine der am häufigsten wiederholten Erkenntnisse der Sportimmunologie, dass akute körperliche Aktivität Parameter der Immunfunktion verändert (Haunhorst et al. 2023b). Insbesondere die vorübergehende Verlagerung von Effektorlymphozyten, die durch Katecholaminsignale vermittelt wird, und die Energiezuweisung an die arbeitende Muskulatur, die u. a. durch die Freisetzung von IL-6 vermittelt wird, könnten in diesem Zusammenhang von Bedeutung sein (Campbell und Turner 2018; Kistner et al. 2022). Darüber hinaus zeigten die Ergebnisse einer Onlineumfrage, dass die Teilnehmer, die in den ersten 2 Wochen der Erkrankung über unzureichende Ruhe berichteten, mit größerer Wahrscheinlichkeit unter andauernden multisystemischen Symptomen litten (Ziauddeen et al. 2022). Außerdem wurde berichtet, dass eine stille Hypoxämie ein häufiges Merkmal der akuten COVID-19-Erkrankung ist, die auf eine Funktionsstörung des Renin-Angiotensin-Systems infolge der Bindung des Spike-Proteins an ACE2 zurückzuführen ist. Zusätzlicher Sauerstoffmangel durch intensive körperliche Anstrengung kann in der Folge zu kardiopulmonaler Belastung führen (Fajloun et al. 2023).

**Schließt man die bisherigen Aspekte in Überlegungen für die Rückkehr zum Sport ein, scheint es ein sicherer Ansatz zu sein, die Aktivitäten nach 10 Tagen Ruhe, einschließlich 3 aufeinander folgender symptomfreier Tage, wieder aufzunehmen.**

Dies gilt allerdings nicht für Sportler mit schweren klinischen Krankheitsverläufen, da diese in der Regel mit einer dysfunktionalen und verlängerten Effektorreaktion sowie einer verlängerten Symptomdauer verbunden sind. Ob dieses Zeitfenster bei Reinfektionen oder Durchbruchinfektionen bei geimpften Sportlern verkürzt werden kann, lässt sich noch nicht mit Sicherheit angeben. Die Tatsache, dass eine erneute Infektion in der Regel mit einem klinisch milderen Krankheitsbild einhergeht, gibt Anlass zu der Annahme, dass eine kürzere Zeit der Trainingspause ausreichend sein könnte.

Ein weiterer Aspekt, der bei Mannschaftssportarten, die mit gemeinsamen Abendessen, Reisen oder Trainingseinheiten einhergehen, berücksichtigt werden muss, ist die Sicherheit anderer Personen, die einem höheren Risiko ausgesetzt sind, sich in Gegenwart einer noch ansteckenden Person mit dem Virus zu infizieren.

Grundsätzlich sollte für die Rückkehr zum Training und zu Wettkämpfen der Verlauf gemäß den WHO-Leitlinien als asymptomatischer, leichter, mittelschwerer und schwerer Verlauf der SARS-CoV-2-Infektion eingestuft werden (WHO), siehe ◘ Tab. 22.6. Diesem Verlauf lassen sich charakteristische Symptome zuordnen. Elliott et al. schlagen vor, dass bei Sportlern mit kompliziertem Krankheitsverlauf eine Überwachung der Entzündungsmarker (z. B. C-reaktives Protein) sowie eine Bewertung der Atem-(Spirometrie) und Nierenfunktion (keine Angaben) erforderlich sein kann (Elliott et al. 2020). Steinacker et al. fügten hinzu, dass Lungenfunktionstests nur durchgeführt werden sollten, wenn spezifische klinische Befunde wie Symptome einer Bronchokonstriktion oder Dyspnoe in Ruhe und bei Belastung auf eine zugrunde liegende Pathologie hindeuten (Steinacker et al. 2022)]. Darüber hinaus sollten medizinische Untersuchungen für Athleten in Betracht gezogen werden, die früher als 10 Tage nach Symptombeginn in den Wettkampf zurückkehren wollen. Diese medizinischen Untersuchungen sollten eine Anamnese, eine körperliche Untersuchung, Labordiagnostik (Differenzialblutbild, C-reaktives Protein, Transaminasen, CK, Kreatinin, eventuell zusätzliches Troponin bei kardialen Beschwerden) und ein

◘ **Tab. 22.6** Klinisches Spektrum von COVID-19 (Steinacker et al. 2022; NIH 2024)

| Symptom-charakterisierung | NIH (2024) | Steinacker et al. (2022), WHO (2021), NIH (2024) |
|---|---|---|
| **Mild** | Eines der verschiedenen Anzeichen und Symptome von COVID-19 (z. B. Fieber, Husten, Halsschmerzen, Unwohlsein, Kopfschmerzen, Muskelschmerzen, Geschmacks- und Geruchsverlust), aber keine Kurzatmigkeit, Dyspnoe oder abnormale Thoraxaufnahmen | Symptome eines leichten Verlaufs sind subfebrile Temperatur (< 38,5 °C), leichter Husten, Halsschmerzen, leichtes Krankheitsgefühl und Unwohlsein, fehlende Dyspnoe und fehlende subjektive Herzbeschwerden wie Herzklopfen, schneller Puls oder thorakale Beschwerden. Leichter Fließschnupfen ≤ 3 Tage ist als symptomfrei zu bewerten; hält er länger an, gilt er als leichtes Symptom |
| **Moderat** | Erkrankung der unteren Atemwege bei der klinischen Beurteilung oder bei der Bildgebung und eine Sauerstoffsättigung, gemessen durch Pulsoximetrie ($SpO_2$) ≥ 94 % | Symptome eines mittelschweren Verlaufs sind ausgeprägtes Unwohlsein (Müdigkeitssymptome), Atemnot in Ruhe, höheres Fieber (Fieber > 38,5 °C) sowie Kopf-, Muskel-, Gelenk- und Gliederschmerzen, Übelkeit oder Durchfall. Anhaltender Husten ≥ 3 Tage wird ebenfalls als mittelschweres Symptom angesehen |
| **Schwer** | $SpO_2$ < 94 %, ein Verhältnis von arteriellem Sauerstoffpartialdruck zum Anteil des eingeatmeten Sauerstoffs ($PaO_2/FiO_2$) < 300 mm Hg, eine Atemfrequenz > 30 Atemzüge/min oder Lungeninfiltrate > 50 % | Ein schwerer Verlauf der SARS-CoV-2-Infektion ist durch die Notwendigkeit eines Krankenhausaufenthalts aufgrund von COVID-19 bis hin zu einer intensivmedizinischen Behandlung gekennzeichnet |
| Kritisch | Atemversagen, septischer Schock und/oder Funktionsstörungen mehrerer Organe | |

Ruhe-EKG umfassen (Steinacker et al. 2022). Myokardiale oder pulmonale Erkrankungen können sogar regelmäßige jährliche Untersuchungen erfordern, einschließlich EKG, Echokardiografie und arterieller Blutgasanalyse (Halle et al. 2021).

- **Post-COVID-Zustand: besondere Aspekte bei der Rückkehr zum Sport**

Wie bereits erwähnt, indizieren anhaltende kardiale Symptome während des medizinischen Abklärungsprozesses weitere Untersuchungen (Gluckman et al. 2022). Wenn keine der Untersuchungen abnormale Ergebnisse erbrachte oder andere Symptome länger als 4 Wochen nach Symptombeginn hinaus fortbestehen, sollte von der Anwendung eines der beschriebenen graduellen Protokolle für die Rückkehr zum Sport abgesehen werden. Anhaltende Symptome, im Sinne eines Post-COVID-Zustandes, betreffen einen niedrigen einstelligen Prozentsatz der Sportler (Hull et al. 2022; Petek et al. 2022). In diesen Fällen kann eine potenzielle Symptomverschlimmerung nach Belastung eine Herausforderung für allgemeine körperliche Betätigungen darstellen und bedarf einer besonderen Betreuung von medizinischem und sportwissenschaftlichem Fachpersonal (Zhang et al. 2025). Eine aktuelle Studie belegt, dass bei Elite Athleten der post-COVID Zustand mit einer verminderten Lebensqualität verbunden war, unabhängig von Geschlecht, vorherigem Wettkampfniveau und Trainingsparametern. Darüber hinaus konnte bei diesen Elite-AthletInnen gezeigt werden, dass eine leichte Entzündung basierend auf dem CRP-Spiegel mit selbstberichteten kardialen und grippeähnlichen Symptomen verbunden war (Zhang et al. 2025). Neueste Erkenntnisse deuten darauf hin, dass die pathophysiologischen Grundlagen eine Hypoxie und Hypoperfusion des Gewebes aufgrund von Mikrozirkulationsstörungen, morphologische Veränderungen der roten Blutkörperchen, Mikrokoagulation, vasoaktive Autoantikörper und anhaltende Immunaktivierung umfassen (Altmann et al. 2023; Haunhorst et al. 2022) (Haunhorst et al. 2024). Auf der Grundlage des derzeitigen Wissensstandes und der Erfahrungen bei Myalgischenr Enzephalomyelitis/ Chronisches Fatiguesyndrom (ME/CFS) können keine progressiven Trainingsprogramme bei einem Post-COVID-Zustand empfohlen werden.

Die Rückkehr zum Sport nach SARS-CoV-2-Infektion erfordert besondere medizinische Aufmerksamkeit, da sie sich systemisch manifestieren können und ein häufiger Grund für Trainingsausfälle sind. Es gibt eine Reihe von Veröffentlichungen, die sich mit einer strukturierten Rückkehr zum Sport befassen. Die Kriterien, die zu diesen spezifischen Empfehlungen geführt haben, bleiben jedoch oft unklar. Es wird deutlich, dass die akuten Symptome der Sportler und die physiologischen Phasen der akuten Infektionsregulation bei der Wiederaufnahme der sportlichen Aktivitäten stärker berücksichtigt werden müssen. Die Frage, wie der Zeitrahmen für die Rückkehr zum Sport durch die erworbene Immunität und neu auftretende Virusvarianten beeinflusst wird, erfordert zukünftig weitere evidenzbasierte Bewertung.

## 22.10   Zusammenfassung

Die Immunbiologie körperlicher Aktivität ist für die klinische und sportwissenschaftliche Praxis sowie in der Wissenschaft ein sehr relevantes Thema. Die Kenntnis der humoral-metabolisch-immunologischen Zusammenhänge bei der biphasischen

Immunzellantwort auf akute körperliche Belastung ist eine Grundlage für die steuernden und regulierenden Vorgänge im Kontext von Klinik, Wiedereinstieg nach Infektionen der oberen Atemwege und Sport.

---

**Wichtig – Schlüsselaspekte**
- Unterschiedlich intensive körperliche akute dynamische Aktivität ist mit einer angepassten biphasischen belastungsinduzierten Stressreaktion des Immunsystems assoziiert.
- Die belastungsinduzierte immunologische Stressregulation ist abhängig von der Belastungsintensität und der Belastungsdauer.
- Es existiert eine J-förmige Beziehung zwischen dem Risiko einer Infektion der oberen Atemwege und Training.
- Die Kenntnis der Warnzeichen und Symptome von Infektionen der oberen und unteren Atemwege und von Übertraining sind grundlegende Voraussetzungen im Kontext von körperlicher Aktivität, Übung und Training.
- Wichtig sind eine Reduktion von psychischem Stress und die Entwicklung geeigneter Strategien im Umgang mit Stress.
- Ausreichender angemessener Schlaf (< 5 h Schlaf) 7 Tage vor einer möglichen viralen Infektion ist mit deutlich erhöhter Anfälligkeit für virale Infektion der oberen Atemwege assoziiert (Prather et al. 2015)
- Vermeidung von massiven Diäten und schnellem Gewichtsverlust
- Vermeidung/Minimierung von Kontakt mit erkrankten Personen (Erwachsene und Kinder) oder Tieren
- Kenntnis und Umsetzung von Hygieneregeln (besonders Mundhygiene 2-mal täglich) und Desinfektionstechniken (Handdesinfektion)
- Kenntnis vom Zusammenhang zwischen Belastungsintensität, -umfang und der Aktivierung des sympathischen Nervensystems sowie der Hypothalamus-Hypophysen-Nebennierenrinden-Achse (Faktoren, welche die Stresshormonantwort stark beeinflussen: Fasten, geringe Glykogenspeicher, Dehydration, Hitze, Kälte, Höhe, psychologischer Stress, Schlafmangel)

---

**Überprüfen Sie Ihr Wissen**
- Wie ist das Immunsystem aufgebaut?
- Welche Funktionen sind durch das Immunsystem zu bewältigen?
- Welche Rolle spielen die Stresshormone Adrenalin und Cortisol für das Immunsystem?
- Die Belastungsleukozytose besteht aus 2 Phasen. Beschreiben Sie diese nach phänomenologischen Gesichtspunkten und ihren hormonellen Ursachen.
- Benennen Sie mindestens 3 körperliche Belastungen, die mit bis zu 24-stündigen Beeinträchtigungen von Immunfunktionen einhergehen. Gehen Sie dabei auf die hormonellen Hintergründe ein.
- Warum ist die individuelle anaerobe Schwelle ein physiologischer und immunologischer „breakpoint"?

22

- Beschreiben und erklären Sie das Modell der sog. J-förmigen Kurve im Zusammenhang mit Infektionen der oberen Luftwege und körperlichem Training. Berücksichtigen Sie dabei Möglichkeiten und Grenzen dieses Modells.
- Welche belastenden Einflussfaktoren für das Immunsystem eines Sporttreibenden gibt es (mind. 5)?
- Beziehen Sie Stellung zum Einsatz von Immunmodulatoren bei Sporttreibenden.
- Was sind die wichtigsten Ursachen für eine Infektanfälligkeit von Sporttreibenden einschließlich notwendiger diagnostischer Maßnahmen, gesundheitlicher Risiken und therapeutischer Möglichkeiten?
- Welches Zeitfenster für den Wiedereinstieg in den Sport sollte aus Gesichtspunkten der Immunbiologie viraler Infekte nach einer SARS-CoV-2-Infektion berücksichtigt werden?

## Literatur

Altmann DM, Whettlock EM, Liu S, Arachchillage DJ, Boyton RJ (2023) The immunology of long COVID. Nat Rev Immunol 23(10):618–634. https://doi.org/10.1038/s41577-023-00904-7. Epub 2023 Jul 11. Erratum in: Nat Rev Immunol. 2023 Sep 18: PMID: 37433988

Alves RN, Costa LOP, Samulski DM (2006) Monitoring and prevention of overtraining in athletes. Rev Bras Med Esporte 12(5):291–296

Anane LH, Edwards KM, Burns VE, Drayson MT, Riddell NE, van Zanten JJ, Wallace GR, Mills PJ, Bosch JA (2009) Mobilization of gammadelta T lymphocytes in response to psychological stress, exercise, and beta-agonist infusion. Brain Behav Immun 23(6):823–829. https://doi.org/10.1016/j.bbi.2009.03.003. Epub 2009 Mar 24. PMID: 19318122

Athens JW, Haab OP et al (1961) Leucokinetic studies. IV. The total blood, circulating and marginal granulocyte pools and the granulocyte turnover rate in normal subjects. Clin Invest 40:989–995

Baggiolini M, Boulay F et al (1993) Activation of neutrophil leycocytes: chemoattractant receptores and respiratory burst

Barrett B, Locken K, Maberry R, Schwamman J, Brown R et al (2002) The Wisconsin upper respiratory symptom survey (WURSS): a new research instrument for assessing the common cold. J Fam Pract 51:265

Barrett B, Brown R, Mundt M, Safdar N, Dye L et al (2005) The Wisconsin upper respiratory symptom survey is responsive, reliable, and valid. J Clin Epidemiol 58:609–617

Bass DA, Olbrantz P et al (1986) Subpopulations of neutrophils with increased oxidative product formation in blood of patients with infection. J Immunol 136(3):860–866

Batatinha H, Diak DM, Niemiro GM, Baker FL, Smith KA, Zúñiga TM, Mylabathula PL, Seckeler MD, Lau B, LaVoy EC, Gustafson MP, Katsanis E, Simpson RJ (2023) Human lymphocytes mobilized with exercise have an anti-tumor transcriptomic profile and exert enhanced graft-versus-leukemia effects in xenogeneic mice. Front Immunol 14:1067369. https://doi.org/10.3389/fimmu.2023.1067369. PMID: 37077913; PMCID: PMC10109447

Baumann H, Gauldie J (1994) The acute phase response. Immunol Today 15(2):74–80

Braun J, Loyal L, Frentsch M, Wendisch D, Georg P, Kurth F, Hippenstiel S, Dingeldey M, Kruse B, Fauchere F, Baysal E, Mangold M, Henze L, Lauster R, Mall MA, Beyer K, Röhmel J, Voigt S, Schmitz J, Miltenyi S, Demuth I, Müller MA, Hocke A, Witzenrath M, Suttorp N, Kern F, Reimer U, Wenschuh H, Drosten C, Corman VM, Giesecke-Thiel C, Sander LE, Thiel A (2020) SARS-CoV-2-reactive T cells in healthy donors and patients with COVID-19. Nature 587(7833):270–274. https://doi.org/10.1038/s41586-020-2598-9. Epub 2020 Jul 29. PMID: 32726801

Brenner IK, Shek PN et al (1994) Infection in athletes. Sports Med 17(2):86–107

Burgstahler C, Nieß AM (2021) Return to Sports nach COVID-19. Sports Orthop Traumatol 37:249–254

Bury T, Marechal R et al (1998) Immunological status of competitive football players during the training season. Int J Sports Med 19(5):364–368

Campbell JP, Turner JE (2018) Debunking the myth of exercise-induced immune suppression: redefining the impact of exercise on immunological health across the lifespan. Front Immunol 16(9):648. https://doi.org/10.3389/fimmu.2018.00648. PMID: 29713319; PMCID: PMC5911985

Campbell JP, Riddell NE, Burns VE, Turner M, van Zanten JJ, Drayson MT, Bosch JA (2009) Acute exercise mobilises $CD8^+$ T lymphocytes exhibiting an effector-memory phenotype. Brain Behav Immun 23(6):767–775. https://doi.org/10.1016/j.bbi.2009.02.011. Epub 2009 Feb 28. PMID: 19254756

Christ T, Ringleb M, Haunhorst S, Fennen L, Jordan PM, Wagner H, Puta C (2024) The acute effects of pre- and mid-exercise carbohydrate ingestion on the immunoregulatory stress hormone release in experienced endurance athletes – a systematic review. Front Sports Act Living 26(6):1264814. https://doi.org/10.3389/fspor.2024.1264814. PMID: 38362064; PMCID: PMC10868406

COVID-19 TREATMENT GUIDELINES PANEL. Coronavirus disease 2019 (COVID-19) treatment guidelines. https: //www. covid19treatmentguidelines.nih.gov/overview/clinical- spectrum/ (26. April 2022)

COVID-19 Treatment Guidelines Panel (2024) Coronavirus Disease 2019 (COVID-19) Treatment Guidelines. National Institutes of Health. Available at https://www.covid19treatmentguidelines.nih.gov/. Accessed [22.07.2025]

Cupps TR, Fauci AS (1982) Corticosteroid-mediated immunoregulation in man. Immunol Rev 65:133–155

DGE (1997) Empfehlungen für die Nährstoffzufuhr. Frankfurt

Eccles R (2005) Understanding the symptoms of the common cold and influenza. Lancet Infect Dis 5:718–725

Elliott N, Martin R, Heron N, Elliott J, Grimstead D, Biswas A (2020) Infographic. Graduated return to play guidance following COVID-19 infection. Br J Sports Med 54(19):1174–1175. https://doi.org/10.1136/bjsports-2020-102637. Epub 2020 Jun 22. PMID: 32571796; PMCID: PMC7371566

Elliott N, Biswas A, Heron N, Ranson C, Hull J, Martin R, Elliott J (2022) Graduated return to play after SARS- CoV-2 infection – what have we learned and why we've updated the guidance

Fajloun Z, Abi Khattar Z, Kovacic H, Legros C, Sabatier JM (2023) Why do athletes develop very severe or fatal forms of COVID after intense exercise following SARS-CoV-2 infection or anti-covid vaccination? Infect Disord Drug Targets 23(4):e110123212563. https://doi.org/10.2174/1871526523666230111104355. PMID: 36631923

Fiuza-Luces C, Valenzuela PL, Gálvez BG, Ramírez M, López-Soto A, Simpson RJ, Lucia A (2023) The effect of physical exercise on anticancer immunity. Nat Rev Immunol. https://doi.org/10.1038/s41577-023-00943-0. Epub ahead of print. Erratum in: Nat Rev Immunol. 2024 Feb 1: PMID: 37794239

Gabriel H (1994) Infekte bei Sportlern – was nun? Bundesinstitut für Sportwissenschaft und Bundesausschuss für Leistungssport, Köln

Gabriel H, Kindermann W (1995) Infektion und Sport: Häufigkeit, Ursachen und präventive Aspekte. Deut Zeitschr Sportmed 46:73–85

Gabriel H, Kindermann W (1997a) The acute immune response to exercise: What does it mean? Int J Sports Med 18([Suppl] 1):28–45

Gabriel H, Kindermann W (1997b) Impact of different modes of exercise on neutrophil oxidative burst and intracellular pH. Med Sci Sports Exerc 29:158

Gabriel H, Brechtel L et al (1994a) Recruitment and recirculation of leukocytes after ultramarathon run: preferential homing of cells expression high levels of adhesion molecular LFA-1. Int J Sports Med 15([Suppl] 3):148–153

Gabriel H, Urhausen A et al (1994b) Alterations of regular and mature monocytes are distinct, and dependent of intensity and duration of exercise. Eur J Appl Physiol Occup Physiol 69(2):179–181

Gabriel H, Urhausen A et al (1998) Overtraining and immune system: a prospective longitudinal study in endurance athletes. Med Sci Sports Exerc 30(7):1151–1157

Galbo H (1983) Hormonal and metabolic adaption to exercise. Stuttgart/New York

Gleeson M (2002) Biochemical and immunological markers of overtraining. J Sports Sci Med 1(2):31

Gleeson M, Bishop NC, Stensel DJ, Lindley MR, Mastana SS et al (2011) The anti-inflammatory effects of exercise: mechanisms and implications for the prevention and treatment of disease. Nat Rev Immunol 11:607–615

Gleeson M, Bishop NC, Walsh NP (2013) Exercise immunology. Routledge Chapman & Hall, London & New York

Gluckman TJ, Bhave NM, Allen LA, Chung EH, Spatz ES, Ammirati E, Baggish AL, Bozkurt B, Cornwell WK 3rd, Harmon KG, Kim JH, Lala A, Levine BD, Martinez MW, Onuma O, Phelan D, Puntmann VO, Rajpal S, Taub PR, Verma AK (2022) ACC Expert Consensus Decision Pathway on Cardiovascular Sequelae of COVID-19 in Adults: Myocarditis and Other Myocardial Involvement, Post-Acute Sequelae of SARS-CoV-2 Infection, and Return to Play: A Report of the American College of Cardiology Solution Set Oversight Committee. J Am Coll Cardiol 79(17):1717–1756. https://doi.org/10.1016/j.jacc.2022.02.003. Epub 2022 Mar 16. PMID: 35307156; PMCID: PMC8926109

Goldsby RA, Kindt TK, Osborne BA, Kuby J (2003) Immunology, 5. Aufl. W.H. Freeman and Company, New York

Halle M, Bloch W, Nieß AM, Predel H, Reinsberger C, Scharhag J, Steinacker J, Wolfarth B, Scherr J, Niebauer J (2021) Exercise and sports after COVID-19 – guidance from a clinical perspective. Transl Sports Med 4:310–318

Haunhorst S, Bloch W, Wagner H, Ellert C, Krüger K, Vilser DC, Finke K, Reuken P, Pletz MW, Stallmach A, Puta C (2022) Long COVID: a narrative review of the clinical aftermaths of COVID-19 with a focus on the putative pathophysiology and aspects of physical activity. Oxf Open Immunol 3(1):iqac006. https://doi.org/10.1093/oxfimm/iqac006. PMID: 36846561; PMCID: PMC9494493

Haunhorst S, Bloch W, Drube S, Baumgarten S, Pletz MW, Gabriel HHW, Puta C (2023a) Current return to sports recommendations after non-severe COVID-19 from an exercise immunology perspective: a scoping review. Sports Orthop Traumatol. https://doi.org/10.1016/j.orthtr.2023.11.003

Haunhorst S, Bloch W, Puta C (2023b) Recovery and the immune system. In: Kellmann M, Beckmann J (Hrsg) The importance of recovery for physical and mental health: negotiating the effects of under-recovery. Routledge,

Haunhorst S, Dudziak D, Scheibenbogen C, Seifert M, Sotzny F, Finke C, Behrends U, Aden K, Schreiber S, Brockmann D, Burggraf P, Bloch W, Ellert C, Ramoji A, Popp J, Reuken P, Walter M, Stallmach A, Puta C. Towards an understanding of physical activity-induced post-exertional malaise: Insights into microvascular alterations and immunometabolic interactions in post-COVID condition and myalgic encephalomyelitis/chronic fatigue syndrome. Infection. 2025 Feb;53(1):1–13. https://doi.org/10.1007/s15010-024-02386-8. Epub 2024 Sep 6. PMID: 39240417; PMCID: PMC11825644

Haymes EM, Rebstock S (1989) Iron loss in runners during exercise. Sports Med 7(5):277–285

Hemilä H, Fitzgerald JT, Petrus EJ, Prasad A (2017) Zinc acetate lozenges may improve the recovery rate of common cold patients: an individual patient data meta-analysis. Open Forum Infect Dis 4(2):ofx059

Hoffmann-Goetz L, Pedersen BK (1994) Exercise and the immune system: a model of the stress response? Immunol Today 15(8):382–387

Hope JL, Bradley LM (2021) Lessons in antiviral immunity. Science 371(6528):464–465. https://doi.org/10.1126/science.abf6446. PMID: 33510014

Hull JH, Wootten M, Moghal M, Heron N, Martin R, Walsted ES, Biswas A, Loosemore M, Elliott N, Ranson C (2022) Clinical patterns, recovery time and prolonged impact of COVID-19 illness in international athletes: the UK experience. Br J Sports Med 56(1):4–11. https://doi.org/10.1136/bjsports-2021-104392. Epub 2021 Aug 2. PMID: 34340972

Jackson G, Dowling H, Spiesman I, Boand A (1958) Transmission of the common cold to volunteers under controlled conditions. 1 The common cold as a clinical entity. Arch Intern Med 101:267–278

Johnston S, Holgate S (1996) Epidemiology of viral respiratory infections. In: Myint S, Taylor-Robinson D (Hrsg) Viral and other infections of the human respiratory tract. Chapman & Hall, London, S 1–38

Kelley KW, Bluthé RM, Dantzer R, Zhou JH, Shen WH, Johnson RW, Broussard SR (2003) Cytokine-induced sickness behavior. Brain Behav Immun 17(Suppl 1):S112–S118. https://doi.org/10.1016/s0889-1591(02)00077-6. PMID: 12615196

Kistner TM, Pedersen BK, Lieberman DE (2022) Interleukin 6 as an energy allocator in muscle tissue. Nat Metab 4(2):170–179. https://doi.org/10.1038/s42255-022-00538-4. Epub 2022 Feb 24. PMID: 35210610

**22**

Koutsakos M, Lee WS, Reynaldi A, Tan HX, Gare G, Kinsella P, Liew KC, Taiaroa G, Williamson DA, Kent HE, Stadler E, Cromer D, Khoury DS, Wheatley AK, Juno JA, Davenport MP, Kent SJ (2022) The magnitude and timing of recalled immunity after breakthrough infection is shaped by SARS-CoV-2 variants. Immunity 55(7):1316–1326.e4. https://doi.org/10.1016/j.immuni.2022.05.018. Epub 2022 May 27. PMID: 35690062; PMCID: PMC9135796

Krüger K, Mooren FC (2007) T cell homing and exercise. Exerc Immunol Rev 13:37–54. PMID: 18198659

Krzywański J, Mikulski T, Krysztofiak H, Pokrywka A, Młyńczak M, Małek ŁA, Kwiatkowska D, Kuchar E (2022) Elite athletes with COVID-19 – Predictors of the course of disease. J Sci Med Sport 25(1):9–14. https://doi.org/10.1016/j.jsams.2021.07.003. Epub 2021 Jul 14. PMID: 34334321; PMCID: PMC8277540

Ledebur K, Wiedermann M, Puta C, Thurner S, Klimek P, Brockmann D (2025) Wearable data reveals distinct characteristics of individuals with persistent symptoms after a SARS-CoV-2 infection. NPJ Digit Med. 8(1):167. https://doi.org/10.1038/s41746-025-01456-x. PMID: 40102642; PMCID: PMC11920215

Leon LR (2002) Invited review: cytokine regulation of fever: studies using gene knockout mice. J Appl Physiol 92:2648–2655

MacCarthy DA, Dale MM (1988) The leucocytosis of exercise. A review and model. Sports Med 6(6):333–363

MacKinnon LT, Hooper SL (1995) Plasma glutmine and upper respiratory tract infections during intestified training in swimmers. Med Sci Sports Exerc 28:285–290

Mahoney T, Ball P (2002) Common respiratory tract infections as psychological entities: a review of the mood and performance effects of being ill. Aust Psychol 37:86–94

Netea MG, Kullberg BJ, Van der Meer JW (2000) Circulating cytokines as mediators of fever. Clin Infect Dis 31(Suppl 5):S178–S184

Nieman DC, Wentz LM (2019) The compelling link between physical activity and the body's defense system. J Sport Health Sci 8(3):201–217. https://doi.org/10.1016/j.jshs.2018.09.009. Epub 2018 Nov 16. PMID: 31193280; PMCID: PMC6523821

Nieman DC (1994) Exercise, upper respiratory tract infection, and the immune system. Med Sci Sports Exerc 26(2):128–139

Nieman DC, Brindley Gardner HE et al (1998a) Carbohydrate affects natural killer cell redistribution but not activity after running. Med Sci Sports Exerc 29:1318–1324

Nieman DC, Nehlsen-Cannarella SL et al (1998b) Influence of mode and carbohydrate on the cytokine response to heavy exertion. Med Sci Sports Exerc 30(5):671–678

Pedersen BK, Ullum H (1994) NK cell response to physical activity: possible mechanisms of action. Med Sci Sports Exerc 26(2):140–146. https://doi.org/10.1249/00005768-199402000-00003. PMID: 8164530

Pedersen BK, Tvede N et al (1990) Indomethacin in vitro and in vivo abolishes post-exercise suppresion of natural killer cell activity in peripheral blood. Int J Sports Med 11(2):127–131

Petek BJ, Moulson N, Baggish AL, Kliethermes SA, Patel MR, Churchill TW, Harmon KG, Drezner JA (2022) ORCCA Investigators. Prevalence and clinical implications of persistent or exertional cardiopulmonary symptoms following SARS-CoV-2 infection in 3597 collegiate athletes: a study from the Outcomes Registry for Cardiac Conditions in Athletes (ORCCA). Br J Sports Med 56(16):913–918. https://doi.org/10.1136/bjsports-2021-104644. Epub 2021 Nov 1. PMID: 34725052; PMCID: PMC8561826

Prather AA, Janicki-Deverts D, Hall MH, Cohen S (2015) Behaviorally Assessed Sleep and Susceptibility to the Common Cold. Sleep 38(9):1353–1359. https://doi.org/10.5665/sleep.4968. PMID: 26118561; PMCID: PMC4531403

Puhach O, Meyer B, Eckerle I (2023) SARS-CoV-2 viral load and shedding kinetics. Nat Rev Microbiol 21(3):147–161. https://doi.org/10.1038/s41579-022-00822-w. Epub 2022 Dec 2. PMID: 36460930; PMCID: PMC9716513

Purvis D, Gonsalves S, Deuster P (2010) Physiological and psychological fatigue in extreme conditions: overtraining and elite athletes. Am Acad Phys Med Rehabilitat 2:442–450

Puta C, Haunhorst S, Bloch W (2021) Post-akutes COVID-19 ("long-COVID"): Andauernde Symptome, mögliche Ursachen und symptomgeleitetes post-akut COVID-19 Management zur Wiedererlangung der körperlichen Leistungsfähigkeit (Scoping Review). Sports Orthop Traumatol 37:214–225

**22**

Radin JM, Quer G, Ramos E, Baca-Motes K, Gadaleta M, Topol EJ, Steinhubl SR (2021) Assessment of prolonged physiological and behavioral changes associated with COVID-19 infection. JAMA Netw Open 4(7):e2115959. https://doi.org/10.1001/jamanetworkopen.2021.15959. PMID: 34232306; PMCID: PMC8264646

Rich RR, Fleisher TA, Shearer WT, Jr HW, Frew AJ, Weyand C (2012) Clinical Immunology, Principles and Practice (Expert Consult –Online and Print), 4th Edition

Salman D, Vishnubala D, Le Feuvre P, Beaney T, Korgaonkar J, Majeed A, McGregor AH (2021) Returning to physical activity after covid-19. BMJ 372:m4721. https://doi.org/10.1136/bmj.m4721. PMID: 33419740

Schwellnus M, Sewry N, Snyders C, Kaulback K, Wood PS, Seocharan I, Derman W, Hull JH, Valtonen M, Jordaan E (2021) Symptom cluster is associated with prolonged return-to-play in symptomatic athletes with acute respiratory illness (including COVID-19): a cross-sectional study-AWARE study I. Br J Sports Med 55(20):1144–1152. https://doi.org/10.1136/bjsports-2020-103782. Epub 2021 Mar 22. PMID: 33753345

Schwellnus M, Adami PE, Bougault V, Budgett R, Clemm HH, Derman W, Erdener U, Fitch K, Hull JH, McIntosh C, Meyer T, Pedersen L, Pyne DB, Reier-Nilsen T, Schobersberger W, Schumacher YO, Sewry N, Soligard T, Valtonen M, Webborn N, Engebretsen L (2022) International Olympic Committee (IOC) consensus statement on acute respiratory illness in athletes part 1: acute respiratory infections. Br J Sports Med Jul 21:bjsports-2022-105759. https://doi.org/10.1136/bjsports-2022-105759. Epub ahead of print. PMID: 35863871.

Sette A, Crotty S (2021) Adaptive immunity to SARS-CoV-2 and COVID-19. Cell 184(4):861–880. https://doi.org/10.1016/j.cell.2021.01.007. Epub 2021 Jan 12. PMID: 33497610; PMCID: PMC7803150

Simpson RJ, Kunz H, Agha N, Graff R (2015) Exercise and the regulation of immune functions. Prog Mol Biol Transl Sci 135:355–380. https://doi.org/10.1016/bs.pmbts.2015.08.001. Epub 2015 Sep 5. PMID: 26477922

Simpson RJ, Campbell JP, Gleeson M, Krüger K, Nieman DC, Pyne DB, Turner JE, Walsh NP (2020) Can exercise affect immune function to increase susceptibility to infection? Exerc Immunol Rev 26:8–22. PMID: 32139352

Smith A, Thomas M, Kent J, Nicholson K (1998) Effects of the common cold on mood and performance. Psychoneuroendocrinology 23:733–739

Smith LL (2000) Cytokine hypothesis of overtraining: a physiological adaptation to excessive stress? Med Sci Sports Exerc 32:317–331

Snyders C, Pyne DB, Sewry N, Hull JH, Kaulback K, Schwellnus M (2022) Acute respiratory illness and return to sport: a systematic review and meta-analysis by a subgroup of the IOC consensus on 'acute respiratory illness in the athlete'. Br J Sports Med 56(4):223–231. https://doi.org/10.1136/bjsports-2021-104719. Epub 2021 Nov 17. PMID: 34789459

Stegmann H, Kindermann W et al (1981) Lactate kinetics and individual anaerobic treshold. Int J Sports Med 2(3):160–165

Steinacker JM, Schellenberg J, Bloch W, Deibert P, Friedmann-Bette B, Grim C, Halle M, Hirschmüller A, Hollander K, Kerling A, Kopp C, Mayer F, Meyer T, Niebauer J, Predel HG, Reinsberger C, Röcker K, Scharhag J, Scherr J, Schmidt-Trucksäss A, Schneider C, Schobersberger W, Weisser B, Wolfarth B, Nieß AM (2022) Recommendations for return-to-sport after COVID-19: expert consensus. Dtsch Z Sportmed 73. https://doi.org/10.5960/dzsm.2022.532

Tan AT, Linster M, Tan CW, Le Bert N, Chia WN, Kunasegaran K, Zhuang Y, Tham CYL, Chia A, Smith GJD, Young B, Kalimuddin S, Low JGH, Lye D, Wang LF, Bertoletti A (2021) Early induction of functional SARS-CoV-2-specific T cells associates with rapid viral clearance and mild disease in COVID-19 patients. Cell Rep 34(6):108728. https://doi.org/10.1016/j.celrep.2021.108728. Epub 2021 Jan 21. PMID: 33516277; PMCID:

Tay MZ, Poh CM, Rénia L, MacAry PA, Ng LFP (2020) The trinity of COVID-19: immunity, inflammation and intervention. Nat Rev Immunol 20(6):363–374. https://doi.org/10.1038/s41577-020-0311-8. Epub 2020 Apr 28. PMID: 32346093; PMCID: PMC7187672

Urhausen A (1994) Übertraining – nicht immer ein Über an Training. Bundesinstitut für Sportwissenschaft und Bundesausschuss Leistungssport des DSB, Urhausen.

Urhausen A, Kindermann W (2002) Diagnosis of overtraining. What tools do we have? Sports Med 32(2):95–102

Urhausen A, Gabriel H et al (1995) Blood hormones as markers of training stress and overtraining. Sports Med 20(4):251–276

Walsh NP, Gleeson M, Shephard RJ, Gleeson M, Woods JA et al (2011a) Position statement. Part one: immune function and exercise. Exerc Immunol Rev 17:6–63

Walsh NP, Gleeson M, Pyne DB, Nieman DC, Dhabhar FS et al (2011b) Position statement. Part two: maintaining immune health. Exerc Immunol Rev 17:64–103

Weidner TG (1994) Literature review: upper respiratory illness and sport and exercise. Int J Sports Med 15(1):1–9

Westermann J, Schwinzer R, Jecker P, Pabst R (1990) Lymphocyte subsets in the blood. The influence of splenectomy, splenic autotransplantation, ageing, and the site of blood sampling on the number of B, T, CD4+, and CD8+lymphocytes in the rat. Scand J Immunol 31(3):327–334. https://doi.org/10.1111/j.1365-3083.1990.tb02775.x. PMID:2108488.

Whicher JT, Evans SW (1990) Cytokines in disease. Clin Chem 36(7):1269–1281

WHO. Living guidance for clinical management of COVID-19. 2021. https: //www.who.int/publications/i/item/WHO-2019- nCoV-clinical-2021–2 [26 April 2022]

Yednock TA, Rosen SD (1989) Lymphocyte homing. Adv Immunol 44:313–378

Zhang B, Grau M, Puta C, Arvidsson D, Arz M, Böcker J, Chilibeck P, Forbes SC, Kaiser-Stolz C, McLaurin N, Miyamoto-Mikami E, Pesta D, Pustowalow W, Tanaka H, Rittweger J, Bloch W. Post-COVID-19 Condition in Track and Field Master Athletes: Severity, Symptoms, and Associations With Quality of Life and C-Reactive Protein Levels. Scand J Med Sci Sports. 2025 Jul;35(7):e70106. https://doi.org/10.1111/sms.70106. PMID: 40650463; PMCID: PMC12254908

Ziauddeen N, Gurdasani D, O'Hara ME, Hastie C, Roderick P, Yao G, Alwan NA (2022) Characteristics and impact of long Covid: findings from an online survey. PLoS One 17(3):e0264331. https://doi.org/10.1371/journal.pone.0264331. PMID: 35259179; PMCID: PMC8903286

# Spezielle Bereiche der Sportmedizin

## Inhaltsverzeichnis

# Kindersportmedizin

*Holger Förster*

## Inhaltsverzeichnis

## 23.1 Einleitung

Die Kindersportmedizin als relativ junger Zweig der Sportmedizin hat als Hauptaufgabe, Kinder und Jugendliche bei allgemeiner körperlicher Aktivität bis hin zum Leistungssport zu unterstützen. Einerseits sollen Bezugspersonen motiviert werden, ihren Kindern körperliche Aktivität als gesundheitsfördernde Lebensweise zu ermöglichen, andererseits soll und muss das sporttreibende Kind begleitet werden, um nicht durch vorhandene Grundkrankheiten oder aber auch durch falsches bzw. zu viel Training Schaden zu erleiden (somatisch wie psychisch).

Eine wichtige Aufgabe besteht darin, chronisch kranke Kinder zum Sport zu bringen, indem nach entsprechender Untersuchung genaue Vorgaben für die Sportart, Intensität oder Umfang gegeben werden können, die eine gefahrlose Sportausübung trotz Grunddefiziten erlauben.

Im Leistungssport hat die Betreuung der jungen Athleten die Gesamtheit der Entwicklung im Auge, und nicht nur das aktuelle Leistungsniveau. Letztlich soll die Kindersportmedizin gesunde, bewegungsfreudige Jugendliche an die Erwachsenensportmedizin übergeben können. Die Folgen einer Sportkarriere, ob positiv oder negativ, sind meist erst spät sichtbar, weswegen ein sehr sensibler Umgang mit Kindern notwendig ist, was auch eine gute Kenntnis der normalen Entwicklung einschließt.

## 23.2 Physiologie

Kinder haben sowohl in Ruhe als auch unter Belastung eine höhere Herzfrequenz mit Maximalwerten bis 225/min, im Schnitt 196/min (Armstrong et al. 1996, 1998). Pro kg Körpergewicht ist das Schlagvolumen kleiner, das Herzminutenvolumen ist in etwa gleich groß wie bei Erwachsenen.

Kinder reagieren auf Belastung mit Frequenzsteigerung des Herzens, aber auch der Atmung, wo ähnliche Veränderungen zu beobachten sind. In beiden Fällen ist diese Anpassung unrationell mit geringerem Wirkungsgrad, bei allerdings auch schnellerer Anpassung an ein neues Belastungsniveau. Kinder sind sowohl organisch als auch psychisch besser in der Lage, sich auf wechselnde Intensitäten einzustellen. (Williams et al. 2001). Ebenfalls erholen sie sich nach einer Belastung schneller dh. Sie haben eine bessere Regenerationsfähigkeit als Erwachsene (Hebestreit et al. 1993).

Der Blutdruck ist in Ruhe sowie unter Belastung niedriger als bei Erwachsenen. Dies gilt sowohl für den systolischen als auch diastolischen Wert. Die Ursache dafür liegt im niedrigeren peripheren Widerstand.

Das Atemäquivalent für $O_2$, also das Atemvolumen, das pro Liter Sauerstofftransport nötig ist, spiegelt mit seinem höheren Wert bei Kindern deren geringere Atem- und Bewegungsökonomie wider. Bedingt ist dies durch die höhere Atemfrequenz unter Belastung bei fast gleich großem Atemzugvolumen/kg Körpergewicht wie bei Erwachsenen (Rowland et al. 1987; Cooper et al. 1987).

Unter Belastung steigt das $CO_2$ an, welches abgeatmet werden muss und somit eine Erhöhung des Atemminutenvolumens zur Folge hat. Im Unterschied zu Erwachsenen sind bei Kindern VE und $VCO_2$ enger korreliert, was auf die geringere $CO_2$-Speicherung unter Belastung im Fettgewebe bei Kindern zurückzuführen ist (Zanconato et al. 1992).

Kinder haben schon früh ein sehr gut trainiertes aerobes Energiegewinnungs-system, im Gegensatz dazu scheint ihre anaerobe Kapazität, die Glykogen-Umsatzrate gegenüber Erwachsenen vermindert zu sein. Daraus ließe sich ableiten, dass für Kinder intensive Belastungen im Bereich bis zu zwei Minuten energetisch ungünstiger sind. Die Ursache für das mögliche differente anaerobe Verhalten bei Kindern ist vielfältig und bislang noch nicht ausreichend untersucht. Folgende Aspekte scheinen dafür in Frage zu kommen:

- **Energieproduktion**

Es wurden niedrigere Werte für Muskelglykogen und Enzyme des anaeroben Stoff-wechsels, besonders der Phosphofruktokinase (PFK) als Schlüsselenzym der an-aeroben Glykolyse, gemessen (Eriksson und Saltin 1974). Steigerungen der an-aeroben Leistungsfähigkeit durch intensive Trainingsmaßnahmen sind aber durch-aus möglich (Beneke et al. 2002).

- **Hormonhaushalt**

Parallel zum Anstieg des Testosteronspiegels verbessert sich auch die anaerobe Kapazität mit zunehmendem Alter, was auch erklärt, warum Mädchen gleichen Alters entsprechend ihrem höheren biologischen Alter höhere Laktatwerte als Jungen aufweisen. Bei Kindern werden niedrigere Katecholamin-Werte in Ruhe und unter Belastung beschrieben. Die stimulierende Wirkung auf die Glykogenolyse ist mögli-cherweise dadurch vermindert und kann die verminderte Blut-Laktat-Konzentration erklären (Lehmann et al. 1981; Berg und Keul 1988).

- **Muskelaufbau**

Eine Rolle wird auch dem geringeren Anteil an glykolytisch aktiven FT-Fasern bei Kindern und ihrer Aktivierung zugeschrieben (zentral-neurologische Steuerung). Dieser sicher sehr interessante und viel versprechende Bereich ist allerdings bislang noch nicht ausreichend erforscht.

- **Aerobe Fitness**

Eine mögliche Erklärung für die geringere anaerobe Kapazität der Kinder könnte auch sein, dass Kinder eine hohe aerobe Leistungsfähigkeit haben. Die auch bedingt durch eine bessere periphere Sauerstoffausnutzung bei relativ höherer Mito-chondriendichte als bei Erwachsenen (Armstrong und Welsmann 2007). Somit bean-spruchen sie nur wenig den anaeroben Stoffwechsel, der dadurch natürlich nicht aus-reichend trainiert ist. Als Maß für die aerobe Fitness ist die ventilatorische anaerobe Schwelle oft mit sehr unterschiedlichen Ergebnissen untersucht worden. Nach Rey-brouck et al. (1985) liegt diese bei Kindern in % der $VO_{2max}$ deutlich höher, der Ab-solutwert in ml $VO_2$/kg an der Schwelle allerdings ähnlich wie bei Erwachsenen. Das Laktat-Steady-State soll sich laut Williams und Armstromg (1991) ähnlich verhalten, ist allerdings im Gegensatz dazu nach neueren Ergebnissen weder in der Absolut-höhe des Laktats noch prozentual gegen $VO_{2max}$ different zu den Erwachsenenwerten (Beneke et al. 2000).

Weitere Einflussgrößen auf die Blut-Laktat-Konzentration sind zudem die Frei-setzung aus der Muskelzelle, das Verteilungsvolumen im Körper und die Elimination, Verarbeitung in Organen wie Leber und Herz. Hierüber ist noch wenig bekannt, so-dass Aussagen zu Unterschieden zu Erwachsenen noch verfrüht wären.

Die Daten in der Literatur sind mit Vorsicht zu interpretieren, weil methodische Unterschiede (Protokolle, Ergometertyp), aber auch unterschiedliche Motivation der Kinder oft keine wirkliche Ausbelastung bewirken. Somit kann fälschlicherweise auf eine geringere anaerobe Kapazität geschlossen werden.

**▪ Stoffwechsel, Temperatur**

Bedingt durch das notwendige Wachstum mit erhöhtem Eiweiß-Turnover sind höhere Stoffwechselumsätze notwendig, die dadurch zwangsweise eine höhere Energiezufuhr und auch längere Regenerationszeiten erfordern.

Der erhöhte Energieumsatz bei gleichzeitig schlechterem Wirkungsgrad bei körperlicher Aktivität führt zu einer erhöhten Wärmeproduktion. Die Wärme kann aber bei verminderter Schweißproduktion und reduziertem Blutvolumen/Körperoberfläche nur schwer abgegeben werden. Verstärkt wird diese Situation bei Belastungen in warmer Umgebung, wenn über die große Körperoberfläche noch Wärme aufgenommen wird und die verstärkte Hautdurchblutung viel Flüssigkeit bindet und ein Kollaps leichter auftreten kann. Auf der anderen Seite kann die ungünstige Relation von Körpergewicht zu großer Körperoberfläche bei Kindern leicht zu Unterkühlungen führen, entsprechend niedrige Außentemperaturen vorausgesetzt.

---

**Überprüfen Sie Ihr Wissen**
- Welche Unterschiede zeigen Kinder im Vergleich zu Erwachsenen im Herz-Kreislauf-Bereich?
- Welche Unterschiede im pulmonalen Bereich?
- Welche Aussagen zum Energiestoffwechsel bei Kindern lassen sich treffen?
- Welche Besonderheiten der Temperaturregulation sind bei Kindern zu beachten?

---

## 23.3 Sportmedizinische Untersuchung

Um eine gefahrlose Sportausübung zu gewährleisten, ist eine umfassende sportärztliche Untersuchung Voraussetzung. Primär handelt es sich um Sporttauglichkeitsuntersuchungen für Schulen und Vereine, welche den Sinn haben, Kind, Eltern und Trainer zu beraten. Dies beinhaltet nicht nur die Frage, ob das Kind gefahrlos Sport betreiben kann, sondern auch, welche Sportarten bei einer körperlichen Beeinträchtigung trotzdem ausgeübt werden können und sollen. Darüber hinaus dienen diese Untersuchungen auch dazu, Überlastungsschäden durch Sport rechtzeitig zu erkennen und gegensteuern zu können. Hervorzuheben ist, dass auch für Kinder das größere Risiko für die Gesundheit das Nichtstun darstellt!

Es gibt weltweit viele Empfehlungen zum Inhalt einer „preparticipation evaluation" und in der täglichen Praxis noch mehr Interpretationen davon. Diese reichen von simplen „Stempeluntersuchungen" ohne Inhalt bis zu sehr geräte- und zeitintensiven Kontrollen. Es gibt einen Versuch der Österreichischen Gesellschaft für Sportmedizin und Prävention (ÖGSMP) über die Bereitstellung eines Untersuchungsbogens einen Standard vorzugeben (▶ www.sportmedizingesellschaft.at/downloads), was aber leider derzeit noch zu wenig Beachtung findet, weder von offiziellen medizinischen Stellen noch von Verbänden und Vereinen. Im Folgenden werden die kinderspezifischen Inhalte einer sportmedizinischen Basisuntersuchung dargestellt.

### ▪ Anamnese

Kinderspezifische Anamnese mit Impfstatus, Allergien, Medikamenteneinnahme, gehabten Erkrankungen, Verletzungen, belastungsabhängige Beschwerden; Familienanamnese (Marfan-Syndrom, plötzliche Todesfälle, Anämie, Herz-Lungen-Erkrankungen, neurologische Auffälligkeiten) und sportbezogene Anamnese (Trainingsumfang, Regenerationsmaßnahmen, Schlaf, sportliche Ziele etc.).

Fragen im Hinblick auf Mangelversorgung an Vitaminen, Mineralstoffen, Eisen oder Störungen des Wasserhaushaltes sind ebenfalls notwendig wie eine Regelanamnese bei Mädchen . Bei Kindern und Jugendlichen bislang noch wenig beachtet, aber zunehmend wichtig sind konkrete Fragen zu Drogen (Doping), Alkohol und Nikotin.In der Praxis können hierbei auch Fragebögen zur schnelleren und strukturierten Anamnese verwendet werden.

### ▪ Klinische Untersuchung

Körpergewicht, Körperlänge, BMI unter besonderer Beachtung der Perzentilen (◘ Abb. 23.1 und 23.2). Einen sehr guten Verlauf der anthropometrischen Daten über die Zeit liefern die Ergebnisse der KIGGS Studie (online). Wichtig ist einerseits Übergewicht anzusprechen, andererseits Anorexie zu erkennen, ohne Kinder und Eltern zu sehr zu beunruhigen. Da der BMI keine Auskunft über Körperzusammensetzung liefert, könnte ein normaler BMI bei viel Muskulatur trotzdem einen Fettmangel = beginnende Anorexie bedeuten, oder ein hoher BMI bei viel Muskulatur

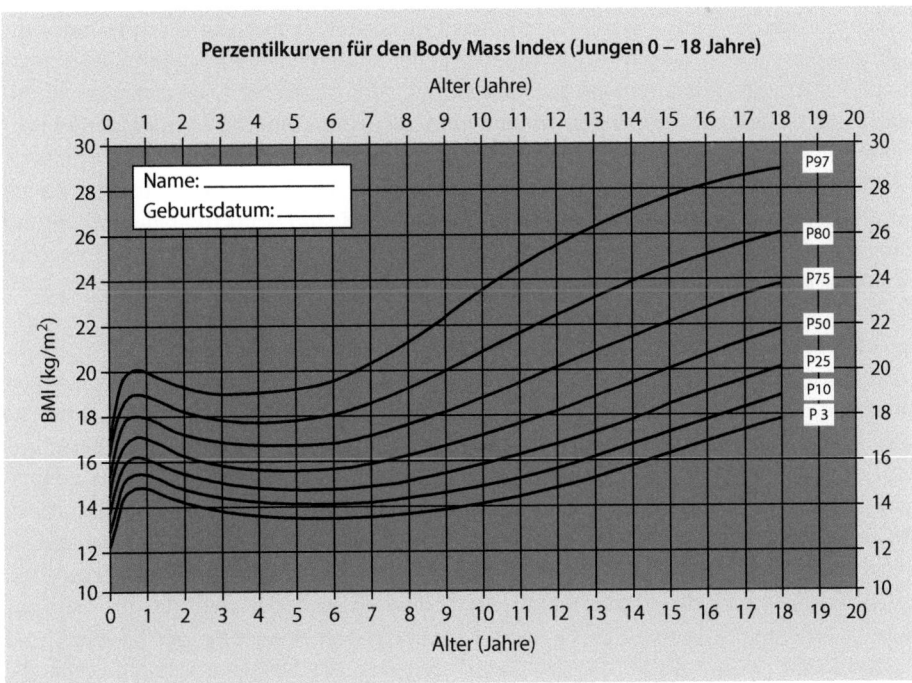

◘ **Abb. 23.1**  BMI-Perzentilenkurven Jungen

23

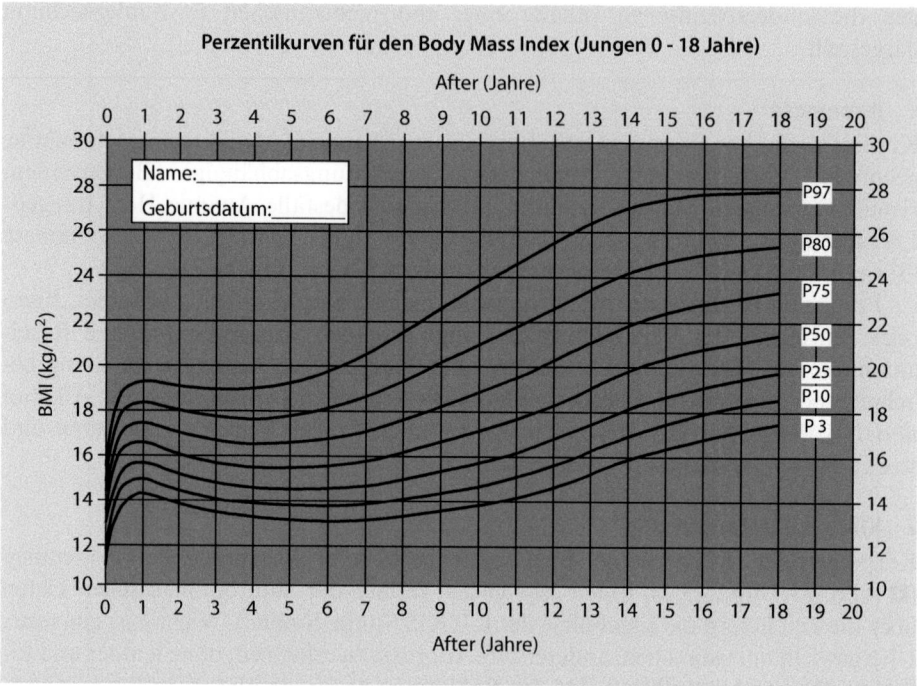

**Perzentilkurven für den Body Mass Index (Jungen 0 - 18 Jahre)**

● **Abb. 23.2**  BMI-Perzentilenkurven Mädchen

fälschlicherweise als Übergewicht interpretiert werden. Gerade in Hinblick auf Ano-
rexia athletica oder auch RED-S (relatives Energiedefizit-Syndrom) gilt es hier sehr
aufmerksam zu sein (Mountjoy et al. 2018). Bei entsprechender Anamnese (Ernährung, Zyklusauffälligkeiten, ev. Leistungsknick.) bei typischer Sportart wie ästheti-
schen- oder Ausdauersportarten ist eine aufmerksame klinische Untersuchung notwendig und als Konsequenz ev. weiterführende Blutkontrollen etc. zu veranlassen.
Die Körperfettmessung kann hier eine weitere Hilfe sein, wobei die Messmethoden
für Kinder noch problematischer als für Erwachsene sind. Praktikabel, einfach und
schnell durchführbar ist die Methode der Hautfaltenmessung. Mittels Caliper wird
die Dicke einer Hautfalte an genau definierten Körperstellen (je nach Methode 4–10
Stellen) bestimmt und die Summe anhand von Tabellen in% Körperfettgehalt umgerechnet (Deurenberg et al. 1990). Diese Methode ist sehr gut geeignet, Körperfett-
veränderungen im Längsschnitt zu erfassen, besonders bei gleichem Untersucher.
Die Absolutwerte sind in Relation zur „dual energy X-ray absorptiometry" (DEXA)
oder Unterwassermethode relativ ungenau. Die Impedanzmessung, beruhend auf
der unterschiedlichen elektrischen Leitfähigkeit der Gewebe, erfasst primär elektri-
sche Widerstandswerte, die mit Hilfe von Regressionsgleichungen in % Fettgehalt,
Wassergehalt etc. umgerechnet werden können. Ähnlich wie für die Calipermethode
(Neuhauser et al. 2013) gibt es auch hier Referenzwerte (Plachta-Danielzik et al.
2012). Zusätzlich zu den messmethodischen Schwierigkeiten besteht das Problem der
sich im Altersgang laufend ändernden Körperzusammensetzung bei Kindern und
Jugendlichen, womit wohl für den Routineeinsatz bei Reihenuntersuchungen die
Körperfettmessung derzeit nicht geeignet scheint (Kushner 1992; Treuth et al. 2001).

- **Internistischer Status**

Besondere Beachtung verdienen Rhythmusstörungen, pathologische Herz- und Atemgeräusche, Leber-, Milz-, Lymphknotenvergrößerungen, Zahnstatus, HNO- und Augenauffälligkeiten. Eine besondere Bedeutung für den Sport hat die Bestimmung des biologischen Reifegrades. Spät entwickelte Kinder sind den kalendarisch Gleichaltrigen meist unterlegen, was am Beispiel Fußballverband in Österreich kompensiert wird durch die Möglichkeit in der nächstjüngeren Altersgruppe zu spielen. Grundlage dafür ist allerdings eine ärztliche Bestimmung des Reifegrades. Der Goldstandard ist definiert in der Röntgenkontrolle der Hand (Lioyd et al. 2014) mit Auswertung durch einen erfahrenen Radiologen nach z. B. Greulich-Pyle oder Tanner-Whitehouse. Eine rasche und billige Methode zur Abschätzung des Reifegrades bietet auch die Mirwald Methode (Mirwald et al. 2002), die basierend auf der unterschiedlichen Wachstumsgeschwindigkeit von oberer und unterer Extremität Sitzhöhe und Gesamtlänge in Relation setzt. In Regressionsgleichungen, auch in online Rechnern zur Verfügung, kann das der individuelle Zeitpunkt der peak height velocity (PHV) und somit der Abstand zum chronologischen Alter bestimmt werden. Die Werte sind ab ca. 2 Jahre präpubertär gut verwertbar. Ähnlich verhält es sich mit der rein körperlichen Beurteilung von biologischen Reifezeichen, sekundären Geschlechtsmerkmalen in fünf Stadien (Tanner 1975). Letztlich sollte die Beurteilung durch einen klinisch erfahrenen Arzt/Ärztin erfolgen mit ev. auch Einleitung weiterer Diagnostik und Therapie durch eine kinderendokrinologische Einrichtung.

Die obligatorische Blutdruckmessung erfordert entsprechende Ausrüstung (= dem Armumfang des Kindes angepasste Manschettenbreite) sowie eine ruhige, entspannte Untersuchungssituation.

Oberarmumfang: 15–21, 20–32, 30–40 cm; Manschettenbreite 8,5–12,5–16 cm.

Für die Interpretation der Werte stehen alters-längenabhängige Normwertperzentilen zur Verfügung (Neuhauser et al. 2011, online Rechner). Als ungefähre Richtlinie für die Obergrenze des systolischen Blutdrucks kann die folgende Formel verwendet werden (Bianchetti et al. 2004).

$$RRsyt => 100 + Alter\ in\ Jahren x 2$$

## 23.4  Orthopädischer Status inklusive Muskelfunktionsprüfung

Die meisten Auffälligkeiten bei Sporteignungsuntersuchungen sind in diesem Bereich zu finden. Besonders auf Beinlängendifferenzen (anatomisch-funktionell) mit oder ohne resultierende Skoliose, Morbus Scheuermann, Morbus Schlatter oder Fußdeformitäten ist zu achten. Immer häufiger werden auch Haltungsprobleme im Sinne von Muskelschwächen (Stammmuskulatur) auf der einen Seite und Muskelverkürzungen (ischiokrural, iliopsoas, rectus femoris Muskulatur) auf der anderen Seite gesehen. Mit einigen wenigen Untersuchungsschritten lassen sich diese Muskeldysbalancen per Screening erfassen und nebenbei Hinweise für eine eventuelle Koordinationsstörung erlangen. Zu achten ist ferner auf lokale Überlastungszonen, wie z. B. an der Tuberositas tibia, Patellaspitze, Calcaneus bzw. Achillessehne und Hypermobilitäten, die bis zum Marfan-Syndrom führen können (Schober und Windhaber 2014).

**23**

> **Überprüfen Sie Ihr Wissen**
> – Auf was ist in der Anamnese bei Kindern besonders zu achten?
> – Wie lassen sich anthropometrische Daten bei Kindern am besten interpretieren?
> – Welche Besonderheiten bei der Blutdruckmessung und Interpretation bei Kindern sind zu beachten?
> – Welche sind die Hauptauffälligkeiten bei der orthopädischen Screening-Untersuchung bei Kindern?

## 23.5  Zusatzuntersuchungen

Nach der aktuellen Empfehlung für Screening-Kontrollen bei jungen Athleten der American Heart Association wird die Durchführung eines EKG oder gar einer Echo-kardiografie erst bei Auffälligkeiten in einem 12-Punkte-Programm aus Anamnese und Klinik empfohlen (Maron et al. 2007). Die Inzidenz an plötzlichen akuten Herz-problemen ist niedrig, aber oft tödlich, wobei bei Kindern und Jugendlichen als Ursache besonders die hypertrophe Kardiomyopathie, Anomalien der Herzkranz-gefäße, abnorme linksventrikuläre Hypertrophie und regionenbezogen die arrhytmo-gene rechtsventrikuläre Kardiomyopathie zu nennen sind (Crawford 2007; Fritsch et al. 2012). Die meisten europäischen Fachgesellschaften haben aktuell das nichtin-vasive Instrument eines 12-Kanal-EKG in das Standardprogramm einer sport-medizinischen Basisuntersuchung aufgenommen.

■ **EKG**

Bei jedem Kind sollte mindestens einmal, bei spezifischer Anamnese häufiger, ein 12-Kanal-EKG abgeleitet werden. Zu beachten wären die Besonderheiten beim Kind wie Lagetyp, inverses T altersabhängig bis V4 reichend, und altersspezifische Normal-werte für Überleitungszeiten PQ, QRS und QT. Gegenüber Erwachsenen ist gehäuft mit einem inkompl. RSB oder auch AV-Block I° zu rechnen. Weitere Auffälligkeiten wären SVES, VES, long QT-Syndrom oder Präexzitationssyndrome wie WPW oder LGL, während Repolarisationsstörungen oder gar Infarktbilder in Ruhe oder unter Belastung kaum zu erwarten sind. EKG-Normwerte sind ◘ Tab. 23.1 zu entnehmen.

■ **Spirometrie**

Sie ist als Screening-Untersuchung nicht fix implementiert, aber sinnvoll und bei ent-sprechender Anamnese notwendig, eventuell sogar in Kombination mit einer Be-lastungsuntersuchung (Test auf belastungsinduziertes Asthma), um die Effektivität des Tests noch zu erhöhen. Zu achten ist zum einen auf eine kindgerechte Durchfüh-rung mit ausreichend Übungszeit und Erklärung des Tests, evtl. mit PC-Animation etc., und zum anderen auf eine kindgerechte Interpretation mit altersspezifischen Normalwerten (üblicherweise in der Software der Spirometer integriert).

■ **Labor**

Es gibt diesbezüglich keine einheitlichen europäischen Richtlinien, sodass aus prak-tischer Erfahrung folgende Empfehlung gegeben werden kann: Blutbild bzw. Urin-untersuchung sind als Basislabor denkbar, da mit wenig Aufwand eine Anämie oder

**◻ Tab. 23.1** EKG-Normalwerte. (Nach Gutheil 1998)

| Amplituden in V1 (mm) | | R-Zacke | | | S-Zacke | | |
|---|---|---|---|---|---|---|---|
| Alter | min. | Mittel | max. | min. | Mittel | max. |
| 3–5 J | 0 | 6,9 | 17,5 | 4,5 | 11,8 | 34,5 |
| 5–8 J | 0 | 6,7 | 20,5 | 1,5 | 12,7 | 25,5 |
| 8–12 J | 0 | 5,7 | 17,5 | 1,5 | 14,0 | 25,5 |
| 12–16 J | 0 | 4,8 | 17,5 | 1,5 | 13,4 | 25,5 |
| **Amplituden in V2 (mm)** | | **R-Zacke** | | | **S-Zacke** | | |
| 3–5 J | 0 | 12,6 | 26,5 | 13,0 | 20,6 | 33,0 |
| 5–8 J | 0 | 11,7 | 32,5 | 9,0 | 22,2 | 41,0 |
| 8–12 J | 2,5 | 9,6 | 20,5 | 9,0 | 23,2 | 37,0 |
| 12–16 J | 0 | 8,1 | 20,5 | 5,0 | 22,0 | 53,5 |
| **Amplituden in V5 (mm)** | | **R-Zacke** | | | **S-Zacke** | | |
| 3–5 J | 8,0 | 18,5 | 36,0 | 0 | 2,0 | 7,5 |
| 5–8 J | 8,0 | 20,2 | 40,0 | 0 | 2,4 | 10,5 |
| 8–12 J | 8,0 | 21,9 | 36,0 | 0 | 1,7 | 10,5 |
| 12–16 J | 4,0 | 17,2 | 36,0 | 0 | 1,7 | 7,5 |
| **Amplituden in V6 (mm)** | | **R-Zacke** | | | **S-Zacke** | | |
| 3–5 J | 4,5 | 12,0 | 22,5 | 0 | 0,6 | 3,5 |
| 5–8 J | 4,5 | 13,4 | 25,5 | 0 | 1,0 | 5,5 |
| 8–12 J | 7,5 | 14,4 | 22,5 | 0 | 1,0 | 3,5 |
| 12–16 J | 1,5 | 12,8 | 19,5 | 0 | 1,1 | 5,5 |
| **Häufigkeit negativer T-Wellen in%** | | | | | | | |
| Alter | V1 | V2 | V3 | V4 | V5 | V6 |
| 4–6 J | 98 | 95 | 60 | 5 | 0 | 0 |
| 7–10 J | 92 | 80 | 35 | 2 | 0 | 0 |
| 11–14 J | 85 | 55 | 10 | 0 | 0 | 0 |
| Amplituden in V6 (mm) | | | | | | | |

versteckte Infektion gefunden werden kann. Weitere Labortests wie kompletter Eisenstatus, Blutfette, Elektrolyte, Spurenelemente, CK, Harnstoff etc. sind bei spezieller Anamnese, auffälliger Klinik, eher bei Leistungssportlern einzusetzen.

Zusatzuntersuchungen wie Röntgen, Echokardiografie, CT, MRI etc. bzw. Untersuchungen bei Spezialisten (Augen, HNO, Orthopädie, physikalische Medizin etc.) sollen natürlich nur entsprechend der Anamnese und Klinik bedacht und eingesetzt werden.

**23**

Belastungsabhängige Beschwerden wie Dyskardie, Atemnot oder Muskelschwäche führen gerade bei Kindern oft zur Vorstellung beim Arzt, da Kinder mit verringerter Belastbarkeit eher auffallen als Erwachsene. Hierbei sind eine besonders subtile Anamnese und klinische Untersuchung erforderlich sowie evtl. über EKG und Spirometrie hinausgehende Untersuchungen wie Echokardiografie und eine Belastungsuntersuchung mit Spirometrie, Spiroergometrie und Laktatmessung. Zu differenzieren ist hier immer ein allgemein schlechter Trainingszustand von einem echten Krankheitsbild (pulmonaler, kardialer oder neuromuskulärer Ursache etc.).

Sportmedizinische Untersuchungen bei chronisch kranken Kindern stellen eine große Herausforderung an den Sportarzt dar. Es geht hierbei besonders um die Frage, welcher Sport trotz Krankheit in welcher Intensität ausgeübt werden kann und auch soll.

In der Praxis oft gewünscht ist eine Bestätigung für/gegen das Schulturnen, wo es eine Bescheinigung für selektive Teilnahme am Schulsport geben kann, differenziert je nach Verletzung und Krankheit für bestimmte Übungen und immer zeitlich definiert. Ein entsprechendes Formular ist einzusehen im Downloadbereich der Website der Gesellschaft für pädiatrische Sportmedizin (▶ www.kindersportmedizin.org). Weitere Information auch auf der AWMF-Website unter ▶ http://www.uni-duesseldorf.de/WWW/AWMF/ll/sp-33400.htm oder bei Clasing und Siegfried (2002).

Wie für gesunde Kinder gilt auch für kranke Kinder, dass körperliche Aktivität positive Wirkungen hat und Inaktivität ein größeres Risiko darstellt als kontrollierte Aktivität.

---

**Überprüfen Sie Ihr Wissen**
- Welche EKG-Veränderungen sind bei Kindern vornehmlich zu erwarten?
- Welchen Stellenwert haben Untersuchungen wie Spirometrie oder Labortests bei Kindern?

---

## 23.6  Belastungsuntersuchung bei Kindern

Prinzipiell stehen für Kinder die gleichen Testmöglichkeiten wie für Erwachsene zur Verfügung. Verwendet werden Submaximaltest (z. B. PWC170) und Maximaltests (Spiroergometrie, Laktatleistungsdiagnostik) im Labor und unter Feldbedingungen.

Es gelten die gleichen Indikationen, Kontraindikationen und Abbruchkriterien wie beim Erwachsenen. Das Umfeld der Ergometrie soll neben den allgemein gültigen Bedingungen auch kindangepasst in der Einrichtung und beim Personal sein. Dazu gehört auch die entsprechende Zeit für die Vorbereitung, wobei auch ein Merkblatt mit kurzer Erklärung des Untersuchungsablaufs und Informationen zur Vorbereitung hilfreich sind.

■ **Fahrrad-Ergometrie**

Für Kinder besonders relevant ist das Modell des Rades, welches ermöglichen muss, dass sowohl Lenker als auch Sattel horizontal und vertikal verstellbar sind, um optimale Winkelstellungen der Gelenke für optimale Kraftentwicklung zu erreichen. Die Kurbellänge spielt dabei ebenfalls eine Rolle und sollte zumindest bei kleinen Kindern entsprechend durch kürzere Kurbeln ersetzt werden. Empfohlen wird nach Klimt (1992) eine Kurbellänge von 13 cm für 6-Jährige, 15 cm für Kinder zwischen 8 und 10 Jahren und 16 cm für 14-jährige Kinder. Entscheidend ist auch die Art des Bremswiderstandes – besser drehzahlunabhängig als -abhängig, da besonders kleine Kinder bei noch ungenügend ausgeprägtem Rhythmusgefühl nur schwer die für die gleiche Wattleistung notwendige Trittfrequenz einhalten können. Die energetisch günstigste Trittfrequenz würde bei ca. 60 Umdrehungen/Minute (U/min) liegen, was erfahrungsgemäß nicht die ideale Frequenz aus neuromuskulärer Sicht darstellt, sodass wir eher Frequenzen um 70 U/min empfehlen. Belastungen auf dem Rad sind durch die Radgeometrie bedingt erst ab einer Körperhöhe von ca. 120 cm möglich bzw. kann technisch bedingt meist erst ab 20 W als Minimalbelastung begonnen werden, was die Ergometrie für sehr kleine Kinder am Fahrrad unmöglich macht. Zudem bewirkt die relativ große lokale Muskelbelastung des Oberschenkels oft schon einen Belastungsabbruch noch vor Erreichen der kardiopulmonalen Ausbelastung. Die Gesamtbelastungszeit soll zwischen 10 und 12 min liegen (Hebestreit et al. 1997), was zum einen eine zu große muskuläre Belastung bei früher Überforderung ausschließt, zum anderen die fluktuierende Motivation der Kinder nicht überstrapaziert.

Noch mehr als bei Erwachsenen werden bei Kindern eine Vielzahl an Protokollen eingesetzt, die die schon bei gesunden Kindern großen Leistungsunterschiede im Altersgang und die oben erwähnte Gesamtzeit berücksichtigen. Meist orientieren sich die Belastungsstufen am Körpergewicht, bei adipösen Kindern besser am längenentsprechenden Gewicht – beginnend mit 0,5–1 W/kg und einer Steigerung um ca. 0,5 W/kg. Die Dauer der einzelnen Stufen liegt bei 1–3 min. Besonders bei kranken, nicht so leistungsfähigen Kindern ist das Protokoll nach Godfrey (1974) verbreitet, welches körperlängenbezogen die Belastung einteilt (< 120 cm: 10 W/10 W; < 150 cm: 15 W/15 W; > 150 cm: 20 W/20 W, jeweils in 1-min-Intervallen).

Die Interpretation der Ergebnisse erfolgt über die erreichte maximale HF bzw. für die Leistung über Watt-max oder Watt/kg. Diese Werte können in Perzentilenkurven, wie beispielsweise in Bar-Or (1986), verglichen werden (◘ Abb. 23.3, 23.4, 23.5 und 23.6).

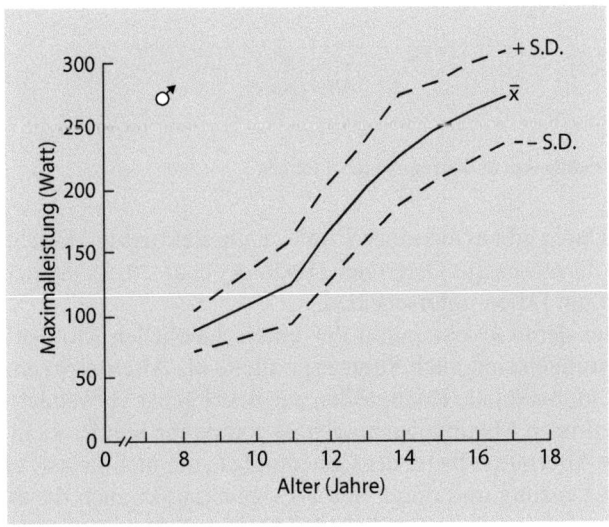

◘ **Abb. 23.3**   Perzentilenkurve Watt-max. bei Jungen

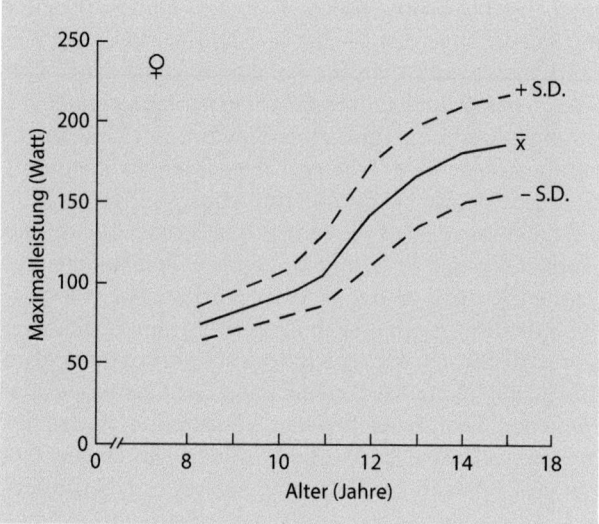

**◘ Abb. 23.4**   Perzentilenkurve Watt-max bei Mädchen

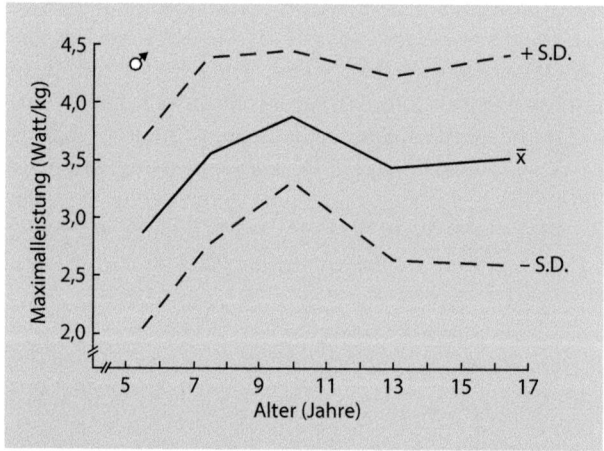

**◘ Abb. 23.5**   Perzentilenkurve Watt-max/kg bei Jungen

Aktuellere Daten gibt es aus einer Studie an unselektierten Mädchen und Knaben im Alter von 9–17 Jahren aus Österreich (Podolsky et al. 2011), die sich aber nur marginal von den alten Daten unterscheiden.

Gerade unter dem Gesichtspunkt der unterschiedlichen Motivation der Kinder zu Maximalleistungen sind auch Submaximaltests als Alternative anzusehen, wobei dann auch nur submaximale Kenngrößen zur Beurteilung verwendet werden dürfen. Eine Extrapolation zu Maximalleistungen ist gerade für Kinder nicht zulässig.

Eine weitere Alternative bietet der Conconi-Test, der nichtinvasiv eine Beurteilung der maximalen Leistung und durch den HF-Knickpunkt auch die Bestimmung des aerob-anaeroben Übergangs ermöglicht (▶ Abschn. 7.2).

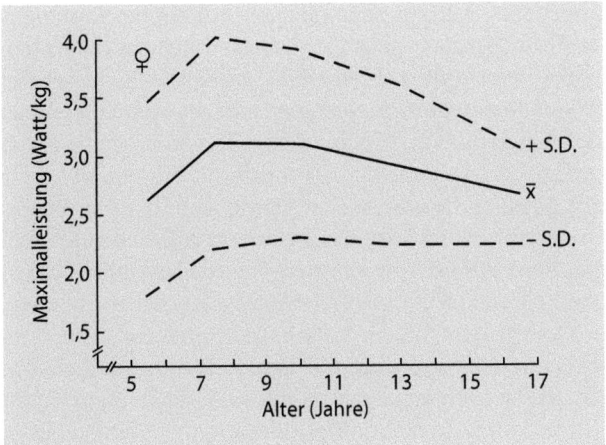

**▣ Abb. 23.6**   Perzentilenkurve Watt-max/kg bei Jungen

Die Laufband-Ergometrie (LB-Ergometrie) ist ab ca. 4 Jahren technisch möglich, sinnvoll aber auch erst ab 5–6 Jahren mit Erreichen der entsprechenden psychischen Reife. Der Vorteil liegt in der Aktivierung großer Muskelgruppen mit resultierender hoher Ausbelastung. Andererseits zeigt sie eine weit größere Variabilität des Wirkungsgrades und der Bewegungsökonomie als die Rad-Ergometrie. Für Kinder stellt das Laufband oft eine lustige Herausforderung dar, bei allerdings auch höherem Verletzungsrisiko durch Sturz, besonders bei höheren Geschwindigkeiten. Aus diesem Grund sind geeignete Schutzmaßnahmen notwendig (Auffangvorrichtung, Hilfspersonal). Für den Arzt bedeutet eine Untersuchung von Kindern am Laufband mehr Stress und weniger gute Möglichkeiten der medizinischen Überwachung.

Durch die großen Bewegungen und die Erschütterungen des Oberkörpers wird selbst die notwendige Ableitung eines EKGs erschwert (besonders bei mageren Jugendlichen), sodass eine gut interpretierbare Kurve selbst bei guten Elektroden und Ableitetechnik fast nur in Ruhephasen während der Ergometrie möglich ist.

Sinnvollerweise wird die LB-Ergometrie für Kinder in Lauf- und Spielsportarten, also sportartspezifisch eingesetzt, wenn eine genauere medizinische Kontrolle nicht indiziert ist. Die verwendeten Protokolle sind wegen der beiden Variablen Geschwindigkeit und Steigung noch zahlreicher als beim Rad. Am bekanntesten im anglo-amerikanischen Raum sind Protokolle nach Bruce und Balke (Bruce 1971; Balke 1954; Cumming et al. 1978; James et al. 1980). Bei uns gebräuchlich sind Protokolle, bei denen nur die Geschwindigkeit bei einer fixen Steigung von z. B. 1,5 % alle 1–3 min um 0,5–2 km/h verändert wird. Auch auf dem Laufband kann als gutes Alternativprotokoll natürlich wieder der Conconci-Test durchgeführt werden.

Die Beurteilung der Leistung im Kindes- und Jugendalter ist aufgrund des unterschiedlichen Wachstums sehr problematisch. Berücksichtigt wird üblicherweise das Geschlecht, Alter und Gewicht (Gewicht für Länge), weniger, aber auch möglich, die fettfreie Masse, Körperlänge oder Körperoberfläche bzw. auch das biologische Alter. Letztlich ist jeder Vergleich mit einer „Normgruppe" ungenau und kann im Einzelfall über- oder unterbewerten. Verschiedene Scaling-Formeln versuchen diese Fehlbeurteilungen möglichst klein zu halten, ohne dass bis jetzt eine wirklich geeignete Methode gefunden werden konnte. Deshalb kann nur vorsichtig eine Leistungsklassifizierung abgegeben werden. Genauer und hilfreicher in der Beurteilung auch hinsichtlich eines Trainingsplans sind hier Längsschnittergebnisse der Einzelperson.

Die Spiroergometrie erfordert einen relativ großen technischen Einsatz. Für Kinder bedeutet diese Untersuchung eine zusätzliche Unbequemlichkeit, weswegen schon ein gewisses Alter zum Verständnis dieses Tests notwendig ist. Außerdem ist zu beachten, dass spezielle Masken bzw. Mundstücke für Kinder verwendet werden müssen. Zu große Masken bewirken eine vermehrte Totraumventilation, zu kleine Masken dagegen einen höheren Atemwegswiderstand, besonders bei hohen Atemminutenvolumina. Die mit Hilfe der Spiroergometrie bestimmbaren ventilatorischen Schwellen erlauben eine nichtinvasive Alternative zu den sonst verwendeten individuellen Laktatschwellen und finden deshalb bei Kinderuntersuchungen gerne Verwendung. Da der Sauerstoffverbrauch das Brutto-Kriterium der Ausdauerleistungsfähigkeit darstellt, ist die Messung der maximalen Sauerstoffaufnahme mittels Spiroergometrie die Standardmethode zur Bestimmung der aeroben Leistungsfähigkeit, unabhängig vom Wirkungsgrad.

Laktat-Leistungs-Diagnostik wird in der Routinebelastung nicht eingesetzt. Sinnvoll ist sie erst bei Kindern bzw. Jugendlichen im überwachten Leistungstraining, meist erst ab einem Alter von ca. 13 Jahren. Früher werden sie eigentlich nur aus klinischen Fragestellungen heraus oder in sportlichen Sonderfällen durchgeführt. Bei der Interpretation ist besonders auf individuelle Schwellen zu achten. Die Kontrolle der aus dem Labor vorgegebenen Trainingsintensitäten (z. B. aus Schwellenwerten) erfolgt am günstigsten durch Feldtests in der Hauptsportart des Athleten. Die Intensitätsschwelle kann als Prozentwert der maximalen HF oder der maximal erreichten Leistung angegeben werden und ergibt im Längsschnitt gesehen wertvolle Hinweise auf die Leistungsentwicklung – sowohl der aeroben als auch der anaeroben Leistungsfähigkeit.

## 23.7  Training

Prinzipiell sind Kinder und Jugendliche genauso trainierbar wie Erwachsene, wobei im Kindesalter besonders Wert auf eine vielseitige Körpererfahrung mit Inhalten aus Koordination, Flexibilität, Ausdauer und Kraft gelegt werden sollte. Gerade im Hinblick auf Zivilisationserkrankungen soll Vielseitigkeit vor Spezialisierung stehen. Überlastungen in der sensiblen Entwicklungsphase muss man als Arzt so weit wie möglich vermeiden helfen oder zumindest frühzeitig erkennen und gegensteuern. Training im Kindesalter heißt in erster Linie Kinder freudvoll zu körperlicher Aktivität führen, ihnen die technischen Grundlagen für ein späteres leistungsbezogenes Training mitgeben. Die Aufgabe des Sportarztes in der Trainingsbegleitung für Leistungssportler besteht in der Interpretation der gesamten sportärztlichen Untersuchung (inklusive der Ergometrieergebnisse) in Zusammenarbeit mit dem Trainer. Günstig für das gegenseitige Verständnis ist es, Trainingseinheiten vor Ort mitzuverfolgen, um so Problembereiche gezielter beurteilen und beeinflussen zu können.

**Überprüfen Sie Ihr Wissen**

- Welche technischen Voraussetzungen bei der Rad-Ergometrie von Kindern gilt es zu beachten?
- Welche Grundgedanken zu Ergometrieprotokollen bei Kindern sollten beachtet werden?
- Welche Bedeutung hat die Spiroergometrie bzw. Laktatmessung bei Kindern?
- Welche Grundüberlegungen zum Training bei Kindern stellt man an?

# Literatur

Armstrong N, Welsmann JR (2007) Aerobic fitness: what are we measuring? In: Tomkinson TR, Olds TS (Hrsg) Pediatric fitness: secular trends and geographic variability. Med.Sport Sci. 50. Karger, Basel, S 5–25

Armstrong N, Welsmann J, Winsley R (1996) Is peak VO2 a maximal index of children's aerobic fitness? Int J Sports Med 17:356–359

Armstrong N, Welsmann JR, Kirby B (1998) Peak oxygen uptake and maturation in 12-year olds. Med Sci Sports Exerc 30:165–169]

Balke B (1954) Optimale körperliche Leistungsfähigkeit, ihre Messungen und Veränderungen infolge Arbeitsermüdung. Arbeitsphysiol 15:311

Bar-Or O (1986) Die Praxis der Sportmedizin in der Kinderheilkunde. Springer, Wien New York

Beneke R, Leithäuser RM, Schwarz M (2000) Maximales Laktat-Steady-State bei Kindern und Erwachsenen. Deut Z Sportmed 51(3):100–104

Beneke R, Leithäuser RM, Hütler M (2002) Leistungsfähigkeit und Trainierbarkeit im Kindes- und Jugendalter. In: Hebestreit H, Ferrari R, Meyer-Holz J, Lawrenz W, Jüngst B-K (Hrsg) Kinder- und Jugendsportmedizin. Grundlagen, Praxis, Trainingstherapie. Thieme, Stuttgart, S 15–20

Berg A, Keul J (1988) Biochemical changes during exercise in children. In: Malina RM (ed) (1988) Young athletes. A bilogical, physiological and educational perspective. Human Kinetics, Champaign, ILL, p 61–67

Bianchetti MG et al. (2004) Hypertension in children. J Hypertens 22(11):2227

Bruce RA (1971) Exercise testing of patients with coronary heart disease. Ann Clin Res 3:323

Clasing D, Siegfried I (2002) Sportärztliche Untersuchung und Beratung. Spitta, Balingen

Cooper DM, Kaplan MR, Baumgarten L, Weiler-Ravell D, Whipp BJ, Wassermann K (1987) Coupling of ventilation and CO2 production during exercise in children. Pediatr Res 21:568–572

Crawford MH (2007) Screening athletes for heart disease. Heart 93(7):875–879

Cumming GR, Everatt D, Hastman L (1978) Bruce treadmill test in children: normal values in a clinic population. Am J Cardiol 41(1):69–75

Deurenberg P, Pieters JJ, Hautvast JG (1990) The assessment of the body fat percentage by skinfold thickness measurements in childhood and young adolescence. Br J Nutr 63(2):293–303

Eriksson BO, Gollnick PD, Saltin B (1973) Muscle metabolism and enzyme activities after training in boys 11–13 years old. Acta Physiol Scand 87:485–497

Eriksson O, Saltin B (1974) Muscle metabolism duringe exercise in boys aged 11 to16 years compared to adults. Acta Paediatr Belg 28(suppl):257–265

Fritsch P et al (2012) Sudden cardiac death in young athletes. Reasons and outcome. Pädiatr Praxis 78:589–595

Godfrey S (1974) Exercise testing in children: applications in health and disease. Saunders Co, Philadelphia

Gutheil H (1998) Kinder EKG. Thieme, Stuttgart

Hebestreit H, Mimura K, Bar-Or O (1993) Recovery of muscle power after high-intensity short term exercise: comparing boys and men. J Appl Physiol 74(6):2875–2880

Hebestreit H, Lawrenz W, Zelger O, Kienast W, Jüngst BK (1997) Ergometrie im Kindes- und Jugendalter. Monatsschr Kinderheilk 145(12):1326–1336

James FW, Kaplan S, Glueck CJ et al (1980) Responses of normal children and young adults to controlled bicycle exercise. Circulation 61(5):902–912

Klimt F (1992) Sportmedizin im Kindes- und Jugendalter. Thieme, Stuttgart

Kromeyer-Hauschild K, Wabitsch M et al (2001) Perzentile für den Body-Mass-Index für das Kindes- und Jugendalter unter Heranziehung verschiedener deutscher Stichproben. Monatsschr Kinderheilk 149(8):807–818

Kushner RF (1992) Bioelectrical impedance analysis: a review of principles and applications. J Am Coll Nutr 11:199–209

Lehmann M, Keul J, Korsten-Reck U (1981) The influence of graduated treadmill exercise on plasma catecholamines, aerobic and anaerobic capacity in boys and adults. Eur J Appl Physiol Occup Physiol 47(3):301–311

Lioyd RS, Oliver JL, Feigenbaum AD, Myer GD, De Ste Croix MBA (2014) Chronological age vs. Biological maturation: implications for exercise programming in youth. J Strength Conditioning Res 28(5):1454–1464

Maron BJ, Thopson PD, Ackermann MJ et al (2007) Recommandations and Considerations Related to Preparticihpation Screening for Cardiovascular Abnormalities in Competitive Athletes. Circulation 115:1643–1655

Mirwald RL, Baxter-Jones AD, Bailey DA, Beunen GP (2002) An assessment of maturity from anthropometric measurements. Med Sci Sports Exerc 34(4):689–694

Mountjoy M, Sundgot-Borgen JK, Burke LM, Ackerman KE, Blauwet C, Constantini N, Lebrun C, Lundy B, Melin AK, Meyer NL, Sherman RT, Tenforde AS, Klungland Torstveit M, Budgett R (2018) IOC consensus statement on relative energy deficiency in sport (RED-S) update. Br J Sports Med 52(11):687–697

Neuhauser H, Schinkiewitz A, Schaffrath Rosario A, Dortschy R, Kurth BM (2013) Referenzperzentile für anthropometrische Maßzahlen und Blutdruck aus der Studie zur Gesundheit von Kindern und Jugendlichen in Deutschland (KIGGS). Beiträge zur Gesundheitsberichterstattung des Bundes. Robert Koch Institut, Berlin

Neuhauser HK, Thamm M, Ellert U et al (2011) Blood pressure percentlies by age and height by non overweight children and adolescents in Germany. Pediatrics 127(4):e978–e988

Plachta-Danielzik S, Gehrke MI, Kehden B, Kromeyer-Hauschild K, Grillenberger M, Willhöft C, Bosy-Westphal A, Müller MJ (2012) Body fat percentiles for German children and adolscents. Obes Facts 5:77–90

Podolsky A, Karner-Nechville A, Frank WA et al (2011) Endbericht – Getfitkid – Gesundheits- und Fitnessstudie niederösterreichischer Schülerinnen und Schüler. Mediadesign GmbH, Burgschleinitz

Reybrouck T, Weymans M, Stijins H, Knops J, van der Hauwaert L (1985) Ventilatory anaerobic threshold in healthy children. Age and sex differences. Eur J Appl Physiol 54:278–284

Rowland TW, Auchinachie JA, Keenan TJ, Green GM (1987) Physiologic responses to treadmill running in adult and prepubertal males. Int J Sports Med 8:292–297

Schober PH, Windhaber J (2014) Sport- und Wettkampftauglichkeitsuntersuchungen im Kindes- und Jugendalter. Monatsschr Kinderheilk 162:207–214

Tanner JM (1975) Growth and Endocrinology of the adolescent. In: Gardner LI (Hrsg) Endocrine and genetic diseases of childhood and adolscence, 2nd. Aufl. WB Saunders Co, Philadelphia, S p14

Treuth MS, Butte NF, Wong WW, Ellis KJ (2001) Body composition in prepubertal girls: comparison of six methods. Int J Obes Relat Metab Disord 25(9):1352–1359

Williams CA, Carter H, Jones AM, Doust JH (2001) Oxygen uptake kinetics during treadmill running in boys and men. J Appl Physiol 90:1700–1706

Williams JR, Armstromg N (1991) Relationship of maximal laktate steady state to performance at fixed blood lactate reference values in children. Pediatr Exerc Sci 3:333–341

Zanconato S, Cooper DM, Barstow TJ, Landaw E (1992) 13CO2 washout dynamics during intermittent exercise in children and adults. J Appl Physiol 73:2476–2482

## Internetadressen

AWMF-Website – http://www.uni-duesseldorf.de/
https://www.kiggs-studie.de/deutsch/home.html
https://www.pedz.de/de/bp.html
https://wwwapps.usask.ca/kin-growthutility/phv_ui.php
www.kindersportmedizin.org

## Weiterführende Literatur

Armstrong N, van Mechelen W (2000) Paediatric exercise science and medicine. Oxford University Press, Oxford

Bar-Or O (1996) The child and adolescent athlete. Blackwell Science, Carlton Viktoria

Menrath I, Graf C, Granacher U, Kriemler S (2021) Pädiatrische Sportmedizin. Springer, Berlin

# Die Frau im Sport

*Andrea Podolsky und Eveline Ledl-Kurkowski*

## Inhaltsverzeichnis

M. Wonisch et al. (Hrsg.), *Kompendium der Sportmedizin*, https://doi.org/10.1007/978-3-662-68883-0_24

## 24.1 Einleitung

Sport wird heute von Frauen und Männern ausgeübt. Spitzenathletinnen zeigen ausgereifte Leistungen bei Olympischen Spielen, bei internationalen Großveranstaltungen, beim Bergsteigen, beim Tauchen und bei jeder Art extremer Belastung oder bei Belastung unter extremen Bedingungen. Selbst die Rangerausbildung der US-Armee, die körperlich und mental als extrem herausfordernd gilt, wurde 2015 von den ersten beiden (ORF 2015) und inzwischen von 100 Frauen erfolgreich bestanden (DeSimone 2022).

Die Möglichkeit für Frauen, Sport zu treiben war bis vor Kurzem ernsthaft eingeschränkt, weil falsche Vorstellungen über die Belastbarkeit von Frauen bestanden (Pfister 2018). Trotz besserer wissenschaftlicher Evidenz hielten sich teils skurril anmutende Vorstellungen über die Verletzlichkeit von weiblichen Reproduktionsorganen, wie zum Beispiel die berühmt gewordene Aussage von Gian-Franco Kasper, Generalsekretär des internationalen Skiverbandes (FIS), der noch 2009 davon überzeugt war, dass beim Skispringen durch die Wucht des Aufsprungs die Gebärmutter der Frauen zerstört würde, weswegen man ihnen die Teilnahme an Skisprungwettkämpfen verbieten müsse (Eder 2009).

2011 veröffentlichte das Internationale Olympische Komitee (IOC) schließlich folgendes Statement: *„No female athlete should be denied the opportunity to participate in any Olympic sport on the basis that she might sustain an injury to her reproductive organs. A survey of injury data has failed to find any evidence of an increased risk for acute or chronic damage to the female reproductive organs occurring as a direct result from participation in sport"* (Drinkwater 2015).

Körperliche Aktivität hat für die Gesundheit von Frauen enorme Bedeutung. Körperlich fitte Frauen haben gegenüber wenig fitten Überlebens- und Gesundheitsvorteile, was wissenschaftlich ausgezeichnet belegt ist (Ross et al. 2016; World Health Organization 2020a; Ji et al. 2024). Abgesehen davon profitieren Frauen wie Männer vom Erleben der Selbstwirksamkeit im Sport und den sozialen Aspekten des Sporttreibens (Coleman et al. 2008). Körperliche Aktivität von Frauen sollte aus volksgesundheitlichem Interesse unterstützt und gefördert werden (World Health Organization 2018a). Die Art der Sportausübung sollte durch individuelle Interessenslagen und körperliche Voraussetzungen bestimmt werden und sich an wissenschaftlichen Erkenntnissen statt an althergebrachten Vorstellungen orientieren.

Letztendlich möchten auch Athletinnen für ihre Leistungen anerkannt werden und nicht nur für ihr Aussehen.

## 24.2 Bewegung ist für Frauen wichtig

### 24.2.1 Gesundheitlicher Nutzen von regelmäßiger Bewegung

Regelmäßige körperliche Aktivität ist für Gesundheit und Überleben von Frauen mindestens so wichtig wie für Männer. Dafür besteht überzeugende wissenschaftliche Evidenz (PAGAC-Report 2008; Physical Activity Guidelines Advisory Committee 2018).

Diese bestätigt den inversen Zusammenhang zwischen körperlicher Aktivität und vorzeitigem Tod, Herz-Kreislauf-Erkrankungen, arterieller Hypertonie, zerebralem Insult, Osteoporose, Diabetes mellitus Typ 2, Fettleibigkeit, metabolischem Syndrom, verschiedenen Krebsarten, Depressionen, Fähigkeit zur Lebensbewältigung, Sturzneigung und kognitiver Gesundheit (World Health Organization 2020b).

In der epidemiologischen Literatur wird zwischen körperlicher Aktivität und Fitness unterschieden: Körperliche Aktivität ist eine Tätigkeit, körperliche Fitness eine Eigenschaft, die wesentlich durch Aktivität beeinflusst wird. Inverse Zusammenhänge bestehen für beide Parameter (Williams 2001).

Aktive Frauen und Männer haben in Abhängigkeit von ihrem Bewegungsumfang ein um etwa 20–40 % geringeres Risiko, vorzeitig zu sterben (Arem et al. 2015), was durch neuere Studien, die körperliche Aktivität mit Accelerometern messen, bekräftigt wurde (Ekelund et al. 2019). Körperlich fitte Frauen und Männer haben ein um bis zu 75 % geringeres All-cause-Mortalitätsrisiko im Vergleich zu denen, die nicht körperlich aktiv oder fit sind (Kokkinos et al. 2022). Derselbe inverse Zusammenhang gilt für Herz-Kreislauf-Erkrankungen, wobei der Effekt für Frauen sogar etwas größer zu sein scheint als für Männer, bedingt durch unterschiedliche Mechanismen (Ji et al. 2024; Shiroma und Lee 2010; Sanchis-Gomar et al. 2021).

Für Frauen in und unmittelbar nach der Schwangerschaft bringt regelmäßig durchgeführte körperliche Aktivität gesundheitliche Vorteile für Mutter und Kind (World Health Organization 2020a). Nachgewiesen sind reduzierte Risiken für Prä-/Eklampsie, für übermäßige Gewichtszunahme, für Geburtskomplikationen und Postpartumdepression bei der Mutter. Neugeborene aktiver Mütter haben seltener Komplikationen. Dafür, dass mehr körperliche Aktivität in der Schwangerschaft häufiger ein geringes Geburtsgewicht des Kindes oder vermehrte Totgeburten zur Folge haben könnte, gibt es keine Hinweise.

## 24.2.2 Gewichtsmanagement und Überernährung

Übergewicht und Adipositas sind in vielen Ländern mit hohem sozioökonomischem Index ein volksgesundheitliches Problem (OECD 2017). Die Prävalenzen, vor allem der Adipositas, nehmen weltweit zu, betragen zum Beispiel in den USA fast 40 %, in Deutschland knapp 25 % (Deutsche Adipositas Gesellschaft: Prävalenz der Adipositas im Erwachsenenalter 2023) und in Österreich waren es 2019 17,9 % (2006: 12,4 %) der Männer und 15 % der Frauen (2006: 13 %) über 15 Jahre (Statistik Austria 2019). Frauen aus bildungsfernen Schichten sind in mehreren OECD-Ländern überproportional stark betroffen. Auch der hohe Anteil an Adipositas bei Kindern und Jugendlichen gibt Anlass zur Sorge (NCD Risk Factor Collaboration 2017).

Viele Menschen nehmen mit zunehmendem Alter stetig zu (Hankinson et al. 2010). Höherer Umfang an körperlicher Aktivität hilft, die altersassoziierte Gewichtszunahme bei Normalgewichtigen (Lee et al. 2010) zu minimieren. Dies scheint der Fall zu sein, wenn ein Mindestausmaß von 150 min/Woche Ausdaueraktivität mit moderater Intensität regelmäßig absolviert wird, wobei mehr Umfang und mehr Intensität einen größeren Effekt haben, unabhängig vom Geschlecht (Jakicic et al. 2019; Moholdt et al. 2014).

Übergewicht und Adipositas sind mit erhöhtem Risiko für zahlreiche Komorbiditäten assoziiert unter anderem arterielle Hypertonie, Insulinresistenz,

Typ-2-Diabetes mellitus, Dyslipidämien (Juonala et al. 2011; Bjerregaard et al. 2018), obstruktive Schlafapnoe und kardiovaskuläre Erkrankungen (Kivimaki et al. 2022), die einerseits durch metabolisch dysfunktionales Fettgewebe und andererseits durch die erhöhte Fettmasse per se entstehen (Lopez-Jimenez et al. 2022). Bei Frauen im gebärfähigen Alter kommen dazu noch die erhöhten Risiken für Schwangerschaftsdiabetes und Geburtskomplikationen und negative Effekte auf das Neugeborene (Creanga et al. 2022).

Menschen, die übergewichtig oder adipös sind, versuchen oft mit Gewichtsreduktionsprogrammen und Diäten, ihr Gewicht zu reduzieren, und sind damit selten nachhaltig erfolgreich. Um die gesundheitlichen Risiken des Übergewichts abzumildern, haben sich regelmäßige körperliche Aktivität und die Verbesserung der Fitness als wesentlich wirkungsvoller gezeigt als Gewichtsreduktionsprogramme (Gaesser und Angadi 2021; Lundgren et al. 2021; Moholdt et al. 2018), und zwar unabhängig vom Geschlecht (Caudwell et al. 2014).

### 24.2.3 Internationale Bewegungsempfehlungen

Weil körperliche Aktivität ein wichtiger Faktor der gesunden Lebensführung ist, wurden auf Basis der vorhandenen Evidenz und der daraus hervorgehenden Dosis-Wirkungs-Beziehungen Bewegungsempfehlungen für gesundheitswirksame Bewegung veröffentlicht, sowohl international (World Health Organization 2020a) als auch in Österreich (Fonds Gesundes Österreich 2020). Diese betonen, dass ein erster wichtiger Gesundheitseffekt darin besteht, Inaktivität zu vermeiden und das Alltagsleben aktiv zu gestalten. Nahezu jedes Ausmaß an körperlicher Aktivität bringt Gesundheitsvorteile. Ein optimales Nutzen-Risiko-Verhältnis ist gegeben, wenn erwachsene Frauen und Männer Ausdaueraktivitäten von 150 bis 300 min oder 2½ bis 5 h pro Woche mit moderater Intensität (zum Beispiel Gehen) oder 75 bis 150 min (1¼–2,5 h) pro Woche mit höherer Intensität (zum Beispiel Laufen, wenn konditionell möglich) oder eine Kombination beider durchführen. Ergänzendes Krafttraining 2-mal pro Woche wird für zusätzlichen Gesundheitsnutzen empfohlen.

Für ältere oder kranke Personen oder solche mit speziellen Bedürfnissen muss die Aktivität an ihre individuellen Gegebenheiten und Möglichkeiten angepasst, für völlig inaktive langsam aufgebaut werden.

Für Kinder und Jugendliche bis zum 18. Lebensjahr wird ein Bewegungsumfang von mindestens 1 h pro Tag empfohlen, darin sollen Ausdauer und Kraftbelastungen enthalten sein sowie Aktivitäten mit ballistischem Anteil (Laufen, Hüpfen) zur Förderung des Knochenaufbaus. Mit höherem Bewegungsumfang und höheren Intensitäten wird mehr Effekt erzielt.

Frauen in und unmittelbar nach der Schwangerschaft wird regelmäßige körperliche Aktivität empfohlen, wenn keine schwerwiegenden gesundheitlichen Störungen vorliegen. Sie sollte sich aus 2,5 Wochenstunden moderat-intensiver Ausdaueraktivität, verschiedenen Kräftigungsübungen und vorsichtigen beweglichkeitsverbessernden Übungen zusammensetzen. Frauen, die bereits vor der Schwangerschaft regelmäßig sportlich aktiv waren, sollen diese Aktivitäten in etwas angepasster Weise fortsetzen, wenn keine gravierenden gesundheitlichen Gründe dagegensprechen (World Health Organization 2020a). Detaillierte Empfehlungen siehe (Committee on Obstetric Practice 2020).

## 24.2.4 Körperliche Aktivität im Geschlechtervergleich

Frauen sind von Bewegungsmangel häufiger betroffen als Männer. In einer Special-Eurobarometer-Befragung gaben 65 % aller Frauen und 57 % aller Männer der EU27 an, selten oder nie körperlich aktiv zu sein, besonders betroffen waren jugendliche, ältere und wenig gebildete Personen (European Commission 2022a; European Commission 2022b). Gleichlautende Ergebnisse wurden im Rahmen von Aktivitätsmessungen in den USA wiederholt gefunden (Saint-Maurice et al. 2020; Troiano et al. 2008). In der Altersgruppe über 70 sind Frauen häufiger von Belastungsintoleranz und Aktivitätseinschränkung betroffen als Männer (Ades 2001; Orfila et al. 2006; Melsaeter et al. 2022; Beltz et al. 2022).

Besonders alarmierend ist der anhaltende Trend mangelnder körperlicher Aktivität bei Jugendlichen, und zwar vor allem bei Mädchen, weltweit (Guthold et al. 2020). In Österreich sind nur 12 % der Mädchen in der Altersklasse 11–17 Jahre, 43 % der Frauen in der Altersklasse 18–64 Jahre und nur 22 % der Altersklasse 65+ ausreichend körperlich aktiv, in anderen europäischen Staaten finden sich vergleichbare Zahlen (World Health Organization 2018b). Eigene Daten einer repräsentativen Querschnittstudie an fast 2000 Schülerinnen und Schülern in Niederösterreich (Podolsky 2011) zeigten, dass nur 29 % der Schülerinnen zwischen 9 und 14 Jahren und nur 19 % der Schülerinnen zwischen 15 und 20 Jahren die international gültige Bewegungsempfehlung für Kinder und Jugendliche von 1 h pro Tag erfüllen (Burschen bis 14 Jahre 60 %, ab 15 Jahre 32 %). Dementsprechend schnitten die Mädchen bei den Konditionstests für Ausdauer und Kraft deutlich schlechter ab (◘ Abb. 24.1). Auch bei der Zugehörigkeit zu Sportvereinen lagen Mädchen deutlich hinter den Burschen, nur jede 4. Schülerin, aber jeder 2. Schüler in Niederösterreich ist Mitglied eines Sportvereins. Die einzige Maßnahme, von der alle Schülerinnen und Schüler profitierten, war der Schulsportunterricht, in den auch Kinder und Jugendliche mit wenig Sportaffinität integriert waren (◘ Abb. 24.2).

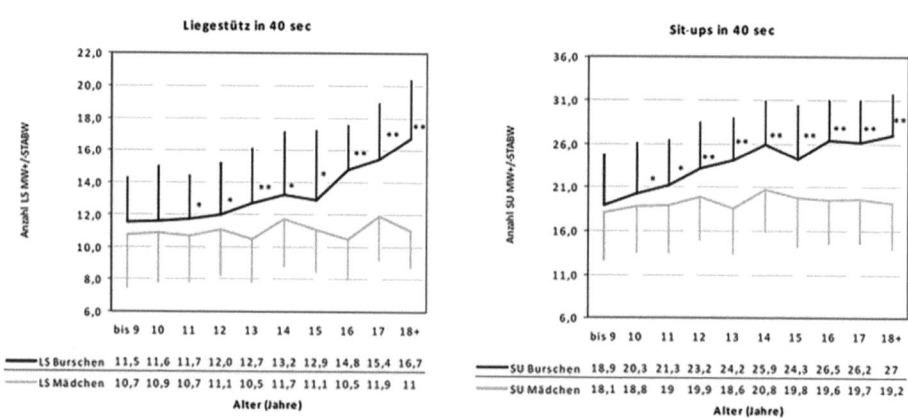

◘ **Abb. 24.1**  Geschaffte Liegestütz und Sit-ups im Geschlechtervergleich. Repräsentative Stichprobe niederösterreichischer Schülerinnen (n = 934) und Schüler (n = 955) im Alter zwischen 8 und 18 Jahren (Geschlechtsunterschied im Altersverlauf *p < 0,05, ** p< 0,0001). Testprotokoll nach Deutschem Motorik Test (DMT 6-18) (▶ https://www.ifss.kit.edu/dmt/40.php). Aus: Podolsky A, Karner-Nechville A, Frank W, Ludwig O, Nehrer S, Zaunschirm A, et al Getfitkid.at – Gesundheits- und Fitnessstudie NÖ Schüler und Schülerinnen. Krems an der Donau, Austria: Institut für Präventiv- und angewandte Sportmedizin, Landesklinikum Krems; 2011

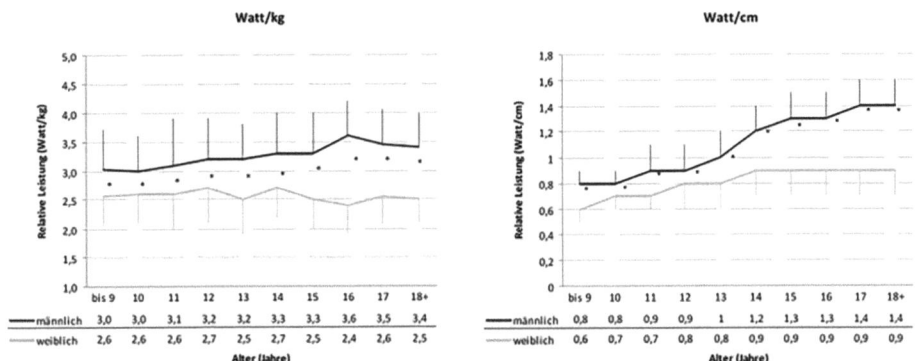

**◘ Abb. 24.2** Maximalleistung einer Fahrradergometrie **a** in Watt/kg Körpergewicht und **b** in Watt/cm Körperlänge im Geschlechtervergleich. Repräsentative Stichprobe niederösterreichischer Schülerinnen (n = 882) und Schüler (n = 929) im Alter zwischen 8 und 18 Jahren. (Geschlechtsunterschied im Altersverlauf *p< 0,0001). Aus Podolsky A, Karner-Nechville A, Frank W, Ludwig O, Nehrer S, Zaunschirm A, et al. Getfitkid.at – Gesundheits- und Fitnessstudie NÖ Schüler und Schülerinnen. Krems an der Donau, Austria: Institut für Präventiv- und angewandte Sportmedizin, Landesklinikum Krems; 2011

## 24.2.5 Was sind die Gründe für die geringere Sportbeteiligung von Frauen?

Warum Frauen, besonders jugendliche und ältere weniger bewegungsaffin sind, ist letztlich nach wie vor nicht umfassend geklärt und sicherlich multifaktoriell. Für Jugendliche gibt es Evidenz dafür, dass 1) Wettkämpfe, die oft im schulischen Bewegungsunterricht als Motivator angewandt werden, männliche Jugendliche ansprechen, für weibliche eher als Barriere empfunden werden; 2) zu erwartendes Muskelwachstum für Burschen attraktiv ist, dieses von weiblichen Jugendlichen aber erstens überschätzt und zweitens als abschreckend empfunden wird; 3) Teamsportarten für viele weibliche Jugendliche nicht attraktiv sind und 4) viele weibliche Jugendliche sportassoziierte psychosoziale Barrieren aufweisen, zum Beispiel geringes Selbstwertgefühl, ihren Körper betreffend (Cowley et al. 2021). Der Einfluss von Familie und Freundinnen kann Barriere und Motivator sein, der Zugang zu Sportangeboten wird häufiger als Barriere angegeben ebenso wie die Wahrnehmung des Sports als „unweiblich" und damit sozialen Normen nicht entsprechend (Martins et al. 2015).

Eine Folge der geringeren Sportbeteiligung ist oft die unzureichende Ausbildung basismotorischer Fähigkeiten, die wiederum als Barriere der sportlichen Aktivität im Wege steht (Lander et al. 2017). Evidenz zeigt auch, dass motorisch unterprivilegierte Mädchen und Frauen von speziellen Interventionen profitieren, die über eine Verbesserung des Bewegungskönnens Motivation und Selbstvertrauen erhöhen (Lander et al. 2017; Tollar et al. 2019).

Die genannten Punkte und die schwierige Vereinbarkeit zwischen Beruf, Betreuungspflichten und Aktivitäten im organisierten Sport stellen Barrieren für viele erwachsene Frauen dar. Sie üben Sport lieber im Einzelsetting aus, oft mit dem Ziel, gesund und schlank zu bleiben, weniger gerne in Teams oder um sich mit anderen zu messen (Karmasin Research und Identity GmbH 2020). Settings, wie in Vereinen üblich, werden häufiger als nicht attraktiv empfunden.

Ältere Frauen, besonders die aus sozioökonomisch benachteiligten und marginalisierten Gruppen, sind von Bewegungsarmut am stärksten betroffen (Melsaeter et al. 2022; Stathi et al. 2022). Sie haben oft wenig motorische Ausbildung, ein schlechtes Körperbewusstsein, sie sind am ehesten in Lebenssituationen, in denen für Sport treiben keine Zeit bleibt, und haben aus soziokulturellen Gründen ein höheres Risiko, andere gesundheitsschädigende Verhaltensweisen anzunehmen. Da Bewegungsarmut zu konditionellen Einschränkungen führt, können diese schließlich eine Barriere für weitere Aktivitäten sein: Für gesunde, aber körperlich inaktive Frauen über 50 Jahre ist flotteres Gehen in der Ebene bereits eine Belastung mittelhoher Intensität, Gehen im hügeligen Gelände eine hoch intensive Belastung, die zu Atemnot führt und deshalb gern gemieden wird.

## 24.2.6 Pläne zur Umsetzung von Gendergerechtigkeit bei Bewegung und Sport

Den gesundheitlichen Aspekt körperlicher Aktivität thematisiert die WHO in ihrem *„Global Action Plan on Physical Activity 2018–2030"* (World Health Organization 2018a). Sie nennt vier Handlungsfelder, die weltweit bestmöglich umzusetzen sind, um allen Menschen sichere, freudvolle und den individuellen Bedürfnissen angepasste körperliche Aktivität zu ermöglichen.
Anzustreben sind:
1. Aktive Gesellschaften – betreffend soziale Normen und Verhaltensweisen
2. Aktive Umweltbedingungen – betreffend bauliche Maßnahmen und Raumordnung
3. Aktive Menschen – betreffend Programme und Schaffung vielfältiger Möglichkeiten
4. Aktive Systeme – politischer Wille, Interessensvertretungen und Monitoring

Das Ziel dieses Aktionsplans ist eine relative Reduktion der global prävalenten körperlichen Inaktivität bei Jugendlichen und Erwachsenen um 15 % bis 2030 im Vergleich zu 2016.

## 24.3 Frauen und Leistungssport

### 24.3.1 Geschichtliche Entwicklung

Sport ist ein Phänomen, das wir in dieser Art etwa seit dem 19. Jahrhundert kennen. Eine Zeit, in der Frauen auf Aufgaben um Heim, Herd und Kindererziehung reduziert wurden. Bis zum Beginn unseres Jahrhunderts war das Image der Frau das einer schwächlichen, oft kränklichen, unselbstständigen Person, deren zentrale Aufgabe das Gebären von Kindern war. Anthropologen übertrafen sich gegenseitig darin, die Minderwertigkeit der Frauen wissenschaftlich zu beweisen. Paul Broca (1824–1880), Professor für klinische Pathologie und anerkannter Wissenschaftler seiner Zeit, kam aufgrund von Schädelmessungen zur Ansicht, dass Frauen *„primitiver"* und im Vergleich zu Männern *„intellektuell inferior"* seien (Fuchs 2003).

Allerdings sei darauf hingewiesen, dass Marie Curie 1903 trotz dieses Umstands den Physiknobelpreis für die Entdeckung der Röntgenstrahlen gewann! Weiters herrschte die Ansicht, dass Denken und körperliche Anstrengung die Gebärmutter schädigen würden, und die Menstruation wurde als ernsthafte Bedrohung gesehen. Daher war bei Frauen der Mittel- und Oberschicht jede Anstrengung, sei sie geistig oder körperlich, verpönt. Argumente gegen körperliche Aktivität, die von den medizinischen Wissenschaften dieser Zeit unterstützt wurden, waren die Angst vor „Vermännlichung der Frau" und vor der Verschiebung der Sexualorgane (Pfister 2000). Diese Art der gesundheitlichen Bedenken kann man leider bis heute in der Volksmeinung noch hören.

Trotzdem wurden Frauen bereits in dieser Zeit sportlich aktiv: Von England ausgehend bildeten sich Golf-, Hockey- und Tennisclubs für Frauen. Allerdings trugen Frauen auch bei der Sportausübung die damals übliche Kleidung mit eng geschnürtem Korsett, gestärkten Oberteilen und weiten Röcken. 1888 wurde das moderne Fahrrad erfunden, das einen wesentlichen Durchbruch für die Emanzipation und den Frauensport brachte. Um das Fahrrad benützen zu können, wurden die weiten, langen Röcke zu Hosen umgearbeitet und wurden gesellschaftsfähig (Helvenston-Gray und Peteu 2005). Dadurch wurden Frauen mobiler, was ihr Selbstbewusstsein steigerte.

1896 wurden die ersten Olympischen Spiele der Neuzeit ausgetragen. Frauen nahmen inoffiziell bereits 1900 in den Disziplinen Tennis und Golf teil und als Teil gemischter Mannschaften auch in Segeln, Ballonfahren und anderen Wettbewerben. Konditionell anspruchsvollere Wettbewerbe waren Frauen länger verwehrt: So durften Frauen erst 1928 bei olympischen Laufwettbewerben teilnehmen, deren längste Distanz 800 m war. Unglücklicherweise kollabierten einige der Läuferinnen im Ziel, da sie nie vorher diese Distanz gelaufen waren. Das hatte zur Folge, dass das IOC Frauen für zu unfit erklärte und bis zum Jahr 1960 (!) keine Laufwettbewerbe erlaubte, weil sie zu beschwerlich seien für Frauen. Erst 1972 (!) wurde es legal, dass Frauen an Marathonrennen teilnehmen durften; ab 1975 auch an längeren Distanzen. 1984 wurde letztendlich der Frauenmarathon auch bei den Olympischen Spielen aufgenommen (Pfister 2000). Andere Sportarten etablierten sich je nach Geschlechterrollenkonformität im Laufe der Zeit: Schwimmen 1912, Volleyball 1964, Rudern 1976, Rad fahren 1984, Fußball 1996, Ringen 2004, Boxen 2012, Skispringen 2014 (Zehnder 2014).

International wurde das Recht von Frauen, Sport zu betreiben, 1979 erstmals formal in der UN „*Convention on the Elimination of all Forms of Discrimination against Women*" niedergeschrieben (Convention on the Elimination of All Forms of Discrimination against Women 1981). In Europa wurde 1987 die „*Resolution on Women in Sport*" (*doc. A 2-32/87/rev*) vom Europäischen Parlament angenommen (Conti et al. 1985). Die „High level group on Gender Equality in Sport" erarbeitete und veröffentlichte 2022 einen Aktionsplan „*Towards More Gender Equality in Sport. Recommendations and Action Plan*" (High Level Group on Gender Equality in Sport 2022), der sechs Kernthemen anspricht:

1. Teilhabe
2. Trainer- und Funktionärswesen
3. Leadership
4. Soziale und ökonomische Aspekte
5. Medienpräsenz
6. Geschlechtsbasierte Gewalt

Das umzusetzen ist Aufgabe der Politik auf Bundes-, Landes- und Kommunalebene, unter anderem durch Zurverfügungstellung der Mittel und Sorge tragen für deren gerechte Verteilung.

In Österreich wurde dafür von dem für Sport zuständigen Ministerium ein Verein eingerichtet, um Geschlechtergerechtigkeit und Safe-Sport-Agenden im österreichischen Sport voranzutreiben: 100 SPORT – das österreichische Zentrum für Genderkompetenz im Sport (Brosz und Fischer 2022). Die Aufgaben dieses Vereins sind systematische Gleichstellungsarbeit in Verbänden, Vereinen, den Medien und im Trainer:innen- und Funktionär:innenwesen (▶ https://100prozent-sport.at. Zugriff am 20.03.2024).

### 24.3.2 Verhältnis Frauen/Männer bei Olympischen Spielen

In den letzten Jahren ist ein Anstieg des Frauenanteils in den Olympiamannschaften zu verzeichnen. Während der Frauenanteil der Olympiateilnehmer von 1900 (2,2 % Frauen) bis 1972 (14,6 % Frauen) nur langsam anstieg (International Olympic Committee 2021), waren es 1996 in Atlanta 34 % und 2021 bei den OS Tokyo 2020 erstmals 48 % (▶ https://olympics.com/ioc/gender-equality/gender-equality-through-time, Zugriff 19.02.2024).

Das Internationale Olympische Komitee (IOC) meldete Ende 2022 (International Olympic Committee (IOC) 2022), dass erstmals 50 der 546 Positionen in IOC-Kommissionen von Frauen besetzt wurden (acht Jahre davor waren es nur 20 %) und in 13 von 31 Kommissionen Frauen den Vorsitz führen. Das wird als historischer Schritt hin zu Gendergerechtigkeit im internationalen Sport gesehen. Dadurch bleibt zu hoffen, dass Anliegen von Frauen im Hochleistungssport besser vertreten werden.

### 24.3.3 Leistung und Trainierbarkeit

#### Körperliche Voraussetzungen

Das biologische Geschlecht, das durch chromosomale und hormonelle Steuerungsvorgänge determiniert wird, hat einen großen Einfluss auf die körperliche Leistungsfähigkeit (Hunter et al. 2023). Geschlechtstypische Leistungsunterschiede sind in der Kindheit wenig ausgeprägt und entwickeln sich durch Reifung der Keimdrüsen beim Einsetzen der Pubertät und dem dadurch bedingten Anstieg der Geschlechtshormone.

Erwachsene Männer sind im Durchschnitt größer und schwerer, stärker und schneller als gleichaltrige, gleich gut trainierte Frauen. Sie haben eine größere Muskelmasse, größere Organe und einen geringeren Körperfettanteil. Der Durchmesser der Muskelfasern ist bei Männern größer (Janssen et al. 2000), der Anteil schnell kontrahierender Typ-II-Muskelfasern möglicherweise höher als bei Frauen (Miller et al. 1993). Bei Wettkämpfen, bei denen es auf Ausdauer, Kraft, Schnellkraft und Tempo ankommt, haben sie einen Vorteil von 10–30 % je nach Anforderung der Sportart. Der Vorteil schwindet, wenn es mehr auf Fertigkeit und Ausführungstechnik ankommt, wie zum Beispiel beim Bogenschießen (◘ Abb. 24.3).

| Sportdisziplin | Männer | Frauen | Differenz (%) |
|---|---|---|---|
| **Laufen (outdoor)** | | | |
| 100 m (s) | 9.58 | 10.49 | 9,5 |
| 200 m (s) | 19.19 | 21.34 | 11,2 |
| 400 m (s) | 43.03 | 47.60 | 10,6 |
| 800 m (min:s) | 1:40.91 | 1:53.28 | 12,3 |
| 1500 m (min:s) | 3:26.00 | 3:49.11 | 11,2 |
| 5000 m (min:s) | 12:35.36 | 14:06.62 | 12,1 |
| 10,000 m (min:s) | 26:11.00 | 29:01.03 | 10,8 |
| Marathon (h:min:s) | 2:00.35 | 2:14:04 | 11,7 |
| | | | |
| **Springen (outdoor)** | | | |
| Hochsprung (m) | 2,45 | 2,09 | 14,7 |
| Weitsprung (m) | 8,95 | 7,52 | 16 |
| Triplesprung (m) | 18,29 | 15,74 | 13,9 |
| Stabhochsprung (m) | 6,23 | 5,06 | 18,78 |
| | | | |
| **Schwimmen (Kraul)** | | | |
| 50 m (s) | 20.91 | 23.61 | 12,9 |
| 100 m (s) | 46.80 | 51.71 | 10,5 |
| 200 m (min:s) | 1:42:00 | 1:52.85 | 10,6 |
| 400 m (min:s) | 3:40.07 | 3:55.38 | 7,0 |
| 800 m (min:s) | 7:32.12 | 8:04.79 | 7,2 |
| 1500 m (min:s) | 14.31.02 | 15:20.48 | 5,7 |
| 10,000 m offenes Wasser (h:min:s) | 1:48:33.7 | 1:54:47.20 | 5,7 |
| | | | |
| **Bahnrad** | | | |
| Fliegend 200-m time trial (s) | 9.10 | 10.15 | 11,60 |
| Fliegend 500-m time trial (s) | 24.56 | 28.97 | 17,96 |
| 1-Std Rekord (km) | 56.79 | 50.27 | 11,48 |
| | | | |
| **Eisschnelllauf** | | | |
| 500 m (s) | 33.61 | 36.36 | 8,2 |
| 1000 m (min:s) | 1:05.69 | 1:11.61 | 9 |
| 1500 m (min:s) | 1:40.17 | 1:49.83 | 9,6 |
| 3000 m (min:s) | 3:37.28 | 3:52.02 | 6,8 |
| 5000 m (min:s) | 6:01.56 | 6:39.02 | 10,4 |
| 10,000 m (min:s) | 12:30.74 | 13:48.33 | 10,3 |
| | | | |
| **Gewichtheben (Summe kg Reißen + Stoßen)** | | | |
| 55-kg-Kategorie (kg): | 294 | 227 | 22,8 |
| Offene Klasse (kg): (Männer +109 kg; Frauen + 87 kg) | 492 | 335 | 31,9 |
| | | | |
| | | | |
| **Bogenschießen (recurve)** | | | |
| 1440 round (points) | 1391 | 1405 | −1,0 |
| 70 m \| 72 arrows (points) | 702 | 692 | 1,4 |

◘ **Abb. 24.3** Geschlechtsunterschiede bei Weltbestleistungen verschiedener Sportdisziplinen. (Stand Feb 2024, aktualisiert aus (Harlow et al. 2012))

Testosteron, ein Steroidhormon mit starker anaboler Wirkung, steigt bei Männern in der Pubertät markant an, während es bei Frauen praktisch unverändert bleibt. Erwachsene Männer haben einen etwa 15-mal höheren Testosteronspiegel als Frauen (Handelsman et al. 2018), der im Alter nur langsam abnimmt.

Östradiol und Progesteron, die primären Geschlechtshormone der Frauen, fluktuieren bis in etwa die fünfte Lebensdekade in monatlichen Zyklen und nehmen dann rasch und deutlich ab (Harlow et al. 2012). Sie haben einen wesentlich geringeren anabolen Effekt als Testosteron, beeinflussen jedoch Knochen-, Muskel- und Körperfettmasse.

Eine detaillierte Zusammenfassung der aktuellen Literatur zu diesem Thema wurde rezent von einer Arbeitsgruppe des American College of Sports Medicine (ACSM) als Consensus Statement publiziert und ist dort nachzulesen (Hunter et al. 2023).

## Trainierbarkeit

### Ausdauer

Durch regelmäßiges Ausdauertraining kann die Ausdauerkapazität verbessert werden. Das Ausmaß der Verbesserung hängt von Intensität, Umfang, Häufigkeit, Systematik des Trainings und individuellen genetischen Voraussetzungen ab, nicht jedoch vom Geschlecht. Absolut gesehen werden Frauen bei gleichem Training dennoch geringere Maximalwerte erreichen, was bedeutet, dass weibliche Olympiasiegerinnen männlichen Olympiasiegern in Ausdauerdisziplinen unterlegen sind, aber eine gut trainierte Frau um Größenordnungen besser sein kann als ein weniger gut trainierter Mann.

Als integraler Messwert der Ausdauerkapazität hat sich die maximale Sauerstoffaufnahme ($VO_2max$) etabliert. Die $VO_2max$ der durchschnittlichen untrainierten Frau ist um 25–30 % niedriger als die des vergleichbaren Mannes, was mit Größen- und Gewichtsunterschied und unterschiedlicher Körperzusammensetzung zusammenhängt. Der Unterschied reduziert sich auf 10–15 %, wenn man die $VO_2max$ auf das Körpergewicht bezieht (Mittleman und Zacher 2000). Physiologische Gründe sind ein hormonell bedingt höherer Körperfettanteil, auch bei schlanken Frauen, das etwas kleiner dimensionierte Herz-Kreislauf-System und der geringere Hämoglobingehalt, wodurch die Sauerstofftransportfähigkeit beeinflusst wird (Warren und Shantha 2000). Eine Kompensation erfolgt über einen höheren 2,3-Diphosphoglycerat-Gehalt (Weight et al. 1992), der die Sauerstoffabgabe in der Muskelzelle erleichtert, sowie über eine bessere Fettutilisation. Die Annahme, dass Frauen dadurch bei Ultraausdauerwettbewerben gegenüber Männern im Vorteil sein könnten (Speechly et al. 1996; Bam et al. 1997), ist nach wie vor umstritten (Tiller et al. 2021).

### Kraft

Der Anteil der Muskeln am Gesamtkörpergewicht beträgt bei der erwachsenen schlanken Frau 25–35 %, beim Mann 40–50 %. Männer haben einen höheren Muskelfaserquerschnitt. Keine geschlechtsspezifischen Unterschiede zeigen sich in der intra- und intermuskulären Koordination der Muskelfasern, beide sind trainingsabhängig (Hollmann und Hettinger 2000).

Absolut gesehen besitzen Frauen um etwa 1/3 weniger Maximalkraft als Männer. Das Verhältnis der Kraft der Frau zur Kraft des Mannes weist je nach Muskelgruppe erhebliche Unterschiede auf. Die Kraftdifferenz ist für die Muskulatur des Oberkörpers und Schultergürtels größer als für die der Beine. Wird die Kraft auf den Muskelquerschnitt bezogen, ist die Kraft pro $cm^2$ Muskelquerschnitt jedoch unabhängig von Alter und Geschlecht für alle Menschen gleich, und zwar 3–8 $kg/cm^2$, je nach Hebelarm und Muskelstruktur. Durch Training können die Kraftunterschiede verringert werden. Wird die Kraft relativ zur fettfreien Körpermasse gesehen, können trainierte Frauen Männer sogar übertreffen. Die Kraftzunahme auf einen definierten Trainingsreiz ist absolut gesehen für Männer größer, als Prozentsatz des Ausgangswertes ist er wahrscheinlich für beide Geschlechter in etwa gleich (McArdle et al. 2015; Roberts et al. 2020).

## 24.4 Gesundheitsthemen im Frauensport

### 24.4.1 Relatives Energiedefizit im Sport (RED-S)

Ausreichende Energiezufuhr ist für die Gesundheit essenziell. Während in unterprivilegierten Gegenden der Welt Unterernährung durch mangelnde Verfügbarkeit von Nahrung entsteht, ist sie in privilegierteren Gesellschaften ein Phänomen, das im Sport überdurchschnittlich häufig beobachtet wird, bei Athletinnen häufiger als bei Athleten.

#### Von der „athletischen Triade der Frau" zu RED-S (REDs)

Bereits in den 1980er-Jahren fiel auf, dass bei Frauen durch vermehrte körperliche Aktivität und gleichzeitige Drosselung der Energiezufuhr Menstruationsstörungen induziert werden können (Bullen et al. 1985), die über eine Verminderung des Östrogenspiegels und andere hormonelle Veränderungen schließlich Auswirkungen auf die Knochengesundheit haben. Das gemeinsame Auftreten von eingeschränkter Nahrungszufuhr, Zyklusstörungen und Stressfrakturen wurde in den 1990er-Jahren als *„athletische Triade der Frau"* („Female Athlete Triad") bezeichnet (Nattiv et al. 2007; IOC Medical Commission Working Group Women in Sport 2005).

Während man anfangs angenommen hat, dass ein zu geringer Körperfettanteil für die Störung hormoneller Regulationsmechanismen verantwortlich sein könnte, zeigten weitere Forschungsergebnisse, dass zu geringe Energieverfügbarkeit der kausale Faktor ist. Weiters ergaben zahlreiche Untersuchungen, dass die negativen Folgen des Energiedefizits für Gesundheit und Leistungsfähigkeit wesentlich komplexer sind als in der Triade beschrieben, und dass auch Männer betroffen sein können.

Um diesen Erkenntnissen gerecht zu werden, wurde mit *„Relatives Energiedefizit im Sport – RED-S"* ein neuer Terminus eingeführt. Dieser wurde 2014 von der IOC-Experten Arbeitsgruppe in einem neuen Konsensus-Statement (Mountjoy et al. 2014) veröffentlicht. Wegen der stetig hinzukommenden wissenschaftlichen Erkenntnisse wurden in den Jahren 2018 (Mountjoy et al. 2018) und 2023 (Mountjoy et al. 2023) neue aktualisierte Konsensus-Statements publiziert.

24

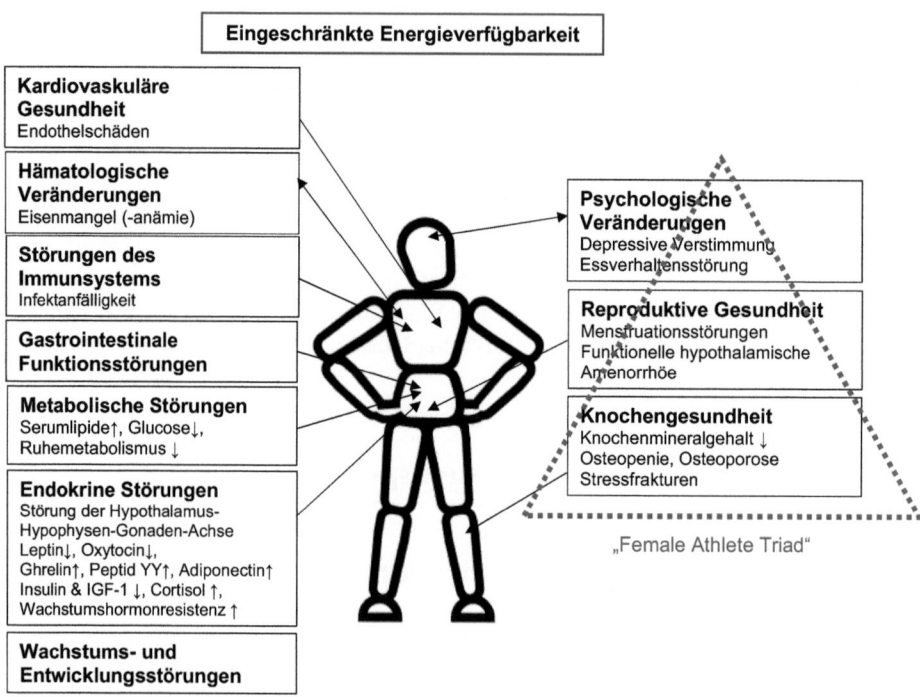

**Abb. 24.4** Gesundheitliche Auswirkungen reduzierter Energieverfügbarkeit. (Adaptiert nach Mountjoy M, Sundgot-Borgen JK, Burke LM, Ackerman KE, Blauwet C, Constantini N et al. IOC consensus statement on relative energy deficiency in sport (RED-S): 2018 update. Br J Sports Med. 2018;52(11):687–97. doi: 10.1136/bjsports-2018-099193)

Das vorerst RED-S und ab 2023 REDs genannte Syndrom beschreibt die Beeinträchtigung zahlreicher physiologischer Funktionen durch zu geringe Verfügbarkeit von Energie. Zu diesen gehören unter anderemStörungen der Knochengesundheit, der Menstruationsfunktion, des Immunsystems, der Proteinsynthese, des Metabolismus, der kardiovaskulären und der psychischen Gesundheit. (■ Abb. 24.4 und24.5).

Neu hinzugekommen sind Erkenntnisse über den zusätzlichen Einfluss von niedriger Kohlenhydratverfügbarkeit, die Überlappung von REDs und Übertrainingssymptomen, das Erkennen von Biomarkern niedriger Energieverfügbarkeit und die Zeitschiene zur Entwicklung eines REDs sowie REDs bei Männern und Paraathleten.

## Energieverfügbarkeit

Verfügbare Energie ist jene Energiemenge, die nach Abzug der für das Training verbrauchten Energie noch für andere Körperfunktionen zur Verfügung steht. Diese wird für den Grundumsatz, die Thermoregulation, Wachstums- und Reparaturvorgänge, das Immunsystem und gegebenenfalls für Vorgänge rund um die Reproduktion benötigt. Geringe Energieverfügbarkeit kann durch Verminderung der Nahrungszufuhr bei gleichem Trainingsumfang oder Erhöhung des Trainingsumfangs bei gleichbleibender Energiezufuhr entstehen. Dies mag unabsichtlich, absichtlich oder aufgrund psychopathologischer Hintergründe geschehen.

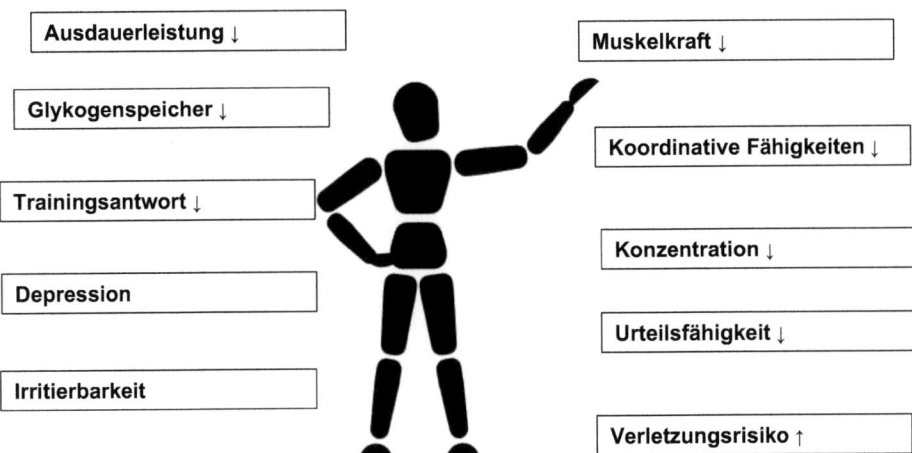

**Abb. 24.5** Potenzielle Auswirkungen eingeschränkter Energieverfügbarkeit auf die sportliche Leistung. (Adaptiert nach Mountjoy M, Sundgot-Borgen JK, Burke LM, Ackerman KE, Blauwet C, Constantini N et al. IOC consensus statement on relative energy deficiency in sport (RED-S): 2018 update. Br J Sports Med. 2018;52(11):687-97. doi: 10.1136/bjsports-2018-099193)

Da der Hauptanteil der Energie durch die fettfreie Körpermasse verbraucht wird, wird der Energiebedarf auf die fettfreie Masse (FFM) bezogen.

Die mathematische Formel zu deren Berechnung lautet:

$$Energieverfügbarkeit \left( \frac{\frac{kcal}{kgFFM}}{Tag} \right)$$
$$= \frac{Energieaufnahme(kcal) - Energieverbrauch\ durch\ Training(kcal) / Tag}{Fettfreie\ Masse(kg)}$$

Zu geringe Energieverfügbarkeit über kürzere Zeiträume scheint gut toleriert werden zu können und keine langfristig negativen Folgen auf die Gesundheit zu haben. Solche entstehen zum Beispiel im Rahmen einer besonders intensiven Trainingsphase in einem zyklisierten Trainingsplan oder bei einer Expedition (Gifford et al. 2019).

Problematisch ist hingegen die lang anhaltend zu geringe Energieverfügbarkeit, die zu Störungen von Körperfunktionen und schließlich klinischen Symptomen führen kann. Eine scharfe Abgrenzung zwischen tolerierbarem und krank machendem Energiedefizit existiert nicht, und gesundheitliche Folgeerscheinungen sind wahrscheinlich durch zahlreiche individuelle Faktoren beeinflusst.

Als ausreichende Energieverfügbarkeit zum Halten des Gewichts wird derzeit für Frauen ein Wert von ~ 45 kcal/kg FFM/Tag angenommen. Klinische Störungen treten am häufigsten auf, wenn die Energieverfügbarkeit längere Zeit unter 30 kcal/kg

FFM/Tag liegt (Elliott-Sale et al. 2018). Diese Werte stammen aus Kurzzeitstudien unter kontrollierten Bedingungen und sind daher bei Athletinnen im normalen Leben als Größenordnungen zu verstehen.

Auch Paraathletinnen und -athleten scheinen in erheblichem Ausmaß von nicht ausreichender Energiezufuhr betroffen zu sein (Mountjoy et al. 2023). Das und ob Männer niedrigere Werte tolerieren, ist noch nicht ausreichend erforscht.

### Vorgehen bei Verdacht auf REDs

Zeichen von niedriger Energieverfügbarkeit und für ein sich daraus entwickelndes REDs sind nach wie vor oft subtil und nicht leicht zu erkennen. Das IOC hat ein „assessment tool" entwickelt, das im Internet frei abrufbar ist, derzeit aber nur in englischer Sprache existiert.

Dieses ist in drei Schritten anzuwenden. 1) Screening mittels Fragebogen, 2) REDs-Schwere bzw. Risikostratifizierung, 3) REDs klinische Diagnose und Therapie (► https://stillmed.olympics.com/media/Documents/Athletes/Medical-Scientific/Consensus-Statements/REDs/IOC-REDs-CAT-V2.pdf (abgerufen am 08.02.2024).

## 24.4.2 Knochengesundheit

Regelmäßige körperliche Aktivität, bei der möglichst hohe Kräfte auf die Knochen wirken (Laufen, Springen, Krafttraining usw.), fördert die Knochenmineralisation in Kindheit und Jugendalter und trägt im Erwachsenenalter zum Erhalt der Knochenmasse bei (Kohrt et al. 2004; Zernicke et al. 2012).

Nur bis zum Abschluss der Wachstumsphase überwiegt die Knochenneubildung. Die maximal erreichbare Knochenmasse („peak bone mass") ist genetisch festgelegt. In Abhängigkeit von der Ernährung, der regelmäßigen körperlichen Belastung und hormonellen Einflüssen kann das zur Verfügung stehende Potenzial voll ausgeschöpft werden. Mangelernährung, Zyklusstörungen, Rauchen, übermäßiger Alkoholgenuss, Immobilität, manche chronischen Erkrankungen und Medikamente sowie der Östrogenabfall in der Menopause sind der Knochenmineralisation abträglich.

Ausreichende Energieverfügbarkeit fördert die Knochengesundheit und -entwicklung indirekt durch Aufrechterhaltung ausreichender Östrogenspiegel und direkt, indem knochenaufbauende Hormone stimuliert werden. Bei Läuferinnen fand man einen negativen Zusammenhang zwischen Knochenmineraldichte (Lendenwirbel und Schenkelhals) und Ausdauertrainingsumfang (km/Woche) sowie eine positive Korrelation zwischen Knochenmineralgehalt und Körpergewicht (Burrows et al. 2003).

Bei Athletinnen, die sich mit Schmerzen im Bewegungsapparat, besonders der unteren Extremitäten, präsentieren, schlank sind und eventuell hohe Trainingsumfänge haben, sollte das Vorliegen einer Stressfraktur in Erwägung gezogen werden. Eine Evaluierung bezüglich eines möglichen REDs, eine Knochendichtemessung und eine gynäkologische Begutachtung sind in einem derartigen Fall sinnvoll (Wallwiener et al. 2021).

### 24.4.3  Verletzungsmuster

Besonders im Fußball- und Skisport, aber auch bei Judo und Hockey treten bei Athletinnen überdurchschnittlich (2–10-mal) häufiger Knieverletzungen auf als bei ihren männlichen Kollegen. Das vordere Kreuzband ist die am häufigsten betroffene Bandstruktur (Mancini et al. 2021; Petersen et al. 2016). Ein im Vergleich zu Männern schlechteres Kraft-Last-Verhältnis, anatomische Besonderheiten der Beinachse und des Kniegelenks und ein langsameres Ansprechen der Gelenke stabilisierenden Muskulatur sowie hormonelle Faktoren werden als Ursachen diskutiert. Selbst wenn das verletzte Knie durch eine Kreuzbandplastik stabilisiert werden kann, beträgt die Prävalenz für eine Ruptur des unverletzten anderen Knies zwischen 7 und 24 % (Petersen et al. 2016).

Durch gezielte Aufwärm- und Kräftigungsprogramme kann das Risiko deutlich reduziert werden (Petersen et al. 2016; Petushek et al. 2019).

## 24.5  Frauenspezifische Themen

### 24.5.1  Die weibliche Brust

Die weibliche Brust besteht aus Drüsen- und Fettgewebe. Die Größe ist erblich beeinflusst. Die Form verändert sich im Laufe des Lebens, unter anderem beeinflusst durch fluktuierende Hormonspiegel (McGhee und Steele 2023). Probleme in Zusammenhang mit Sportausübung können sich bei besonderer Größe der Brust ergeben, wenn die Bewegung zu Schmerzen führt. Sport-BHs, wenn nötig auch zwei übereinander, können hier durch entsprechende Fixierung Abhilfe schaffen und führen zu verbesserter Laufökonomie (Fong und Powell 2022).

Verletzungen der Brust können zu Blutergüssen führen, die nach Abheilung Fibrosierungen bedingen können. Auch durch Scheuern von Kleidung können Verletzungen entstehen. Es gibt bisher keine Hinweise dafür, dass sie die Entstehung von Mammakarzinomen begünstigen (McGhee und Steele 2023).

### 24.5.2  Menstruationszyklus und Zyklusstörungen

Ein funktionierender Menstruationszyklus ist ein Zeichen von Gesundheit bei Frauen im gebärfähigen Alter. Er ist gekennzeichnet durch eine zyklische Änderung von Hormonkonzentrationen, die die Reifung eines Eifollikels im Ovar, den Eisprung, den Aufbau der Uterusschleimhaut und die Einnistung des befruchteten Eies zur Folge haben oder die Abstoßung der Uterusschleimhaut, wenn keine Befruchtung stattgefunden hat. Seine Steuerung erfolgt durch den Nucleus arcuatus des Hypothalamus, der das Gonadotropin-Releasing-Hormon (GnRH) pulsartig in den Portalkreislauf der Hypophyse sezerniert und dadurch die pulsartige Freisetzung der Steuerhormone – luteinisierendes Hormon (LH) und follikelstimulierendes Hormon (FSH) – aus dem Hypophysenvorderlappen (HVL) bewirkt. FSH ist für die Entwicklung der Eifollikel im Ovar von kritischer Bedeutung und für die Konvertierung von

Androgenen zu Östradiol im Ovar. Unter dem Einfluss von LH wird in den Theka-zellen der Follikel Cholesterol in Androgene konvertiert (die dann weiter zu Östra-diol umgewandelt werden). Eine LH-Spitzenausschüttung in der Mitte des Zyklus bewirkt den Eisprung aus dem gereiften Eifollikel. Danach bewirkt LH die Um-wandlung der verbleibenden Follikelzellen zum Corpus luteum, das 10–100-mal mehr Progesteron als Östrogen sezerniert und die Vaskularisierung des Endo-metriums bewirkt, das vorher unter dem Einfluss von Östrogen proliferiert ist (Loucks 2012).

Daher ist die erste Phase des Menstruationszyklus (*Follikelphase*), die am Tag 1 der Menstruation beginnt und von variabler Länge ist, durch langsam ansteigende Östrogen-, aber niedrige Progesteron-Serumspiegel gekennzeichnet. Sie endet mit dem Eisprung, der durch eine kurzfristig hohe Östrogenkonzentration begleitet ist. Die zweite Phase (*Lutealphase*) ist durch hohe Progesteronspiegel, aber auch höhere Östrogenspiegel als die erste Phase gekennzeichnet. Sie dauert 14 Tage. Ist sie kürzer als 10 Tage, steigt die Wahrscheinlichkeit, dass sich ein befruchtetes Ei nicht ord-nungsgemäß in das Endometrium einnisten kann (Loucks 2012).

## Zyklusabhängige Effekte auf die Leistungsfähigkeit

Zyklusabhängige Effekte auf die Leistungsfähigkeit sind unterschiedlich ausgeprägt und unterliegen individuellen Schwankungen (Lebrun 2000; Findlay et al. 2020).

Man kann davon ausgehen, dass in der frühen Follikelphase (Menstruations-blutung) und in der Lutealphase die Leistungsfähigkeit geringfügig reduziert sein kann. Im Breitensport ist dies ohne Bedeutung, im Leistungssport kann es relevant sein (Platen 2001). Neuere Studien zeigen keine einheitlichen Effekte des Menstruationszyklus auf die Leistung bei Eliteathletinnen (Meignie et al. 2021). Zykluseffekte auf Kraft und Schnellkraft korrelierten in einer Studie mit 40 jungen, eumenorrhoischen Frauen mit und ohne Kontrazeptivaeinnahme eher mit dem psychologischen Wohlbefinden als mit Veränderungen der Hormonspiegel (Dam et al. 2022).

Obwohl in den letzten Jahren das zyklusgesteuerte Training erhöhte mediale Auf-merksamkeit erlangt hat, sind aussagekräftige wissenschaftliche Studien dazu derzeit nicht vorhanden. Das Wohlbefinden kann durch zahlreiche andere Faktoren beein-flusst werden und sollte insgesamt in die Feingestaltung des Trainings einfließen.

## Zyklusstörungen
### Das prämenstruelle Syndrom

Als prämenstruelles Syndrom bezeichnet man zyklusabhängige, wiederkehrende Be-einträchtigungen des physischen und psychischen Befindens, die vor allem in der zweiten Zyklushälfte auftreten (Stute und Kiesel 2008). Je nach Definition sind 50–80 % der Frauen im gebärfähigen Alter von mehr oder weniger stark spürbaren Befindlichkeitsschwankungen betroffen, bei 3–9 % sind sie so stark, dass ärztlicher Rat gesucht wird.

Eine positive Beeinflussung der Symptomatik durch regelmäßigen Sport wird be-richtet (Cowart 1989).

Bei relevanten Beschwerden ist es sinnvoll, sich einer gynäkologischen Untersuchung zu unterziehen, wo Erkrankungen ausgeschlossen werden können und eine Therapie initiiert wird.

## Menstruelle Dysfunktion

Etwa 20–40 % aller Frauen im gebärfähigen Alter sind im Laufe ihres Lebens von Störungen ihres Menstruationszyklus betroffen (Wildt und Böttcher 2020). Diese können unterschiedlich ausgeprägt sein und treten bei Athletinnen etwa 2–3-mal häufiger auf als bei Nichtathletinnen. (Bowman et al. 2018). Eine diagnostische Abklärung wird nur dann empfohlen, wenn die Störung über mehr als 3–6 Monate besteht.

Von **primärer Amenorrhö** spricht man, wenn die Menarche (erste Regelblutung) bis zum 16. Geburtstag nicht aufgetreten ist. Von **sekundärer Amenorrhö**, wenn sie nach eingetretener Menarche für einen Zeitraum von mindestens 3 Monaten ausbleibt. Als **Oligomenorrhö** bezeichnet man eine Zykluslänge von mehr als 35 Tagen, ein **Klimakterium praecox** ist das Erlöschen der Ovarialfunktion vor dem 40. Lebensjahr.

Ein normaler Menstruationszyklus erfordert eine normale Funktion der Hypothalamus-Hypophysen-Ovarial-Achse (Schippert 2010). Diese ist gekennzeichnet durch die pulsatile Ausschüttung des Steuerhormons GnRH aus dem Hypothalamus, die entsprechende Hormonantwort in Form zyklischer Ausschüttung von LH und FSH aus der Hypophyse und deren Wirkung auf die Ovarien und die Reifung und Ausstoßung der Eizelle.

Gründe für längerfristige Störungen dieses Zusammenspiels können vielfältig sein. Intensives Training allein ist selten dafür verantwortlich (Gifford et al. 2019; Kurgan et al. 2018). Folgende Faktoren können die Dysfunktion begünstigen:

- Ein Zusammentreffen von hohen Trainingsumfängen mit niedriger Energieverfügbarkeit wegen ungenügender Ernährung,
- erhöhter Stress durch inadäquate, zu schnelle Steigerung der Trainingsbelastung,
- vorbestehende Dysfunktion wegen anderer Ursachen oder
- psychosoziale Faktoren (Bowman et al. 2018).

Konsequenz länger bestehender Menstruationsstörungen sind, neben Infertilität durch Suppression der Hormonfunktion, verringerte Knochendichte mit erhöhtem Risiko für Stressfrakturen und Erhöhung des kardiovaskulären Risikos durch Änderung des Lipidprofils und der Endothelfunktion (Wallwiener et al. 2021).

Da die Auswirkung eines dysfunktionalen Menstruationszyklus auf die Knochendichte möglicherweise nicht komplett reversibel ist, sollte dieser frühzeitig entdeckt werden. Die Frage nach der Menstruation muss daher in jeder Sportfreigabeuntersuchung enthalten sein. Bei länger bestehender menstrueller Dysfunktion sind eine Evaluierung der Knochendichte sowie eine Substitution mit Calcium und Vitamin D zu überlegen (Wallwiener et al. 2021).

Die Abklärung einer menstruellen Dysfunktion, die bereits seit mehr als 3 Monaten besteht, sollte eine genauere Evaluierung der Ernährung einschließen und andererVeränderungen, wie zum Beispiel Schwangerschaft, Schilddrüsenfunktionsstörungen, Prolaktinämie oder eine polyzystische Erkrankung des Ovars ausschliessen.

### 24.5.3  Schwangerschaft

Die neuesten Empfehlungen sind dahingehend, dass Sport in einer komplikationslosen Schwangerschaft auch dann empfohlen wird, wenn vorher keine sportlichen
Aktivitäten ausgeübt wurden. Das gering erhöhte Risiko im Sport wird durch die
vielen positiven Effekte bei Weitem überwogen (Committee on Obstetric Practice
2020; Teede et al. 2021). Sogar die Entwicklung eines Gestationsdiabetes scheint bei
einem Body-Mass-Index von mehr als 33 kg/m$^2$ günstig beeinflusst zu werden (Artal
und O'Toole 2003; Badon et al. 2016).

Sportart, Dauer und Intensität sind aber auf anatomische und physiologische
Veränderungen abzustimmen.

### Veränderungen während der Schwangerschaft:

Anatomische und physiologische Anpassungen führen zu Veränderungen in Ruhe
und unter Belastung. Die Gewichtszunahme führt zu verstärkter Belastung der Gelenke, zur Verlagerung des Körperschwerpunktes und zu Hyperlordose. Hormonell
bedingt kommt es zur Lockerung des Bandapparates, Zunahme des Blutvolumens
und der venösen Kapazität, Erhöhung des Sauerstoffbedarfes, Zunahme des Herzminutenvolumens durch Anstieg von Schlagvolumen um 10 % im 1. Trimenon, gefolgt von der Herzfrequenz um 20 % im 2. und 3. Trimenon (Artal und O'Toole 2003).

Der mittlere arterielle Blutdruck sinkt ab dem 2. Trimenon um durchschnittlich
5–10 mm Hg, hervorgerufen durch gesteigerte Blutversorgung des Uterus und der
Placenta und Abnahme des Gefäßwiderstandes, um gegen Ende der Schwangerschaft wieder auf Ausgangswerte zurückzukehren. Die Steigerung des Atemminutenvolumens beträgt 50 %, es kommt zur Hyperventilation und somit zur Abnahme der
Pufferbasenkonzentration im Blut (Bicarbonat). Erschwerte Wärmeregulation kann
zu einer Steigerung der Körperkerntemperatur führen.

Weitere Details zu diesem Thema sind in (L'Heveder et al. 2022) zu finden.

### Vorteile und Risiken von Sport in der Schwangerschaft?

**Vorteile des Sporttreibens sind**: gesteigertes Wohlbefinden, bessere Körperbeherr-
schung, Erhalt bzw. Steigerung der Fitness, Reduktion der morgendlichen Übelkeit,
Stärkung der Rückenmuskulatur, Vermeidung der Bildung von Thrombosen,
Krampfadern und Hämorrhoiden, bessere Vorbereitung auf die Geburt, schnellere
Erholung nach der Geburt sowie Schutz vor schwangerschaftsbedingtem Diabetes
mellitus (Committee on Obstetric Practice 2020).

Wissenschaftliche Evidenz über Eliteathletinnen, die ihr Training in der
Schwangerschaft fortsetzten, ist lückenhaft. Etwas Evidenz gibt es dafür, dass
Frauen, die vor der Schwangerschaft Wettkampfsport betrieben haben, seltener
unter Rückenschmerzen („low back pain") während der Schwangerschaft leiden und
nicht übermäßig an Gewicht zunehmen (Wowdzia et al. 2021).

**Vermeiden sollte man:** Hyperthermie, Hypoglykämie und Hypoxie. Hyperthermie
von mehr als 1,5 °C in den ersten 60 Tagen der Gravidität kann zu Missbildungen
führen, weswegen man früher Schwangeren das Sporttreiben nicht empfohlen hat.
Moderne Untersuchungen zeigen aber, dass das Risiko bei normalem Sporttreiben

vernachlässigbar ist. Verletzungsanfällige Sportarten sollten gemieden werden, einerseits wegen der erhöhten Verletzungsgefahr und der Gefahr von Nabelschnurumschlingungen bei ruckartigen Beschleunigungen und abruptem Abbremsen, andererseits weil die Diagnostik und Therapie von Verletzungen in der Schwangerschaft mit erhöhtem Risiko für das Kind und die Mutter einhergeht (Committee on Obstetric Practice 2020; Schmidt 2022).

**Tauchsport** birgt wegen der hyperbaren Bedingungen möglicherweise die Gefahr einer toxischen Schädigung des Fetus durch den erhöhten Sauerstoffpartialdruck und die Gefahr der Dekompressionserkrankung (Conger und Magann 2014). Allerdings stammen Daten dafür vor allem aus Tierversuchen, die Datenlage von Menschen ist dünn. Daher wird schwangeren Frauen vom Flaschentauchen abgeraten. Eine unabsichtliche Exposition in der frühen Schwangerschaft sollte jedoch keinen Grund für einen Schwangerschaftsabbruch darstellen (Reid und Lorenzo 2018).

**Warnzeichen, bei deren Auftreten die Aktivität beendet werden sollte (Committee on Obstetric Practice 2020):**
- Vaginalblutungen
- Bauchschmerzen
- Regelmäßig auftretende Kontraktionen
- Fruchtwasserverlust
- Vermehrte Dyspnoe
- Schwindel, Kopfschmerz, Brustschmerz
- Gleichgewichtsstörungen durch Muskelschwäche
- Schmerzen oder Anschwellen der Unterschenkel

## Bewegungsempfehlungen für Schwangere

Erlaubt ohne Einschränkungen sind Joggen, Walken, Wandern, Radfahren, Gymnastik, Tanzen und Schwimmen (geringe Gelenkbelastung, Wassertemperatur nicht unter 20 °C und nicht über 35 °C).

Erlaubt im unteren submaximalen Bereich sind Laufen, Rudern, Skilanglauf, Tennis, Squash, Badminton, Tischtennis, Segeln.

Nicht empfehlenswert sind Mannschaft- und Kampfsportarten (Verletzungen), Wasserski, Surfen, Turnen (hohes Sturzrisiko), Höhentraining über 2500 m (siehe Baumgartner et al. 2014), Marathonlauf, Triathlon, Bodybuilding, Boxen, Gewichtheben, Fallschirmspringen u. a. Auch Wettkämpfe sind prinzipiell erlaubt, es gelten jedoch dieselben Richtlinien wie für Sport in der Schwangerschaft. Aufgrund der physiologischen Veränderungen sind keine Höchstleistungen zu erwarten (Artal und O'Toole 2003).

Entscheidend sind regelmäßige ärztliche Kontrollen, Gewichtskontrollen vor und nach dem Sport zur Vermeidung von Wasserverlusten und eine adäquate Nahrungsaufnahme.

Viele morphologische und physiologische Veränderungen nach der Geburt bestehen 4–6 Wochen. Das Training nach der Geburt sollte langsam und individuell begonnen werden. Ein systematischer Trainingsaufbau kann individuell etwa 4 Wochen nach einer komplikationslosen Entbindung beginnen. Bei stillenden Frauen ist Sport direkt nach dem Stillen vorzuziehen. Moderates Ausdauertraining nach der Geburt hebt die Stimmung und mindert Angst und Depressionen (Koltyn und Schultes 1997).

### 24.5.4 Kontrazeptiva

Spitzensportlerinnen nutzen Kontrazeptiva in etwa so häufig wie andere gleichaltrige Frauen (Goeckenjan und Gharavi 2021). In einer Befragungsstudie zu Vor- und Nachteilen einer hormonellen Verhütung an 430 Sportlerinnen werden Vorhersage/ Verschiebung der Periodenblutung, Regelmäßigkeit, weniger häufige Perioden- blutung und geringere Blutungsstärke am häufigsten als Vorteile genannt, während Gewichtszunahme und Stimmungsveränderungen am häufigsten auf der Negativ- seite genannt werden (Martin et al. 2018).

Zur Verfügung steht eine Vielzahl an Präparaten, die oral oder intrauterin ange- wandt werden. Was für wen geeignet ist, sollte im Rahmen einer gynäkologisch- fachärztlichen Beratung besprochen werden.

Weiterführende Informationen sind in der Arbeit von M. Goeckenjan und H. Gharavi zusammengefasst (Goeckenjan und Gharavi 2021).

### 24.5.5 Menopause

Mit Eintreten der Menopause, typischerweise am Ende der 4. oder Anfang der 5. De- kade, und Abfall der Östrogenspiegel erleben Frauen eine Abnahme ihrer Muskel- masse, Kraft und Knochenmineraldichte sowie Zunahme der Steifigkeit des Sehnen- Band-Apparates.

Die Muskelmasse nimmt ab, obwohl eine erhöhte Proteinsyntheserate im Ver- gleich zu prämenopausalen Frauen und Männern beobachtet wurde, die aber durch eine noch höhere Proteinabbaurate zu einem Nettoverlust an Muskelprotein führt. Eine Hormonersatztherapie scheint diesen Veränderungen entgegenwirken zu kön- nen (Hansen und Kjaer 2014), der Einsatz ist aber aufgrund des bekannten cancero- genen Risikos problematisch.

Auch die Knochenmineraldichte nimmt ab, sogar körperliche Aktivität mit hohem Umfang kann dies nicht verhindern. Allerdings haben aktive Frauen im Vergleich zu inaktiven Gleichaltrigen, auch ohne Hormonersatztherapie, ein um 67 % geringeres Hüftfrakturrisiko, sodass man annehmen kann, dass der Effekt regelmäßigen Trainings weniger im Erhalt der Knochenmineraldichte als in der Ver- hinderung sich daraus ergebender Komplikationen liegt (Howe et al. 2011). Inter- ventionsstudien zeigten auch, dass progressives Krafttraining mit hoher Intensität in der Lage war, die Knochenmineraldichte zu verbessern (Kohrt et al. 2004).

Die Abnahme von aktiver Muskelmasse geht mit einer Verringerung des Energie- verbrauchs einher, sodass Frauen besonders gefährdet sind, mit Eintritt der Meno- pause Gewicht zuzunehmen. Ein Bewegungsumfang von mindestens 1 h pro Tag kann diese vor allem bei normalgewichtigen Frauen verhindern (I-Min L, Luc D, D. SH, Lu W, E. BJ 2010).

Die Wirkung regelmäßiger körperlicher Aktivität auf Mortalität, kardiovaskuläre Erkrankungen, Diabetes, Depressionen etc. wurde zu Beginn dieses Kapitels aus- führlich beschrieben. Rezente Untersuchungen haben gezeigt, dass unabhängig von der betriebenen Sportart der altersbedingte Rückgang der sportmotorischen Leistungsfähigkeit deutlich verzögert werden kann (Last und Weisser 2015).

Im Leistungssport verläuft die Leistungsabnahme im Altersverlauf bei Master-wettkämpfen in Ausdauersportarten bei trainierten Männern und Frauen parallel, was darauf hinweist, dass regelmäßiges Training bei Vertretern beiderlei Geschlechts eine hohe Funktionalität erhalten kann (Tanaka und Seals 2008).

## 24.6 Schlussbetrachtung

Regelmäßig durchgeführte körperliche Aktivität ist essenziell für die Gesundheit, Leistungsfähigkeit und Lebensqualität von Frauen in allen Altersstufen und Lebens-phasen. Während bei Männern Fitness eher als Tugend gilt, müssen Frauen nach wie vor historisch gewachsene Rollenbilder überwinden, auf Basis derer sie von vielen sportlichen Aktivitäten ausgeschlossen waren.

Besonders im vergangenen Jahrzehnt sind viele internationale Initiativen er-kennbar, die die Gleichstellung aller Geschlechter im Sport zum Ziel haben. Da Sportlerinnen auch als Rollenmodelle für andere Personengruppen dienen können, bleibt zu hoffen, dass dadurch auch die besonders wenig bewegungsaffine Gruppe junger Mädchen und Frauen zu Sport und körperlicher Aktivität motiviert werden kann und für sie vermehrt Strukturen geschaffen werden, in denen sie gerne körper-lich aktiv sind.

Frauen erreichen durch spezifisches Training prozentual einen gleich guten Leistungszuwachs wie Männer. Was die Absolutleistungen bei Kraft- und Ausdauer betonten Sportarten betrifft, sind sie gegenüber ihnen im Hintertreffen. Dem wird durch getrennte Wertungen in allen Wettkämpfen Rechnung getragen. Frauensport dennoch als nicht weniger attraktiv darzustellen, ist ein Gebot der Gleichbehandlung von Menschen.

Bei der Betreuung von Sporttreibenden ist es wichtig, auf einen gesunden Mix aus Belastung und Erholung zu achten, da nur so nachhaltig Leistungssteigerung er-reicht werden kann. Nur wer gesund ist und auf die Gesundheit achtet, kann nach-haltig erfolgreich sein. Mangelernährung, Konsum unerlaubter Substanzen, all-gemeine Überforderung durch unrealistische Zielsetzungen oder unsystematisches Herangehen an die Herausforderungen hoher Leistungsziele können zwar kurzfristig Erfolge erlauben, sind langfristig jedoch immer nachteilig.

Am Ende sollte das Ziel sein, möglichst vielen Menschen ein gelingendes Leben zu ermöglichen, in dem sie aus dem gesunden Sporttreiben Freude generieren, Er-fahrungen für andere Lebenssituationen machen und durch lebenslange Aktivität ihre Gesundheit erhalten können.

## Literatur

Ades P (2001) Cardiac rehabilitation and secondary prevention of coronary heart disease. N Engl J Med 345(12):892–902

Arem H, Moore SC, Patel A, Hartge P, Berrington de Gonzalez A, Visvanathan K et al (2015) Leisure time physical activity and mortality: a detailed pooled analysis of the dose-response relationship. JAMA Intern Med 175(6):959–967. https://doi.org/10.1001/jamainternmed.2015.0533

Artal R, O'Toole M (2003) Guidelines of the American College of Obstetricans and Gynecologists for exercise during pregnancy and the postpartum period. BrJ Sports Med 37:6–12

Badon SE, Wartko PD, Qiu C, Sorensen TK, Williams MA, Enquobahrie DA (2016) Leisure time physical activity and gestational diabetes mellitus in the omega study. Med Sci Sports Exerc 48(6):1044–1052. https://doi.org/10.1249/MSS.0000000000000866

Bam J, Noakes TD, Juritz J, Dennis SC (1997) Could women outrun men in ultramarathon races. Med Sci Sports Exerc 29:244–247

Baumgartner E, Berghold F, Paal P (2014) Schwangerschaft, Antikonzeptiva und Bergsteigen. Jahrbuch 2014 der Öst. Ges. f. Alpin- und Höhenmedizin: 123-130. Verleger: Öst. Ges. f. Alpin und Höhenmedizin, Athesia-Tyrolia Druck GmbH, Innsbruck.

Beltz S, Gloystein S, Litschko T, Laag S, van den Berg N (2022) Multivariate analysis of independent determinants of ADL/IADL and quality of life in the elderly. BMC Geriatr 22(1):894. https://doi.org/10.1186/s12877-022-03621-3

Bjerregaard LG, Jensen BW, Angquist L, Osler M, Sorensen TIA, Baker JL (2018) Change in overweight from childhood to early adulthood and risk of type 2 diabetes. N Engl J Med 378(14):1302–1312. https://doi.org/10.1056/NEJMoa1713231

Bowman L, Dec K, Carson E, Franks RR, Hecht S, Lebrun CM et al (2018) Female athlete issues for the team physician: a consensus statement – 2017 update. Med Sci Sports Exerc 50(5):1113–1122. https://doi.org/10.1249/MSS.0000000000001603

Brosz D, Fischer D (2022) (BMKÖS – Abteilung II/1). Sportbericht 2021. In: Abteilung II/1 – Sportstrategie SuG, Sportbericht, editor: Bundesministerium für Kunst, Kultur, Öffentlichen Dienst und Sport (BMKÖS)

Bullen BA, Skrinar GS, Beitins IZ, von Mering G, Turnbull BA, McArthur JW (1985) Induction of menstrual disorders by strenuous exercise in untrained women. N Engl J Med 312(21):1349–1353. https://doi.org/10.1056/NEJM198505233122103

Burrows M, Nevill AM, Bird S, Simpson D (2003) Physiological factors associated with low bone mineral density in female endurance runners. Br J Sports Med 37(1):67–71

Caudwell P, Gibbons C, Finlayson G, Naslund E, Blundell J (2014) Exercise and weight loss: no sex differences in body weight response to exercise. Exerc Sport Sci Rev 42(3):92–101. https://doi.org/10.1249/JES.0000000000000019

Coleman L, Cox L, Roker D (2008) Girls and young women's participation in physical activity: psychological and social influences. Health Educ Res 23(4):633–647. https://doi.org/10.1093/her/cym040

Committee on Obstetric Practice (2020) ACOG Committee Opinion No. 804: Physical activity and exercise during pregnancy and postpartum period. Obstet Gynecol 135(4):e178–ee88

Conger J, Magann E (2014) Diving and pregnancy: what do we really know? Obstet Gynecol Surv 9:551–556

Conti D, D'Ercole F, Pfister G, Thaler H, Kotvojs E, Radford M et al (1985) European chart of women's right in sports. https://www.uisp.it/nazionale/aree/politichegenere/files/CHART_ENGLISH.pdf

Convention on the Elimination of All Forms of Discrimination against Women (1981) United Nations General Assembly Resolution 34/180. United Nations

Cowart VS (1989) Can exercise help women with PMS? Phys Sportsmed 17(4):168–170

Cowley ES, Watson PM, Foweather L, Belton S, Thompson A, Thijssen D et al (2021) „Girls Aren't Meant to Exercise": perceived influences on physical activity among adolescent girls – The HERizon Project. Children (Basel) 8(1). https://doi.org/10.3390/children8010031

Creanga AA, Catalano PM, Bateman BT (2022) Obesity in pregnancy. N Engl J Med 387(3):248–259. https://doi.org/10.1056/NEJMra1801040

Dam TV, Dalgaard LB, Sevdalis V, Bibby BM, Janse DEJX, Gravholt CH et al (2022) Muscle performance during the menstrual cycle correlates with psychological well-being, but not fluctuations in sex hormones. Med Sci Sports Exerc 54(10):1678–1689. https://doi.org/10.1249/MSS.0000000000002961

DeSimone D (2022) Over 200 years of service: the history of women in the U.S. Military

Deutsche Adipositas Gesellschaft: Prävalenz der Adipositas im Erwachsenenalter (2023). https://adipositas-gesellschaft.de/ueber-adipositas/praevalenz/. Zugegriffen am 20.01.2023

Drinkwater BL (2015) ACSM's role in promoting physical activity for women. ACSM Sports Medicine Bulletin. http://www.multibriefs.com/briefs/acsm/active3-10.htm: ACSM; S. 1

Eder M (2009) Frauen-Skispringen Abflug in die Zukunft. In: D'Inka W, Kaube J, Kohler B, Steltzner H (Hrsg) FAZNET-Spezial Heldinnen in Männerdomänen: Frauen, die sich was trauen. http://www.faz.net/aktuell/sport/wintersport/frauen-skispringenabflug-in-die-zukunft-1744056.html. Zugegriffen am 29.07.2025

Ekelund U, Tarp J, Steene-Johannessen J, Hansen BH, Jefferis B, Fagerland MW et al (2019) Dose-response associations between accelerometry measured physical activity and sedentary time and all cause mortality: systematic review and harmonised meta-analysis. BMJ 366:l4570. https://doi.org/10.1136/bmj.l4570

Elliott-Sale KJ, Tenforde AS, Parziale AL, Holtzman B, Ackerman KE (2018) Endocrine effects of relative energy deficiency in sport. Int J Sport Nutr Exerc Metab 28(4):335–349. https://doi.org/10.1123/ijsnem.2018-0127

European Commission (2022a) Special Eurobarometer 525 „Sport and Physical Activity" In: Activity SESaP, editor. NC-09-22-474-EN-N ed. ISBN: 978-92-76-56533-8 European Commission; 2022. p. Percentages shown are at EU27 level.

European Commission (2022b) Sport und körperliche Betätigung – Gesamt EU 27 – Österreich. In: Spezial-Eurobarometer 525

Findlay RJ, Macrae EHR, Whyte IY, Easton C, Forrest Nee Whyte LJ (2020) How the menstrual cycle and menstruation affect sporting performance: experiences and perceptions of elite female rugby players. Br J Sports Med 54(18):1108–1113. https://doi.org/10.1136/bjsports-2019-101486

Fonds Gesundes Österreich (2020) Österreichische Bewegungsempfehlungen. Wissensband 17: Gesundes Österreich GmbH, Geschäftsbereich Fonds Gesundes Österreich, Verlag in Wien

Fong HB, Powell DW (2022) Greater breast support is associated with reduced oxygen consumption and greater running economy during a treadmill running task. Front Sports Act Living 4:902276. https://doi.org/10.3389/fspor.2022.902276

Fuchs B (2003) „Rasse", „Volk", Geschlecht. Anthropologische Diskurse in Österreich 1850–1960. Campus Verlag, Frankfurt/New York.

Gaesser GA, Angadi SS (2021) Obesity treatment: weight loss versus increasing fitness and physical activity for reducing health risks. iScience 24(10):102995. https://doi.org/10.1016/j.isci.2021.102995

Gifford RM, O'Leary T, Cobb R, Blackadder-Weinstein J, Double R, Wardle SL et al (2019) Female reproductive, adrenal, and metabolic changes during an antarctic traverse. Med Sci Sports Exerc 51(3):556–567. https://doi.org/10.1249/MSS.0000000000001803

Goeckenjan M, Gharavi H (2021) Kontrazeption bei Sportlerinnen. Gynäkol Endokrinol 19(3):205–211. https://doi.org/10.1007/s10304-021-00399-2

Guthold R, Stevens GA, Riley LM, Bull FC (2020) Global trends in insufficient physical activity among adolescents: a pooled analysis of 298 population-based surveys with 1.6 million participants. Lancet Child Adolesc Health 4(1):23–35. https://doi.org/10.1016/S2352-4642(19)30323-2

Handelsman DJ, Hirschberg AL, Bermon S (2018) Circulating testosterone as the hormonal basis of sex differences in athletic performance. Endocr Rev 39(5):803–829. https://doi.org/10.1210/er.2018-00020

Hankinson AL, Daviglus ML, Bouchard C, Carnethon M, Lewis CE, Schreiner PJ et al (2010) Maintaining a high physical activity level over 20 years and weight gain. CARDIA study (Coronary artery risk development in young adults). JAMA 304(23):2603–2610. https://doi.org/10.1001/jama.2010.1843

Hansen M, Kjaer M (2014) Influence of sex and estrogen on musculotendinous protein turnover at rest and after exercise. Exerc Sport Sci Rev 42(4):183–192

Harlow SD, Gass M, Hall JE, Lobo R, Maki P, Rebar RW et al (2012) Executive summary of the Stages of Reproductive Aging Workshop + 10: addressing the unfinished agenda of staging reproductive aging. J Clin Endocrinol Metab 97(4):1159–1168. https://doi.org/10.1210/jc.2011-3362

Helvenston-Gray S, Peteu MC (2005) „Invention, the angel of the nineteenth century": patents for women's cycling attire in the 1890s. Dress 32(1):27–42. https://doi.org/10.1179/036121105805253080

High Level Group on Gender Equality in Sport (2022) Towards more gender equality in sport. Recommendations and action plan. Publications Office of the European Union: European Union(c)

Hollmann W, Hettinger T (2000) Sportmedizin. Grundlagen für Arbeit, Training und Präventivmedizin, 4. Aufl. Schattauer, Stuttgart/New York

Howe TE, Shea B, Dawson LJ, Downie F, Murray A, Ross C et al (2011) Exercise for preventing and treating osteoporosis in postmenopausal women. Cochrane Musculoskeletal Group. doi: https://doi.org/10.1002/14651858.CD000333.pub2.

Hunter SK, Angadi SS, Bhargava A, Harper J, Hirschberg AL, Levine BD et al (2023) The biological basis of sex differences in athletic performance: consensus statement for the american college of sports medicine. Med Sci Sports Exerc 55(12):2328–2360. https://doi.org/10.1249/MSS.0000000000003300

I-Min L, Luc D, D. SH, Lu W, E. BJ (2010) Physical Activity and Weight Gain Prevention. JAMA 303(12):1173–1179

International Olympic Committee (2021) Factsheet: women in the olympic movement. https://stillmed. olympics.com/media/Documents/Olympic-Movement/Factsheets/Women-in-the-Olympic-Movement.pdf?_ga=2.14298675.520332290.1675580416-253176217.1675580416: IOC

International Olympic Committee (IOC) (2022) IOC commissions meet in Lausanne following historic gender equality milestone. Accessed 10.01.2023

IOC Medical Commission Working Group Women in Sport (2005) Chair: Sangenis P. Position Stand on the female athlete triad

Jakicic JM, Powell KE, Campbell WW, Dipietro L, Pate RR, Pescatello LS et al (2019) Physical activity and the prevention of weight gain in adults: a systematic review. Med Sci Sports Exerc 51(6):1262–1269. https://doi.org/10.1249/MSS.0000000000001938

Janssen I, Heymsfield SB, Wang ZM, Ross R (2000) Skeletal muscle mass and distribution in 468 men and women aged 18–88 yr. J Appl Physiol (1985) 89(1):81–88. https://doi.org/10.1152/jappl.2000.89.1.81

Ji H, Gulati M, Huang TY, Kwan AC, Ouyang D, Ebinger JE et al (2024) Sex differences in association of physical activity with all-cause and cardiovascular mortality. J Am Coll Cardiol 83(8):783–793. https://doi.org/10.1016/j.jacc.2023.12.019

Juonala M, Magnussen CG, Berenson GS, Venn A, Burns TL, Sabin MA et al (2011) Childhood adiposity, adult adiposity and cardiovascular risk factors. N Engl J Med 365(20):1876–1885. https://doi.org/10.1056/NEJMoa1010112

Karmasin Research & Identity GmbH (2020) Studie Frauen im Vereinssport. Analyse von Motiven, Barrieren und möglichen Antworten. Bundesministerium für Kunst, Kultur, öffentlicher Dienst und Sport. https://www.bmwkms.gv.at/themen/sport/publikationen.html

Kivimaki M, Strandberg T, Pentti J, Nyberg ST, Frank P, Jokela M et al (2022) Body-mass index and risk of obesity-related complex multimorbidity: an observational multicohort study. Lancet Diabetes Endocrinol 10(4):253–263. https://doi.org/10.1016/S2213-8587(22)00033-X

Kohrt WM, Bloomfield SA, Little KD, Nelson ME, Yingling VR (2004) ACSM position stand: physical activity and bone health. Med Sci Sports Exerc 36(11):1985–1996

Kokkinos P, Faselis C, Samuel IBH, Pittaras A, Doumas M, Murphy R et al (2022) Cardiorespiratory fitness and mortality risk across the spectra of age, race, and sex. J Am Coll Cardiol 80(6):598–609. https://doi.org/10.1016/j.jacc.2022.05.031

Koltyn KF, Schultes SS (1997) Psychological effects of an aerobic exercise session and a rest session following pregnancy. J Sports Med Phys Fitness 37(4):287–291

Kurgan N, Logan-Sprenger H, Falk B, Klentrou P (2018) Bone and inflammatory responses to training in female rowers over an olympic year. Med Sci Sports Exerc 50(9):1810–1817. https://doi.org/10.1249/MSS.0000000000001640

Lander N, Morgan PJ, Salmon JO, Barnett LM (2017) Improving early adolescent girls' motor skill: a cluster randomized controlled trial. Med Sci Sports Exerc 49(12):2498–2505. https://doi.org/10.1249/MSS.0000000000001382

Last J, Weisser B (2015) Der Einfluss von moderater sportlicher Aktivität auf Kraft, Ausdauer und Gleichgewicht im Erwachsenenalter. Dt Zeitschr Sportmed 66:5–11

Lebrun CM (2000) Effects of the menstrual cycle and oral contraceptionives on sports performance. In: Drinkwater BL (Hrsg) Women in sport. Encyclopedia of sports medicine. Blackwell Science Ltd, S 37–61

Lee I-M, Djoussé L, Sesso HD, Wang L, Buring JE (2010) Physical activity and weight gain prevention. JAMA 303(12):1173–1179

L, Heveder A, Chan M, Mitra A, Kasaven L, Saso S, Prior T et al (2022) Sports obstetrics: implications of pregnancy in elite sportswomen, a narrative review. J Clin Med 11(17). https://doi.org/10.3390/jcm11174977

Lopez-Jimenez F, Almahmeed W, Bays H, Cuevas A, Di Angelantonio E, le Roux CW et al (2022) Obesity and cardiovascular disease: mechanistic insights and management strategies. A joint position paper by the World Heart Federation and World Obesity Federation. Eur J Prev Cardiol 29(17):2218–2237. https://doi.org/10.1093/eurjpc/zwac187

Loucks AB (2012) The endocrine system: integrated influences on metabolism, growth, and reproduction. In: Farrell PA, Joyner MJ, Caiozzo VJ (Hrsg) ACSM's advanced exercise physiology, 2. Aufl. Lippincott Williams & Wilkins, Philadelphia, S 466–506

**24**

Lundgren JR, Janus C, Jensen SBK, Juhl CR, Olsen LM, Christensen RM et al (2021) Healthy weight loss maintenance with exercise, liraglutide, or both combined. N Engl J Med 384(18):1719–1730. https://doi.org/10.1056/NEJMoa2028198

Mancini S, Dickin C, Hankemeier D, Rolston L, Wang H (2021) Risk of anterior cruciate ligament injury in female soccer athletes: a review. J Orthopedics Orthopedic Surg 2(1):13–21

Martin D, Sale C, Cooper SB, Elliott-Sale KJ (2018) Period prevalence and perceived side effects of hormonal contraceptive use and the menstrual cycle in elite athletes. Int J Sports Physiol Perform 13(7):926–932. https://doi.org/10.1123/ijspp.2017-0330

Martins J, Marques A, Sarmento H, Carreiro da Costa F (2015) Adolescents' perspectives on the barriers and facilitators of physical activity: a systematic review of qualitative studies. Health Educ Res 30(5):742–755. https://doi.org/10.1093/her/cyv042

McArdle WD, Katch FI, Katch VL (2015) Muscular strength: training muscles to become stronger. In: McArdle WD, Katch FI, Katch VL (Hrsg) Exercise physiology: nutrition, energy, and human performance, 8. Auflage. Aufl. Wolters Kluwer Health, Philadelphia, Baltimore, New York, London, Buenos Aires, Sydney, Tokyo

McGhee DE, Steele JR (2023) Changes to breast structure and function across a woman's lifespan: implications for managing and modeling female breast injuries. Clin Biomech (Bristol, Avon) 107:106031. https://doi.org/10.1016/j.clinbiomech.2023.106031

Meignie A, Duclos M, Carling C, Orhant E, Provost P, Toussaint JF et al (2021) The effects of menstrual cycle phase on elite athlete performance: a critical and systematic review. Front Physiol 12:654585. https://doi.org/10.3389/fphys.2021.654585

Melsaeter KN, Tangen GG, Skjellegrind HK, Vereijken B, Strand BH, Thingstad P (2022) Physical performance in older age by sex and educational level: the HUNT Study. BMC Geriatr 22(1):821. https://doi.org/10.1186/s12877-022-03528-z

Miller AE, MacDougall JD, Tarnopolsky MA, Sale DG (1993) Gender differences in strength and muscle fiber characteristics. Eur J Appl Physiol Occup Physiol 66(3):254–262. https://doi.org/10.1007/BF00235103

Mittleman KD, Zacher CM (2000) Factors influencing endurance performance, strength, flexibility and coordination. In: Drinkwater BL (Hrsg) Women in sport. The encyclopedia of sports medicine. Blackwell Science, Oxford, London, Edinburgh, S 23–37

Moholdt T, Wisløff U, Lydersen S, Nauman J (2014) Current physical activity guidelines for health are insufficient to mitigate long-term weight gain: more data in the fitness versus fatness debate (The HUNT study, Norway). British J Sports Med. doi: https://doi.org/10.1136/bjsports-2014-093416.

Moholdt T, Lavie CJ, Nauman J (2018) Sustained physical activity, not weight loss, associated with improved survival in coronary heart disease. J Am Coll Cardiol 71(10):1094–1101. https://doi.org/10.1016/j.jacc.2018.01.011

Mountjoy M, Sundgot-Borgen J, Burke L, Carter S, Constantini N, Lebrun C et al. The IOC consensus statement: beyond the Female Athlete Triad – Relative Energy Deficiency in Sport (RED-S). Br J Sports Med 2014;48(7):491–7. doi: https://doi.org/10.1136/bjsports-2014-093502.

Mountjoy M, Sundgot-Borgen JK, Burke LM, Ackerman KE, Blauwet C, Constantini N et al (2018) IOC consensus statement on relative energy deficiency in sport (RED-S): 2018 update. Br J Sports Med 52(11):687–697. https://doi.org/10.1136/bjsports-2018-099193

Mountjoy M, Ackerman KE, Bailey DM, Burke LM, Constantini N, Hackney AC et al (2023) 2023 International Olympic Committee's (IOC) consensus statement on Relative Energy Deficiency in Sport (REDs). Br J Sports Med 57(17):1073–1097. https://doi.org/10.1136/bjsports-2023-106994

Nattiv A, Loucks AB, Manore MM, Sanborn CF, Sundgot-Borgen J, Warren MP et al (2007) American college of sports medicine position stand. The female athlete triad. Med Sci Sports Exerc 39(10):1867–1882. https://doi.org/10.1249/mss.0b013e318149f111

NCD Risk Factor Collaboration (2017) Worldwide trends in body-mass index, underweight, overweight, and obesity from 1975 to 2016: a pooled analysis of 2416 population-based measurement studies in 128.9 million children, adolescents, and adults. Lancet. https://doi.org/10.1016/S0140-6736(17)32129-3

OECD (2017) Obesity update

ORF (2015) Erstmals absolvierten Frauen Ausbildung für US-Eliteeinheit. news@orfat

Orfila F, Ferrer M, Lamarca R, Tebe C, Domingo-Salvany A, Alonso J (2006) Gender differences in health-related quality of life among the elderly: the role of objective functional capacity and chronic conditions. Soc Sci Med 63(9):2367–2380. https://doi.org/10.1016/j.socscimed.2006.06.017

PAGAC-Report (2008) Physical Activity Guidelines Advisory Committee Report, 2008. U.S. Department of Health and Human Services, Washington

Petersen W, Diermeier T, Mehl J, Stohr A, Ellermann A, Muller P et al (2016) Prevention of knee and ACL injuries. Guidelines of the ligament commitee of the DKG (German Knee Society). OUP 10:542–550. https://doi.org/10.3238/oup.2016.0542-0550

Petushek EJ, Sugimoto D, Stoolmiller M, Smith G, Myer GD (2019) Evidence-based best-practice guidelines for preventing anterior cruciate ligament injuries in young female athletes: a systematic review and meta-analysis. Am J Sports Med 47(7):1744–1753. https://doi.org/10.1177/0363546518782460

Pfister G (2000) Women and the Olympic Games: 1900–97. In: Drinkwater BL (Hrsg) Women in sport (1. Aufl) Encyclopedia of sports medicine, vol VIII: Blackwell Science

Pfister G (2018) Frauen in Bewegung. Digitales Deutsches Frauenarchiv. https://www.digitalesdeutsches-frauenarchiv.de/themen/frauen-bewegung. Zugegriffen am 29.07.2025

Physical Activity Guidelines Advisory Committee (2018) 2018 Physical Activity Guidelines Advisory Committee Scientific Report. U.S. Department of Health and Human Services, Washington, DC

Platen P (2001) Frau und Sport. In: Rost R (Hrsg) Lehrbuch der Sportmedizin. Dt. Ärzteverlag, Köln, S 633–646

Podolsky A (2011) Getfitkid.at – Gesundheits- und Fitnessstudie NÖ Schüler und Schülerinnen. Krems an der Donau. Institut für Präventiv- und angewandte Sportmedizin, Landesklinikum Krems, Österreich

Reid RL, Lorenzo M (2018) SCUBA diving in pregnancy. J Obstet Gynaecol Can 40(11):1490–1496. https://doi.org/10.1016/j.jogc.2017.11.024

Roberts BM, Nuckols G, Krieger JW (2020) Sex differences in resistance training: a systematic review and meta-analysis. J Strength Cond Res 34(5):1448–1460. https://doi.org/10.1519/JSC.0000000000003521

Ross R, Blair SN, Arena R, Church TS, Despres JP, Franklin BA et al (2016) Importance of assessing cardiorespiratory fitness in clinical practice: a case for fitness as a clinical vital sign: a scientific statement from the American Heart Association. Circulation 134(24):e653–ee99. https://doi.org/10.1161/CIR.0000000000000461

Saint-Maurice PF, Troiano RP, Bassett DR Jr, Graubard BI, Carlson SA, Shiroma EJ et al (2020) Association of daily step count and step intensity with mortality among US adults. JAMA 323(12):1151–1160. https://doi.org/10.1001/jama.2020.1382

Sanchis-Gomar F, Lavie CJ, Marin J, Perez-Quilis C, Eijsvogels TMH, O, Keefe JH et al (2021) Exercise effects on cardiovascular disease: from basic aspects to clinical evidence. Cardiovasc Res. https://doi.org/10.1093/cvr/cvab272

Schippert C (2010) Physiologie der gonadotropen Achse bei Leistungssport. Gynäkol Endokrinol 8(4):236–239. https://doi.org/10.1007/s10304-010-0369-7

Schmidt T (2022) Körperliche Aktivität und Sport während der Schwangerschaft. gynäkologie + geburtshilfe 27(3):22–26

Shiroma EJ, Lee I-M (2010) Physical activity and cardiovascular health: lessons learned from epidemiological studies across age, gender, and race/ethnicity. Circulation 122(7):743–752. https://doi.org/10.1161/circulationaha.109.914721

Speechly DP, Taylor SR, Rogers GG (1996) Differences in ultra-endurance exercise in performance-matched male and female runners. Med Sci Sports Exerc 28(3):359–365

Stathi A, Greaves CJ, Thompson JL, Withall J, Ladlow P, Taylor G et al (2022) Effect of a physical activity and behaviour maintenance programme on functional mobility decline in older adults: the REACT (Retirement in Action) randomised controlled trial. Lancet Public Health 7(4):e316–ee26. https://doi.org/10.1016/s2468-2667(22)00004-4

Statistik Austria (2019) Übergewicht und Adipositas. https://www.statistik.at/statistiken/bevoelkerung-und-soziales/gesundheit/gesundheitsverhalten/uebergewicht-und-adipositas. Zugegriffen am 20.01.2023

Stute P, Kiesel L (2008) Prämenstruelles Syndrom. Gynäkol Endokrinol 6(4):241–248. https://doi.org/10.1007/s10304-008-0280-7

Tanaka H, Seals DR (2008) Endurance exercise performance in Masters athletes: age-associated changes and underlying physiological mechanisms. J Physiol 586(1):55–63. https://doi.org/10.1113/jphysiol.2007.141879

Teede HJ, Bailey C, Moran LJ, Bahri Khomami M, Enticott J, Ranasinha S et al (2021) Association of antenatal diet and physical activity-based interventions with gestational weight gain and pregnancy outcomes: a systematic review and meta-analysis. JAMA Intern Med. https://doi.org/10.1001/jamainternmed.2021.6373

Tiller NB, Elliott-Sale KJ, Knechtle B, Wilson PB, Roberts JD, Millet GY (2021) Do sex differences in physiology confer a female advantage in ultra-endurance sport? Sports Med 51(5):895–915. https://doi.org/10.1007/s40279-020-01417-2

Tollar J, Nagy F, Moizs M, Toth BE, Sanders LMJ, Hortobagyi T (2019) Diverse exercises similarly reduce older adults' mobility limitations. Med Sci Sports Exerc 51(9):1809–1816. https://doi.org/10.1249/MSS.0000000000002001

Troiano RP, Berrigan D, Dodd KW, Masse LC, Tilert T, McDowell. M (2008) Physical activity in the United States measured by accelerometer. Med Sci Sports Exerc 40(1):181–188. https://doi.org/10.1249/mss.0b013e31815a51b3

Wallwiener L-M, Kapfer B, Seifert-Klauss V (2021) Knochengesundheit und Hochleistungssport. Gynäkol Endokrinol 19(3):212–218. https://doi.org/10.1007/s10304-021-00400-y

Warren MP, Shantha S (2000) The female athlete. Baillieres Best Pract Res Clin Endocrinol Metab 14(1):37–53

Weight LM, Alexander D, Elliot T, Jacobs P (1992) Erythropoetic adaptations to endurance training. Eur J Appl Physiol 64:444–448

Wildt L, Böttcher B (2020) Zyklusstörungen (Gynäkologische Endokrinologie). In: Diederich S, Feldkamp J, Grußendorf M, Reincke M (Hrsg) Referenz Endokrinologie und Diabetologie, 1. Aufl. Georg Thieme KG, Stuttgart. https://doi.org/10.1055/b-0040-177699

Williams PT (2001) Physical fitness and activity as separate heart disease risk factors: a meta-analysis. Med Sci Sports Exerc 33(5):754–761

World Health Organization (2018a) Global action plan on physical activity 2018–2030: more active people for a healthier world , Geneva, Licence: CC BY-NC-SA 3.0 IGO: World Health Organization

World Health Organization (2018b) Physical activity fact sheets for the 28 European Union Member States of the WHO European Region. World Health Organisation,

World Health Organization (2020a). WHO Guidelines on physical activity and sedentary behaviour. Geneva

World Health Organization (2020b) WHO guidelines on physical activity and sedentary behaviour: Web Annex. Evidence profiles

Wowdzia JB, McHugh TL, Thornton J, Sivak A, Mottola MF, Davenport MH (2021) Elite athletes and pregnancy outcomes: a systematic review and meta-analysis. Med Sci Sports Exerc 53(3):534–542. https://doi.org/10.1249/MSS.0000000000002510

Zehnder K (2014) Man rennt ja nicht mit dem Penis. Body Politics 2(3):125–144

Zernicke RF, Wohl GR, LaMothe JM (2012). The skeletal-articular system. In: Farrell PA, Joyner MJ, Caiozzo VJ, (Hrsg) Advanced exercise physiology (2. Aufl) Lippincott Williams & Wilkins, S. 97–116

# Sport im höheren Lebensalter

*Werner Benzer*

## Inhaltsverzeichnis

## 25.1  Einführung

Der Anteil älterer Menschen an der Gesamtbevölkerung nimmt stetig zu. Während die mittlere Lebenserwartung in den westlichen Industrieländern vor 100 Jahren für Männer noch 47 Jahre und für Frauen 53 Jahre betrug, wurde diese für Österreich im Jahr 2019, also noch vor Beginn der COVID-19-Pandemie, für Männer mit 79 Jahren und für Frauen mit 84 Jahren berechnet (Statistik Austria 2019). Trotz der Tatsache, dass die höhere Lebenserwartung vor allem auf eine drastische Reduktion der Säuglingssterblichkeit sowie der Sterblichkeit an Infektionskrankheiten im jungen und mittleren Lebensalter zurückzuführen ist, kann man annehmen, dass gerade in den letzten Jahrzehnten auch die Fortschritte der Medizin in der Behandlung von altersbedingten chronischen Krankheiten die Lebenserwartung ansteigen ließ (Gross 2009). Aber auch der breite Wunsch nach sportlichen Freizeitaktivitäten bis ins höhere Alter mag zur Zunahme der Anzahl an lebenswerten Jahren beigetragen haben.

Viele große Populationsstudien weisen eindeutig darauf hin, dass regelmäßige körperliche Aktivität auch noch im fortgeschrittenen Alter nicht nur die Lebenserwartung, sondern vor allem auch die Lebensqualität verbessert (Shephard und Balady 1999). Regelmäßige sportliche Betätigung reduziert die Inzidenz bzw. verzögert den Verlauf in erster Linie von Herz-Kreislauferkrankungen. Sie verbessert aber auch die Mobilität bis ins hohe Alter und reduziert durch die Verzögerung der Altersinvolution die Pflegebedürftigkeit vieler älterer Menschen.

Der „normale Altersgang" ist gekennzeichnet durch eine Abnahme der körperlichen und geistigen Leistungsfähigkeit. Ausgehend von einem Maximum um das 30. bis 35. Lebensjahr sinkt die Leistungsfähigkeit langsam aber kontinuierlich (Birnbaumer et al. 2020, 2021), bis sie ein Niveau erreicht hat, welches nicht mehr erlaubt, sich selbst zu versorgen, sodass viele alte Menschen schließlich auf fremde Hilfe angewiesen sind (◼ Abb. 25.1). Diese letzte Phase des Lebens bedeutet nicht nur Gebrechlichkeit, sondern auch hohe Kosten für das Gesundheitssystem. Ein Hauptanliegen unserer Gesellschaft sollte es deshalb sein, dass diese Lebensphase so spät wie möglich beginnt und so kurz wie möglich andauert (◼ Abb. 25.1).

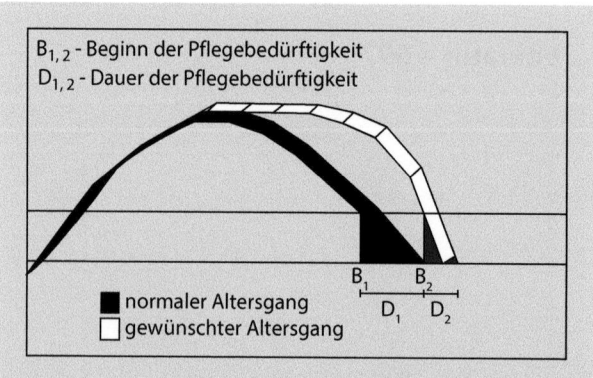

◼ **Abb. 25.1**    Vergleich eines normalen mit einem idealen, gewünschten Altersgang

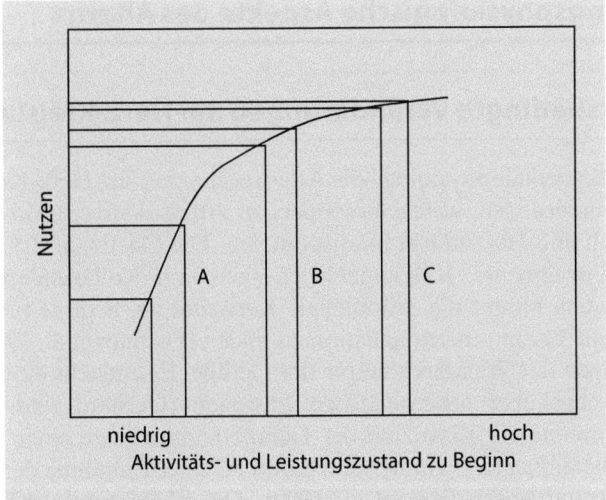

**◘ Abb. 25.2** Dosis-Wirkungs-Kurve, bezogen auf Aktivität und Gesundheit. (Pate et al. 1995)

Durch körperliches Training gelingt es weitgehend unabhängig vom maximal erreichbaren Niveau der Leistung eine gute und für ein selbstständiges Leben ausreichende Leistungsfähigkeit bis ins hohe Alter zu erhalten, den Beginn der Pflegebedürftigkeit hinauszuschieben und somit jene Phase, in welcher man auf Pflege angewiesen ist, deutlich zu verkürzen.

Eine vom Center for Disease Control and Prevention und dem American College of Sports Medicine unterstützte und von der American Heart Association 1995 veröffentlichte Empfehlung zum Thema „Physical Activity and Health" beschreibt eine enge Beziehung zwischen dem Umfang eines Trainings und der Auswirkung auf die Gesundheit im Sinne einer Dosis-Wirkungs-Beziehung (Pate et al. 1995). Der Nutzen eines definierten Trainingsaufwandes (A=B=C) ist dabei umso größer, je geringer der Ausgangswert der körperlichen Leistungsfähigkeit ist (◘ Abb. 25.2).

Die „Clinical Practice Guidelines for Cardiac Rehabilitation" der Agency for Health Care Policy and Research (AHCPR) sprechen älteren Menschen eine vergleichbare Trainierbarkeit zu wie jüngeren Menschen, die vergleichbare Trainingsprogramme absolvieren (AHCPR 1995).

Dies sollte dazu motivieren, gerade älteren Personen ein geeignetes, richtig dosiertes und zu Beginn überwachtes Training anzubieten bzw. diese Personengruppen in der selbstständigen Durchführung eines solchen Trainings zu schulen.

Das Alter per se ist zwar ein unbeeinflussbarer Risikofaktor für Krankheit und Tod, nicht aber die mit dem Alter üblicherweise einhergehende Abnahme der körperlichen Leistungsfähigkeit, welche vorzeitig zu vermehrter Mortalität, Morbidität und Pflegebedürftigkeit führt. Diese kann sehr wohl durch ein regelmäßiges individualisiertes körperliches Training günstig beeinflusst werden.

## 25.2    Leistungsphysiologische Aspekte des Alterns

### 25.2.1    Altersbedingte Veränderungen am Herz-Kreislaufsystem

Der so genannte normale physiologische Alterungsprozess des Herz-Kreislaufsystems beinhaltet Veränderungen, welche besonders zu arteriosklerotischen Erkrankungen wie Schlaganfall und Herzinfarkt prädisponieren. Die Elastizität der Gefäße nimmt ab, weil Elastinfragmente, Kalziumablagerungen und Kollagendepots zunehmen (Wei 1992). Zudem nimmt die endotheliale Kapazität ab, Peptide für die vaskuläre Homöostase und Vasomotorenregulation zu bilden (Forman et al. 1997). Dies führt zu Veränderungen der Wandarchitektur der Gefäße. Es entsteht eine Zunahme der Vulnerabilität gegenüber atheromatösen Läsionen (Gerhard und Roddy 1996). Wegen der Abnahme der Elastizität der Gefäße kommt es zu einer Steigerung der Nachlast auf die linke Herzkammer und damit zu einer Zunahme der myokardialen Belastung (Lartaud-Idjouadiene et al. 1999). Die Widerstandserhöhung führt zu einer natürlichen Tendenz der Myozyten, zu hypertrophieren. Dies ist zwar ein kompensatorischer Mechanismus, um die Wandspannung zu modulieren, beschleunigt aber gleichzeitig die Apoptose. Die Konsequenz daraus ist, dass das Altersherz vor allem im linksventrikulären Myokard Myozyten verliert und entsprechend fibrosiert und versteift (Wei 1992). Hier zeigt sich eindrucksvoll, dass der Organismus, ganz besonders das Herz-Kreislaufsystem, weitgehend das Produkt seiner Anforderungen bleibt. Ein komprehensives Präventivmanagement mit Schwerpunkt auf einem gezielten Herz-Kreislauftraining wirken den prädisponierenden Faktoren des biologischen Alterns entgegen (Coudert und Van Praagh 2000).

### 25.2.2    Altersbedingte Veränderungen des muskuloskeletalen Systems

Die Abnahme der Muskelmasse (Sarkopenie) beginnt bereits ab dem 50. Lebensjahr und beschleunigt sich ab dem 70. Lebensjahr. Weniger Muskelmasse und weniger Kraft zu haben, bedeutet mehr Schwäche, weniger Beweglichkeit und dadurch ein erhöhtes Risiko für Verletzungen. Ein gezieltes Krafttraining wirkt der Sarkopenie entgegen (Lu et al. 2021). Weil das Alter aber zudem mit einer Abnahme der Flexibilität und Koordinationsfähigkeit verbunden ist, ergibt sich auch unter diesem Blickwinkel die Sinnhaftigkeit zur Empfehlung eines möglichst umfassenden körperlichen Trainings (Short und Nair 1999). Auch die koordinative Qualität des Bewegungsapparates nimmt mit zunehmendem Alter ab. Die Ursachen dafür sind primär im Nervensystem zu suchen. Im Vordergrund dürften Synapsenatrophien stehen. Oftmals werden diese auch mitverursacht durch zu geringe Inanspruchnahme, der durch gezielte Übungen entgegengewirkt werden kann (Hollmann und Hettinger 2000).

## 25.3 Beeinflussung des biologischen Alterns

Schon ab dem fünften Lebensjahrzehnt kann der Alterungsprozess durch adäquate Reize, die den Organismus zu Leistung und Anpassung zwingen, beeinflusst werden. Besonders deutlich wird die Wirkung von Trainingsreizen beim Vergleich von sporttreibenden älteren Menschen mit körperlich inaktiven, durchaus auch deutlich jüngeren Personen. Hier zeigt sich eindrucksvoll, dass der Organismus, ganz besonders das Herz-Kreislauf-System, weitgehend das Produkt seiner Anforderungen bleibt. Ein komprehensives Bewegungsprogramm mit Schwerpunkt auf einem gezielten Herz-Kreislauftraining und zusätzlichen Komponenten eines zirkelartigen Gymnastikprogramms wirken den prädisponierenden Faktoren des biologischen Alterns entgegen (Coudert und Praagh 2000).

## 25.4 Leistungsdiagnostik beim älteren Menschen

### 25.4.1 Funktionelle Zuordnung der Altersgruppen

Durch eine sportmedizinische Untersuchung sind die Objektivierung der Leistungsfähigkeit anhand der Funktionsparameter und damit die funktionelle Zuordnung zu einer gewissen Altersgruppe möglich. In fast allen Fällen ist dazu die standardisierte Fahrradergometrie ausreichend. Die mittels Ergospirometrie zu bestimmende maximale Sauerstoffaufnahme zeigt allerdings die beste Korrelation zum chronologischen Alter (Prokop und Bachl 1984).

### 25.4.2 Sporteignungsuntersuchung

Bei älteren Sporttreibenden, besonders bei bisher inaktiven (z. B. jenen die nicht mehr als 2x/Woche 30 min langsam gehen), ist eine Eignungsuntersuchung dringend zu empfehlen. Ein Gesundheitsfragebogen zur Selbsteinschätzung soll helfen, als Erstmaßnahme diejenigen Personen zu identifizieren, denen eine weiterführende Untersuchung empfohlen angeraten werden muss (◘ Abb. 25.3).

Im Falle auffälliger Befunde muss die betreffende Person weiter untersucht und wenn nötig behandelt werden. Jedenfalls sollte die betreffende Person eingehend in der sicheren Sportausübung geschult und zu Beginn sportmedizinisch begleitet werden. Die Herausforderung der Sportmedizin besteht also vor allem darin, die älteren Sporttreibenden in der richtigen Anwendung von körperlichem Training zu beraten.

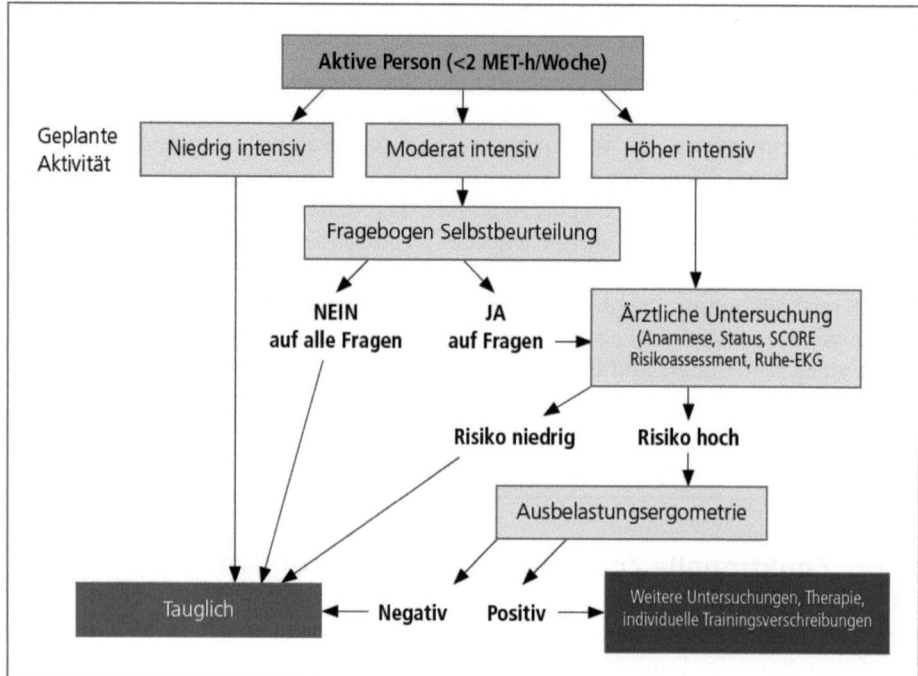

**◻ Abb 25.3**  Vorgehen bei Sporttauglichkeitsuntersuchungen. (Podolsky 2021)

## 25.5  Praktische Sportausübung im Alter

Die erfreulichen und von der Gesellschaft wohl uneingeschränkt erwünschten Auswirkungen körperlicher Aktivität auf das Zurückdrängen des biologischen Alterns sind einerseits äußerst willkommen, stellen jedoch andererseits eine große Herausforderung für die Sportmedizin dar. Diese muss dafür Sorge tragen, dass das Wissen um die richtige Sportausübung im Alter korrekt in die Praxis umgesetzt wird.

Grundbedingung für die Wirksamkeit von körperlichem Training besonders bei älteren Menschen ist die korrekte und den sportmedizinischen und sportwissenschaftlichen Grundsätzen folgende Trainingssteuerung. Dazu gibt es klar definierte Richtlinien (Fletcher et al. 2013). Bei richtiger Durchführung ist körperliches Training auch bei älteren Menschen sicher und effektiv. Das Fachwissen um den Effekt von körperlichem Training nicht nur in Hinblick auf eine Steigerung des sportlichen Leistungsvermögens, sondern auch in Hinblick auf präventive, motivierte personentherapeutische und rehabilitative Möglichkeiten ist zwar ausreichend bekannt (Huonker et al. 1998), die Umsetzung der Empfehlungen in die klinische Praxis ist jedoch nach wie vor unbefriedigend. Dies mag einerseits daran liegen, dass es vor allem aus Zeitgründen nicht möglich ist, im ärztlichen Behandlungsalltag dem älteren Patienten die Grundprinzipien der Trainingslehre verbal zu vermitteln, andererseits sind die derzeit etablierten sportmedizinischen Strukturen nur bedingt auf die Themenbereiche der Alterssportmedizin anwendbar. Motivierte Personen sollten sich deshalb mit Selbsthilfegruppen in Verbindung setzen. Diese sind hauptsächlich in örtlichen Turnvereinen zu finden.

## 25.5.1 Ausdauertraining

Durch Ausdauertraining kann dem altersbedingten Verlust der kardiopulmonalen und metabolischen Leistungsfähigkeit entgegengewirkt werden. Entgegen früherer Lehrmeinungen sind trainingsbedingte enzymatische Adaptationen in der Skelettmuskulatur von älteren Menschen durchaus zu erreichen und Enzymaktivitäten steigerbar. So kommt es z. B. während Ausdauertraining auch beim älteren Menschen zu einer hochsignifikanten Vergrößerung der Kapillaroberfläche als Zeichen einer verbesserten Kapillarisierung. Der Glykogengehalt in der trainierten Muskulatur steigt signifikant an und verbessert damit die Voraussetzungen für die Dauer und Größe von submaximalen Ausdauerleistungen (Hollmann und Hettinger 2000).

Es ist gut belegt, dass durch körperliches Training im Alter hypertone Blutdruckwerte gesenkt und der Lipidstoffwechsel, insbesondere HDL- und LDL-Cholesterin, sowie eine diabetische Stoffwechsellage günstig beeinflusst werden können (Taylor et al. 2000; Forman und Hagberg 1995). Daraus resultiert ein präventiver Effekt auf Herz-Kreislauferkrankungen, welcher auch in der kardiologischen Rehabilitation und Sekundärprävention genutzt wird.

Sind bei älteren Menschen keine nennenswerten Einschränkungen in der Funktionsfähigkeit des Halte- und Bewegungsapparates sowie keine pathologischen Befunde im kardiopulmonalen System festzustellen, können Ausdauersportarten wie Wandern, schnelleres Gehen, betont langsamer Dauerlauf, Bergwandern, Radfahren und Schwimmen empfohlen werden, für entsprechend Geübte auch langsamer Skilauf oder Skiwandern, Tennisspiel, Rudern und Ähnliches (Pokan et al. 2009).

Um sowohl einen Trainings- als auch einen Gesundheitseffekt zu erzielen, also vor allem Herz-Kreislauferkrankungen vorzubeugen, ist ein Mehrverbrauch von etwa 2000 bis 2500 Kcal pro Woche, unabhängig von der Belastungsart, empfehlenswert (Huonker et al. 1998; Mayr et al. 2004).

Als Intensitätsvorgabe kann die Herzfrequenz bei 50 bis 70 % der maximalen Wattleistung am Fahrradergometer herangezogen werden, vorausgesetzt, die Herzfrequenz beim Stufentest verläuft linear. Für die Aktivierungsphase und für das Heimtraining ist eine um ca. 10 % niedrigere Trainingsherzfrequenz zu wählen. Bei einer spürbaren Verbesserung der Ausdauerleistungsfähigkeit sollte die Trainingsherzfrequenz mittels Fahrradergometrie neu ermittelt und der aktuellen Leistungsfähigkeit angepasst werden (Mayr et al. 2004; Primus et al. 2022).

## 25.5.2 Krafttraining

Durch die zusätzliche Anwendung eines dynamischen Krafttrainings kann auch im Alter ein Kraftanstieg um bis zu 100 % erreicht werden. Physikalisch ausgeübter Druck stimuliert das Knochenwachstum. Druck und Zug sind die entscheidenden Größen zur Begegnung von Knochenabbau und Mineralverlust des Knochens (Hollmann und Hettinger 2000).

Ziel eines Krafttrainings beim älteren und alten Menschen sollte es sein, die altersbedingte Abnahme der Leistungsfähigkeit zu verzögern. Dabei ist zu betonen, dass nur das Krafttraining selbst in der Lage ist, den altersbedingten Kraft- und Zellmasseverlusten sowie Prozessen wie der Osteoporose entgegenzuwirken. Andererseits wiederum kann nur Ausdauertraining die kardiopulmonale Leistungsfähigkeit nachhaltig verbessern (Brechue und Pollock 1996). Die Kombination beider Trainingsformen ist daher für den älter werdenden Menschen besonders wichtig. Krafttraining sollte im Alter ausschließlich als Kraftausdauertraining d. h. mit einer Kraftleistung von lediglich ca. 40–60 % der Maximalkraft und ca. 8–15 Wiederholungen pro Satz, 1–2 Sätze 1–2x pro Woche durchgeführt werden (Mayr et al. 2004).

### 25.5.3   Koordinations- und Beweglichkeitstraining

Diese beiden Trainingsformen begleiten zwar nur das Ausdauer- und Krafttraining, spielen aber eine maßgebliche Rolle bei der Erhaltung der körperlichen Fitness im Alter. Bei dieser Art von Training besteht keine Verletzungsgefahr und es ist leicht umsetzbar. Jeder Bewegungsablauf besteht aus der Koordination zwischen verschiedenen Muskeln. Energie kann gespart und fehlende Kraft ersetzt werden. Ein vorrangiges Ziel dieser Trainingsformen ist die Erhaltung bzw. Verbesserung des Gleichgewichts. Es dient also vor allem der Sturzprophylaxe.

### 25.6   Gefahren bei körperlichem Training im Alter

Der Begeisterung älterer Menschen für breiten- und freizeitsportliche sowie wettkampfsportliche Betätigungen stehen Berichte über Todesfälle im Sport gegenüber. Die statistische Betrachtung dieser Todesfälle bei Alterssportlern muss aber in Relation zu den natürlichen Todesraten gesetzt werden. Viele Studien zeigen, dass das Risiko des plötzlichen Herztodes im Sport erfreulich gering ist. Es liegt jedoch etwas höher als bei der gewöhnlichen Tagesarbeit und steigt mit zunehmendem Alter und zunehmender Belastungsintensität an (Aigner 1985).

Deshalb ist besonders bei älteren Sportlern eine sportmedizinische Eignungsuntersuchung eine wesentliche Voraussetzung für die sichere Ausübung der gewünschten Sportart (Pokan et al. 2009; Podolsky 2021). Darüber hinaus ist eine ärztliche Überwachung sinnvoll, wenn eine ältere Person mit einem Trainingsprogramm beginnt, insbesondere dann, wenn die Eignungsuntersuchung eine eingeschränkte Leistungsfähigkeit oder andere Risikofaktoren, wie z. B. eine Belastungshypertonie, gezeigt hat.

Auch das Sportverletzungsrisiko steigt mit zunehmendem Alter. Typische Komplikationen sind Sehnenentzündungen, Schleimbeutelentzündungen, Sehnenrisse oder Knochenbrüche. Auch Künstliche Hüftgelenke haben durch zu intensive Belastung eine kürzere Haltbarkeit. Das gilt insbesondere für über zehn Jahre alte Implantate (Ollivier et al. 2012).

Insgesamt sollten jedoch die gesundheitlichen Vorteile einer regelmäßigen Sportausübung im Alter das zweifellos etwas erhöhte Verletzungsrisiko, das ältere Menschen durch sportliche Aktivitäten eingehen, mehr als nur ausgleichen. Dies gilt vor allem für das Kraftausdauertraining (Di Lorito et al. 2021).

# Literatur

AHCPR – Publication No. 96-0672 (1995) Clinical Practice Guidelines Number 17: Cardiac Rehabilitation. US Department of Health and Human Services

Aigner A (1985) Sportmedizin in der Praxis. Brüder Hollinek, Wien

Birnbaumer P, Traninger H, Borenich A, Falgenhauer M, Modre-Osprian R, Harpf H, Hofmann P (2020) Heart rate performance curve is dependent on age, sex, and performance. Front Public Health 2(8):98

Birnbaumer P, Traninger H, Sattler MC, Borenich A, Hofmann P (2021) Pattern of the heart rate performance curve in subjects with beta-blocker treatment and healthy controls. J Funct Morphol Kinesiol 6(3):61

Brechue WF, Pollock ML (1996) Exercise training for coronary artery disease in the elderly. Clin Geriatr Med 12:207

Coudert J, Van Praagh E (2000) Endurance exercise training in the elderly: effects on cardiovascular function. Curr Opin Clin Nutr Metab Care 6:479

Di Lorito C, Long A, Byrne A, Harwood RH, Gladman JRF, Schneider S, Logan P, Bosco A, van der Wardt V (2021) Exercise interventions for older adults: A systematic review of meta-analyses. J Sport Health Sci 10(1):29–47

Fletcher GF, Ades PA, Kligfield P, Arena R, Balady GJ, Bittner VA, Coke LA, Fleg JL, Forman DE, Gerber TC, Gulati M, Madan K, Rhodes J, Thompson PD, Williams MA, American Heart Association Exercise, Cardiac Rehabilitation, and Prevention Committee of the Council on Clinical Cardiology, Council on Nutrition, Physical Activity and Metabolism, Council on Cardiovascular and Stroke Nursing, and Council on Epidemiology and Prevention (2013) Exercise standards for testing and training: a scientific statement from the American Heart Association. Circulation 128(8):873

Forman DE, Hagberg JM (1995) Potential of exercise to modify cardiovascular aging. Cardiovasc Rev Rep 1:28

Forman DE, Gambassi G, Gerhard M (1997) Age-related changes in vascular structure and function. Cardiovasc Rev Rep 6:43

Gerhard M, Roddy MA (1996) Aging progressively impairs endothelium-dependent vasodilation in forearm resistance of humans. Hypertension 27:849

Gross H (2009) Medizinischer Fortschritt in Zeiten steigender Lebenserwartung. Was erwartet uns in der nahen Zukunft? MMW Fortschr Med 151(40):12

Hollmann W, Hettinger T (2000) Sportmedizin – Grundlagen für Arbeit, Training und Präventivmedizin, 4. Aufl. Schattauer, Stuttgart

Huonker M, Halle M, Frey I, Schmidt-Trucksäss A, Sorichter S, Keul J, Berg A (1998) Stellenwert von körperlicher Mehraktivität in der ambulanten kardiovaskulären Prävention. Z Kardiol 87(11):881

Lartaud-Idjouadiene I, Lompre AM, Kieffer P (1999) Cardiac consequences of prolonged exposure to an isolated increase in aortic stiffness. Hypertension 34:63

Lu L, Mao L, Feng Y, Ainsworth BE, Liu Y, Chen N (2021) Effects of different exercise training modes on muscle strength and physical performance in older people with sarcopenia: a systematic review and meta-analysis. BMC Geriatr 21(1):708

Mayr K, Ocenasek H, Pokan R, Benzer W (2004) Patientenschulungskurse zur Selbstanwendung der kardiologischen Trainingstherapie in der Primär- und Sekundärprävention von Herz-Kreislauf-Erkrankungen. J Kardiol 11:458

Ollivier M, Frey S, Parratte S, Flecher X, Argenson JN (2012) Does impact sport activity influence total hip arthroplastydurability? Clin Orthop Relat Res 470(11):3060

Pate RR, Pratt M, Blair SN, Haskell WL, Macera CA, Bouchard C, Morris J, Paffenbarger RS (1995) Physical activity and public health: a recommendation from the Center for Disease Control and Prevention and the American College of Sports Medicine. JAMA 273:402

Podolsky A (2021) Sinn und Risiken von Sporttauglichkeitsuntersuchungen. Kardiol & Gefäßmed 3(15):38

Pokan R, Gabriel H, Hörtnagl H, Podolsky A, Vonbank K, Wonisch M (2009) Empfehlungen für den internistischen Untersuchungsgang in der Sportmedizin. J Kardiol 16:404

Primus C, Wonisch M, Berent R, Auer J (2022) Praxisleitlinien Ergometrie und Spiroergometrie//Practice guidelines for exercise testing. J Kardiol – Austr J Cardiol 29(1–2):17–26

Prokop L, Bachl N (1984) Alterssportmedizin. Springer, Berlin/Heidelberg/New York/Tokyo

Shephard RJ, Balady GJ (1999) Exercise as cardiovascular therapy. Circulation 99:963

Short KR, Nair KS (1999) Mechanism of sarcopenia of aging. J Endocrinol Investig 22:95

Statistik Austria (2019) Bundesanstalt Statistik Österreich. https://www.statistik.at/statistiken/bevoelkerung-und-soziales. Zugegriffen am 10.12.2023

Taylor-Tolbert NS, Dengel DR, Brown MD, McCole SD, Pratley RE, Ferrell RE, Hagberg JM (2000) Ambulatory blood pressure after acute exercise in older men with essential hypertension. Am J Hypertens 13:44

Wei JY (1992) Age and the cardiovascular system. N Engl J Med 327:1735

**25**

# Behindertensport

*Bettina Mössenböck, Helmuth Ocenasek
und Eveline Ledl-Kurkowski*

## Inhaltsverzeichnis

© Der/die Autor(en), exklusiv lizenziert an Springer-Verlag GmbH, DE, ein Teil von Springer Nature 2025
M. Wonisch et al. (Hrsg.), *Kompendium der Sportmedizin*, https://doi.org/10.1007/978-3-662-68883-0_26

## 26.1   Einführung

Die ersten Aktivitäten im Behindertensport sind aus dem 18. Jahrhundert überliefert, den wirklichen Aufschwung jedoch erlebte der Behindertensport erst nach den beiden Weltkriegen. Einen Meilenstein setzte Sir Ludwig Guttmann, der in England ein Rehabilitationszentrum für Rückenmarkserkrankungen aufbaute und damit begann, Sport und körperliche Aktivität zur Rehabilitation einzusetzen. Die 1948 erstmals stattfindenden Stoke Mandeville Games werden als Geburtsstunde der paralympischen Bewegung bezeichnet und ermöglichten die Entwicklung des Behindertensports vom Rehabilitationssport bis hin zum Spitzensport, die 2012 bei den Paralympics in London einen glanzvollen Höhepunkt verzeichnete (Schliermann et al. 2014).

## 26.2   Ebenen des Behindertensports

- **Rehabilitationssport**

Diese Ebene hat eine therapeutische (physisch, psychisch, sozial) Zielsetzung (Wiederherstellung und Erhaltung der Leistungsfähigkeit, Kennenlernen adaptiver Bewegungsmöglichkeiten).

- **Breitensport und Freizeitsport**

Dies findet mit verschiedenen Zielgruppen (Kinder, Jugendliche, Erwachsene, Senioren) statt, in organisierter oder unorganisierter Form, in Vereinen, Institutionen und von gewerblichen Anbietern. Eine besondere Aufgabe kommt dem Schulsport zu! Durch die vermehrte Inklusion im Regelschulwesen sind auch die Voraussetzungen für einen barrierefreien Sportunterricht zu schaffen! Schoo (2010) regt an, Kooperationen zwischen Vereinen und Schulen einzugehen, um Synergieeffekte zu schaffen (gemeinsame Hallennutzung, Ausbildung von Lehrern/Übungsleitern, erweiterte inklusive Angebotspalette in Wohnortnähe etc.). Eine Verschmelzung von Rehabilitationssport und Breitensport passiert im Kinderrollstuhlsport, kommt ihm doch aufgrund der noch kaum vorhandenen adäquaten Kinderrehabilitation eine wichtige Brückenfunktion zu. Neben der kindgerechten Rollstuhlanpassung zur Vermeidung von Sekundärschäden wird in diesen Gruppen der richtige Umgang mit dem Rollstuhl im Alltag und das Kennenlernen von Sport- und Bewegungsmöglichkeiten abhängig vom Schweregrad der Behinderung vermittelt (Bröxkes und Herzog 2004). Die demografische Entwicklung erfasst auch den Behindertensport. Die Lebenserwartung von Menschen mit Behinderung steigt aufgrund der verbesserten medizinischen Möglichkeiten. Sport- und Bewegungsmöglichkeiten ohne Leistungs- und Wettkampfgedanken für ältere Menschen mit Behinderung kommt nun vermehrt größere Bedeutung zu.

- **Leistungs- und Spitzensport auf nationaler (Staatsmeisterschaften) und internationaler Ebene (Paralympics)**

Die Professionalisierung in Training und Wettkampf führt zu einer Angleichung an den Nichtbehindertensport und resultiert bereits in einer Inklusion in Sportfachverbänden (Skilauf, Tischtennis, Radsport, Segeln, Triathlon etc.) auf internationaler und nationaler Ebene. Die trainingswissenschaftliche und sportmedizinische Betreuung in den Spitzensporteinrichtungen (Olympiastützpunkte etc.) wurde in der jüngsten Vergangenheit auch für Sportler und Sportlerinnen mit Behinderung ermöglicht.

Die ersten Sportarten waren jene, die relativ einfach ohne spezielle Hilfsmittel (z. B. Schwimmen) oder mit alltäglichen Hilfsmitteln (Alltagsrollstühle, Prothesen) durchgeführt werden konnten (Leichtathletik, Bogenschießen, Tischtennis, Rollstuhlbasketball etc.). Aber auch der Behindertenskilauf erfuhr nach dem Zweiten Weltkrieg vor allem in den Alpenländern regen Aufschwung (Mössenböck 2015). Heute ist durch den Einsatz von Hightech-Materialien (Spezialprothesen, Spezialrollstühle und Sportgeräte wie Handbike, Monoski etc.) so gut wie jede Sportart möglich geworden und eröffnet auch schwerst- und mehrfachbehinderten Menschen viele Bewegungsmöglichkeiten (z. B. Elektrorollstuhl-Fußball, Wintersport etc.).

Die gestiegenen Anforderungen im Spitzensport bedingen eine enge Kooperation mit allen Bereichen der Sportwissenschaft (Sportmedizin, Leistungsdiagnostik, Biomechanik, Trainingslehre, Bewegungslehre) und eine Adaptierung an die einzelnen Behinderungsarten und Behindertensportarten.

Eine wichtige Rolle in dieser Vernetzung nimmt die „International Federation of Adapted Physical Activity" (IFAPA) ein, die 1973 in Kanada gegründet wurde und es sich zur Aufgabe gemacht hat, ein Forum für Fachleute aus Wissenschaft und Praxis aus aller Welt zu schaffen, um sich mit Adapted Physical Activity (APA) zu beschäftigen. Dieser Terminus steht als Oberbegriff für ein interdisziplinäres Fachgebiet im Schnittbereich von Sportwissenschaft, Sonder- und Rehabilitationspädagogik und Medizin und wird im deutschsprachigen Raum mit „Prävention, Rehabilitation und Behindertensport" gleichgesetzt (Doll-Tepper 1996).

## 26.3  Klassifizierung

Aus der hohen Variabilität der Ausprägung der Behinderung und der damit einhergehenden Funktionseinschränkungen hat sich eine komplexe Schadensklassifizierung ergeben, die für Außenstehende nicht immer nachvollziehbar ist (Sherrill 1999).

Die Klassifizierung hat kein Alleinstellungsmerkmal im Behindertensport, denn es gibt auch bei Nichtbehinderten die Unterscheidung nach Geschlecht, Alter etc. Jedoch ist sie im Behindertensport aufgrund der Vielfalt an Behinderungsarten und Schweregraden der Behinderung von großer Wichtigkeit und Komplexität, um faire, vergleichbare Wettkampfbedingungen zu schaffen. Grundsätzlich lässt sich die Klassifizierung in medizinische und funktionelle Systeme unterteilen (Schliermann et al. 2014). Beim medizinischen System wird – ausgehend von den Diagnosen – innerhalb der einzelnen Behinderungsarten in viele (Schadens-)Klassen unterteilt (z. B. Leichtathletik), der Trend in den letzten Jahren geht jedoch vermehrt zu einer Klassifizierung hinsichtlich der Funktionen in den einzelnen Sportarten, unabhängig von der Behinderungsart, was zu einer deutlichen Reduktion der Klassen und Wettbewerbe geführt hat (Schwimmen, Tischtennis, Schießen, Radsport).

Eine weitere Steigerung hinsichtlich Minimierung der Klassen erfolgte im Skisport, dem ein Handicap-System ähnlich dem aus dem Golfsport zugrunde liegt. Die numerische Bezifferung des Funktionsverlustes, mit dem die sportliche Leistung eingeschätzt wird, führt dazu, dass es in den einzelnen Disziplinen geschlechtsspezifisch nur mehr einen Sieger bzw. eine Siegerin in den Klassen stehender Skilauf, sitzender Skilauf und Blindenskilauf gibt. Die Klassifizierungsteams bestehen aus medizinischen (Ärzte, Physiotherapeuten) und sporttechnischen Spezialisten (Trainer und Trainerinnen, Sportwissenschafter und Sportwissenschafterinnen), die mittels vorgegebener Testbatterien (physiologisch, funktionell) die Klasseneinteilung vornehmen (◘ Abb. 26.1).

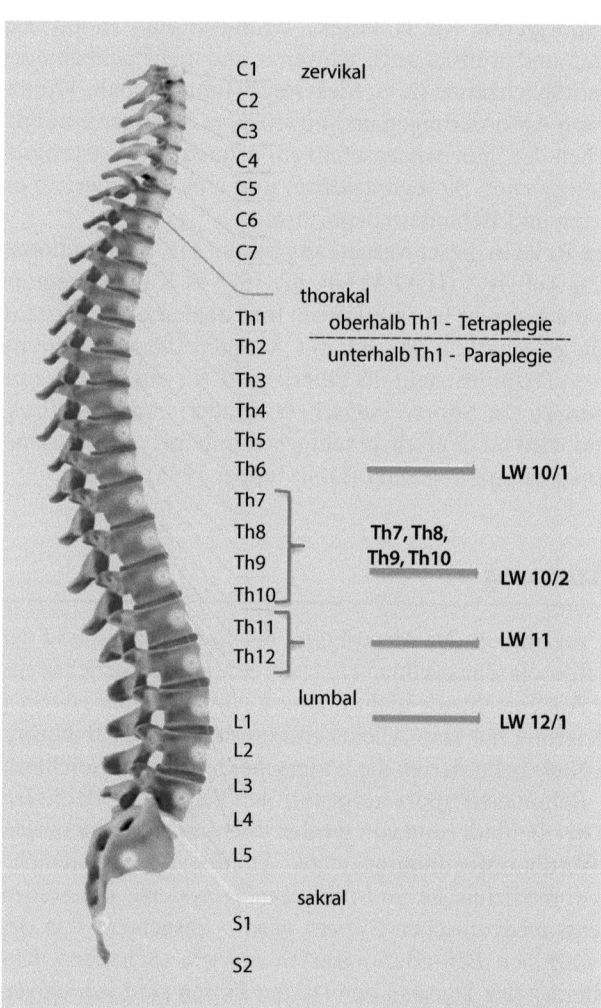

◘ **Abb. 26.1**  Klassifizierungsbeispiel – Skilauf LW 10–12. (Sitzende Klassen)

## 26.4 Überblick über die Behinderungsarten

### 26.4.1 Querschnittlähmung

Querschnittlähmung ist charakterisiert durch eine Schädigung der neuronalen Verbindung zwischen Gehirn und Peripherie (afferente und efferente Bahnen) und gekennzeichnet durch motorische, sensorische und vegetative Ausfälle (Trias).

Man unterscheidet bei Querschnittlähmungen (abhängig von der Höhe der Läsion) zwischen Tetraplegie und Paraplegie sowie kompletter und inkompletter Lähmung.

---

**Tetraplegie (Läsion im Zervikalbereich ab TH1 und höher)**

- Motorische Ausfälle
- Sensorische Ausfälle an den vier Extremitäten (Berührungs-, Schmerz- und Temperaturempfinden sowie Störung der propriozeptiven Sensibilität)
- Störungen des sympathischen Systems: Störung der Blasen-, Mastdarmfunktion, der Sexualfunktion, der Vasomotorik und der Trophik der Haut (eingeschränkte Thermoregulation; Bhambhani 2002) sowie Störung der Atemfunktion durch Lähmung der Interkostalmuskulatur (paradoxe Atmung durch Bauchatmung; Hopman 2001)

---

Die Unterbrechung aller präsynaptischen sympathischen Fasern vor Austritt aus dem Rückenmark führt zu einer Störung der kardialen Innervierung und des Nebennierenmarks (kein Anstieg der Katecholamine unter Belastung) (Schmid et al. 1998b), zu einer ausgeprägten Einschränkung der durchschnittlich körperlichen Leistungsfähigkeit (0,45 W/kg), zu einer geringen maximalen $VO_2$ (13,7 m/kg) und zu Regulationsstarre der Herzfrequenz (110/min) (Schmid 2002).

Die Fortbewegung im Rollstuhl und damit die sportliche Aktivität ist ab einer Lähmungshöhe C5 und tiefer möglich (bei inkompletten Lähmungen auch schon ab C3/4). Oft besteht eine nicht vollständige Lähmung der oberen Extremität.

- **Paraplegie (Läsion im Brust-, Lenden- oder Sakralmark bis TH2)**

Hier kommt es zu motorischen Paresen an Beinen und Rumpf. Gegenüber Nichtbehinderten sind in Bezug auf Herzfrequenz, Sauerstoffaufnahme und Blutlaktatkonzentration unter Belastung kaum Unterschiede zu registrieren (Schmid et al. 1998a).

Neben den häufig traumatisch bedingten klassischen Querschnittlähmungen sind weitere Behinderungsformen, die ebenfalls eine Rollstuhlnutzung erforderlich machen, im Behindertensport vertreten: Spina Bifida (MMC), Muskeldystrophien, Multiple Sklerose, Osteogenesis imperfecta, Arthrogryposis multiplex congenita (AMC), Amyotrophe Lateralsklerose (ALS), aber auch Mehrfachamputationen (▶ Abschn. 26.4.2) etc.

Das Ziel der Rehabilitation ist, die Leistungsfähigkeit für den Alltag wiederherzustellen und zu erhalten, Restfunktionen zu entwickeln, die eine hohe Lebensqualität (Selbstständigkeit) – verbunden mit einer steigenden Lebenserwartung – gewährleisten.

Zu beachten beim Sport sind die Gefahr der Osteoporose, das Frakturrisiko, die Autonome Dysreflexie (TH6 und höher) sowie Druckstellen (Dekubitus) und unbemerkte Verletzungen. Zudem besteht vor allem beim Outdoor-Sport die Gefahr von Erfrierungen, Unterkühlung (Wintersport) und Verbrennungen (Sommersport, Sauna). Gezieltes Training in Ausdauer, Kraft und Kraftausdauer ist Voraussetzung für eine gute Rumpfstabilität und beugt Sekundärschäden in den oberen Extremitäten vor.

Sportarten: Schwimmen, Tennis, Tischtennis, Badminton, Leichtathletik, Triathlon, Radsport, Basketball, Rugby, Schießen, Bogenschießen, Rollstuhlfechten, Wintersport (Ski alpin, nordisch, Biathlon, Sledge Hockey, Curling), Tanzen, Segeln, Golf, Kajak, Rudern, Reiten, Elektrorollstuhl-Fußball, Elektrorollstuhl-Hockey, Boccia, Tauchen, Wasserski, Motorsport u. a.

### 26.4.2 Amputationen und Gliedmaßenschäden

Häufig sind Gliedmaßenverlust oder Funktionsbeeinträchtigung, Paresen (Plexus-, Peronaeusparese), Versteifungen, Verkürzungen, Dysmelien etc. der oberen und/ oder unteren Extremitäten, die prothetisch oder orthetisch versorgt werden können. Mehrfachamputationen können auch einen (Elektro-)Rollstuhl erfordern. Während bei jüngeren Menschen eher traumatische Ursachen (Sport-, Verkehrs-, Arbeitsunfälle) vorherrschen, nehmen mit zunehmendem Alter Amputationen aufgrund von paVK, DM, metabolischem Syndrom etc. zu (◻ Tab. 26.1).

Ziele sind dann Gangschulung, Ausgleich von muskulären Dysbalancen (Wirbelsäule!), Entwicklung eines neuen Körpergefühls, Vermeidung von Sekundärschäden durch ungenügende prothetische Versorgung oder Überbelastung und die Bekämpfung der Grunderkrankung (Gesundheitssport, Bewegungstherapie).

Zu beachten sind die Gefahren von Druckstellen (Dekubitus), Blasenbildung, Entzündungen aufgrund von Schwitzen im Schaft (Prothesenhalt) oder schlecht sitzender Prothese und Volumenschwankungen des Stumpfes. Im Spitzensport sollte die entsprechende Prothese für die jeweilige Belastung verwendet werden (Laufprothesen, Skiprothesen etc.).

◻ Tab. 26.1  Prozentuelle Häufigkeitsverteilung der Ursachen für eine Amputation nach Altersgruppen

| Alter bei Amputationen | paVK | Trauma | Tumor |
|---|---|---|---|
| 0–20 Jahre | <1 % | 90 % | 5–10 % |
| 20–60 Jahre | 30 % | 60 % | 5–10 % |
| >60 Jahre | 90 % | 10 % | 5–10 % |

Sport ist mit und ohne (Spezial-)Prothesen, aber auch mit Hilfe von Spezialsport-geräten möglich (Monoski, Radsport [spezielle Adaptierungen], Rennrollstuhl, Wurfrollstuhl, Hockeyschlitten etc.).

Sportarten: Wassersport (Schwimmen, Kajak/Kanu, Rudern, Segeln), Winter-sport (Ski alpin/nordisch, Sledge Hockey, Curling, Snowboard), Mannschaftssport (Volleyball, Sitzball, Sitzfußball), Rückschlagspiele (Tennis, Tischtennis), Reiten, Golf, Radsport, Leichtathletik, Klettern, Schießen, Taekwondo

### 26.4.3  Cerebralparese

Dies ist eine Bewegungsstörung durch Schädigung des Gehirns, angeboren (ICP) oder erworben (Trauma, Schlaganfall etc.). Sie ist häufig kombiniert mit Seh-, Sprach- und Hörstörung, Epilepsie. Sport hat sehr positive Auswirkungen (physisch und psychisch) und ermöglicht die Ausbildung von Kompensationsmechanismen. Spastik kann sich bei Stress, Müdigkeit und Kälte verstärken. Abhängig von Art und Schweregrad der Behinderung (Spastik, Hemiparese, Diplegie, Tetraspastik; Athe-tose, Ataxie) umfasst die Gruppe Fußgänger (frei, mit Hilfe [Rollator, Gehstützen etc.]) und Rollstuhlnutzer (Elektrorollstuhl, Handrollstuhl). Entsprechend vielfältig ist das Sportangebot: Leichtathletik (stehend, sitzend), Schwimmen, Radsport (Zweirad, Dreirad), alpiner Skilauf stehend (mit/ohne Hilfsmittel), sitzend (Mono-ski/Dualski/Biski), nordischer Skilauf (stehend, Langlaufschlitten), Fußball (ste-hend, sitzend – Elektrorollstuhl-Fußball), Boccia (sitzend), Taekwondo, Tischtennis (stehend, sitzend), Tennis (stehend, sitzend), Reiten etc.

### 26.4.4  Hörbehinderungen

Der Hörbehindertensport ist einer der ältesten Behindertensportbewegungen. 1888 wurde der erste Gehörlosensportverein in Berlin gegründet. Der Gehörlosensport ist heute in einem eigenständigen Verband organisiert und hat seine eigenen inter-nationalen Spiele: die Deaflympics, die seit 1924 Sommer wie Winter alle vier Jahre stattfinden. Es sind so gut wie alle Sportarten möglich, die Startsignale müssen visu-ell erfolgen. Das „minimal handicap" (= Mindestbehinderung, die erforderlich ist, um im Behindertensport starten zu dürfen) ist ein Hörverlust von mindestens 55 Dezibel am besseren Ohr. Das Tragen von Hörhilfen (Hörgeräte, CI) ist beim Wett-kampf verboten.

Es handelt sich in erster Linie um eine Kommunikationsbehinderung, weniger um eine motorische Einschränkung. Allerdings besteht trotz körperlicher Unversehrtheit keine Chancengleichheit im Wettkampf mit nichtbehinderten Sport-lern und Sportlerinnen im Spitzensport. Dies wird auch durch Untersuchungen (Ra-jendran und Roy 2011) bestätigt. Die Schwierigkeiten beim Training bestehen folg-lich in der Kommunikation mit Trainern und Sportkollegen sowie beim Erlernen eines neuen Bewegungsablaufs (Koordination, Gleichgewicht – vor allem bei Rotationsbewegungen).

### 26.4.5 Sehbehinderungen

Sehbehinderungen haben angeborene (genetisch bedingt, Erkrankungen) und erworbene (Erkrankungen, Verletzungen) Ursachen, zeigen oft einen progressiven Verlauf und bedeuten für die Betroffenen eine große psychische Belastung. Sehrbehinderte Menschen sind auf Begleitpersonen und/oder akustische Signale (Stimme der Begleitsportler, Glöckchen in Bällen etc.) angewiesen.

Die Ziele im Sport sind die Förderung des Selbstbewusstseins, das Sammeln von Körper- und Bewegungserfahrungen sowie die Verbesserung der Orientierungsfähigkeit und des Gleichgewichts, die die Selbstständigkeit im Alltag verbessern sollen. Studien belegen ein schlechteres Gleichgewicht bei Menschen mit erworbenen Sehbehinderungen im Vergleich zu nichtbehinderten Menschen. Jedoch wurde bei geburtsblinden Personen eine bessere Gleichgewichtsfähigkeit festgestellt als bei normalsichtigen Personen mit geschlossenen Augen (Schwesig et al. 2011).

Das Niveau im Leistungssport ist in den letzten Jahren enorm gestiegen, daher sind gute Begleitsportler und -sportlerinnen schwer zu finden.

Zu beachten sind Kontraindikationen für sportliche Belastungen (z. B. Krafttraining – Pressatmung) bei manchen Sehschädigungen, da die Gefahr von Drucksteigerung (Glaukom) oder Netzhautablösung (Makuladegeneration) zu einer Verschlechterung der Sehfähigkeit führen können.

Sportarten: Judo, Schwimmen, Powerlifting, Goalball, Torball, Leichtathletik, Radsport (Tandem), Skilauf alpin/nordisch/Biathlon, Klettern, Fußball (5 a side), Golf, Bogenschießen, Schießen (Zielerfassung mit akustischer Signalgebung) etc.

### 26.4.6 Mentalbehinderungen

Die Sportausübung ist für Menschen mit mentalen Behinderungen in zwei Verbänden möglich: im Österreichischen Behindertensportverband mit stark leistungsorientierter Ausrichtung und bei Special Olympics, wo das Bemühen um Integration und soziale Anerkennung durch Bewegung, Spiel und Sport vorherrschend ist. Als mental behindert gilt,

» wer infolge einer organisch-genetischen oder anderweitigen Schädigung in seiner psychischen Gesamtentwicklung und in seiner Lernfähigkeit so sehr beeinträchtigt ist, dass er voraussichtlich lebenslanger sozialer und pädagogischer Hilfen bedarf. Mit der kognitiven Beeinträchtigung gehen solche der sprachlichen, sozialen, emotionalen und motorischen Entwicklung einher (zit. nach Wegner 2001, S. 276).

Das Sportangebot ist abhängig vom anbietenden Verband (ÖBSV, SOÖ) breit gefächert und reicht von Mannschaftssportarten (behinderte und nichtbehinderte Mixed Teams), über Wintersportarten (Ski alpin/nordisch, Snowboard, Eiskunstlauf, Schneeschuhlauf etc.) bis zu Radsport, Schwimmen, Tischtennis, Fußball etc.

## 26.5 Leistungsdiagnostik

### 26.5.1 Leistungsphysiologische Untersuchungen

Die Leistungsdiagnostik im Behindertensport unterscheidet sich im Wesentlichen nicht von Testanordnungen im Leistungssport ohne Behinderung. Lediglich Belastungsbeginn und Belastungsinkrement sind an die Art der Behinderung, die damit verbundene körperliche Einschränkung und die zu erwartende maximale Leistungsfähigkeit anzupassen (Schmid 2002). Darüber hinaus sind Anpassungen am Untersuchungsgerät teilweise erforderlich (z. B. Fahrrad-Ergometer/Kurbelverkürzungen).

Besonderheiten der metabolischen, hormonellen und nervalen Adaptionen beeinflussen abhängig von der Läsionshöhe beim Paraplegiker (+ Tetraplegiker) u. a. auch die HF-Regulation und die daraus resultierende leistungsdiagnostische Interpretation (❏ Tab. 26.2).

Der standardisierte Belastungstest ist in der klinischen Diagnostik, in der Prävention und auch im Leistungssport unerlässlich. Er dient sowohl zur Beurteilung der körperlichen Leistungsfähigkeit (kardiopulmonales System, metabolisch-energetische Kapazität der beanspruchten Muskulatur) als auch zur Vorgabe von Trainingsintensitäten.

Bei klinischen Fragestellungen wird als Standard die Handkurbel- bzw. die Fahrrad-Ergometrie verwendet. Bei leistungsdiagnostischen Fragestellungen sind der Rollstuhl- oder Laufband-Ergometrie (Aigner et al. 1991, 1995; Arabi et al. 1997; Tropp et al. 1997) sowie entsprechenden Feldtests (Clark 1998; Schmid et al. 1993; Vanlandewijck et al. 1999) der Vorzug zu geben.

❏ **Tab. 26.2**  Gruppen nach Lähmungshöhe eingeteilt; Unterschiede der individuellen Leistungsfähigkeit, Herzfrequenz, Sauerstoffaufnahme, Laktat, Blutdruck und Katecholamin-Ausschüttung (Plasmaadrenalin [A], Plasmanoradrenalin [NA]) in Ruhe und während Rollstuhl-Ergometrie. (Mod. nach Schmid 2002 sowie Schmid et al. 1998b)

| | | Leis-tung (Watt) | Herz-fre-quenz (Schl/min) | $VO_2$ (ml/kg/min) | Laktat (mmol/l) | $RR_{Sys}$ (mmHg) | $RR_{dia}$ (mmHg) | NA (ng/ml) | A (ng/ml) |
|---|---|---|---|---|---|---|---|---|---|
| TETRA | Ruhe | 33 | 68 | 3,7 | 1,2 | 107 | 69 | 0,28 | 0,06 |
| | Max | | 110 | 13,7 | 4,5 | 121 | 73 | 0,34 | 0,08 |
| HPARA | Ruhe | 67 | 73 | 4,5 | 1,4 | 133 | 85 | 0,36 | 0,09 |
| | Max | | 172 | 25,1 | 7,5 | 174 | 99 | 0,91 | 1,14 |
| LPARA | Ruhe | 75 | 78 | 4,7 | 1,4 | 140 | 94 | 0,54 | 0,17 |
| | Max | | 179 | 29,9 | 8,9 | 186 | 102 | 1,62 | 0,30 |
| KG | Ruhe | 63 | 71 | 5,5 | 1,4 | 128 | 78 | 0,37 | 0,11 |
| | Max | | 169 | 28,9 | 10,0 | 169 | 84 | 0,83 | 0,26 |

TETRA = Tetraplegiker (Lähmungshöhe oberhalb C7); HPARA = Paraplegiker (Th1–Th5); LPARA = Paraplegiker ab Th11; KG = Kontrollgruppe (nichtbehinderte, männliche Probanden)

Zusätzlich zu der Verminderung der innervierbaren Muskelmasse ist vor allem die eingeschränkte kardiozirkulatorische Kapazität Ursache der deutlich eingeschränkten körperlichen Leistungsfähigkeit bei Tetraplegie. Diese Veränderungen müssen in der Trainingsplanung berücksichtigt werden, eine einfache Übertragung der Konzepte aus dem nichtbehinderten Leistungssport ist nicht möglich (Schmid 2002).

Das aktuelle Wissen sowohl bezüglich der sportmedizinischen Betreuung und der langfristigen Auswirkungen von sportlichen Belastungen im Behindertensport als auch hinsichtlich der Besonderheiten der Trainierbarkeit sind zurzeit noch oft als unzureichend zu bezeichnen und als herausfordernde Aufgabe für die Sportmedizin und Leistungsphysiologie der Zukunft zu interpretieren.

**26**

### Überprüfen Sie Ihr Wissen
- Wie sehen die physiologischen Veränderungen bei Tetraplegie aus? Was für Auswirkungen haben diese im Sport?
- Was muss man in der Leistungsdiagnostik im Behindertensport berücksichtigen?
- Wie sieht die sportmedizinische Untersuchung bei Sportlern und Sportlerinnen mit Behinderung aus?

### Gesellschaften bzw. weiterführende Internetadressen
- Para-Sport-Austria-Österreichischer Behindertensportverband (ÖBSV) – Brigittenauer Lände 42, 1200 Wien, mail: office@parasport.at, web: ► www.parasport.at
- Österreichische Bundes-Sportorganisation (BSO) – Prinz-Eugen-Straße 12, 1040 Wien, mail: office@bso.or.at, web: ► www.bso.or.at
- Österreichisches Paralympisches Committee (ÖPC) – Adalbert-Stifter-Straße 65, 1200 Wien, mail: office@oepc.at, web: ► www.oepc.at
- Special Olympics Österreich (SOÖ) – Ramsauerstraße 129, 8970 Schladming, mail: info@specialolympics.at, web: ► www.specialolympics.at
- Österreichischer Gehörlosen Sportverband (ÖGSV) – Schloss 2b/Top 4, 2542 Kottingbrunn, mail: office@oegsv.at, web: ► www.oegsv.at

## Literatur

Aigner A, Pfaller W, Muß N (1991) Maximal performance, heart rate and arterial lactate concentration in tetra- and paraplegics. In: Bachl N (Hrsg) Advances in Ergometry. Springer, Berlin Heidelberg New York Tokyo, S 421–424

Aigner A, Ledl-Kurkowski E, Dalus E (1995) Kardiopulmonale Leistungsfähigkeit einer österreichischen Spitzenmannschaft im Rollstuhl-Basketball. ÖJSM 48–52:25

Arabi H, Vandewalle H, Pitor P, Lattre J, Monrod H (1997) Relationship between maximal oxygen uptake on different ergometers, lean arm volume and strength in paraplegic subjects. Eur J Appl Physiol 76:122–127

Bhambhani Y (2002) Physiology of wheelchair racing in athletes with spinal cord injury. Sports Med 32:23–51

Bröxkes S, Herzog U (Hrsg) (2004) Rollstuhlversorgung bei Kindern, Jugendlichen und Erwachsenen, 2., überarb. Aufl. Eigenverlag DRS, Köln/Hennef

Clark MW (1998) The physically challenged athlete. Adolesc Med 9:491–499

Doll-Tepper G (1996) Entwicklungen und Perspektiven des Sports mit Sondergruppen im europäischen Kontext. In: Rieder H, Huber G, Werle J (Hrsg) Sport mit Sondergruppen: Ein Handbuch. Hofmann, Schorndorf, S 595–609

Hopman M (2001) Periphere Kreislaufadaptationen nach Querschnittslähmung. Dt Zeitschr Sportmed 52:6–10

Mössenböck B (2015) Schneesport ohne Handicap. In: Österreichischer Skischulverband (Hrsg) Snowsport Austria – Die österreichische Skischule, 3., neu bearb. Aufl. Hollinek, Purkersdorf, S 42–44

Rajendran V, Roy FG (2011) An overview of motorskill performance and balance in impaired children. Ital J Pediatr 37:33–37

Schliermann R, Anneken V, Abel T, Scheuer T, Froböse I (2014) Sport von Menschen mit Behinderungen. Urban & Fischer, München

Schmid A (2002) Rollstuhlergometrie. Dt Zeitschr Sportmed 53:153–154

Schmid A, Huonker M, Barturen JM, Prinzbach T, Schulte P, Seckler S, Keul J (1993) Leistungsphysiolgische Diagnostik zur Trainigsbegleitung und Steuerung bei verschiedenen Rollstuhlsportarten. In: Liesen H (Hrsg) Regulations- und Repairmechanismen. Deutscher Ärzteverlag, Köln, S 43–46

Schmid A, Huonker M, Armendi JF, Kluppel E, Barturen JM, Grathwohl D, Schmidt-Trucksäß A, Berg A, Keul J (1998a) Heart rate deflection compared to 4 mmol/l lactate threshold during incremental exercise and to lactate during steady-state-exercise on an arm-cranking ergometer in paraplegic athletes. Eur J Appl Physiol 78:177–182

Schmid A, Huonker M, Barturen JM, Stahl F, Schmidt-Trucksäß A, Konig D, Grathwohl D, Lehmann M, Keul J (1998b) Catecholamines, heart rate and oxygen uptake during exercise in persons with spinal cord injury. J Appl Physiol 85:635–641

Schoo M (2010) Sport für Menschen mit motorischen Beeinträchtigungen. Ernst Reinhardt, München

Schwesig R, Goldich Y, Hahn A et al (2011) Postural control in subjects with visual impairment. Eur J Ophtalmol 21(3):303–309

Sherrill C (1999) Disability sport and classification theory. A new era. Adapt Phys Act Q 16:206–215

Tropp H, Samuelsson K, Jorfeldt L (1997) Power output for wheelchair driving on a treadmill compared with an arm crank ergometry. Br J Sports Med 31:41–44

Vanlandewijck YC, Daly DJ, Theisen DM (1999) Field test evaluation of aerobic, anaerobic and wheelchair basketball skill performances. Int J Sports Med 20:548–554

Wegner M (2001) Sport und Behinderung. Zur Psychologie der Belastungsverarbeitung im Spiegel von Einzelfallanalysen. Hofmann, Schorndorf

# Doping und gesundheitliche Risiken

*Manfred Wonisch und Rochus Pokan*

## Inhaltsverzeichnis

Dieser Text ist eine modifizierte Fassung des Artikels „Doping und Herz: Was der Praktiker wissen muss" (Wonisch und Pokan 2014). Abgedruckt wird er mit freundlicher Genehmigung des Verlags Krause & Pachernegg.

## 27.1  Einleitung

Doping ist im Spitzensport ein weit verbreitetes Thema. Immer wieder kursieren Medienmeldungen über die Verwendung unerlaubter leistungssteigernder Substanzen, aber auch Meldungen über Todesfälle im Zusammenhang mit Doping. Das Thema ist nicht neu, erste Berichte über die Verabreichung leistungssteigernder Substanzen stammen aus der Antike, wo durch das Kauen von Kokablättern die Leistungsfähigkeit von Soldaten maßgeblich gefördert wurde.

Der Begriff „Doping" stammt wahrscheinlich aus dem 19. Jahrhundert und bezeichnete als „DOPE" einen Sammelbegriff für verschiedene Arten von Spirituosen. Stimulierende Mittel sind schon in der Antike beschrieben (Stierhoden), auch das Kauen von Kokablätter bei den Inkas ist bekannt.

Im 19. Jahrhundert war Doping nicht verboten, ein Skandal war nur, wenn der Arzt die falschen Mittel verabreichte. So war Ende des 19. Jahrhunderts die „Schnelle Pulle" beim 6-Tage-Rennen (Stimulantien) bekannt. 1927 befasste sich der deutsche Sportärztebund erstmals mit dem Problem Doping. 1967 erfolgte erstmals ein Verbot von Stimulantien und Narkotika durch den Internationalen Radsportverband (UCI). 1968 wurden erste Dopingkontrollen bei Olympischen Spielen in Grenoble und Mexiko City eingeführt. 1972 wurden bei den Olympischen Spielen in München 2079 Kontrollen durchgeführt (7 positive Proben), 1976 erfolgte ein Verbot von synthetischen Anabolika (▶ http://www.doping.de). Seither wird die Dopingliste laufend erweitert und adaptiert und kann online bei der NADA abgerufen werden (▶ http://www.nada.at).

## 27.2  Epidemiologie

Weltweit wird ein Umsatz von 15 Mrd. € mit illegalem Dopinghandel geschätzt. Über 15,5 Mio. Menschen konsumieren regelmäßig Dopingmittel, wobei es sich zu 70 % um Hobbysportler und Bodybuilder handelt. Hierbei handelt es sich definitionsgemäß nicht um Doping, sondern um Medikamentenmissbrauch (Müller-Platz et al. 2006).

### 27.2.1  Doping im Freizeitsport

In fast 40 % der untersuchten Proben einer Bodybuilding-Veranstaltung wurden Dopingsubstanzen nachgewiesen (ebd.). Bodybuilding ist als nichtolympische Sportart nicht an die Dopingbestimmungen gebunden, und es werden üblicherweise auch keine Dopingkontrollen durchgeführt. Dementsprechend hoch ist die Verwendung leistungssteigernder Substanzen. So wurde z. B. in zypriotischen Fitnessstudios ein Konsum von verbotenen Substanzen bei 11,6 % der Umfrageteilnehmer zugegeben (▶ www.bleibsauber.nada.at).

In einer österreichischen Studie wurden Bergsteiger gebeten, freiwillig eine Urinprobe abzugeben. In 3,6 % der 253 gesammelten Urinproben wurden Amphetamine, verbotene Dopingsubstanzen aus der Gruppe der Stimulanzien, nachgewiesen (ebd.).

» Im Jahr 1998 wurde beim Jungfrauen-Marathon in der Schweiz der Urin von einem Teil der 3000 Läufer getestet: 34,6% der Proben zeigten die Einnahme von Schmerzmitteln wie Aspirin, Voltaren oder dem Wirkstoff Ibuprofen, die nicht auf der Dopingliste stehen. (ebd.)

## 27.2.2  Doping bei Jugendlichen

Bei einer Studie der Sporthochschule Köln mit 1000 Teilnehmern zeigten sich folgende Ergebnisse: 7 % hatten in den letzten zwölf Monaten Anabolika eingenommen. 30 % der Teilnehmer hatten im gleichen Zeitraum Marihuana konsumiert. Fast die Hälfte der Jugendlichen zeigte großes Interesse für Doping und Drogen.

Zum Missbrauch von Dopingsubstanzen unter Schülerinnen, Schülern und Jugendlichen liegen eine Reihe von Studien aus den USA und Kanada vor: Etwa 6–8 % der Jugendlichen haben einschlägige Erfahrungen mit dem Konsum von Anabolika und anderen Dopingsubstanzen. Die Einnahme bei männlichen Jugendlichen ist mehr als doppelt so häufig wie bei Mädchen. Ein Teil der Jugendlichen injiziert die Anabolika. Jugendliche, die andere Drogen nehmen, nehmen vermehrt auch Anabolika (ebd.).

## 27.2.3  Doping in der Gesellschaft

Nicht nur im Sport wird „gedopt". Der Sport ist einer der wenigen Teilbereiche der Gesellschaft, wo Medikamentenmissbrauch ausdrücklich verboten ist. Allerdings verschwimmen die Grenzen zwischen Medikamentenmissbrauch und gesundheitlichen Vorsorgemaßnahmen oftmals. So verabreichen drei von fünf Eltern ihrem Kind pro Monat mindestens ein Medikament. 19 % der Kinder erhalten vorbeugende Präparate (Vitamine, Nahrungsergänzungsmittel etc.). 43 % der Eltern verabreichen Arzneimittel an ihre Kinder, ohne vorher einen Arzt konsultiert zu haben. Der deutsche Gesundheitsreport 2009 berichtet, dass für etwa 25 % der Verordnungen von Psychopharmaka keine adäquate Diagnose vorlag.

**▪▪ Gehirndoping**
Das den Geist anregende Medikament Ritalin erfreut sich in Wissenschaftlerkreisen großer Beliebtheit. Das zeigt eine Online-Umfrage der Fachzeitschrift „Nature", an der sich 1400 Forscher aus 60 Ländern beteiligt haben. Ihr zufolge betreibt ein Fünftel regelrechtes „Gehirndoping" (science.orf.at). Zwischen 3 und 10 % der US-Studenten sollen Gehirndoping betreiben, auch „Neuro Enhancement" genannt. Dabei kommen Medikamente wie Ritalin, Modafinil oder Betablocker zum Einsatz (ebd.).

## 27.2.4  Verfügbarkeit

Waren Dopingmittel vor einigen Jahren nur von einem lokalen „Dealer" zu bekommen, ist die Beschaffung von Dopingsubstanzen, aber auch über Information zum

„richtigen" Doping sehr leicht über das Internet möglich. Allein die Eingabe des Suchbegriffs „Steroide kaufen" ergibt über 300.000 Links.

## 27.3  Doping-Definition

Die Zuständigkeit für den weltweiten Anti-Doping-Kampf lag bis 31.12.2003 beim IOC (Internationales Olympisches Komitee) und wurde ab dem 01.01.2004 an eine eigene Welt Anti-Doping Agentur (WADA) ausgelagert, von der in allen Ländern nationale Ableger agieren (NADA) (▶ www.nada.at).

Die weltweiten Anti-Doping-Bestimmungen sind umfangreich definiert und betreffen im weiteren Sinne nicht nur Regelverstöße von Athleten selbst, sondern z. T. auch von betreuendem Personal im Umfeld des Athleten (inklusive Ärzte):

**Anti-Doping-Bestimmungen**
**Artikel 1 Definition von Doping:**
    Doping ist definiert als ein Verstoß gegen Anti-Doping-Regeln wie sie in Artikel 2.1. bis 2.8 ausgewiesen sind
    **Artikel 2 Verstöße gegen die Anti-Doping-Regeln:**
    2.1 Die Anwesenheit einer verbotenen Substanz, deren Metaboliten oder eines Markers in einer dem Athleten entnommenen Probe
    2.2 Die Anwendung bzw. der Versuch der Anwendung einer verbotenen Substanz oder einer verbotenen Methode
    2.3 Verweigerung der Abgabe einer Probe nach Aufforderung zur Dopingkontrolle
    2.4 Abwesenheit bei Kontrollen außerhalb des Wettkampfes einschließlich Verstöße gegen die Aufenthaltsmeldepflicht
    2.5 Betrug oder der Versuch eines Betruges bei der Dopingkontrolle
    2.6 Besitz von verbotenen Substanzen oder verbotenen Methoden
    2.7 Weitergabe jeglicher verbotenen Substanz oder verbotenen Methode
    2.8 Anstiftung, Mitbeteiligung, Unterstützung oder Ermutigung zur Anwendung oder zum Versuch einer Anwendung einer verbotenen Substanz oder verbotenen Methode

Nicht alle Medikamente sind in allen Sportarten verboten. In ◼ Tab. 27.1 wird eine Übersicht über potenzial kardial wirksame Medikamente gegeben.

□ **Tab. 27.1** WADA-Liste der kardiovaskulär wirksamen Medikamente

| Verbotene Substanzen | In bestimmten Sportarten verboten | Nicht verbotene Substanzen |
|---|---|---|
| **S1 Anabole Steroide** | **P1 Alkohol** | Antihypertensiva |
| Testosteron | **P2 Betablocker** | Kalziumblocker |
| Nandrolozon | Atenolol | ACE-Hemmer |
| Stanozol | Bisoprolol | ATII-Blocker |
| Metandienon | Carvedilol | Lokalanaesthika |
| **S2 Peptidhormone** | Esmolol | Xylocain |
| hGH | Labetolol | Analgetika |
| EPO | Metoprolol | ASS |
| **S3 Beta-2 Agonisten** | Pindolol | Cholesterin-Senker |
| Reproterol | Propranolol | Fluvastatin |
| Isoprenali | Sotalol | Clofibrat |
| **S4 Antiöstrogene** | | Colestipol |
| **S5 Maskierende Substan-** | | Ezetimib |
| **zen** | | Gemfibrozil |
| Diuretika | | Atorvastatin |
| **S6 Stimulanzien** | | Acipimox |
| Amphetamine | | Colestyramin |
| Kokain | | Pravastatin |
| Ephedrin | | Simvastatin |
| **S7 Narkotika** | | |
| Morphine | | |
| Pethidin | | |
| **S8 Cannabinoide** | | |
| **S9 Glukokortikoide** | | |
| Betamethason | | |

## 27.4 Potenziell kardial schädliche Substanzen und Methoden

Viele der im Sport verwendeten Medikamente weisen ein erhebliches kardiales Nebenwirkungsprofil auf (Deligiannis et al. 2006). Im Folgenden wird auf die am häufigsten verwendeten Substanzen mit dem unsichersten Sicherheitsprofil eingegangen (Wagner 1991).

### 27.4.1 Anabole Steroide und Testosteron

**■ ■ Wirkung**

Die Verwendung von anabolen Steroiden und Testosteron führt über eine Stimulation der Proteinsynthese zu einem vermehrten Muskelaufbau, welcher in der Regel mit einem Kraftzuwachs verbunden ist. Parallel dazu wird die Regenerationszeit verkürzt und somit ein höheres Trainingspensum realisierbar. Daraus lassen sich verschiedene Wirkungen und Nebenwirkungen ableiten (Sullivan et al. 1998; McCarthy et al. 2000; Thiblin et al. 2000; Finschi et al. 2001; Deligiannis 2002; Glazer 1991; Sader et al. 2001):

- **Androgene Wirkung**

Die Zufuhr anaboler Steroide führt zu Peniswachstum, Wachstum und Entwicklung der Bläschendrüsen, Wachstum und Entwicklung der Prostata, Zunahme der Körperbehaarung (auch bei Frauen), Zunahme der Schambehaarung, Verdichtung und Verteilung der Gesichtsbehaarung, Vertiefung der Stimme, Zunahme der Talgbildung und Talgdrüsen, Zunahme des Geschlechtstriebes und des sexuellen Interesses sowie zu einer Zunahme der Aggressivität.

- **Anabole Wirkung**

Dies führt zur einer Zunahme der Gesamtkörperstickstoffbilanz, zu Elektroyltverschiebungen, verstärkter Kalzium-Aufnahme der Knochen, Abnahme des Körperfettanteils, Zunahme der Erythrozyten, Zunahme der Erythrozytenmasse und zu einer Zunahme der Skelettmasse.

- **■ Nebenwirkungen**

Nebenwirkungen sind mannigfaltig:

Es kommt zu einer Virilisierung bei Frauen, dadurch zu Bartwuchs, Hypertrichose, Ausbildung männlicher Gesichtszüge, Stimmveränderungen (z. T. mit Kehlkopfverknöcherung), Klitorishypertrophie, Amenorrhoe, Unterdrückung von LH und FSH und einer gesteigerten Libido.

Insgesamt findet sich eine vermehrte Aggressivität, Steroidakne, vermehrte Verletzungsgefahr an Sehnen und Bändern.

Bei Jugendlichen kann ein vorzeitiger Schluss der Epiphysenfugen mit einem daraus resultierenden Wachstumsstopp auftreten.

Es finden sich überdies eine Erhöhung des LDL- und ein Abfall des HDL-Cholesterins, Entwicklung von Hypertonus, Steroidakne, Haarausfall, Gynäkomastie bei Männern, Striae, Abnahme der peripheren Insulinsensitivität, Diabetes mellitus, Hodenatrophie mit vermindertem Ejakulat sowie Impotenz und Infertilität mit verminderter Spermienzahl und erhöhter Viskosität, Prostatahypertrophie und Prostatakarzinom.

Anabole Steroide zeigen direkt toxische Wirkungen an der Leber mit Ausbildung von Hepatomegalie, Leberadenome, Cholestase, Peliosis hepatis (phlebektatische Form und parenchymatöse Form), Leberdystrophie, Steatosis hepatis, HCC und Cholangiozellulärem Karzinom.

Psychische Wirkungen bestehen in Form gesteigerter Aggressivität und psychischer Abhängigkeit. Das subjektive Wohlbefinden nimmt zu, allerdings führt ein Absetzen zu einem Stimmungstief und einer Depression, die Trainingsfrequenz wird reduziert, die Regenerationszeit nimmt zu. Alles in allem besteht eine „psychische Abhängigkeit" von anabolen Steroiden. Bei hoher Dosierung entstehen Euphorie, sexuelle Erregbarkeit, Gereiztheit, Gefühlsschwankungen, Gewaltbereitschaft, Aggressivität und oft ein gleichzeitiger Alkohol-, Medikamenten- und Drogenabusus.

Die Abnahme von kognitiven Leistungen führt zu einer eingeschränkten Gedächtnisleistung und Konzentration sowie psychischer Abhängigkeit.

Durch die oft notwendige i.m.Gabe können Spritzenabszesse mit Auftreten von Myokarditis und Endokarditis resultieren. Oftmals entstehen durch unsteriles Arbeiten nicht nur lokale Reaktionen, sondern auch Übertragungsmöglichkeiten für zahlreiche infektiöse Erkrankungen (Hepatitiden, HIV).

Kardiale Nebenwirkungen bestehen durch verschiedene Mechanismen:

- **Atherogene Wirkung**

Diese Wirkung führt über die Stimulation der hepatischen Triglyceridlipase zu HDL-Senkung um 39–70 %, diese ist dosis- und substanzabhängig. Die Verwendung von anabolen Steroiden führt zu einer raschen Senkung von HDL, nach acht Wochen gibt es keinen weiteren Effekt. Überdies besteht ein Anstieg von LDL-Cholesterin. Die Erholung der Lipide erfolgt erst nach Monaten und ist von der Dauer der Einnahme abhängig.

- **Thrombogene Wirkung**

Die Fibrinolyse ist reduziert, ebenso die Synthese von Prostacyclin. Dies führt zu einer erhöhten Plättchenaggregation, die Protein-C- und Protein-S-Freisetzung ist erhöht, und es erfolgt eine beschleunigte Aktivierung des Hämostasesystems.

- **Linksventrikuläre Hypertrophie**

Diese entsteht durch einen direkten zytotoxischen sowie einen mineralkortikoiden Effekt. Dadurch werden die Entstehung einer Hypertonie gefördert und das Risiko von Fibrosierung und myokardialer Nekrosen erhöht. Anabole Steroide führen zu einem erhöhten Myofibrillen/Kapillaren-Verhältnis (◘ Abb. 27.1) mit Herzhypertrophie unter Anabolika-Anwendung ohne adäquate Verbesserung der Kapillarisierung und der persistierende Hypertrophie.

Herzrhythmusstörungen entstehen durch strukturelle myokardiale Änderungen, eine erhöhte Vulnerabilität für schwerwiegende Herzrhythmusstörungen und eine deutliche Verringerung der Stimulationsschwelle.

Auch Änderungen im Elektrolythaushalt führen zu einer erhöhten Automatizität. Zudem führt ein verändertes sympathisches kardiales Nervensystem zu einem erhöhten „pressure response" auf Katecholamine.

Bluthochdruck wird durch vermehrte Salz- und Wasserretention ausgelöst.

## 27.4.2 Peptidhormone

Zu den am häufigsten verwendeten Substanzen dieser Klasse gehören Wachstumshormone (hGH) und Insulin-like growth factor 1 (IGF-1) sowie Erythropoetin (EPO).

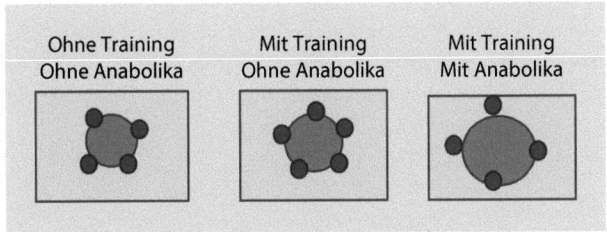

◘ **Abb. 27.1**   Myofibrillen/Kapillaren-Verhältnis unter Anabolika

### Wachstumshormone (hGH) und Insulin-like growth factor 1 (IGF-1)

Zu den augenscheinlichsten Nebenwirkungen zählt die Akromegalie. Darunter versteht man das übermäßige Wachstum von Fingern, Zehen, Kinn, Jochbogen, Augenwülsten, Nase und anderen Weichteilen. Bei manchen Sportlern verändern sich im Laufe einer langjährigen Wachstumshormonkur die Gesichtszüge sehr deutlich. Häufig kommt es zu Muskelverhärtungen, so genannten Myogelosen. Diese sind für den Athleten sehr unangenehm und können zudem die Leistungsfähigkeit beeinträchtigen.

Wachstumshormone bewirken eine Verschlechterung der Glukose-Utilisation. Der dadurch ständig erhöhte Blutzuckerspiegel führt zu einer ständigen Reizung des Inselorgans der Bauchspeicheldrüse. Nach längerer Anwendung kann es somit zum Entstehen eines Diabetes mellitus kommen. IGF-1 unterscheidet sich von GH hinsichtlich der Wirkung auf den Kohlenhydratstoffwechsel, da es den Zuckerspiegel senkt und die Insulinempfindlichkeit im Körper erhöht. Es kann daher kurz nach der Verabreichung zu einer Hypoglykämie kommen.

Es gibt kardiale Nebenwirkungen. So besteht das Risiko zur Entwicklung einer Kardiomyopathie, verursacht durch eine myokardiale Hypertrophie mit interstitieller Fibrose, lympho-mononukleärer Infiltration, Monozytennekrose sowie das Auftreten von Arrhythmien mit erhöhte Mortalität (Colao et al. 2001).

### Erythropoetin (EPO)

Mit dem Anstieg der Anzahl roter Blutkörperchen erhöht sich die Viskosität des Blutes, und die Gefahr einer Thrombosebildung steigt. In den kleinen und kleinsten Blutgefäßen kann es zu einem „Sludge-Phänomen" kommen. Durch Gerinnung sind die nachfolgenden Gewebeabschnitte minderperfundiert und drohen einen Schaden zu erleiden. Diese Nebenwirkung ist vor allem bei Sportlern von Relevanz, erreichen sie doch Hämatokritwerte von bis zu 60 %. Das führt dazu, dass sich diese Sportler gerinnungshemmende Mittel verabreichen, um einer Thrombose vorzubeugen.

Direkte kardiale Auswirkungen bestehen im vermehrten Auftreten einer arteriellen Hypertonie und Bradykardien (Vergouwen et al. 1999; Wagner et al. 2001).

### 27.4.3  ß2-Agonisten

Den am häufigsten verwendeten ß2-Agonisten Clenbuterol und Salbutamol werden auch anabole Effekte nachgesagt. Sie führen zu einer Erhöhung der Muskelmasse und zu einer Verringerung des Körperfetts (Prather et al. 1995).

Allen ß2-Agonisten gemeinsam ist eine Wirkung auf den Kalium-Haushalt mit dem Potenzial einer Verlängerung der QT-Zeit und einem erhöhten Risiko kardiovaskulärer Events. Auch das Auftreten von Ischämie, Herzinsuffizienz, Arrhythmien und plötzlichem Herztod wird wahrscheinlicher (Fisher et al. 2004; Salpeter et al. 2004).

### 27.4.4 Diuretika

Diuretika werden einerseits zur Gewichtsabnahme eingesetzt, andererseits aber auch zur Maskierung von Dopingsubstanzen bei Dopingkontrollen (Wagner et al. 2001).

Sie können zu Elektrolytstörungen mit möglichen QT-Verlängerungen und Arrhythmien führen. Besondere Bedeutung hat dies für Athleten mit stummer Channelopathie. Sie führen außerdem zu einer Erhöhung von Cholesterin und der Triglyceride, welche wiederum indirekt eine Arteriosklerose begünstigen (Fuster et al. 1998).

### 27.4.5 Amphetamine

Eine Leistungssteigerung durch Amphetamine ist meist nur im Wettkampf verboten. Trotzdem existieren eine Reihe unerwünschter und potenziell lebensbedrohlicher Nebenwirkungen wie Schlaganfall, arterielle Hypertonie, Tachykardie, Bradykardie, Arrhythmien und Herzinfarkt durch Auslösung diffuser Koronarspasmen (Smith et al. 1976).

### 27.4.6 Kokain

Ähnlich wie Amphetamine können myokardiale Ischämien oder Herzinfarkte durch den Missbrauch von Kokain ausgelöst werden. Dies passiert unabhängig von der Dosis. Kokain führt zu einem Anstieg von Herzfrequenz und Blutdruck, es können ebenfalls Koronarspasmen entstehen und wirken auch direkt thrombogen. Neben PQ- und QT-Verlängerungen kann es auch zur Ausbildung eines AV-Blocks kommen. Außerdem sind die Entstehung eines Lungenödems, aber auch Myokarditis, dilatative CMP, Endokarditis und Schlaganfall sowie rupturierte Aortenaneurysmata beschrieben (Billman 1995).

### 27.4.7 Ephedrin

Ephedrin wird als Stimulans und zur Gewichtsabnahme durch Erhöhung des Grundumsatzes eingesetzt. Durch den sympathischen Effekt erfolgt aber auch eine direkte Stimulation des Herzens mit Ausbildung einer Tachykardie, Steigerung der Kontraktilität und peripheren Vasokonstriktion – verbunden mit Blutdruckerhöhungen sowie Arrhythmien und Auslösung von Myokardinfarkt, schwerer Hypertonie, Myokarditis, Schlaganfall und plötzlichem Herztod (Haller und Benowitz 2000; Zaacks et al. 1999).

### 27.4.8 Cannabinoide

Obwohl nicht in allen Sportarten verboten, existiert trotzdem eine gewisse Verbreitung – auch in der Gesellschaft. Die maximale Blutkonzentration ist nach ca. 3–8 min nach Inhalation vorhanden, die maximale Wirkung erfolgt ca. 2–4 h nach Inhalation. Die Wirkung ist für ca. 4–6 h vorhanden.

Die Wirkung erfolgt durch eine beta-adrenerge Stimulation und eine parasympathische Blockade, auch die Nebenwirkungen wie Tachykardie, Reduzierung des Schlagvolumens, periphere arterielle Vasospasmen, erhöhter myokardialer Sauerstoffbedarf und verringerter Sauerstofftransport lassen sich auf diesen Wirkmechanismus zurückführen. Dies führt zu einer Begünstigung für das Auftreten akuter Ischämie und Arrhythmien sowie zu einem erhöhten Risiko für Myokardinfarkt, Schlaganfall und plötzlichen Herztod (Campos et al. 2003).

**27**

### 27.4.9 Fettburner

Zur Unterstützung im Fettabbau wird häufig ein sog. ECA-Stack verwendet. Er besteht aus mehreren Bestandteilen und wird üblicherweise in folgender Dosierung 3-mal täglich verwendet:

Ephedrin 20 mg + Coffein 200 mg + Acetylsalicylsäure 100 mg

Diese Mischung soll zu einer Erhöhung der Fettverbrennung und Trainingsintensität führen.

An typischen Nebenwirkungen kann es zu Zittern, Kopfschmerzen, verstärktem Schwitzen, innerer Unruhe, Schlaflosigkeit, Übelkeit, Appetitlosigkeit, Reizbarkeit, Prostatabeschwerden, Magen-/Darmbeschwerden, allergischen Hautreaktionen, Schwindel, Erbrechen, Sehstörungen, Tinnitus und Magenblutungen kommen.

## 27.5 Zusammenfassung

Die Nebenwirkungen verschiedener Dopingmittel sind mannigfaltig und betreffen sehr oft das Herz (◨ Tab. 27.2).

Da eine Verwendung leistungsfördernder Substanzen nicht nur im Leistungssport vorkommt, sollten Kardiologen in der Praxis über die gesundheitsschädigenden Einflüsse der verwendeten Medikamente Bescheid wissen und eine Anamnese auch in diese Richtung gestalten.

**◘ Tab. 27.2** Kardiale Nebenwirkungen

| | Hypertonie | Arrhythmien | LVH | KHK | MI | HF | SCD |
|---|---|---|---|---|---|---|---|
| Anabole Steroide | + | + | + | + | + | + | + |
| hGH | | + | + | | | + | + |
| EPO | + | | | | | + | + |
| Diuretika | | + | | | + | + | + |
| Amphetamine | + | + | | | + | + | + |
| Kokain | + | + | | + | + | + | + |
| Ephedrin | + | + | | + | + | | + |
| Narkotika | | | | | | | + |
| Cannabis | | + | | | + | | + |
| Glukokortikoide | + | | | + | | | |
| Alkohol | + | + | | | + | + | + |
| ß2-Agonisten | | + | | | + | + | + |

## Literatur

Billman GE (1995) Cocaine: a review of its toxic actions on cardiac function. Crit Rev Toxicol 25:113–132

Campos DR, Yonamine M, de Moraes Moreau RL (2003) Marijuana as doping in sports. Sports Med 33:395–399

Colao A, Marzullo P, Di Somma C, Lombardi G (2001) Growth hormone and the heart. Clin Endocrinol 54:137–154

Deligiannis A (2002) Cardic side effects of anabolics. Österr J Sportmedizin 2:35–37

Deligiannis A, Björnstad H, Carre F et al (2006) ESC Study Group of Sports Cardiology Position Paper on adverse cardiovascular effects of doping in athletes. Eur J Cardiovasx Prev Rehab 13:687–694

Finschi V, Baroldi G, Monciotti F et al (2001) Anabolic steroid abuse and cardiac sudden death: a pathologic study. Arch Pathol Lab Med 125:253–255

Fisher AA, Davis MW, McGill DA (2004) Acute myocardial infarction associated with albuterol. Ann Pharmacother 38:2045–2049

Fuster D, Escher G, Vogt B et al (1998) Furosemide inhibits 11-ßhydroxysteroid dehydrogenase type 2. Endocrinol 139:3849–3854

Glazer G (1991) Atherogenic effects of anabolic steroids on serum lipid levels. A literature review. Arch Intern Med 151:1925–1933

Haller C, Benowitz NN (2000) Adverse cardiovascular and central nervous system events associated with dietary supplements containing ephedra alkaloids. N Engl J Med 343:1833–1838

McCarthy K, Tang AT, Dalrymple-Hay MJ, Haw MP (2000) Ventricualr thrombosis and systemic embolism in bodybuilders: etiology and management. Ann Thorac Surg 70:658–660

Müller-Platz C, Boos C, Müller RK (2006) Doping im Freizeit- und Breitensport. Gesundheitsberichtserstattung des Bundes, Heft 34, Robert Koch Institut-Statistisches Bundesamt, S 1–43. ISBN 978-3-89606-174-4

Prather ID, Brown DE, North P, Wilson JR (1995) Clenbuterol: a substitute or anabolic steroids? Med Sci Sports Exerc 27:1118–1121

Sader MA, Griffiths KA, McCredie RJ et al (2001) Androgenic anabolic steroids and arterial structure and function in male bodybuilders. J Am Coll Cardiol 37:224–230

Salpeter SR, Ormiston TM, Salpeter EE (2004) Cardiovascular effects of beta-agonists in patients with asthma and COPD: a meta-analysis. Chest 125:2309–2321

Smith HJ, Roche AH, Jausch MF, Herdson PB (1976) Cardiomyopathy associated with amphetamine administration. Am Heart J 91:792–797

Sullivan ML, Maartinez CM, Gennis P, Gallagher EJ (1998) The cardiac toxicity of anabolic steroids. Prog Cardiovsc Dis 41:1–15

Thiblin I, Lindquist O, Rajs J (2000) Cause and manner of death among users of anabolic androgenic steroids. J Forensic Sci 45:16–23

Vergouwen PC, Collee T, Marx JJ (1999) Haemotacrit in elite athletes. Int J Sports Med 20:538–541

Wagner J (1991) Enhancement of athletic performance with drugs. An overview. Sports Med 12:250–265

Wagner KF, Katschinski DM, Hasegawa J (2001) Chronic inborn erythrocytosis leads to cardiac dysfunctino and premature death in mice overexpressing erythropoetin. Blood 97:536–542

Wonisch M, Pokan R (2014) Doping und Herz: Was der Praktiker wissen muss. Journal für Kardiologie – Austrian. J Cardiol 21(5–6):139–143

Zaacks S, Klein L, Tan C et al (1999) Hypersensitivity myocarditis associated with ephedra use. J Toxicol Clin Toxicol 37:485–489

**27**

## Internetadressen

http://science.orf.at. Zugegriffen am 09.04.2008

http://www.bleibsauber.nada.at/de/menu_main/wer-dopt/doping-bei-jugendlichen

http://www.bleibsauber.nada.at/de/menu_main/wer-dopt/doping-im-breiten-und-freizeitsport

http://www.bleibsauber.nada.at/de/menu_main/wer-dopt/dopingmentalitaet-der-gesellschaft

http://www.doping.de/geschichte-des-doping/

http://www.nada.at

http://www.nada.at/de/menu_2/medizin/medikamentenabfrage

# Training als Therapie / Sport bei Erkrankungen

## Inhaltsverzeichnis

# Körperliches Training als Therapie bei chronischen Erkrankungen

*Werner Benzer*

## Inhaltsverzeichnis

## 28.1 Einführung

Die Entstehung bzw. der ungünstige Verlauf chronischer Erkrankungen ist sehr oft durch einen Mangel an körperlicher Aktivität verursacht. Da Bewegungsmangel auch bei völlig gesunden Personen zu atrophischen Vorgängen an den die Leistungsfähigkeit vermittelnden Organsystemen führen kann, ist es naheliegend, dass bei bereits erkrankten Organsystemen diese Vorgänge noch verstärkt werden.

Die Schwäche chronisch kranker Menschen besteht daher fast immer aus zwei Komponenten:
1. aus dem organpathologisch bedingten Funktionsdefizit, zum anderen
2. aus der durch den Bewegungsmangel bedingten Leistungsschwäche.

Durch eine noch so gute konventionelle Therapie kann aber immer nur die auf der Organpathologie beruhende Krankheitskomponente, jedoch nicht das Zusammenspiel der Ganzkörperfunktionen gebessert werden (Hollmann und Hettinger 2000).

Die Folgen von Bewegungsmangel sind somit durch keine wie auch immer gearteten medikamentösen, chirurgischen oder passiv physikalischen Behandlungen behebbar, sondern ausschließlich durch die Beseitigung des Bewegungsmangels. Es ist hinlänglich belegt, dass Bewegungsmangel ein unabhängiger Prädiktor für die Sterblichkeit ist. Die Lebenserwartung gerade von Diabetikern, Hypertonikern, Patienten mit COPD und Menschen mit Übergewicht hängt signifikant von der durch regelmäßiges Training erarbeiteten körperlichen Leistungsfähigkeit ab (Blair et al. 1989; Lee et al. 2022).

Körperliches Training zur Verbesserung der körperlichen Leistungsfähigkeit ist daher bei Menschen mit erhöhtem Krankheitsrisiko und umso mehr bei bereits chronisch Kranken in jedem Fall günstig, sofern der Krankheitszustand stabil ist und körperliche Aktivität zulässt. Dies ist unabhängig von Art und Schwere der chronischen Erkrankung und dem Grad der Leistungsschwäche, sofern eine für das Training nötige Grundmobilität gegeben ist. Denn gerade bei schlechtem Allgemeinzustand führt schon eine geringe Zunahme des Trainingsumfangs zu einer deutlichen Steigerung der körperlichen Leistungsfähigkeit, der gesundheitsbezogenen Lebensqualität und auch der Lebenserwartung (Pate et al. 1995; Samitz und Mensink 2002). Auf keinen Fall sollte man aus gesundheitlichen Gründen vor einer vernünftigen sportlichen Aktivität abraten. Mit regelmäßiger Bewegung lebt man nicht nur länger, sondern man lebt mit einem aktiven Lebensstil auch besser (Heesch et al. 2012).

## 28.2 Körperliche Aktivität und Training zur Prävention und Therapie von Herz-Kreislauferkrankungen

### 28.2.1 Physiologische Effekte von körperlichem Training auf das Herz-Kreislaufsystem

Aus kardiologischer Sicht hat körperliches Training sowohl direkte als auch indirekte Effekte auf das gesunde und kranke Herz-Kreislaufsystem. Die direkten Effekte verbessern die funktionelle Kapazität, die indirekten Effekte reduzieren die kardiovaskulären Risikofaktoren und damit die Wahrscheinlichkeit eines kardiovaskulären Ereignisses.

Die direkten physiologischen Auswirkungen von regelmäßigem körperlichem Training auf das Herz-Kreislaufsystem und den Stoffwechsel sind nachfolgend zusammengefasst.

---

**Physiologische Auswirkungen von regelmäßigem körperlichem Training**
Kardiovaskuläre Veränderungen:
- Senkung der Ruhe- und Belastungsherzfrequenz
- Senkung des Ruhe- und Belastungsblutdrucks
- Senkung des myokardialen Sauerstoffverbrauchs
- Verbesserung der Kontraktilität des linksventrikulären Myokards
- Aktivierung der endothelabhängigen Vasodilatation
- Aktivierung der Genexpression für die NO-Synthetase
- Erhöhung des Parasympathikotonus
- Mögliche Verbesserung des koronaren Blutflusses

Metabolische Veränderungen:
- Gewichtsreduktion
- Erhöhte Glukosetoleranz
- Verbesserung des Lipidprofils

---

Die zeitliche Dauer dieser Adaptationsmechanismen an das Ausdauertraining wird in der einschlägigen Literatur unterschiedlich angegeben. Erste funktionelle Veränderungen an der Muskulatur sind bereits unmittelbar nach jedem Trainingsreiz feststellbar. Stabile Verhältnisse werden nach 6 bis 8 Wochen erreicht, sodass dann eine Steigerung der Trainingsdauer und Intensität sinnvoll ist, und zwar so lange und so oft, bis das definierte Trainingsziel erreicht wird. Funktionelle Veränderungen am Gefäßsystem sind ebenfalls bereits nach etwa 3 Monaten meßbar (Fuertes-Kenneally et al. 2023). Morphologische Veränderungen im Sinne einer Regression der Atherosklerose wurden in einer bereits älteren Studie nach etwa einem Jahr beschrieben (Ornish et al. 1998).

## 28.2.2    Die Bedeutung von körperlichem Training zur Modifikation kardiovaskulärer Risikofaktoren

### ▪▪ Übergewicht

Das heutzutage gebräuchlichste Maß zur Beurteilung des Körpergewichts als kardiovaskulärer Risikofaktor ist der Body Mass Index (BMI). Eine Metaanalyse von Studien zum Einfluss des BMI auf die Mortalität von Patienten mit koronarer Herzkrankheit, durchgeführt an über einer Million Patienten zeigte eine nicht lineare (J-shaped) Beziehung zwischen BMI und Mortalität (Wang et al. 2015; Dwivedi et al. 2020). Die so genannte Body Composition sowie der Typus der Fettverteilung (waist to hip ratio) sind ebenfalls unabhängige Risikofaktoren und stehen in direktem Zusammenhang mit der kardiovaskulären Mortalität (Blair 1993).

Körperliches Training ist eine anerkannte Methode zur Gewichtsreduktion. Die meisten kontrollierten Studien zeigen allerdings durch Training alleine eine nur geringe Reduktion des Körpergewichts, sodass dieses mit einer kalorienreduzierten Ernährung kombiniert werden muss (Ishii et al. 1998).

Diät alleine wiederum führt insofern zu einer unerwünschten Art der Gewichtsabnahme, als sie eine Reduktion der Muskelmasse bewirkt und sich somit die prozentuelle Verteilung der Körperkompartimente nicht ändert. Zudem wird der Grundumsatz gesenkt, was nach Beendigung der Diät zu einer raschen neuerlichen Gewichtszunahme führt, welche als so genannter Jo-Jo-Effekt bezeichnet wird.

Nur wenn körperliches Training mit einer gezielten, energiebilanzierten Ernährung kombiniert wird, ist die Gewichtsabnahme auf Dauer zufriedenstellend und betrifft auch wirklich den Fettanteil am Gesamtkörpergewicht. Diese Erkenntnisse unterstreichen die Bedeutung einer kombinierten Strategie von körperlichem Training und ausgewogener Ernährung zum Erreichen einer anhaltenden Reduktion des Körpergewichts (Bray et al. 2016).

#### ▪▪ Hyperlipidämie

Der Effekt von körperlichem Training auf das Lipidprofil ist immer noch Gegenstand aktiver Forschungsarbeit. Die bisher vorliegenden Daten sind noch nicht übereinstimmend. Die Ergebnisse sind auch teilweise durch zusätzliche Diäten und medikamentöse Lipidsenkung beeinflusst. Eine Metaanalyse von 95 allerdings meist nicht randomisierter Studien konnte zeigen, dass regelmäßiges Ausdauertraining zu einer 6%igen Reduktion des Gesamtcholesterins, zu einer 10%igen Reduktion des LDL-Cholesterins und zu einem 5%igen Anstieg des HDL-Cholesterins führt (Tran und Weltman 1985). Zu ähnlichen Ergebnissen kommt auch eine Untersuchung neueren Datums aus der Zeit, in der sich die medikamentöse Lipidsenkung bereits gut etabliert hatte (Durstine et al. 2001).

Als gesichert gilt, dass HDL- und LDL-Cholesterin durch ein breites Spektrum an unterschiedlichen Trainingsintensitäten positiv beeinflusst werden (King et al. 1995; Mendoza und Lavie 2022). Zwischen dem Trainingsumfang und dem daraus resultierenden Anstieg des HDL-, bzw. Abfall des LDL- Cholesterins besteht eine gute Korrelation. In einer Studie an Läuferinnen war ein Anstieg des HDL mit steigender Kilometeranzahl pro Woche auch noch über einen Trainingsumfang von 64 km/Woche hinaus zu beobachten (Williams 1996).

Die zu erwartenden Auswirkungen von Training auf die messbaren Parameter des Lipidstoffwechsels mögen in Zeiten der ausgezeichnet wirksamen Cholesterinsenkung mit modernen Statinen zwar gering und deshalb nur additiv sein, stellen aber trotzdem einen wichtigen Faktor zur umfassenden Therapie der kardiovaskulären Risikofaktoren dar.

#### ▪▪ Hypertonie

Zwei große longitudinale Studien konnten zeigen, dass regelmäßiges körperliches Training die Entstehung einer Hypertonie verhindern kann (Paffenbarger et al. 1983; Blair et al. 1984). Darüber hinaus konnte gefunden werden, dass sowohl Ausdauertraining, als auch Kraftausdauertraining einen erhöhten Blutdruck nach unten korrigiert (Fagard und Cornelissen 2007; Cornelissen und Smart 2013). Die Blutdruckwerte sind dabei an Tagen mit körperlichem Training niedriger als an Tagen ohne Training (Pescatello et al. 1991). Auch die durch Hypertonie induzierte pathologische

Linksherzhypertrophie ist nach mehreren Monaten eines Ausdauertrainings rückläufig (Kokkinos et al. 1995). Ausdauertraining mit Hypertonikern, z. B. im Rahmen eines ambulanten kardiologischen Rehabilitationsprogramms, kann erhebliche Einsparungen an Antihypertensiva bewirken (Kurz et al. 2001).

Zum Erreichen einer messbaren Blutdrucksenkung ist ein Ausdauertraining mit geringer bis mäßiger Intensität eher geeignet als ein Training in hohen Intensitätsbereichen (Hagberg et al. 2000). Das Training sollte an mehreren Tagen pro Woche für zumindest 30 min durchgeführt werden (Pate et al. 1995).

#### ▪▪ Diabetes mellitus

Helmrich und Paffenbarger fanden in einer Untersuchung an 6000 Universitätsabsolventen eine inverse Beziehung zwischen körperlichem Training und der Diabetesinzidenz (Helmrich et al. 1992). Folgt man der Physician Health Study, so scheint es möglich, durch Training das Risiko für die Entwicklung eines Diabetes auf die Hälfte zu reduzieren (Manson et al. 1986).

Körperliche Aktivität hat einen nachweislich günstigen Effekt sowohl auf den Glukosestoffwechsel als auch auf die Insulinsensitivität. Dieser resultiert zum einen aus einer trainingsbedingten Zunahme an Muskelzellen, welche durch das Training verstärkt auf Insulin ansprechen und somit Glukose besser utilisieren können. Zum anderen sind ein Abbau von Übergewicht sowie eine verminderte Glukoseproduktion in der Leber positive Effekte (Wasserman und Zinman 1994). Auch ist allgemein bekannt, dass extensives Ausdauertraining den Abbau von Fettsäuren über eine Aktivierung der ß- Oxidation fördert und deshalb auch über die direkte Beeinflussung des Fettstoffwechsels eine Gewichtsabnahme bei Diabetikern fördern kann (Newsom et al. 2013).

Die positiven Effekte des körperlichen Trainings betreffen vor allem den so genannten Diabetes mellitus Typ II. Dieser ist die Ursache für ca. 90 % aller Diabetes-Erkrankungen und damit ein hauptsächlicher Risikofaktor für koronare, zerebrale und periphere Gefäßkrankheiten sowie Hauptursache für die Erblindung im Erwachsenenalter, Niereninsuffizienz und nichttraumatische Amputationsindikationen von Extremitäten.

Die Entstehung der mikrovaskulären Komplikationen wie Retino-, Neuro- und Nephropathie stehen ebenfalls im Zusammenhang mit der Hyperglykämie. Diese spielt schließlich auch beim Typ I-Diabetes eine große Rolle und spricht auf Training an (Feuerstein und Weinstock 1997).

Um die Insulinsensitivität positiv beeinflussen zu können, ist ein kombiniertes Kraft- und Kraft-Ausdauertraining in höheren Intensitätsbereichen erforderlich. Evidenz gibt es für ein Lauftraining mit ca. 30 km pro Woche bei 70–80 % der $VO_{2max}$ sowie für ein 8-wöchiges kombiniertes Kraft- und Ausdauertraining, welches in der Lage ist, kardiorespiratorische Parameter, die biophysikalischen Messdaten und die Muskelkraft zu bessern (Holloszy et al. 1986; Maiorana et al. 2002).

## 28.3 Medizinische Trainingssteuerung bei chronischen Erkrankungen

Wie die pharmakologische Behandlung benötigt auch das therapeutisch angewandte körperliche Training eine klar definierte Dosierung. Wirkung und Nebenwirkung sowie ein eventuelles Risiko sind gleichermaßen abzuwägen. Trotzdem ist für die meisten Patienten mit chronischen Erkrankungen, die häufig einen körperlich inaktiven Lebensstil führen, Training prinzipiell günstiger als kein Training. Die gesundheitsbezogene Lebensqualität und die Prognose der Erkrankung wird durch körperliche Aktivität in den meisten Fällen deutlich verbessert (Pedersen und Saltin 2015).

Zur richtigen Dosierung und zum Ausschluss von Kontraindikationen für das Training ist eine sportmedizinische Untersuchung vor Beginn der Trainingstherapie Grundvoraussetzung. Die American Heart Association und das American College of Sports Medicine haben dazu Richtlinien herausgegeben (Fletcher et al. 2001). Auch hat die Österreichische Gesellschaft für Sportmedizin und Prävention aktuelle Richtlinien zur medizinischen Beurteilung der Sporttauglichkeit erstellt (Podolsky 2021; Primus et al. 2022).

Bei der Umsetzung nichtmedikamentöser Therapieempfehlungen ist zu bedenken, dass es sich bei Patienten meist um Personen handelt, deren bisheriger ungesunder Lebensstil zum Entstehen ihrer aktuellen Gesundheitsprobleme beigetragen hat. Anleitungen zur richtigen Durchführung von körperlichem Training erschöpfen sich somit nicht nur in Wissensvermittlung, sondern zielen auch auf die Konditionierung einer langfristigen Lebensstilmodifikation. Die therapeutische Einstellung von Ausdauertraining muss die Kriterien des Typs, der Häufigkeit, der Intensität und der Dauer beachten (Liguori et al. 2022).

> **Kriterien bei der therapeutischen Einstellung eines Ausdauertrainings**
> - Typ: alle herkömmlichen Ausdauersportarten (Alternativtraining)
> - Häufigkeit: an 3–5 Tagen in der Woche
> - Intensität: ca. 60–80 % der maximal erreichten bzw. symptomlimitierten Herzfrequenz einer sitzend durchgeführten Fahrrad-Ergometrie
> - Dauer: 45–60 min
> - Ergänzt durch eine zirkelartige Gymnastik mit Kraftkomponente

> **Kriterien bei der therapeutischen Einstellung eines Krafttrainings**
> - Typ: dynamisches Krafttraining
> - Häufigkeit: 2 Einheiten pro Woche
> - Intensität: < 50 % des Wiederholungsmaximums (kg)
> - Dauer: 6–8 Muskelgruppen; 2 Einheiten pro Muskelgruppe; 8–15 Wiederholungen

■ **Tab. 28.1**    Generalplan für die Entwicklung der Ausdauer im therapeutischen Training (Haber 2001). (WNTZ = Wochennettotrainingszeit; TE = Trainingseinheit; LF = Leistungsfähigkeit)

| Stufe | LF% Referenz | WNTZ (min) | TE/Woche |
|-------|--------------|------------|----------|
| 1 | <75 | 30 | 2–3 |
| 2 | 75–90 | 45 | 2–3 |
| 3 | 90–100 | 60 | 2–3 |
| 4 | 100–110 | 75 | 2–3 |
| 5 | 105–115 | 90 | 2–3 |
| 6 | 110–120 | 105 | 2–3 |
| 7 | 115–125 | 120 | 3–4 |
| 8 | 120–130 | 150 | 3–4 |
| 9 | 125–135 | 180 | 3–4 |

**28**

Die Vorgaben in der Übersicht richten sich an Patienten, die bereits eine gewisse Grundlagenausdauer aufweisen. Patienten, die aus völliger Inaktivität mit einem Training beginnen, müssen durch langsame Dosissteigerung an das auf Dauer wirksame Trainingsniveau herangeführt werden (■ Tab. 28.1).

Bedacht zu nehmen ist aber auf die im Rahmen der Grunderkrankung und der Komorbidität verursachten Limitationen in der Mobilität. In speziell gelagerten Fällen muss das Prinzip, dass der Trainingseffekt bis zu einem gewissen Grad ein Produkt aus Intensität und Umfang darstellt, zum Tragen kommen. Zum einen müssen größere Trainingsumfänge empfohlen werden, wenn krankheitsbedingt keine ausreichenden Intensitäten erreicht werden, zum anderen ein intensiveres, intervallartiges Training, wenn größere Umfänge nicht möglich sind. Im Sinne einer allgemeinen Zunahme der Funktionalität ist besonders auf das Training aller motorischen Grundleistungsfähigkeiten zu achten (Tschakert und Hofmann 2013).

Angesichts der vorliegenden Evidenz darf ein geeignetes, auf die Grundkrankheit und die momentane Leistungsfähigkeit abgestimmtes körperliches Training als therapeutische Intervention den Patienten mit metabolischen und kardiovaskulären Erkrankungen keinesfalls vorenthalten werden (Pedersen und Saltin 2015). In der Durchführung dieses Trainings sollte der Patient ausreichend geschult und zu Beginn überwacht werden.

### 28.3.1    Erstellung eines individuellen Trainingsplans für chronisch Kranke folgend der S3-Leitlinie zur kardiologischen Rehabilitation im deutschsprachigen Raum Europas (Schwaab 2021)

Grundsätzlich ist es wichtig, einen speziell auf die Grunderkrankung und die Leistungsfähigkeit des einzelnen Patienten abgestimmten Trainingsplan zu erstellen.

Kontraindikationen sind vorab auszuschließen. Folgendes Schema kann zur Anwendung kommen:
- Definition des Trainingsziels (z. B. Verbesserung der kardiopulmonalen Belastbarkeit)
- Definition der Trainingsart (für ein aerobes Ausdauertraining geeignete Trainingsmethoden)
- Auswahl der Trainingsmethode (Dauermethode, Intervallmethode etc.)
- Bestimmung der Trainingsintensität (z. B. prozentuale $HF_{max}$, HFR, prozentuale $VO_{2max}$)
- Bestimmung der Trainingsdauer (Dauer der einzelnen Trainingseinheit)
- Bestimmung der Trainingshäufigkeit (Anzahl der Trainingseinheiten)

Beginnend auf einem niedrigen Niveau sind zunächst die Trainingsdauer und -häufigkeit sowie die Trainingsintensität individuell anzupassen und schrittweise zu steigern. Das Training sollte langfristig in drei aufeinander aufbauenden Phasen unterteilt werden (Periodisierung und Zyklisierung):
- Anpassungsphase: Vorbereitung auf die nachfolgende Trainingsbelastung durch Verbesserung von Koordination und Flexibilität. Schulung einer angemessenen Beurteilung des Belastungsempfindens. Besonderer Aufmerksamkeit bedürfen bisher körperlich inaktive Personen.
- Aufbauphase: behutsames Aufbautraining durch allmähliche Steigerung der Trainingsdauer, -häufigkeit und -intensität sowie der Anforderungen an die Bewegungskoordination
- Stabilisationsphase: langfristige Stabilisierung und Erweiterung des Trainingserfolges

## 28.3.2 Ausdauertraining: Dauermethode oder Intervallmethode

Die Dauermethode ist nach wie vor Standard in der Trainingstherapie bei chronischen Erkrankungen. Während die Protokolle der Dauermethode eine kontinuierlich gleichbleibenden Belastungsintensität vorschreiben, ist das Training nach der Intervallmethode gekennzeichnet durch einen kontinuierlichen Wechsel von Belastungs- und Erholungsphasen. Diese Form des Trainings ermöglicht in den Belastungsphasen wiederholt eine höhere bis sehr hohe Intensität ($VO_{2max}$ bis 90 % oder höher) aufrechtzuerhalten. Im Fokus der kardiologischen Trainingstherapie steht insbesondere die Anwendung des High Intensity Intervall Trainings (HIIT) (Schwaab 2021). Additiv bzw. in Kombination wird ein Intervalltraining möglichst noch im aeroben Bereich empfohlen (Tschakert et al. 2015).

Vergleichsuntersuchungen, die an gesunden Personen durchgeführt wurden, kamen zu keinem eindeutigen Ergebnis, welche der beiden Trainingsmethoden zu bevorzugen ist. Einmal wurde dem Dauer-, ein anderes Mal dem Intervalltraining bessere Effekte auf das Herz-Kreislaufsystem und die Verbesserung der aeroben Leistungsfähigkeit gegenüber der anderen Methode zugesprochen (Niven et al. 2021; Wang et al. 2022).

Beide Trainingsmodalitäten scheinen geeignet, um die Ausdauerleistungsfähigkeit chronisch kranker Patienten zu verbessern. Die Intervallmethode hat einen größeren Einfluss auf hämodynamische Parameter, während die Dauermethode zu einem größeren psychologischen Wohlbefinden und einer besseren gesundheitsbezogenen Lebensqualität führt. Vorteile bringt das Intervalltraining nachweislich bei Patienten mit Herzinsuffizienz, da diese dadurch höhere Belastungsintensitäten tolerieren (Nechwatal et al. 2002; Niven et al. 2021; Wang et al. 2022).

### 28.3.3 Risiken von körperlichem Training bei Patienten mit chronischen Erkrankungen

Das Risiko eines unerwünschten Ereignisses während körperlichem Training ist wie bei Gesunden auch bei chronisch Kranken gering. Die Inzidenz eines kardialen Zwischenfalls bei Patienten, die im Rahmen eines kardiologischen Rehabilitationsprogramms trainiert werden, ist 1 auf 294.000 fallbezogene Trainingsstunden und die Inzidenz eines Todesfalls 1 auf 784.000 fallbezogene Trainingsstunden (Van Van Camp und Peterson 1986; Rognmo et al. 2012).

Eine zu rasche bzw. übermäßige Steigerung der Trainingsintensität und Trainingshäufigkeit kann bei Untrainierten jedoch eine myokardiale Ischämie begünstigen. Ein solcher Trainingsumfang bewegt sich aber weitab von den üblichen, validierten kardiologischen Rehabilitationsprogrammen und medizinischen Trainingsempfehlungen.

Abgesehen von der Tatsache, dass ein extrem übertriebenes körperliches Training besonders bei Patienten mit Herz-Kreislauferkrankungen die Gefahr eines kardialen Ereignisses bis hin zum plötzlichen Herztod mit sich bringen kann, ist das theoretische Risiko der körperlichen Inaktivität bei diesen Patienten langfristig erheblich höher (Stewart et al. 2017).

Da chronisch kranke Patienten in jedem Fall einer Risikopopulation angehören, ist vor allem zu Beginn des Trainings eine sportmedizinische Eignungsuntersuchung und anschließend eine ärztliche Begleitung notwendig (Pokan et al. 2009).

### 28.4 Körperliches Training als Therapie für spezielle Patientengruppen

### 28.4.1 Patienten mit koronarer Herzkrankheit

Eine medizinisch gesteuerte Trainingstherapie führt bei Patienten mit koronarer Herzkrankheit zu einer Senkung der Gesamtmortalität um 27 % und der kardialen Mortalität um 31 % (Joliffe et al. 2002; Virani et al. 2023). Die Wirkmechanismen beruhen u. a. auf dem günstigen Einfluss des körperlichen Trainings auf die kardiovaskulären Risikofaktoren wie Körpergewicht, Blutdruck, Rauchverhalten, Insulinsensitivität, vermitteln aber auch direkte Effekte auf die Gefäße wie z. B. eine Verbesserung der Endothelfunktion. Nach einem schwereren koronaren Ereignis sind die primären Ziele nicht selten die Kompensierung des durch die Immobilität entstandenen Funktionsverlusts und eine Verbesserung der kardiorespiratorischen Leistungsbreite. Hinzu kommen die positiven psychosozialen Effekte. Wurden für die Koronarpatienten früher ausschließlich Ausdauerbelastungen empfohlen, so hat sich in den letzten Jahren zunehmend die Sinnhaftigkeit und auch Sicherheit eines Kraftausdauertrainings erwiesen (Bjarnason-Wehrens 2004; Virani et al. 2023). Wichtig ist eine didaktisch korrekte Anleitung zu körperlichen Aktivitäten (z. B. durch akkreditierte TrainingstherapeutInnen; siehe Bundesgesetzblatt 2012), die eine entsprechende Akzeptanz in Form von Spaß am Sport und an sozialen Kontakten entstehen lässt.

## 28.4.2 Patienten mit chronischer Herzinsuffizienz

Die Therapie der chronischen Herzinsuffizienz hat sich in den letzten Jahren dramatisch gewandelt. Während man in der medikamentösen Behandlung von einem stimulierenden Ansatz zu einem bremsenden Regime wechselte, geht man in Bezug auf die körperliche Aktivität den umgekehrten Weg, nämlich weg von der absoluten Schonung hin zu einem leistungserhaltenden oder leistungssteigernden Training (Gianuzzi und Tavazzi 2001; Hansen et al. 2023).

Über körperliches Training als therapeutische Maßnahme bei Patienten mit chronischer Herzinsuffizienz wird seit über 20 Jahren berichtet. Ein dosiert eingesetztes Ausdauertraining führt zu einer Verbesserung vieler pathophysiologischer Veränderungen und des subjektiven Wohlbefindens. Obwohl eine direkte Verbesserung der myokardialen Funktion und auch eine Mortalitätsreduktion durch Training von Patienten mit chronischer Herzinsuffizienz aufgrund der bisher vorliegenden Studienergebnisse nicht zu erwarten sind, wurde zumindest eine Verbesserung der körperlichen Leistungsfähigkeit, der Rehospitalisationsrate und der gesundheitsbezogenen Lebensqualität nachgewiesen (Flynn et al. 2009). Hinweise auf eine Mortalitätsreduktion durch körperliches Training bei Patienten mit chronischer Herzinsuffizienz konnten erstmals in der ExTraMATCH-Metaanalyse gefunden werden (Piepoli et al. 2004). Diese Ergebnisse müssen jedoch noch durch einzelne randomisierte Studien bestätigt werden.

Im Gegensatz zu Patienten mit erhaltener Linksventrikelfunktion sollte bei Patienten mit schwerer chronischer Herzinsuffizienz und mit einer Ejection Fraction unter 35 % versucht werden, in erster Linie die Körperperipherie zu trainieren. Bei diesen Patienten ist ein intervallartiges Training (HIIT) mit einer höheren Beanspruchung der Muskulatur ohne negative Auswirkungen auf die kardiale Belastung der kontinuierlichen Dauermethode überlegen. Voraussetzung ist, dass die Abfolge der Belastung methodisch exakt vorgeschrieben wird (Schindler et al. 2019). Bei solchermaßen trainierten Patienten konnte nach nur drei Wochen eine Verbesserung der aeroben Kapazität beobachtet werden, wie sie sonst erst nach weitaus längerer Anwendung der Dauermethode beschrieben wird (Wonisch et al. 2003; Meyer et al. 1996; Wisløff et al. 2007).

Voraussetzung für die exakte Trainingssteuerung bei Patienten mit chronischer Herzinsuffizienz ist die Durchführung eines kardiopulmonalen Belastungstests mittels Spiroergometrie. Aus dem erreichten Schwellenwert der $VO_2$ wird die Trainingsintensität berechnet. Als neuere Trainingskonzepte kommen Trainingsprogramme mit kurzzeitiger Belastung und hoher Intensität (high-intensity-interval training, HIIT) und Trainingsprogramme mit länger dauernder Belastung und niedriger Intensität (low-intensity-continuous-training, LICT) zur Anwendung (O'Connor et al. 2009). Studien zu HIIT vs. LIIT konnten zeigen, dass HIIT bei Patienten mit chronischer Herzinsuffizienz zu einem höheren $VO_{2max}$-bezogenen Leistungszuwachs führt als LICT (Wisløff et al. 2007; Schindler et al. 2019). Vor Abgabe einer generellen Empfehlung für die Anwendung der derzeit in der Literatur angegebenen HIIT-Protokolle muss aber erwähnt werden, dass das ideale HIIT-Protokoll noch Gegenstand von Untersuchungen ist. Die wichtigste zu diesem Thema dzt. laufende Studie ist das SMARTEX HF Trial (Støylen et al. 2012). Die Patientenrekrutierung wurde bereits im Jahre 2013 abgeschlossen. Die Endergebnisse und deren Schlussfolgerungen stehen jedoch noch aus. Als das am häufigsten angewandte und auch sicherste Trainingsgerät bei Patienten mit chronischer Herzinsuffizienz gilt bis heute das Fahrradergometer.

Bei Patienten mit schwerer Herzinsuffizienz gibt es auch Bedenken hinsichtlich der Sicherheit eines Kurzzeitintervalltrainings. Zuletzt konnte jedoch mehrfach gezeigt werden, dass HIIT ebenso sicher anwendbar ist wie LIIT. Bei Beachtung von Kontraindikationen gilt Ausdauertraining bei Patienten im NYHA-Stadium II–III grundsätzlich als sicher (O'Connor et al. 2009). Allerdings muss von einem erhöhten Risiko vor allem am Beginn des Trainings ausgegangen werden (Whellan und O'Connor 2002). Somit macht die initiale Phase des Trainings eine strenge medizinische Überwachung erforderlich. In einem geeigneten Umfeld ist die Trainingstherapie in einem stabilen Krankheitsstadium aber eine sichere Intervention (Gianuzzi und Tavazzi 2001).

### 28.4.3 Patienten mit arterieller Verschlusskrankheit

Bei jedem pAVK-Patienten ist daran zu denken, dass die zugrunde liegende Erkrankung eine generalisierte Atherosklerose darstellt, sodass vor Beginn eines Trainings auch eine eingehende kardiologische Abklärung und Behandlung der kardiovaskulären Risikofaktoren erforderlich ist. pAVK-Patienten sind in ihrem Bewegungsradius eingeschränkt. Dies zwingt sie zu einem passiven und damit ungesunden Lebensstil. Der umfassendste Behandlungsansatz ist neben der medikamentösen Therapie deshalb die Trainingstherapie (Völler 2002; Espinola-Klein 2017).

Je nach individuellen Befunden kann ein Geh-, Lauf- oder ein Ergometertraining durchgeführt werden. Die Belastungsintensität sollte so gewählt werden, dass der Patient beschwerdefrei bleibt bzw. gerade noch unter seiner Schmerzgrenze trainiert. Die „ACCF/AHA Practice Guidelines for the Management of Patients with Peripheral Arterial Disease" empfehlen ein ärztlich überwachtes Fahrradergometertraining, eingeleitet von einer 5-minütigen Aufwärmphase, gefolgt von einer Stunde Training und 5-minütiger Erholungsphase drei mal pro Woche über 26 Wochen. Die Trainingsintensität richtet sich nach der belastungsinduzierten Symptomatik (Rooke et al. 2011; Espinola-Klein 2017).

Eine kontrollierte randomisierte Studie an 111 Patienten mit pAVK konnte zeigen, dass ein überwachtes Gehtraining zur Verbesserung der Gehstrecke ebenso effektiv ist wie eine endovaskuläre Intervention mit Stent (Murphy et al. 2012).

Als Ursache für die ausgezeichnete Wirkung eines Gehstreckentrainings können drei Gründe maßgeblich sein:

**Drei mögliche Gründe für die gute Wirkung des Gehstreckentrainings**

- Intrazelluläre aerobe Stoffwechseladaptationen vermindern die Laktat-Bildung bei gegebenen Gehleistungen.
- Als Folge der erhöhten Strömungsgeschwindigkeit des Blutes entstehen Kollateralen und Kapillaranpassungen.
- Das systematisch betriebene Gehtraining verbessert die koordinative Qualität und hilft dadurch, eine gegebene Gehleistung mit einem geringeren Sauerstoffbedarf zu decken. Es handelt sich also um einen Ökonomisierungseffekt.

## 28.4.4 Patienten mit Lungenerkrankungen

Diese Krankheiten sind gekennzeichnet durch eine Atrophie und Rarifizierung sowie Anämie des Lungengewebes. Ventilations-, Diffusions- und Perfusionsreserven sind reduziert. Die Leistungsminderung der Patienten ist weitgehend abhängig von der Größe des angestiegenen Residualvolumens und verhält sich zu ihm umgekehrt proportional. Neben der Zunahme des Residualvolumens steht eine Vergrößerung des Strömungswiderstandes in den Luftwegen infolge funktioneller und organischer Obstruktionen im Vordergrund. Die Übungsfähigkeit bzw. Trainierbarkeit hängt also vorwiegend vom Ausmaß der pulmonalen Beeinträchtigung ab.

In jedem Fall ist eine Atemtherapie angebracht, deren Ziel es ist, dem Patienten die Pressatmung abzugewöhnen und ihn zu einer mehrfach am Tag durchzuführenden vorsichtigen Hyperventilation zu erziehen, um so einer $CO_2$-Aufstockung vorzubeugen. Ein Training zur Vergrößerung der lokalen aeroben dynamischen Ausdauer bietet sich in den weitaus meisten Fällen an. Die Trainingsvorgaben entsprechen im Wesentlichen denen der kardiologischen Trainingstherapie (Mayr et al. 2004).

In Österreich ist die Trainingstherapie bei Patienten mit Lungenerkrankungen in eine strukturierte stationäre oder ambulante pneumologische Rehabilitation integriert (Aigner et al. 2006; Gloeckl et al. 2023). Ziel der pneumologischen Rehabilitation ist die Verbesserung der körperlichen Leistungsfähigkeit und der Lebensqualität durch Training sowie die Verminderung von Invalidität und Pflegebedürftigkeit. Die Rehabilitation ist bei einer Reihe von Lungenerkrankungen die Basis der Therapie und kann auch von Patienten im fortgeschrittenen Stadium ihrer Erkrankung durchgeführt werden.

Mit der Verbesserung der Leistungsfähigkeit der Patienten durch das Training kann auch der Verlauf der Erkrankung günstig beeinflusst werden. Außerdem erhöht sich durch die Verbesserung der körperlichen Belastbarkeit die Aktivitätsbereitschaft der Betroffenen. Dies erzeugt wiederum einen positiven Effekt auf die Psyche: Die Patienten haben weniger Depressionen, sind nicht mehr isoliert, soziale Kontakte werden wieder aufgenommen.

Die chronisch obstruktive Lungenerkrankung oder Chronic Obstructive Pulmonary Disease (COPD), zählt zu den häufigsten Krankheiten weltweit. Die Zahl an Neuerkrankten steigt kontinuierlich. Allein in Österreich leiden drei- bis vierhunderttausend Menschen an der Volkskrankheit COPD. Zehn bis zwölf Prozent der Erwachsenen im Alter über 40 Jahre sind Schätzungen zufolge davon betroffen. Hauptursache der Erkrankung ist Tabakrauchen. Etwa 90 % der COPD- Patientinnen und -Patienten rauchen oder haben ehemals geraucht. Es erkranken jedoch auch Personen, die nie geraucht haben, denn Luftverschmutzung, Atemwegsinfektionen und genetische Veranlagung stellen weitere Risikofaktoren dar (Waschki et al. 2012).

Während früher in der Therapie galt, dass sich Lungenkranke schonen müssen, zeigen neuere Studien, dass gerade Bewegung wichtig ist und sich positiv auf die Lungengesundheit auswirkt. Physische Inaktivität hingegen führt zur Verschlechterung des Krankheitsverlaufs. Je weniger sich COPD- Patientinnen und -Patienten im Alltag körperlich betätigen, desto schneller baut sich die Muskulatur ab. Lungenerkrankte sind jedoch auf die Muskeln insbesondere auf die Atemhilfsmuskulatur angewiesen. Die Schonhaltung führt dazu, dass sich die körperliche Belastbarkeit stark reduziert. Zu diesem Ergebnis kommt eine Langzeitstudie an 200 COPD-Erkrankten (Waschki et al. 2012).

Ausdauertraining der oberen und der unteren Extremitäten ist die Grundkomponente der Trainingstherapie bei COPD. Die Dosierung erfolgt nach der medizinischen Trainingslehre (Haber 2001; Gloeckl et al. 2023). Das Training soll exakt dosiert werden, vergleichbar mit der Medikamentendosierung. Bestimmt werden müssen die Dauer und Intensität der Trainingssequenzen, dazu die Häufigkeit pro Woche festgesetzt werden (Lichtenschopf 2015).

### 28.4.5 Patienten mit neurologischen und psychiatrischen Erkrankungen

Der gezielte Einsatz körperlichen Trainings bei prophylaktischen und therapeutischen Interventionen kann die Krankheitslast verschiedener neurologischer und psychischer Störungen senken. Körperliche Aktivität senkt bekanntlich das Risiko besonders für Schlaganfälle, lindert aber auch Symptome bei Morbus Parkinson und demenziellen Erkrankungen (Ernst et al. 2023; Alty et al. 2020). Körperliche Aktivität hat positive Effekte auf somatische und psychische Gesundheitsfaktoren. Systematisches körperliches Training hat somit ein präventives und therapeutisches Potenzial, auch neurologische und psychische Erkrankungen günstig zu beeinflussen.

Speziell bei Patienten mit den verschiedenen Formen und Schweregraden der Depression hat sich in den letzten Jahren ein körperliches Training bei der Mehrzahl der Fälle bewährt. Es besteht offenbar ein Zusammenhang zwischen dem Ausmaß der depressiven Verstimmung und der körperlichen Leistungsfähigkeit (Ströhle 2009). Auch konnte gezeigt werden, dass bei Angsterkrankungen, die zu den häufigsten psychiatrischen Krankheitsbildern zählen, körperliche Bewegung in Form von langsamem Laufen einer Plazebobehandlung, nicht aber der medikamentösen Therapie hochsignifikant überlegen war (Broocks et al. 1998).

Körperliches Training wirkt stimmungsaufhellend und antidepressiv. Aerobes Ausdauertraining sowie Kraftausdauertraining oder deren Kombination zeigen zwar nur moderate, aber statistisch signifikant günstige Effekte auf depressive Symptome bei Erwachsenen. Zusätzliche positive Effekte ergeben sich im Hinblick auf Schlaf, Lebensqualität sowie kardiorespiratorische Fitness. Es besteht ein Bedarf an weiteren Studien, um die optimale Intensität und Dauer von Sportinterventionen zu klären und Methoden zu entwickeln, körperliche Aktivität in psychiatrischen Populationen nachhaltig zu fördern (Imboden et al. 2021). Bemerkenswert ist, dass Ausdauertraining auch ohne zusätzliche Gabe von Antidepressiva bei verschiedenen Indikationen wirksam ist.

Auch wirkt körperliche Aktivität der Dysthymie und anderen depressiven Begleitsymptomen entgegen und ist mit einer Abnahme von verschiedenen Angst- und Spannungsstörungen assoziiert. Eine therapeutische Wirksamkeit systematischen körperlichen Trainings konnte auch für einige Symptome von Psychosen und der Multiplen Sklerose, bei Abhängigkeitserkrankungen, Essstörungen, Kopfschmerzsyndromen und für die Kurzintervention bei Angststörungen nachgewiesen werden (Henkel et al. 2014). Es fehlen aber bis dato wissenschaftliche Untersuchungen hinsichtlich optimaler Art, Dauer und Intensität sowie möglicher Risiken von körperlichem Training sowohl bei neurologischen als auch bei psychiatrischen Erkrankungen

Etwa 100.000 Österreicher und Österreicherinnen leiden aktuell an einer demenziellen Erkrankung. 2050 wird diese Zahl auf etwa 230.000 angestiegen sein, weil Inzidenz- und Prävalenzzahlen mit der Veränderung der Alterspyramide korrelieren (Österreichische Alzheimer Gesellschaft 2022). Die Alzheimerkrankheit ist für 60–80 % der Demenzen verantwortlich, gefolgt von der vaskulären Demenz (15–20 %) und der Demenz mit Lewy-Bodies (7–20 %). Andere Demenzformen sind selten. Häufig kommen Mischformen vor.

Die Hoffnung, dass körperliche Aktivität auch zur Demenzprävention geeignet ist, hat sich bis heute leider nicht bestätigt. Die Ergebnisse einer konkret auf diese Fragestellung ausgerichteten Studie zeigen, dass ein eigens für Demenzkranke strukturiertes Trainingsprogramm in der Lage ist, zwar die körperliche Fitness, nicht aber die kognitive Dysfunktion zu verbessern (Lamb et al. 2018).

## 28.4.6 Körperliche Aktivität zur Prävention und Therapie von Krebserkrankungen

Es war lange Zeit Thema des wissenschaftlichen Diskurses, ob Sport die Lebenserwartung bei bösartigen Tumoren verlängert oder zumindest die Lebensqualität verbessert oder aber vielleicht gar in negativer Weise lebenserwartungsverkürzend (Kenfield und Chan 2023).

Noch vor wenigen Jahren riet man Krebspatienten, sich während und nach einer Krebsbehandlung körperlich zu schonen. Heute sind sich die Experten einig, dass Krebspatienten in fast jeder Krankheitssituation davon profitieren, körperlich aktiv zu sein. Sicher ist, dass eine individuell angemessene Aktivität oder körperliches Training dazu beiträgt, die Lebensqualität auch eines Krebspatienten zu verbessern.

Erste Resultat epidemiologischer Studien an Patienten mit Dickdarmkrebs zeigten schließlich, dass sportlich aktive Menschen signifikant seltener an Dickdarmkrebs erkrankten als Inaktive. Dabei scheint eine umgekehrte Beziehung zwischen dem Umfang der körperlichen Aktivität einerseits und der Wahrscheinlichkeit für Dickdarmkrebs andererseits zu bestehen (Bouchard et al. 1994). Ähnliches gilt auch für den Brustkrebs bei Frauen. Auch hinsichtlich der Zusammenhänge zwischen Prostatakrebs und körperlichem Training liegen ähnliche Studienergebnisse vor (Hayes et al. 2016).

Inzwischen weiß man, dass körperliche Aktivität auch direkte Einflüsse auf die Entstehung von Krebs, den Verlauf und das Rückfallrisiko hat (Patel et al. 2019). Sie leistet somit sowohl in der Primär-, als auch in der Sekundärprävention ihren Beitrag. Außerdem kann Sport die Lebensqualität während der Erkrankten verbessern. Man nimmt an, dass rund neun Prozent aller Brustkrebsfälle und 10 % aller Darmkrebsfälle in Europa unter anderem auf unzureichende Bewegung zurückzuführen sind. Studien zeigten, dass mehr Bewegung das Krebsrisiko deutlich senken kann – bei Speiseröhrenkrebs etwa um bis zu 21 % (World Cancer Research Fund). Auch bislang eher inaktive Krebspatienten können von einer Änderung ihres Lebensstils profitieren: Körperliche Aktivität nach einer Tumorerkrankung reduziert nachweislich die Gefahr eines Rückfalls und erhöht die Wahrscheinlichkeit für eine dauerhafte Heilung. So zeigte eine Studie, dass die körperlich aktivsten Brustkrebsüberlebenden gegenüber den wenigsten aktiven ein um 40 % geringeres Risiko hatten an Brustkrebs zu versterben. Für Darmkrebs war das Risiko um 30 % und für Prostatakrebs um 33 % reduziert (Deutsche Krebshilfe 2022). Auch bei der Behandlung krebsbedingter Fatigue ist Bewegung ein zentraler Baustein. Besonders gut erforscht ist dies bisher für Brust-, Darm- und Prostatakrebs (Patel et al. 2019) (◻ Tab. 28.2).

Die biologischen Mechanismen, die erklären, warum Sport einen direkten Einfluss auf Krebs hat, sind noch weitestgehend unbekannt. Das hat auch damit zu tun, dass das Wachstum von Tumoren von sehr komplexen Vorgängen abhängig ist. Da körperliche Aktivität allerdings fast alle Organsysteme anregt und auch das Gehirn beeinflusst, wirkt sich dies auch auf die der Krebsentstehung zugrunde liegenden Faktoren aus. So wird die Durchblutung des gesamten Körpers gefördert und das Immunsystem gestärkt, was wiederum den Krebszellen das Überleben erschwert. Auch sind die Krebszellen in ihrem Wachstum auf Glukose angewiesen, welche der Körper bei sportlicher Betätigung vermehrt verbraucht.

**Heute bekannte Vorteile des körperlichen Trainings von Krebspatienten**
- körperliches Training verringert das Risiko für viele mögliche Krankheits- und Behandlungsfolgen. Wer sich bewegt, fühlt sich seltener erschöpft und bleibt meist leistungsfähiger
- Bei vielen Patienten hat eine der Krankheit und der Behandlung angemessene körperliche Aktivität einen positiven Einfluss auf die Lebensqualität.

Ob Bewegung oder Sport während oder nach einer Krebstherapie gesundheitsfördernd wirken, hängt auch vom individuellen Stadium der Erkrankung ab. Deshalb sollte die Indikation zur Trainingstherapie gemeinsam mit dem Onkologen gestellt werden.

◘ **Tab. 28.2** Übersicht der Robustheit der Assoziationen zwischen körperlicher Aktivität und Krebsinzidenz/-mortalität gesamt sowie für verschiedene Krebsformen. (Erstellt auf Basis der Ergebnisse aus der Umbrella-Review von Rezende et al. (2018), PAGAC (2018), Mc Tiernan et al. (2018))

| Krebslokalisation | Anzahl der Sekundär-analysen[a] | Relative Risikoreduktion bzw. -erhöhung in Prozent | Robustheit der Evidenz[b] |
|---|---|---|---|
| Alle Krebsformen | 3 | −7 bis −21 | ••• |
| Kolon | 11 | −13 bis −24 | •••• |
| Brust | 8 | −7 bis −22 | ••• |
| Haut (malignes Melanom) | 2 | +28 | ••• |
| Lunge | 8 | −21 bis −27 | •• |
| Endometrium | 5 | −17 bis −21 | •• |
| Renal | 2 | −12 bis −16 | •• |
| Ösophagus | 5 | −21 bis −38 | • |
| Pankreas | 4 | −7 bis −15 | • |
| Meningiom | 3 | −29 | • |
| Prostata | 3 | −10 bis +4 | o |
| Magen | 6 | −19 bis −21 | o |
| Blase | 4 | −9 bis −15 | o |
| Ovar | 2 | −3 bis +3 | o |
| Thyroid | 1 | −5 bis +28 | o |
| Kopf-Nacken | 1 | −15 | o |
| Hämatologisch | 2 | −7 bis +4 | o |
| Rektal | 2 | −12 bis 0 | o |

(a) Ubrella-Reviews, systematische Reviews, Metaanalysen, gepoolte Analysen
(b) Evidenzgradeinteilung für Metaanalysen von Kohortenstudien auf Basis des Umbrella-Review-Ansatzes: •••• = strong, ••• = highly suggestive, •• = suggestive, • = weak, o = associations not statistically significant (Assoziationen für diese Krebsentitäten waren in einzelnen Metaanalysen signifikant, jedoch nicht nach Analyse mit den Umbrella-Review-Prüfkriterien von Rezende et al. (2018))

### 28.4.7 Körperliches Training zur Behandlung von Beschwerden am Bewegungsapparat

Einer Bewegungseinschränkung in Folge von Verletzungen und anderen Erkrankungen kann man nicht bzw. nur bedingt vorbeugen. Leidet man an einer Krankheit, die im späteren Verlauf Bewegungseinschränkungen zur Folge haben wird, so sollten bereits vor Beginn an spezifischer Behandlungen wie Krankengymnastik etc. allgemeine trainingstherapeutische Maßnahmen ergriffen werden (Conley et al. 2023a, b).

Adäquate vorbeugende Maßnahmen können körperliche Betätigungen im Sinne von Schwimmen, Radfahren, usw. sein. Mithilfe von gezielten kräftigenden Übungen als auch durch präventive Physiotherapie und Krafttraining werden die Muskeln aufgebaut, welche die Gelenke unterstützen und fixieren. Auf diese Weise sind die Gelenke weniger anfällig für Verletzungen, sodass es erst gar nicht zu einer Bewegungseinschränkung kommen muss.

Für eine uneingeschränkte Beweglichkeit müssen verschiedene Organsysteme des Körpers funktionstüchtig sein:

- Bewegungsapparat (Muskeln und Gelenke zur Ausführung der Bewegungen)
- Nervensystem (Steuerung der Bewegungen, Gleichgewichtssinn)
- Herz-Kreislaufsystem und Lunge (Durchblutung und damit Sauerstoff- und Nährstoffversorgung der Muskulatur)
- Psyche und Geist (Antrieb und Zielgerichtetheit einer Bewegung)

Neben der Behandlung der Erkrankungen, die zur Bewegungseinschränkung beitragen, kann jeder selbst etwas zur Vermeidung von Bewegungseinschränkungen tun. So lange wie möglich sollte jeder Mensch für ausreichende Bewegung sorgen. Wichtigste Maßnahmen bei Erkrankungen sind krankengymnastische Übungen, die unter anderem Muskelkraft, Gelenkbeweglichkeit und Gleichgewicht trainieren. Zudem können Hilfsmittel ergänzend eingesetzt werden, um so lange wie möglich eigenständige Bewegungen durchzuführen, unter anderem Gehwagen, Gehstütze oder Rollstuhl. Außerdem erhöht eine eingeschränkte Beweglichkeit das Risiko für Osteoporose. Das Risiko für Sturz bedingte Frakturen steigt. Die Folgeerkrankungen verstärken dann wiederum das Gesamtrisiko, ein Teufelskreis entsteht.

### 28.4.8 Körperliche Aktivität zur Prävention und Therapie der Osteoporose

Diese besonders ältere Menschen treffende Erkrankung ist gekennzeichnet durch einen Schwund der Knochenmasse und eine daraus resultierende Verschlechterung der Mikroarchitektur des Knochengewebes. Eine Zunahme der Brüchigkeit und Häufung an Frakturen sind die Folge. Durch die Anwendung eines dynamischen Krafttrainings kommt es auch noch im höheren Lebensalter zu einem Kraftanstieg bis zu 100 %. Physikalisch ausgeübter Druck stimuliert das Knochenwachstum. Druck und Zug sind die entscheidenden Größen zur Begegnung von Knochenabbau und Mineralverlust des Knochens, was in dieser Form auch für die Begegnung von altersbedingten Veränderungen gelten dürfte.

Trotz der notwendigen Vorsicht in der Beurteilung von Querschnittsvergleichen belegen die Ergebnisse mehrerer Studien die große Bedeutung von kraftbetontem Training einer großen Muskelmasse für die Knochenstruktur z. B. an Lendenwirbelsäule und Femur sowohl bei Männern als auch bei Frauen. Reines Ausdauertraining hat dagegen im Bereich der Lendenwirbelsäule keine und im Bereich des Femurs nur bei Männern in Laufdisziplinen eine knochenstimulierende Wirkung (Platen et al. 1994).

Die überdurchschnittlich große Knochenmasse von Spielsportlern und Sportstudierenden macht deutlich, dass unspezifischen, möglichst vielseitigen Belastungen mit hohen Kraftspitzen und vielseitigen Kraftwirkungen auf das Skelettsystem (wie Antritte mit Spurts und Stopps, Sprünge, Richtungswechsel beim Laufen, Bergauflaufen etc.) eine knochenstimulierende Bedeutung zukommt. Moderates Gehen allein reicht jedenfalls nicht aus, um der altersbedingten Entwicklungen einer Osteoporose entgegenzuwirke.

Als Minimalbelastung scheint ein 3- bis 4-maliges intensives Gehtraining bzw. Aerobic- Tanztraining pro Woche jeweils 45–60 min lang, möglichst mit zusätzlicher Gewichtbelastung erforderlich zu sein, um knochenstimulierende Effekte bei untrainierten Personen zu erzielen. Bei älteren und sehr alten untrainierten Menschen konnte aber bereits durch ein leichtes, jedoch regelmäßiges Training (z. B. dreimal wöchentlich je 20 min ein mildes Gymnastikprogramm) eine leichte Zunahme der Knochenmasse oder zumindest eine Reduktion der altersbedingten Abbauprozesse erzielt werden (Hollmann und Hettinger 2000).

## 28.5 Auf körperlichem Training basierende kardiologische Rehabilitation

Die auf körperlichem Training basierende kardiologische Rehabilitation ist eine Klasse I Indikation bei Patienten nach einem kardialen Ereignis wie Myokardinfarkt, perkutane transluminale Koronarintervention oder aortokoronarer Bypass-Operation (Neumann et al. 2019). Sie verbessert die Überlebensrate, die körperliche Leistungsfähigkeit und die gesundheitsbezogene Lebensqualität. Die Reduktion der Langzeitmortalität nach kardiologischer Rehabilitation beträgt bis zu 25 % und erreicht somit einen ähnlichen prognostischen Effekt wie z. B. die Cholesterinsenkung mit Statinen (Oldridge 2012). Deshalb ist die Aufnahme von Patienten nach einem kardialen Ereignis in ein strukturiertes, auf körperlichem Training basierendes kardiologisches Rehabilitationsprogramm bei gegebener Indikation ebenso wie die medikamentöse Therapie eine evidenzbasierte und somit auch indizierte therapeutische Maßnahme.

Aufgrund der Fortschritte insbesondere in der interventionell kardiologischen und kardiochirurgischen Behandlung akuter und chronischer Herzerkrankungen haben sich auch die Indikationen und Behandlungsstrategien der kardiologischen Rehabilitation verändert. Während früher Patienten nach konservativer Behandlung des akuten Koronarsyndroms und nach kardiochirurgischen Eingriffen eine lange Rekonvaleszenz in Kauf nehmen mussten, haben zwischenzeitlich gut etablierte Behandlungsmethoden wie die frühe perkutane Koronarintervention (PCI), aber auch andere minimal invasive kardiologische und kardiochirurgische Therapieformen, wie z. B. die transkutane Aortenklappenimplantation (TAVI), die postoperative Morbidität der Patienten deutlich reduziert (Markham und Sharma 2020). Auch die modernen Therapien der chronischen Herzinsuffizienz, wie z. B. die kardiale Resynchronisationstherapie (CRT), haben die körperliche Belastbarkeit, die Lebensqualität und die Prognose dieser Patienten dramatisch verbessert und die auf körperlichem Training basierende kardiologische Rehabilitation erst in vollem Umfang möglich gemacht (Rauch et al. 2021).

Zuletzt besonders häufig wahrgenommene kardiovaskuläre Risikofaktoren wie z. B. die zunehmende Inzidenz des Typ 2 Diabetes mellitus beeinflussen ebenfalls die Schwerpunktsetzung der kardiologischen Rehabilitation (Schwaab et al. 2020). Auch neu definierte Krankheitsbilder, wie z. B. „heart failure with preserved ejection fraction" (HFpEF), für die es erst seit kurzer Zeit evidenzbasierte medikamentöse Behandlungsmöglichkeiten gibt, bedeuten neue Herausforderungen für die kardiologische Rehabilitation (Rauch et al. 2021).

Die auf körperlichem Training basierende kardiologische Rehabilitation ist somit mehr denn je ein integraler Bestandteil einer am langfristigen Erfolg orientierten, umfassenden Versorgung von Herz-Kreislaufpatienten. Ziel ist die Wiederherstellung und/oder Bewahrung der physischen, psychosozialen und beruflichen Integrität nach einem akuten kardiovaskulären Ereignis oder bei schwerer chronischer kardiovaskulärer Erkrankung.

Eine strukturierte, phasengerechte, auf körperlichem Training basierende kardiologische Rehabilitation wird insbesondere bei folgenden Diagnosen empfohlen (Benzer 2014):

- nach Operationen am Herzen und an den Gefäßen,
- nach akutem Koronarsyndrom mit oder ohne PCI,
- bei schwer einstellbarem kardiovaskulären Risikoprofil mit oder ohne manifeste Herz-Kreislauferkrankung,
- bei chronischer Herzinsuffizienz, insbesondere nach kardialer Dekompensation,
- bei anderen Herzkreislauferkrankungen, deren Verlauf durch Rehabilitation günstig beeinflusst wird.

In der Behandlung nach einem kardiovaskulären Ereignis hat sich in Österreich das 4-Phasen- Modell der kardiologischen Rehabilitation gut etabliert (Schwaab et al. 2020). Es besteht aus folgenden Phasen:

- möglichst aktive Frühmobilisation noch im Akutkrankenhaus (Phase 1),
- organisierte intensive Kurzzeitrehabilitation in einem stationären oder ambulanten Rehabilitationszentrum (Phase 2),
- weniger intensive, aber weiterhin strukturierte und an ein Reha-Zentrum angebundene Langzeitrehabilitation (Phase 3) und
- die im Idealfall lebenslängliche Sekundärprävention z. B. in Herzgruppen (Phase 4).

Die Organisationsmodelle zur praktischen Durchführung der ambulanten kardiologischen Rehabilitation in Österreich hat die Arbeitsgemeinschaft für ambulante kardiologische Rehabilitation (AGAKAR) bzw. aktuell ihre Nachfolgeorganisation, die Österreichische Gesellschaft für Prävention und Rehabilitation (ÖGPR) im Auftrag der Arbeitsgruppe Rehabilitation und Sekundärprävention der Österreichischen Kardiologischen Gesellschaft erarbeitet. Die Inhalte sind in den von der Österreichischen Kardiologischen Gesellschaft herausgegebenen Guidelines detailliert beschrieben (Benzer 2008). Zuletzt wurden in der S3-Leitlinie zur kardiologischen Rehabilitation für Deutschland, Österreich und die Schweiz für die kardiologische Rehabilitation einheitliche Qualitätsstandards veröffentlicht (Schwaab et al. 2020).

Die ÖGPR empfiehlt nicht nur Reha- Zentrum bezogene Programminhalte der Phasen 2 und 3, sondern empfiehlt auch Richtlinien für Schulungskurse zur Selbstanwendung der Trainingstherapie durch Risikopatienten vor (Mayr et al. 2004). Die ÖGPR akkreditiert und kontrolliert solche Modelle und bildet darüber hinaus auch Ärzte und Übungsleiter als Leiter und verantwortliche Mitarbeiter in kardiologischen Reha- Zentren aus. Weitere Informationen zu den ÖGPR- Qualitätsstandards in der ambulanten kardiologischen Rehabilitation sind auf ▶ www.oegpr.at nachzulesen.

Kurz zusammengefasst besteht das körperliche Trainingsprogramm in der kardiologischen Rehabilitation aus einem individuell angepassten, mittels Trainingsherzfrequenz gesteuerten Ausdauertraining und einem individuell angepassten dynamischen Krafttraining.

---

**Empfehlung für die Zusammensetzung einer Trainingseinheit (entsprechend den ÖKG-Guidelines)**

Ausdauertraining

- Intensität: Herzfrequenz gesteuert in jenem Bereich, der bei 50–70 % der maximalen bzw. symptomlimitierten Belastung im Rahmen einer während stabiler medikamentöser Therapie durchgeführten diagnostischen Fahrradergometrie erreicht wird, bzw. in jenem Herzfrequenzbereich, der bei 80–90 % der Herzfrequenz an der individuellen anaeroben Schwelle gemessen wird.
- Dauer: 10–30 min pro Einheit

Dynamisches Krafttraining (◘ Tab. 28.3)

---

◘ **Tab. 28.3** Empfehlungen für das dynamische Krafttraining in der kardiologischen Rehabilitation (WM = Wiederholungsmaximum)

| Trainingsaufbau | Trainingsziel | Belastungsform | Intensität | WH-Zahl | Trainingsumfang |
|---|---|---|---|---|---|
| Stufe I Vorbereitendes Training (3–4 Wochen) | Erlernen und Einüben der richtigen Durchführung Verbesserung der intermuskulären Koordination | Dynamisch | < 50 % WM | 8–15 | 2 Einheiten pro Woche 6–8 Muskelgruppen 1–2 Sätze pro Muskelgruppe |
| Stufe II Muskelaufbautraining | Vergrößerung des Muskelquerschnitts (Hypertrophie) Verbesserung der intramuskulären Koordination | Dynamisch | 60–80 % WM | 8–15 | 2 Einheiten pro Woche 6–8 Muskelgruppen Je 2 Sätze pro Muskelgruppe |

Die Intensität ist so zu wählen, dass die letztmögliche Wiederholung im angegebenen Bereich liegt.

Formel zur Berechnung des Wiederholungsmaximaums

$$1WM \left( \text{Wiederholungsmaximum} \right) \approx \frac{Last\left(kg\right)}{\left(1 - Wdhg. \cdot 0,025\right)}$$

Aufbau des Trainingsprogramms in der ambulanten kardiologischen Rehabilitation (Benzer 2008)

In der Phase 2 werden im ambulanten Reha-Zentrum über die Dauer von sechs Wochen insgesamt drei Einheiten Ausdauertraining und je nach Leitungsfähigkeit zusätzlich ein bis zwei Einheiten dynamisches Krafttraining pro Woche angeboten. Die Wochennettotrainingszeit (WNTZ) sollte je nach körperlicher Leitungsfähigkeit zwischen 30 und 90 min liegen. In der anschließenden Phase 3 werden über weitere 12 Wochen zwei Trainingseinheiten pro Woche im Reha-Zentrum angeboten. In der Phase 3 sollte die WNTZ in der Woche 1–12 zwischen 80 und 160 min und in den darauf folgenden Wochen bereits 150–300 min betragen. Die kontinuierliche Zunahme der WNTZ trotz rückläufiger Angebote von Trainingseinheiten im Reha-Zentrum wird durch Einleitung eines den Patienten vom Reha-Zentrum exakt vorgegebenen Heimtrainings erreicht. Über diesen Weg sollen die Patienten zu einer lebenslänglichen Sportausübung mit einer WNTZ von 4–5 h pro Woche übergeführt werden (Mayr et al. 2004).

## 28.5.1 Spezielle Trainingsmethoden für Patienten mit Herzinsuffizienz in der kardiologischen Rehabilitation

Da Patienten mit chronischer Herzinsuffizienz schon krankheitsbedingt meist stark dekonditioniert sind, wird wegen der Unmöglichkeit einer längeren Ausdauerbelastung ein High Intensity Intervall Training (HIIT) mit 60 % der $VO_{2max}$ bei Trainingsbeginn bis zu 80–100 % der $VO_{2max}$ bei gutem Ansprechen auf das Training empfohlen. Die Implementierung von HIIT in die auf körperlichem Training basierende Rehabilitation von Patienten mit chronischer Herzinsuffizienz könnte sich wie folgt gestalten (Nebel und Bjarnason-Wehrens 2014):

- eingangs nur gut tolerierte Anpassungsmaßnahmen an das beabsichtigte Training
- dann 2 Wochen HIIT 2-mal pro Woche bei 60 % der $VO_{2max}$
- dann 4 Wochen HIIT 2-mal pro Woche bei 80 % der $VO_{2max}$
- zuletzt HIIT 2-mal pro Woche bei 100 % der $VO_{2max}$

Als Vorschlag für den zeitlichen Ablauf bei HIIT wird eine 10–15 s dauernde Belastungsphase empfohlen, gefolgt von einer 60 s dauernden Erholungsphase. Das gesamte HIIT dauert jeweils vier Minuten, gefolgt von jeweils drei Minuten Pause. Die Gesamtbelastungszeit kann je nach Belastungstoleranz bis etwa 30 min pro Trainingseinheit betragen (Meyer 1998; Støylen et al. 2012).

**Überprüfen Sie Ihr Wissen**

- Welche Bedeutung hat körperliches Training beim adipösen Patienten?
- Welche Effekte hat körperliches Training auf Parameter des Lipidstoffwechsels?
- Welche Auswirkungen hat körperliches Training in der Prävention und Therapie der arteriellen Hypertonie?
- Wie sollte ein Training für den Diabetespatient gestaltet werden und welche Effekte kann man erwarten?
- Welche physiologischen Effekte lassen sich durch regelmäßiges körperliches Training bei Herz-Kreislauferkrankungen erwarten?
- Wie sind die Risiken von körperlichem Training beim Herzpatienten einzuschätzen?
- Hat Intervalltraining einen Stellenwert für Herzpatienten?
- Ist es sinnvoll, einen Patienten mit Herzinsuffizienz einem körperlichen Training zu unterziehen?
- Worin bestehen die Gründe für die ausgezeichnete Effizienz eines Gehstreckentrainings bei der PaVK?
- Welche Bedeutung hat körperliches Training beim lungenkranken Patienten?
- Kann durch körperliches Training das Auftreten von Krebserkrankungen reduziert werden?
- Wie sollte ein Training zur Behandlung der Osteoporose gestaltet werden?
- Welchen Effekt auf die Langzeitprognose hat die strukturierte kardiologische Rehabilitation bei Patienten nach Myokardinfarkt?

# Literatur

Aigner K, Haber P, Lichtenschopf A, Trinker M, Zwick H (2006) Richtlinien für die pneumologische Rehabilitation. Wien Klin Wochenschr 118:496

Alty J, Farrow M, Lawler K (2020) Exercise and dementia prevention. Pract Neurol. 20(3):234–240

Benzer W (2008) in Zusammenarbeit mit der Arbeitsgruppe für kardiologische Rehabilitation und Sekundärprävention der ÖKG Guidelines für die ambulante kardiologische Rehabilitation und Prävention in Österreich – Update 2008. J Kardiol 15:298

Benzer W (2014) Entwicklung und Stellenwert der ambulanten kardiologischen Rehabilitation im deutschsprachigen Raum. Dtsch Med Wochenschr 139:1427

Bjarnason-Wehrens B, Mayer-Berger W, Meister ER, Baum K, Hambrecht R, Gielen S (2004) Einsatz von Kraftausdauertraining und Muskelaufbautraining in der kardiologischen Rehabilitation. Empfehlungen der Deutschen Gesellschaft für Prävention und Rehabilitation von Herz-Kreislauferkrankungen. Z Kardiol 5:357

Blair SN (1993) Evidence for success of exercise in weight loss and control. Ann Intern Med 119:702

Blair SN, Goodyear NN, Gibbons LW, Cooper KH (1984) Physical fitness and incidence of hypertension in healthy normotensive men and women. JAMA 252:487

Blair SN, Kohl HW, Paffenbarger RS, Clark DG, Cooper K, Gibbons LW (1989) Physical fitness and all-cause mortality. JAMA 262:2395

Bouchard C, Shephard RJ, Stephens TH (1994) Physical activity, fitness and health. International proceedings and Consensus Statement. Human Kinetics Publishers, Champaign

Bray GA, Frühbeck G, Ryan DH, Wilding JP (2016) Management of obesity. Lancet. 387(10031):1947–1956

Broocks A, Bandelow B, Pekrun G, George A, Meyer T, Bartmann U, Hillmer-Vogel U, Rüther E (1998) Comparison of aerobic exercise, clomipramine, and placebo in the treatment of panic disorder. Am J Psychiatry 155:603

Conley B, Bunzli S, Bullen J, O'Brien P, Persaud J, Gunatillake T, Nikpour M, Grainger R, Barnabe C, Lin I (2023a) What are the core recommendations for rheumatoid arthritis care? Systematic review of clinical practice guidelines. Clin Rheumatol. 42(9):2267–2278

Conley B, Bunzli S, Bullen J, O'Brien P, Persaud J, Gunatillake T, Dowsey MM, Choong PFM, Lin I (2023b) Core recommendations for osteoarthritis care: a systematic review of clinical practice guidelines. Arthritis Care Res (Hoboken). 75(9):1897–1907

Cornelissen VA, Smart NA (2013) Exercise training for blood pressure: a systematic review and meta-analysis. J Am Heart Assoc. 2(1):e004473

Deutsche Krebshilfe (2022) Helfen, Forschen, Informieren. https://www.krebshilfe.de/informieren/ueber-krebs/krebs-vorbeugen/bewegung-und-krebs/. Zugegriffen am 10.12.2023

Durstine JL, Grandjean PW, Davis PG, Ferguson MA, Alderson NL, DuBose KD (2001) Blood lipid and lipoprotein adaptations to exercise: a quantitative analysis. Sports Med 15:1033

Dwivedi AK, Dubey P, Cistola DP, Reddy SY (2020) Association between obesity and cardiovascular outcomes: updated evidence from meta-analysis studies. Curr Cardiol Rep. 22(4):25

Ernst M, Folkerts AK, Gollan R, Lieker E, Caro-Valenzuela J, Adams A, Cryns N, Monsef I, Dresen A, Roheger M, Eggers C, Skoetz N, Kalbe E (2023) Physical exercise for people with Parkinson's disease: a systematic review and network meta-analysis. Cochrane Database Syst Rev. 1(1):CD013856

Espinola-Klein C (2017) ESC guidelines 2017 on peripheral arterial diseases: summary of the most important recommendations and innovations. Herz. 42(8):721–727

Fagard RH, Cornelissen VA (2007) Effect of exercise on blood pressure control in hypertensive patients. Eur J Cardiovasc Prev Rehabil 14(1):12

Feuerstein BL, Weinstock RS (1997) Diet and exercise in type II diabetes mellitus. Nutrition 13:95

Fletcher GF, Balady GJ, Amsterdam EA, Chaitman B, Eckel R, Fleg J, Froelicher VF, Leon AS, Piña IL, Rodney R, Simons-Morton DA, Williams MA, Bazzarre T (2001) Exercise standards for testing and training: a statement for healthcare professionals from the American Heart Association. Circulation 104(14):1694

Flynn KE, Piña IL, Whellan DJ, Lin L, Blumenthal JA, Ellis SJ, Fine LJ, Howlett JG, Keteyian SJ, Kitzman DW, Kraus WE, Miller NH, Schulman KA, Spertus JA, O'Connor CM, Weinfurt KP (2009) HF-ACTION investigators. Effects of exercise training on health status in patients with chronic heart failure: HF-ACTION randomized controlled trial. JAMA 30:1451

Fuertes-Kenneally L, Blasco-Peris C, Casanova-Lizón A, Baladzhaeva S, Climent V, Sarabia JM, Manresa-Rocamora A (2023) Effects of high-intensity interval training on vascular function in patients with cardiovascular disease: a systematic review and meta-analysis. Front Physiol. 27(14):1196665

Gianuzzi P, Tavazzi L (2001) Recommendations for exercise training in chronic heart failure patients: Working Group Report ESC. Eur Heart J 22:125

Gloeckl R, Zwick RH, Fürlinger U, Jarosch I, Schneeberger T, Leitl D, Koczulla AR, Vonbank K, Alexiou C, Vogiatzis I, Spruit MA (2023) Prescribing and adjusting exercise training in chronic respiratory diseases – expert-based practical recommendations. Pulmonology. 29(4):306–314

Haber P (2001) Leitfaden zur medizinischen Trainingsberatung. Springer, Wien/New York

Hagberg JM, Park JJ, Brown MD (2000) The role of exercise training in the treatment of hypertension. An update. Sports Med 3:193

Hansen D, Beckers P, Neunhäuserer D, Bjarnason-Wehrens B, Piepoli MF, Rauch B, Völler H, Corrà U, Garcia-Porrero E, Schmid JP, Lamotte M, Doherty P, Reibis R, Niebauer J, Dendale P, Davos CH, Kouidi E, Spruit MA, Vanhees L, Cornelissen V, Edelmann F, Barna O, Stettler C, Tonoli C, Greco E, Pedretti R, Abreu A, Ambrosetti M, Braga SS, Bussotti M, Faggiano P, Takken T, Vigorito C, Schwaab B, Coninx K (2023) Standardised exercise prescription for patients with chronic coronary syndrome and/or heart failure: a consensus statement from the EXPERT Working Group. Sports Med 30

Hayes BD, Brady L, Pollak M, Finn SP (2016) Exercise and prostate cancer: evidence and proposed mechanisms for disease modification. Cancer Epidemiol Biomarkers Prev. 25(9):1281–1288

Heesch KC, van Uffelen JG, van Gellecum YR, Brown WJ (2012) Dose-response relationships between physical activity, walking and health-related quality of life in mid-age and older women. J Epidemiol Community Health. 66(8):670–677

Helmrich SP, Ragland DR, Leung RW, Paffenbarger RS Jr (1992) Physikal activity and reduced occurrence of non-insulin-dependent diabetes mellitus. N Engl J Med 325:147

28

Henkel K, Reimers CD, Knapp G, Schneider F (2014) Körperliches Training bei neurologischen und psychischen Erkrankungen. Der Nervenarzt 85:1521

Hollmann W, Hettinger T (2000) Sportmedizin – Grundlagen für Arbeit, Training und Präventivmedizin, 4. Aufl. Schattauer, Stuttgart

Holloszy JO, Schultz J, Kusnierkiewicz J, Hagberg JM (1986) Ehsani AAEffects of exercise on glucose tolerance and insulin resistance. Brief review and some preliminary results. Acta Med Scand 711(Suppl):55

Imboden C, Claussen MC, Seifritz E, Gerber M (2021) Physical activity for the treatment and prevention of depression: a rapid review of meta-analyses. Dtsch Z Sportmed 72:280

Ishii T, Yamakita T, Sato T, Tanaka S, Fujii S (1998) Resistance training improves insulin sensitivity in NIDDM subjects without altering maximal oxygen uptake. Diabetes Care 21:1353

Joliffe JA, Rees K, Taylor RS, Thompson D, Oldridge N, Erbrahim S (2002) Exercise-based rehabilitation for coronary artery disease. Cochrane Library

Kenfield SA, Chan JM (2023) Meeting exercise recommendations is beneficial for cancer survivors. J Clin Oncol. 20:JCO2301528

King AC, Haskell WL, Young DR, Oka RK, Stefanick ML (1995) Long term effects of varying intensities and formats of physical activity on participation rates, fitness and lipoproteins in men and women aged 50–65 years. Circulation 91:2596

Kokkinos PF, Narayan P, Colleran JA, Pittaras A, Notargiacomo A, Reda D, Papademetriou V (1995) Effects of regular exercise on blood pressure and left ventricular hypertrophy in African-American men with severe hypertension. N Engl J Med 333:1462

Kurz RW, Pirker H, Dörrscheidt W, Uhlir H (2001) Einsparungspotential bei Antihypertensiva durch ein intergriertes ambulantes Hypertonikertraining. J Hyperton 3:20

Lamb SE, Sheehan B, Atherton N, Nichols V, Collins H, Mistry D, Dosanjh S, Slowther AM, Khan I, Petrou S, Lall R, DAPA Trial Investigators (2018) Dementia And Physical Activity (DAPA) trial of moderate to high intensity exercise training for people with dementia: randomised controlled trial. BMJ 16:361

Lee DH, Rezende LFM, Joh HK, Keum N, Ferrari G, Rey-Lopez JP, Rimm EB, Tabung FK, Giovannucci EL (2022) Long-term leisure-time physical activity intensity and all-cause and cause-specific mortality: a prospective cohort of US adults. Circulation 146(7):523

Lichtenschopf A (2015) Pneumologische Rehabilitation – Wo stehen wir? J Pneumol 3(2):6

Liguori G, Feito Y, Fountaine C, Roy BA (2022) ACSM's guidelines for exercise testing and prescription, 11. Aufl. Wolters Kluwer, Philadelphia

Maiorana A, O'Driscoll G, Goodman C, Taylor R, Green D (2002) Combined aerobic and resistance exercise improves glycemic control and fitness in type II diabetes. Diabetes Res Clin Pract 56:115

Manson JE, Nathan DM, Krolewsky AS, Stampfer MJ, Willett WC, Hennekens CH (1986) A prospective study of exercise and incidence of diabetes among U.S.male physicians. JAMA 268:63

Markham R, Sharma R (2020) A review of the partner trials. Interv Cardiol Clin. 9(4):461–467

Mayr K, Benzer W, Ocenasek H, Pokan R (2004) Patientenschulungskurse zur Selbstanwendung der kardiologischen Trainingstherapie in der Primär- und Sekundärprävention von Herz-Kreislauferkrankungen. J Kardiol 11:458

Mendoza MF, Lavie CJ (2022) Clinical associations between exercise and lipoproteins. Curr Opin Lipidol. 33(6):364–373

Meyer K, Samek L, Schwaibold M (1996) Physical responses to different mode of interval exercise in patients with chronic heart failure-application to exercise training. Eur Heart J 17:1040

Meyer T (1998) Ausdauertraining als ambulante Therapie der Panikstörung. Dt Z Sportmed 48:18

Murphy TP, Cutlip DE, Regensteiner JG, Mohler ER, Cohen DJ, Reynolds MR, Massaro JM, Lewis BA, Cerezo J, Oldenburg NC, Thum CC, Goldberg S, Jaff MR, Steffes MW, Comerota AJ, Ehrman J, Treat-Jacobson D, Walsh ME, Collins T, Badenhop DT, Bronas U, Hirsch AT, CLEVER Study Investigators (2012) Supervised exercise versus primary stenting for claudication resulting from aortoiliac peripheral artery disease: six-month outcomes from the claudication: exercise versus endoluminal revascularization (CLEVER) study. Circulation 125(1):130

Nebel R, Bjarnason-Wehrens B (2014) Neue Horizonte der bewegungstherapie in der kardiologischen Rehabilitation – High intensity interval training (HIIT). Herzmedizin 31:25

Nechwatal RM, Duck C, Gruber G (2002) Körperliches Training als Intervall oder kontinuierliches Training bei chronischer Herzinsuffizienz zur Verbesserung der funktionellen Leistungskapazität, Hämodynamik und Lebensqualität--eine kontrollierte Studie. Z Kardiol 4:328

Neumann FJ, Sousa-Uva M, Ahlsson A, Alfonso F, Banning AP, Benedetto U, Byrne RA, Collet JP, Falk V, Head SJ, Jüni P, Kastrati A, Koller A, Kristensen SD, Niebauer J, Richter DJ, Seferovic PM, Sibbing D, Stefanini GG, Windecker S, Yadav R, Zembala MO, ESC Scientific Document Group (2019) 2018 ESC/EACTS guidelines on myocardial revascularization. Eur Heart J 40(2):87

Newsom SA, Everett AC, Hinko A, Horowitz JF (2013) A single session of low-intensity exercise is sufficient to enhance insulin sensitivity into the next day in obese adults. Diabetes Care. 36(9):2516

Niven A, Laird Y, Saunders DH, Phillips SM (2021) A systematic review and meta-analysis of affective responses to acute high intensity interval exercise compared with continuous moderate- and high-Intensity exercise. Health Psychol Rev. 15(4):540–573. https://doi.org/10.1080/17437199.2020.1728564

O'Connor CM, Whellan DJ, Lee KL, Keteyian SJ, Cooper LS, Ellis SJ, Leifer ES, Kraus WE, Kitzman DW, Blumenthal JA, Rendall DS, Miller NH, Fleg JL, Schulman KA, McKelvie RS, Zannad F, Piña IL, HF-ACTION Investigators (2009) Efficacy and safety of exercise training in patients with chronic heart failure: HF-ACTION randomized controlled trial. JAMA 301:1439

Oldridge N (2012) Exercise-based cardiac rehabilitation in patients with coronary heart disease: meta-analysis outcomes revisited. Future Cardiol 5:729

Ornish D, Scherwitz LW, Billings JH, Brown SE, Gould KL, Merritt TA, Sparler S, Armstrong WT, Ports TA, Kirkeeide RL, Hogeboom C, Brand RJ (1998) Intensive lifestyle changes for reversal of coronary heart disease. JAMA 280:2001

Österreichische Alzheimer Gesellschaft (2022). http://www.alzheimer-gesellschaft.at/. Zugegriffen am 10.12.2023

Paffenbarger RS, Wing AL, Hyde RT (1983) Physical activity and incidence of hypertension in college alumni. Am J Epidemiology 117:245

Pate RR, Pratt M, Blair SN (1995) Physical activity and public health: a recommendation from the Center for Disease Control and Prevention and the American College of Sports Medicine. JAMA 273:402

Patel AV, Friedenreich CM, Moore SC, Hayes SC, Silver JK, Campbell KL, Winters-Stone K, Gerber LH, George SM, Fulton JE, Denlinger C, Morris GS, Hue T, Schmitz KH, Matthews CE (2019) American college of sports medicine roundtable report on physical activity, sedentary behavior, and cancer prevention and control. Med Sci Sports Exerc. 51(11):2391–2402

Pedersen BK, Saltin B (2015) Exercise as medicine – evidence for prescribing exercise as therapy in 26 different chronic diseases. Scand J Med Sci Sports. 25(Suppl 3):1

Pescatello LS, Fargo AE, Leach CN, Scherzer H (1991) Short-term effekt of dynamic exercise on arterial blood pressure. Circulation 83:1557

Piepoli MF, Davos C, Francis DP, Coats A (2004) Exercise training meta-analysis of trials in patients with chronic heart failure (ExTraMATCH). BMJ 328:189

Platen P, Damm F, Marx K (1994) Sport und Osteoporose Empfehlungen zur Prävention und Rehabilitation im Breiten- und Leistungssport. Deutscher Sportärztebund, Heidelberg

Podolsky A (2021) Jatros. Kardiol Gefäßmed 3(15):38

Pokan R, Gabriel H, Hörtnagl H, Podolsky A, Vonbank K, Wonisch M (2009) Empfehlungen für den internistischen Untersuchungsgang in der Sportmedizin. J Kardiol 16:404

Primus C, Wonisch M, Berent R, Auer J (2022) Praxisleitlinien Ergometrie und Spiroergometrie//Practice guidelines for exercise testing. J Kardiol – Austrian J Cardiol 29(1–2):17–26

Rauch B, Salzwedel A, Bjarnason-Wehrens B, Albus C, Meng K, Schmid JP, Benzer W, Hackbusch M, Jensen K, Schwaab B, Altenberger J, Benjamin N, Bestehorn K, Bongarth C, Dörr G, Eichler S, Einwang HP, Falk J, Glatz J, Gielen S, Grilli M, Grünig E, Guha M, Hermann M, Hoberg E, Höfer S, Kaemmerer H, Ladwig KH, Mayer-Berger W, Metzendorf MI, Nebel R, Neidenbach RC, Niebauer J, Nixdorff U, Oberhoffer R, Reibis R, Reiss N, Saure D, Schlitt A, Völler H, von Känel R, Weinbrenner S, Westphal R, On Behalf Of The Cardiac Rehabilitation Guideline Group (2021) Cardiac rehabilitation in German speaking countries of Europe-evidence-based guidelines from Germany, Austria and Switzerland LLKardReha-DACH-Part 1. J Clin Med 10(10):2192

Rognmo Ø, Moholdt T, Bakken H, Hole T, Mølstad P, Myhr NE, Grimsmo J, Wisløff U (2012) Cardiovascular risk of high- versus moderate-intensity aerobic exercise in coronary heart disease patients. Circulation. 126(12):1436–1440

Rooke TW, Hirsch AT, Misra S, Sidawy AN, Beckman JA, Findeiss LK, Golzarian J, Gornik HL, Halperin JL, Jaff MR, Moneta GL, Olin JW, Stanley JC, White CJ, White JV, Zierler RE (2011) ACCF/

AHA focused update of the guideline for the management of patients with peripheral artery disease. J Vasc Surg 54(5):e32

Samitz G, Mensink G (2002) Körperliche Aktivität in Prävention und Therapie. Hans Marseille Verlag, München

Schindler MJ, Adams V, Halle M (2019) Exercise in heart failure-what is the optimal dose to improve pathophysiology and exercise capacity? Curr Heart Fail Rep. 16(4):98–107

Schwaab B, Rauch B, Benzer W, Schmid JP (2020) S3-Leitlinie Kardiologische Rehabilitation im deutschsprachigen Raum Europas Deutschland, Österreich, Schweiz (D-A-CH). https://register. awmf.org/de/leitlinien/detail/133-001. Zugegriffen am 10.12.2023

Stewart RAH, Held C, Hadziosmanovic N, Armstrong PW, Cannon CP, Granger CB, Hagström E, Hochman JS, Koenig W, Lonn E, Nicolau JC, Steg PG, Vedin O, Wallentin L, White HD, Investigators STABILITY (2017) Physical activity and mortality in patients with stable coronary heart disease. J Am Coll Cardiol. 70(14):1689–1700

Støylen A, Conraads V, Halle M, Linke A, Prescott E, Ellingsen Ø (2012) Controlled study of myocardial recovery after interval training in heart failure: SMARTEX-HF – rationale and design. Eur J Prev Cardiol 19:813

Ströhle A (2009) Physical activity, exercise, depression and anxiety disorders. J Neural Transm 116:777

Tran ZV, Weltman A (1985) Differential effects of exercise on serum lipid and lipoprotein levels seen with changes in body weight. JAMA 254:919

Tschakert G, Hofmann P (2013) High-intensity intermittent exercise: methodological and physiological aspects. Int J Sports Physiol Perform. 8(6):600–610

Tschakert G, Kroepfl J, Mueller A, Moser O, Groeschl W, Hofmann P (2015) How to regulate the acute physiological response to „aerobic" high-intensity interval exercise. J Sports Sci Med. 14(1):29–36

Van Camp SP, Peterson RA (1986) Cardiovascular complications of outpatient cardiac rehabilitation programs. JAMA 256:1160

Virani SS, Newby LK, Arnold SV, Bittner V, Brewer LC, Demeter SH, Dixon DL, Fearon WF, Hess B, Johnson HM, Kazi DS, Kolte D, Kumbhani DJ, LoFaso J, Mahtta D, Mark DB, Minissian M, Navar AM, Patel AR, Piano MR, Rodriguez F, Talbot AW, Taqueti VR, Thomas RJ, van Diepen S, Wiggins B, Williams MS (2023) AHA/ACC/ACCP/ASPC/NLA/PCNA guideline for the management of patients with chronic coronary disease: a report of the American Heart Association/American College of Cardiology Joint Committee on Clinical Practice Guidelines. Circulation. 148(9):e9–e119

Völler H (2002) Peripheral arterial disease (PAD) secondary prevention. Dtsch Med Wochenschr 127:1870–1872

Wang C, Xing J, Zhao B, Wang Y, Zhang L, Wang Y, Zheng M, Liu G (2022) The effects of high-intensity interval training on exercise capacity and prognosis in heart failure and coronary artery disease: a systematic review and meta-analysis. Cardiovasc Ther:4273809

Wang ZJ, Zhou YJ, Galper BZ, Gao F, Yeh RW, Mauri L (2015) Association of body mass index with mortality and cardiovascular events for patients with coronary artery disease: a systematic review and meta-analysis. Heart 20:1631

Waschki B, Spruit MA, Watz H, Albert PS, Shrikrishna D, Groenen M, Smith C, Man WD, Tal-Singer R, Edwards LD, Calverley PM, Magnussen H, Polkey MI, Wouters EF (2012) Physical activity monitoring in COPD: compliance and associations with clinical characteristics in a multicenter study. Respir Med 106:522

Wasserman DH, Zinman B (1994) Exercise in individuals with IDDM. Diabetes Care 17:824

Whellan DJ, O'Connor CM (2002) The state of exercise training: a need for action. Am Heart J 144:1

Williams PT (1996) High density lipoprotein cholesterol and other risk factors for coronary heart disease in female runners. N Engl J Med 334:1298

Wisløff U, Støylen A, Loennechen JP, Bruvold M, Rognmo Ø, Haram PM, Tjønna AE, Helgerud J, Slørdahl SA, Lee SJ, Videm V, , Bye A (2007) Superior cardiovascular effect of aerobic interval training versus moderate continuous training in heart failure patients. A randomized study. Circulation 115:3086

Wonisch M, Fruhwald FM, Hofmann P, Pokan R, Watzinger N, Maier R, Klein W (2003) Körperliches Training bei Herzinsuffizienz. Nutzen oder Risiko? Internist Praxis 43:555

# Sport und Diabetes mellitus Typ 1 (DM1)

*Othmar Moser*

## Inhaltsverzeichnis

Diabetes mellitus Typ 1 (DM 1) ist eine Autoimmunerkrankung, bei welcher die insulinproduzierenden β-Zellen sukzessive zerstört werden, wodurch Menschen mit DM1 auf ein exogenes Insulin angewiesen sind (Chiang et al. 2014; Hao et al. 2016). Vor allem die Aufrechterhaltung der endogenen Insulinproduktion ist verbunden mit einem geringeren exogenen Insulinbedarf und einer physiologischen Glukagonsekretion der pankreatischen α-Zellen. Diese beiden Faktoren können das Risiko von sportinduzierten Hypoglykämien reduzieren (Goodwin 2010), wobei auf hormoneller Ebene weitere „Ein- und Ausschaltoptionen" die Inzidenz von Hypoglykämien reduzieren (Cryer et al. 2003); bei muskelkontraktionsinduzierter Glukosetransporter-Typ-4-Akkumulation (GLUT-4) wird als erster Schritt die Insulinsekretion reduziert, um keine Doppelbeanspruchung der intramuskulären Glukoseaufnahme zu forcieren. Invers dazu wird die Glukagonsekretion erhöht, um die Blutglukosekonzentration primär durch Anregung der hepatischen Glykogenolyse im Equilibrium zu halten. Um weiterführend eine Hypoglykämie zu vermeiden, wird bei Bedarf die Adrenalin-, Noradrenalin- und Kortisolsekretion erhöht, um die letzten Glykogenreserven zu mobilisieren.

Die sportinduzierte Hypoglykämie wird neben anderen teils physiologischen und pathophysiologischen Mechanismen durch die Akkumulation von GLUT-4 verursacht, da diese zugleich durch Muskelkontraktion und (exogenem) Insulin stimuliert werden (Basu et al. 2014). Über unterschiedliche physiologische Wege werden sowohl durch Bewegung (Muskelkontraktion) aber auch durch (exogenes) Insulin das Protein AS160 aktiviert, welches die GLUT-4 vom Zytoplasma zur Zellmembran translokalisieren lässt und somit die intrazelluläre Glukoseaufnahme steigert (Moser et al. 2020a). Dieses relative Übermaß der intrazellulären Glukoseaufnahmerate verursacht in der Regel eine Hypoglykämie, wenn nicht mit oraler Glukose gegengesteuert wird. Aus praktischer Sicht ist es wichtig, zu betonen, dass diese sportinduzierten Hypoglykämien nicht nur während des Sports, sondern auch einige Stunden bis zu Tagen nach dem Sport anhalten (Moser et al. 2020a). Einzelfalldaten haben die Wichtigkeit der Vermeidung von vor allem nächtlichen sportinduzierten Hypoglykämien bestätigt, welche eine Assoziation zum „Dead-in-Bed" zeigten (Tanenberg et al. 2010).

In diesem Kapitel werden aktuelle Therapiestrategien erläutert, welche Menschen mit DM1 Sporttreiben ermöglichen und zugleich das Risiko von Dysglykämie reduzieren können. Dabei werden aktuelle Empfehlungen basierend auf „Position Statements" und Konsensus-Publikationen genauer betrachtet und als Empfehlungen für die Sportmedizin dargestellt.

## 29.1  Blutglukosemessung und interstitielle Glukosemessung (CGM) bei Sport

Kontinuierliche Glukosemessgeräte (CGM) und intermittierend gescannte CGM (isCGM)[1] spielen eine Hauptrolle zur Bestimmung und Evaluation der Glukosewerte. Im Unterschied zur Blutglukosekonzentration messen CGM und isCGM den

---

1   FreeStyle Libre 2/3 wird als Mischung zwischen isCGM und CGM betrachtet.

Glukosewert im interstitiellen Raum (Gewebsflüssigkeit) und nicht im Blut. Grundsätzlich ist während des Sports mit einer Verzögerungszeit von ca. 12 min im Vergleich der tatsächlichen Blutglukosekonzentration versus CGM-gemessener interstitieller Glukose zu rechnen (Zaharieva et al. 2019; Moser et al. 2018). Neben der physiologischen Verzögerungszeit entsteht auch eine gewisse Verzögerungszeit basierend auf der technologischen Umsetzung, die aber immer mehr zu vernachlässigen ist (Facchinetti et al. 2013).

Da Sport mit hohen Glukoseumsatzraten verbunden ist, ist mittlerweile bekannt, dass die Glukoseänderungsrate ein wesentlicher Einflussfaktor für die Messgenauigkeit von CGM/isCGM ist (Moser et al. 2018; Pleus et al. 2015; Moser et al. 2021, 2019a, 2016) (◨ Abb. 29.1). Unabhängig davon überwiegt der klinische Vorteil gegenüber der technologischen Verzögerung bei physischer Aktivität und körperlichem Training, wenn das CGM/isCGM richtig eingesetzt wird (Moser et al. 2020b):

- Automatischer Alarm bei Hypo- bzw. Hyperglykämie, die flexibel justiert werden können (CGM) (bei neuesten CGM-Geräten kann der „Hypoglykämiealarm" auf bis zu 150 mg/dL gehoben werden)
- Automatischer Alarm bei raschem Anstieg bzw. Abfall der interstitiellen Glukose (CGM) (2–3 mg/dL/min) unabhängig vom aktuellen Sensorglukosewert
- Automatischer Alarm, dass eine klinisch relevante Hypoglykämie (<54 mg/dL) in den nächsten Minuten (z. B.: 20 min) erwartet wird (CGM)
- Die Sensorglukosewerte können vom Lesegerät/Handy abgelesen werden, ohne die sportliche Betätigung unterbrechen zu müssen (CGM/isCGM)
- Übertragung der Glukosewerte bei Nutzung eines Handys an eine dritte Person (z. B.: Trainer*in, Eltern)

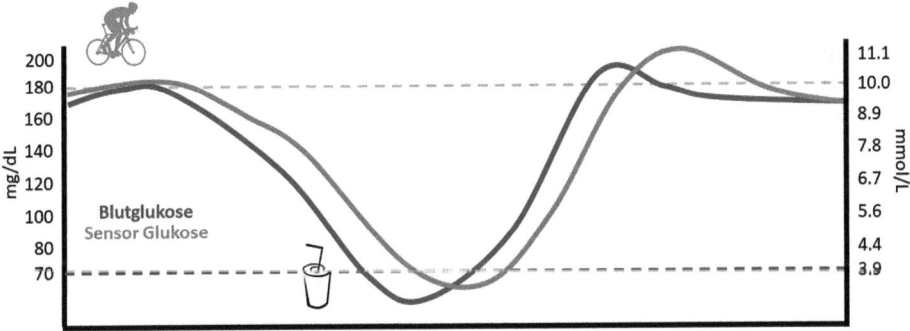

◨ **Abb. 29.1** Schematische Darstellung der Verzögerungszeit zwischen Blutglukose und Sensorglukose während des Sports. (Adaptiert von Moser, Othmar et al. „Glucose management for exercise using continuous glucose monitoring (CGM) and intermittently scanned CGM (isCGM) systems in type 1 diabetes: position statement of the European Association for the Study of Diabetes (EASD) and of the International Society for Pediatric and Adolescent Diabetes (ISPAD) endorsed by JDRF and supported by the American Diabetes Association (ADA)." Diabetologia vol. 63,12 (2020): 2501–2520. doi:10.1007/s00125-020-05263-9)

## 29.2 Therapieanpassung bei Blutglukosemessung für physische Aktivität und Sport

Im Kontrast zur kontinuierlichen interstitiellen Glukosemessung ist es notwendig, bei Blutglukosemessung sich genauer in Bezug auf das Therapiemanagement auf den Sport vorzubereiten, da während des Trainings nicht in dieser Häufigkeit wie bei isCGM/CGM gemessen werden kann. In frühen Studien wurde gezeigt, dass die prandiale Insulinreduktionen mit einer kohlenhydratreichen Mahlzeit innerhalb von 2 h vor dem Sport das Auftreten und die Dauer von Hypoglykämien reduzieren (Rabasa-Lhoret et al. 2001). Diese prandialen Insulindosisreduktionen sollten in Abhängigkeit zur Intensität der Belastung Training mit kontinuierlicher Dauermethode als auch für Intervalltraining durchgeführt werden (Moser et al. 2017, 2015). Prandiale Insulinreduktionen sind für die Insulinpentherapie anwendbar, können aber auch für die Insulinpumpentherapie angewandt werden als Zusatz zur Basalratenreduktion bei Insulinpumpentherapie (Riddell et al. 2017). Zusätzlich, da Übergewicht, Adipositas und Insulinsensitivitätsstörung ein immer größeres Problem werden (Kietsiriroje et al. 2019), sollte auch differenziert werden, ob Menschen mit DM1 abnehmen bzw. Muskulatur aufbauen wollen (◘ Abb. 29.2).

Bei Sport über mehrere Tage oder sehr langandauerndem Sport kann bei Menschen mit DM1 unter Insulinpentherapie auch die Basalinsulindosis um ca. 25 % reduziert werden, um vor allem nächtliche Hypoglykämien zu vermeiden (Moser et al. 2019b). Nichtsdestotrotz sollte eine Reduktion der Basalinsulintherapie immer mit dem betreuenden medizinischen Personal besprochen werden, um eine gewisse Affinität zur diabetischen Ketoazidose (DKA) ausschließen zu können. Bei einer Insulinpumpentherapie sollte vor allem der Fokus auf der Reduktion der Basalrate liegen (Beginn ca. 90–120 min vor dem Sport), und diese Reduktion kann auch über

**29**

|  |  | Insulin Pentherapie | Insulin Pumpentherapie |
|---|---|---|---|
| Abnehmen | Krafttraining | 0-25% prä- & 25%-50% post-Sport Bolus Insulindosis Reduktion | 0-25% prä- (-90 min) & 0-25% post-Sport Basalraten Reduktion |
| | Ausdauertraining | 25-75% prä- & 25%-75% post-Sport Bolus Insulindosis Reduktion | 50%-80% prä- (-90 min) & 0-25% post-Sport Basalraten Reduktion |
| | Intervalltraining | 0-75% prä- & 25%-75% post-Sport Bolus Insulindosis Reduktion | 25%-80% prä- (-90 min) & 0-25% post-Sport Basalraten Reduktion |
| Muskelaufbau | Krafttraining | Reguläre Bolus Insulindosis mit Kohlenhydraten (~0-50 g/h) | Abschaltung Insulinpumpe (max. 60 min) mit Kohlenhydraten (~15-50 g/h) |
| | Ausdauertraining | Reguläre Bolus Insulindosis mit Kohlenhydraten (~40 g/h) | Abschaltung der Insulinpumpe (max. 60 min) mit Kohlenhydraten (~40 g/h) |
| | Intervalltraining | Reguläre Bolus Insulindosis mit Kohlenhydraten (~15-50 g/h) | Abschaltung der Insulinpumpe (max. 60 min) mit Kohlenhydraten (~15-50 g/h) |

◘ **Abb. 29.2** Therapieanpassungen bei Menschen mit DM1 unterteilt in Insulinpentherapie und Insulinpumpentherapie mit dem Hintergrund der Gewichtsreduktion (Abnehmen) oder Muskelaufbau. (Adaptiert von Moser, Othmar et al. „Type 1 Diabetes and Physical Exercise: Moving (forward) as an Adjuvant Therapy." Current pharmaceutical design Bd. 26,9 (2020): 946–957. doi:10.2174/1381612826 666200108113002)

einige Stunden nach langandauerndem Sport weitergeführt werden. Mittlerweile rät man davon ab, die Insulinpumpe bei Beginn der sportlichen Belastung abzulegen/ auszuschalten, da das mit einem gewissen DKA-Risiko verbunden ist und zugleich nicht den gewünschten Effekt (= Reduktion des Hypoglykämierisikos während des Sports) erzielt.

Die Blutglukose sollte während der physischen Aktivität und des körperlichen Trainings so oft wie möglich gemessen werden sollte (im 15-min-Takt). Um Hypoglykämien zu vermeiden, sollte zusätzlich ein individueller Schwellenwert für die Blutglukosekonzentration festgelegt werden, ab welchem schnellwirkende Kohlenhydrate zugeführt werden, idealerweise eine Kombination aus Glukose und Fruktose. Dieser Wert sollte in Abhängigkeit zum Hypoglykämierisiko und zur Sporterfahrung festgelegt werden: niedriges Risiko ab 125 mg/dL, moderates Risiko ab 144 mg/dL und hohes Risiko ab 161 mg/dL.

## 29.3 Therapieanpassung bei Nutzung eines CGM-Gerätes für physische Aktivität und Sport

In dem aktuellen Position Paper der EASD/ISPAD zur Benutzung von CGM/isCGM während physischer Aktivität und körperlichem Training wird auf die holistische Betrachtung der aktuellen Sensorglukose in Kombination mit den Trendpfeilen und dem Glukoseverlauf hingewiesen (Moser et al. 2020b, c). Unter Betrachtung dieser drei Aspekte und mit dem Hintergrund der zu erwartenden Verzögerungszeit im Vergleich zur Blutglukosekonzentration können Menschen mit DM1 klinisch relevante Entscheidungen treffen, die sicheres Sporttreiben und zugleich einen aktiven Lebensstil ermöglichen. Nichtsdestotrotz sollten CGM/isCGM nur nach einer individuellen Einweisung in Bezug die Bedürfnisse und Lebensumstände angewandt werden.

Um individuelle Therapieempfehlungen geben zu können, ist es wichtig, das körperliche Training nicht als die aktive Phase per se zu sehen; Sport bei Menschen mit DM1 sollte unterteilt werden in eine Vorbereitungsphase, Durchführungsphase und Nachbereitungsphase (inkl. Nachphase) (Moser et al. 2020b).

### 29.3.1 Vorbereitung auf den Sport bei Benutzung von CGM/isCGM

Grundsätzlich sollte vor Beginn des Sports das Hypoglykämierisiko zusammen mit dem betreuenden medizinischen Personal abgeschätzt werden, um individuelle Empfehlungen geben zu können. Die nachfolgenden Empfehlungen beziehen sich primär auf Menschen mit DM1 und niedrigem Hypoglykämierisiko (Großteil der Menschen mit DM1), wonach bei Menschen mit erhöhten Hypoglykämierisiko bei einem höheren Sensorglukosewert Kohlenhydrate verabreicht werden sollten (Moser et al. 2020b) (siehe EASD CGM Exercise Position Statement, ◘ Abb. 29.2). Folgende Maßnahmen sollten in der direkten Vorbereitung unter der Benutzung von CGM/isCGM gewählt werden (◘ Abb. 29.3):

| Sensorglukose vor dem Sport | Trendpfeil | Reaktion |
|---|---|---|
| >270 mg/dL UND >1.5 mmol/l Blutketone | ↑ ↗ → ↘ ↓ | Kein Sport, Insulin Korrektur |
| >270 mg/dL UND ≤1.5 mmol/l Blutketone | ↗ ↑ | Insulin Korrektur erwägen, Jeder Sport kann gestartet werden |
| | → | Insulin Korrektur erwägen, Jeder Sport kann gestartet werden |
| | ↘ ↓ | Jeder Sport kann gestartet werden |
| 181–270 mg/dL | ↗ ↑ | Aerober Sport kann gestartet werden Insulin Korrektur erwägen für Kraft-/Intervalltraining |
| | → | Jeder Sport kann gestartet werden |
| | ↘ ↓ | Jeder Sport kann gestartet werden |
| 126–180 mg/dL | ↗ ↑ | Jeder Sport kann gestartet werden |
| | → | |
| | ↘ ↓ | ~15 g Kohlenhydrate, Jede Ex kann gestartet werden |
| 90–125 mg/dL | ↗ ↑ | ~15 g Kohlenhydrate, Jeder Sport kann gestartet werden |
| | → | ~20 g Kohlenhydrate, Jede Ex kann gestartet werden |
| | ↘ | ~25 g Kohlenhydrate, Sport verzögern |
| | ↓ | ~30 g Kohlenhydrate, Sport verzögern |
| 70–89 mg/dL | ↑ | ~20 g Kohlenhydrate, Sport verzögern |
| | ↗ | ~25 g Kohlenhydrate, Sport verzögern |
| | → | ~30 g Kohlenhydrate, Sport verzögern |
| | ↘ | ~35 g Kohlenhydrate, Sport verzögern |
| | ↓ | Individuelle Menge an Kohlenhydrate, Sport verzögern |
| <70 mg/dL | | Individuelle Menge an Kohlenhydrate Sport verzögern |

☐ **Abb. 29.3** isCGM/CGM-Nutzung in der Vorbereitung zu Sport bei Menschen mit DM1 und einem niedrigen Hypoglykämierisiko (generische Trendpfeile); Insulinkorrektur sollte maximal 50 % des regulären Korrekturfaktors sein, wenn Sport danach gestartet wird. Diese Empfehlungen gelten nicht für Menschen mit DM1 bei Verwendung eines Hybrid-Closed-Loop-Systems

### 29.3.2 Sport bei Benutzung von CGM/isCGM

Für den Großteil der Menschen mit DM1 mit einem geringen Hypoglykämierisiko sollte ein Sensorglukosezielbereich von 126–180 mg/dL während des Sports angestrebt werden (Moser et al. 2020b). Dabei geht es primär um die Vermeidung von

Hypoglykämien (<70 mg/dL), dennoch muss klar festgehalten werden, dass CGM/ isCGM zugleich eine Vermeidung von Hyperglykämien zulassen (>180 mg/dL). Um einen Glukosezielbereich von 126–180 mg/dL zu erreichen, sollte eine individualisierte Strategie gewählt werden, die die Menge an Kohlenhydraten in Abhängigkeit zum Trendpfeil vorgibt, sodass nach Supplementierung ein Sensorglukosewert von 180 mg/dL nicht überschritten wird. Dies spiegelt somit das nahezu physiologische Equilibrium der Blutglukose wider. Es sollte bedacht werden, dass Menschen mit DM1, die verschiedenen Sportarten durchführen, sportartspezifische Kohlenhydratmengen supplementieren sollten, um normoglykämisches Sporttreiben zu ermöglichen. Da CGM/isCGM während körperlicher Belastungen erhebliche Abweichungen zum Blutglukosewert aufweisen bzw. ausfallen können, sollte zusätzlich ein Blutzuckermessgerät mitgeführt werden. Die Alarme für Hypoglykämien sollten auf den höchstmöglichen Sensorglukosewert gestellt werden (100 mg/dL), um zusätzlich für Hypoglykämien schützen zu können. Des Weiteren sollten die Alarme für rasche Abfall- und Anstiegsraten der Sensorglukose aktiviert werden, sodass die Sport treibende Person mit DM1 frühzeitig vor relevanten Änderungsraten der Sensorglukose informiert wird. Als absolute Glukoseobergrenze sollten bei einem Sensorglukosewert von >270 mg/dL die Blutketone gemessen werden. Moderne Blutzuckermessgeräte können mittlerweile den Blutketonwert messen, sodass das Risiko von diabetischen Ketoazidosen minimiert werden kann. Bei einem Sensorglukosewert von über 270 mg/dL und einem Blutketonwert von über 1,5 mmol/L muss die sportliche Betätigung beendet und eine Insulinkorrektur sollte verabreicht werden, verbunden mit einer später folgenden Blutketonwertbestimmung. Bei klinisch relevanten Hypoglykämien (<54 mg/dL) sollte der Sport nicht wieder aufgenommen werden, da vorangehende Hypoglykämien mit einem erhöhten Risiko von folgenden Hypoglykämien assoziiert sind (Moser et al. 2020b; Galassetti et al. 2006) (◘ Abb. 29.4).

### 29.3.3 Benutzung von isCGM/CGM nach dem Sport

Basierend auf einer Verbesserung der Insulinsensitivität und GLUT-4-Akkumulation fällt die Glukosekonzentration bei Menschen mit DM1 auch einige Stunden nach dem Sport bis zur Hypoglykämie ab. Um diese Hypoglykämien vermeiden zu können, sollte auch in der Phase nach dem Sport die Kohlenhydratmenge unter Betrachtung der Trendpfeile supplementiert werden (◘ Abb. 29.5). Treten in der Phase nach dem Sport Hyperglykämien auf, sollten diese konservativ mit Insulin korrigiert werden (50 % des regulären Korrekturfaktors), da die Glukosekonzentration auch bei vorangehender Hyperglykämie nach dem Sport in einer schweren Hypoglykämie enden kann (Tanenberg et al. 2010).

| Sensorglukose vor dem Sport | Trendpfeil | Reaktion |
|---|---|---|
| >270 mg/dL UND >1.5 mmol/l Blutketone | ↑↗→↘↓ | Kein Sport, Insulin Korrektur erwägen, keine Wiederaufnahme des Trainings |
| >270 mg/dL UND ≤1.5 mmol/l Blutketone | ↗↑ | Weiterführen jeder sportlichen Tätigkeit, primär aerobes Training erwägen |
| | → | Weiterführen jeder sportlichen Tätigkeit |
| | ↘↓ | |
| 181–270 mg/dl | ↗↑ | Weiterführen jeder sportlichen Tätigkeit |
| | → | |
| | ↘↓ | |
| 126–180 mg/dl | ↗↑ | Weiterführen jeder sportlichen Tätigkeit |
| | → | |
| | ↘↓ | |
| <126 mg/dl | ↗↑ | Weiterführen jeder sportlichen Tätigkeit |
| | → | ~15 g Kohlenhydrate, Weiterführen jeder sportlichen Tätigkeit |
| | ↘ | ~25 g Kohlenhydrate, Weiterführen jeder sportlichen Tätigkeit |
| | ↓ | ~35 g Kohlenhydrate, Weiterführen jeder sportlichen Tätigkeit |
| <70 mg/dl | ↑ | Stopp jeder sportlichen Tätigkeit, Bestätigende Blutzuckermessung, Individuelle Menge an Kohlenhydrate, Wiederaufnahme jeder sportlichen Tätigkeit möglich |
| | ↗ | |
| | → | |
| | ↘ | |
| | ↓ | |
| <54 mg/dl | | Stopp jeder sportlichen Tätigkeit, Bestätigende Blutzuckermessung, Individuelle Menge an Kohlenhydrate, Keine Wiederaufnahme der sportlichen Tätigkeit |

◨ **Abb. 29.4**  sCGM/CGM-Nutzung während des Sports bei Menschen mit DM1 und einem niedrigen Hypoglykämierisiko (generische Trendpfeile); Insulinkorrektur sollte maximal 50 % des regulären Korrekturfaktors sein, wenn Sport danach gestartet wird. Diese Empfehlungen gelten nicht für Menschen mit DM1 bei Verwendung eines Hybrid-Closed-Loop-Systems

| Sensorglukose nach dem Sport (inkl. der Nachtphase) | Trendpfeil | Reaktion |
|---|---|---|
| <80 mg/dl | ↑ | Keine Kohlenhydrate |
| | ↗ | |
| | → | ~10 g Kohlenhydrate |
| | ↘ | ~15 g Kohlenhydrate |
| | ↓ | Individuelle Menge an Kohlenhydrate |

◨ **Abb. 29.5**  isCGM/CGM-Nutzung nach dem Sport bei Menschen mit DM1 und einem niedrigen Hypoglykämierisiko (generische Trendpfeile). Diese Empfehlungen gelten nicht für Menschen mit DM1 bei Verwendung eines Hybrid-Closed-Loop-Systems

**29**

## 29.4 Therapie bei Hybrid-Closed-Loop-Systemen für physische Aktivität und Sport

In verschiedenen Studien und aktuell analysiert in einer Metaanalyse wurde das Potenzial von Hybrid-Closed-Loop (HCL)-Systemen in Bezug auf die Zeit im Zielbereich gezeigt (70–180 mg/dL) (Pease et al. 2020). HCL-Systeme regulieren die Glukosekonzentration semiautomatisch über eine direkte Kommunikation zwischen dem interstitiellen Glukosesensor (CGM) und einer Insulinpumpe. Zwischen den beiden Systemen (Sensor und Pumpe) berechnet ein Kontrollalgorithmus die Abgabe der Insulindosis bzw. ob sich das System aufgrund von Sicherheitsaspekten in den manuellen Modus schalten muss (z. B.: nicht nachvollziehbare Glukosewerte). Es wird ein Glukosezielwert festgelegt (100–120 mg/dL) und das HCL-System versucht über Basalratenänderungen, diesen Zielwert zu erreichen. Neuere HCL-Geräte und Closed-Loop (CL)-Systeme regulieren die Glukosekonzentration auch über Insulinmikroboli, ähnlich einer regulären Insulinkorrektur, die Menschen mit DM1 manuell verabreichen würden. Grundsätzlich wird die Bolusinsulingabe über die geschätzte Kohlenhydratmenge in die Pumpe eingegeben und manuell abgegeben. Die Achillesfersen von HCL-Systemen bestehen im Bereich von technologischen und pharmakokinetischen Komponenten:

— Teilweise Sensorungenauigkeit (Messfehler)
— Häufiges Kalibrieren des Sensors, auch in der Nachtphase, um sicherzustellen, dass Blutglukose und Sensorglukose nahezu deckungsgleich sind
— Zu langsam wirkende Bolusinsuline
— Hypoglykämievermeidung erfolgt in der Regel durch Reduktion bzw. Abschalten der Basalrate und nicht über inverse Hormone (z. B.: Glukagon)

### 29.4.1 Hybrid-Closed-Loop-Systeme während physischer Aktivität und Sport

(Hybrid)-Closed-Loop-Systeme funktionieren sehr gut zur Erhöhung der Zeit im Zielbereich während des Sports (70–180 mg/dL), wie kürzlich in einer Metaanalyse berichtet werden konnte (Eckstein et al. 2021). In einer rezenten Studie wurde zudem gezeigt, dass eine Zeit im Zielbereich während des Sports von 100 % erreicht werden kann, wenn 120 min vor dem Sport (aerobes und Intervalltraining) der Zielbereich auf 150 mg/dL gehoben wird (Lee et al. 2020).

Grundsätzlich sollten folgende Maßnahmen für HCL-Systeme bei Sport gewählt werden (Zaharieva et al. 2020):

— Erhöhung des Sensorzielglukosewertes auf 150 mg/dL zumindest 90 min bzw. idealerweise 120 min vor dem Sport
— Grundsätzlich sollten während des Sports keine zusätzlichen Kohlenhydrate notwendig sein

- Dennoch zeigt die Praxis, dass kleine Mengen an Kohlenhydraten (3–6 g) das HCL-System unterstützen können, um Hypoglykämien zu vermeiden[2]
- Dennoch empfiehlt einen neues internationales Positionspapier, dass kleine Mengen an Kohlenhydraten (3–20 g) das HCL-System unterstützen können, um Hypoglykämien zu vermeiden (Moser et al. 2025)

## 29.5 Fazit für die Praxis

Physische Aktivität und körperliches Training haben verschiedene positive Aspekte für Menschen mit DM1. Um Menschen mit DM1 entsprechend auf therapeutische Maßnahmen vorbereiten zu können, sollten verschiedene Insulinanpassungen besprochen werden (Bolus- und/oder Basalinsulinreduktion, Basalrateninsulinreduktion, Insulinkorrekturen (50 % des regulären Korrekturfaktors), Kohlenhydratgaben, und HCL-Systeme). Des Weiteren scheint ein Monitoring über CGM/isCGM sinnvoll bei Menschen mit DM1, die regelmäßig Sport treiben, um eine flexible Entscheidung in Bezug auf die Therapie treffen zu können. Die oben genannten Empfehlungen sollten dabei als erste Grundlage für die Praxis und Klinik dienen, die weiter individualisiert werden sollten, um Sporttreiben im euglykämischen Bereich garantieren zu können.

## Literatur

Basu R, Johnson ML, Kudva YC, Basu A (2014) Exercise, hypoglycemia, and type 1 diabetes. Diabetes Technol Ther 16:331–337

Chiang JL, Kirkman MS, Laffel LMB, Peters AL (2014) Type 1 diabetes through the life span: a position statement of the American Diabetes Association. Diabetes Care 37:2034–2054

Cryer PE, Davis SN, Shamoon H (2003) Hypoglycemia in diabetes. Diabetes Care 26:1902–1912

Eckstein ML, Weilguni B, Tauschmann M et al (2021) Time in range for closed-loop systems versus standard of care during physical exercise in people with type 1 diabetes: a systematic review and meta-analysis. J Clin Med 10(11):2445. https://doi.org/10.3390/jcm10112445

Facchinetti A, Sparacino G, Guerra S et al (2013) Real-time improvement of continuous glucose monitoring accuracy: the smart sensor concept. Diabetes Care 36(4):793–800. https://doi.org/10.2337/dc12-0736

Galassetti P, Tate D, Neill RA, Richardson A, Leu SY, Davis SN (2006) Effect of differing antecedent hypoglycemia on counterregulatory responses to exercise in type 1 diabetes. Am J Physiol Endocrinol Metab 290(6). https://doi.org/10.1152/ajpendo.00244.2005

Goodwin ML (2010) Blood glucose regulation during prolonged, submaximal, continuous exercise: a guide for clinicians. J Diabetes Sci Technol 4:694–705

Hao W, Gitelman S, Di Meglio LA, Boulware D, Greenbaum CJ (2016) Fall in C-peptide during first 4 years from diagnosis of type 1 diabetes: variable relation to age, HbA1c, and insulin dose. Diabetes Care 39(10):1664–1670. https://doi.org/10.2337/dc16-0360

Kietsiriroje N, Pearson S, Campbell M, Ariëns RAS, Ajjan RA (2019) Double diabetes: a distinct high-risk group? Diabetes Obes Metab 21(12):2609–2618. https://doi.org/10.1111/dom.13848

---

[2]  Erfahrung aus der Praxis bzw. besprochen in narrativen Reviews ohne eindeutige Evidenz in Form von klinischen Studien.

**29**

Lee MH, Vogrin S, Paldus B et al (2020) Glucose and counterregulatory responses to exercise in adults with type 1 diabetes and impaired awareness of hypoglycemia using closed-loop insulin delivery: a randomized crossover study. Diabetes Care 43(2):480–483. https://doi.org/10.2337/DC19-1433

Moser O, Tschakert G, Mueller A et al (2015) Effects of high-intensity interval exercise versus moderate continuous exercise on glucose homeostasis and hormone response in patients with type 1 diabetes mellitus using novel ultra-long-acting insulin. PLoS One 10(8). https://doi.org/10.1371/JOURNAL.PONE.0136489

Moser O, Mader J, Tschakert G et al (2016) Accuracy of continuous glucose monitoring (CGM) during continuous and high-intensity interval exercise in patients with type 1 diabetes mellitus. Nutrients 8(8):489. https://doi.org/10.3390/nu8080489

Moser O, Tschakert G, Mueller A et al (2017) Short-acting insulin reduction strategies for continuous cycle ergometer exercises in patients with type 1 diabetes mellitus. Asian J Sport Med 8(1). https://doi.org/10.5812/ASJSM.42160

Moser O, Yardley J, Bracken R (2018) Interstitial glucose and physical exercise in type 1 diabetes: integrative physiology, technology, and the gap in-between. Nutrients 10(1):93. https://doi.org/10.3390/nu10010093

Moser O, Eckstein ML, McCarthy O et al (2019a) Performance of the Freestyle Libre flash glucose monitoring (flash GM) system in individuals with type 1 diabetes: a secondary outcome analysis of a randomized crossover trial. Diabetes Obes Metab 21(11):2505–2512. https://doi.org/10.1111/dom.13835

Moser O, Eckstein ML, Mueller A et al (2019b) Reduction in insulin degludec dosing for multiple exercise sessions improves time spent in euglycaemia in people with type 1 diabetes: a randomized crossover trial. Diabetes Obes Metab 21(2):349–356. https://doi.org/10.1111/dom.13534

Moser O, Eckstein ML, West DJ, Goswami N, Sourij H, Hofmann P (2020a) Type 1 diabetes and physical exercise: moving (forward) as an adjuvant therapy. Curr Pharm Des 26(9):946–957. https://doi.org/10.2174/1381612826666200108113002

Moser O, Riddell MC, Eckstein ML et al (2020b) Glucose management for exercise using continuous glucose monitoring (CGM) and intermittently scanned CGM (isCGM) systems in type 1 diabetes: position statement of the European Association for the Study of Diabetes (EASD) and of the International Society for Pediatric and Adolescent Diabetes (ISPAD) endorsed by JDRF and supported by the American Diabetes Association (ADA). Diabetologia 63(12):2501–2520. https://doi.org/10.1007/s00125-020-05263-9

Moser O, Riddell MC, Eckstein ML et al (2020c) Glucose management for exercise using continuous glucose monitoring (CGM) and intermittently scanned CGM (isCGM) systems in type 1 diabetes: position statement of the European Association for the Study of Diabetes (EASD) and of the International Society for Pediatric and Adolescent Diabetes (ISPAD) endorsed by JDRF and supported by the American Diabetes Association (ADA). Pediatr Diabetes 21(8):1375–1393. https://doi.org/10.1111/pedi.13105

Moser O, Tripolt N, Pferschy P et al (2021) Performance of the intermittently scanned continuous glucose monitoring (isCGM) system during a high oral glucose challenge in adults with type 1 diabetes – a prospective secondary outcome analysis. Biosensors 11(1). https://doi.org/10.3390/bios11010022

Moser O et al (2025) "The use of automated insulin delivery around physical activity and exercise in type 1 diabetes: a position statement of the European Association for the Study of Diabetes (EASD) and the International Society for Pediatric and Adolescent Diabetes (ISPAD)." Diabetologia 68(2):255–280. https://doi.org/10.1007/s00125-024-06308-z

Pease A, Lo C, Earnest A, Kiriakova V, Liew D, Zoungas S (2020) Time in range for multiple technologies in type 1 diabetes: a systematic review and network meta-analysis. Diabetes Care 43:1967–1975

Pleus S, Schoemaker M, Morgenstern K et al (2015) Rate-of-change dependence of the performance of two CGM systems during induced glucose swings. J Diabetes Sci Technol 9(4):801–807. https://doi.org/10.1177/1932296815578716

Rabasa-Lhoret R, Bourque J, Ducros F, Chiasson JL (2001) Guidelines for premeal insulin dose reduction for postprandial exercise of different intensities and durations in type 1 diabetic subjects treated intensively with a basal-bolus insulin regimen (ultralente-lispro). Diabetes Care 24(4):625–630. https://doi.org/10.2337/diacare.24.4.625

Riddell MC, Gallen IW, Smart CE et al (2017) Exercise management in type 1 diabetes: a consensus statement. Lancet Diabetes Endocrinol 5(5):377–390. https://doi.org/10.1016/S2213-8587(17)30014-1

Tanenberg RJ, Newton CA, Drake AJ (2010) Confirmation of hypoglycemia in the "dead-in-bed" syndrome, as captured by a retrospective continuous glucose monitoring system. Endocr Pract 16(2):244–248. https://doi.org/10.4158/EP09260.CR

Zaharieva DP, Turksoy K, McGaugh SM et al (2019) Lag time remains with newer real-time continuous glucose monitoring technology during aerobic exercise in adults living with type 1 diabetes. Diabetes Technol Ther 21(6):313–321. https://doi.org/10.1089/dia.2018.0364

Zaharieva DP, Messer LH, Paldus B, O'Neal DN, Maahs DM, Riddell MC (2020) Glucose control during physical activity and exercise using closed loop technology in adults and adolescents with type 1 diabetes. Can J Diabetes 44:740–749

**29**

# Körperliche Aktivität und Training als Therapie bei onkologischen Erkrankungen

*David Kiesl*

## Inhaltsverzeichnis

© Der/die Autor(en), exklusiv lizenziert an Springer-Verlag GmbH, DE, ein Teil von Springer Nature 2025
M. Wonisch et al. (Hrsg.), *Kompendium der Sportmedizin*, https://doi.org/10.1007/978-3-662-68883-0_30

Trotz der Erfolge in der Behandlung onkologischer Erkrankungen und der Verbesserung sowie Entwicklung neuer Therapieoptionen ist die Zeit unter und nach Therapie für PatientInnen oft mit langfristigen Beeinträchtigungen verbunden (Bedillion et al. 2019). Mit reduzierter krebsassoziierter Mortalität rücken zunehmend auch therapiebedingte Nebenwirkungen in den Fokus von Klinik und Forschung (Wefel et al. 2015; Wiviott et al. 2019).

Die wesentlichen Ziele von Bewegung und Training in der Onkologie sind die Verbesserung der körperlichen Belastbarkeit und psychischen Befindlichkeit, die Milderung von Nebenwirkungen und Folgeerscheinungen der Therapie sowie die rasche Reintegration in den Alltag und das Berufsleben (Rank et al. 2012).

Einflüsse von Bewegung und gezieltem Training umfassen bei Krebserkrankungen umfangreiche Auswirkungen, nicht nur auf psychischer und physischer, sondern auch auf psychosozialer und gesundheitsedukativer Ebene. In der akuten sowie fortgeschrittenen Phase der Krebserkrankung stellt der Erhalt der physischen und psychischen Verfassung das zu erreichende Hauptziel dar. Das Ziel in der Rehabilitationsphase ist durch die Wiederherstellung dieser Verfassung definiert. Nicht zu vernachlässigen ist die psychosoziale Stabilisierung, welche einen wesentlichen Bestandteil zum Erreichen der physischen als auch psychischen Konstitution darstellt (Baumann und Schüle 2008a).

**Spezifische Ziele bei KrebspatientInnen**
- Vermeidung von Muskelverkürzung
- Ausgleich von Kraftdefiziten
- Reduzierung und Prophylaxe von Lymphödemen
- Kontrakturprophylaxe; Reduzierung der eingeschränkten Mobilität
- Behandlung und Vorbeugung von Osteoporose
- Verbesserung der allgemeinen Fitness
- Verbesserung der Körperkraft und des Selbstwertgefühls
- Verringerung der Ermüdung
- Verbesserung der Lebensqualität

Regelmäßige körperliche Aktivität reduziert erwiesenermaßen die Wahrscheinlichkeit des Auftretens kardiovaskulärer Ereignisse und die Mortalität, folglich wird von nationalen als auch internationalen Leitlinien dem gesunden Erwachsenen tägliche Bewegung empfohlen (Miko et al. 2020).

Die rezenten Empfehlungen der American Society of Sports Medicine (ACSM) für onkologische PatientInnen hinsichtlich körperlicher Aktivität bei aktiver Krebserkrankung umfassen zumindest 150(−300) Minuten mittlerer/moderater Intensität (40 %–59 % der maximalen Herzfrequenz ($HF_{max}$)) bzw. 75(−150) Minuten höherer Intensität (60 %–89 % $HF_{max}$) sowie muskelkräftigende Übungen mindestens zwei Mal pro Woche. Entsprechend erfolgt hier keine Differenzierung zu den Vorgaben für ein gesundes Kollektiv (Schmitz et al. 2019; Primus et al. 2022) (◻ Tab. 30.1).

Das Hauptaugenmerk sollte – analog den WHO-Empfehlungen – insbesondere auf der Vermeidung von Inaktivität liegen. Basierend auf den Ergebnissen des Eurobarometer Surveys: „Sport and Physical Activity 2018" erreichen bis zu 60 % der

| ◻ **Tab. 30.1** Empfehlungen nach ACSM-Konsensus-Meeting 2018, adaptiert nach Schmitz et al. (2019) | |
|---|---|
| **Empfehlungen nach ACSM-Konsensus-Meeting 2018: Adaptiert nach Schmitz et al. (2019).** | |
| Ausdauer-training | 3x/Woche, >30 min per Einheit mit in Summe mind. 150 min moderater Aktivität oder einem Äquivalent von 75 min intensiver Aktivität oder einer Kombination beider Modalitäten |
| Kraft-training | 2x/Woche, >30 min per Einheit mit 2–3 Wiederholungen, Fokus: Große Muskelgruppen |

europäischen Bevölkerung jedoch nicht die oben angegebene Kriterien des empfohlenen Aktivitätsniveaus für die gesunde Bevölkerung (Special Eurobarometer 472 2017; WHO 2020). Am Beispiel der Brustkrebserkrankung lässt sich in der Literatur zeigen, dass es nach der Krebsdiagnose zu einer weiteren drastischen Reduktion der Aktivitätsniveaus um bis zu 60 % kommt. Hierbei sind insbesondere jene Aktivitäten betroffen, welche einen höheren Energieaufwand aufweisen, entsprechend den intensiven Ausdaueraktivitäten bei 60 %–89 % $HF_{max}$ (Irwin et al. 2003; McDonald et al. 2019).

In der Onkologie wurden Bewegungs- und Trainingsinterventionen unter krebsspezifischer Therapie aufgrund vieler Unsicherheiten bei den Betreuenden als auch bei PatientInnen lange Zeit vernachlässigt (Mizrahi et al. 2022).

Neben den drei Hauptpfeilern der onkologischen Behandlung – der chirurgischen, Strahlen- und medikamentösen Therapie – fand die Trainingstherapie ihren Einsatz vor allem in der onkologischen Rehabilitation, welche sich um 1980 entwickelte (Lehmann et al. 1978).

In den letzten Jahren hat sich jedoch ein spürbarer Wandel vollzogen. Erkenntnisse aus der onkologischen Rehabilitation halten Einzug in die onkologische Supportivtherapie und festigen die Trainingstherapie als Säule der modernen Onkologie.

Der Grund dafür ist in den positiven Ergebnissen zu finden, die sich aus zahlreichen randomisierten Studien ableiten, welche körperliche Aktivität und Krebs im Detail untersucht haben. Neben wissenschaftlichen Erkenntnissen wurde auch über die Jahre durch praktische Erfahrungen der betreuenden Kliniker festgestellt, dass Bewegung und Training sichere, kraftvolle und praktikable Werkzeuge in der onkologischen Supportivtherapie darstellen (Niels 2019). Inzwischen ist bekannt, dass körperliche Aktivität neben Senkung des Krebsrisikos und der Sterblichkeit das Auftreten von krankheits- und behandlungsspezifischen Nebenwirkungen wie Übelkeit, Erbrechen, verminderte Knochendichte, kardiale Toxizität, krebsbedingte Müdigkeit (Fatigue), Depression, Lymphödem und Inkontinenz senkt – und auch zu einer erhöhten Therapiebereitschaft und -adhärenz führt (Zimmer et al. 2016; Courneya et al. 2007; Van der Leeden et al. 2018). PatientInnen, die sich konsequent bewegen, sind in einem deutlich besseren Allgemeinzustand trotz Chemotherapie und zeigen weniger Herz-Kreislauf-Probleme, Erschöpfungszustände oder Depressionen (Cannioto et al. 2021; Bigley und Simpson 2015).

Dies spiegelt sich unmittelbar in einer Steigerung der Lebensqualität der PatientInnen während und nach der Therapie wider.

Regelmäßige körperliche Aktivität während der onkologischen Therapie reduziert nicht nur Nebenwirkungen, sondern auch die Erholungszeiten zwischen und nach der Therapie und verbessert letztendlich das Überleben der Patienten (Cormie et al. 2017).

## 30.1 Formen und Aufbau onkologischer Trainingstherapie

Die Trainingstherapie mit onkologischen PatientInnen muss, wie in vielen anderen Indikationen, bereits frühzeitig begonnen werden: entsprechend bereits mit Therapieeinleitung. Sie sollte, wenn möglich, unter Supervision mit Kontrolle von Belastungsintensität, Blutdruck, Herzfrequenz und dem subjektiven Befinden durchgeführt werden. Als Basis zur optimalen Trainingssteuerung empfiehlt sich die Durchführung einer standardisierten leistungsphysiologischen Untersuchung als Grunddiagnostik der physischen Leistungsfähigkeit und der individuellen Trainingsbereiche.

Das körperliche Training, insbesondere nach Operationen, basiert auf anfänglichen Mobilisationsübungen, die 24 h nach einer vorangegangenen Operation bereits im Krankenhaus durchgeführt werden können. Dies sollte jedoch nur im Rahmen eines physiotherapeutischen Prozesses und unter Supervision eines Therapeuten erfolgen.



Nach initialer Steigerung der Mobilität und Einführung in die Trainingstherapie verlagert sich der Fokus zunehmend auf ein Ausdauertraining mit Ziel, den Patienten/die Patientin an ein normales Aktivitätsniveau heranzuführen (siehe ◘ Tab. 30.1).

Zu den Sportarten des Ausdauertrainings, welche KrebspatientInnen vor allem empfohlen werden können, gehören unter anderem Schwimmen, Radfahren und Wandern. Bei Ausdauertrainingsformen mit Stockeinsatz wie Skilanglauf und Nordic Walking sollten aufgrund des hohen Armeinsatzes insbesondere Brustkrebspatientinnen darauf aufmerksam gemacht werden, erst nach vollständiger Abheilung des Operationsgebietes und im schmerzfreien Intervall Sport zu treiben.

Neben den klassischen Methoden des Ausdauertrainings wurden auch andere Trainingsarten wie das Krafttraining exzessiv untersucht. Beim Krafttraining mit Gewichten empfiehlt sich der Fokus auf die Kraftausdauer nach anfänglicher Einführung oder vorzugsweise durch Übungen mit dem eigenen Körpergewicht.

Eine Möglichkeit, um hier anfangs Überanstrengung zu vermeiden und PatientInnen an Kraft- und Bewegungsübungen zunehmend heranzuführen, ist die Wassergymnastik. Positive Aspekte der Wassergymnastik sind das geringe Verletzungsrisiko und die verbesserte Lymphzirkulation durch den hydrostatischen Druck.

Vor allem eine Kombination aus Kraft- und Ausdauertraining sowie alternative Formen des „Core-Stability-Trainings" wie Yoga, Tai-Chi oder Qigong werden mit positiven Effekten in Bezug auf Nebenwirkungen und somit die Lebensqualität von PatientInnen in Verbindung gebracht und in spezieller Indikation empfohlen (Janelsins et al. 2016).

Unterstützend können weitere nebenwirkungsbezogene Schwerpunkte gesetzt werden, wie bspw. die des sensomotorischen Trainings bei Polyneuropathie oder dem Inkontinenztraining bei bestehender Harninkontinenz (bspw. postoperativ) etc. (Streckmann und Balke 2018; Rajkowska-Labon et al. 2014).

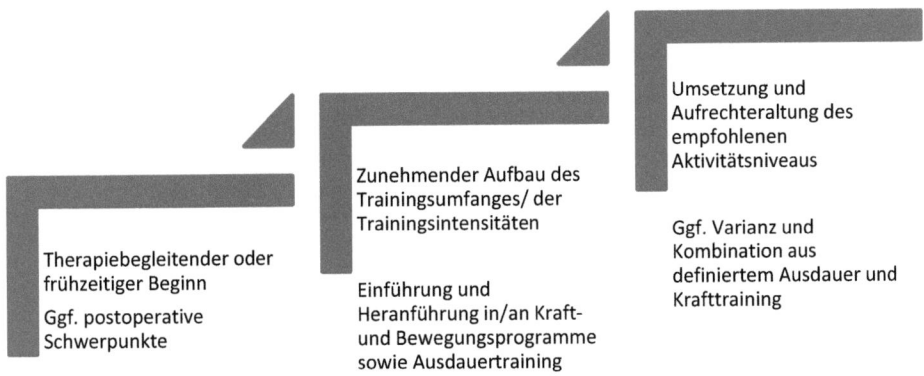

Umsetzung und Aufrechteraltung des empfohlenen Aktivitätsniveaus

Zunehmender Aufbau des Trainingsumfanges/ der Trainingsintensitäten

Ggf. Varianz und Kombination aus definiertem Ausdauer und Krafttraining

Therapiebegleitender oder frühzeitiger Beginn

Ggf. postoperative Schwerpunkte

Einführung und Heranführung in/an Kraft- und Bewegungsprogramme sowie Ausdauertraining

**◘ Abb. 30.1** Begleitende Indikations- und Nebenwirkungsspezifische Schwerpunkte: senso-motorisches Training, Harninkontinenztraining usw.

Fitnesstracker und digitale Applikationen können eine wesentliche Rolle in der Förderung des Aktivitätsgrades spielen, da sie die Integration von körperlicher Betätigung in das tägliche Leben unterstützen und durch Peer Support die Motivation fördern (Ormel et al. 2018). Folglich eröffnet die wachsende Beliebtheit der kommerziell erhältlichen Aktivitätstracker neue Möglichkeiten, um die Bereitschaft für körperliche Aktivität während der Krebstherapie zu erhöhen. Zudem können diese Geräte zur kontinuierlichen und objektiven Messung des Aktivitätsniveaus als Indikatoren der Interventionsadhärenz genutzt werden. Zur Identifikation der Faktoren, die eine kontinuierliche Anwendung der Aktivitätstracker fördern und somit positive Veränderungen im Aktivitätsverhalten unterstützen, sind weitere Studien nötig (◘ Abb. 30.1).

## 30.2  Kontraindikationen onkologischer Trainingstherapie

Die akute oder fortgeschrittene Krebserkrankung sowie deren spezifische Auswirkungen/Nebenwirkungen und auch eine laufende krebsspezifische Therapie stellen per se keine Kontraindikation dar.

Absolute Kontraindikationen für das Training mit onkologischen PatientInnen sind, wie auch in anderen Indikationen, sowohl die akute Symptomatik oder Gesundheitszustände wie die systemische Infektion/Fieber, akute Durchfälle, Entzündungen, Schübe autoimmuner Prozesse oder Erkrankungen als auch die akute Dekompensation einer bestehenden Begleiterkrankung wie der Herzinsuffizienz, Hypertonie, Diabetes, COPD, Kachexie oder die instabile Angina Pectoris.

Weitere absolute Kontraindikation ist die Trainingstherapie unter belastungsbedingten oder bewegungsprovozierten Schmerzen (Baumann und Schüle 2008b).

Relative Kontraindikationen sind generalisierte, unspezifische Schmerzen, Knochenmetastasen, zerebrale Metastasierung mit Epilepsieneigung, die schwere Anämie (<8 g/dl) oder Thrombopenie (<10 G/l), Perikard- oder Pleuraergüsse sowie liegende Ableitungen, Sonden etc. (Duong et al. 2023).

Diesbezüglich empfiehlt sich die Rücksprache mit dem behandelnden Arzt bzw. die laufende Supervision.

## 30.3  Fazit

Um die trainingstherapeutische Behandlung von KrebspatientInnen zu optimieren, muss es das Ziel sein, die Effektivität der supportiven Therapie und der unterstützenden Maßnahmen zu erhöhen und die Erfolge unter onkologischer Therapie oder in der Rehabilitation nach Therapie in nachhaltig höhere Aktivitätsniveaus umzuwandeln.

Der Frage, welche Belastungsintensitäten oder spezifischen Reize nötig sind, um die oben genannten positiven Effekte zu verstärken, wird in laufenden Studien nachgegangen (Weller et al. 2021).

Zusammenfassend ist die Implementierung von Trainingstherapie in der onkologischen Betreuung als obligat zu sehen. In Ergänzung zu Standardbehandlungen verbessert die Trainingstherapie nicht nur das Überleben von Krebspatienten, sondern trägt auch zur allgemeinen Gesundheitsverbesserung und Lebensqualität bei. Ihre Rolle ist mit einigen medizinischen Behandlungen vergleichbar, was ihre Bedeutung als Teil einer umfassenden Krebsbehandlung unterstreicht.

## Literatur

Baumann FT, Schüle K (2008a) Bewegungstherapie als supportive und präventive Maßnahme in der Onkologie. In: Baumann FT, Schüle K (Hrsg) Bewegungstherapie und Sport bei Krebs. Leitfaden für die Praxis. Deutscher Ärzte-Verlag, Köln, S 27

Bedillion MF, Ansell EB, Thomas GA (2019) Cancer treatment effects on cognition and depression: the moderating role of physical activity. Breast 44:73–80. https://doi.org/10.1016/j.breast.2019.01.004

Bigley AB, Simpson RJ (2015) NK cells and exercise: implications for cancer immunotherapy and survivorship. Discov Med. 19(107):433–445

Cannioto RA, Hutson A, Dighe S et al (2021) Physical activity before, during, and after chemotherapy for high-risk breast cancer: relationships with survival. J Natl Cancer Inst. 113:54–63

Cormie P, Zopf EM, Zhang X, Schmitz KH (2017) The impact of exercise on cancer mortality, recurrence, and treatment-related adverse effects. Epidemiol Rev 39(1):71–92

Courneya KS, Segal RJ, Mackey JR, Gelmon K, Reid R, Friedenreich CM, Ladha A, Proulx C, Vallance JKH, Lane K, Yasui Y, McKenzie DC (2007) Effects of aerobic and resistance exercise in breast cancer patients receiving adjuvant chemotherapy: a multicenter randomized control trial. J Clin Oncol 25(28):4396–4404

Duong H, Walker M, Maugham-Macan M (2023) Exercise intervention for bone metastasis: safety, efficacy and method of delivery. Cancers (Basel) 15(6):1786. https://doi.org/10.3390/cancers15061786. PMID: 36980672 Free PMC article

Freerk T. Baumann, Klaus Schüle (2008b) Ausdauertraining mit Krebspatienten. Bewegungstherapie bei Sport und Krebs. Deutscher Ärzte-Verlag, Köln

Irwin ML, Crumley D, McTiernan A et al (2003) Physical activity levels before and after a diagnosis of breast carcinoma: the Health, Eating, Activity, and Lifestyle (HEAL) study. Cancer. 97(7):1746–1757. https://doi.org/10.1002/cncr.11227

Janelsins MC, Peppone LJ, Heckler CE et al (2016) YOCAS©® yoga reduces self-reported memory difficulty in cancer survivors in a nationwide randomized clinical trial: investigating relationships between memory and sleep. Integr Cancer Ther. 15(3):263–271. https://doi.org/10.1177/1534735415617021

Kiesl D, Kuzdas-Sallaberger M, Fuchs D, Brunner S, Kommenda R, Tischler C, Hornich H, Akbari K, Kellermair J, Blessberger H, Ocenasek H, Hofmann P, Zimmer P, Vosko MR (2022) Protocol for the Exercise, Cancer and Cognition – The ECCO-Study: a randomized controlled trial of simultaneous exercise during neo-/adjuvant chemotherapy in breast cancer patients and its effects on neurocognition. Front Neurol 13:777808. https://doi.org/10.3389/fneur.2022.777808. PMID: 35401389; PMCID: PMC8990905

30

Lehmann J, DeLisa JA, Warren CG et al (1978) Cancer rehabilitation assessment of need development and education of a model of care. Arch Phys Med Rehabil 59:410

McDonald L, Oguz M, Carroll R, Thakkar P, Yang F, Dhalwani N, Cox A, Merinopoulou E, Malcolm B, Mehmud F, Ramagopalan S (2019) Comparison of accelerometer-derived physical activity levels between individuals with and without cancer: a UK Biobank study. Future Oncol. 15(33):3763–3774. https://doi.org/10.2217/fon-2019-0443. Epub 2019 Oct 22

Miko HC, Zillmann N, Ring-Dimitriou S, Dorner TE, Titze S, Bauer R (2020) Auswirkungen von Bewegung auf die Gesundheit [Effects of Physical Activity on Health]. Gesundheitswesen 82(S 03):S184–S195. German. https://doi.org/10.1055/a-1217-0549. Epub 2020 Sep 22. PMID: 32984942; PMCID: PMC7521632

Mizrahi D, Murnane A, Quinn S, Crowe J, Rosenbaum S, Adams D, Atkinson M (2022) Exercise recommendations and referral patterns of oncology professionals. Asia Pac J Clin Oncol. 18(3):295–302. https://doi.org/10.1111/ajco.13594

Niels T (2019) Rolle der Bewegungstherapie in der Onkologie. Gynäkol prax 45:1–10. Mediengruppe Oberfranken – Fachverlage GmbH & Co. KG

Ormel HL, van der Schoot GGF, Sluiter WJ, Jalving M, Gietema JA, Walenkamp AME (2018) Predictors of adherence to exercise interventions during and after cancer treatment: a systematic review. Psychooncology 27(3):713–724. https://doi.org/10.1002/pon.4612. Epub 2018 Jan 26. PMID: 29247584; PMCID: PMC5887924

Primus C, Wonisch M, Berent R, Auer J (2022) Praxisleitlinien Ergometrie und Spiroergometrie // Practice guidelines for exercise testing. Journal für Kardiologie – Austrian Journal of Cardiology 29(1–2):17–26

Rajkowska-Labon E, Bakuła S, Kucharzewski M, Sliwiński Z (2014) Efficacy of physiotherapy for urinary incontinence following prostate cancer surgery. Biomed Res Int. 2014:785263. https://doi.org/10.1155/2014/785263

Rank M, Halle M, Freiberger V (2012) Sporttherapie bei Krebserkrankungen: Grundlagen – Diagnostik – Praxis; mit 19 Tabellen. Schattauer, Stuttgart

Schmitz KH, Campbell AM, Stuiver MM, Pinto BM, Schwartz AL, Morris GS, Ligibel JA, Cheville A, Galvão DA, Alfano CM, Patel AV, Hue T, Gerber LH, Sallis R, Gusani NJ, Stout NL, Chan L, Flowers F, Doyle C, Helmrich S, Bain W, Sokolof J, Winters-Stone KM, Campbell KL, Matthews CE (2019) Exercise is medicine in oncology: engaging clinicians to help patients move through cancer. CA Cancer J Clin 69(6):468–484. https://doi.org/10.3322/caac.21579. Epub 2019 Oct 16. PMID: 31617590; PMCID: PMC7896280

Special Eurobarometer 472 – December 2017 „Sport and physical activity"

Streckmann F, Balke M (2018) Bewegungstherapie bei Polyneuropathie. DG-Neurologie 1:47–57. https://doi.org/10.1007/s42451-018-0010-x

Van der Leeden M, Huijsmans RJ, Geleijn E, de Rooij M, Konings IR, Burrart L, Dekker J, Stuiver MM (2018) Tailoring exercise interventions to comorbidities and treatment-induced adverse effects in patients with early stage breast cancer undergoing chemotherapy: a framework to support clinical decisions. Disabil Rehabil 40(4):486–496

Wefel JS, Kesler SR, Noll KR, Schagen SB (2015) Clinical characteristics, pathophysiology, and management of noncentral nervous system cancer-related cognitive impairment in adults. CA Cancer J Clin 65(2):123–138. https://doi.org/10.3322/caac.21258

Weller S, Hart NH, Bolam KA, Mansfield S, Santa Mina D, Winters-Stone KM, Campbell A, Rosenberger F, Wiskemann J, Quist M, Cormie P, Goulart J, Campbell KL (2021) Exercise for individuals with bone metastases: a systematic review. Crit Rev Oncol Hematol 166:103433. https://doi.org/10.1016/j.critrevonc.2021.103433. Epub 2021 Aug 3. PMID: 34358650 Free article

WHO (2020) WHO guidelines on physical activity and sedentary behaviour: at a glance. World Health Organization, Geneva. Licence: CC BY-NC-SA 3.0 IGO

Wiviott SD, Raz I, Bonaca MP et al (2019) Dapagliflozin and cardiovascular outcomes in type 2 diabetes. N Engl J Med. 380(4):347–357. https://doi.org/10.1056/NEJMoa1812389

Zimmer P, Oberste M, Bloch W, Schenk A, Joisten N, Hartig P, Wolf F, Baumann FT, Garthe A, Hallek M, Eter T (2016) Impact of aerobic exercise training during chemotherapy on cancer related cognitive impairments in patients suffering from acute myeloid leukemia or myelodysplastic syndrome – study protocol of a randomized placebo-controlled trial. Contemp Clin Trials. 49:1–5

# Sport und Umweltbedingungen

## Inhaltsverzeichnis

# Sport und Umweltbedingungen

*Holger Förster*

## Inhaltsverzeichnis

© Der/die Autor(en), exklusiv lizenziert an Springer-Verlag GmbH, DE, ein Teil von Springer Nature 2025
M. Wonisch et al. (Hrsg.), *Kompendium der Sportmedizin*, https://doi.org/10.1007/978-3-662-68883-0_31

## 31.1  Einführung

Durch sportliche Aktivität in der freien Natur kann es durch ungünstige klimatische Bedingungen zu großen zusätzlichen Belastungen für den menschlichen Organismus kommen. So können z. B. durch einen Schlechtwettereinbruch oder durch große Hitze und/oder Luftfeuchtigkeit während der sportlichen Betätigung die Mechanismen der Temperaturregulation des Organismus völlig entgleisen und infolgedessen eine akute Notfallsituation entstehen. Leider werden die Risiken einer intensiven körperlichen Belastung bei ungünstigen klimatischen Bedingungen oft unterschätzt. Zahlreiche Erstversorgungen am Rande eines Marathons seien hier nur als eines von vielen Beispielen genannt. Im Folgenden wird auf physiologische Mechanismen zur Temperaturregulation und -adaptation und auf mögliche Risiken von Sportausübung bei Hitze, Kälte, hoher Luftfeuchtigkeit etc. eingegangen.

## 31.2  Temperaturregulation

Der Mensch gehört zu jenen Lebewesen, die ihre Körpertemperatur mit minimalen tageszeitlichen und zyklischen Schwankungen unabhängig von äußeren Temperaturveränderungen konstant halten. Die Regulation dieser fixen Körperkerntemperatur von 36,6 °C (95 %CI: 35,7–37,3) erfolgt im Hypothalamus aufgrund von Informationen der Temperaturrezeptoren, zentral (Gehirn, Rückenmark, Bauchhöhle, Muskulatur) und peripher (an der Haut; Kältesensoren, 16–32 °C, und Wärmesensoren, 40–47 °C) gelegen. Unsere Indifferenzaußentemperatur beträgt 31–36 °C.

Möglichkeiten des Körpers zur Temperaturerhöhung sind gegeben durch Steigerung des metabolischen Umsatzes im Sinne von Bewegung, Zittern oder auch hormonell bzw. über Strahlung, Konvektion und Konduktion. Wärmeabgabe ist möglich über Verdunstung, Strahlung, Konvektion und Konduktion. Daneben können wir unsere Temperatur durch Verhaltensänderungen wie Aufsuchen kalter oder warmer Umgebung, Kleidungsanpassung, Zufuhr kalter oder warmer Nahrung verändern und somit die autonome Temperaturregulation unterstützen. Auf der anderen Seite beeinflussen Umwelteinflüsse wie in Metaanalysen (Ioannou 2020) meist verwendet: Temperatur (98 %), Luftfeuchte (77 %), Windgeschwindigkeit (72 %) und Strahlung (45 %) unsere eigene Temperatur und Regulationsmöglichkeiten.

Im Einzelnen:

- **Metabolisch**

Etwa 75 % unseres Energieumsatzes wird als Wärme frei. Der Ruheengergieumsatz eines Erwachsenen von etwa 1700 kcal/d kann hormonell durch Thyroxin, Katecholamine oder auch Leptin erhöht werden. Zittern kann die Wärmeproduktion um 50–100 % steigern, negativ beeinflussbar durch Gykogen-Verarmung, Alkohol, Barbiturate etc.

31

- **Strahlung**

= Übertragung der Wärmeenergie durch elektromagnetische Wellen im Sinne der Aufnahme zB. Sonnenbestrahlung oder auch Abgabe an die Umgebung. Dies macht In Ruhe bei Indifferenztemperatur ca. 60 % des gesamten Wärmeverlustes aus.

- **Verdunstung**

= Wärmeabgabe durch Verdampfen von Wasser. Dies geschieht einerseits durch insensible Verluste über Haut und Atemwege in einer Menge von ca. 600 ml/d (entsprechend 12–18 kcal/h), unabhängig von der Temperatur. Andererseits verliert der Körper Wasser und damit Verdunstungswärme durch Schwitzen über ekkrine und apokrine Drüsen. Pro Liter Schweiß, der auf der Haut verdampft, wird dem Körper eine Wärmemenge von ca. 580 kcal entzogen. Verdunstung macht in Ruhe ca. 25 % des Wärmeverlustes aus.

- **Konvektion**

= Transport von Wärmeenergie durch strömende Flüssigkeiten (z. B. Blut) oder Gase (z. B. Atemgase, Luft-Wind abhängig von Geschwindigkeit und Richtung), entsprechend ca. 12 % des Wärmeverlustes.

- **Konduktion**

= Wärmeübertragung durch direkten Kontakt zu einem anderen festen Körper (= ca. 3 % des Wärmeverlustes in Ruhe).

Weitere Faktoren, die Temperaturregulation beeinflussen sind die Körperoberfläche (KO) mit auch mehr Schweißdrüsen und die Relation KO/kg. Je höher das Kg, desto niederer die Ratio und damit weniger Wärmabgabe und Risiko der Überhitzung unter Belastung. Das Geschlecht spielt, wenn KO und fitness level berücksichtigt werden, keine Rolle (Yanovich et al. 2020). Höheres Alter beeinflusst vielfältig (weniger Körperwasser, schlechtere Schweißdrüsenfunktion, weniger Hautdurchblutung, höhere Durstschwelle, schlechtere Nierenfunktion.) die Thermoregulation, sodass Personen über 60 J zunehmend in Gefahr der Überhitzung und Dehydratation, speziell bei körperlicher Aktivität sind (Blatteis 2012). Letztlich verändert ein besserer Fitnessgrad, gemessen an der maximalen Sauerstoffaufnahme (VO$_2$), die Thermoregulation durch veränderte Hautdurchblutung und Schweißratenanpassung positiv

## 31.3   Hitze und Hitzeadaptation

In Ruhe nimmt die Strahlung den größten Teil der Wärmeabgabe ein. Wenn unter körperlicher Belastung die Hauttemperatur höher als die Umgebungstemperatur ansteigt, ist eine weitere Wärmeabgabe nur mehr durch Verdunstung von Schweiß möglich. Mit steigenden Temperaturen und steigender Luftfeuchtigkeit (> 70 %) reicht aber auch die Verdunstung zur entsprechenden Wärmeabgabe nicht mehr aus. Die Gefahr einer Überhitzung steigt.

Bei 25° C Lufttemperatur und 20 % Luftfeuchtigkeit würde die Steady-state-Körpertemperatur bei gegebener Belastung 38,5° C betragen. Bei 90 % Luftfeuchtigkeit würde sie bereits bei 39,5° C liegen. Ähnliche Steady-state-Körpertemperaturen würden sich ergeben, wenn die Belastungsintensität (bei gleichen Umwelt-bedingungen) von 65 auf 90 % angehoben wird (Armstrong und Maresh 1991). Zur besseren Abschätzung des aktuellen Temperaturrisikos ist die WBGT-Angabe (WBGT = wet-bulb-globe-temperature) eine gute Hilfe. So lassen sich vier Bereiche definieren: von geringem bis hohem Risiko, entsprechend einer WBGT von <18 – bis 23 – bis 28 und >28 °C (ACSM 1996).

### 31.3.1    Veränderungen unter Belastung

Eine Vielzahl von Einflüssen, wie Temperatur, Feuchte, Wind, Belastungsintensität, Bekleidung oder Trinkmöglichkeit, beeinflussen die Hömöostase des Organismus.

Durch den erhöhten Energieumsatz während einer Belastung kommt es bei einem durchschnittlichen Wirkungsgrad von 25 % zu einer enormen Wärmebildung. Be-lastungen in hochintensiven Bereichen mit einer Dauer von 30–60 min zeigen ohne jegliche Anzeichen einer Hitzeerkrankung maximale Körpertemperaturanstiege bis zu 41,5 °C! (Racinais et al. 2019) Letztlich führen Hyperthermie und/oder Dehydra-tation aber zu teilweise gravierenden Störungen.

Unter Hyperthermie stellt sich der Stoffwechsel zunehmend auf anaerobe Energiegewinnung um, was die Glykogen-Reserven stark beansprucht und die Leistungsfähigkeit herabsetzt. Als weitere Anpassungsreaktion des Organismus kommt es zu einer Vasodilatation der Hautgefäße und somit einer Flüssigkeitsver-schiebung in die Peripherie. Dieser relative Flüssigkeitsverlust und der echte Verlust über Schweiß nach außen (0,8–1,5 max. 3 l/h) führen zu einer Dehydratation von bis zu 10 % während einer körperlichen Belastung. Unabhängig von der Körpertempe-ratur bedeutet dies eine Leistungseinbuße im Ausdauerbereich. Kraftleistungen scheinen hingegen zumindest bis zu einem Verlust von 5 % nicht beeinträchtigt zu sein (Murray 2001).

### 31.3.2    Anpassung an Hitze – Akklimatisation

Zur Gewöhnung an hohe Außentemperaturen, insbesondere bei hoher Luftfeuchtig-keit, ist eine regelmäßige Belastung von über ca. 14 Tagen in diesem Klima erforder-lich. Die erste physiologische Anpassungsreaktion an das veränderte Klima zeigt das Blutplasma, welches nach ca. fünf Tagen eine Erhöhung von 3–27 % aufweist. Die Plasmazunahme geht mit einer Abnahme der Herzfrequenz um 15–25 % einher. In weiterer Folge kommt es zur Zunahme der Schweißmenge bei gleichzeitiger Ab-nahme des NaCl-Gehaltes. Schließlich führt die Abnahme der Körperkerntemperatur zu einer verbesserten Leistungsfähigkeit (Armstrong und Maresh 1991).

Von besonderer Bedeutung bei körperlicher Belastung in Hitze ist natürlich eine ausreichende Flüssigkeitszufuhr, wobei bei Belastungen über einer Stunde nicht nur Wasser, sondern auch Kohlenhydrate (optimal in einer < 10%-igen Lösung) zu-geführt werden müssen. Der NaCl-Verlust durch den Schweiß wird üblicherweise mit normaler Diät problemlos kompensiert. Erst bei längeren Belastungen in heißer Um-gebung ist eine zusätzliche NaCl-Gabe über Getränke erforderlich (ACSM 1996; Armstrong und Maresh 1998).

**31**

Es sollte bei länger geplanter Belastung bereits vor dem Start mit dem Flüssigkeitsausgleich und dem Auffüllen der Speicher begonnen werden. Während der körperlichen Belastung sollten dann im Abstand von 15 min immer 200 ml kühle Flüssigkeit nachgetrunken werden, unabhängig davon, ob ein subjektives Durstgefühl aufkommt oder nicht. Der individuelle Flüssigkeitsbedarf lässt sich aus „Flüssigkeitsverlust = Gewichtsverlust, korrigiert um die etwaige Flüssigkeitszufuhr" errechnen (Latzka und Montain 1999).

Als Kriterium für einen ausgeglichenen Flüssigkeitshaushalt kann die Urinfarbe verwendet werden, die allerdings bei rascher Rehydratation mit reinem Wasser fälschlich schnell wieder eine helle Farbe zeigen kann. Weitere Fehlerquellen, die beachtet werden müssen, sind Veränderungen durch Medikamente, Vitaminpräparate, Nahrungsmittel oder auch Krankheiten.

Bei Hitze in Kombination mit hoher Luftfeuchtigkeit sollte körperliche Aktivität überhaupt vermieden werden. Auf ausreichende Flüssigkeitszufuhr und locker sitzende, helle Bekleidung, welche die Aufnahme der Sonnenstrahlungsenergie vermindert, ist bei sportlicher Betätigung in heißen Klimata besonders Acht zu geben.

### 31.3.3   Hitzekrankheiten

- **Hitzeerschöpfung**

Ab ca. 39 °C Körpertemperatur ist eine Fortsetzung der körperlichen Aktivität kaum mehr möglich. Starkes Schwitzen, Kreislaufprobleme und beeinträchtigte mentale Funktionen sind die typischen klinischen Symptome eines solchen Erschöpfungszustandes.

- **Hitzschlag**

Ab ca. 40 °C Körpertemperatur kann es zu einem Hitzschlag kommen, der mit Erbrechen und Krämpfen bis hin zum Koma führen kann. Dies stellt einen echten Notfall dar, der sofortige Therapie mit Flüssigkeitsersatz intravenös erfordert. Die Mortalität liegt bei 10–80 % je Dauer und Therapie (Costrini 1990).

- **Hitzekrämpfe**

Diese scheinen in Zusammenhang mit einem NaCl-Verlust zu stehen. Infolgedessen kommt es zu einer Flüssigkeitsverschiebung in den Intrazellulärraum, was wiederum eine Beeinträchtigung der Membranstabilität zur Folge hat. Hitzekrämpfe müssen nicht unbedingt in Folge von Bewegung und/oder zu großer Hitzeeinwirkung auftreten. Sie können auch in Folge spinaler Reflexe bei Müdigkeit auftreten. Rasche NaCl-Gabe führt zur Besserung der Beschwerden.

- **Hitze-Synkope oder Kollaps**

Dies tritt eher bei Untrainierten und Nicht-Akklimatisierten als Folge einer Flüssigkeitsverschiebung zu ungunsten des Gehirns auf (meist im Anschluss an eine Belastung). Bei der Entstehung dieser Beschwerden scheint die Umgebungstemperatur aber nur eine untergeordnete Rolle zu spielen.

- **Hyponatriämie**

Sie äußert sich in Schwäche, Übelkeit bis Erbrechen, Verwirrtheit, Krämpfen oder auch in einem Lungenödem. Die Ursache liegt meist in der übermäßigen Zufuhr hypotoner Flüssigkeit bei gleichzeitigem Verlust von Natrium über den Schweiß.

Zur Diagnostik und auch zur Differenzialdiagnostik zu anderen Störungen sollten neben der Körperkerntemperatur auch die Herzfrequenz, Blutdruck, Blutzucker und Elektrolyte bestimmt werden.

## 31.3.4  Therapie

Die Therapie beginnt bereits gemeinsam mit den Vorbereitungen auf die körperliche Belastung in der Hitze. Ausreichende Ernährung, aufgefüllte Flüssigkeitsspeicher und völlige Gesundheit (besonders keine gastrointestinalen Erkrankungen oder fieberhafte Infekte) bilden die Grundvoraussetzungen für eine sportliche Aktivität bei heißen Umgebungstemperaturen. Aktuelle Wetterwerte mit Temperatur und Luftfeuchtigkeit lassen das Risiko für hitzebedingte Probleme leichter abschätzen. Die Grenze für einen Hochrisiko-Bereich kann man anhand der WBGT bestimmen oder auch nur anhand der Temperatur und Feuchtigkeit abschätzen = 23 °C/100 % relative Feuchte (rF) oder 27 °C/66 % rF oder 31 °C/30 % rF oder 34 °C/20 % rF.

Während der Belastung muss auf eine der Schweißrate entsprechende ausreichende Flüssigkeitszufuhr geachtet werden. Bei Belastungen über einer Stunde sollte nicht nur Wasser, sondern sollten auch Kohlenhydratlösungen mit NaCl-Zusätzen zugeführt werden (Cave: Hyponatriämie). Zusätzliches Wasser auf der Haut durch Sprays oder Bespritzen vermittelt ein Wohlgefühl und auch bessere Leistungsfähigkeit, hat aber keinen Einfluss auf die Körperkerntemperatur. (Tatterson et al. 2000) Nur verdunstendes Wasser auf der Haut trägt zur Senkung der Körperkerntemperatur bei. Besonders zu achten ist auf eine entsprechend hochwertige, atmungsaktive, helle, lockere Sportkleidung.

Bei erhöhter Körpertemperatur nach Belastung mit oder ohne Symptome einer Hitzeerkrankung steht wieder der Flüssigkeitsausgleich an erster Stelle. Er kann entweder in oraler Form mit Elektrolyt-Kohlenhydrat-Lösungen oder intravenös erfolgen. Zur Senkung der Kerntemperatur eignen sich am besten partielle Eiswasserbäder, womit eine Kühlrate von ca. 0,2 °C pro Minute erreicht werden kann. Nasse Handtücher oder Eisbeutel bringen dagegen nur ca. 0,04 °C/min Kühlung (Clements et al. 2002).

Zusammenfassend betrachtet, stellt Sport unter hohen Umgebungstemperaturen eine große Belastung mit einem erheblichen Risiko gesundheitlicher Schäden für den Organismus dar. Demnach sollte Sport bei Hitze gänzlich vermieden bzw. das Risiko eventueller Gesundheitsschäden durch gewissenhaftes Einhalten der speziellen Empfehlungen minimiert werden.

**Fragen**
- Was versteht man unter Strahlung, Verdunstung, Konvektion, Konduktion?
- Was sind die Anpassungsreaktionen des Körpers an Hitze?
- Wie sind die Symptome der Hitzeerschöpfung, des Hitzschlags?
- Was ist die Therapie der Hitzeerkrankungen?

## 31.4 Kälte und Kälteadaptation

Der menschliche Organismus produziert in Ruhe durch ständig ablaufende energetische Reaktionen zur Aufrechterhaltung der Zellstrukturen Wärme. Diese Wärme geht, wie eingangs schon erwähnt, teils durch Verdunstung, Strahlung oder Konvektion wieder verloren.

Der niedrigste Ruheenergieverbrauch wird bei einer Umgebungstemperatur von 30 °C (ca. 1700 kcal/d) beschrieben, während er bei einer Temperatur von 10 °C bereits auf 2000 kcal steigt. Bei 0 °C Umgebungstemperatur liegt er ungefähr bei 2300 kcal/d (Poehlmann et al. 1990).

Als besondere Stressoren gelten Wind bzw. Nässe, wodurch jeweils der Wärmeentzug empfindlich gesteigert wird (Wasser ist ein 25-mal so guter Wärmeleiter wie Luft). Als Maß für die effektive Temperatur unter Windeinfluss kann die „Windchill"-Temperatur herangezogen werden. Sie wurde erstmals 1945 von Siple beschrieben und 2001 von der kanadischen Wettergesellschaft zu der heute gültigen Form modifiziert (Osczevski 2010). Die entsprechende Formel lautet:

$$T_{wc} = 13.112 + 0.6215\,T_a - 11.37\,V^{0.16} + 0.3965\,T_a V^{0.16}\left(T\,in\,°C, V\,in\,km/h\right)$$

So entsprechen beispielsweise Außentemperaturen von 0 °C bei einer Windstärke von 28 km/h 13 °C und bei Windstärke von 46 km/h – 17 °C! Auch Plusgrade werden auf der Haut durch Windeinfluss als deutlich kälter empfunden. So empfindet man z. B. +4° bei einer Windstärke von 28 km/h als − 7°, was natürlich zu entsprechenden Temperaturregulationsproblemen führt. Als Reaktion auf Kälte kommt es zur Vasokonstriktion und Zittern, wodurch es zu einer Erhöhung des Energieumsatzes kommt. Hormone wie Cortisol, Thyroxin, Adrenalin, Noradrenalin werden vermehrt ausgeschüttet, und als kardiale Anpassung wird bei gleichbleibender Herzfrequenz das Schlagvolumen erhöht. Durch das gesteigerte linksventrikuläre Volumen wird vermehrt ANP ausgeschüttet, was wiederum die Diurese fördert. Durch das Aufsuchen warmer, trockener windgeschützter Umgebung, das Tragen entsprechender Kleidung oder auch Bewegung leistet man einen wesentlichen Beitrag in der Aufrechterhaltung der Körperkerntemperatur.

Eine wichtige Rolle bei der Kälteadaptation spielt natürlich auch das subkutane Fettgewebe. Die kritische Temperatur, bei der das Kältezittern und somit die Steigerung der Energieumsatzrate beginnt, liegt bei einer durchschnittlichen Hautfaltendicke von 4 mm bei 25 °C, bei einer Dicke von 16 mm bei 22 °C Lufttemperatur – für Wasser liegt sie ca. 10 °C höher (Smith und Hanna 1975).

---

**Reaktionen des Körpers bei körperlicher Aktivität in der Kälte**

- Atmung gesteigert bei erhöhter Wärmeabgabe über die Atemluft (gegenüber Normaltemperatur)
- Sauerstoffaufnahme in submaximalen Intensitäten gesteigert
- Herzfrequenz und Herzminutenvolumen geringer
- Erhöhter Glukose- und Glykogen-Verbrauch bei erhöhter Laktat-Produktion (bedingt durch verminderte Durchblutung der Muskulatur)
- Verschiebung der $O_2$-Dissoziationskurve nach links mit schlechterer $O_2$-Abgabe ins Gewebe

- Sensorik von Haut und Gelenken vermindert, wodurch Koordinationsprobleme entstehen
- Erhöhter Energieverbrauch durch Kältezittern, Einschränkung der Gelenksbeweglichkeit (schwere Kleidung wirkt zusätzlich belastend)

Besonders auffällig sind die Reaktionen bei Bewegung in kaltem Wasser, wo bis zu 70-mal mehr Energie verloren geht als an Luft der gleichen Temperatur (Gonzales 1988). Steigerungen des Energieumsatzes mit Erhöhungen der $VO_2$ durch Zittern bis auf 50 % der $VO_{2max}$ sind beobachtet worden (Golden et al. 1979).

### 31.4.1 Gegenstrategien

Als beste Möglichkeit des Aufwärmens vor einer Belastung in der Kälte stellte sich die Bewegungsausübung in einem Intensitätsbereich von ca. 50 % der $VO_{2max}$ für eine Dauer von ca. 30 min heraus (Takahashi et al. 1992).

Als Akklimatisation sind verschiedenste Mechanismen gefunden worden, die im Wesentlichen entweder verminderten Wärmeverlust durch Vasokonstriktion, erhöhte Wärmeproduktion und tolerierte leichte Hypothermie bzw. Kombinationen daraus beinhalten (Young 1996). Eine tolerierte, vorübergehende Hypothermie erlaubt dem Körper, Energie einzusparen, die sonst durch Zittern verbraucht werden würde. Doch auch während körperlicher Aktivität mit entsprechender Freisetzung von Wärme kann dies zu wenig sein, um den Verlust bei niederen Temperaturen, eventuell in Kombination mit Wind und Nässe auszugleichen. Ein besser trainierter Organismus ist dabei in der Lage länger höhere Intensitäten und damit höhere Wärmeproduktion aufrecht zu erhalten und ist andererseits auch schneller am Ziel, und somit kürzer unwirtlichen Bedingungen ausgesetzt. (Beispiel Berglauf, Langlauf; Skitour.) Bei Versagen der Regulationsmechanismen kommt es dann zu einem Absinken der Körperkerntemperatur, Hypothermie, oder auch zu lokalen Erfrierungen.

### 31.4.2 Hypothermie

Es gibt bei der Hypothermie folgende Differenzierung:
- 35–32 °C: Kältezittern
- 32–28 °C: kein Zittern mehr, getrübtes Bewusstsein, muskuläre Hypotonie, Rhythmusstörungen
- < 28 °C: bewusstlos, Kreislauf evtl. noch vorhanden
- < 15 °C: Tod

#### Therapie

Für alle Formen der Hypothermie gilt es, den Körper vor weiterer Auskühlung zu schützen (Isolation gegen Untergrund, Nässeschutz, Windschutz). Bei leichter Hypothermie ist zusätzliches Aufwärmen durch aktive Bewegung und das Trinken heißer Getränke möglich. Mit zunehmendem Hypothermiegrad steigt das Risiko des

Durchmischens von kaltem Blut der Körperschale mit dem noch warmen Blut des Körperkerns. Dadurch entsteht die Gefahr von Herzrhythmusstörungen.

Es sollten also Bewegungen (auch das Ausziehen der Kleidung!) vermieden und die Unterkühlung mithilfe von warmen, zentralen Wickeln, Isolationsdecken und warmen Getränken (sofern der Patient bei Bewusstsein ist) bekämpft werden. Isolation bringt ca. 1 °C/Stunde an Wärmegewinn, Wärmepackungen, warme Atemluft, Warmluftdecke bringen etwa 2 °C/Stunde. Im Vergleich dazu steht die Herz-Lungen-Maschine mit ca. 8–10 °C/Stunde. Ein rascher, schonender Transport in die Klinik ist in jedem Fall unbedingt notwendig.

Medikamente wirken in Hypothermie wenig bis gar nicht, eine evtl. notwendige Reanimation muss gegebenenfalls bis zum Wiedererwärmen fortgeführt werden.

„No one is dead until warmed up and dead!"

### 31.4.3  Lokale Erfrierungen

Beim Absinken der Hauttemperatur in Richtung Nullpunkt, durch kurzzeitigen Kontakt mit sehr kalten Gegenständen (z. B. Metalle) oder durch den lokalen Einfluss von niederiger Temperatur, Feuchtigkeit und Wind können lokale Erfrierungen auftreten. Allgemeine Unterkühlung und verminderte Durchblutung der Peripherie durch Vasokonstriktion oder lokalen Druck (Schuh) können sich begünstigend auf eine lokale Unterkühlung auswirken. Unterschieden werden drei Schweregrade entsprechend oberflächlicher Schädigung über Blasen- bis zur Nekrosebildung, wobei der Schweregrad erst sekundär festgestellt werden kann.

#### Therapie

Die Therapie besteht in raschem Erwärmen, z. B. durch ein Wasserbad mit ansteigender Temperatur auf schließlich 38 °C innerhalb von 30 min, sofern ein Wiedereinfrieren ausgeschlossen ist. Natürlich soll zum Schutz vor weiterer Auskühlung nasse und windige Umgebung gemieden werden. Zusätzliche Maßnahmen wie analgetische oder antibiotische Therapie, Gabe von Dextranen oder niedermolekularen Heparinen werden je Schweregrad ebenfalls eingesetzt.

Abzugrenzen von lokalen Kälteschäden sind periphere Vasoneuropathien, die meistens bei längerem Kontakt der Füße mit Nässe und niederigen Temperaturen (1–10 °C) auftreten können.

Ein Sonderfall des Kälteschadens stellt Perniones dar. Nach längerer Einwirkung von nasser Kälte meist an Gesicht, Händen oder Beinen kommt es zu Vasokonstriktion – später zur Ödembildung und Ausbildung von Gewebsinfiltraten.

**Fragen**
- Welche Reaktionen des Körpers auf Bewegung in Kälte treten auf?
- Welche Symptome sind mit den Hypothermie-Schweregraden assoziiert?
- Welche Therapie ist bei Hypothermie empfehlenswert?
- Welche Therapie ist bei einer lokalen Erfrierung angebracht?

## 31.5 Luftschadstoffe

Eine Reihe von in der Luft mehr oder weniger vorhandenen Stoffen können die Leistungsfähigkeit alleine oder in Kombination mit anderen beeinträchtigen. Dies sind CO, $NO_2$, $SO_2$ oder feste kleine Partikel. Als ein sehr viel diskutierter und wahrscheinlich wichtigster Schadstoff sei hier das Ozon erwähnt (Carlisle und Sharp 2001). Dieses entsteht durch Einwirkung von UV-Licht auf Sauerstoff in der Atmosphäre bei einer Höhe von 9,5–48 km und hat dort die für uns lebenswichtige Funktion eines UV-Schutzes. Erdnah entsteht Ozon durch eine photochemische Reaktion von Kohlenwasserstoffen mit Stickoxiden, also Smog-Elementen. Das Einatmen ozonhaltiger Luft führt in Abhängigkeit von der Konzentration, des Atemminutenvolumens und der Dauer der Exposition, also der Gesamtmenge an Ozon, zu lokalen Entzündungsreaktionen (Adams und Schlegele 1983). Diese sind in Ruhe an der Nasenschleimhaut, bei körperlicher Aktivität zunehmend an den Schleimhäuten der unteren Atemwege zu finden. Eine erhöhte Reizbarkeit mit Entwicklung einer subjektiven Dyspnoe ist die Folge.

Seit Sommer 2003 gibt es neue Richtwerte für die Ozonbelastung in Österreich, wobei als Informationsschwelle ein Einstundenwert von 180 µg/m$^3$ festgelegt wurde und als Alarmschwelle 240 µg/m$^3$ (Lungenfunktionsstörungen wurden schon bei 120–240 µg/m$^3$ festgestellt). Aktuelle Werte für Österreich sind im ORF-Teletext oder im Internet unter der Adresse ▶ http://www.umweltbundesamt.at/ ersichtlich.

Eine Adaptation an höhere Ozonwerte ist möglich und tritt meist innerhalb von vier Tagen ein, um nach ca. sieben Tagen Expositionspause wieder auf das alte Niveau zu sinken. Es dürfte sich bei der „Gewöhnung" aber eher um einen Verlust von Abwehrmechanismen handeln als um eine echte Adaptation, womit der Effekt eher negativ zu werten wäre (McCafferty 1981). Sportler sind insofern mehr betroffen von einer $O_3$-bedingten Schleimhautschädigung, als ihre Gesamt-Ozonaufnahme bei erhöhtem Atemminutenvolumen steigt. Als Konsequenz sollten Sportler bei entsprechenden Ozonwarnungen größere körperliche Aktivitäten in die günstigeren Morgen- oder Abendstunden verlegen.

**Fragen**
- Gibt es eine Adaptation an Ozon?
- Haben Sportler mit mehr Schädigung durch Ozon-Inhalation zu rechnen als Nicht-Sportler?
- Was sind die Folgen der Ozon-Inhalation?

## Literatur

ACSM, American College of Sports Medicine (1996) Position stand. Exercise and fluid replacement. Med Sci Sports Exercise 28(1):I–VII

Adams WC, Schlegele ES (1983) Ozone and high ventilation effects on pulmonary function and endurance performance. J Appl Physiol 55:805–812

Armstrong LE, Maresh CM (1991) The induction and decay of heat acclimatization in trained athletes. Sports Med (New Zealand) 12:302–312

Armstrong LE, Maresh CM (1998) Effects of training, environment, and host factors on the sweating response to exercise. Int J Sports Med 19:103–105

Blatteis CM (2012) Age-dependent changes in temperature regulation–a mini review. Gerontol 58:289–295

Carlisle AJ, Sharp NC (2001) Exercise and outdoor ambient air pollution. Br J Sports Med 35(4):214–222

Clements JM, Casa DJ, Knight JC, McClung JM, Blake AS, Meenen PM, Gilmer AM, Caldwell KA (2002) Ice-water immersion and cold-water immersion provide similar cooling rates in runners with exercise induced hyperthermia. J Athletic Training 37(2):146–150

Costrini A (1990) Emergency treatment of excertional heatstroke and comparison of whole body co-oling techniques. Med Sci Sports Exercise 22:15–18

Golden FS, Hampton IFG, Hervey GR, Knibbs AV (1979) Shivering intensity in humans during immersion in cold water. J Physiol 290:48

Gonzales RR (1988) Biophysics of heat transfer and clothing considerations. In: Pandolf KB et al (Hrsg) Human performance physiology and environmental medicine at terrestrial extremes. Benchmark Press, Indianapolis, S 54–94

Ioannou LG (2020) Thermal indices and occupational heat stress: a systematic review and meta-analysis. In: Effects of heat on behavioral and physiological mechanisms of the human thermoregulatory system during rest, exercise, and work (PhD Thesis). Thessaly, Greece: University of Greece, chapt 6

Latzka WA, Montain SJ (1999) Water and electrolyte requirements for exercise. Clin Sports Med 18(3):513–524

McCafferty WB (1981) Air pollution and athletic performance. Charles C. Thomas, Springfield

Murray R (2001) Regulation of fluid balance and temperature during exercise in the heat: scientific and practical considerations. In: Nose H, Gisolfi CV, Imaizumi K (Hrsg) Exercise, nutrition, and environmental stress, Bd 1. Cooper Publishing Group, Traverse City, S 1–18

Osczevski RJ (2010) Windward colling: an overlooked factor in the calculation of wind chill. Bull Am Meteorol Soc 81:2975–2978

Poehlmann ET, Gardner AW, Goran MI (1990) The impact of physical activity and cold exposure on food intake and energy expenditure in man. J Wilderness Med 1:265–278

Racinais S, Moussay S, Nichols D, Travers G, Belfekih T, Schumacher YO, Periard JD (2019) Core temperature up to 41.5°C during the UCI Road Cycling World Championships in the heat. Br J Sports Med 53:426–429

Smith RM, Hanna JM (1975) Skinfolds and resting heat loss in cold air and water: temperature equivalence. J Appl Physiol 39:93–102

Takahashi H, Tanaka M, Morita Y, Igawa S, Kita H (1992) Warming up under cold environments. Ann Physiol Anthropol 11:507–516

Tatterson AJ, Hahn AG, Martin DT, Febbraio MA (2000) Effects of heat stress on physiological responses and exercise performance in elite cyclists. J Sci Med Sport 3:186–193

Yanovich R, Ketko I, Charkoudian N (2020) Sex differences in human thermoregulation: relevance for 2020 and beyond. Physiology (Bethesda) 35:177–184

Young AM (1996) Homeostatic responses to prolonged cold exposure: Human cold acclimatization. In: Fregly MJ, Blatteis CM (Hrsg) Handbook of physiology. Section 4: environmental physiology, Bd 1. Oxford University Press, New York, S 419–438

## Internetadresse

http://www.umweltbundesamt.at/

## Weiterführende Literatur

Armstrong LE (2000) Performing in extreme environments. Human Kinetics, Champaign

Armstrong LE (2003) Exertional illness heat. Human Kinetics, Champaign

Nose H, Gisolfi CV, Imaizumi K (2003) Exercise, nutrition, and environmental stress. Cooper Publishing Group, Traverse City

# Mittlere Höhenlagen – Höhenanpassung und Höhentraining

*Wolfgang Schobersberger und Beatrix Schobersberger*

## Inhaltsverzeichnis

## 32.1  Einleitung

Das Verhalten des menschlichen Organismus in extremen Umwelten ist seit Jahrzehnten Ausgangspunkt der wissenschaftlichen Neugierde sehr vieler Forschergenerationen. In den letzten 25 Jahren wurden mehrere tausend wissenschaftliche Arbeiten zum Themenbereich der großen (3000–5500 m) und extremen Höhen (5500–8848 m) veröffentlicht. Im Vergleich dazu scheint sich das medizinisch-wissenschaftliche Interesse an den alpinen Höhenlagen im Bereich von 1500–3000 m (auch als „mittlere Höhe" bezeichnet) in Grenzen zu halten. Dieses nur moderate Interesse an der wissenschaftlichen Auseinandersetzung mit der mittleren Höhe ist allerdings nicht nachvollziehbar. Während der Aufenthalt in den großen und extremen Höhen immer nur einer auserwählten Population von Interessierten vorbehalten bleibt, sind es jährlich geschätzte 50 Mio. Besucher aller Altersgruppierungen, die unsere Alpenregionen aufsuchen. So hat sich in den letzten Jahren ein eigenes touristisches Segment, nämlich jenes des alpinen Gesundheitstourismus, entwickelt, und Publikationen zum Thema Bewegung in mittleren Höhen konnten eindeutig den Nachweis erbringen, dass der aktive Aufenthalt in moderater Hypoxie für eine große Klientel an Urlaubsgästen mit chronischen Erkrankungen positive Gesundheitseffekte zur Folge hat (Schobersberger et al. 2009; Schobersberger und Schobersberger 2015).

Alpinsport ist „in", das zeigen aktuelle Statistiken: Unter den alpinen Urlaubsgästen befinden sich etwa 20 Mio. Skifahrer, 5–10 Mio. Wanderer, 3 Mio. Mountainbiker, 500.000 Kletterer und 100.000 Skitourengeher (Reiner 2007). Gerade aus sportmedizinischer und sportwissenschaftlicher Sicht ist es ein Anliegen, verstärkt auf die Bedeutung der Physiologie der mittleren Höhe hinzuweisen. Im Folgenden wird auf die Anpassung des menschlichen Organismus an mittlere Höhenlagen eingegangen, wobei besonders das Herz-Kreislauf-System, das blutbildende System und der Flüssigkeitshaushalt berücksichtigt werden. Ein zweiter Schwerpunkt des Artikels ist die Zusammenfassung aktueller Erkenntnisse zur viel diskutierten Thematik des Höhentrainings.

**32**

## 32.2  Physikalische Grundlagen der mittleren Höhe

Ein Aufenthalt in mittleren Höhen bedeutet für den Talbewohner, dass sich der nicht adaptierte Organismus mit einer Anzahl von geänderten klimatischen Bedingungen auseinandersetzen muss. Hierzu gehören u. a. die starken Schwankungen der Außentemperatur, die geänderte UV-Strahlenbelastung, die Reduktion des Barometerdrucks sowie die Verminderung des Sauerstoffpartialdrucks ($PO_2$) in der Umgebungsluft (= hypobare Hypoxie). Der Barometerdruck, der auf Meeresniveau 1 Atmosphäre (= 760 mmHg = 1 bar = 101,3 kPa) beträgt, nimmt mit steigender Höhe kontinuierlich ab. In einem Gasgemisch entsprechen die Teil- oder Partialdrücke der einzelnen Gaskomponenten ihrem Volumenanteil bzw. ihrem Konzentrationsverhältnis (Dalton'sches Gesetz). Für den Sauerstoffanteil in der Außenluft bedeutet dies, dass unabhängig von der Höhe der prozentuelle $O_2$-Anteil bei ca. 21 % liegt. Infolge thermischer Einflüsse auf die Luft ist die Gaszusammensetzung der Außenluft in allen Höhen der Troposphäre praktisch als ident anzusehen. Für den $PO_2$ bedeutet das einen Abfall mit zunehmender Höhe, der parallel mit der Verringerung des Gesamtbarometerdrucks einhergeht (◻ Abb. 32.1).

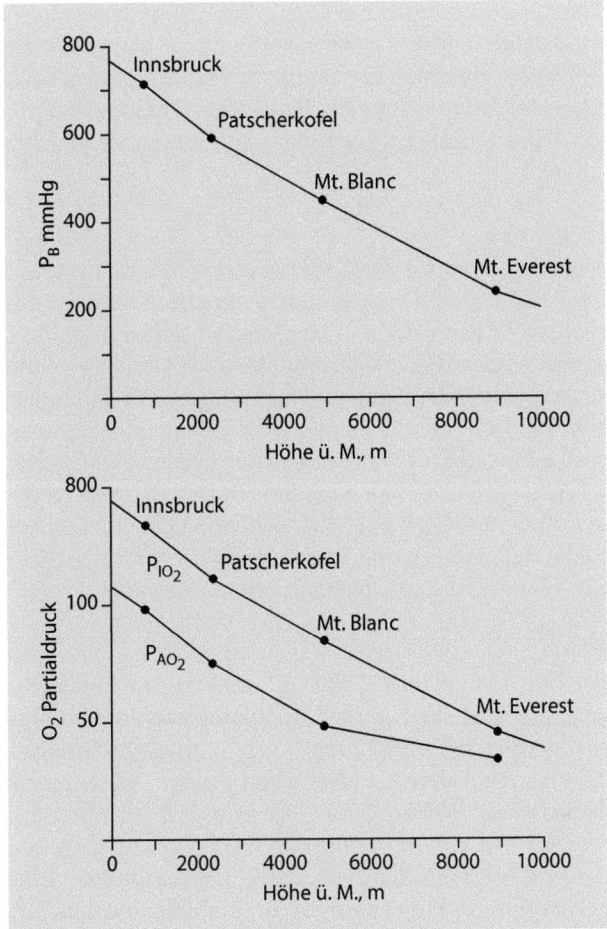

**◘ Abb. 32.1**  Verhalten von Barometerdruck (PB) sowie den inspiratorischen (PIO₂) und alveolären (PAO₂) Sauerstoffdrücken mit zunehmender Höhe

## 32.3  Anpassungsmechanismen an mittlere Höhe

### 32.3.1  Kardiopulmonale Anpassungsmechanismen an moderate Hypoxie

Begibt sich der Talbewohner in alpine Regionen, so werden unmittelbar mit der Verminderung des Sauerstoffdrucks unzählige Anpassungsvorgänge aktiviert. Parallel zur Verminderung des $PO_2$ in der Umgebungsluft sinkt der $O_2$-Druck in der Trachea, den Bronchien und in den Alveolen. So ist bereits in einer Höhe von 2000 m der $O_2$-Gehalt der Einatmungsluft und Alveolarluft um etwa 25 % gegenüber Meeresniveau reduziert (◘ Abb. 32.1). Folgen der verminderten $O_2$-Spannung in den Alveolen sind eine Abnahme der $O_2$-Beladung der Erythrozyten im alveolären Kapillargebiet und somit ein Abfall des arteriellen $PO_2$. Ziel der Höhenanpassung ist es, möglichst rasch die reduzierte Sauerstoffaufnahme und somit den verminderten Sauerstofftransport an diverse Organsysteme teilweise oder vollständig zu kompensieren. Zwei zeitlich hintereinander folgende, einander überlappende Phasen können unterschieden werden: Die Phase der Adaptation und die Phase der Akklimatisation. Obwohl diese Phasen in großen Höhen stärker ausgeprägt sind, laufen sie gleichfalls in mittlerer Höhe ab.

- **Adaptation**

Die Adaptationsphase ist als eine Art Sofortreaktion anzusehen und zeichnet sich in mittlerer Höhe vor allem durch eine initiale sympathoadrenerge Aktivierung (Anstieg der Herzfrequenz in Ruhe und bei körperlicher Belastung) und eine Steigerung des Atemminutenvolumens über Atemfrequenz und Atemzugvolumens (HVR, hypoxic ventilatory response) aus. Sehr rasch kommt es zur Stimulierung des Atemzentrums über die Aktivierung von sog. peripheren Chemorezeptoren (v. a. Glomus caroticum), die sich als messbare und subjektiv auch wahrnehmbare Hyperventilation ausdrückt. Die Hyperventilation hält einen hohen $PO_2$ in den Alveolen aufrecht und ermöglicht so in mittleren Höhen eine ausreichende $O_2$-Diffusion von der Lunge in das Blut. Folge der Hyperventilation ist zumindest in der Initialphase des Aufenthalts in moderater Hypoxie die sog. respiratorische Alkalose.

- **Akklimatisation**

Nach 2–4 Tagen in Höhen bis 2500 m geht die Adaptationsphase in die Akklimatisationsphase über. Der initiale Sympathikotonus nimmt ab, und das vagale System tritt vermehrt in Erscheinung. Auch in mittlerer Höhe ist der Rückgang des Ruhepulses ein recht verlässliches und leicht fassbares Zeichen dieses Akklimatisationsprozesses. Blutdruckanstiege infolge der sympathoadrenergen Aktivierung sind, wenn überhaupt, nur initial nachweisbar und als moderat anzusehen. Dies betrifft Normotoniker ähnlich wie stabile Hypertoniker. Ein mehrwöchiger Höhenaufenthalt in mittlerer Höhe kann darüber hinaus sogar eine Reduktion eines erhöhten Blutdrucks zur Folge haben (Neumayr et al. 2015). Initial findet man häufig ein vermindertes Plasmavolumen, welches aber durch ausreichende Flüssigkeitszufuhr leicht und rasch zu normalisieren ist. Signifikante Auswirkungen auf das myokardiale Schlagvolumen sind in mittlerer Höhe in Ruhe nicht zu erwarten.

## 32.3.2 Erythrozytäre Anpassungsmechanismen an moderate Hypoxie

### $O_2$-Bindungskurve und Höhenaufenthalt

Hyperventilation und Kreislaufaktivierung sind Mechanismen, die sehr rasch nach Hypoxie-Exposition in mittleren Höhen in Kraft treten und mit zunehmender Aufenthaltsdauer bereits nach wenigen Tagen wieder nachlassen und verschwinden. Es handelt sich zudem um Vorgänge, die während der Höhenanpassung für den Körper einen gesteigerten energetischen Aufwand darstellen. Hierfür müssen Energiereserven herangezogen werden, die zu einer Herabsetzung der Leistungsfähigkeit führen können. Dem Organismus steht allerdings eine weitere, ohne wesentlichen Energieaufwand ablaufende Adaptationsmöglichkeit zur Verfügung, nämlich die

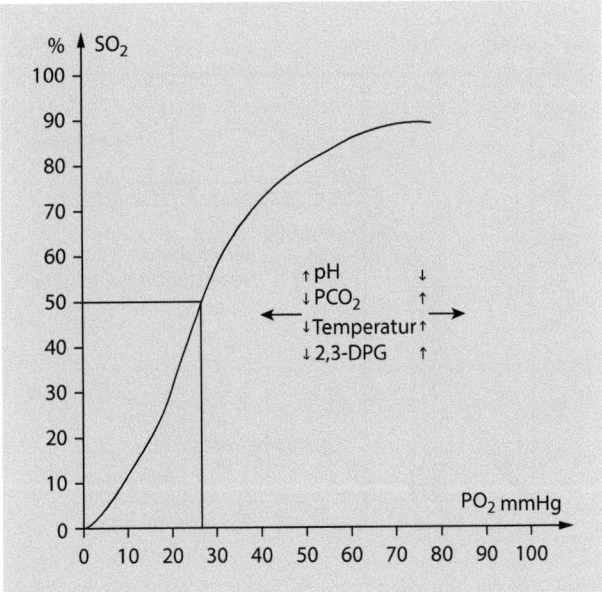

■ **Abb. 32.2**    Normale Sauerstoffbindungskurve. ($SO_2$ = Sauerstoffsättigung des Hämoglobins; $PO_2$ = Sauerstoffpartialdruck)

Änderung der Bindungseigenschaften von Sauerstoff an das Hämoglobin durch die Positionsveränderung der sog. Sauerstoffbindungskurve.

■ Abb. 32.2 zeigt eine normale Sauerstoffbindungskurve. Die Sauerstoffbindungskurve ist die grafische Darstellung der Beziehung von Sauerstoffpartialdruck $PO_2$ (Alveole oder Lungenkapillare) und dem Anteil des dabei an das Hämoglobin(Hb)-Molekül gebundenen Sauerstoffs entsprechend der prozentuellen Sättigung des Hb (= $SO_2$). Die $O_2$-Bindungskurve ist nicht linear, sondern sigmoid, was physiologischerweise Vorteile bringt. Im flach verlaufenden Teil der Kurve, d. h. bei hohen $O_2$-Drücken (Situation in der Lunge), kann trotz Verminderung des $PO_2$ bis ca. 60 mmHg eine ausreichende Sättigung des Hb mit Sauerstoff erreicht werden. Im Übergangsbereich vom arteriellen zum venösen Blut (steiler Kurvenbereich) äußert sich eine bereits geringe $PO_2$-Erniedrigung in einer relativ starken $O_2$-Entsättigung des Hb. Als wichtigstes Maß für die Lage der Sauerstoffbindungskurve dient der sog. P50-Wert.

---

**P50-Wert**

Der P50-Wert ist jener $PO_2$, bei welchem das Hb zu 50 % mit Sauerstoff beladen ist. Im menschlichen Blut beträgt unter Ruhebedingungen der P50 etwa 27 mmHg.

---

Die Lage der $O_2$-Bindungskurve ist keine fixe Größe, sondern kann durch unterschiedliche Faktoren nach rechts oder nach links verschoben werden. Die wichtigsten Einflussfaktoren auf die Lage der $O_2$-Bindungskurve sind in ■ Abb. 32.2 gekennzeichnet, nämlich der pH-Wert, der Kohlendioxidpartialdruck ($PCO_2$), die Tem-

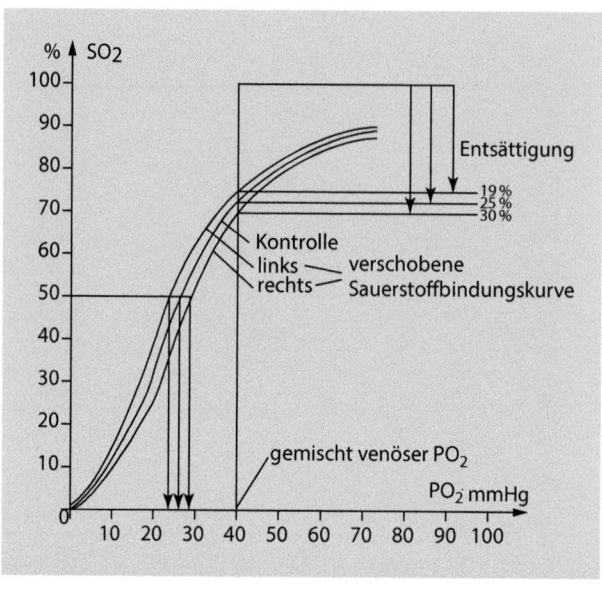

**Abb. 32.3** Darstellung einer normalen, einer rechtsverschobenen und einer linksverschobenen Sauerstoffbindungskurve

peratur sowie das 2,3-Diphosphoglyzerat (2,3-DPG). Die korrespondierenden Pfeile weisen auf die jeweilige Lageänderung der $O_2$-Bindungskurve.

Welche Auswirkungen hat eine Lageverschiebung der $O_2$-Bindungskurve? In **Abb. 32.3** sind eine normale Bindungskurve sowie eine Rechts- und eine Linksverschiebung der $O_2$-Bindungskurve dargestellt. Eine Verschiebung der Kurve bedeutet, dass einerseits bei Annahme eines konstanten gemischt-venösen $PO_2$ die $O_2$-Abgabe (Entsättigung) verändert wird oder andererseits sich bei gleicher Sättigung der $PO_2$ ändert. Wird wie in der Abbildung eine Rechtsverschiebung um 2 mmHg angenommen (P50-Wert steigt von 27 mmHg auf 29 mmHg), so bedeutet dies theoretisch eine zusätzliche Entsättigung in der Peripherie von 5 % bei Annahme eines konstanten gemischt-venösen $PO_2$ von 40 mmHg, d. h. eine um 5 % gesteigerte $O_2$-Abgabe ans Gewebe. Im Fall der linksverschobenen Kurve wären infolge der höheren Affinität die $O_2$-Abgabe ans Gewebe vermindert und somit die Gewebssauerstoffversorgung herabgesetzt.

Gerade was die Änderungen der $O_2$-Affinität im Rahmen der Höhenanpassung angeht, treten die sinnvollen Unterschiede in den Anpassungseffekten zwischen den unterschiedlichen Höhenstufen deutlich zu Tage. In mittleren Höhen findet man innerhalb weniger Stunden Aufenthalt eine Rechtsverschiebung der $O_2$-Bindungskurve, die selbst während eines mehrtägigen Höhenaufenthalts bestehen bleibt bzw. leicht zunehmen kann und sogar nach Rückkehr ins Tal einige Tage über dem Ausgangswert messbar ist. Nur in diesen mittleren Höhen hat die Rechtsverschiebung einen definitiven Vorteil für die $O_2$-Versorgung des Gewebes (Mairbäurl et al. 1986).

In mittleren Höhen beträgt infolge des flachen Kurvenverlaufs die arterielle $O_2$-Sättigung immer noch an die 90 % oder darüber, doch nimmt durch die Rechtsverschiebung der Kurve der $PO_2$ im Kapillargebiet der Gewebe (unter Annahme einer konstanten arterio-venösen $O_2$-Differenz) zu. Ein Anstieg des kapillären $PO_2$ bedeutet aber eine Verbesserung der $O_2$-Diffusion ins Gewebe, was eine verbesserte $O_2$-Versorgung der Zellen zur Folge hat. In großen und extremen Höhen würde sich eine Rechtsverschiebung der $O_2$-Bindungskurve als ungünstig erweisen. Tatsache ist, dass sich ab Höhen von etwa 5000 m die Lage der $O_2$-Bindungskurve durch den Einfluss der respiratorischen Alkalose nach links verschiebt. Ziel der Linksverschiebung der $O_2$-Bindungskurve ist es hier, trotz niedrigem $PO_2$ in den Atemwegen möglichst effizient Sauerstoff aufzunehmen (Mairbäurl 1994).

Die Mechanismen, die in mittlerer Höhe zur Affinitätsabnahme von Hämoglobin für Sauerstoff führen, sind noch nicht restlos geklärt. Hauptverantwortlich dürfte der Anstieg des sog. 2,3-DPG in den Erythrozyten sein. 2,3-DPG wird konstant in einem Seitenweg der erythrozytären Glykolyse gebildet. Es hat die Fähigkeit, über direkte Bindung an das Hb-Molekül, vor allem an das desoxygenierte Hämoglobin, die Affinität von Hämoglobin zu Sauerstoff herabzusetzen. Der erythrozytäre 2,3-DPG-Gehalt steigt in mittleren Höhen relativ rasch innerhalb weniger Tage an und bleibt während des gesamten Höhenaufenthalts über den Werten in Tallage (Mairbäurl et al. 1986).

## Hypoxieinduzierte Erythropoiese

Sauerstoffmangel ist der potenteste Stimulator der Neubildung roter Blutzellen im Knochenmark. Normalerweise dauert die Reifungszeit von den frühen erythrozytären Vorläuferzellen bis zur letzten Vorstufe, den Retikulozyten, 4–6 Tage. Unter hypoxischen Bedingungen kann diese Reifungszeit aber deutlich verkürzt werden. Als wichtigster hormoneller Stimulator für die Erythropoiese ist das Glykoprotein Erythropoietin (EPO) zu nennen (vgl. Siebenmann et al. 2024). EPO wird beim Erwachsenen fast ausschließlich in der Niere und zu einem geringen Ausmaß in der Leber gebildet. Eine zentrale Rolle in der Regulation und Kontrolle des Erythropoietin-Gens bzw. wahrscheinlich in der gesamten $O_2$-Homöostase spielt der Transkriptionsfaktorkomplex HIF (Hypoxia inducible Factor). HIFs koordinieren durch zelltypische Genexpression viele zelluläre Antworten auf hypoxische Stimuli, die in einer gesteigerten EPO-Bildung in Niere und Leber, einer verstärkten Eisen-Aufnahme und Eisen-Verwertung sowie in einer Reaktion des Knochenmarks mit verbesserter Reifung und Proliferation erythroider Vorläuferzellen resultieren (Siebenmann et al. 2024). Bereits der Aufenthalt in mittlerer Höhe vermag die Bildung von EPO zu aktivieren. Nach einem Tag steigen die EPO-Konzentrationen im Blut signifikant an, erreichen nach 2–4 Tagen das Maximum und nehmen anschließend trotz weiteren Höhenaufenthalts langsam ab (Gunga et al. 1994). Dieser frühe EPO-Gipfel konnte gleichfalls in großen Höhen um 4500 m nachgewiesen werden (Mairbäurl 1994). Die Vermutung liegt nahe, dass die Aufrechterhaltung hoher EPO-Konzentrationen nicht essenziell für eine permanent gesteigerte Erythropoiese in Hypoxie ist. Die Aktivierung der Erythropoiese drückt sich in einer Zunahme der zirkulierenden Retikulozyten aus. Die Retikulozyten-Anzahl steigt in mittlerer Höhe relativ rasch an und bleibt im Gegensatz zum EPO längerfristig auf diesem erhöhten Niveau. Selbst nach Rückkehr in Normoxie sind erhöhte Retikulozyten-Werte für einige Tage noch nachweisbar. Trotz dieser messbaren Zeichen einer aktivierten Erythropoiese bleiben das Hämoglobin, der Hämatokrit sowie die Erythrozyten-Anzahl relativ unverändert. Signifikante Anstiege – gerade in der Initialphase der Höhenexposition – sind mehr als Ausdruck der Reduktion des Plasmavolumens anzusehen. Mit einer echten Zunahme der Masse an zirkulierenden Erythrozyten sowie des gesamten Hämoglobins (tHb, „totales-Hb") ist erst nach einem mehrwöchigen Höhenaufenthalt in mittlerer Höhe zu rechnen.

### 32.3.3  Regulation des Säure-Basen-Haushaltes in mittlerer Höhe

Wie bereits erwähnt, ist die Mehratmung eines der am schnellsten einsetzenden Anpassungsmechanismen an $O_2$-Mangel. Folge dieser Hyperventilation ist das Auftreten einer akut respiratorischen Alkalose. Messbare Zeichen der akut respiratorischen Alkalose sind im Blut ein erhöhter pH-Wert (bis ca. 7,45 in mittlerer Höhe) und ein verminderter arterieller Kohlendioxidpartialdruck ($PCO_2$ um 30 mmHg) bei vorerst unveränderter Bikarbonat-Konzentration. Der Organismus versucht bereits in den ersten Stunden, die respiratorische Alkalose durch eine vermehrte renale Bikarbonat-Ausscheidung auszugleichen, sodass in mittlerer Höhe bereits innerhalb von 24–48 h der pH-Wert im Sinne einer vollständig metabolisch kompensierten respiratorischen Alkalose wieder normalisiert ist. Im Gegensatz dazu ist in großen und extremen Höhen eine komplette renale Kompensation der respiratorischen Alkalose nicht mehr möglich. Der pH-Wert liegt stets im alkalotischen Bereich.

### 32.3.4  Flüssigkeitshaushalt in mittlerer Höhe

Exogene Umweltfaktoren (Lufttemperatur, relative Luftfeuchte, Sonneneinstrahlung etc.) wie auch endogene Faktoren (Wärmeproduktion insbesondere in der belasteten Muskulatur) beeinflussen entscheidend das thermische Gleichgewicht und den Flüssigkeits- und Elektrolythaushalt des Menschen. Physische Belastung führt zu einer deutlichen Steigerung der Wärmeproduktion bis auf das 20-Fache, wobei eine 5-fach erhöhte Wärmeproduktion über mehrere Stunden erbracht werden kann. Diese zusätzlichen Wärmemengen, auch bei kühlen und kalten Umgebungstemperaturen unter moderaten Höhenbedingungen, können dem Körper nur durch die Verdunstung von Schweiß entzogen werden.

Beim Aufenthalt im Gebirge kommt es darüber hinaus speziell über die Atmung infolge der Hyperventilation zu einem weiteren bedeutsamen Verlust an Flüssigkeit und Elektrolyten. Die Außentemperatur fällt um ca. 1° C pro 150 Höhenmeter, der Wasserdampfdruck zeigt keine lineare, sondern eine exponentielle Abnahme mit der Höhe. So liegt der Wasserdampfdruck bei + 20 °C bei 17 mmHg und bei – 20 °C nur bei 1 mmHg. Diese sehr geringe absolute Feuchtigkeit in der Höhe fördert die rasche Dehydratation des Organismus bei gleichzeitiger körperlicher Aktivität. Dazu gesellen sich Flüssigkeitsverluste über die Haut, die selbst bei kühlen Außentemperaturen nicht unterschätzt werden dürfen. Kälte und Hypoxie vermindern zudem das Durstgefühl. Die Flüssigkeitsverluste über Schweiß und Atemwege führen zu einer Verminderung des intravasalen Flüssigkeitsvolumens. Dies wirkt sich negativ auf die Kreislauffunktion aus: Das Schlagvolumen kann sinken, und die Herzfrequenz steigt reflektorisch bei gegebener Belastung. Bei fortbestehender inadäquater Flüssigkeitszufuhr nimmt die körperliche Leistungsfähigkeit deutlich ab, Zeichen der Dehydratation mit Hypovolämie sind die Folge:

- Abnahme der Schweißproduktion,
- Verminderung des Plasmavolumens,
- Reduktion des Herzminutenvolumens und der $VO_{2max}$,
- Verminderung der Muskelkraft,
- Entleerung der hepatischen Glykogen-Reserven.

Bereits eine Reduktion des Körperwassers von 1 % führt zu einer messbaren Verschlechterung von Leistungsparametern. All diese Komponenten müssen unbedingt während eines aktiven Höhenaufenthaltes sowie bei einem Höhentraining berücksichtigt werden.

## 32.4 Höhentraining

„Höhentraining" ist eine spezielle Trainingsform in der Sportmedizin, die populär wie kaum eine andere ist und gleichzeitig im Fokus kontroversieller Diskussionen steht. Seit mehreren Jahrzehnten wird wissenschaftlich der Frage nachgegangen, ob grundsätzlich durch passiven Aufenthalt oder körperliches Training in Hypoxie die Leistungsfähigkeit – vor allem im Ausdauerbereich – gesteigert werden kann. Hier gilt es mehrere Situationen zu unterscheiden, wo Höhentraining zum Einsatz kommen kann:

a. zur Vorbereitung auf einen Wettkampf in der Höhe,
b. zur Vorbereitung auf einen Wettkampf in Tallage/Normoxie,
c. als spezifische Trainingsform während einer Trainingsphase, um nach erfolgter Durchführung auf einem höheren Leistungsniveau den weiteren Trainingsaufbau absolvieren zu können.

Betrachtet man die drei Punkte aus Sicht eines evidenz-basierten Wissensstandes, so sprechen die vorliegenden Daten klar für die Wirksamkeit des Höhentrainings im Sinne der Höhenakklimatisation zur Wettkampfvorbereitung in Hypoxie, während die unter b und c genannten Ansätze für ein Höhentraining in der Literatur sehr oft, aber nicht immer mit positiven Ergebnissen verbunden sind (Übersicht: Bonato et al. 2023; Deng et al. 2025; Girard et al. 2023).

Warum gibt es bislang keinen einheitlichen Konsens über die Effizienz und Effektivität eines Höhentrainings? Die physiologischen Anpassungsreaktionen des Organismus an Hypoxie sind individuell sehr unterschiedlich, dasselbe gilt für die persönliche Hypoxietauglichkeit. Negative Auswirkungen haben ein bestehender, milder Eisenmangel und selbst banale Infekte während des Höhentrainings. Schwere Formen der Höhenkrankheit (Höhenhirnödem, Höhenlungenödem) treten nur in größeren Höhen und unter stärkerer Hypoxieexposition auf. Milde Formen der akuten Bergkrankheit sind in der Initialphase des Höhentraining möglich, können bis zu 25 % nicht adaptierte Personen betreffen, sind aber zumeist nur transient (Schommer et al. 2014; Bergeron et al. 2012). Wird in der Fachliteratur vereinfacht die Leistungseinbuße, gemessen an der $VO_{2max}$, mit 1 % pro 100 m bei Höhen über 1500 m angegeben, so findet man in der Literatur eine individuelle Schwankungsbreite von mehreren Prozent. Gerade hochtrainierte Ausdauerathleten erleiden oftmals eine größere Leistungseinbuße durch Hypoxie, da diese Sportler bereits unter Normoxie eine arterielle Entsättigung bei Maximalbelastung zeigen können (EIAH, exercise induced arterial hypoxaemia), die unter Hypoxie noch weiter verstärkt wird. Deshalb müssen Studienergebnisse, die nicht am Hochleistungssportler erhoben wurden, kritisch betrachtet werden. Zudem muss hinterfragt werden, ob die $VO_{2max}$ tatsächlich der geeignete Parameter zur Abschätzung eines eventuell erfolgreichen Höhentrainings ist oder ob man nicht vermehrt auf den Schwellenbereich bzw. die Dauerleistungsfähigkeit oder weitere Parameter wie die Bewegungsökonomie achten sollte. Weitere individuelle Unterschiede findet man in der Geschwindigkeit der Höhenakklimatisation wie auch in der Leistungsverbesserung nach Rückkehr in Normoxie.

### 32.4.1    Formen des Höhentrainings

Klassischerweise versteht man unter Höhentraining den permanenten Aufenthalt plus das Training in Höhen zwischen 1800 m und 2500 m für eine Dauer von 2–3 Wochen. Aufgrund innovativer Technologien sowie eingeschränkter zeitlicher und finanzieller Ressourcen haben sich in letzter Zeit diverse Formvarianten des Höhen- bzw. Hypoxietrainings entwickelt. Diese werden wie folgt eingeteilt (Millet et al. 2010):

- „Living high – Training high (LHTH)"
Klassische Form des Höhentrainings. Trainieren und Wohnen erfolgt in mittleren Höhenlagen, meist zwischen 1800 m und 2500 m.

- „Living high – Training low (LHTL)"
Wohnen in natürlichen oder künstlichen Höhen von 2500–3000 m und Trainieren im Tiefland. Bei dieser Form halten sich die Sportler in der trainingsfreien Zeit in Hypoxie auf, das Training wird unter Normoxie durchgeführt – mit dem Vorteil, Trainingsumfang bzw. Trainingsintensität beibehalten zu können. Für diese Modifikation des Höhentrainings werden spezielle Häuser oder Räume konstruiert, in welchen normobare Hypoxie herrscht, d. h., der Barometerdruck in den Räumlichkeiten beträgt 760 mmHg, die Hypoxie wird durch teilweisen Ersatz des Sauerstoffs im Raum durch Stickstoff erreicht (deshalb auch als „Stickstoff-Häuser" bezeichnet). Gleiche bzw. ähnliche Technologien werden in den kommerziell verfügbaren „Hypoxiezelten" eingesetzt.

- „Living low – Training high (LLTH)"
Wohnen im Tiefland und Durchführung (eines Teils) der Trainingseinheiten in natürlichen oder künstlichen Höhen von 2300–3000 m.

- „Intermittierende Hypoxie (IH)"
Kurzzeitige, intervallmäßige Expositionen (Minuten) in künstlichen Höhen in Ruhe, unterbrochen von ähnlich langen Expositionsintervallen in Normoxie (IHE, intermittent hypoxic exposure), bzw. kontinuierliches Training in Hypoxie (IHT, intermittent hypoxic training), Intervalltraining in Hypoxie (IHIT, intermittent hypoxic interval training), oder wiederholtes Sprinttraining in Hypoxie (RSH, repeated sprint training in hypoxia).

Kombinationsformen wie „live high-train low and high (LHTLH)" kommen auch zur Anwendung.

## 32.4.2  Höhentraining und Leistungssteigerung?

Die Grundidee des klassischen Höhentrainings oder LHTL Trainings basiert auf der Kenntnis des direkten Zusammenhangs zwischen Erythrozytenmasse bzw. zirkulierendem Hb (tHb) und $VO_{2max}$. Gelingt es mit physiologischen Methoden, den Gehalt an tHb zu steigern, so nimmt über eine Verbesserung des arteriellen Sauerstoffgehalts die Gewebsversorgung mit $O_2$ bei Belastung zu, und somit verbessert sich die $VO_{2max}$. Deshalb wurde bzw. wird bei diesen Höhentrainingsstudien das wissenschaftliche Augenmerk neben der individuellen Leistungssteigerung auf die Stimulierung der Erythropoiese gelegt. Neben diesen, werden für alle Methoden des Höhentrainings zusätzliche zentrale Faktoren, welche die individuelle Leistung steigern könnten, diskutiert, wie ventilatorische, hämodynamische und neurale Adaptierungen sowie periphere Faktoren wie die Verbesserung der Pufferkapazität der Muskulatur und Optimierung der Bewegungsökonomie nach Hypoxieexposition (Millet et al. 2010).

❯ Basierend auf aktuellen Studien ist es sehr wahrscheinlich, dass das Modell LHTH in vielen, aber nicht allen Athleten die Leistungsfähigkeit sowohl in der Höhe als auch in Tallage verbessern kann. Ähnliches gilt für das Modell LHTL.

Das LLTH-Trainingskonzept konnte bislang keinen Hinweis auf eine Verbesserung der $VO_{2max}$, der maximalen Wattleistung oder der Wettkampfzeit erbringen (Vogt und Hoppeler 2010). Die bislang vergleichsweise bescheidene Datenlage für die intermittierenden Hypoxie-Modelle gibt keinen klaren Hinweis auf einen leistungssteigernden Effekt (Lundby et al. 2013).

Ein neuer Ansatz im Höhentraining betrifft die ausgewählte Trainingspopulation. In den letzten Jahren mehren sich Publikationen, die zusätzlich Empfehlungen für Hypoxietraining (LHTH, LHTL) auch für Mannschaftsportarten mit hohem Laufanteil (Fußball, Handball u. a.) abgeben (Hamlin et al. 2018; Faiss et al. 2024), um die individuelle Spielleistung und somit die Mannschaftsleistung in Tal und Höhe zu verbessern. Ergänzt wird dieser Ansatz durch die neue Trainingsmethode des RSH (repeated sprint training in hypoxia), welche das Ziel einer verzögerten Ermüdung bei inkompletten Erholungsmöglichkeiten verfolgt.

## 32.4.3  Erythropoiese

Einige Studien zeigen, dass mit beiden Hypoxie-Trainingsformen, LHTH und LHTL, eine Zunahme der Anzahl zirkulierender Erythrozyten und damit eine Steigerung der gesamten Hb-Masse (tHb) möglich ist (Jacobs et al. 2012; Wiśniewska et al. 2020).

❯ Das tHb dürfte etwa 1,1 % pro 100 h Hypoxie-Exposition (2000 m für LHTH und 3000 m für LHTL) zunehmen. Das würde einem zu erwartenden Anstieg des tHb von etwa 3,4 % bei einem klassischen Höhentraining für zwei Wochen in 2000 m entsprechen.

Bezogen auf die hypoxieinduzierte Steigerung der Erythropoiese, kann die Erwartungshaltung für Trainer und Athleten rein wissenschaftlich als hoch eingestuft werden, dass signifikante Effekte auch eintreten (Gore et al. 2014). Eine Stimulierung der Erythropoiese durch intermittierende Hypoxieformen wurde nicht nachgewiesen.

Nach Rückkehr in Normoxie dürfte das tHb zumindest zehn Tage erhöht bleiben. Die indivduelle Schwankungsbreite ist allerdings sehr groß (Robertson et al. 2010; Garvican et al. 2012).

### 32.4.4 Atmung

Selbst moderate Hypoxie führt zur Hyperventilation in Ruhe und bei intensiven Leistungen. Dadurch ist es möglich, innerhalb weniger Tage den initial erniedrigten arteriellen $PO_2$ annähernd zu normalisieren (= ventilatorische Akklimatisation). Das maximale Atemminutenvolumen nimmt gleichfalls zu. Während die hypoxieinduzierte Hyperventilation zu einer Leistungssteigerung in der Höhe nach Akklimatisation führen kann, sind die Auswirkungen nach Rückkehr in Normoxie unklar. Eine gesteigerte Ventilation kann noch einige Tage nach dem Ende eines Höhenaufenthaltes beobachtet werden. Ob durch Höhentraining über ein begleitendes Training der Atemmuskulatur eine Leistungsverbesserung zu erzielen ist, blieb unbewiesen.

### 32.4.5 Muskelstoffwechsel

Vom trainingsphysiologischem Aspekt würde man in der Muskulatur auch jene Anpassungsvorgänge durch Höhentraining erhoffen, wie sie durch Ausdauertraining in Tallage nachweisbar sind: Zunahme der Kapillarisierung und Anstieg der Mitochondrienzahl sowie der Aktivität oxidativer Enzyme. Faktum ist, dass Höhentraining zu keiner Änderung der Muskelfaserverteilung führt. Allerdings gibt es Hinweise, dass manche Formen des Hypoxietrainings bessere muskuläre Trainingseffekte zur Folge haben als vergleichbare Trainingseinheiten in Normoxie (Millet et al. 2010; Vogt und Hoppeler 2010). Eine Verbesserung der muskulären Pufferkapazität, der glykolytischen sowie oxidativen Kapazität werden hierfür verantwortlich gemacht.

### 32.4.6 Optimale Dauer des Höhentrainings

Für LHTH wird ein 3- bis 4-wöchiger Aufenthalt in Höhen von 1800–2500 m empfohlen. Für die Trainingsmodalität LHTL wird ein mindestens 4-wöchiges Training in bzw. entsprechend einer Höhe von 2200–2500 m als sinnvoll erachtet, wobei die optimale Hypoxiedauer mit 20–22 h/Tag und die minimale Hypoxiedauer mit 12 h/Tag angegeben wird (Millet et al. 2010).

Völlig heterogen wird in der Fachliteratur die Frage beantwortet, wann nach einem Hypoxietraining die Leistungsfähigkeit optimal verbessert ist bzw. wann der beste Wettkampfzeitpunkt nach der Hypoxie-Exposition ist. Offensichtlich finden sich zu viele Einflussfaktoren, um hier klare Aussagen treffen zu können (Millet und Brocherie 2020; Siebenmann und Dempsey 2020).

**32**

# Literatur

Bergeron MF, Bahr R, Bärtsch P, Bourdon L, Calbet JAL, Carlsen KH et al (2012) International Olympic Committee consensus statement o thermoregulatory and altitude challenges for high-level athletes. Br J Sports Med 46:770–779

Bonato G, Goodman SPJ, Lathlean TJh (2023) Physiological and performance effects of live high train low altitude training for elite endurance athletes: A narrative review Current Research in Physiology 6100113. https://doi.org/10.1016/j.crphys.2023.100113

Chen B, Wu Z, Huang X, Li Z, Wu Q, Chen Z (2023) Effect of altitude training on the aerobic capacity of athletes: A systematic review and meta-analysis. Heliyon 9(9). https://doi.org/10.1016/j.heliyon.2023.e20188

Deng L, Liu Y, Chen B, Hou J, Liu L, Yuan X (2025) Impact of Altitude Training on Athletes' Aerobic Capacity: A Systematic Review and Meta-Analysis. Life 15(2):305. https://doi.org/10.3390/life15020305

Faiss R, Raberin A, Brocherie F, Millet GP (2024) Repeated-sprint training in hypoxia: A review with 10 years of perspective. J Sports Sci 1–15. https://doi.org/10.1080/02640414.2024.2416821

Garvican L, Martin D, Quod M, Stephens B, Sassi A, Gore C (2012) Time course of the hemoglobin mass response to natural altitude training in elite endurance cyclists. Scand J Med Sci Sports 22:95–103

Girard O, Levine BD, Chapman RF, Wilber R (2023) „Living high-training low" for Olympic medal performance: what have we learned 25 years after implementation? Int J Sports Physiol Perform 18(6):563–572. https://doi.org/10.1123/ijspp.2022-0501

Gore CJ, Sharpe K, Garvican-Lewis LA, Saunders PU, Humberstone CE et al (2014) Altitude training and haemoglobin mass from the optimised carbon monoxide rebreathing method determined by meta-analysis. Br J Sports Med 47:i31–i39

Gunga HC, Kirsch K, Röcker L, Schobersberger W (1994) Time course of erythropoietin, triiodothyronine, thyroxine, and thyroid-stimulating hormone at 2315 m. J Appl Physiol 76:1068–1072

Hamlin MJ, Lizamore CA, Hopkins WG (2018) The Effect of Natural or Simulated Altitude Training on High-Intensity Intermittent Running Performance in Team-Sport Athletes: A Meta-Analysis. Sports Medicine 48(2):431–446. https://doi.org/10.1007/s40279-017-0809-9

Jacobs RA, Lundby C, Robach P, Gassmann M (2012) Red blood cell volume and the capacity for exercise at moderate to high altitude. Sports Med 42:643–633

Lundby C, Millet GP, Calbet JA, Bärtsch P, Subudhi W (2013) Does altitude training increase exercise performance in elite athletes? Br J Sports Med 46:792–795

Mairbäurl H (1994) Red blood cell function in hypoxia at altitude and exercise. Int J Sports Med 15:51–63

Mairbäurl H, Schobersberger W, Humpeler E, Fischer RE (1986) Beneficial effects of exercising at moderate altitude on red cell oxygen transport and on exercise performance. Pflügers Arch 406:594–599

Millet G, Brocherie F (2020) Hypoxic training is beneficial in elite athletes. Med Sci Sports Exerc 52(2):515–518

Millet G, Roels B, Schmitt L, Woorons X, Richalet JP (2010) Combining hypoxic methods for peak performance. Sports Med 40:1–25

Neumayr G, Fries D, Mittermayer M, Humpeler E, Klingler A, Schobersberger W, Spiesberger R, Pokan R, Schmid P, Berent R (2015) Effects of hiking at moderate and low altitude on cardiovascular parameters in male patients with metabolic syndrome: Austrian Moderate Altitude Study. Wilderness Environ Med 25(3):329–334

Reiner K (2007) Bergtourismus – Herausforderungen und Entwicklungschancen für eine nachhaltigere Entwicklung. In: Oedl-Wieser T. Zeitreisen(de) im ländlichen Raum. Diskurse-Re-Visionen. Forschungsbericht Nr. 57 der Bundesanstalt für Bergbauernfragen, S 41–54

Robertson EY, Saunders PU, Pyne DB, Aughey RJ, Anson J, Gore CJ (2010) Reproducibility of performance changes to simulated live high/train low altitude. Med Sci Sports Exerc 42:394–401

Schobersberger B, Schobersberger W (2015) Präventivmedizinische und gesundheitstouristische Aspekte der Mittleren Höhen. In: Berghold F, Burtscher M, Domej W, Durrer B, Fischer R, Paal P, Schaffert W, Schobersberger W, Sumann G (Hrsg) Alpin- und Höhenmedizin. Springer, Berlin/Heidelberg, S 399–408

Schobersberger W, Leichtfied V, Mück-Weymann M, Humpeler E (2009) Austrian Moderate Altitude Studies (AMAS). Benefits of exposure to moderate altitudes (1,500–2,500 m). Sleep Breath 14:201–207

Schommer K, Menold E, Subudhi AW, Bärtsch P (2014) Health risk for athletes at moderate altitude and normobaric hypoxia. Br J Sports Med 46:828–832

Siebenmann C, Dempsey J (2020) Hypoxic training is not beneficial in elite athletes. Med Sci Sports Exerc 52(2):519–522

Siebenmann C, Roche J, Schlittler M, Simpson LL, Stembridge M (2024) Regulation of haemoglobin concentration at high altitude Abstract The Journal of Physiology 602(21) 5587–5600. https://doi.org/10.1113/JP284578

Vogt M, Hoppeler H (2010) Is hypoxia training good for muscles and exercise performance? Prog Cardiovasc Dis 52:525–533

Wiśniewska A, Płoszczyca K, Czuba M (2020) Changes in erythropoietin and vascular endothelial growth factor following the use of different altitude training concepts. J Sports Med Phys Fitness 60(5). https://doi.org/10.23736/S0022-4707.20.10404-3

# Medizinische Aspekte des Sporttauchens

*Helmuth Ocenasek und Rochus Pokan*

## Inhaltsverzeichnis

## 33.1    Tauchen mit Atemgerät (SCUBA-Diving)

Beim Sport- oder Freizeittauchen wird entweder **Pressluft** mit der gleichen Zusammensetzung wie unsere Umgebungsluft (79 % $N_2$, 21 % $O_2$, Rest vernachlässigbar) verwendet, oder es wird ein **künstliches Gasgemisch** eingesetzt, das sich im Wesentlichen durch einen reduzierten Stickstoff-Anteil unterscheidet (sog. Nitrox oder enriched air nitrox [EAN od. EANx]).

Die erwähnte Pressluft oder das Gasgemisch wird in einem Druckgasbehälter abgefüllt und mit einem Druck von 200 bar (= 20.000 kPa) komprimiert. Das Atemgas wird über einen zweistufigen Atemregler (Druckminderer und Lungenautomat/engl.: 1st stage, 2nd stage; ◘ Abb. 33.1) verfügbar gemacht. In der ersten Stufe (Druckminderer) wird der Druck des Gases reduziert. Noch immer über dem Umgebungsdruck liegend, wird es über einen Hochdruckschlauch (high pressure hose) auf die zweite Stufe (Lungenautomat) geleitet. Dort wird das Atemgas an den Umgebungsdruck angepasst, und ein Regelventil öffnet und schließt atemsynchron (on demand valve). Die Ausatmungsluft wird durch das gleiche Mundstück direkt in das umgebende Wasser geblasen (◘ Abb. 33.2).

33

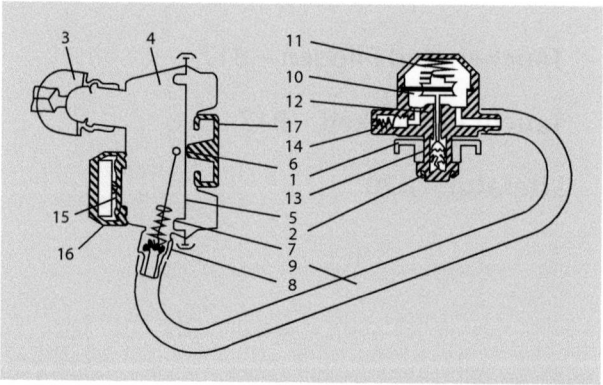

◘ **Abb. 33.1**    1. und 2. Stufe

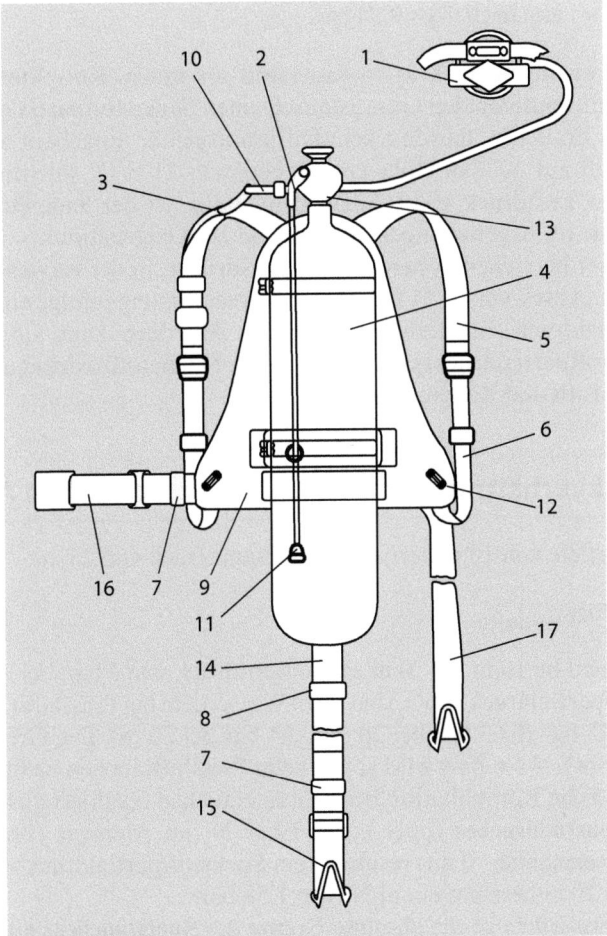

**Abb. 33.2**   Flasche und Atemregler

## 33.2   **Physiologische Vorbemerkungen**

Die Zusammensetzung der Atemluft ist bekanntlich: $O_2$: 21 %, $N_2$: 78,1 %, Edelgase: 0,9 %. Unter regulären Druckverhältnissen, wie sie auf Meereshöhe an der Wasseroberfläche herrschen, nimmt Stickstoff an keinerlei Stoffwechselprozessen im Körper teil und wird demzufolge als **Inertgas** bezeichnet.

Allerdings ist die Wirkung oder auch Toxizität eines Gases ausschließlich von seinem Partialdruck abhängig. Dies beschreibt das Gesetz von Dalton, welches aussagt, dass sich der Gesamtdruck eines Gases aus den Teildrücken (= Partialdrücken) der im Gasgemisch enthaltenen Gase zusammensetzt. Somit ist nicht der prozentuelle Anteil an einem Gasgemisch entscheidend, sondern nur der Partialdruck ($p_x$) des Gases in einem Gasgemisch. Der Partialdruck hängt vom prozentuellen Anteil und von der Höhe des Umgebungsdrucks ab.

Die normale Atemluft enthält 21 % Sauerstoff. Das heißt: Der Sauerstoffpartialdruck auf Meereshöhe beträgt

$$0,21 \times 1 \, \text{bar} \left( = 1 \, \text{atm bei 0 m} \right) = 0,21 \, \text{bar}.$$

Damit scheint es uns normal, 21 % Sauerstoff zu atmen. Korrekter ist allerdings, dass wir zum intrapulmonalen Gasaustausch einen Sauerstoffpartialdruck zwischen 0,2 und 0,1 bar brauchen, da sonst kein Diffusionsgefälle aufgebaut werden kann.

Die Atemluft auf 5000 m Höhe enthält ebenfalls 21 % $O_2$, allerdings herrscht in dieser Höhe ein Luftdruck von 0,5 bar, demzufolge ist der Sauerstoffpartialdruck (pp$O_2$) 0,105 bar (d. h. gerade noch ausreichend zur Oxigenation).

Unter Wasser herrschen höhere Umgebungsdrücke, in der verwendeten Pressluft ist trotzdem ein Anteil von 21 % $O_2$. Eine Unterversorgung infolge eines zu geringen Sauerstoffpartialdruckes ist deshalb unmöglich. Allerdings kann aufgrund eines erhöhten Sauerstoffpartialdruckes eine so genannte Sauerstofftoxizität auftreten (Paul-Bert-Effekt) (Muth und Rademacher 2006).

### 33.2.1 Druckverhältnisse unter Wasser, verschiedene Atemgase

In einer Wassertiefe von 10 m herrscht ein Gesamtdruck von 2 bar:

$$1 \text{bar } p_{\text{Luft}} + 1 \text{bar } p_{\text{Wasser10m}}$$

Dementsprechend herrscht bei 20 m ein Gesamtdruck von 3 bar, bei 30 m von 4 bar. Der **Sauerstoffpartialdruck** (pp$O_2$) bei 10 m Wassertiefe bei Pressluft (21 % $O_2$) ergibt demzufolge 0,42 bar (0,63 bar bei 20 m; 0,84 bar bei 30 m). Die Grenze der Sauerstofftoxizität (pp$O_2$ = 1,6 bar) wird somit beim Presslufttauchen nicht erreicht.

Eine wesentliche Komplikation beim Gerätetauchen resultiert aus der Änderung des **Stickstoffpartialdruckes** (pp$N_2$). Bei 79 % $N_2$ im Atemgas (Pressluft) an der Oberfläche (Meereshöhe – 0 mt) resultiert ein Stickstoffpartialdruck von 0,79 bar. In einer Tiefe von 10 m herrscht ein pp$N_2$ von 1,58 bar.

Bei 40 m Wassertiefe ist die **absolute Grenze des Sporttauchens** erreicht, da dann der pp$N_2$ schon 3,95 bar beträgt (◘ Abb. 33.3).

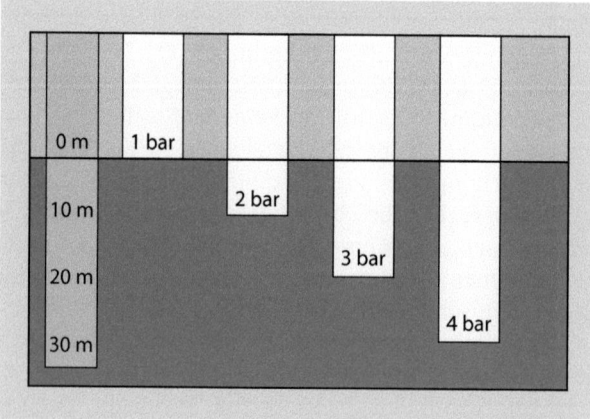

◘ **Abb. 33.3**   Wassertiefe-Druck

33

| ◻ Tab. 33.1 Rechenbeispiel | |
|---|---|
| **O₂-Anteil** | **MOD** |
| 21 % O₂ (norm. Luft) | 56,6 m |
| 32 % O₂ (EAN 32) | 33,7 m |
| 40 % O₂ (EAN 40) | 25,0 m |

Anders berechnen sich die Partialdruckveränderungen beim schon erwähnten zweithäufigstem **Gasgemisch (Nitrox)**. Bei Nitrox handelt es sich um ein Sauerstoffstickstoffgemisch mit einem anderen $N_2$- und $O_2$-Anteil als in der normalen Atemluft

Stickstoff (engl. nitrogen) und Sauerstoff (engl. oxygen) werden in einem künstlichen Verhältnis gemischt. Der Saurstoffanteil wird erhöht auf einen prozentuellen Anteil von 32–40 % (statt normal 21 %), somit sind längere Verweilzeiten unter Überdruckbedingungen möglich mit einer geringeren Gewebsaufsättigung von $N_2$ im Körper, da ja konsequenterweise der Stickstoffanteil im Gasgemisch reduziert wird.

Der Einsatz von Nitrox bietet somit Vorteile für Berufstaucher (z. B. Unterwasserarbeiter, Tauchlehrer), aber auch beim Sport- und Freizeittauchen verringert Nitrox das Risiko des Auftretens einer Dekompressionskrankheit bei längeren Tauchgängen oder bei einer höheren Anfälligkeit (z. B. offenes Foramen ovale, PFO).

Das Risiko einer akuten Sauerstofftoxizität steigt aufgrund des höheren **Sauerstoffpartialdruckes** $ppO_2$. Man muss in der Tauchgangsplanung die maximale zulässige Tauchtiefe berechnen (maximum operation depth, MOD) (Becker 2007).

$$MOD = \frac{PO_2, max}{fO_2} - Pa \times 10 \text{ m} \frac{m}{bar}$$

$$\left( \frac{Maximaler\,Sauerstoffpartialdruck}{Sauerstoffanteil} - Oberflächendruck \right) \times 10 \text{ m} \frac{m}{bar}$$

▪▪ **Rechenbeispiel – MOD**

Bei einem maximalen $ppO_2$ von 1,4 bar sind die Werte, wie in ◻ Tab. 33.1 aufgelistet.

## 33.3 Tauchassoziierte Erkrankungen

### 33.3.1 Intoxikationen

Die beim Tauchen möglichen Intoxikationen sind durch die erhöhten Partialdrücke der im Atemgasgemisch enthaltenen Gase bedingt. Hierbei können sowohl Gase, die in der normalen Atemluft vorkommen, toxisch wirken als auch Atemgasverunreinigungen, die unter normobaren Bedingungen toleriert werden, zu lebensbedrohlichen Komplikationen führen (Buckles 1968).

Die beim Tauchen am häufigsten vorkommenden Intoxikationen sind:
1. Stickstoffintoxikation,
2. Sauerstoffintoxikation,
3. Kohlenmonoxidintoxikation,
4. Kohlendioxidintoxikation.

Auf 3. und 4. wird an dieser Stelle nicht weiter eingegangen (Weiterführende Literatur).

## Stickstoffintoxikation (Stickstoffnarkose/Tiefenrausch)

Die Stickstoffintoxikation tritt nur unter erhöhtem Umgebungsdruck auf. Unter physiologischen Druckverhältnissen geht $N_2$ keinerlei Reaktionen im Organismus ein (daher leitet sich der Name ab: Inertgas = ohne chemische Reaktion im Organismus). Die toxische Wirkung von $N_2$ kann sich daher ausschließlich unter erhöhtem Umgebungsdruck wie eben beim Tauchen entfalten.

Heute weiß man, dass alle so genannten Inertgase sehr wohl physiko-chemische Reaktionen im Organismus hervorrufen können. Für den Sporttaucher hat allerdings nur der Stickstoff Relevanz. Die $N_2$-Intoxikation wird daher oft (und nicht ganz korrekt) mit der Stickstoffnarkose gleichgesetzt.

Bei der Stickstoffnarkose, auch Tiefenrausch genannt, handelt es sich um einen Zustand verminderter physischer und psychischer Leistungsfähigkeit in Abhängigkeit vom Stickstoffpartialdruck (pN2). Bei Atmung von Pressluft führt der erhöhte Umgebungsdruck gemäß dem Gesetz von Dalton zum Anstieg des $pN_2$ und ab ca. 3,2 bar $pN_2$ (ab ca. 30 m Wassertiefe bei Luftatmung) zu entsprechenden Symptomen (◖ Tab. 33.2) (Bühlmann 1990).

#### ▪▪ Therapie

Die Behandlung der Symptome der Stickstoffintoxikation besteht in der sofortigen Reduzierung des Partialdruckes. Im Sporttauchbereich geschieht dies durch eine sofortige Umgebungsdruckreduzierung (Auftauchen). Die Symptome verschwinden in der Regel noch im Wasser nach Erreichen einer geringeren Tauchtiefe.

Damit ist nicht gemeint, dass der Taucher an die Oberfläche gebracht werden muss, es muss stattdessen ein langsamer Aufstieg begonnen werden. Hierdurch werden die physiko-chemischen Effekte der Inertgaswirkung unmittelbar aufgehoben. Auch nach Sistieren der Symptome darf der Tauchgang nicht mehr fortgesetzt werden. Für das Auftauchen allgemein gilt: Niemals schneller als 9 m/min (= 30 Fuß/min; US-Marine Standard 1993).

Zusammenfassend bleibt festzustellen, dass das Wissen um die Gefahr des Tiefenrausches für jeden Taucher wichtig ist. Die Wahrscheinlichkeit, in einen Tiefenrausch zu kommen, beginnt ab 30 m ($ppN_2$ von ca. 3,2 bar) und ist sehr hoch ab 40 m ($ppN_2$ von ca. 4,0 bar).

Die beste Prophylaxe stellt das Meiden großer Tauchtiefen dar. Die Tiefenbegrenzung im Sporttauchbereich liegt bei 30–40 m (regionale Gesetze beachten), bei unerfahrenen Tauchern und auch nach längeren tauchfreien Zeiten (!) liegt sie bei 20–30 m.

**33**

| Tiefe | Symptome |
|---|---|
| 10–30 m | Leichte Form der Euphorie; leichte Beeinträchtigung bei der Durchführung ungewohnter Tätigkeiten |
| um 30 m | Logisches Denkvermögen und Kurzzeitgedächtnis sind stärker betroffen als die motorische Koordination; verlängerte Reaktionszeit auf audiovisuelle Stimuli |
| 30–50 m | Neigung, zu lachen, und Redefluss können noch unter Kontrolle gehalten werden; Verlust der Feindiskriminierung; Ideenfixierung und unrealistisch-übersteigertes Selbstvertrauen treten auf; gehäuft Rechenfehler |
| um 50 m | Einschränkung der Urteilskraft; Schläfrigkeit; erste Halluzinationen |
| 50–70 m | Logisches Denken und Urteilsvermögen fast aufgehoben; Reflexverlangsamung; periphere Parästhesien; gesprächige Stimmung mit unkontrolliertem Gelächter, das in einzelnen Fällen an Hysterie grenzt; einige Probanden zeigen auch Furchtreaktionen; vereinzelt Auftreten von Benommenheit; erheblich verzögerte Reaktion auf Signale und andere Stimuli; stark nachlassendes Sicherheitsdenken |
| um 70 m | Schwere Beeinträchtigung aller geistigen Funktionen |
| 70–90 m | Sehr abgeschwächtes Konzentrationsvermögen, geistige Verwirrung; neuromuskuläre Koordination erheblich eingeschränkt, depressive Stimmung |
| um 90 m | Zunehmende sensorische Depression mit akustischen und optischen Halluzinationen; manisch-depressive Zustände; Amnesie; praktische Tätigkeiten fast unmöglich; Urteilsvermögen erloschen |
| ab 100 m | Halluzinatorische Erlebnisbilder (wie unter Drogen), Bewusstlosigkeit |
| etwa 130 m | Tod |

◻ **Tab. 33.2** Symptome der Stickstoffintoxikation

So genannte Adaptationsphänomene (Tolerieren höherer Tiefen) gehören ausschließlich in den Bereich des professionellen Tauchens. Gefährlich und absolut abzulehnen ist das „Auftrainieren" im Wasser, d. h. das langsame Herantasten an immer größere Tiefen. Hierbei besteht eine zu hohe Unfallgefahr.

## Sauerstoffintoxikation

Ob Sauerstoff toxisch wirkt oder nicht hängt, erstens vom Sauerstoffpartialdruck $pO_2$ ab und zweitens von der Expositionsdauer. Zwei Mechanismen sind erwähnenswert:

### ▪▪ Lorrain Smith-Effekt

Atmet man Sauerstoffpartialdrucke (ca. 0,6 bar $ppO_2$) über längere Zeit, so kommt es zu Einschränkungen der Lungenfunktionsparameter (Vitalkapazität ↓, Compliance ↓, Abnahme des surfactan factors) und damit assozierten Symptomen, z. B. Brustschmerzen, Dyspnoe.

Im Bereich des Berufstauchens (Bohrinseln, Meeresbiologen, Geologen) werden Wohneinheiten (Habitate) in Tiefen von 100–600 m verankert, in denen Wochen gelebt wird. Lebt man in einer Taucherglocke auf 250 m kontinuierlich unter erhöhtem Druck, sättigt sich das Gewebe bis zu einem Maximum auf. Anschließend ist es nicht mehr abhängig von der Verweildauer, es kann keine weitere Anreicherung des Gewebes mehr erfolgen. Von so einer Glocke aus können dann zeitlich unbegrenzte Exkursionen in Tiefen zwischen 202 und 305 m unternommen werden. Man atmet in diesen Tiefen Mischgase (Helium, Neon, Wasserstoff mit einem Sauerstoffanteil von 1–3 %).

Aufgrund des erhöhten umgebenden Wasserdruckes (21 atm) resultieren hohe Partialdrücke in diesen Tiefen (bei 1 % $O_2$ im Atemgas ergibt sich 0,21 bar pp$O_2$, bei 3 % $O_2$ ist der pp$O_2$ 0,63).

#### ▪▪ Paul-Bert-Effekt

Darunter versteht man eine akute Sauerstoffintoxikation, die klinische Symptomatik ähnelt der eines generalisierten Krampfanfalls (die $O_2$-Intoxikation ist ab einem pp$O_2$ von 1,4 bis 1,6 bar zu erwarten). Bei Atmung von Pressluft ist diese Komplikation unwahrscheinlich (p$O_2$ = 1,68 bar bei 70 m Wassertiefe). Bei Nitrox-Atmung erreicht man diese Partialdrucke schon wesentlich früher (z. B. bei Nitrox 36 schon bei 34,5 m p$O_2$ =1,6 bar).

Mit dem Auftreten dieser Komplikation ist auch bei der Hyperbarbehandlung in der Druckkammer zu rechnen (allerdings werden unter „dry-conditions" deutlich höhere Partialdrücke toleriert) (◘ Abb. 33.4).

### Dekompressionserkrankung (DCS)

Die DCS (auch „Caissonkrankheit", Blasenkrankheit usw.) ist neben den Barotraumen die am häufigsten auftretende Komplikation bei Sporttauchern, allerdings hat sie auch eine sehr wichtige Bedeutung bei Überdruckarbeitern (Tunnelbau) und Berufstauchern (Bohrinseln, Staudammbau etc.). Die Medizin beschäftigt sich seit nunmehr über 300 Jahren mit der Erforschung der physiologischen Grundlagen, erstmals beschrieben wurde die Symptomatologie schon von Aristoteles (322 v. Chr.) (Holzapfel 1993).

Die etwas ältere Einteilung des Dekompressionsunfalls (DCI, decompression injury) unterschied zwischen:

**33**

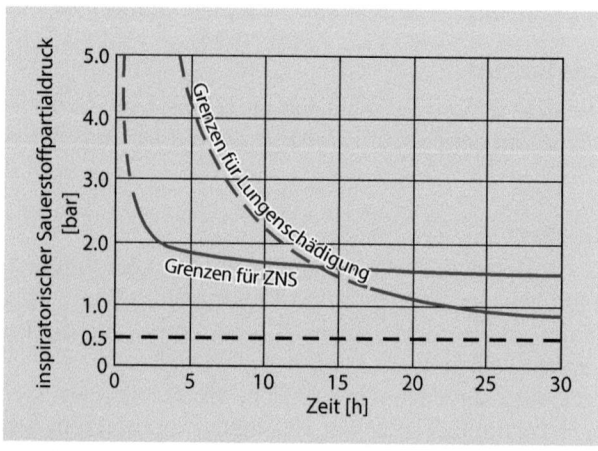

◘ **Abb. 33.4**  Sauerstofftoxizität

- Decompression Sickness Typ 1 (leichte Form – muskuloskelettal),
- Decompression Sickness Typ 2 (schwere Form – neurologisch).

Zurzeit wird eine klinisch deskriptive Einteilung bevorzugt.

---

**Deskriptive DCI-Einteilung**

- Die kutane DCI (DCI cutaneous) umfasst Symptome der Haut der Gelenke und des Lymphsystems (Taucherflöhe, bends).
- Die neurologische DCI (DCI neurological) zeigt jegliche Symptome einer neurologischen Auffälligkeit (von Parästhesie bis zur Parese). aber auch kardiale Symptome. Pulmologische Symptome (chokes) können vorliegen.
- Die Innenohr-DCI (labyrinthine or inner ear DCI [the staggers])

---

Physikalische Grundlage für die Entstehung der Dekompressionskrankheit bildet das Gesetz von Henry, welches die Löslichkeit von Gasen in Flüssigkeiten beschreibt. Unter Überdruckbedingungen sind die Partialdrücke für die Atemgase in den Alveolen erhöht und gelangen vermehrt in Lösung. Der nach der Aufsättigung in den Geweben vorhandene Stickstoff (unterschiedliche Gewebetypen, slow saturating tissues [z. B. Fettgewebe, Knorpel], fast saturating tissues [z. B. Nervensystem]) muss bei einer folgenden Druckreduzierung wieder an das Blut abgegeben und in die Lunge transportiert werden. Hierbei kommt es regelmäßig zu einer Blasenbildung, welche jedoch in aller Regel symptomlos bleibt. Unter bestimmten Umständen können diese Blasen allerdings Krankheitserscheinungen hervorrufen (◘ Tab. 33.3). Da diese durch die Dekompression hervorgerufen werden, bezeichnet man sie in ihrer Gesamtheit als Dekompressionskrankheit.

---

◘ **Tab. 33.3** Prädisponierende Faktoren für das Auftreten der DCI in der Reihenfolge ihrer Bedeutung

| | |
|---|---|
| **Dehydratation** | Blutviskosität erhöht; schwere körperliche Belastung vor oder nach der Druckexposition (Blasenkerne, Mikroblasen) |
| **Gewebeverletzungen** | Lokale Stickstoffretention |
| **Kälte** | Verzögerte Stickstoffabgabe |
| **Erhöhter Körperfettanteil** | Höhere Lipidöslichkeit von $N_2$ in Fettgewebe |
| **Körperliche Erschöpfung, Alkohol** | Mechanismus unklar |
| **Offenes Foramen ovale** | Shunt-Gefahr |
| **Alter, Geschlecht** | Noch keine einheitlichen Daten |
| **Genetische Prädisposition** | Noch keine einheitlichen Daten |

Grundsätzlich bleibt festzustellen, dass alle aufgeführten prädisponierenden Faktoren letztlich nur dadurch Bedeutung gewinnen, dass sie das betroffene Individuum außerhalb der Validitätsgrenzen der verwendeten Dekompressionsprozeduren stellen.

Ein „sicheres" Tauchen (sofern dies überhaupt möglich ist) kann zusätzlich durch eine individuelle Gestaltung der „Austauchtabelle" versucht werden. Ansätze hierzu sind z. B. in der Entwicklung von speziellen Tauchtabellen für Frauen vorhanden.

Zum heutigen Standard gehört es, dass man immer mit einem Tauchcomputer ausgerüstet ist. Dies stellt zwar eine wesentliche Erleichterung bei der Kalkulation von „multi-level-dives" dar, führt aber dazu, dass jegliche individuelle Kalkulation und damit Vorsicht nicht mehr möglich ist. Trotz dieses Nachteils sollte heutzutage kein Tauchgang ohne Tauchcomputer durchgeführt werden – er dient dem behandelnden Taucherarzt im Falle eines Unfalls als wesentliche Informationsquelle (Auslesen der gespeicherten Tauchgangsprofile) (Weiterführende Literatur).

Man beachte die folgende Übersicht mit einigen wesentlichen Verhaltensregeln, die für die Optimierung der Tauchsicherheit unbedingt beachtet werden sollten:

---

**Verhaltensregeln zur Optimierung der Tauchsicherheit**
- Eine Dehydratation vor dem Tauchgang sollte unbedingt vermieden werden, d. h. ausreichende Flüssigkeitszufuhr vor dem Tauchen; kein Alkohol – Cave: Erkrankungen, die mit größeren Flüssigkeitsverlusten einhergehen (wie z. B. Durchfall, Fieber etc.)
- Schwere körperliche Belastungen vor oder nach dem Tauchen sollten vermieden werden
- Bei Tauchgängen, die mit verstärkter Auskühlung einhergehen, sollte bei Auffälligkeiten besonders an die Möglichkeit der DCS gedacht werden

---

**33**

**▪▪ Tauchgangsspezifische Risikofaktoren**

Das Risiko einer Erkrankung wird u. a. durch die Geschwindigkeit und das Ausmaß der Dekompression beeinflusst:
- bei wiederholten Aufstiegen während eines Tauchgangs (Jojo-Tauchgänge) und
- bei häufigen Wiederholungstauchgängen (kurze Oberflächenintervalle – „intensive Tauchurlaube").

Bei der Blasenbildung wird eine De-novo-Entstehung an allen Orten oder Embolisation durch Verschleppung diskutiert. Die führende klinische Symptomatik ist das Entstehen von Krankheitsbildern ähnlich einer „akuten oder langsam progredienten Ischämie". Je nach Manifestationsort (◘ Tab. 33.4) ergibt sich daraus das klinische Bild.

Ist das Erfolgsorgan der „Blasenembolisation" die Haut oder die Muskulatur oder Knochen und Gelenke, dann ergeben sich folgende Bilder: Hautjucken, diffuse Muskel- und Gelenksschmerzen.

In der Folge entwickeln sich als Übergang zur DCS Typ 2 milde neurologische Symptome wie Dys- und Parästhesien, neurologische Auffälligkeiten in der Feinmotorik (Hypodiadochokinese, Abweichungen beim Unterberger-, Rhomberg-Versuch).

■ Tab. 33.4 Symptomatik der DCS 1 und DCS 2

| DCS Typ 1 | |
|---|---|
| Haut | Taucherflöhe, Druckkammerpruritus, Juckreiz |
| Bewegungsapparat („bends") | Muskelschmerzen, Gelenksschmerzen |
| Lymphsystem | Teigige Lymphknotenschwellungen |
| Allgemeinsymptome | Untypische Müdigkeit |
| **DCS Typ 2** | |
| Manifestationsort | Kreislaufsystem, Herz, Lunge, Nervensystem (zerebral, cerebellar, spinal), Innenohr |

Weitere Symptome wie gestörte Muskeleigenreflexe bilden den fließenden Übergang zur schweren DCS Typ 2. Es entstehen dann klinische Bilder einer Paraplegie, Hemiplegie, akuter Vertigo, Bewusstseinstrübung bis Präkoma und Koma.

Als Besonderheit einer spezifischen Lungensymptomatik seien hier die „chokes" erwähnt, die ebenso als erstes Zeichen einer beginnenden schweren DCS Typ 2 interpretiert werden muss, ohne Vorliegen der oben beschriebenen Symptome. Allerdings ist die differenzialdiagnostische Abgrenzung einer Dekompressionserkrankung der Lunge gegen eine arterielle Gasembolie (Barotrauma – Lungenüberdehnung mit Alveolarruptur) oftmals schwierig.

Unser Wissen um die Entstehungsweise der DCS und deren Manifestationsformen ist auch heute noch lückenhaft und beruht oft auf der Interpretation von Einzelbeobachtungen. Warum sich Blasen ausgerechnet in dem einen Organ bilden und warum in diesem Organ immer wieder an einer Stelle, kann heute für die meisten betrachteten Gewebe nicht mit letzter Sicherheit gesagt werden.

Bezüglich weiterer Details, wie Organisation der Blasen („bubble-coating"), und Gefäßendothelschädigungen muss auf die Weiterführende Literatur verwiesen werden. Dennoch lassen sich bestimmte prädisponierende Faktoren für die DCS aufgrund des Zahlenmaterials und der vorhandenen Fallbeschreibungen aus der Literatur ersehen. Diese sollte der Taucher in der Praxis kennen und gegebenenfalls zu vermeiden suchen. Darüber hinaus ist die Kenntnis der einzelnen Symptome der Dekompressionskrankheit wichtig, da bei ihrem Auftreten hierdurch bereits frühzeitig eine sinnvolle Therapie eingeleitet werden kann. Letztlich ist es von entscheidender Bedeutung, dass der Taucher um die Gefahr der DCS weiß und sich bereits bei den geringsten Beschwerden an den Taucherarzt wendet.

■ ■ **Therapie**

Bei der DCS ist ein wesentlicher auslösender Faktor das Auftreten von Luftblasen im Gewebe. Therapeutisch gilt es, das Entstehen weiterer Luftblasen zu verhindern. Dies geschieht zum einen durch die äußere Druckerhöhung, zum anderen dadurch, „ausperlende" Stickstoffübersättigung wieder in Lösung zu bringen durch Erhöhung des Sauerstoffangebots in der Atemluft (hyperbare Oxygenation; 100 % $O_2$-Atmung in der Druckkammer). Im Blut gelöster Sauerstoff reduziert auch die Hypoxie bzw. die daraus resultierenden Folgeerscheinungen.

> Die einzige wirksame und kausale Therapie ist die Druckkammerbehandlung mit 100 % Sauerstoffatmung.

Auch für den in der Tauchmedizin oder Druckkammertherapie nicht erfahrenen Arzt ist es erforderlich, unspezifische und spezifische Erstmaßnahmen einzuleiten. Als unspezifische Maßnahmen sind orale oder parenterale Rehydratation, als spezifische Maßnahme ist die normobare Sauerstoffgabe zu erwähnen. Die orale Gabe von 500 mg ASS wird noch kontroversiell diskutiert.

Sauerstoff muss auf jedem Tauchboot und bzw. auf der Tauchbasis vorhanden sein. Man sollte sich einmal mit den gängigen Systemen (DAN-System, Wenoll-System) vertraut gemacht haben.

Anschließend ist der Rettungsweg (unter kontinuierlicher Sauerstoffgabe) zur nächsten Druckkammer zu organisieren. Am Transportweg dürfen sich keine Druckschwankungen ereignen (keine Berge überqueren, Fliegen max. 300 m über Grund etc.).

Die Druckkammertherapie ist innerhalb der ersten 2–4 h anzustreben – nach 24 h ist mit hoher Wahrscheinlichkeit mit irreversiblen Schäden zu rechnen. Beim Vorliegen des Verdachts auf eine DCS Typ 2 muss vor der Transportentscheidung die Arztbegleitung erwogen werden, da prinzipiell alle Symptome einer Progredienz unterliegen. So ist z. B. bei neurologisch zerebraler Affektion immer an die Komplikation Atemstillstand zu denken.

## Barotraumen

Der menschliche Körper besitzt eine Reihe von luftgefüllten Hohlräumen, die mit Ausnahme des Magen-Darm-Trakts in ständiger Verbindung mit der Umgebungsatmosphäre stehen und daraus resultierend die Druckschwankungen mitmachen.

Überdies können wir didaktisch flexible und starrwandige Hohlräume unterscheiden. Flexible Hohlräume können in einem gewissen Ausmaß Volumenveränderungen mitmachen (z. B. Lunge), starrwandige Körper (z. B. Nasennebenhöhlen, NNH) haben diese Möglichkeit nicht, womit es bei nicht ausgleichbaren Druckdifferenzen rasch zu resultierenden Schädigungen kommt (Farmer 1977).

Wir unterscheiden Barotraumen
- in der Kompressionsphase des Tauchens und
- in der Dekompressionsphase (alt: inverses Barotrauma).

Wichtigste Beispiele für ein Dekompressionsbarotrauma sind der Pneumothorax und die Gasembolie (◘ Abb. 33.5). Diese gehören zu den schwersten Tauchunfällen und verursachen neben dem Ertrinken die meisten Todesfälle.

## Pneumothorax/Mediastinalemphysem/Gasembolie (AGE/CAGE)

### ▪ Pneumothorax

Wenn ein Pneumothorax vorliegt, ergibt sich daraus die typische Klinik. Unabhängig von der tauchassoziierten Genese wird die Therapie wie üblich durchgeführt (Thoraxdrainage etc.).

Sollte es allerdings bei der Lungenüberdehnung nur zu Alveolarrupturen gekommen sein, entwickelt sich das Bild der **arteriellen Gasembolie** (AGE): Gas dringt aus rupturierten Lungenabschnitten in die Lungenvenen und über das linke Herz weiter in den großen Kreislauf. Es resultieren verschiedene klinische Krankheitsbilder, alle

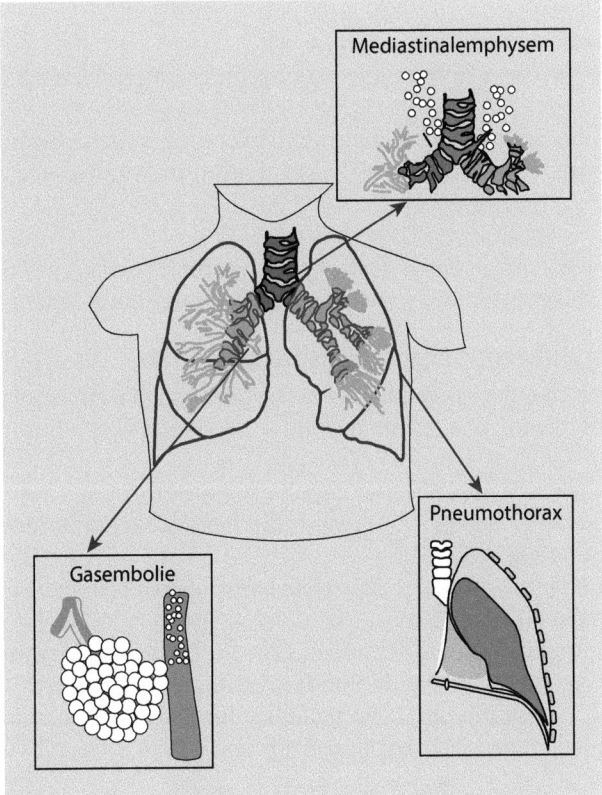

**◘ Abb. 33.5** Lunge

zeigen das Bild der akuten Ischämie im Zielorgan (z. B. AGE in den Koronararterien, AGE in den Nierenarterien etc.). Die obstruierende Gefäßembolisierung führt zu Hypoxie in der nachfolgenden Gefäßstrombahn (analog einer Infarzierung).

Die **cerebrale arterielle Gasembolie** (CAGE) ist die häufigste klinische Ausprägung der AGE. Deshalb wird sie auch in der Literatur immer als eigenes Krankheitsbild beschrieben. Die typische (vertikale) Körperhaltung (Aufstieg des Tauchers) nach dem Barotrauma der Lunge führt zur bevorzugten Blasenembolisation in den Zerebralarterien. Die Symptomatik der CAGE tritt rasch auf (kurz vor oder unmittelbar nach Erreichen der Oberfläche).

Differenzialdiagnostisch charakteristisch ist das „bunte klinische Bild" der neurologischen Störung (im Gegensatz zum Apoplex/Insult; dieser ist immer einem zerebralen Läsionsmuster zuzuordnen) (Bartmann und Muth 2003).

Klinik:
- Bewusstlosigkeit,
- generalisierter Krampfanfall,
- Aphasie, Sehstörung,
- Ataxie, Vertigo,
- motorische Paresen,
- Thoraxschmerz („infarktähnlich").

Verlauf:
1. kurze Latenz nach dem Auftauchen,
2. fulminant (= rasches Auftreten von Symptomen, Aggravierung bis zum letalen Ausgang)
3. nach einer initialen Verbesserung anschließend neuerliche Embolisation durch intrathorakale Drucksteigerung (Husten, Valsalvae-Manöver etc.).

Therapie:

Rekompression mit Sauerstoffatmung (Hyperbartherapie/Druckkammer), weiterführende Diagnostik und gegebenenfalls Therapie eines Pneumothorax

## Weitere Barotraumen/Kompressionsbarotraumen

Die Barotraumen sind die zahlenmäßig häufigste Komplikation beim Tauchen (allerdings kann in der gebotenen Kürze nur auf einige wesentliche Barotraumen eingegangen werden).

Wiederum dominant im Auftreten imponiert das Barotrauma des Mittelohres vor dem Barotrauma der Nasennebenhöhlen (NNH), alle weiteren Barotraumen sind als selten zu bezeichnen (◘ Abb. 33.6).

Die gängige Klassifikation der **Mittelohrbarotraumen** erfolgt durch die Stadieneinteilung nach Teed (◘ Tab. 33.5).

Die schwerwiegendste Komplikationen sind die Trommelfellruptur, Rundfensterruptur ohne Trommelfellperforation und resultierender Hörverlust.

Bevorzugte Lokalisation der Trommelfellruptur ist der vordere untere Quadrant (52 %), Spontanheilungen erfolgen innerhalb von 14–30 Tagen. Eine antibiotische

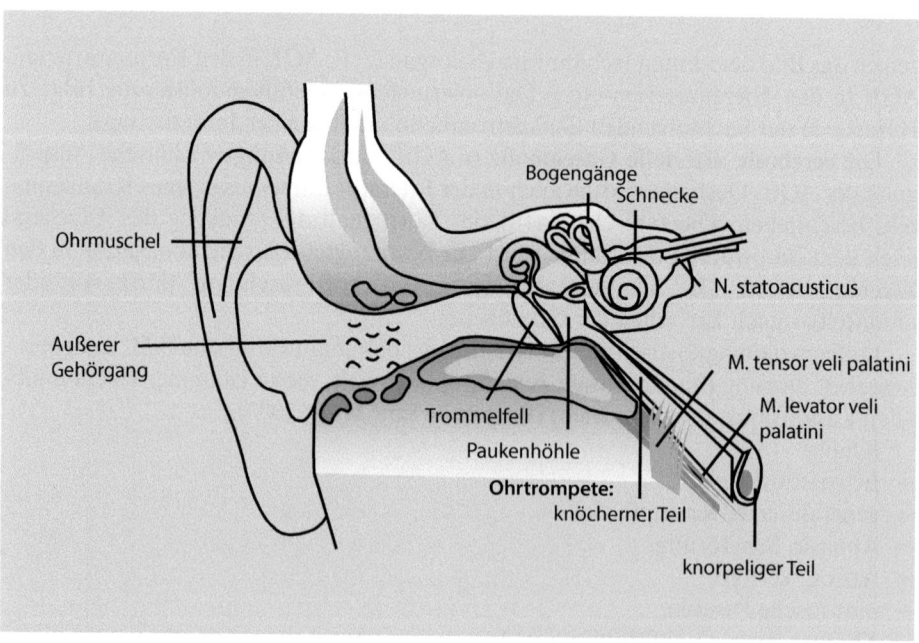

**◘ Abb. 33.6** Ohr (Schema)

◻ **Tab. 33.5**   Klassifikation der Mittelohrbarotraumen

| Stadium | Befund |
|---------|--------|
| Teed 0 | Keine sichtbaren Vernderungen |
| Teed I | Injektion des Hammergriffs und Pars flaccida (ab einem Unterdruck von ca. 0,12 bar) |
| Teed II | Injektions des gesamten Trommfelfells (ab einem Unterdruck zwischen 0,12 und 0,2 bar) |
| Teed III | Einblutungen ins Trommelfell |
| Teed IV | Mittelohrhämorrhagie mit sichtbaren Blutblasen hinter dem Trommelfell; Einrisse des Trommelsfells kommen vor |
| Teed V | Hämatotympanon |

Therapie wird in der Regel nicht empfohlen (wenn, dann muss man die Ototoxizität des gewählten Antibiotikums beachten – offene Verbindung).

■ **Symptomatik**

Druckgefühl mit zunehmender Tiefe bis Schmerz, der zum Auftauchen zwingt. Wenn die Beschwerden plötzlich Sistieren ist ein Druckausgleich durch Ruptur erfolgt!

Beim Eindringen von Wasser ins Innenohr kommt es zu dramatischem akuten Schwindel (kalorische Wirkung). Die gefährlichste Folge ist anschließende Panik mit Notaufstieg und daraus resultierendem Lungendekompressionsbarotrauma.

Die klinische Symptomatik des Nasennebenhöhlen-Barotraumas ist dem Barotrauma des Mittelohrs ähnlich (Schmerzen beim Abtauchen im Ohrbereich seltener Stirn-, Kieferbereich). Differenzialdiagnostisch bedeutend ist der Bericht des Tauchers über Nasenbluten bzw. blutig tingiertem Schleim.

Therapeutisch ist die operative Sanierung von mechanischen Belüftungshindernissen (Septumdeviation, Polyposis) anzustreben bzw. pathogenetisch nach entzündlichen Grunderkrankungen zu suchen (infektbedingte Rhinopathien, allergiebedingte Rhinopathien). Erwähnenswert ist auch die toxische Rhinopathie (Rhinitis medicamentosa).

In Taucherkreisen hat sich bei der beschriebenen Problematik der bedenkenlose Einsatz von α-Mimetika durchgesetzt, problematisch dabei ist die reaktive Hyperämie und überschießende Schleimhautschwellung (Rebound).

Als medikamentöse Wirkstoffe mit längerer Wirkdauer (ca. 8 Std.) und geringerem Rebound sind die Imidazolderrivate (speziell Xylometazolin und Oxymetazolin) den klassischen α-Mimetika Ephedrin und Phenylephrin vorzuziehen (Bühlmann 1990).

■ **Druckkammertherapie**

Mittlerweile ist die hyperbare Sauerstoffbehandlung ein nahezu eigenes Fachgebiet der Medizin geworden, deren Einsatz sich bei Weitem über die bekannte Behandlung der Gasbrandinfektion hinaus erstreckt. Es sei nur der häufige Einsatz in der Behandlung der „non healing wounds" und in vielen Teilbereichen der HNO-

Erkrankungen erwähnt. Hier beschränken wir uns auf den Einsatz der Behandlung von Tauchunfällen.

Viele verschieden Typen der Druckkammern werden mittlerweile angeboten. Es gibt:

- Transportdruckkammern (transportable Ein-Zwei-Personensysteme),
- mobile Taucherdruckkammern (z. B. montiert auf LKW, zum transportablen Einsatz gedacht),
- stationäre Taucherdruckkammern (mehrsitzige begehbare Systeme).

Mehrschleusensysteme ermöglichen das Einbringen von Material während der Druckkammerbehandlung oder das zusätzliche Einschleusen von weiteren Patienten oder, wenn nötig, zusätzlichem medizinischem Personal in einen laufenden Behandlungszyklus.

Prinzipiell wird eine Kammerbehandlung in Begleitung eines Arztes durchgeführt (kontinuierliche Medikamentenapplikation, Notwendigkeit des Eingreifens [Sauerstofftoxizität], Maßnahmen des Life supports bei klinischer Verschlechterung, beatmete Patienten etc.).

Ein Beispiel einer Druckkammerbehandlungstabelle zeigt ◨ Abb. 33.7.

**33**

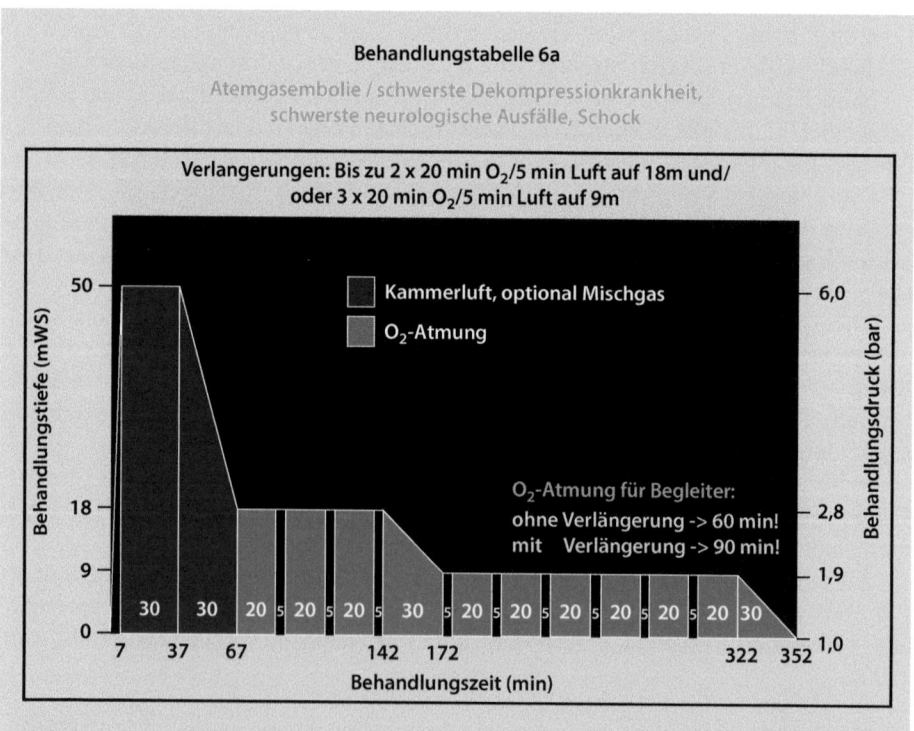

◨ **Abb. 33.7**  US-Navy-Table 6a – zur Behandlung schwerster Tauchunfälle, maximale Behandlungstiefe zu Beginn auf 50 m. Dabei wird in Ausnahmefällen Kammerluft (Pressluft) geatmet; besser ist es, wenn die Möglichkeit einer Nitrox-Atmung vorliegt

Es wird in der Kammer während definierter Zeitintervalle durch den Patienten mittels dicht sitzender Mundnasen-Maske reiner Sauerstoff geatmet; dazwischen gibt es Sauerstoffpausen, in denen Kammerluft geatmet wird.

Der Begleiter atmet Kammerluft, muss aber auch nach einem eigenen Schema über bestimmte Zeiträume Sauerstoff atmen, damit es während der Kammerfahrt nicht zu einer Stickstoffaufsättigung kommt.

## 33.4  Tauchen und Fliegen

Allgemein wird nach mehrtägigen Tauchurlauben (mehr als zwei Tage) eine 24-stündige tauchfreie Zeit vor Antritt des Heimflugs gefordert. Die Begründung dafür ist, dass ein Stickstoffüberhang in den Geweben vorliegt (gespeichert im Fettgewebe, Knorpel und Knochen). Dieser wird während der nächsten Tage bis Wochen abgebaut.

Allerdings herrscht in Passagierflugzeugen ein Kabinendruck von 0,8–0,75 bar, entsprechend einem Höhenaufenthalt von 2000–2500 m. Vorher in Lösung befindlicher Stickstoff kann dadurch ausperlen und somit eine akut oder **verzögert auftretende** Dekompressionserkrankung verursachen. (Man muss an diese denken, wenn Patienten nach einem Tauchurlaub plötzlich mit Lumbalgien, pseudoradikulärer Schmerzsymptomatik, eventuell inkompletter Parese, Dys- oder Parästhesien einen Arzt aufsuchen.)

## 33.5  Tauchtauglichkeit

Aufgrund der Tatsache, dass die Anzahl der Freizeittaucher jährlich zunimmt und diese Aktivität im Wandel der Zeit nicht mehr einem elitären (finanziell) oder sportlich durchtrainierten Personenkreis vorbehalten ist (z. B. in Deutschland mehr als 1,5 Mio. Taucher pro Jahr), kommt der Tauchtauglichkeitsuntersuchung eine immer größere Bedeutung zu. Diese ist beim Freizeittaucher nur sehr unzureichend gesetzlich geregelt, für Deutschland und Österreich gibt es noch immer keine klaren Empfehlungen.

Präzendenzfälle aus dem Ausland zeigen die aktuell bestehenden Risiken der unklaren Gesetzeslage:

- Für den Taucher ohne gültige Tauglichkeit: Die Versicherung nimmt Abstand von ihrer Zahlungspflicht.
- Für den Arzt, der die Tauglichkeit attestiert hat: Es wird versucht, ihn aufgrund Fahrlässigkeit (unzureichende Untersuchung oder fehlende Dokumentation) haftbar zu machen.

Ob Tauchen zurecht als „Sportart" zu bezeichnen ist, muss differenziert beantwortet werden. Hauptsächlich wird es als als Freizeitbeschäftigung ausgeübt. Allerdings bedarf es auch dabei in bestimmten Situationen einer erheblichen psychischen und physischen Leistungsreserve. Ein wesentlicher Unterschied zu anderen Sport- oder Freizeitaktivitäten besteht darin, dass Tauchen prinzipiell zu zweit (buddy system) oder in der Gruppe ausgeübt wird, weshalb eine hohe Verantwortung für andere und ein Risikopotenzial durch das Fehlverhalten anderer bestehen.

Bei der Gruppe der Berufstaucher gelten ohnehin arbeitsmedizinische Tauchtauglichkeitskriterien. Wenn Tauchen im Rahmen von Wettkämpfen ausgeführt wird, gelten natürlich auch zusätzliche sportmedizinische Kriterien. Weitere Sonderformen stellen das Höhlentauchen und das Apnoetauchen dar. (Hierbei muss auf die Weiterführende Literatur verwiesen werden.)

Die Tauchtauglichkeitsuntersuchung umfasst im Wesentlichen eine normale klinische Untersuchung mit zusätzlichem Augenmerk auf den HNO-Bereich, den klinisch-neurologischen Status und die Lungenfunktion. Besonders hervorzuheben ist die Bedeutung der tauchspezifischen Anamnese, diese entscheidet über das weitere Durchführen der fakultativen Zusatzuntersuchungen. Guidelines zur Durchführung der Tauchtauglichkeitsuntersuchung hat die österreichische Gesellschaft für Tauchmedizin (ÖGTM) in Anlehnung an die deutsche Gesellschaft für Tauch- und Überdruckmedizin (GTÜM e.V.) herausgegeben (Weiterführende Literatur).

In diesem Zusammenhang kann an dieser Stelle nur exemplarisch auf einige häufige Erkrankungen und damit verbundene Fragestellungen eingegangen werden. Für weitere Details muss auf die Weiterführende Literatur verwiesen werden (Wendling et al. 2003).

### ▪▪ Häufige kardiale Erkrankungen

- KHK/Z n PTCA: gute Rekanalisation gute Leistungsfähigkeit – nach Abklärung Einzelfallentscheidung (= relative Kontraindikation)
- Hypertonie: Abklärungsbedürftig – Einzelfallentscheidung (= relative Kontraindikation)
- PSM (Schrittmacher): Abklärungsbedürftig – Einzelfallentscheidung (= relative Kontraindikation)
- alle anderen kardialen Erkrankungen (= absolute Kontraindikation)

### ▪▪ Häufige pulmonale Erkrankungen

- COPD, Asthma bronchiale, Beurteilung nach Lungenfunktion je nach Schweregrad Stufe 1 – Einzelfallentscheidung (= relative Kontraindikation)
- COPD, Asthma bronchiale, bei Grad 2–3 (= absolute Kontraindikation)
- Zustand nach Spontanpneumothorax (= absolute Kontraindikation)

### ▪▪ Häufige HNO-Erkrankungen

- Trommelfellperforation, Trommelfellnarbe, Paukendrainage (= absolute Kontraindikation)
- Otitis media chronica (= absolute Kontraindikation)
- Tympanoplastik – nach Abheilung tauchtauglich

### ▪▪ Gravididität

Keine Unterscheidung zwischen Früh- oder Spätgravidität, keine Unterscheidung zwischen Tauchtiefe o. Ä. Ab bekannter Gravidität: absolute Kontraindikation (Green 1975).

## ▪▪ Altersbeschränkungen

- Kindertauchen ab 8 Jahren: unter bestimmten Auflagen (nur in Begleitung von Erwachsenen, nicht tiefer als 12 m, kindgerechte Ausrüstung [z. B. 5-l-Flasche], keine Wiederholungstauchgänge usw.)
- ab 12–14 Jahren: Je nach Organisation ist die Ausbildungsordnung für Erwachsene und Jugendliche gleich
- Eine Altersobergrenze gibt es nicht (medizinische Tauchtauglichkeit sollte als Entscheidungskriterium gelten).

## ▪▪ Tauchen mit Behinderung

Einen Sonderfall der Beurteilung der Tauchtauglichkeit stellt sicherlich der Umstand des Vorliegens einer Behinderung dar. Im Wesentlichen sind drei Gruppen betroffen:
- körperbehinderte Taucher,
- gehörlose Taucher,
- sehbehinderte Taucher.

Einen erfahrenen Taucherarzt, der auch medizinische Kenntnisse im Behindertensport aufweist, zur Beurteilung der Tauchtauglichkeit zu Rate zu ziehen ist von Vorteil. Die Handicap-Stufeneinteilung unterscheidet zwischen L-Tauchern und H-Tauchern (◨ Tab. 33.6).

◨ **Tab. 33.6** Handicap-Stufeneinteilung

| Handicap | Buddy | Weitere Begleitperson |
|---|---|---|
| L<br>Handicap taucherisch relativ unwesentlich<br>Eigen- und Partnerrettung möglich | Autonomer Sporttaucher | Keine |
| H 1<br>Handicap taucherisch einschränkend<br>Trotzdem Eigen- und Partnerrettung möglich | Autonomer Sporttaucher mit Zusatzausbildung | Keine |
| H 2<br>Handicap taucherisch stark einschränkend<br>Eigenhilfe möglich, Partnerrettung nicht möglich | Tauchgruppenleiter | Autonomer Sporttaucher |
| H3<br>Handicap taucherisch stark einschränkend<br>Eigenhilfe nicht möglich, Partnerrettung nicht möglich | Tauchlehrer mit Zusatzausbildung | Autonomer Sporttaucher mit Zusatzausbildung |

Es gibt außerdem Auflagen bezüglich einer verordneten Tiefenbegrenzung in den einzelnen Klassen. Die Tauchtauglichkeit wird darüber hinaus verbal präzisiert. Eine Absprache und gemeinsame Beurteilung zwischen Taucherarzt und Tauchlehrer ist äußerst sinnvoll (Cave: Entbindung von der Schweigepflicht erforderlich).

### ▪▪ Tauchmedizinische Gesellschaften
- Deutsche Gesellschaft für Tauch- und Überdruckmedizin (GTÜM)
- Österreichische Gesellschaft für Tauch- und Hyperbarmedizin (ÖGTH)
- Österreichische Gesellschaft für Unterwasser- und Hyperbarmedizin (ÖGHUM)
- Schweizerische Gesellschaft für Unterwasser- und Hyperbarmedizin (SGUHM)

### ▪▪ Taucherarztausbildung
Seit 2003 gibt es auf den Richtlinien des EDTC (European Diving Technology Committee) basierende ÖGTH/EDTC-Diplome:
- Medical Examiner of Divers
- Diving Medicine Physician
- Hyperbaric Medicine Physician
- Diving and Hyperbaric Medicine Expert or Consultant

## Literatur

Bartmann H, Muth CM (Hrsg) (2003) Notfallmanager Tauchunfall, 2. Aufl. Gentner, Stuttgart
Becker L (2007) Nitrox Handbuch. Grundlagen, Theorie und Praxis, 2. Aufl. Desius-Klasing, Bielefeld
Buckles RG (1968) The physics of bubble formation and growth. Aerospace Med 39:1062–1069
Bühlmann AA (1990) Tauchmedizin: Barotrauma, Gasembolie, Dekompression, Dekompressionskrankheit, 2. Aufl. Springer, Berlin/Heidelberg/New York/Tokyo
Farmer JC (1977) Diving injuries to the inner ear. Ann Otol Rhinol Laryngol 86((Suppl) 36):1–20
Green KM (1975) Pregnancy and diving pressure. Undersea Med Soc 4:8–9
Holzapfel RB (1993) Praxis der Tauchmedizin, 2., überarb. Aufl. Thieme, Stuttgart
Muth CM, Rademacher P (2006) Kompendium der Tauchmedizin, 2. Aufl. Deutscher Ärzteverlag, Köln

**33**

### Weiterführende Literatur

Almeling M, Böhm F, Welslau W (Hrsg) (1998) Handbuch der Tauch- und Hyperbarmedizin. ecomed, Landsberg/Lech
Bennett P, Elliot D (Hrsg) (1993) The physiology and medicine of diving, 4. Aufl. W.B. Saunders Company, London
Edmonds C, Lowry C, Pennefather J (Hrsg) (1994) Diving and subaquatic medicine, 3. Aufl. Butterworth Heinemann, London
Ehm OF (Hrsg) (1993) Tauchen – noch sicherer, 7. Aufl. Müller-Rüschlikon Verlag, Stuttgart
Wendling J, Ehm OF, Ehrsam R, Knessl P, Nussberger P (Hrsg) (2003) Manual Tauchtauglichkeit, 2. Aufl. Hyperbaric Editions

### Weiterführende Internetadressen

www.daneurope.de
www.gtuem.org
www.oegth.at
www.oeguhm.at
www.padi.com

# Serviceteil

# Stichwortverzeichnis

MIX
Papier aus verantwortungsvollen Quellen
Paper from responsible sources
FSC® C105338

FSC
www.fsc.org

If you have any concerns about our products,
you can contact us on
ProductSafety@springernature.com

In case Publisher is established outside the EU,
the EU authorized representative is:
**Springer Nature Customer Service Center GmbH**
**Europaplatz 3, 69115 Heidelberg, Germany**

Printed by Libri Plureos GmbH
in Hamburg, Germany